黄帝内经

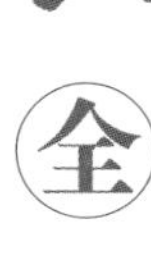

全译图解版

素问 灵枢

肖建喜／主编

吉林科学技术出版社

目录

上篇　黄帝内经·素问

卷一　摄生论

卷二　脏象论

卷三　色诊论

下篇　黄帝内经·灵枢

卷一　针刺

卷二　经脉

卷三　论治

卷四　脏象（一）

卷五　脏象（二）

卷六　摄生

卷七　色诊

卷八　运气

序 言

中国传统养生的瑰宝

很多人都知道中医学又叫“岐黄之术”，不过可能不知道“岐黄”二字的来历，其实“岐黄”就是《黄帝内经》中的岐伯和黄帝。由此可见，《黄帝内经》在中医学中占有无可比拟的重要地位。《黄帝内经》成书于2000多年前的战国时期。这部托名黄帝的医学著作，总结了我国古代的医疗经验和学术理论，吸收《周易》的阴阳五行思想，在古代天文学、地理学、历算学、生物学、人类学、心理学等基础上，对人体的解剖、生理、病理以及疾病的诊断、治疗与预防，做了比较全面的阐述，确立了中医学独特的理论体系，成为中医学发展的理论基础和源泉，被历代医家称为“医家之宗”，与《伏羲卦经》《神农本草经》并列为“上古三坟”。

近来有很多人推崇《黄帝内经》，不是因为其记载的治疗技术有多么先进，而是为了学习疾病预防知识和养生观念。为了更好地说明医疗与养生的关系，这里先跟大家分享一个小故事：

有一天，魏文王问名医扁鹊："你家兄弟三人，都精于医术，到底哪一位最好呢？"

扁鹊答："长兄最佳，中兄次之，我最差。"

文王再问："那为什么你最出名呢？"

扁鹊答："长兄治病，于病情发作之前，一般人不知道他事先能铲除病因，所以他的名气无法传出去；中兄治病，于病情初起时，一般人以为他只能治轻微的小病，所以他的名气只及本乡里；而我是治病于病情严重之时，一般人都看到我下针放血、用药敷药，都以为我医术高明，因此名气响遍全国。"

这个故事呼应了《黄帝内经》中提出的"上医治未病，中医治欲病，下医治已病"的观点，即医术最高明的医生并不是擅长治病的人，而是能够预防疾病的人。在生活节奏加快、压力加大的现代社会，等疾病找上门再看病吃药的养生观念已经落伍了，正所谓"病来如山倒，病去如抽丝"。在《黄帝内经》的理论体系中，治病吃药的过程其实就是人体正气与邪气交战的过程，就像战争免不了流血牺牲，在疾病的痊愈过程中人体也会受到损耗。因而最佳的养生方式是通过掌握养生知识，安排好生活节奏，顺应自然四季的变化等来预防疾病的产生。

《黄帝内经》是一部统领中国古代医药学和养生学的开山之作。它提出了养生学的两个要点，即保养和补养，认为"精气"是万物的根本，懂得保养并贮藏精气就可以长寿；万事万物有阴阳和谐、五行生克制化，懂得调和阴阳五行就可以不得病；人与自然、季节气候的和谐与呼应，是四时养生的根本。总之，从微观的人类日常饮食起居、劳逸寒暑，到宏观的四时气象等，《黄帝内经》详细阐述了人体藏象、经络、病因、病机、病证、诊法、疗法，以及“天人相应”的养生之法。

本书采取了白话全译加图解对照的方式，向读者全面而立体地展示这部千年养生巨著。本书的特色在于现代的图解手法，以图文对应的方式逐篇解读《黄帝内经》中的深奥理论，其中包括近800幅手绘插画、各大馆藏古图、图表和直观图解，深入浅出地诠释了人体、自然与养生的奥秘，便于读者轻松阅读。《黄帝内经》的内容可谓博大精深，读者不但可以学到医学及养生的知识和观念，也可以了解中国古代哲学中的天人相应和阴阳五行等思想，这些不是本书所能深入探讨研究的，本书能做的就是启发读者的阅读兴趣，点燃读者的思考灵感。

编者谨识

2019年12月

十二经脉

早在两千年前的汉代，经脉的图谱就已经开始出现。《黄帝内经》中有许多关于经络的论述。其中十二经脉即经络系统的主体，左右对称地分布于头面、躯干和四肢，纵贯全身。

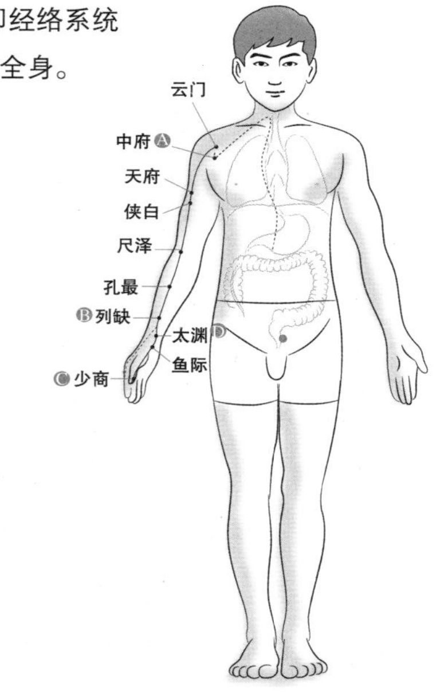

◎ 手太阴肺经

手太阴肺经上的保健穴

A 中府：本穴的功能为宣肺理气、平喘止咳，对增强肺脏功能有一定保健作用。

B 列缺：本穴可防治咽喉肿痛、口眼㖞斜、半身不遂、牙痛、咳嗽、气喘。

C 少商：本穴能清热、利咽、开窍，是急救穴之一，对发热、昏迷、休克、咽喉肿痛、癫狂、鼻衄（鼻出血）有较好防治作用。

D 太渊：本穴能清肺利咽、通畅经络，可防治肺部、咽喉疾病。

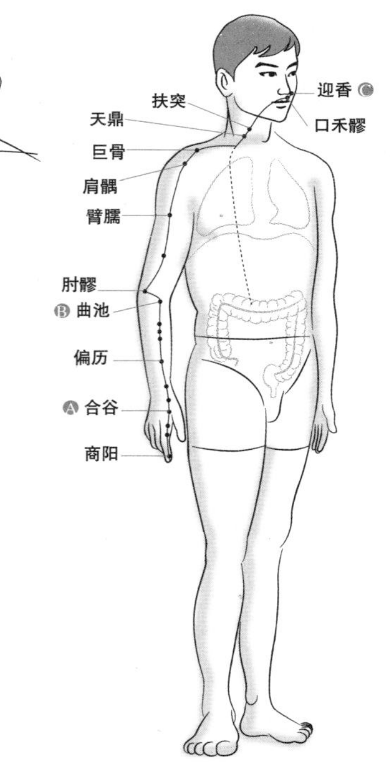

◎ 手阳明大肠经

手阳明大肠上的保健穴

A 合谷：本穴是重要的保健穴之一，时常按摩或针刺可长寿。其功能为醒脑开窍、疏风清热、镇痛通络。可防治头面五官疾患及热病、无汗、自汗、盗汗、经闭、滞产、昏迷、癫痫、痹证。

B 曲池：本穴的功能为清热利湿、祛风解表、调和营卫，对上肢不遂、高血压、咽喉肿痛有较好疗效。实验表明，此穴具有调节血压、固齿、防止老人视力衰退的功效。

C 迎香：本穴的功能为清热散风、通鼻窍。

◎ 足阳明胃经

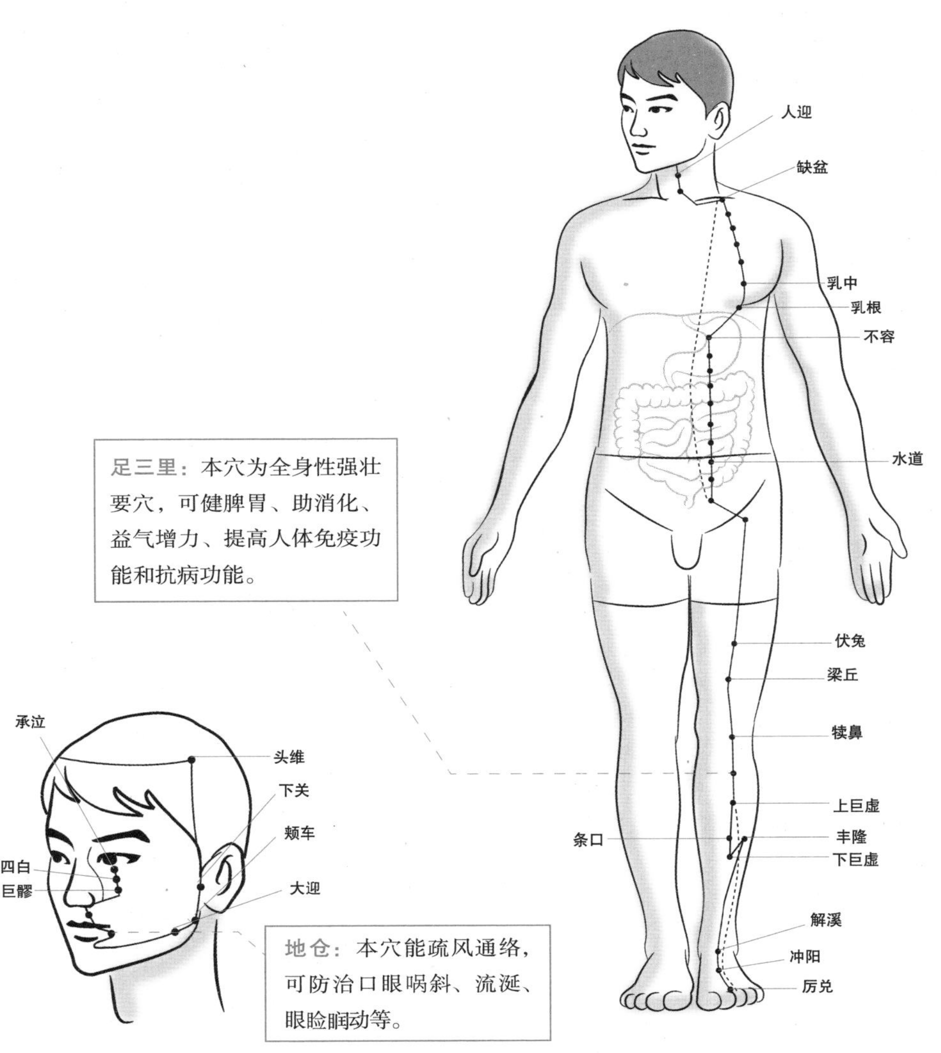

足三里：本穴为全身性强壮要穴，可健脾胃、助消化、益气增力、提高人体免疫功能和抗病功能。

地仓：本穴能疏风通络，可防治口眼㖞斜、流涎、眼睑瞤动等。

◎ 足太阴脾经

足太阴脾经上的保健穴

Ⓐ 三阴交：本穴对增强腹腔诸脏器，特别是生殖系统的健康有重要作用，能防治肠鸣腹胀、泄泻、月经不调、带下、阳痿遗精、遗尿、失眠、疝气、不孕等。

Ⓑ 血海：本穴调和气血、祛风胜湿，可防治月经不调、崩漏、经闭、湿疹、膝关节痛。

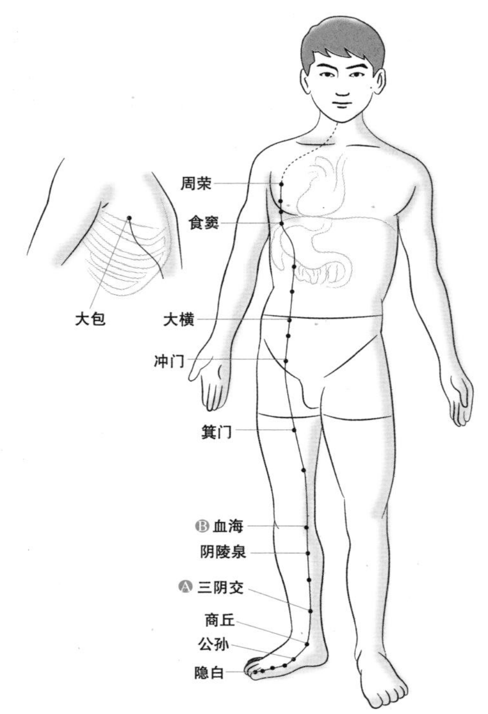

◎ 手少阴心经

手少阴心经上的保健穴

Ⓐ 神门：本穴能养心安神，可防治心痛、心烦、健忘、失眠、惊悸怔忡、癫狂。

Ⓑ 通里：本穴安神宁心、通窍活络，对心痛、心悸怔忡、咽喉肿痛、暴喑、舌强不语、失眠、腕臂痛有较好的防治作用。

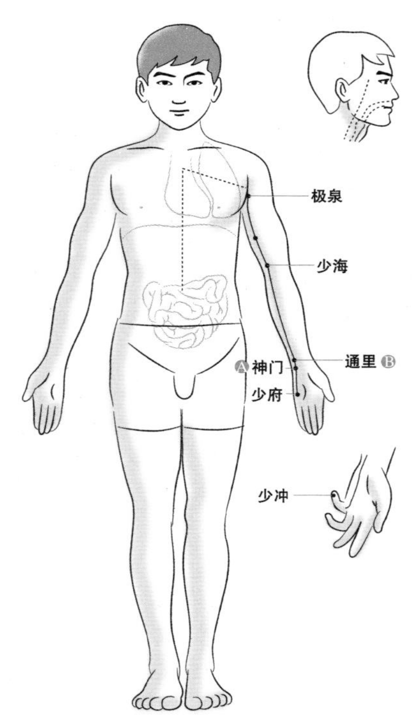

◎ 手太阳小肠经

手太阳小肠经上的保健穴

Ⓐ 后溪：本穴宁心安神、舒筋活络、散风清热，能防治急性腰扭伤、落枕、头项强痛、耳痛、咽喉肿痛、牙痛、癫狂等。

Ⓑ 听宫：此穴宁神志、宣通耳窍，故对耳聋、耳鸣、中耳炎、牙痛、癫狂等有较好的防治作用。

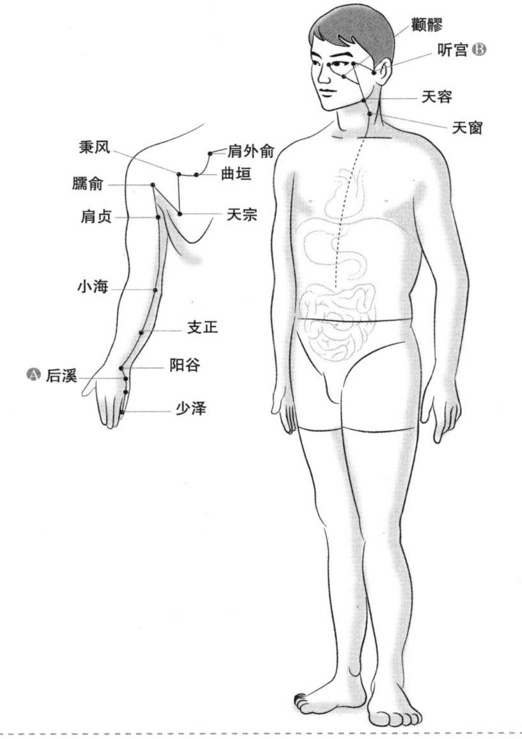

◎ 足少阴肾经

足少阴肾经上的保健穴

Ⓐ 太溪：能壮腰健骨、益肾，是较常用的保健穴，可防治腰痛、月经不调、阳痿、遗精、失眠、小便频数等。

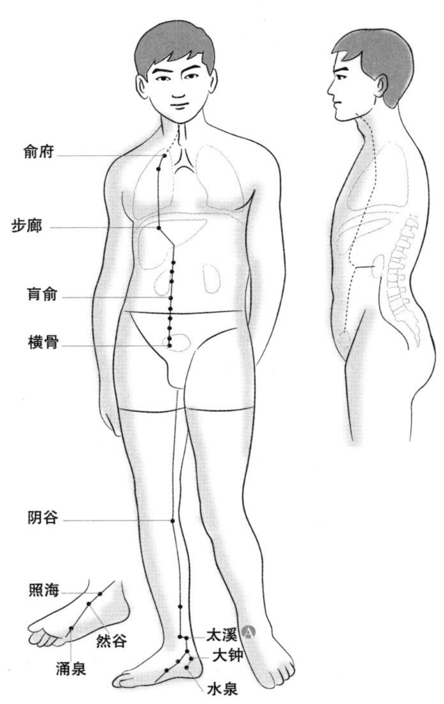

◎ 足太阳膀胱经

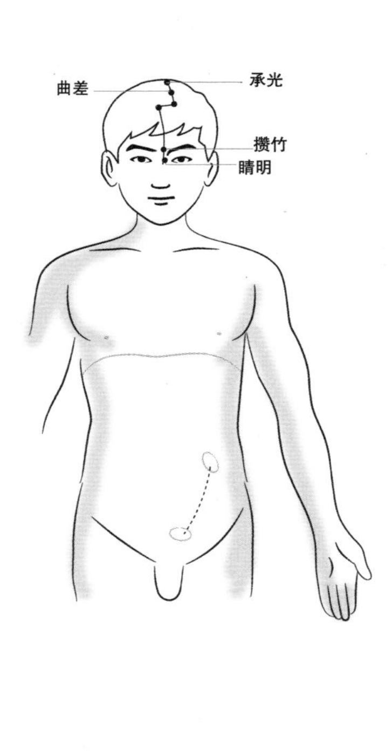

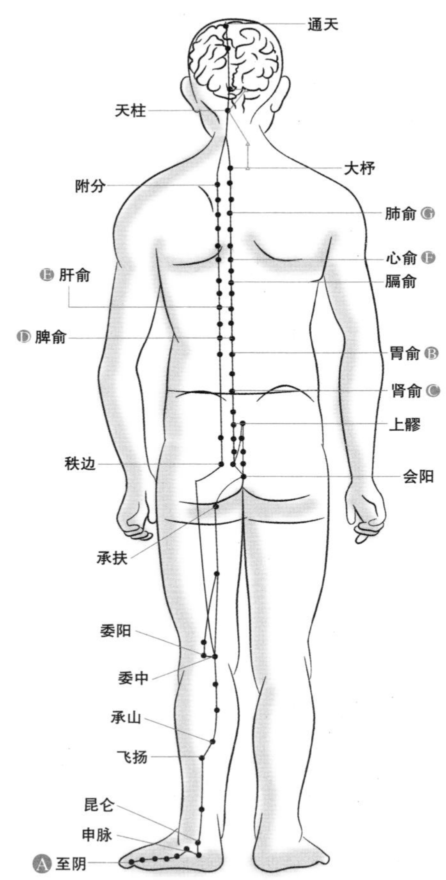

足太阳膀胱经上的保健穴

Ⓐ 至阴：本穴能清头目、通血脉、理气机，对头痛目眩、鼻塞、胎位不正有防治作用。

Ⓑ 胃俞：本穴和胃理气、化湿消滞，是增强后天之本——胃气的保健穴，对胃痛纳少、腹胀肠鸣、呕吐、脾胃虚弱疗效较好。

Ⓒ 肾俞：本穴有补肾益精、壮腰利湿作用，对阳痿、遗精、月经不调、耳鸣、耳聋、水肿、腰痛有较好防治作用。

Ⓓ 脾俞：本穴是人体气血化生之源——脾的保健穴，功能为健脾利湿、和胃降逆，能防治肢体乏力、背痛、腹胀腹泻等。

Ⓔ 肝俞：本穴是肝的保健穴，能舒肝利胆、养血明目。

Ⓕ 心俞：本穴能宁心安神、宽胸止痛，是心的常用保健穴，对心痛、心烦、惊悸、健忘、胸闷、梦遗、盗汗、癫狂有较好的防治作用。不宜深刺，可斜刺。

Ⓖ 肺俞：本穴是肺的保健穴。可宣肺、平喘、理气，对肺功能失调引起的病证有防治作用。

◎ 手厥阴心包经

手厥阴心包经上的保健穴

Ⓐ 内关：本穴宽胸安神、和胃止痛、降逆止呕，对心痛、失眠、胸闷、心悸等诸多心经病证皆有较好防治作用。

Ⓑ 中冲：本穴是常用的急救穴之一，能清心开窍，退热苏厥，对中风昏迷、舌强不语、心胸烦闷、热病中暑、小儿惊厥有一定的效果。

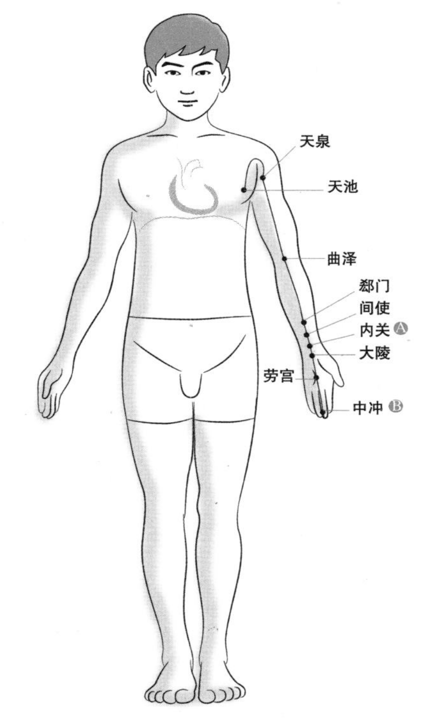

◎ 手少阳三焦经

手少阳三焦经上的保健穴

Ⓐ 阳池：本穴能舒筋、通络、解热，有较好的保健作用，对肩臂痛、腕痛、扁桃体炎防治效果较好。

Ⓑ 支沟：本穴能理气解郁，疏通腑气，通经络，能较好地防治便秘、胁肋痛、耳鸣耳聋。

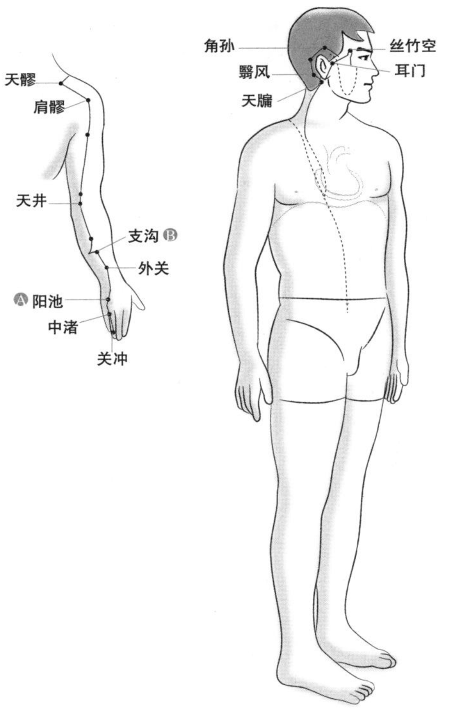

十二经脉

◎ 足少阳胆经

足少阳胆经上的保健穴

Ⓐ 环跳：本穴有较强的通经活络作用，对腰胯腿痛、中风偏瘫、风寒湿痹、坐骨神经痛、下肢麻痹均有一定防治作用。

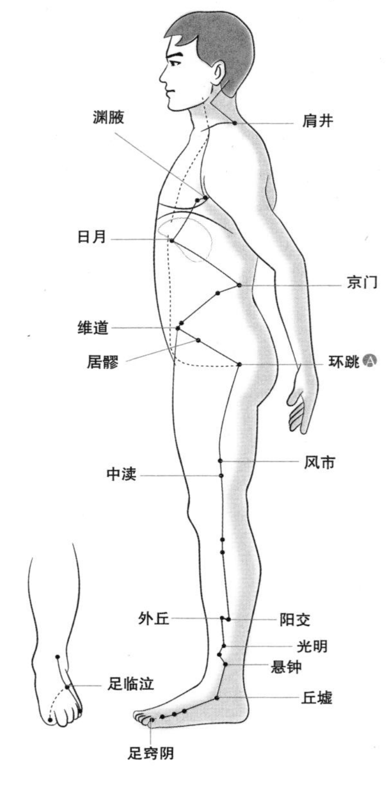

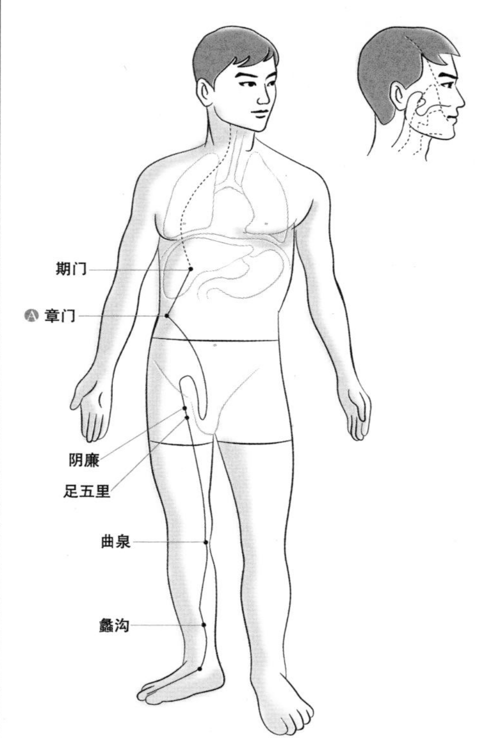

◎ 足厥阴肝经

足厥阴肝经上的保健穴

Ⓐ 章门：本穴既可健脾胃，又能疏肝理气、活血化瘀，可治疗腹胀、胃脘痛、胁痛、呕吐等。

奇经八脉

奇经八脉是十二经脉之外的人体特殊通路，既不直属脏腑，也无表里相配，主要是沟通十二经脉之间的联系，并对十二经脉的气血起蓄积和渗灌的调节作用。

◎ 督脉

循　　行：①起于小腹内，下出于会阴部，向后行于脊柱的内部，上达项后风府，进入脑内；②上行巅顶，沿前额下行至鼻柱。

主要病候：脊柱强痛、角弓反张等。

交会腧穴：长强、陶道、大椎、哑门、风府、脑户、百会、神庭、人中。

奇经八脉中的任脉和督脉，与十二经合称为“十四经”。十四经均具有一定的循行路线、病候和所属腧穴。

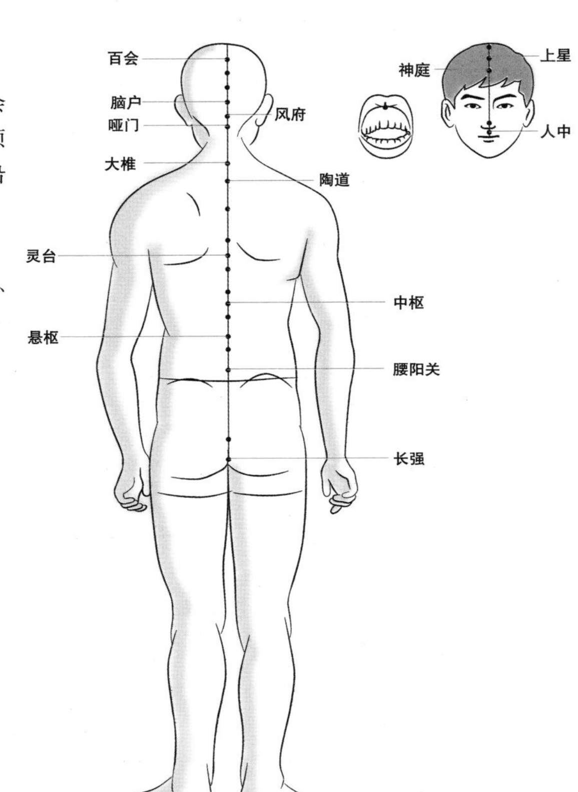

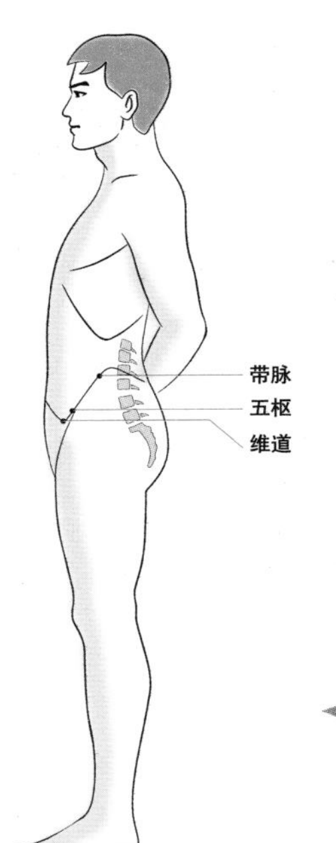

◎ 带脉

循　　行：①起于季胁部的下面，斜向下行到带脉、五枢、维道穴；②横行绕身一周。

主要病候：腹满，腰部觉冷如坐水中。

交会腧穴：带脉、五枢、维道。

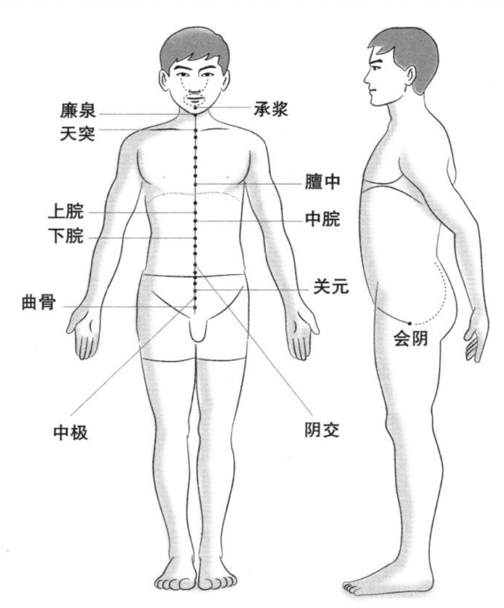

◎ 任脉

循　　行：①起于小腹内，下出会阴部；②向上行于阴毛部；③沿着腹内，向上经过关元等穴；④到达咽喉部；⑤再上行环绕口唇；⑥经过面部；⑦进入目眶下（承泣穴属足阳明胃经）。

主要病候：疝气、带下、腹中结块等。

交会腧穴：会阴、曲骨、中极、关元、阴交、下脘、中脘、上脘、天突、廉泉、承浆。

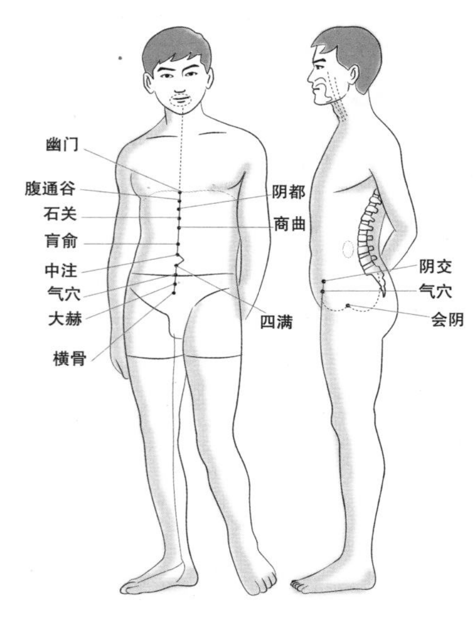

◎ 冲脉

循　　行：①起于小腹内，下出于会阴部；②向上行于脊柱内；③其外行者经气冲与足少阴经交会，沿着腹部两侧；④上达咽喉，环绕口唇。

主要病候：腹部气逆等。

交会腧穴：会阴、气冲、横骨、大赫、气穴、四满、中注、阴交、肓俞、商曲、石关、阴都、腹通谷、幽门。

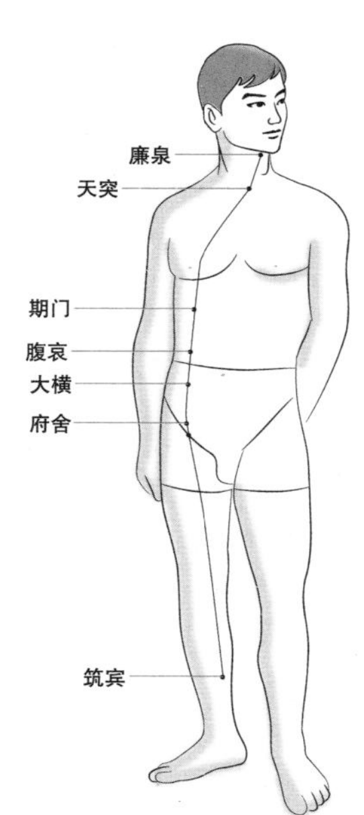

◎ 阴维脉

循　　行：①起于小腹内侧；②沿大腿内侧上行到腹部；③与足太阴脾经相合；④过胸部与任脉会于颈部。

主要病候：心痛，忧郁。

交会腧穴：筑宾、府舍、大横、腹哀、期门、天突、廉泉。

◎ 阳维脉

循　　行：①起于足跟外侧；②向上经过外踝；③沿足少阳经上行髋关节部；④经胁肋后侧；⑤从腋后上肩，至前额；⑥再到项后，合于督脉。

主要病候：恶寒发热、腰疼等。

交会腧穴：金门、阳交、臑俞、肩井、天髎、头维、本神、阳白、头临泣、目窗、正营、承灵、脑空、风池、风府、哑门。

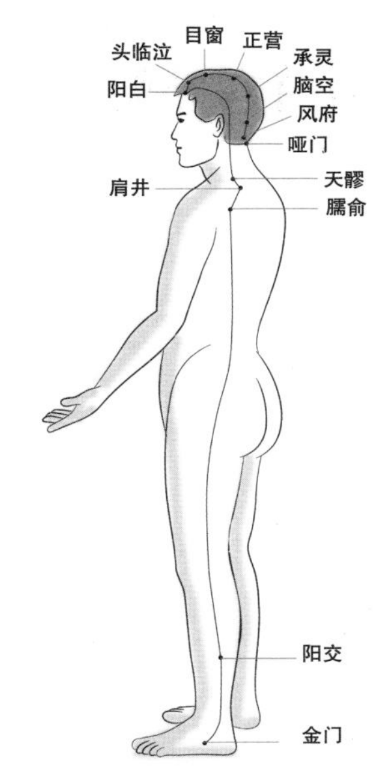

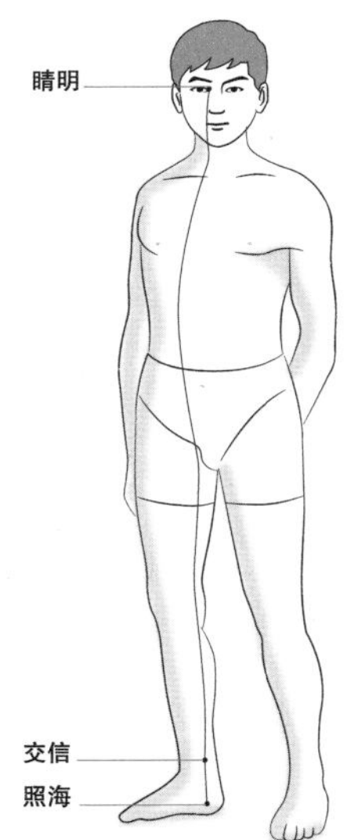

◎ 阴跷脉

循　　行：①起于足舟骨的后方；②上行内踝的上面；③直上沿大腿内侧；④经过阴部；⑤向上沿胸部内侧；⑥进入锁骨上窝；⑦上经人迎的前面；⑧过颧部，到目内眦与足太阳经和阳跷脉相会合。

主要病候：多眠、癃闭、足内翻等。

交会腧穴：照海、交信、睛明。

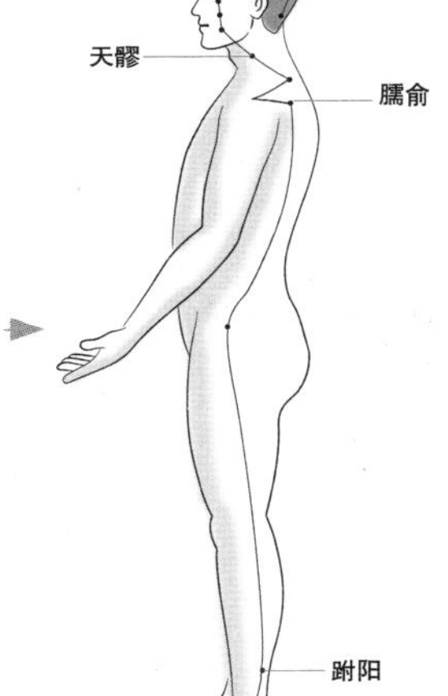

◎ 阳跷脉

循　　行：①起于足跟外侧；②经外踝上行腓骨后缘，沿股部外侧和胁后上肩；③过颈部上挟口角，进入目内眦与阴跷脉会合；④再沿足太阳经上额与足少阳经合于风池。

主要病候：目痛从内眦始，不眠、足外翻等。

交会腧穴：申脉、仆参、跗阳、居髎、臑俞、肩髃、巨骨、天髎、地仓、巨髎、承泣、睛明。

本书内容导航

本节主标题
本节所要探讨的主题。

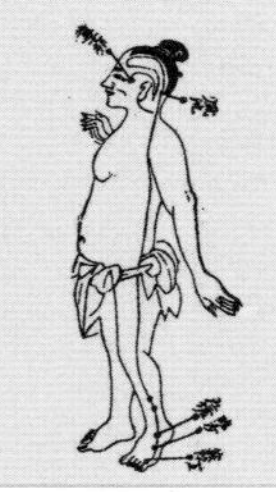

篇七十七

九宫八风
虚风对人体的影响

本篇以太一、北辰、玉帝之尊位为中心，论述了天文、气象、地理、方位、实风、虚风对人体的影响。

篇序号
本书每篇统一用篇号标示，提挈全文。

节气的交替

太一北极星、紫微星座、至尊玉皇大帝之位，是测定方位的中心；北斗七星围绕它旋转，是标定方向的指针，每年自东向西依次运行。从冬至开始，斗柄居于壬子癸正北方的叶蛰宫，主冬至、小寒、大寒三个节气，共四十六天；期满后的次日，时交立春，就移居丑艮寅东北方的天留宫，主立春、雨水、惊蛰三个节气，共四十六天；期满的次日，时交至春分，就移居至甲卯乙正东方的仓门宫，主春分、清明、谷雨三个节气，共计四十六天；期满的次日，时交立夏，就移居至辰巽巳东南方的阴洛宫，主立夏、小满、芒种三个节气，共四十五天；期满的次日，时交夏至，就移居丙午丁正南方的上天宫，主夏至、小暑、大暑三个节气，共计四十六天；期满的次日，时交立秋，就移居至西南方的玄委宫，主立秋、处暑、白露三个节气，共计四十六天；期满的次日，时交秋分，就移居庚酉辛正西方的仓果宫，主秋分、寒露、霜降三个节气，共四十六天；期满的次日，时交立冬，就移居戌乾亥西北方的新洛宫，主立冬、小雪、大雪三个节气，共四十五天；期满的次日，又重回叶蛰宫，就又到了冬至日。

征兆

太一从一宫转向下一宫的第一天，也就是每逢交节的日子，上天必有风雨出现。如果当天风调雨顺，就是吉祥的象征，这一年会风调雨顺，五谷丰登，人民安居乐业，很少患病。如果在交节之前出现风雨，是多涝的象征；若在交节之后出现风雨，则是多旱的征兆。

太一交至冬至那天，气候如有变动，预示着国君将有不测；太一交至春分那天，气候如有变动，预示着国相将有不测；太一交至中宫土旺主令那天，也就是寄

正文
通俗易懂的文字，让读者可以轻松阅读。

居于四隅立春、立夏、立秋、立冬各自交节的那些天，气候如有变动，预示着大小官吏将有不测；太一交至秋分那天，气候如有变动，预示着将军将有不测；太一交至夏至那天，气候如有变动，预示着百姓将有不测。所谓气候有变动，是说太一在四正之节，也就是二分、二至，以及土旺用事的交节之日，如果气候突变，会出现大风折木、飞沙走石的现象。通过这些突变，就可以推测患病者的身份，以定吉凶。

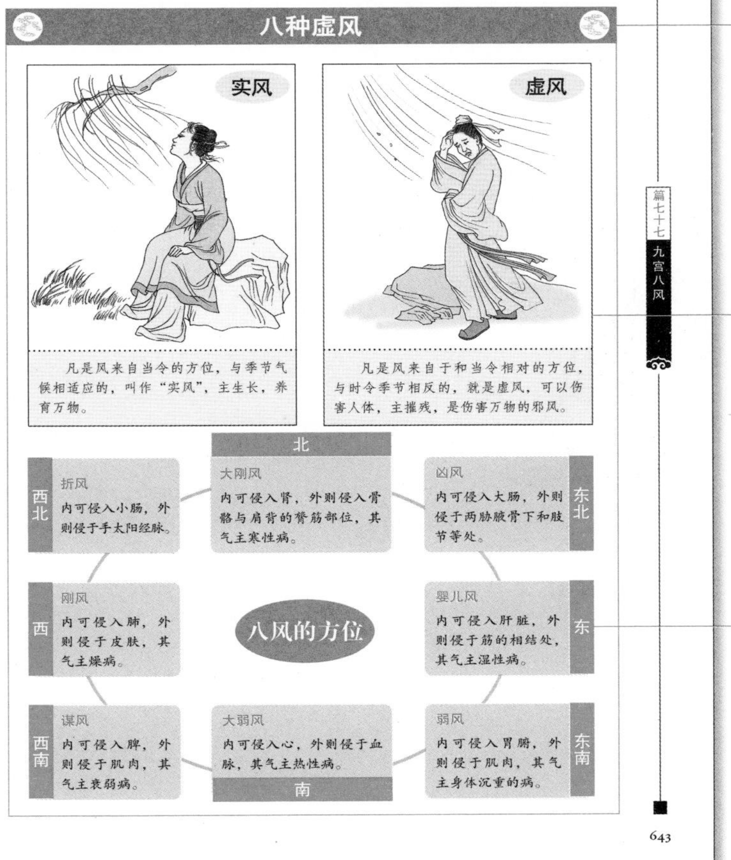

图解标题

针对内文所探讨的重点图解分析，帮助读者深入领悟。

插图

较难懂的抽象概念运用具象图画表示，让读者可以尽量形象直观地理解原意。

图表

将隐晦、生涩的叙述，以清楚的图表方式呈现。此方式是本书的精华所在。

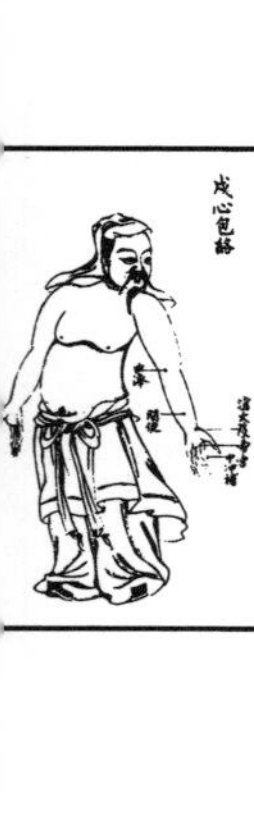

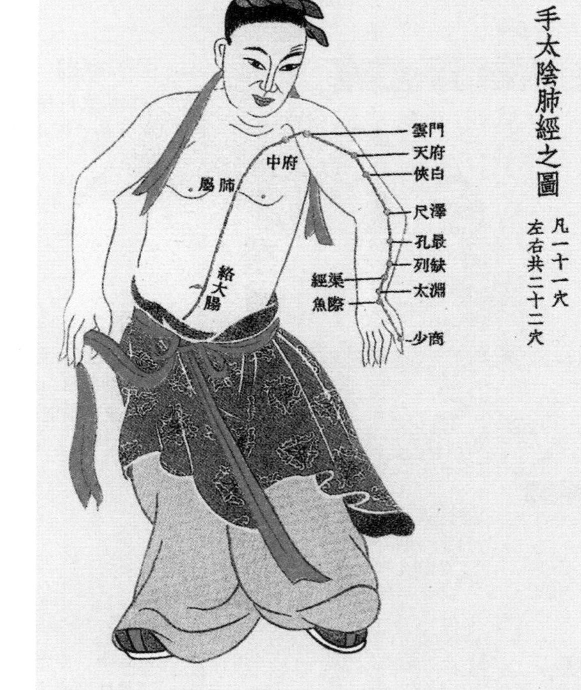
手太陰肺經之圖
凡一十一穴
左右共二十二穴
雲門
天府
俠白
尺澤
孔最
列缺
太淵
魚際
少商
經渠
中府
屬肺
絡大腸

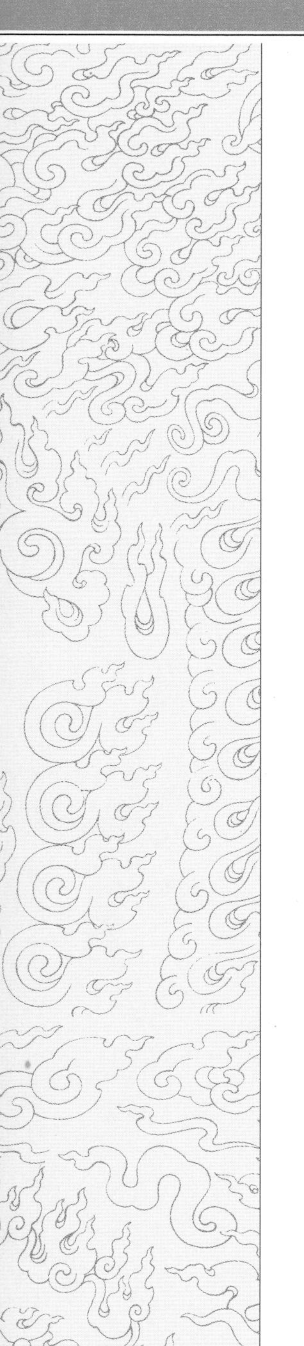

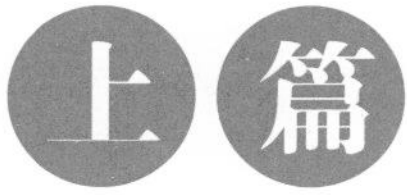

黄帝内经·素问

《黄帝内经》被历代医家尊为“医家之宗”，分作《素问》《灵枢》两个部分。《素问》侧重于用阴阳五行学说来解释人体的生理现象，重点论述了脏腑、经络、病因、病机、病证、诊法、治疗原则以及针灸等内容。

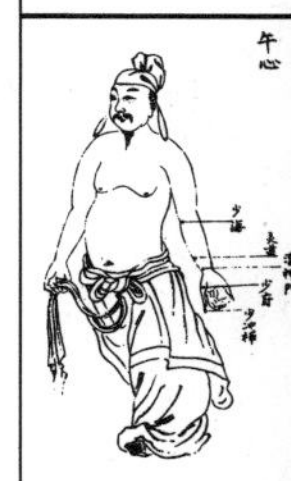

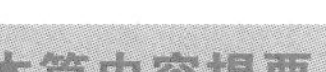

本篇内容提要

卷一　摄生论

卷二　脏象论

卷三　色诊论

卷四　脉候论

卷五　病能论

卷六　针刺论

卷七　运气论

卷八　论治

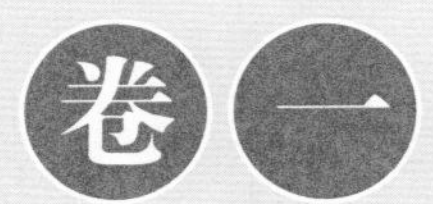

卷一

摄生论

本卷首先论述了人的寿命与先天禀赋，以及盛壮衰老乃客观存在，强调养生的重要性，继而指出四季不同的养生方法总纲——“法于阴阳，和于术数，食饮有节，起居有常”。同时，提出了“不治已病治未病”这一预防疾病的伟大理论。

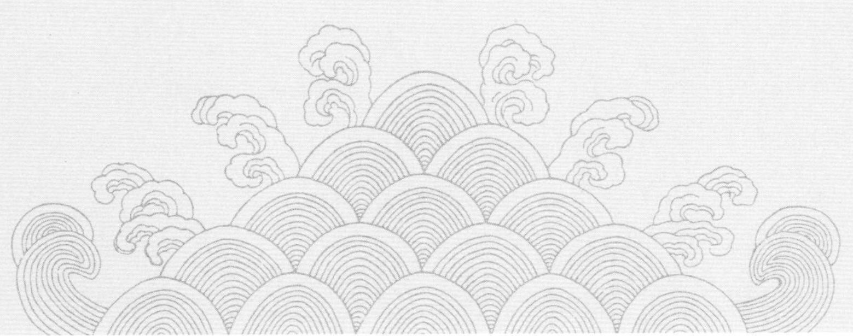

上古天真论篇

长寿者的养生秘诀

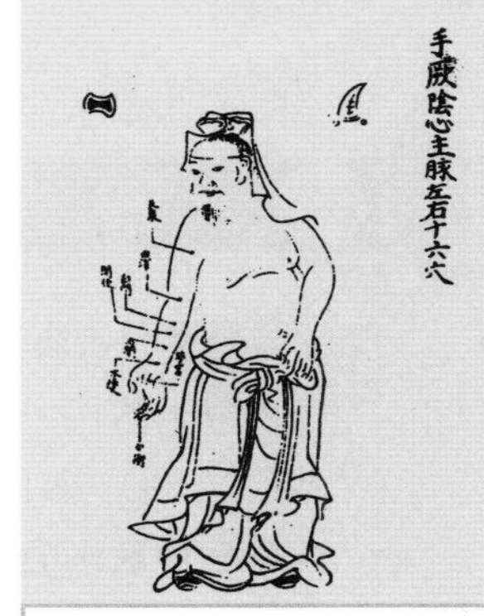

篇一

本篇通过分析寿命短的主观原因，论述人体生长发育的过程，并介绍真人、至人、圣人、贤人的养生之道，强调了养生的重要性。

懂得养生的人更长寿

古时候的轩辕黄帝，天生就很聪慧。幼时就善于言辞，很小的时候就对事物的理解比较透彻；长大以后，既敦厚仁德，又懂得用礼节约束自己；成年之时，由于功德深厚，所以登上了帝王宝座。

黄帝请教岐伯说：我听说上古时代的人，年龄都能够超过百岁，他们的行动不显衰老。而现在的人五十岁左右，动作就迟缓了，呈现衰老的迹象。这是因为时代环境的差异呢？还是人们违背了养生之道的缘故呢？

岐伯回答：上古时期的人，一般都懂得养生之道，能根据天地昼夜、阴阳四时的变化来调整、平衡自身的阴阳，并利用静坐、武术和导引等道术来维护身体健康。饮食有节制，作息有规律，不过度劳累，所以能做到形体与精神的协调，活到人类应该有的寿数，超过百岁才死去。现在的人就不是这样了，把酒当作甘露琼浆那样贪饮，把不该做的事当作正常的事，酒醉了还常常肆行房事、纵情色欲，因而耗尽了精气，散失了真元。如今的人不知道保持精力充沛、蓄养精神的重要，他们不合时宜地宣泄精气，贪图一时的快乐，背离了养生真正的乐趣，作息起居也没有一定的规律，所以不到五十岁便衰老了。

上古时期的圣人，教诲人们时常常这样说，对于四季一切可能影响身体健康的邪气风寒等反常气候，要注意适时回避；同时保持心神安定清静，不要有过多的欲望，让体内的真气和顺，精神内守而不耗散，如果能达到这样的境界，疾病又怎么能够侵袭人体呢？所以那时的人们精神闲适，无欲求之心，心境安定，没有恐惧，也不为外物所动，虽然劳作，却也没有觉得疲惫。假若人体内真气平和调顺了，那么人人就都能随其所欲满足自己的愿望了，无论什么食物都觉得好吃，随便穿什么衣服都感到满意。人人随遇而安，互相之间对地位的高下不介意，因而这样的人就

黄帝和岐伯

黄帝和岐伯是《黄帝内经》的两个主角，他们以一问一答的方式诠释了中医学的原理。两人问答中的学问，成为后来的中医学说，也称“岐黄之术”。

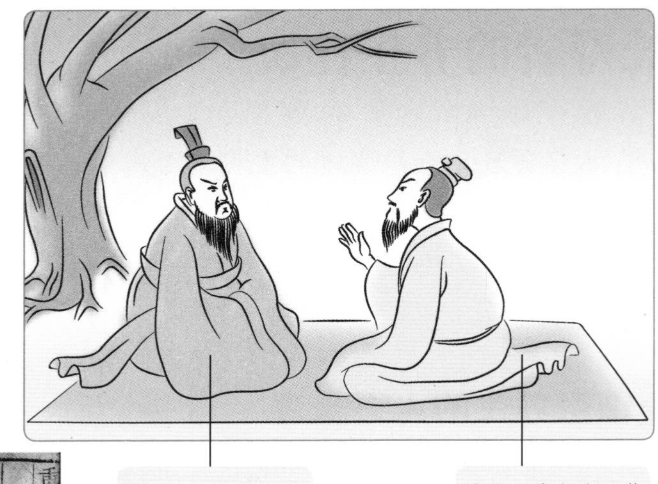

黄帝，姓公孙，名轩辕，五帝之首。

岐黄

岐伯，著名的医学家，后人称他为“中华医学的鼻祖”。

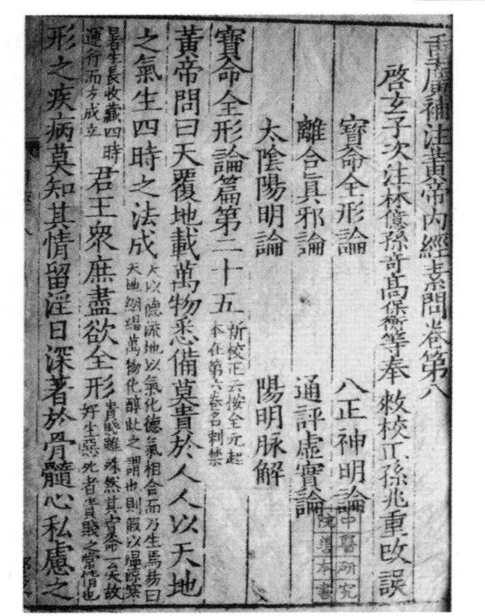

重廣補注黃帝內經素問卷第八

啟玄子次注林億孫奇高保衡等奉敕校正孫兆重改誤

寶命全形論　八正神明論

離合真邪論　通評虛實論

太陰陽明論　陽明脉解

寶命全形論篇第二十五　新校正云按全元起本在第六卷名刺禁

黃帝問曰天覆地載萬物悉備莫貴於人人以天地

之氣生四時之法成　君王衆庶盡欲全形

形之疾病莫知其情留淫日深著於骨髓心私慮之

《黄帝内经·素问》书影

[明]顾从德本　中国中医研究院图书馆藏

《黄帝内经·素问》为现存最早的中医理论著作之一，托黄帝之名，约成书于战国时期。其内容以天人相应、阴阳五行、脏腑经络学说为主线，集医理、医论、医方以及养生防病等于一体，强调了人体内外统一的整体观念，是中医基本理论的渊源。

自然朴实。所以不正当的兴趣爱好不能干扰他们的视听，淫乱邪说不能迷惑他们的心志；不论是愚笨的人、聪明的人、贤能的人或地位低下的人，都不害怕外部事物来破坏心灵的安定平和，因此符合养生之道。简而言之，上古时代的人们年过百岁依然年轻，原因在于他们的养生之道比较完备。

为什么女人老得更快

黄帝接着问：我听说人老了，就不能再生育子女，这是因为精力耗尽了呢，还是由人类的自然规律所决定的？

岐伯回答：按照一般生理过程来讲，女子以七年为一个发育阶段，女子七岁时，肾脏的精气开始旺盛，牙齿更换，毛发渐盛。到了十四岁左右，能促进生殖功能的天癸发育成熟，任脉通畅，太冲脉强盛，月经按时而来，所以能够生育子女。二十一岁左右，肾气平和，智齿长出，身体发育基本成熟。到了二十八岁左右，筋骨强健，毛发浓密，身体非常强壮。到了三十五岁左右，阳明经脉渐渐衰弱，面部开始出现皱纹，头发开始脱落。到了四十二岁左右，三阳经脉衰老，面部枯槁，头发变白。到了四十九岁左右，任脉空虚，太冲脉衰微，天癸枯竭，月经断绝，所以身体衰老，不能再生育了。

男子以八年为一个发育阶段。男子八岁左右，肾气开始充实，头发生长，牙齿更换。到了十六岁左右，性生理开始成熟，精气充满，已能排精，于是男女交合，就能够生育子女了。到了二十四岁左右，肾气平和，筋骨强健，智齿生长，身体非常强壮。到了三十二岁左右，筋骨粗壮，肌肉结实。到了四十岁左右，肾气开始衰退，头发脱落了，牙齿松动了。到了四十八岁左右，身体上部阳明经气衰竭，面色憔悴，发鬓斑白。到了五十六岁左右，肝气衰微，筋脉活动不便，导致手脚运动不如以前灵便了，天癸枯竭，精气很少，肾脏衰退，身体精神都感到疲惫。到了六十四岁左右，牙齿和头发大部分脱落。就人体五行而言，肾脏主水，它承接五脏六腑的精华而贮存起来，只有五脏旺盛，肾脏的精气才能够充满外泄。等到年老，五脏也衰老了，筋骨没有力量，天癸竭尽，所以发鬓斑白，身体沉重，走路也有点儿失衡，无法生育子女了。

黄帝又问：有的人已经很老了，还能够生育孩子，这是为什么呢？

岐伯说：这是因为他们的先天禀赋超常，气血经脉畅通，肾脏精气过剩。这类人虽然能够生育，但男子不超过六十四岁，女子不超过四十九岁。到那时，精气就竭尽了。

黄帝继续问：注重养生的人，如果活到一百岁，还能不能生育孩子呢？

岐伯答：经常注意养生的人，衰老得要晚一些，年龄虽然很大，但也没有掉牙、面色憔悴、头发变白、走路不稳等衰老现象，因此即使达到了高龄，仍然能够生育孩子。

养生的四个境界

黄帝说：我听说上古时代的“真人”，他们洞悉自然界的规律，掌握阴阳变化的机理，吸收吐纳精气，独力修道，精神内守以养精气，全身内脏肌肉协调一致运动，所以他们与天地同寿，没有终结之日，这就是“与道共生”。

中古时代除了“真人”外，还有“至人”。他们敦厚淳朴，养生方法齐全，能够契合阴阳的变化，适应四时气候的交替变换，避开世俗的纷扰，聚精会神，保全神

气，畅游于天地之间，其视觉和听觉，四通八达。这延长了他们的寿命，强健了他们的身体。这种养生方式也属于真人一类。

还有另一类“圣人”，他们安然平和地处于天地之中，能够顺应各种气候变化，其欲求和嗜好都符合世俗社会的要求。他们没有世间俗人的恼怒的情绪，行为也没有脱离社会，但行为举止不仿效世俗之人。在外不让身体过度劳累，在内不让思想有过多的忧虑，以恬静快乐为根本，以悠然自得为目的，所以他们的身体不容易衰老，精神也不会耗散，寿命就可达到百岁以上。

再就是“贤人”，他们能够遵循天地、日月、星辰运行的规律；不是违逆而是顺从阴阳的变化，根据四季气候的不同及寒暑的变化来调养身体，从而符合上古真人的养生之道。这样就可以延长他们的寿命，但终究是有极限的。

真人、至人、圣人和贤人的养生特点

真人是修真得道之人，能长生不老而登云天；至人是有至德之人；圣人是无所不能的人；贤人是德善才多胜常人者。这四种人的特点决定了养生层次的不同。

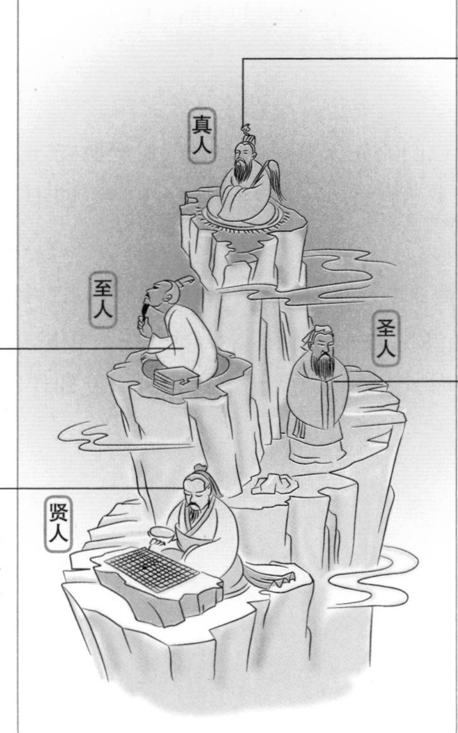

洞悉自然界的规律，掌握阴阳变化的机理，他们与天地同寿，“与道共生”。

养生方法齐全，能够契合阴阳的变化，适应四时气候的交替变换，能够延长寿命、强健身体。

安然处世，能够顺应各种气候变化，外不过度劳累，内不过多思虑，可以寿过百岁。

遵循天地、日月、星辰运行的规律，顺从阴阳的变化，根据四季气候变化来调养身体，可延寿。

四气调神大论篇

四季养生法

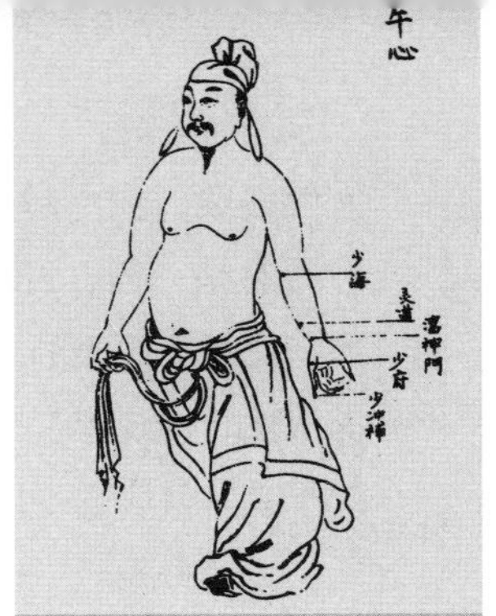

篇二

本篇论述了四季不同的养生方法，即春生、夏长、秋收、冬藏，以及违背四时养生规律所产生的危害。

四季调神的养生之道

春三月（农历正月、二月、三月）是万物萌发的时节，天地间万物复苏，欣欣向荣，人们应晚睡早起，起床后松开头发，到庭院里散步，舒展身体，神志随着春天的生机而勃发。而对待万事万物，也要符合春天生机勃勃的特点，让它们生长而不要扼杀，应当给予的就不要剥夺，应当增加的就不要减少。这才是对春天生长之气的正确呼应，也是身体养生的必经之路。若违背这个道理就会损伤肝脏之气，由于春天阳气不生，到了夏天阳气则不长，那么就会出现虚寒之证，适应夏季的生长之气就少了。

夏三月（农历四月、五月、六月）是草木茂盛、万物秀美的季节。这时，天气下降，地气上升，天地阴阳之气相交，万物开花结果。人们应该晚睡早起，不要厌恶白天太长太热，应保持心态平和；让万物成长，使体内的阳气能够向外散发。能够调理生气，疏通暑气，这就是适应夏天调养“长气”的道理。如果违背了这个原理，心气就会损伤，到了秋天就会生病，造成“收气”的能力减弱，冬天就会重复发病。

秋三月（农历七月、八月、九月）是万物成熟收获的季节。天气转凉，秋风劲急，暑热尽消，地气肃清。此时应该早睡早起，与鸡的作息时间保持一致。精神情绪要保持宁静稳定，以舒缓秋天的肃杀之气。同时收敛神气，使秋气得以平息；不要胡思乱想，让肺气畅通。这符合秋天“收气”的道理。如果违背了这个道理，就会伤及肺气，冬天时会生消化不良的腹泻病，这样阳气在冬季不能储存，人们适应冬天的能力就会降低。

冬三月（农历十月、十一月、十二月）是万物闭藏、生机潜伏的季节。河水结冰，大地冻裂。在如此恶劣的外界环境下，人们不要轻易扰动体内的阳气，为避免

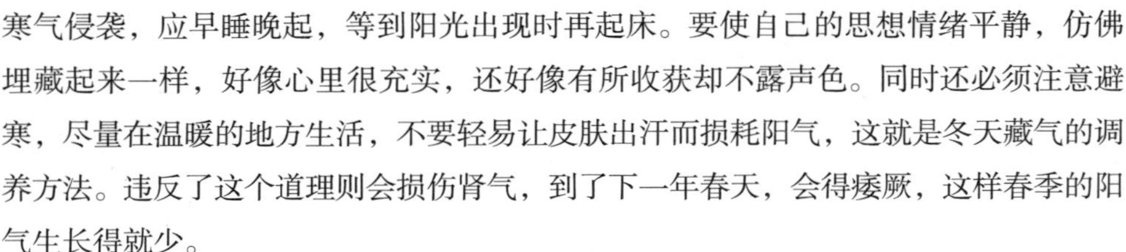
寒气侵袭，应早睡晚起，等到阳光出现时再起床。要使自己的思想情绪平静，仿佛埋藏起来一样，好像心里很充实，还好像有所收获却不露声色。同时还必须注意避寒，尽量在温暖的地方生活，不要轻易让皮肤出汗而损耗阳气，这就是冬天藏气的调养方法。违反了这个道理则会损伤肾气，到了下一年春天，会得痿厥，这样春季的阳气生长得就少。

养生之道：不治已病治未病

天气是清净光明的，促进万物生长的力量含而不露，生生不息，所以才能长盛不衰，万古长存。如果天过于显露光明，那么日月的光辉就没有了，在阴霾晦暗的条件下，邪气将乘虚而入，酿成灾害，从而出现阳气不通、阴气遮蔽光明等情景。云雾不升，雨露就不能正常下降，上下不互相流通，阴阳不相交，则万物的生长发育就不能按时进行，即使是生存能力很强的巨大的树木也难免枯萎而死。像这样的邪恶之气不散发、风雨不调和、白露不下降，那么草木就干枯，不再繁茂。再加上肆虐万物的狂风暴雨无规律地侵袭，破坏了自然界的秩序，使天地四时不能保持其平衡，违背了万物生长的规律，万物的生命没到一半便都夭折了。在此情况下，只有注重养生的圣人能够适应环境，所以身体没有疾病。万物若能适应此类变化，它们的生命力就不会枯竭。

如果与春天的养生原则不相符，少阳之气就不能生发，从而使肝气内伤而发生病变；违背了夏天的养生原则，太阳之气就不能生长，心气自然就虚弱；如果与秋天的养生原则不同，太阴之气就不能收敛，肺气就焦燥而产生胀满；与冬天的养生原则相逆，少阴之气就不能潜藏，肾气就会衰弱。可见春夏秋冬四时阴阳，是万物生长收藏的根本。所以圣人春夏保养阳气，秋冬保养阴气，从根本上维护身体健康，所以能够和万物共同适应生长的规律。如果违反了这个根本，就会伤害本元，损坏真气。因此，四时阴阳是万物的终始、死生的根本。违反它，则会产生灾害；顺从它，就不会生重病，这就是养生的真谛。但这种养生之道只有圣人才能奉行，愚笨的人往往南辕北辙。因此，遵从阴阳的规律就能生存，违背阴阳之道就会消亡；顺从它就容易治理，违反它就会产生混乱。如果经常违逆规律，就会发生内乱。

所以圣人不强调生病以后的治疗，而是重视生病前的预防；像治理国家一样，不要在国家动乱了才去治理，而要在动乱之前加以防范，就是这个道理。如果病了再去治疗，动乱已发生再去治理，就像口渴了才想挖井、临阵战斗时才要去铸造兵器，这岂不是太晚了吗？

四季养生之道

《黄帝内经》所倡导的养生之道，是顺应四季的变化，随春而“生”，应夏而“长”，迎秋而“收”，临冬而“藏”，将人体身心与天地四时相应合，达到与天地同寿的养生目的。

春 阴气下降，阳气上升

此图展现了春天是万物萌发的季节，天地间万物复苏，欣欣向荣。《黄帝内经》提到，对应于春季“生”的特点，要让万物自然生长而不要扼杀，此时人们应晚睡早起，舒展身体，调养肝的生发之机。

夏 阳气最盛

此图生动地描绘了夏季的景象，根据《黄帝内经》，对应夏季“长”的特点，人们要心情愉悦，注意调理心脏。

冬 阴气最盛

此图展现了冬季万物敛藏、生机潜伏的景象。对应于这个季节“藏”的特点，这时人们不要扰动体内的阳气，而要固摄肾气，养精蓄锐。

秋 阳气下降，阴气上升

此图描绘了秋收时节一片繁荣的景象。《黄帝内经》提倡在这样的季节要符合“收”的特点，在养生上，人们要注意收敛润肺。

因此，应该在春夏季养阳、秋冬季养阴，以与自然界的变化相适应。

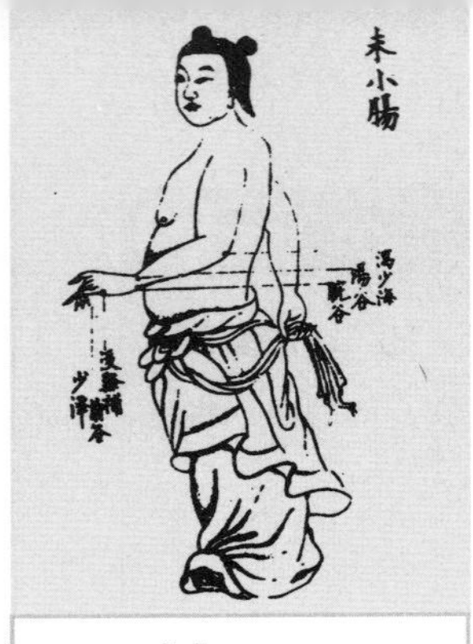

篇三

生气通天论篇

不生病的智慧

本篇讲述了人们应当顺应天时的变化进行调养，强调阳气在人体中有重要的作用，列举了阴阳失调所引起的疾病，提出了调和阴阳对保持健康的重要性，以及五味太过对身体健康的影响。

阴阳平衡是养生之本

黄帝说：自古以来，人的生命之气与自然界相通相合是养生的根本，这就是阴阳平衡。因而天地之间，上下东西南北之内，无论是地之九州，还是人的九窍、五脏、十二关节，都自然和天之气相通。天地阴阳衍化为金、木、水、火、土五行，表现为湿、燥、寒三种阴气和风、暑、火三种阳气，如果人们屡次触犯五行及三阴三阳之气，邪气就会伤害人体。这就是寿命折损的根本原因。

所以天空清净蔚蓝，人的意志就平和温顺。如果适应了天气的变化，就能固守阳气，即使有贼风邪气，也不会危害人体。这就是适应四季气候变化次序的结果。所以善于养生的圣人能领悟其实质，顺应天气，而通达于神明。如果不这样，就会内使九窍不通，外使肌肉壅塞，保卫身体的阳气就消散了，这样就伤害了自己，阳气也因此受到削弱。

阳气的重要性

人体内的阳气，就像天上的太阳。如果人体的阳气失常，人就会不明不白地折寿。天地不停地运行，是因为太阳的光明，所以，阳气也随着太阳的升起而上浮体表来保护肌肤不受风寒。

由于受寒气侵袭，阳气就像门户的开关一样相应阻挡，如果日常的起居受到了惊动，阳气因而向外浮越，就不再固密了。如果为暑气所伤，就会多汗、烦躁，甚至喘息有声，而不喘时就多言多语，叨叨不休，身体热得像燃烧的炭，直到出汗才能消退。如果伤于湿邪，那么头部就会沉重，好像有东西裹着一样。如果湿热不能及时排除，就会出现筋的收缩或松弛，缩短的筋造成肌肉收缩，不能伸展自如，松弛的筋造成肌肉无力，不能行动了。如果气虚致肿，四肢交替肿胀，便会导致阳气渐趋衰竭。

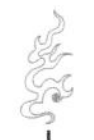

人在过度疲劳的情况下，阳气就会紧张亢奋，这必然使阴精耗竭。如果长时间积累，到了夏天，就会导致阳盛阴虚的昏厥。其症状是眼睛昏蒙看不清，耳朵闭塞听不见，病情严重得就像堤坝溃决，水流汹涌，不可阻挡。另外，人体中的阳气，在大怒时气血逆乱，血液淤积于头部，使人猝然昏厥；假若伤及筋脉，筋脉就会松弛无力而不能随意运动，偏于半边身出汗，日久就会半身不遂。汗出后，如果受到湿邪侵袭，就会生疮疖、汗疹和痱子。偏爱肉食美味的人，生疔疮就像拿空器皿盛东西一样容易。哪条经脉虚，就从哪条经脉发生。如果劳动以后，汗出遇风，寒气侵袭皮肤，面部会生粉刺，时间久了就会变成疮疖。

阳气在人体里，内化为精微，可以养神，柔和则可以养筋。如果阳气的功能失调，就会造成皮肤汗孔的开合失控，寒气可以乘虚而入，如果滞留在筋脉中就会造成佝偻不能直立；如果深入血脉中，血脉凝阻，就会形成瘘疮；若滞留在肌肉之间，就会通过经络影响脏腑，会出现容易恐惧和惊骇的症状；如果寒邪影响气血，使营气不能正常运行，堵塞在肌肉之中，就会形成痈肿。人体在出汗未尽的时候，皮肤汗孔张开，体内阳气外散，身体虚弱，这时如果有风邪侵入，汗孔随之闭合，就会把邪气留在体内，因而容易生风疟。

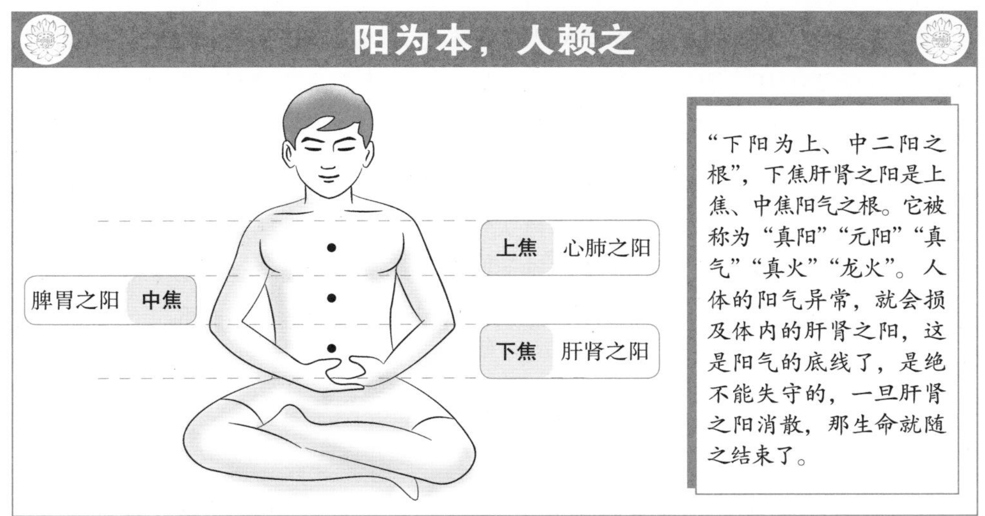

调养阳气，抵御风邪

风邪是导致多种疾病的直接原因。清静安闲，肌肉自然具有较强的抵抗力，能阻止风邪，纵然有厉害的邪风，也不能受侵袭。这就是遵循季节变化的顺序规律、有效地调养阳气的缘故。

病久了，体内就会发生变化，到了上下气息不流通时，即使有良医，也治不

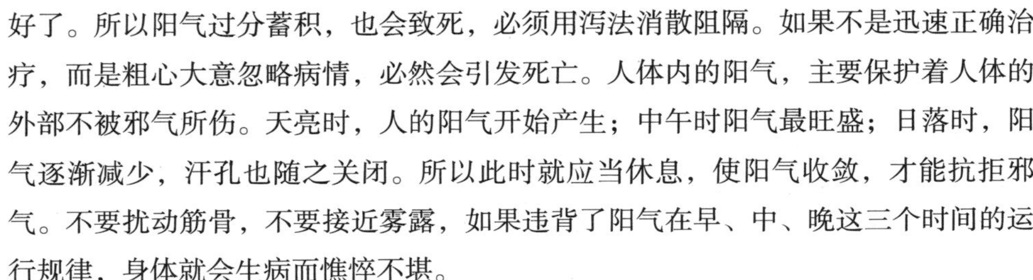

好了。所以阳气过分蓄积，也会致死，必须用泻法消散阻隔。如果不是迅速正确治疗，而是粗心大意忽略病情，必然会引发死亡。人体内的阳气，主要保护着人体的外部不被邪气所伤。天亮时，人的阳气开始产生；中午时阳气最旺盛；日落时，阳气逐渐减少，汗孔也随之关闭。所以此时就应当休息，使阳气收敛，才能抗拒邪气。不要扰动筋骨，不要接近雾露，如果违背了阳气在早、中、晚这三个时间的运行规律，身体就会生病而憔悴不堪。

岐伯说：阴气内蓄藏精气，同时又是产生阳气的。阳气是保卫人体外部而使身体坚固不受邪气侵害的。假设阴不胜阳，那么脉流就会迅疾，若合并到一处则神志狂乱；如果阳不胜阴，那么五脏之气就不协调了，以致九窍不通。所以圣人主张阴阳平衡，不偏不倚，因而筋脉舒和、骨髓坚固、气血畅通，这样就能够内外调和，邪气不侵袭，耳聪目明，气血的运行也就正常了。

一旦阴阳失调，风邪侵入，精气就会受损，肝脏也会受到伤害。如果在这种情况下，吃得过饱，胃肠的筋脉就会横逆损伤，就会出现肠痢疾或变为痔疮；饮酒过度，肺气就会上逆，强力行房，就会损伤肾气，腰部脊骨就会受伤。

阴阳协调的关键在于阳气的致密，阳气致密，阴气才能固守于内。如果阴阳失去平衡，就好像一年之中只有春天而没有秋天、只有冬天而没有夏天一样。因此可以这样说，阴阳调和，是圣人最好的养生方法。如果阳气过强，不能密藏，那么阴气就要损耗。阴气平和，阳气密藏，精神就会协调旺盛。如果阴阳分离，那么精气也就随之而竭尽了。

风邪侵袭身体，就会生寒热病。所以，春天伤于风邪，邪气滞留不去，到了夏天就会出现痢疾。夏天伤于暑邪，潜藏于体内，到了秋天，就会生疟疾。秋天伤于湿邪，到了冬天，就会随湿气上逆于肺而咳嗽，甚至转为痿厥这样的重病。冬天被寒邪所伤害，到了春天，必然会生温热病。所以说，风寒暑湿四时邪气，都会损害五脏。

酸甜苦辣咸，不可过食

阴精的产生，来源于对饮食五味的摄取。但是，贮藏精血的五脏，又可能因过食五味而受伤。过食酸味的东西，会使肝气偏盛，脾气因而受到克制，从而呈现衰弱之态。过食咸味的东西，大骨就要受伤，肌肉萎缩，心气也会抑郁。过食甜味的东西，会使心气烦闷，气喘，面色黑，肾气不能平衡。过食苦味的东西，会使脾气受伤，消化不良，胃部就要胀满。过食辛味的东西，会使筋脉渐渐松弛，精神也就颓废。所以五味应当调和适当，使骨骼强健，筋脉柔和，气血流通，腠理固密，这样骨气便刚强。总之，只要严格地按照养生的方法去做，就可以健康长寿。

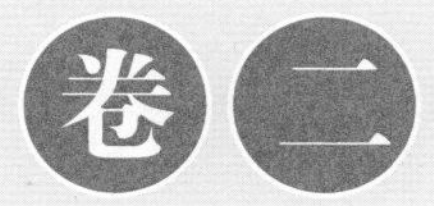

脏象论

本卷论述了人体是以脏腑为中心、以经络相互联系的整体观，同时提出人与自然也是对应统一的“天人相应”理念，介绍了人体脏腑的功能及相互关系，以及阴阳失调致病的论断，并指出肾为人体生长衰老的根本，保养肾气是延年益寿的重要原则。

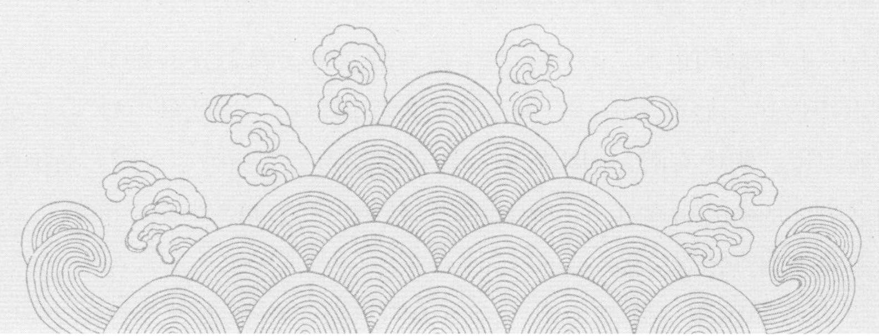

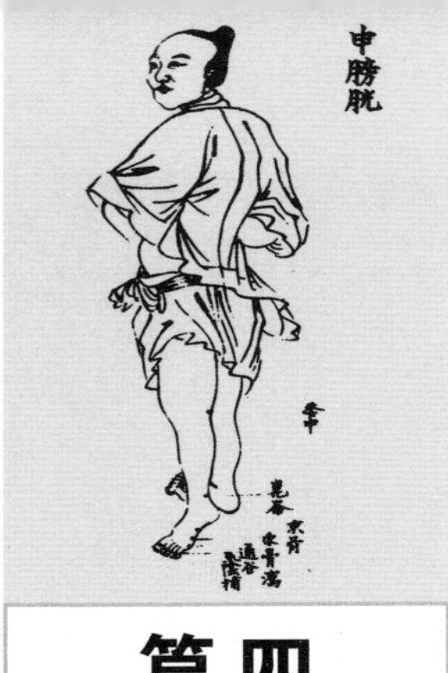

篇四

金匮真言论篇

疾病从哪里来

本篇论述了五脏与四时气候的对应关系、天之阴阳与人体四时的阴阳属性，以及四时五行与人体五脏六腑九窍的对应关系。

四时、气候与人体疾病

黄帝问：自然界有八方的风，人的经脉受邪会产生五风，这是指什么呢？

岐伯回答说：八方不正常的气候发出八方的邪风，从而影响经脉，产生五风，触动五脏，因而发病。邪气引发的疾病，是一年四季的气候之间相互制约的结果，即春木克长夏土，长夏土克冬水，冬水克夏火，夏火克秋金，秋金克春木。

春季刮东风，病变常发生在肝部，表现为颈项疼痛。夏季刮南风，病变常发生在心，表现为胸胁不适。秋季刮西风，病变常发生在肺，表现为肩背酸楚。冬季刮北风，病变常发生在肾，表现为腰酸腿疼。长夏五行为中央土，病变常发生在脾，表现为脊背的疾病征兆。

因此春季生病，病多在头部；夏季生病，病多在心脏；秋季生病，病多在肩背；冬季生病，病多在四肢。所以春天多出现鼻塞和流鼻血，夏天多发胸胁疾病，长夏易因脾脏虚寒出现腹泻，秋天多生风疟，冬天容易手脚冰冷麻木。从而可知，注意养生的人，冬天不会做剧烈运动，尽量做到藏阴潜阳，那么春天就不会生鼻塞、鼻出血的疾病及颈项病，夏天就不会得胸胁部疾病，长夏就不会生腹泻，秋天就不会得风疟，冬天也不会手脚麻木、腹泻和汗出过多。

阴阳变化影响身体健康

精气，是身体的根本。所以冬季注意藏精保肾，春天就不易生温热病。炎热的夏天应出汗散热，如果不出汗，到了秋天就会得风疟。这就是一般人所知道的诊病方法。所以说，阴中有阴，阳中有阳。从黎明到中午，为阳中之阳；从中午到傍晚，为阳中之阴；从傍晚到鸡鸣，为阴中之阴；从鸡鸣到黎明，为阴中之阳。人的阴阳之气与天地的阴阳是相对应的。

关于人体的阴阳，外部为阳，内部为阴。对于躯干来说，背部为阳，腹部为阴。对于脏腑来说，肝、心、脾、肺、肾五脏都为阴，而胆、胃、大肠、小肠、膀胱、三焦六腑都为阳。为什么要了解阴中之阴，阳中之阳？由于冬病发生在阴，夏病发生在阳，春病发生在阴，秋病发生在阳，所以应按照疾病所在的部位的阴阳属性来施行针灸或药石治疗。所以，背部为阳，阳中之阳是心，阳中之阴是肺；腹部为阴，阴中之阴是肾，阴中之阳是肝，阴中之至阴是脾。综上所述，这都是人体阴阳表里、内外、雌雄的相互对应关系，也符合自然界四时昼夜的阴阳变化规律。

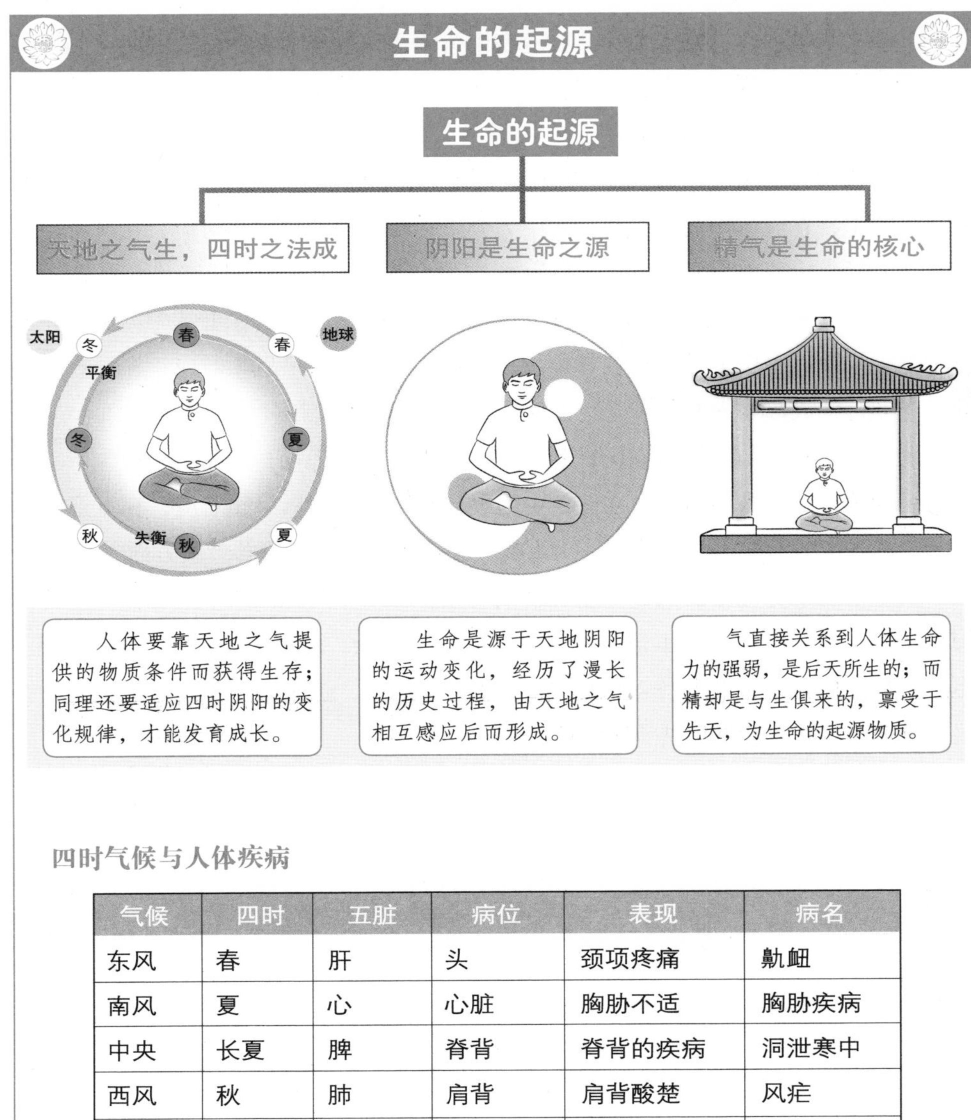

四时气候与人体疾病

气候	四时	五脏	病位	表现	病名
东风	春	肝	头	颈项疼痛	鼽衄
南风	夏	心	心脏	胸胁不适	胸胁疾病
中央	长夏	脾	脊背	脊背的疾病	洞泄寒中
西风	秋	肺	肩背	肩背酸楚	风疟
北风	冬	肾	四肢	腰酸腿疼	痹厥

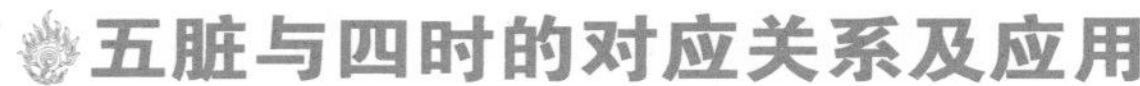

五脏与四时的对应关系及应用

黄帝问：五脏和四时相对应，都相互有影响吗?

岐伯答：有。东方为青色，与肝相对应。肝开窍于双目，精内藏于其中，发病多在头部。肝在五味中为酸，属草木类，在五行中为木，在五畜中为鸡，在五谷中为麦，在四时中属太岁星，所以春气上升，病在头部。因为肝在五音中为角，在五行生成数中为八，在五气中为臊，所以发病在筋。

南方为赤色，与心相对应。心开窍于舌，精气藏于其中，所以发病多在五脏。其在五味中为苦，在五行中为火，在五畜中为羊，在五谷中为黍，在四时中和荧惑星相对应。由于心属火，在五音中为徵，在五行生成数中为七，在五气中为焦，心有病多半会发生在血脉和心脏方面。

中央为黄色，和脾相对应。脾开窍于口，精华藏于脾。其在五味中为甘，在五行中为土，在五畜中为牛，在五谷中为稷，在四时中和镇星相对应，在五音中为宫，在五行生成数中为五，在五气中为香。所以脾有病会发生在肌肉和舌根部位。

西方为白色，和肺相对应。肺开窍于鼻，精华藏于肺。其在五味中为辛，在五行中为金，在五畜中为马，在五谷中为稻，在四时中和太白星相对应，在五音中为商，在五行生成数中为九，在五气中为腥。所以病会出现在背部和皮毛方面。

北方为黑色，与肾相对应。肾开窍于二阴，精华藏于肾，其在五味中为咸，在五行中为水，在五畜中为猪，在五谷中为豆，在四时中和辰星相对应，在五音中为羽，在五行生成数中为六，在五气中为腐。生病多在四肢关节和骨质方面。

所以精通切脉诊断的人，一定要审慎明察五脏六腑的气血逆顺的变化，还有阴阳、表里、雌雄的规定，牢记心中，以领会精微之处。不是有志于这方面的人士，不要传授给他，不是真正潜心研究的人，也不要传授，这是修身得道、治国医病的根本道理，这样才能真正继承医学理论。

阴阳应象大论篇

阴阳五行与疾病诊治

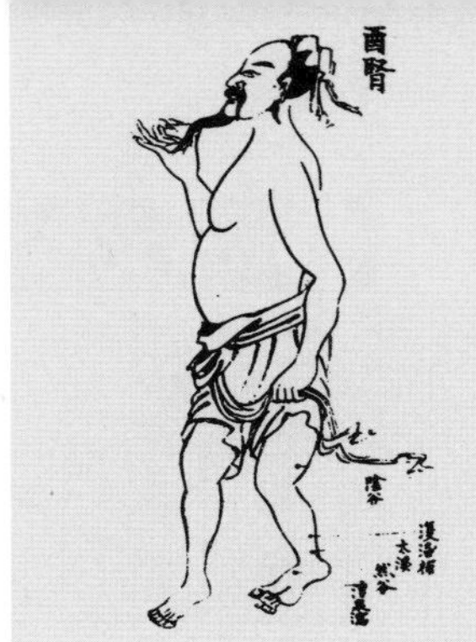

篇五

本篇论述了阴阳的对立统一，说明了阴阳的特性、作用、相互转化及阴阳失调所引起的疾病，也阐述了自然现象及人体生理病理变化的五行归类，阴阳学在疾病诊断和治疗中的作用。

阴阳学说

黄帝说：阴阳是自然界的一般规律，是演绎和归纳一切事物的准则，是万物发展变化的根本，是万物生长、灭亡的起源，也是人类精神活动的地方。治疗人类的疾病，必须以阴阳为根本。所以阳气积聚上升，构成天；阴气凝聚下降，构成地。阴代表静，阳代表动；阳表示萌发，阴表示成长；阳像秋天的杀伐，阴像冬天的收藏。阳是万物变化生成之气，阴是构成万物形态的元素。寒到极限会变热，热到极限会变寒。寒气会生成浊阴，热气会生成清阳。清阳之气在下而不上升，就会生飧泄病。浊阴之气在上而不下降，就会生肿胀病。这就是阴阳发生反常的变化，导致疾病产生逆证和顺证的道理。

阴阳的相互转化

清阳之气上升成为天，浊阴之气下降成为地。地气上升蒸发为云，天气下降变成雨；雨是由地气转变而来，云由天气蒸发而来。从人体的角度来说，清阳之气出自于上窍，浊阴之气出自于下窍。清阳之气来自于腠理，浊阴之气运行于五脏。清阳之气充实于四肢之中，浊阴之气则行走于六腑之间。

水的性质为阴，火的性质为阳。阳为无形的气，而阴为有形的味。饮食五味滋养了身体，身体的生长又形成气化活动。这种气化滋养了人体的阴精，阴精又化生真气。身体依靠五味营养而成形，食物转化后形成阴精，阴精之气又转而滋养形体。所以说，饮食不节制，营养也能伤害形体，真气反过来也能损伤阴精，阴精转化为真气，真气又可能被营养五味的不协调破坏。

味的性质为阴，其从下窍出来；气的性质为阳，其从上窍排出。味厚的性质为纯阴，味薄的性质为阴中之阳，味厚会促使人排泄，味薄能使肠胃疏通。气厚的性质为纯阳，气薄的性质为阳中之阴，气薄能够发泄邪气，气厚会生热。火气

阴阳之属性

阴阳属性分类表

阳	运动	外向	上升	温热	明亮	无形	功能	兴奋	推动	温煦
阴	静止	内守	下降	寒冷	晦暗	有形	物质	抑制	凝聚	滋润

将阴阳的相对属性引入医学领域，即对人体具有推动、温煦、兴奋等作用及特征的事物与现象统属于阳；对于人体具有凝聚、滋润、抑制等作用及特征的事物与现象统属于阴。

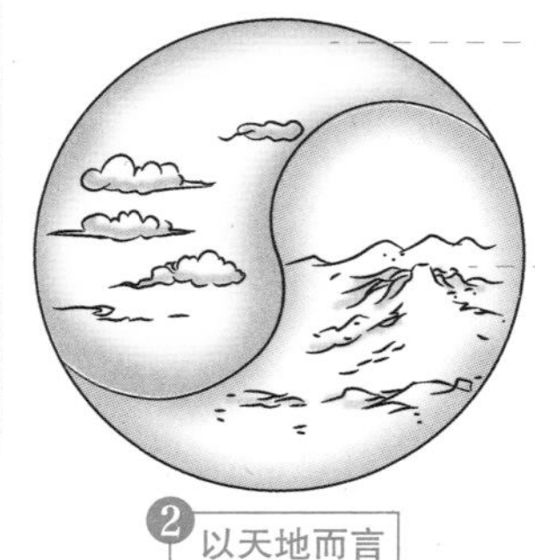

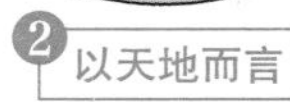
2 以天地而言

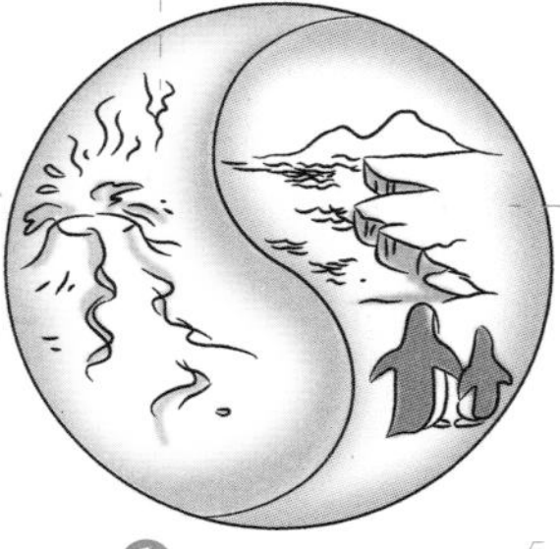

1 以寒暑而言

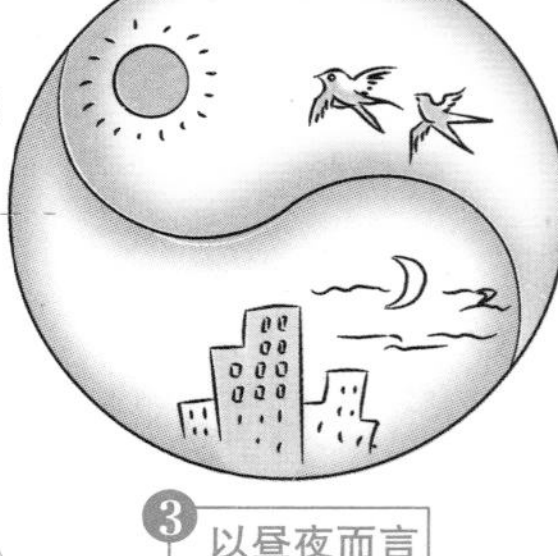

3 以昼夜而言

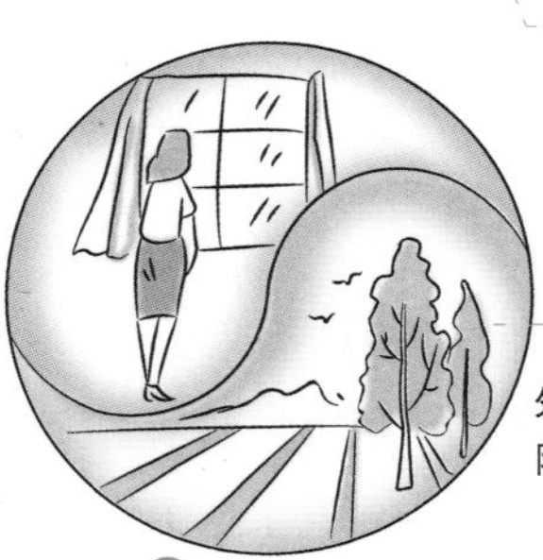

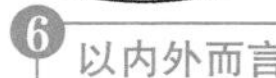
6 以内外而言

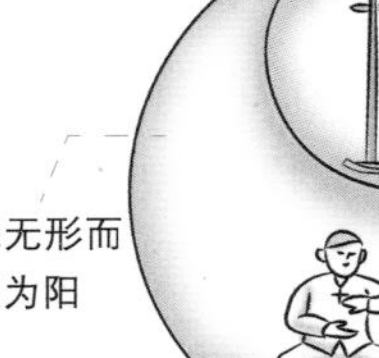

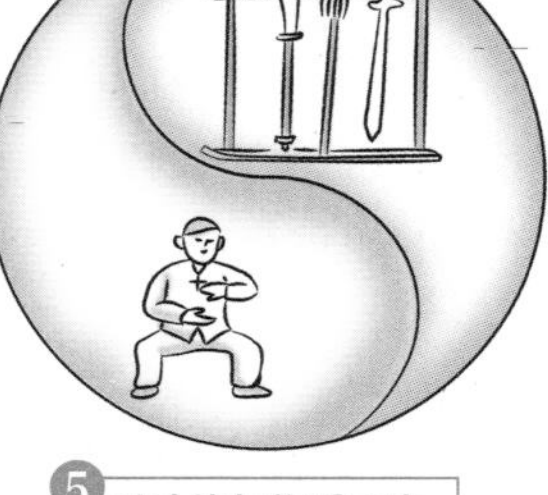

5 以功能与物质而言

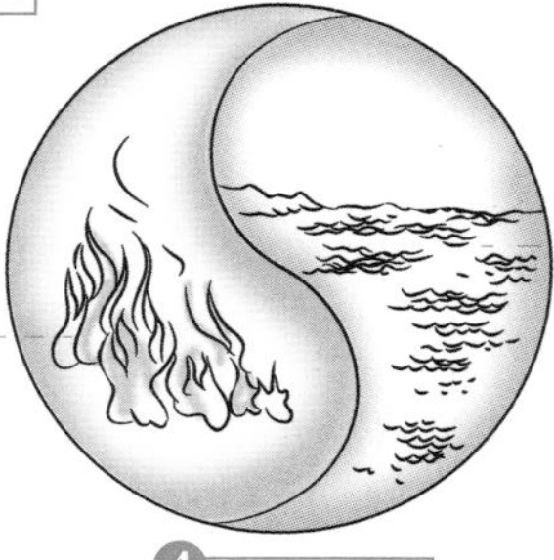

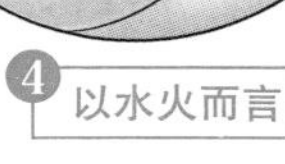
4 以水火而言

太壮，会使元气衰弱，而火气正常能使元气旺盛。火气过盛，就会损害元气，而元气依赖于正常火气，所以过度旺盛的火气，会耗散元气，正常火气的阳气却使元气增强。五味中，辛、甘具有发散作用，为阳；酸、苦且有上涌下泻效果的，为阴。

阴阳失调

在人体内，正常情况下，阴阳是相对平衡的。如果阴气占优势，阳气必然会受到损害。反过来，阳气占优势，阴气也必然会受损害。阳气偏重就会生热证，阴气偏重就会生寒证。寒到极限，又会出现热证现象；热到极限，又会出现寒证现象。寒气能伤害血分，热邪能伤害人的气分。气分受伤，就会使人感到疼痛；血分受伤，就会肌肉肿胀。所以先疼痛而后肿胀的，就是因为气分损伤影响到血分了；如果是先肿胀后疼痛，那是由于血分损伤而后关联到气分了。风邪太严重，身体动摇、颤抖，手足痉挛；热气太盛，肌肉就会出现红肿；燥气太旺，津液明显减少，渐渐就口干舌燥；寒气太过，就会发冷；湿气太浓，就会泄泻。

四时阴阳与身体内部的对应关系

自然界有春、夏、秋、冬四季，对应金、木、水、火、土五行的变化，以顺应春生夏长、秋收冬藏的时令，同时产生寒、暑、燥、湿、风五种气候的变化。人有肝、心、脾、肺、肾五脏，化生出五脏之气，转化为喜、怒、悲、忧、恐五种情绪。所以喜怒的情绪损伤气，而寒气热气侵袭，则会损伤身体。大怒伤阴气，大喜伤阳气。最可怕的是气逆上冲，血脉阻塞，气与身体分离。喜怒如果不加以节制，过度违背寒暑节气的生活规律，生命就有危险了。因此，阴气过旺就会转化为阳，而阳气过盛，必然会转化为阴。所以说冬天寒气侵袭过多，到了春季就容易发生热性病；春季患了风寒，到了夏季就容易生飧泄病；夏季如果暑气过重，那么秋季就容易生疟疾；假设秋季感染湿气过浓，冬季就会出现咳嗽的症状。

黄帝问：我听说古时候的圣人，探讨人体的形态，按脏腑的阴阳分类，细察经脉的分布，观察十二经脉的会合，各自都按着其经络循环运行。气穴产生的部位，都有它自己的名称；肌肉和骨骼相连接都有它们的起点；皮部浮络的阴阳、顺逆，条理分明；四时阴阳的变化，都有它一定的规律；外界环境与身体内部的对应关系，也都有表有里。真的是这样吗？

岐伯答：东方对应于春，产生风，风滋养草木；木气产生酸味，酸味生成肝气；肝血营养筋，筋膜又滋养心，肝又与眼睛关系密切。它的变化在天是气候里的

风，在地是五行中的木，在人体中为筋，在五脏中为肝，在五色中为青，在五音中为角，在五声中为呼，在病变中表现为抽搐拘挛，在七窍中为目，在五味中为酸，在情志中为怒。大怒就会损伤肝，但悲伤能够抑制怒气；风邪会伤及筋，但燥能够抑制风；过食酸味会伤筋，辛味却能够抑制酸味。

南方对应于夏，其气候为热，热能生火；火气产生苦味，苦味能够滋养心；心能造血，血能滋养脾；心气与舌的关系密切。它对应于气候为热，对应于五行为火，在人体中为血脉，在五脏中为心，在五色中为赤，在五音中为徵，在五声中为笑；病变的表现为忧心忡忡，在七窍中为舌，在五味中为苦，在情志中为喜。大喜会损伤心气，但恐惧可以抑制喜；热也能够损伤气，寒气可以抑制热；苦味亦能损伤气，可以用咸味来抑制苦味。

中央对应于季夏，气候为湿，湿气滋养土；土生甘味，甘味滋养脾；脾滋养肌肉，肌肉强壮有利于肺，脾与口关系密切。它对应于气候为湿，对应于五行为土，在人体中为肌肉，在五脏中为脾，在五色中为黄，在五音中为宫，在五声中为歌；

四时五行与人体

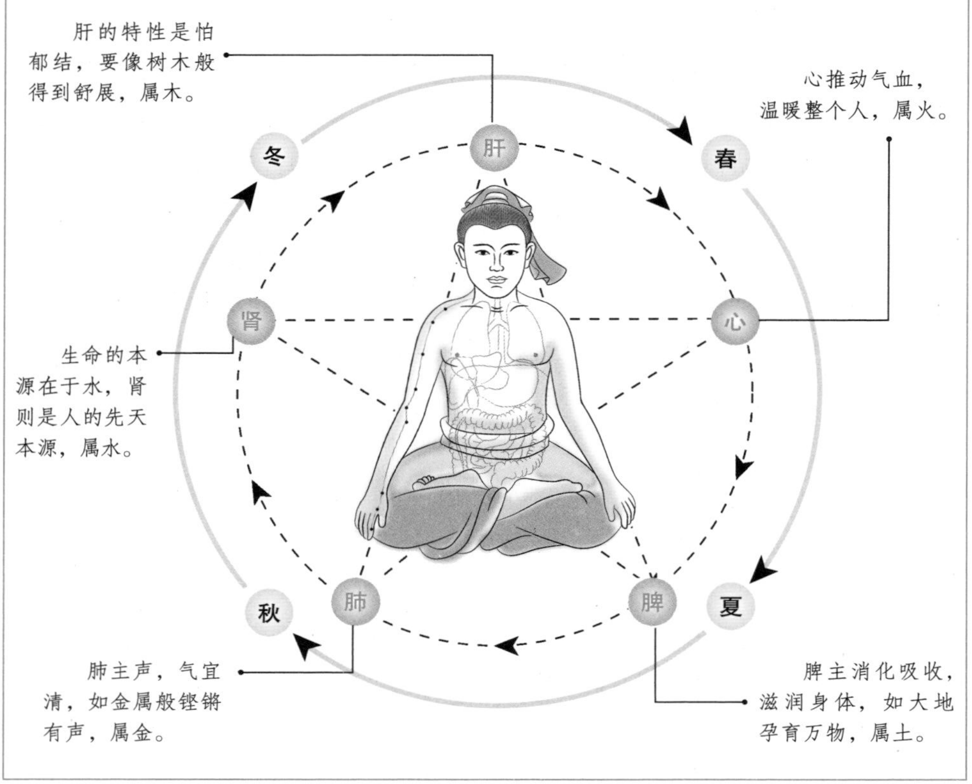

肝的特性是怕郁结，要像树木般得到舒展，属木。

心推动气血，温暖整个人，属火。

冬

肝

春

肾

心

秋

肺

脾

夏

生命的本源在于水，肾则是人的先天本源，属水。

肺主声，气宜清，如金属般铿锵有声，属金。

脾主消化吸收，滋润身体，如大地孕育万物，属土。

病变表现为呃逆，在七窍中为口，在五味中为甘，在情志中为思。思虑过多会伤脾，但可以通过怒气抑制忧虑；湿气会损伤肌肉，但风气可以抑制湿气；过食甘味也会损伤肌肉，但借助酸味可以抑制甘味。

西方对应于秋，燥气旺盛；燥产生金，金产生辛味，辛味可以滋养肺；肺能滋养皮毛，皮毛润泽又滋生肾水，肺与鼻关系密切。在天为气候中的燥，在地为五行中的金，在人体中为皮毛，在五脏中为肺，在五色中为白，在五音中为商，在五声中为哭；病变表现为咳，在七窍中为鼻，在五味中为辛，在情志中为忧。忧愁会损伤肺，但可以通过喜抑制忧；热会损伤皮毛，但寒气可以抑制热；过食辛味会损伤皮毛，但苦味可以抑制辛味。

北方对应于冬，冬天生寒气，寒气转化为水，水能产生咸味；咸味滋养肾，肾产生骨髓；骨髓滋养肝，肾与耳朵关系密切。它在天对应于气候中的寒，在地对应于五行中的水，在人体中为骨髓，在五脏中为肾，在五色中为黑，在五音中为羽，在五声中为呻吟；病变表现为战栗颤抖，在七窍中为耳，在五味中为咸，在情志中为恐。恐会损伤肾，但思可以抑制恐；寒气可以伤血，燥又可以抑制寒气；咸味能伤血，但甘味可以有效抑制咸味。

所以说，天地把万物分为上下，阴阳因血气区分为男女。左右是阴阳行走的路径，水火是阴阳的特征。阴阳的变化，是万物形成的初始。因此说，阴气居于内部，为阳气做镇守；阳气在外面，为阴气所指挥。

用阴阳解释疾病

黄帝问：人们应该怎样理解阴阳的变化呢？

岐伯答：阳气太重，身体就会产生热量，喘息粗重急促，辗转反侧，由于不出汗，热量就无法散去，接着牙齿干燥，心里烦闷，如果再有腹部胀满的感觉，就是不治之症了。这种病勉强支撑过冬天，夏天就熬不过了。阴气太重，身体就会发寒，盗汗，人常感觉清冷，经常战栗发抖，而身体一发寒就会出现气厥上逆，然后腹部就会胀满，这种情况已经无法医治了，能坚持过夏天，冬天就过不去了。

调和阴阳

黄帝问：怎样调理阴阳，使之平衡呢？

岐伯回答说：能够了解女七损男八益的养生之道，就可以把阴阳调和好；如果不懂得借助七损八益的道理，早早衰弱就在所难免。一般来说，到了四十岁，阴气已经自然地衰减了一半，起居动作，渐渐不那么灵便了；到了五十岁，身体笨重，耳朵也不怎么好使、眼睛也有点儿看不清了；到了六十岁，阴气痿弱，元气逐渐衰败，九窍功能衰退，就会出现下虚上实的情况，表现为有时会流鼻涕，淌眼泪。所以说，懂得调养身体的人，身体就强健；不关注这方面，身体就容易衰老。出生时同样的身体状况，也会出现强弱不同的结果。所以懂得养生之道的聪明人平常就很注意自然界共同的养生规律；而不关注养生的人只在身体衰弱时，才想了解身体强弱不同的原因。不重视养生的人，常感到体力不足；注重调理的人，却感到精力有余。精力有余，就会耳聪目明，身轻体强。即使身体已经衰老，也可以再次强壮起来；原本就强壮的人，调理后就会更好了。因此圣人喜欢做无为而治的事情，喜欢恬静淡泊，向往快乐清虚的环境并寻求最大的幸福，这样，他的寿命无穷尽，与天地长存。这是圣人的养生方法。西北方为阴，阳气不足，天气较冷，所以人右边的耳朵、眼睛相比较而言就不如左边。相反，东南方为阳，阳热之气很旺，所以人左边的手脚的灵活性也就不如右边。

黄帝问道：为什么会出现这样的情况呢？

岐伯回答说：东方为阳，阳气集中在上方，上部强而下部虚弱，人如果面南而坐，左则为东，属于阳。阳气上升，所以左侧的精气上部较盛，下部较虚。耳目在上方，手足在下方，所以左侧耳目比右侧聪慧，但左侧的手足不如右侧灵便。西方为阴，阴气集中在下方，所以人体右侧的精气下部较盛，上部较虚。手足在下方，耳目在上方，所以右侧的手足比左侧灵活，但右侧的耳目明显不如左侧。因此受到外邪的侵袭，如果在上面，那么身体右侧的病就较严重；如果在下面，那么身体左侧的病就较严重。这是因为天地阴阳之气不能完全均衡，而人的身体也有阴阳强盛虚弱的不同，身体有部位虚弱了，邪气就会乘虚侵入并占据那里。

所以天有精气，地有形体。对于天，一年有立春、立夏、立秋、立冬、春分、夏至、秋分、冬至八个节气，对于地，有东、南、西、北、中五方，天地阴阳交流而生化万物，所以是万物的来源。阳气轻清向上升于天，阴气重浊下降汇于地，所以天地的运动和静止，遵循阴阳的变化规律，从而能使万物春生、夏长、秋收、冬藏，循环往复，永不终止。只有那些注重养生的人，对上，人体的头部顺应天的阳气来调养；对下，人体的足部顺应地的阴气来调养；在中部，参照人与人之间的协调关系，来调养五脏之气。天之气和肺相通，地之气和咽喉相通，风之气和肝相通，雷之气和心相通，山谷之气和脾相通，雨水之气和肾相通。六处气血运行的路径相当于大河，肠胃相当于大海，九窍为水津之气所灌注。用天地的阴阳来比喻人体的阴阳，那么阳气转化的汗，就好像天地间下雨；呼气，就好像天地间刮风；人的暴怒之气，就好像天打雷；逆上之气，像阳热的火。所以调养身体如果不按照自然界天地阴阳的一般规律，那么疾病就要发生。

阴阳诊脉察色治疗法

邪风侵袭身体，好像暴风骤雨一样迅速。精通医术的人，在病邪刚刚侵入皮毛时，就及时给予治疗；医术较差的，在病邪侵入肌肤时才给予诊治；再差的，在病邪进入筋脉时才准备治疗；更差的，在病邪侵入六腑时才进行治疗；最差的，在病邪侵入五脏时才匆忙治疗。如果病邪已经侵入五脏，那么治愈的希望与死亡的概率可能各占一半。如果人的身体受到气候的邪气入侵，五脏就会受到伤害；如果受到饮食的寒气或热气的侵扰，六腑就会受到伤害；如果接触到地的湿气，皮肉筋脉就会受到伤害。

所以善于运用针法的医师，根据经脉的虚实，时而从阴引导阳，时而从阳引导阴；针刺右边来治左边的病，针刺左边来治右边的病；用自己的正常状态来研究病人的异常状态；从表面的症状去推知里面的病变。这是为了判断病人的过和不及的原因，如果在病人患病初期就能了解发病的原因，再去给病人治疗，就不会有太大的差错。

善于治病的医师，通过观察病人的脸色，查看病人的脉搏，来分清疾病属于阴还是属于阳。然后审察浮络的五色清浊，从而知道发病的部位；观看病人呼吸的情况，并听其发出的声音，从而知道病人的痛在哪里；诊断四时不同的脉搏，从而知道哪一个脏腑出现了问题；诊察尺肤和寸口的脉象，从而知道疾病所在的部位。这样治病，就不会有问题。这样的诊断方法也就不会有过失。

所以说，在刚生病的时候，用针刺法就可以治愈；如果病势较重时，就要等邪气衰退后再治疗。病情轻微的时候，用发散法治疗；病重的时候，用削减法治疗；病快要好时，就要巩固，防止其复发。气血不足的，用补益法治疗；身体虚弱的，应设法温补其气；精气不足的，应补厚味。如果病在上部，用吐法；病在下部，用疏导法；病在胸腹胀满的，用泻内法。如邪气在体表部位的，可用汤药发汗法；如邪气在皮毛的，可用辛温发汗法。如果病势急，可用抑收法；病属于实证的，可用散法或泻法。观察疾病的阴阳属性，来决定用剂的方法。病在阳的，要治其阴；病在阴的，要治其阳。辨明病在气还是在血，各自有其独特的治疗方法，血实用泻血法治疗，气虚就用导引法治疗。

阴阳与治病

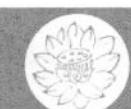

古来善于治病的医师，都懂得通过“察颜观色”、问脉闻声等方法来观察疾病的阴阳属性和症结所在，再对症治疗，或施以针刺，或发散，或泻或导，最终使其阴阳调和，自然痊愈。

阴阳诊治法
本于阴阳
病始
可针刺
邪盛
可针刺至邪衰而止
邪轻在上
发散
邪重在下
泻
体衰
扶正使复
气虚
畅引其气

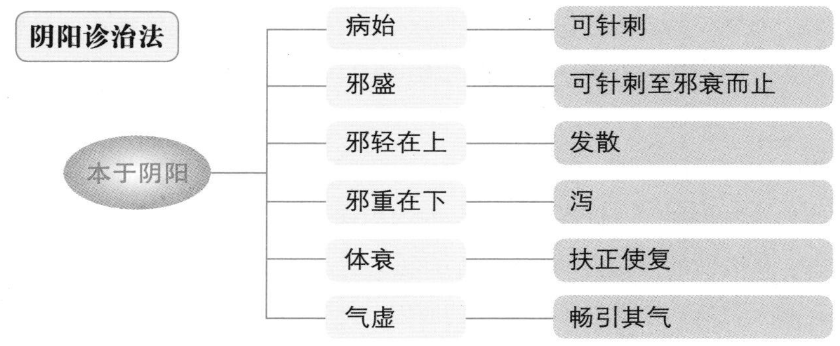

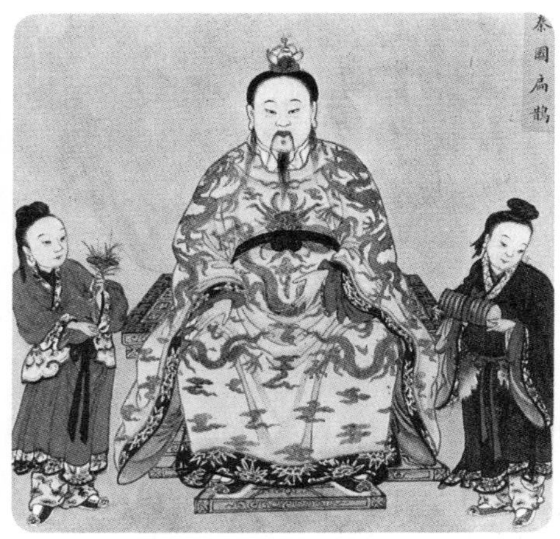

扁鹊像（《先医神像册》清代）

扁鹊，战国时期著名的医学家，有丰富的医疗实践经验，反对巫术治病，注重总结前人经验，创立望、闻、问、切四诊法。切也就是《黄帝内经》中提到的脉诊法。

欲煉元神如何
曰宜屏氣瞑目
穿膝坐伸兩手
上檠左右舉力
六七度叩齒嚥
患

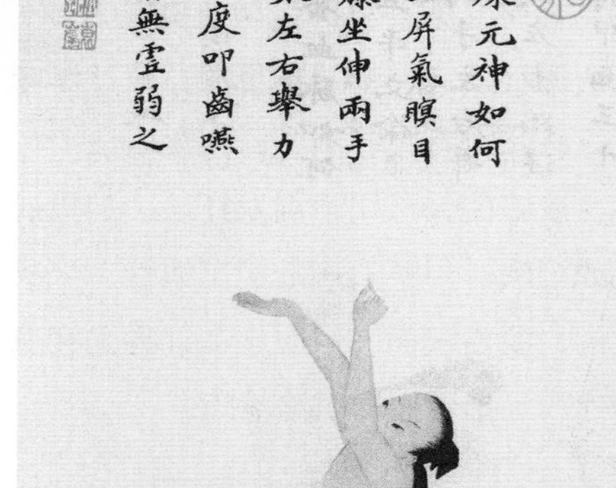

彩绘导引图

此图画形象地展示了导引法的动作要领，口诀朗朗上口。同时，也表达了《黄帝内经》中气虚就用导引法治疗的医学思想。

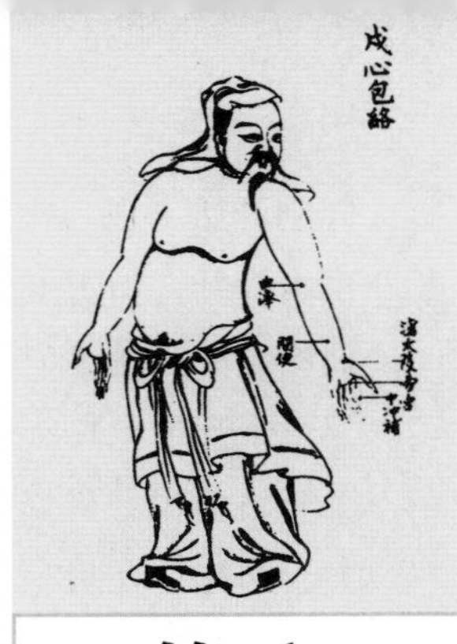

阴阳离合论篇

三阴三阳的离合

篇六

本篇论述了阴阳变化的规律、三阴三阳的离合情况。

阴阳变化的规律

黄帝问：我听说天属于阳，地属于阴，日属于阳，月属于阴，大月和小月不停地运转，合计大约三百六十五天为一年。人体的穴位也与此相对应。但是人体三阴三阳的数目和天地不完全相等，原因是什么呢?

岐伯回答说：天地阴阳是一个抽象的概念，它的变化却是无穷无尽的。由一可以数到十，由十又可以到百，由百可以达到千，由千又可以推至万，由万再推广下去，是永远也数不尽的。但是，阴阳对立统一的根本道理是不变的。

天覆盖在上，地运载在下，于是繁衍万物。当万物还没有长出地面时，称为“阴处”，也叫作“阴中之阴”；当万物才长出地面的时候，就叫作“阴中之阳”。阳气赋予万物以生机，阴气赋予万物以形体。所以万物由于春气的温暖而萌生；万物因夏气的炎热而成长；万物借助秋气的凉爽而收获；万物因冬气的寒冷而收藏。这是阴阳四时气候变化和万物生长收藏的规律。如果违反这种规律，那么天地之间，阴阳就会阻塞不通。这种阴阳变化的规律，也适用于人体，可按照此规律以此类推，直到无穷无尽。

三阴三阳的离合

黄帝说：我希望听您讲一讲三阴三阳的离合情况。

岐伯说：圣人面向南方站立，前面名叫“广明”，后面名叫“太冲”。太冲部位的经脉，叫作“少阴”，少阴上的经脉，为太阳经，太阳经下端开始于至阴穴，上端结于面部的睛明穴，称之为“阴中之阳”。上半身为阳，腰身以上阳气盛，所以上半身也叫“广明”；下半身叫作“太阴”，太阴的前面，叫作“阳明”。阳明经下起于厉兑穴，称之为“阴中之阳”。由于厥阴表示阴气已尽，重新回阳，所以厥阴之表，叫作“少阳”，少阳经脉的下端开始于窍阴穴。少阳和厥阴相表里，又是阳

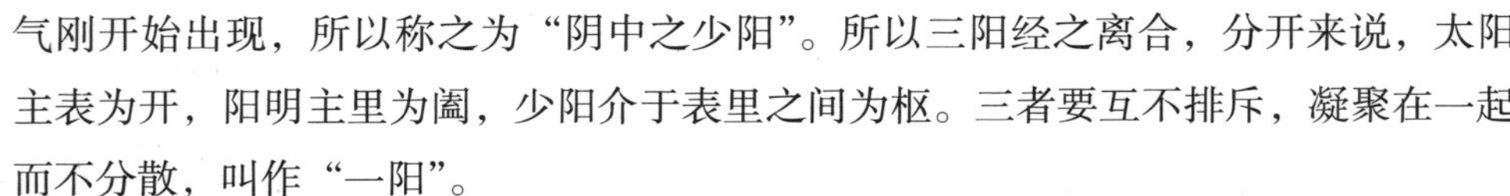

气刚开始出现，所以称之为“阴中之少阳”。所以三阳经之离合，分开来说，太阳主表为开，阳明主里为阖，少阳介于表里之间为枢。三者要互不排斥，凝聚在一起而不分散，叫作“一阳”。

黄帝说：我也想听听三阴的离合情况。

岐伯说：外属阳，内属阴。那么，身上手足当中的经脉为阴，冲脉在脾的下方，叫作“太阴”。太阴脉起于隐白穴，称为“阴中之阴”。太阴的后面，叫作“少阴”。少阴脉起于足心的涌泉穴，称为“阴中之少阴”。少阴的前面，称为“厥阴”。厥阴脉起于大敦穴，称为“阴中之绝阴”。三阴集合与分开情况，主要是太阴为三阴之表，所以为开，厥阴是三阴之里，因而为阖，少阴在表里之间则为枢，三者要互相协调，聚合在一起而不下沉，称为“一阴”。

阴阳之气，运行匆匆，一昼夜循环一周，一刻不停，这就是气运行于内部，形立于外表，阴阳离合、表里相互作用的结果。

三阴三阳之离合

《黄帝内经》把人体看成一个以脏腑为核心、以经络互相联系的整体，把人与自然界一切事物都看成阴阳对立统一运动的整体。因此，天人相应、形神合一、阴阳相合就形成了中医养生观。

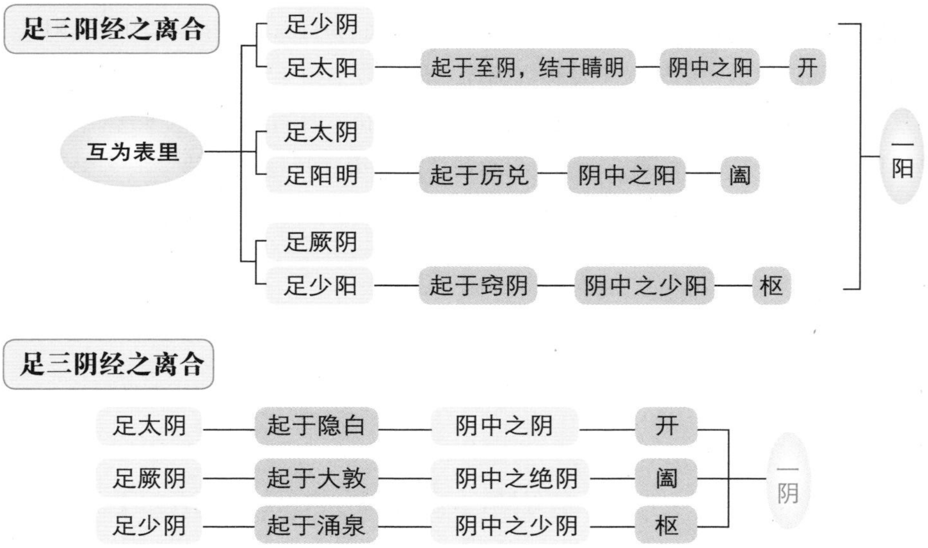

足三阳经之离合

互为表里：
- 足少阴 — 足太阳 —— 起于至阴，结于睛明 — 阴中之阳 — 开
- 足太阴 — 足阳明 —— 起于厉兑 — 阴中之阳 — 阖
- 足厥阴 — 足少阳 —— 起于窍阴 — 阴中之少阳 — 枢

（开、阖、枢）— 一阳

足三阴经之离合

- 足太阴 — 起于隐白 — 阴中之阴 — 开
- 足厥阴 — 起于大敦 — 阴中之绝阴 — 阖
- 足少阴 — 起于涌泉 — 阴中之少阴 — 枢

（开、阖、枢）— 一阴

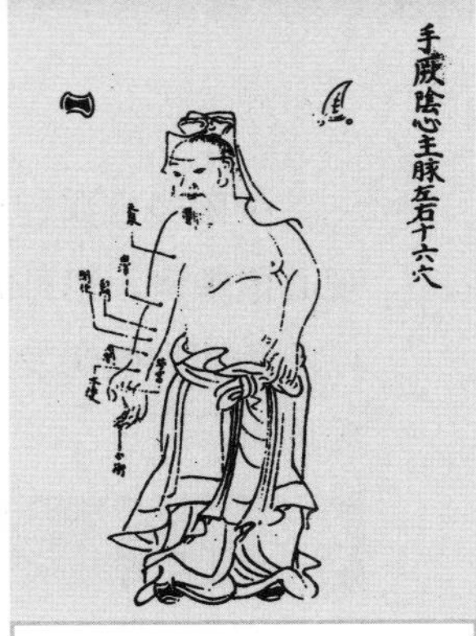

篇七

阴阳别论篇

从脉象阴阳断疾病轻重

本篇论述了脉象与四时阴阳的关系、脉象的阴阳属性、真脏脉以及十二经发病的情况。

如何分辨脉象阴阳

黄帝问：人有四经十二从，都是什么呢？

岐伯答：四经包括肝、心、肺、肾四脏，它们和春夏秋冬四时相对应。十二从也就是十二时辰，它们和十二月相对应，而十二月又和十二经脉相对应。

脉象分为阴阳两类，知道什么是阳脉，就能了解什么是阴脉，反之也是这样。阳脉有五种，五时各有五脏的阳脉，因此形成了二十五种阳脉。所谓阴脉，就是五脏真气显示出败露之象的真脏脉，如果出现了这样的败象，那就必死无疑了。所谓阳脉，就是有胃气的脉。能够辨别阳脉的情况，就可以知道病变的位置；能够辨别真脏脉，就可以判断病人的死亡时间。要测知三阳经的虚实，需要诊察颈部的人迎脉；要测知三阴经的虚实，需要诊察手腕部的寸口脉。这两者是相辅相成的。只要谨慎熟练地辨别阴脉和阳脉，在具体诊治时，就不会疑而不决了。

脉象的阴阳，就是脉去的称为“阴”，脉来的称为“阳”；脉静的称为“阴”，脉动的称为“阳”；脉慢的称为“阴”，脉快的称为“阳”。只要诊断为无胃气的真脏脉，如果其肝脉如悬丝，时断时急，那么十八天后就会死亡；如果心脉来时胃气断绝，则九天后就会死亡；如果肺脉来时胃气断绝，则十二天后就会死亡；如果肾脉来时胃气断绝，则七天后就会死亡；如果脾脉来时胃气断绝，则四天就会死亡。

经脉发病的症状

胃肠如果有病，那么一般会出现严重的心痹，病人常常有难以诉说的隐情病证，如果是女子的话，就会月经不调，甚至闭经。时间长了，病就会转移，表现为形体逐渐消瘦，或者呼吸短促，气息上逆，那就无法治疗了。

太阳经发病，多有寒热的现象，下半身浮肿，手脚软弱无力，进而腿肚酸痛。如果病长时间不好，可能加重，引起皮肤干燥，甚至转为阴囊肿大。

少阳经发病，通常是生发之气不足，易患咳嗽、泄泻。如果病久传变，可能出现心虚掣痛，也可能是饮食不下，隔塞不通。

阳明和厥阴发病，主要表现为惊骇、背痛，经常发出嗳气和打呵欠，医学术语为风厥。

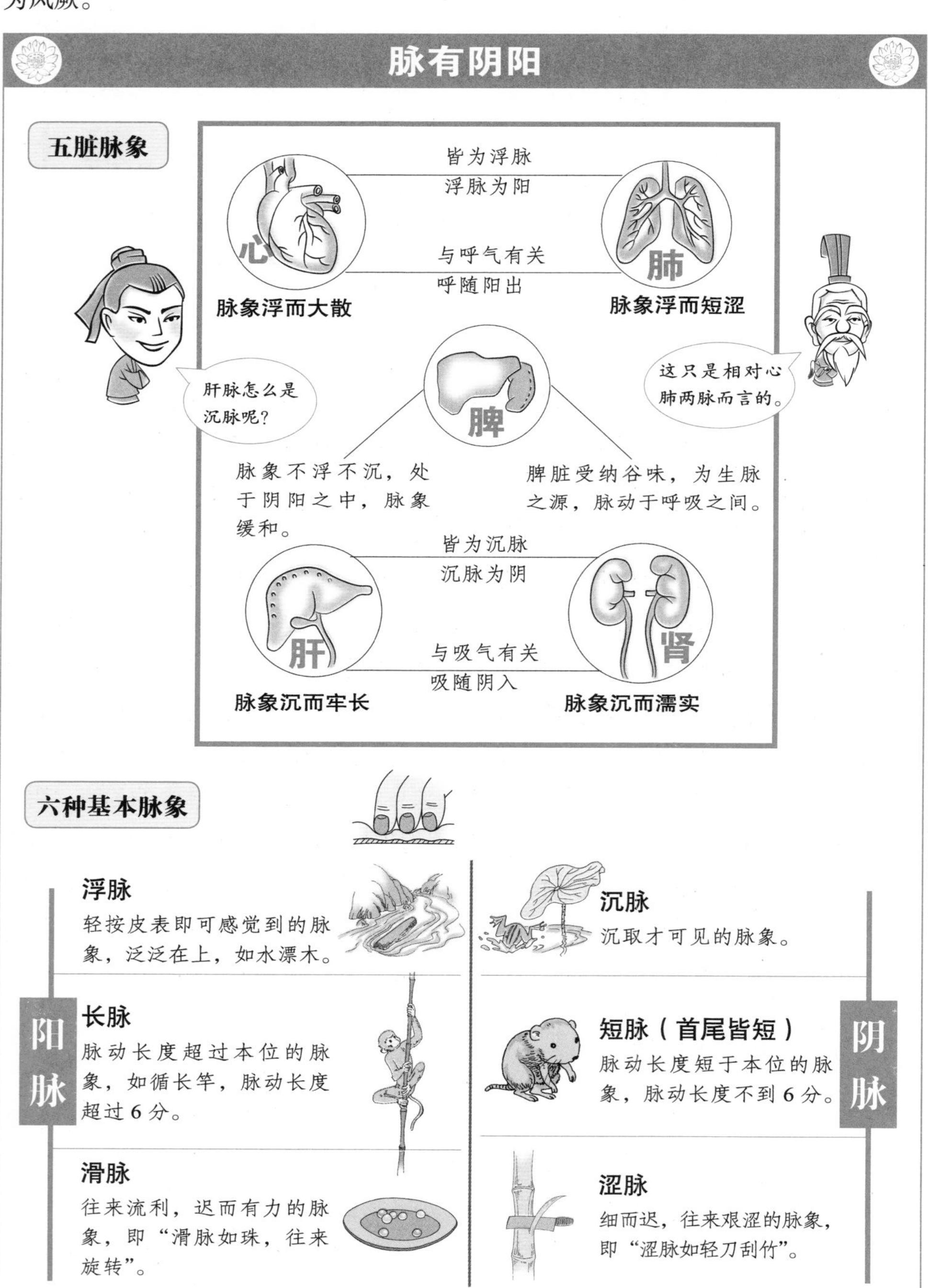

少阴和少阳发病，表现为腹部胀痛，心中烦闷，经常叹气。

太阳和太阴发病，表现为半身不遂，筋骨懒散、软弱无力，严重时四肢不能运动。

脉的搏动如果显得有力而紧绷，像按琴弦那样有弹性，就为弦脉。脉搏好像有点儿无力，像毛一样轻飘飘的，就为毛脉。脉搏来时有力，去时力量衰退，就为钩脉。脉搏无力，轻按不足，必须重按的，就为石脉。脉象和缓，阴阳之气流通平顺，就为滑脉。

阴气在内部争盛，阳气在外部扰动，出汗不止，四肢就会发冷，寒气就会伤肺，使人气喘如鸣。阴气能够生成，在于阴阳的平衡协调，其根本是五味的滋养。阳气过盛就会消散，阴气也就随之灭亡。阴阳紊乱，刚柔不和，经脉气血就会衰绝。

死阴、生阳、重阴和辟阴

属于死阴的病，不超过三天人就会死去；属于生阳的病，四天差不多就可以治好。死阴和生阳的定义是什么？举个例子，肝病传心，就是木生火，火为阳，就叫作“生阳”；心病传肺，就是火克金，金属阴，就叫作“死阴”；肺病传肾，两者都属阴气，二阴合并，就叫作“重阴”；肾病传脾，是肾水反来欺侮脾土，就叫作“辟阴”，是绝症。

邪气致病

邪气在阳经郁结，四肢就会浮肿；邪气在阴经郁结，就会大便下血，初次郁结下溢血一升，然后二升，逐渐加重。阴经阳经都郁结了，但阴经的重些，就会生石水之病，主要是小腹肿；邪气郁结于胃和大肠的，就会生消瘴；邪气郁结于膀胱和小肠的，就出现大小便不通；邪气郁结于脾肺的，就会生水肿病；邪气郁结于厥阴和少阳两经的，就会生喉痹。阴脉有力，与阳脉有明显的区别，这是怀孕的迹象。在脉象上阴阳都呈现虚弱，如果再患上痢疾，这就是不治之症。阳脉强于阴脉，就要出汗。阴脉虚，阳脉有力，对于妇人而言，就会发生血崩。

通过阴阳脉判断死亡日期

三阴脉，如果在指下都很有力，二十天后就会在半夜死亡。二阴脉，在指下如果有力地搏动，十三天后就会在傍晚时死亡。一阴脉，如果在指下有力地搏动，十天后就会在清晨死亡。三阳脉，在指下有力地搏动，如果搏动更强烈，三天后就会死亡。三阴三阳脉都搏击于指下，心腹胀满，阴阳之气消散，大小便不通，五天后就会死亡。二阳脉，搏击于指下，如果属于温病的话，就是死证，大约不超过十天就要死亡了。

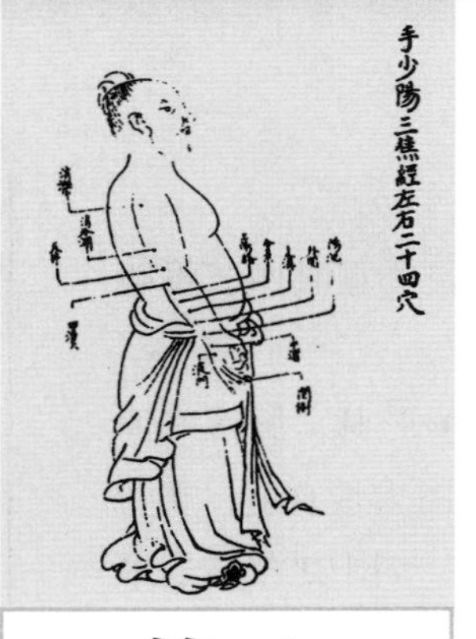

篇八

灵兰秘典论篇

十二脏腑功能简述

本篇论述了人体十二脏腑的功能及其之间的相互联系，强调了整体协调的重要性和心的主导作用。

认识十二脏腑

黄帝说：我希望听您讲一下十二脏器在相互作用时，有没有主从的分别。

岐伯回答：您问得太详细了，我尽量讲得细致吧。对于人体来说，心的重要地位就和君主一样，人的精神活动都是从心生出来的；肺相当于宰相，负责掌管一身之气，人体内外上下的活动，都需要它来调节；肝就像将军，产生计谋；胆就好比中正的朝官，具有判断和决断力；膻中像个内臣，君主的喜乐都由它传达；脾胃接收水和粮食，相当于仓库，储藏和消化五味，供给人体营养。大肠的职责是输送，最后完成食物的消化、吸收、排泄过程。小肠接收脾胃已消化的食物后，进一步起到分化作用。肾是精力的源泉，由于有了它，智慧和技巧才能够发挥。三焦负责疏通水液，管理周身水的运行。膀胱相当于州官，是各种水液聚集的地方，经过气化作用，才能通过尿液排于体外。以上十二脏器的作用，必须相互协调。当然，心是起决定作用的，是最主要的，它如果领导有方，下边的各个器官就会配合默契。如果按照这个最基本的道理来养生，就能长寿，一般不会出现严重的疾病。按照这个规律来治理天下，国家自然会繁荣昌盛。反之，如果各个脏器的活动不能相互联系，身体就会受到伤害。这种情况，对于养生来说，是不利的；对于治理天下来说，国家就有失败和灭亡的危险。应当慎之又慎呀！

养生之道的最高深之处实在太玄妙了，变化无穷，谁能真正懂得它的真谛呢？非常难呀！学者刻苦钻研，可谁能够完全掌握它的精要呢？医学的道理既晦涩又难懂，谁能够了解到它的主旨呢？世界之大，究竟哪一个是最好的呢？尽管医学的道理深刻精微，但最微小的事物，先可以用毫厘来计算，然后积少成多，就可能需要用尺来量度，用斗来测量，然后再继续扩大到一定程度，就逐渐成为大的实体而被人们所了解。

黄帝说：非常好！这样一番清晰透彻的道理，完全是圣人的伟大事业呀。对于这些道理，如果心不诚不择吉日，我是万万不敢接受的。

于是黄帝就选择了吉日良辰，一一记录这些道理，保存在灵台兰室之中，就如同对待珍宝一般，让它们流传千秋万代。

脏与腑

脏贮藏精气，如肝藏血，肺主气，肾藏精。所藏精、气、血不应无故外泻，而应保持充满，使其能充分发挥生理效应。脏与腑是表里互相配合的，一脏配一腑，脏属阴为里，腑属阳为表。

中医学将三焦单独列为一腑，三焦与心包为表里。

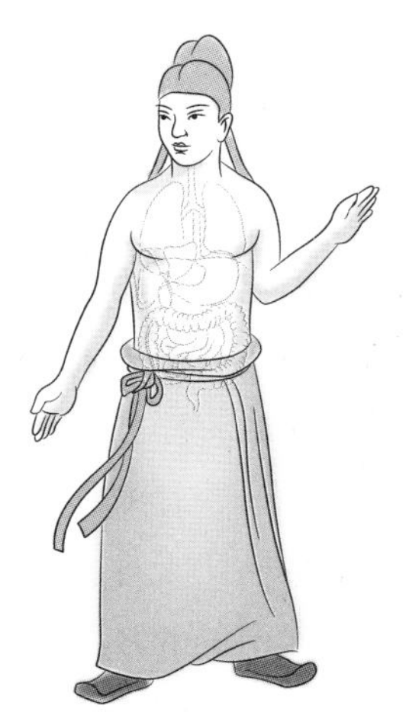

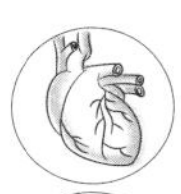

心 主血脉，主神明，开窍于耳

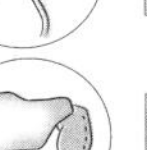

肝 主藏血，主疏泄，主筋，开窍于目

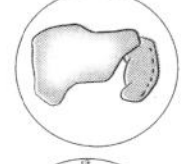

脾 主运化，主统血，主肌肉，开窍于口

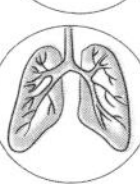

肺 主气，司宣肃，通调水道，主皮毛，开窍于鼻

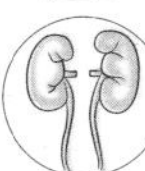

肾 藏精，主水，主骨，生髓，通脑，主纳气，开窍于二阴

脏必须保持“藏而不泻”“满而不实”的状态。

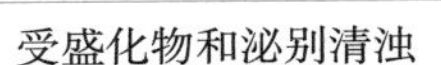

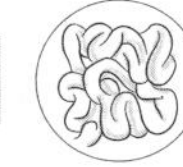

受盛化物和泌别清浊 **小肠**

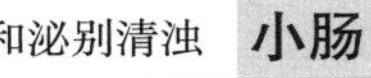

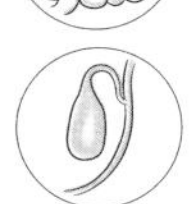

贮藏和排泄胆汁，以帮助饮食的消化 **胆**

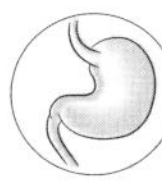

受纳、腐熟水谷 **胃**

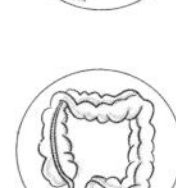

传导糟粕 **大肠**

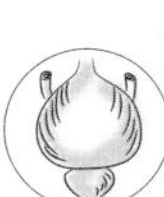

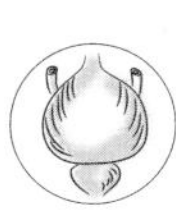

贮存和排泄尿液 **膀胱**

腑必须保持“泻而不藏”“实而不满”的状态。

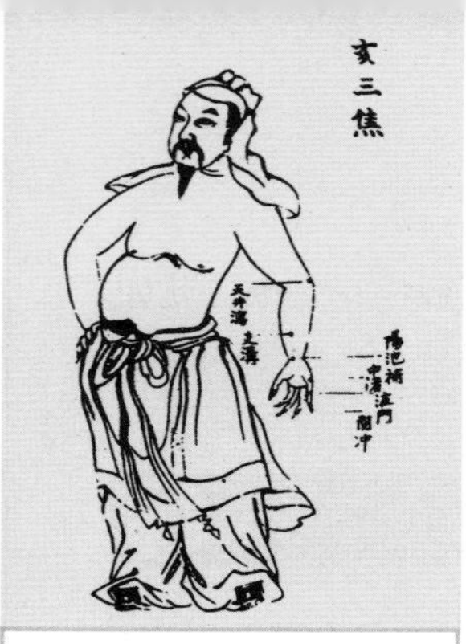

篇九

六节脏象论篇

气候也能致病

本篇论述了日月的运行规律，五行气运太过、不及与疾病的关系，脏腑的生理功能以及人迎、寸口脉盛与经脉病变的关系。

日月的运行规律

黄帝问：我听说天地日月运行以六个甲子日合成一年，人有九窍九脏，地有九野九州与天相配合，而人也有三百六十五节，和天地之数相对应，这种说法由来已久，但不知道依据是什么？

岐伯回答说：这是个很有深度的问题！我试着解释吧。六六之节和九九制会，是确定天的度数和气数的。天度，是用来测算日月行程的标准；气数，用来表示万物生长规律的循环周期。天为阳，地为阴；日为阳，月为阴。日月运行有一定的位置，万物循环也有一定的规律。一般一昼夜日行周天为一度，而一个月内月亮行十三度多，所以月分为大月、小月，三百六十五天为一年，正因为有了大月、小月的天数积累，于是产生了闰月。计算方法是怎样的？首先确定一年节气的开始，用圭表测量日影的长短变化，校正一年里的时令节气，然后再推算年终剩余的天数。这样，天度就计算出来了。

黄帝说：天度的道理听明白了，我还想知道气数与天度是如何对应的。

岐伯说：天是以六六之数为节度的，地是以九九之法与天相对应的。天有十个天干，代表十天，六个十干是六十天，称为“一个周甲”，六个周甲称为“一年”，这是根据三百六十日的计算方法得来的。自古以来，懂得天道的人，都清楚生命的本源，换句话说，就是生命是以阴阳为根本。九州的地气都是与天气相关联的。所以有五行三气之说，天有三气、地有三气、人有三气，三三合成九气。地分为九野，人体分为九脏，即四个形脏、五个神脏，共计九脏，也与天的六六之数相合。

黄帝说：关于六六之数九九之会，我已经听懂了，但您说积累余气成为闰月，什么叫作“气”？请告诉我，以启发我思考，解决我的疑惑！

岐伯说：这是宇宙所秘密隐含的学问，由我的老师教给我的。

黄帝道：希望能全部传授给我。

岐伯说：五天为一候；三候十五天就为一个节气；六个节气九十天就为一个季节；春夏秋冬，四时三百六十天就为一年。一年分为四时，各由金、木、水、火、土五行中的一种轮流主宰而成为当旺之气。治病就应当顺从其当旺之气。五行气运，各有当旺之时。年终，再从头开始循环。四时分布节气，如圆环一样没有始终，循环往复。五天一候的推移，也是如此。所以要知道一年中的当旺之气，节气的盛衰，病气虚实产生的原因，才可能当好医生。

五行气运的太过、不及和平气

黄帝说：五行气运的循环，像圆环一样没有始终，那么太过和不及的情况是怎样的？

岐伯说：五行气运，交替成为主运，各有其所偏胜之时，从而有盛虚的变化，

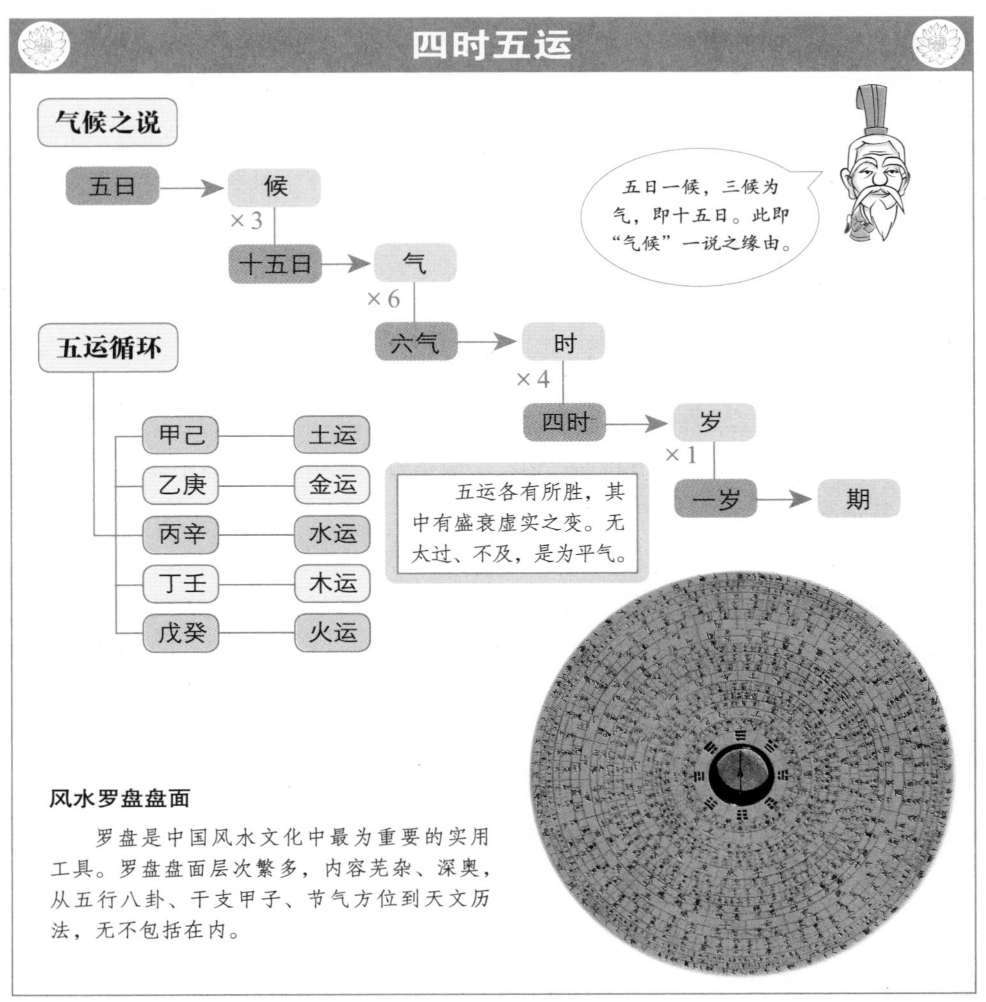

风水罗盘盘面

罗盘是中国风水文化中最为重要的实用工具。罗盘盘面层次繁多，内容芜杂、深奥，从五行八卦、干支甲子、节气方位到天文历法，无不包括在内。

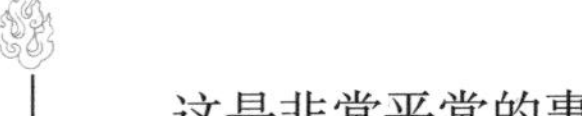

这是非常平常的事情。

黄帝问：平气怎么样？

岐伯说：没有太过，也没有不及。

黄帝道：太过和不及怎样表现？

岐伯说：在经书里都有所记载。

黄帝问：所胜是指什么？

岐伯说：春胜长夏，即木克土；长夏胜冬，即土克水；冬胜夏，即水克火；夏胜秋，即火克金；秋胜春，即金克木。这就是四时五行之气以时相胜，而四时五行之气又与人的五脏相对应，相互影响。

黄帝问：如何可以了解它们的所胜呢？

岐伯说：推算脏气到来的时间，一般都以立春前为标准。如果时令还没有到而相对应的脏气先到，就叫作“太过”。太过就会侵犯原来它所不胜的气，而欺凌它所能胜的气，这叫作“气淫”，医生对内里邪僻之气已经生成的情况是没有办法的。如果时令已经来到而相对应的脏气没有到，就叫作“不及”。不及就是所不胜之气因没有制约而妄行，所生之气承受着所不胜之气的压迫就会生病，这就是“气迫”。“求其至”，就是从时令来推算气候来到的时节，谨慎地观察时令，气候的变化可以预测。假如对时令的判断有误而与气候不合，那么五行之间的对应关系可能辨别不清，内里邪僻之气已经生成，这样，就连良医也无法控制。

五行气运的反常变化

黄帝又问：五行气运有违反规律的情况吗？

岐伯回答说：苍天四时五行的气运，一般是遵循规律的；气运不按照次序交替变换，就是反常，反常就要产生灾害。

黄帝问：反常发生变化又能怎么样呢？

岐伯说：气候反常就会使人生病，如果反常的气候能被这个时候的时令气候所抑制，那么患病就轻微；反之，患病就严重；假若这个时候再反复受到邪气侵袭，就会死亡。因此说，反常气候出现在它不能战胜的时令时，病比较轻，而出现在它能战胜的时令时，病就会严重。

黄帝称赞说：您讲得真好！我听说形体是由天地之气化合而成的，万物因形体各不相同而有各自的名称。那么天地气运和阴阳变化的作用，哪个大哪个小，我可以知道吗？

岐伯说：难以测量。不过这样宽泛的问题，我就大概讲一下主要的内容吧。自然界的草木有黑、白、青、赤、黄五种不同的颜色，其五色的变化，是看不完的。

草木还有酸、甜、苦、辛、咸五种不同的气味，五味的美妙，也是不能尝遍的。人因嗜好的不同，对于色味各有其不同的偏好，天供给人们五气，地供给人们五味。五气从鼻吸入，贮藏在心肺，能使面部五色明润，声音洪亮。五味从口进入，储藏在胃里，可滋养五脏之气。五味之气和五脏之气相合，就产生津液，滋润脏腑，增精益髓，神气自然会旺盛起来。

脏腑的生理功能

黄帝接着问：人体内部脏器的外在表现怎么样？

岐伯说：心是生命的根本，智慧的所在，它的光华显现在面部，其功用是充盈血脉，是阳中之太阳，和夏气相对应。肺是气的根本，是藏魄的位置，其精华表现在毫毛，其功能是充实肤表，是阳中之太阴，和秋气相对应。肾主蛰伏，是封藏的根本，为储藏精气的地方，其精华表现于头发，其作用是充实骨髓，所以为阴中之少阴，和冬气相对应。肝主筋，会因疲劳而损伤，为藏魂的所在之处，其精华表现在爪甲，其功能是充实筋力而生养血气，其味酸，其色苍青，为阳中之少阳，和春气相对应。脾、胃、大肠、小肠、三焦、膀胱，是水谷所存储的地方，也是营气所生的地方，所以叫作“器”，它们能够排泄糟粕，转化五味而主吸收、排泄。其精华表现在口唇四周，其功能是充实肌肉，它在五味中属甘，在五色中为黄，归属于至阴一类，和长夏土气相对应。以上十一种脏器功能的正常发挥，都取决于胆的功能。

人迎、寸口脉盛与经脉病变的关系

因此颈部人迎脉的搏动增大一倍，说明病在少阳；增大两倍，病在太阳；增大三倍，病在阳明；增大四倍以上说明阳盛到达极点，而不能和阴气相交换，叫作“格阳”。如果寸口脉的搏动增大一倍，病在厥阴；增大两倍，病在少阴；增大三倍，病在太阴；增大四倍说明阴盛达到极点，而不能与阳气相交换，叫作“关阴”。如果人迎脉与寸口脉的搏动力量都大于常人四倍，就称为“关格”，关格之脉盈余，以致不能吸引天地的精气，人就必死无疑。

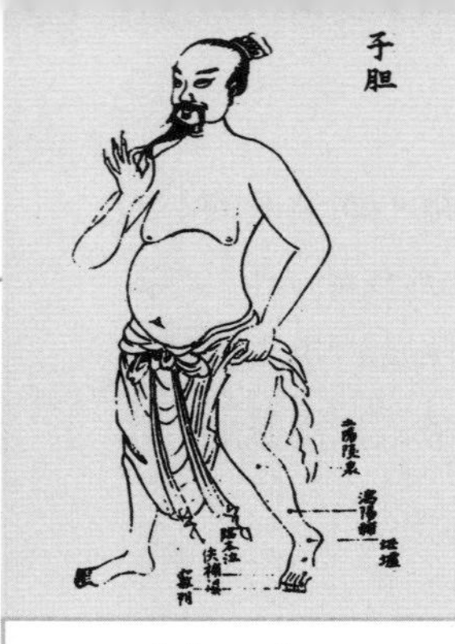

篇十

五脏生成篇

详诊五脏之病

本篇论述了五脏间的制约关系、五脏与五味的关系、五脏的气色、五脏的病证，以及脉诊的重要性。

五脏间的制约

心脏和脉相关联，它使面部有光泽，制衡心脏的是肾。肺脏和皮相关联，其精华表现于毛，制衡肺脏的是心。肝脏和筋相关联，其精华表现于爪甲，制衡肝脏的是肺。脾脏和肌肉相关联，其精华表现于口唇，制衡脾脏的是肝。肾脏和骨相关联，其精华表现于发，制衡肾脏的是脾。

五脏与五味

人如果摄取的咸味过多，就会使血脉运行不畅，面部没有光泽；如果食用的苦味过多，就会使皮肤干燥、毛发脱落；如果摄取的辛味过多，就会使筋拘挛、爪甲枯槁；如果摄取的酸味过多，就会使肌肉变厚皱缩，嘴唇会掀起；如果摄取的甜味过多，就会使骨骼发生疼痛、头发脱落。这都是偏食五味的情况造成的结果。所以心偏爱苦味，肺偏爱辛味，肝偏爱酸味，脾偏爱甜味，肾偏爱咸味。这就是五味和五脏所对应的关系。

通过脸色分辨五脏健康

五脏的气色可以通过面部反映出来。五脏在脸上的气色，如果出现面色为青中有枯黑，面色为枳的黑黄色，面色为烟灰般的黑，面赤如凝血，面白如枯骨的，均是五脏之气败绝的反映，都是死亡的征兆。

如果看到面部气色像翠鸟的羽毛那样青绿，像鸡冠那样红润，像蟹腹那样黄得饱满，像猪油那样光亮润泽，像乌鸦羽毛那样乌黑透亮的，就是五脏之气旺盛的反映，为生命勃发的表现。

在面部，表现心脏有生气的色泽，就如白绢裹着朱砂那样；表现肺脏有生气的色泽，就如白绢裹着红色那样；表现肝脏有生气的色泽，就如白绢裹着深青带红的丝织品那样；表现脾脏有生气的色泽，就如白绢裹着栝楼果实一样的颜色；表现肾脏有生气的色泽，就如白绢裹着紫色的东西，面部颜色鲜明润泽，是五脏之气充盈于面部的光彩。

五色、五味和五脏的对应关系

五色、五味和五脏相对应，它们的关系是：肺脏对应于白色和辛味，心脏对应

五色关乎五脏

五色关乎五脏

“黑色出于庭，大如拇指，必不病而卒死。”天庭如墨烟，也就是“黑绕太阳神医难救”。火色出现在金地等证候，皆因体内元气严重衰败虚弱，贼邪病气容易长驱直入。

天庭直下，眉心区域之上的这一块范围，称为“阙上”，是人体咽喉的反应区。这一区域如果出现病色，则反映的是咽喉区域器官组织的疾病。

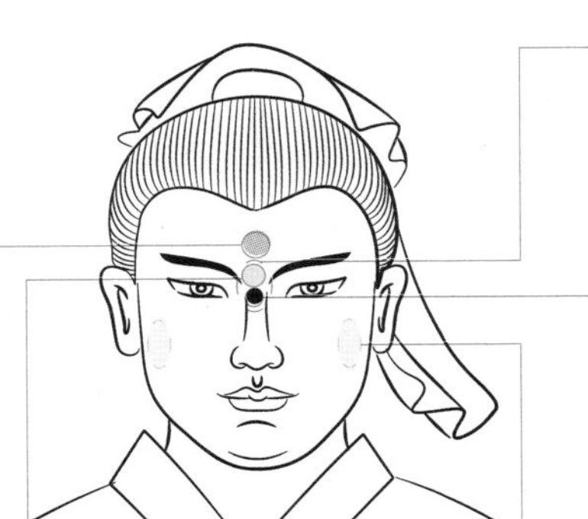

双眉中间的区域，别名为“阙”，它对应的内脏是肺。肺主皮毛，当外感风寒时，此区域色薄而泽。

从阙中直下，是鼻的根部，也称为“山根”，古称“下极”，此地是心脏的外部显象区。当此处出现病色时，反映的是心脏的内部病变。

“赤色出两颧，大如拇指者，病虽小愈，必卒死。”当赤色出现在两侧颧骨上时，也被称为“东西两岳现赤霞”，如果赤色范围大如拇指，则十分凶险。

面部的天庭，是人体头部和面部器官组织的反应区，这一区域如果出现病色，就说明头部或面部出现了病变。

五色的正常色和异常色

赤	
正常	异常
正常的赤色，就像白色的丝绸裹着鲜红的朱砂，红而润泽。	异常的赤色，就像赭石一样，色虽赤但是带紫，表面色泽滞暗无光泽。

青	
正常	异常
正常的青色，应当像青色的玉石一样，青中透润。	异常的青色，则像蓝色无华。

黑	
正常	异常
正常的黑色，似重漆，黑而明泽。	异常的黑色，像草地的地衣，色虽黑而枯槁。

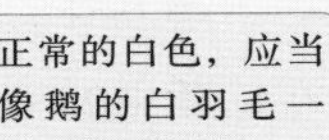

白	
正常	异常
正常的白色，应当像鹅的白羽毛一样，白而润泽。	异常的白色，则似海盐一般，白中带浊并有浮光。

黄	
正常	异常
正常的黄色，应当似白色的丝绸裹着雄黄，黄而明润。	异常的黄色，则像黄土一样，虽黄而枯。

于赤色和苦味，肝脏对应于青色和酸味，脾脏对应于黄色和甜味，肾脏对应于黑色和咸味。所以白色对应于皮，赤色对应于脉，青色对应于筋，黄色对应于肉，黑色对应于骨。

各类经脉，都显示于眼睛；所有的精髓，都属于脑；所有的筋，都和骨节相连；所有的血液，都统摄于心；所有的气，都归属于肺。这些气血沿着经脉向四肢八溪（两臂的肘腕和两腿的膝踝共八处，所以称“八溪”）的流动就像潮汐一样。

所以人躺卧，血就回到肝脏，肝得到血，眼睛就能看见东西；脚得到血就能行走；手掌得到血就能握住物体；手指得到血能取到物品。如果刚起床就到外面，再被邪风侵袭，血液就会凝结在皮肤，就要发生痹证；如果凝涩在经脉，血液就会运行迟滞；如果凝涩在足部，下肢就会发生厥冷。这三种疾病，都是血液循环不好、不能正常回流所造成的，所以风邪乘虚侵袭，就会生痹证、厥冷。人体的肩、肘、腕、髋、膝、踝等大关节十二处称为“大谷”，又有全身骨节和筋肉交接处等，称为“小溪”，共三百五十四处，另外，还有十二个腧穴不包括在内。这些都是卫气存留的处所，也是邪气容易侵袭的地方，如果受了邪气的侵袭，必须赶紧用针刺法或砭石治疗。

诊察五脏之脉

对病情的诊察一开始就要把五脏之脉作为标准。想知道五脏之脉的起始，一定要懂得五气的旺时。所说的五决，就是根据五脏之脉来诊治疾病的意思。

所以头痛这样上部的疾病，属于下虚上实，病在足少阴、太阳两经。如果病势加重，就会进入肾脏。头晕眼花或者目暗耳聋这样的疾病，属于下实上虚，病在足少阳、厥阴两经。如果病势加重，就会进入肝脏。腹满胀起，支撑胸膈胁，由于下厥上冒气逆不顺，病在足太阴、阳明两经。咳嗽逆喘，气逆在胸中，病在手阳明、太阴两经。如果病势加重，就会进入肺脏。心烦头痛，病在膈中，问题出在手太阳、少阴两经。如果病势加重，就会进入心脏。

脉搏的大小、滑涩浮沉等表象，可以凭医生的手指来区分。五脏的生理病理变化表现，可以依此类推。了解五脏的形象和五音，可以体会到很多。五色虽然精微，可以用眼睛来观察。在诊断中如果能做到把气色与脉搏综合起来分析，那么对于疾病的处理，准确度就会很高。如果脸上现出赤色，脉搏急疾而坚强，诊断为病气积聚在中脘，经常影响饮食，这种病叫作“心痹”。它的致病原因，是思虑过度，使心气虚弱，病邪乘虚而入。如果脸上出现白色，同时脉搏急疾而浮，上虚下实，这时病气积聚在胸中，气喘而且肺虚，这种病叫作“肺痹”，致病的原因，是偶发寒热，并在醉后行房。如果脸上出现青色，脉跳来长并且左右弹指，这时病气积聚在心下，支撑两腋下，这种病叫作“肝痹”，致病原因是受了寒湿，病理和疝气一样，所以有腰痛、足冷、头痛等症状。如果脸上出现黄色，同时脉搏大而虚，这时病气积聚腹中，感觉有一股逆气使身体疼痛，这种病叫作“厥疝”。女子同样有这种情况，致病原因是剧烈劳动，出汗后受了风邪的侵袭。如果脸上出现黑色，同时上部脉搏强劲而大，这时病气积在小腹和前阴，所以这种病叫作“肾痹”，这是用冷水沐浴后就睡觉引起的病。

总之，观察五色的脉象：面黄目青、面黄目赤、面黄目白、面黄目黑的，都不是死亡的征兆；而面青目赤、面赤目白、面青目黑、面黑目白、面赤目青的，都是死亡的征兆。

五脏的生理病理变化

病名	面部颜色	症状	致病原因
心痹	赤	脉搏急疾而坚强，诊断为病气积聚在中脘，经常影响饮食	思虑过度，使心气虚弱，病邪乘虚而入
肺痹	白	脉搏急疾又浮，上虚下实，病气积聚在胸中，气喘而且肺虚	偶发寒热，并在醉后行房
肝痹	青	脉跳来长并且左右弹指，病气积聚在心下，支撑两腋下	受了寒湿，病理和疝气一样，所以有腰痛、足冷、头痛等症状
厥疝	黄	脉搏大而虚，病气积聚腹中，感觉有一股逆气使身体疼痛	剧烈劳动，出汗后受了风邪的侵袭
肾痹	黑	上部脉搏强劲而大，病气积在小腹和前阴	用冷水沐浴后就睡觉

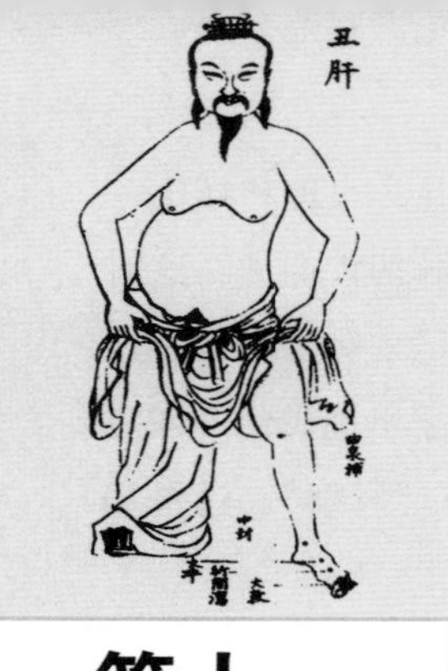

篇十一

五脏别论篇

五脏分类及诊病方法

本篇论述了奇恒之腑、传化之腑的定义和功能，五脏六腑的总体功能特点，寸口脉诊病的原理及诊断疾病的一般方法。

奇恒之腑和传化之腑

黄帝问：我从一些修道的方士那儿听到关于脏和腑的说法，是不一样的。有的人把脑髓称为“脏”，但又有人把脑髓叫作“腑”，有的人把肠胃叫作“脏”，也有人把肠胃叫作“腑”。他们的意见完全相反，却都说自己的说法是正确的。我也不知道谁的说法是真实的，希望听您判断一下。

岐伯回答：脑、髓、骨、脉、胆和女子子宫，这六个器官，都是受地气滋养而生的，都能够贮藏阴精，和大地一样能够藏化万物，所以具备藏而不泻的功能，因此称为“奇恒之腑”。胃、大肠、小肠、三焦、膀胱，这五种器官，都是因天气的滋养而生的，如同天一样，所以是泻而不藏的，它们接收五脏的浊气，因此称为“传化之腑”。它们接收了水和粮食的浊气之后，不会久留，必须运送排泄出去。肛门就为五脏行使这种排泄之职，以便水和粮食的浊气尽快排出人体。我们所说的五脏，是贮藏精气而不排泄的，因其总是充满精气，而不像肠胃那样接收水谷。所谓六腑，其作用是要把食物消化、吸收、运送出去，所以虽然常常有水谷充实，却不能像五脏那样一直处于精气充满状态。因而食物入口以后，胃虽然饱胀，肠子却是空的，等到食物下去，肠中就会充实，而胃又空了，所以说六腑“实而不满”，五脏“满而不实”。

诊断疾病的一般方法

黄帝问：寸口脉为什么能成为五脏的主宰呢？

岐伯说：胃是水谷之海，六腑的源泉。当五味进入口中后，都停留在胃里，来滋养脏腑血气。寸口脉也属于手太阴肺经，和足太阴脾经紧密关联。所以五脏六腑之气味，虽然都来源于胃，但其变化则表现在寸口脉上。同时五气从鼻进入，然后通到心肺里，而心肺一旦有了病，鼻的功能就不那么灵敏了。简而言之，在治疗疾病时，首先要问明病人的排泄情况，详细辨明脉象，观察病人的精神状态，以及所表现出来的症状。

在诊断和治疗疾病时，必须全面审察病人的情况。如果是过分迷信鬼神之说的人，就不要与他直言医学的道理；如果是不喜欢针石的人，就不要向他说明针石的功效；如果生病不愿意接受治疗，那病必然不能治好，即使勉强进行治疗，也难以取得应有的疗效。

奇恒之腑和传化之腑

人体腹腔脏腑形态

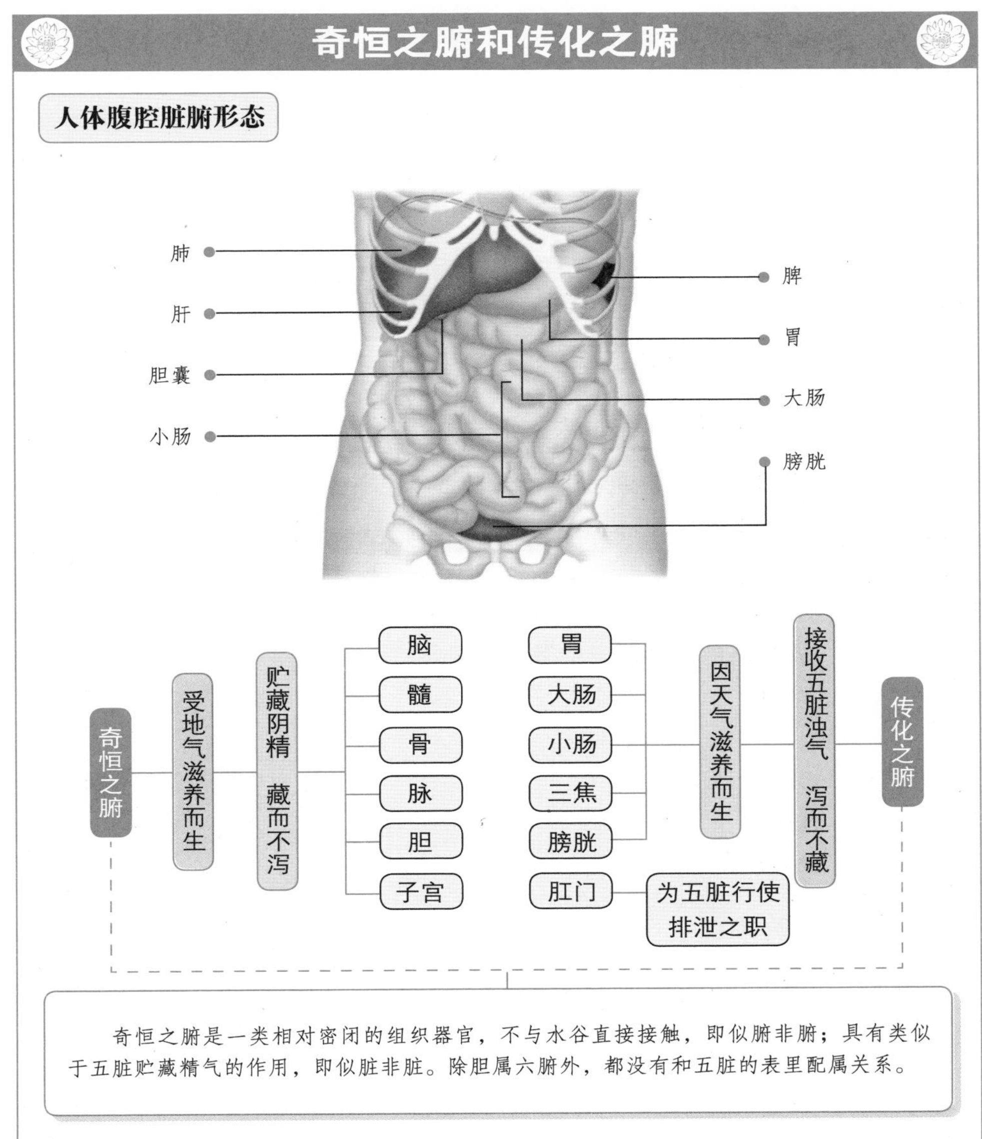

奇恒之腑是一类相对密闭的组织器官，不与水谷直接接触，即似腑非腑；具有类似于五脏贮藏精气的作用，即似脏非脏。除胆属六腑外，都没有和五脏的表里配属关系。

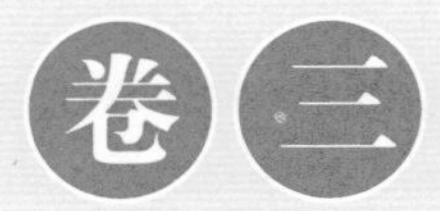

卷三

色诊论

《黄帝内经》的“色”，是气血上行至头面及外达肌肤时，形成人各不同的颜色表现，是生命的基本现象。通过对人体表面“色”的观察，来确定机体健康与否、推断某一部位病变的诊断，即为色诊。同时，这种“色”并非一成不变，而是随着外界影响产生微妙的差异。

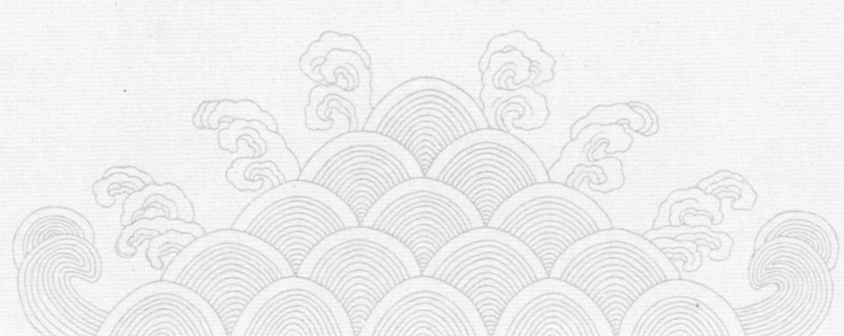

异法方宜论篇

地域气候影响治病

本篇论述了因地域、气候、生活习惯的不同而引起的不同疾病，所采用的治疗方法也有所不同。

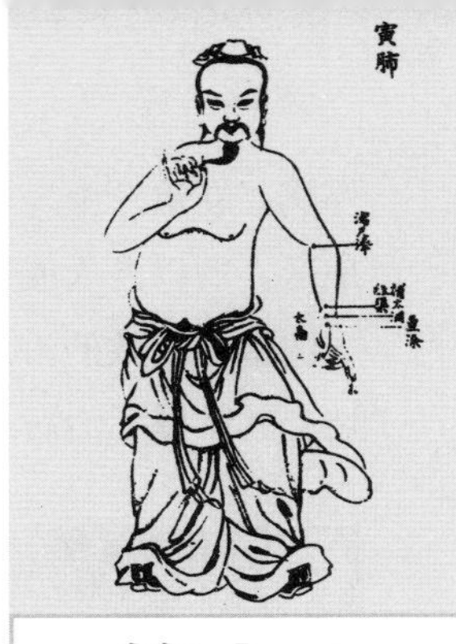

篇十二

不同地区的治疗方法

黄帝问：医生治疗疾病，对同样的病，采取不同的治疗方法，结果却都痊愈了，为什么？

岐伯回答说：这是地理条件不同造成的。例如东方地区，相当于春气，气候温和，是鱼和盐出产的地方。临海靠近水的当地居民爱吃鱼，喜欢咸味，他们对住在这个地方已经习惯了，也认为这种食物很可口。但是吃鱼过多，会使热邪滞留肠胃；吃盐过多，盐的咸味会损耗血液。所以当地的人们，大都黑皮肤，肌理疏松，多发痈疡一类的疾病。治疗方法上，适合用砭石去治，所以砭石疗法，也是来源于东方。

西方地区，出产金玉，也属于沙漠地带，具有自然界秋季的收敛之气。当地居民一般都是住在山陵上，多风沙，水土性质属刚。这里的人们多数穿粗布衣服，睡草席，喜欢鲜美的肉类，所以身体易肥胖。风邪难以侵犯他们的躯体，所以疾病常发生在内脏里。治疗这些疾病，就需要用药物。因此说，药物疗法，来源于西方。

北方地区，是自然界冬季闭藏的地方，地理位置高，人们住在山上，经常处于寒风冰冻的环境中。当地居民喜欢在原野上过游牧生活，吃些牛羊乳汁，所以容易使内脏因受寒而生胀满病，对这种病，应该使用艾火灸烤的方法治疗。因此说，艾火灸烤疗法来自北方。

南方地区，相当于自然界万物蓬勃生长的夏季气候，是阳气最盛的地方。地势低，水土薄弱，雾露比较多。当地的居民，喜欢吃酸类和发酵腐熟的食品。人们的身体，皮肤致密而带赤色，这里经常出现拘挛湿痹等病，一般使用微针刺治的疗法。当然，针刺疗法，来自南方。

中央地区，地势平坦而潮湿，是自然界中物产最丰富的地方。这里人们的食物种类很多，工作并不劳累，多半生活安逸，所以这里出现的疾病，多是痿厥寒热等病。在治疗上，应该采用导引按摩的方法。因此说，导引按摩疗法，起源于中央地区。所以圣人能够将各种各样的治疗方法综合起来，针对病情，选择合适的治疗方法给予有效的治疗。治疗方法尽管不同，但都能治好疾病，这是医生能够了解病情，并掌握了治病总体方法的缘故。

因地制宜的治疗方法

《黄帝内经》所倡导的，是将各种治疗方法综合起来，根据地区、病情等实际情况的不同，有针对性地选择治疗方法。因此，疾病相同而治疗方法不同，结果却都能治好。

东方砭石疗法

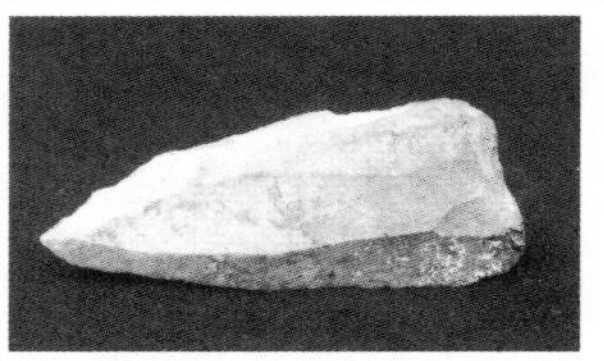

砭石　商周时期　广州中医药大学医史博物馆藏

这种尖端锋利、两侧有刃的砭石，先民们用来放血、破痈、去腐肉。

南方针刺疗法

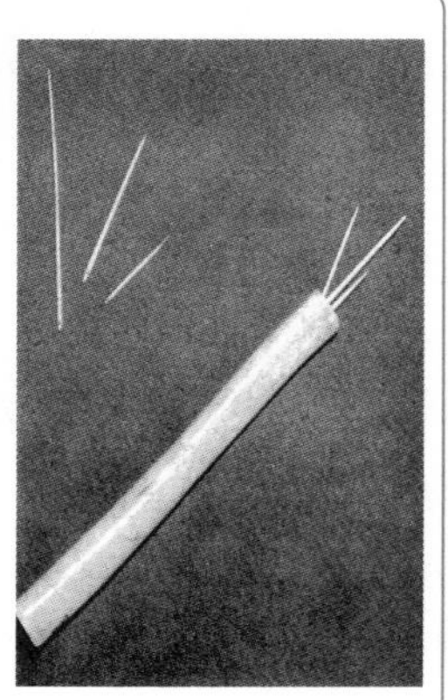

骨针　新石器时代

陕西医史博物馆藏

先民们运用各种不同的针具刺激穴道、经络，以防治疾病。

西方药物疗法

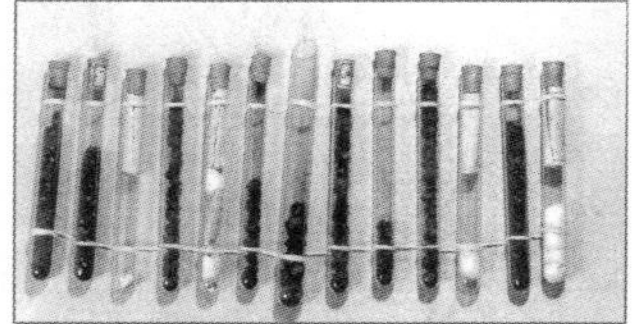

药材 商代 河北省文物研究所藏

商代遗址出土物中，有桃仁、郁李仁等药物，可见很早以前就有使用药物来治病的疗法。

中央导引按摩

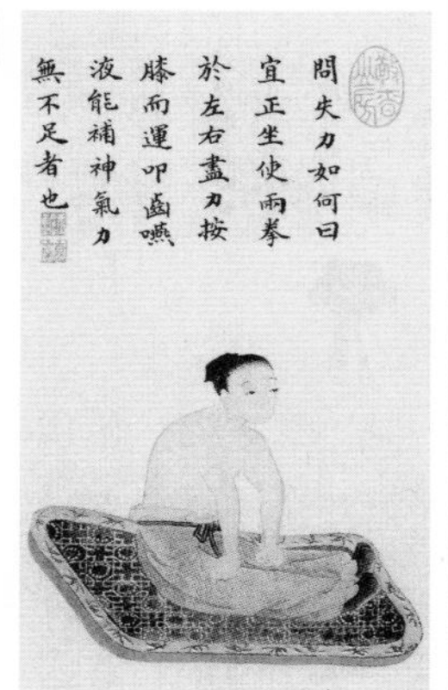

彩绘导引图

导引是一种以肢体活动为主，配合呼吸吐纳的运动方式；按摩是以舒筋活络、宣通气血为目的的保健手段，两者相结合而形成导引按摩法。

北方艾灸疗法

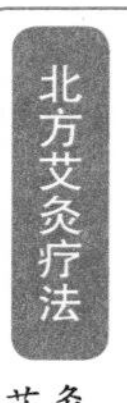

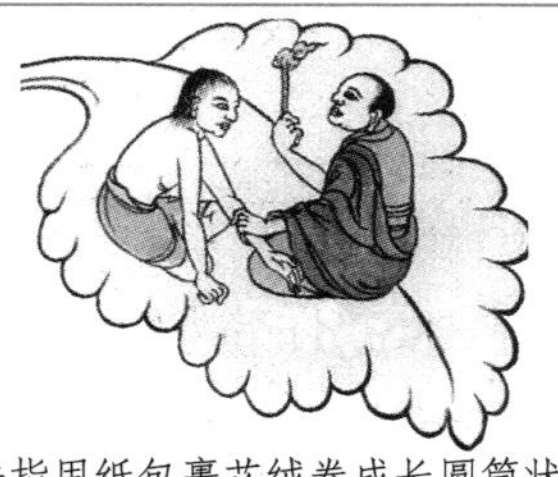

艾灸

艾灸法指用纸包裹艾绒卷成长圆筒状，一端点燃后，在穴位或病处熏灼的一种灸治方法。

移精变气论篇

治病方法同时而异

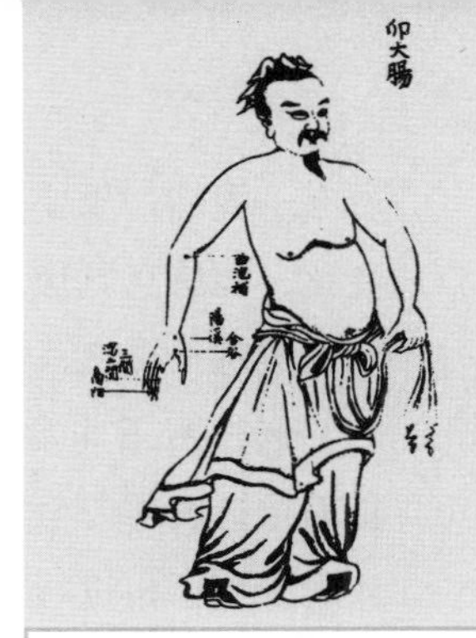

篇十三

本篇论述了远古、中古和近代三个不同时期的生活环境引发的疾病和治疗的方法，同时也阐述了色脉诊法的重要作用。

不同时期的治疗方法

黄帝问：我听说上古时代治病，只需要改变病人的心情和精神，阻断疾病的来源就能使病人康复。而现在治病，用药物治疗内部，用针石进行外部治疗，结果疾病还是有能治好也有治不好的，这是什么原因呢？

岐伯说：古代的人们和飞禽走兽一样，居住在野外。冬天，他们靠身体运动来驱走寒冷；夏天，选择阴凉的地方来躲避炎热。由于那时的人们心里没有什么喜好和贪欲来伤神，也没有追逐名利的行动让身心劳累，在那种恬静淡泊的环境里，邪气是不容易侵犯人体的。人们偶尔生病，既不需要药物治疗身体内部，也不需要针石治疗外部。只要运用一种被称为“祝由”的道术，可归于精神治疗法，转移病人的精神注意力，就能把病治好。现在却不一样了，人们心里经常因为忧虑而痛苦，身体经常因为劳累而损伤，再加上违背四时气候和寒热变化的规律，以及贼风虚邪不断侵袭，对内部侵犯到五脏骨髓，对外部伤害到孔窍肌肤，所以患了小病，也可能发展成为重病，患了大病，就会病危或死亡。在这样的情形下，如果只用“祝由”法解除其精神痛苦，是很难把病治好的。

色脉诊察法

黄帝说：您讲得很正确！我希望在给病人诊治疾病的时候，能够对病人的死生进行观察，对病情的疑惑进行决断，能够领悟其中的要领，就像有日月光照一样清楚明白。有什么方法可以达到吗？

岐伯说：诊察色和脉，是以前的祖师所重视的，并由先师传授给我。（上古时代，有位叫作“僦贷季”的医生，据说，他曾是岐伯的祖师，以研究色和脉的道理著称，而且达到了高深的境界。）他能够把金木水火土四时阴阳八风六合联系起来，而不脱离色脉诊法的一般规律，并且能从复杂的相互关系变化中，观察到它的精髓所在。我们如果要掌握诊病的要领，就要研究色脉。人的气色就像太阳一样有阴晴变化，而脉息就像月亮一样有盈亏更替。经常注意气色明晦、脉息虚实，这就是诊法的关键。总之，色脉的变化与四时相对应。

远古帝王非常重视这样的道理，原因在于它符合自然界的规律，可以回避死亡而接近长寿。生命延长了，人们自然要奉为圣王了！中古时代医生的治病方法是让病发展了再进行治疗，先让病人用汤液十天，把风痹邪祛除，如果十天病还不见效，再用草药治疗。这样，就会降伏邪气，病也就会很快痊愈。但后世医生的治病方法发生变化了。他们诊治疾病时不依据四时变化的情况，不了解阴阳色脉的原理，不能够辨别色脉的顺逆，等到疾病已经形成了，才用微针治疗外部疾病，用汤液治疗内部疾病。医生医术浅薄，还盲目自信，以为能够治愈呢。结果，原来的病没有治好，新的病又出现了。

治疗的根本原理

黄帝说：我希望了解一些有关治疗的根本原理。

岐伯说：治病的关键在于不脱离色诊和脉诊，果断地运用正确的诊治方法，这就是诊治的最大原则。假如诊断病情时颠倒顺逆了，治疗也一定会与病情大相径庭，因为不能从根本上进行治疗，就会损害病人，如果像这样治理国家，就会出现家国灭亡这样无法挽回的状况。去掉旧的习俗，探讨新的治疗技术，才能上升到真人的层次。

黄帝说：我从您这里听到了许多诊治的要领。您所讲的主旨都是围绕着色脉的，从这一点我已经深知其重要性了！

岐伯说：诊治疾病最重要的根本可以归为一个“一”。

黄帝问：这“一”是指什么？

岐伯说：这“一”的关键就是问清病情。

黄帝问：具体怎样做呢？

岐伯说：关好门窗，仔细观察病人，详细地询问病人的病情，了解其隐衷，从而得知发病的真正原因。如果病人神气旺盛，脉息平和，病就能治好；反之，如果神气丧失，脉象违逆四时的变化规律，病就难治了。

黄帝说：您的话很有道理！

汤液醪醴论篇

五谷养生法

本篇讲述了汤液醪醴的制作方法，不同时期疾病的治疗方法，五脏阳气衰竭所引起的疾病的治疗。

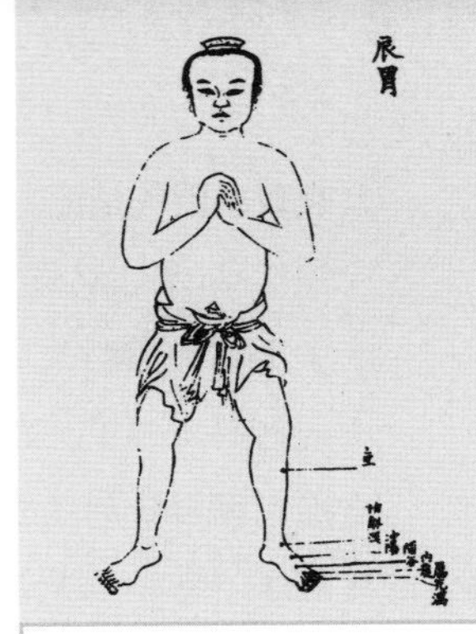

篇十四

汤液醪醴的制作方法

黄帝问道：用五谷来制作汤液和醪醴，怎样做？

岐伯回答说：必须用稻米来作原料，用稻秆作燃料。因为稻米之气完备，同时稻秆本身很坚实。

黄帝说：这符合什么原理呀？

岐伯说：稻谷获得了天地的和气，在高低适宜的地方生长，所以得气最完备，又在适当的季节收割，所以稻秆才最坚实。

不同时期疾病的治疗方法

黄帝说：上古先人，为什么制了汤液醪醴又不用呢？

岐伯说：上古时代人们很重视养生之道，医生制成汤液醪醴，是以备万一的。所以制成了，并不一定用它。到了中古时代，人们不像以前那样注重养生，所以当身体受外邪乘虚侵害而衰弱时，服用些汤液醪醴，病就可痊愈，也可以起到预防作用。

黄帝说：现在的人有了病，虽然也吃些汤液醪醴，病却不一定都好，这是为什么呢？

岐伯说：现在的时代，人们基本不重视养生之道了，所以一生病就要内服药物，外用砭石针灸治疗方法，认为只有这样才能把病治好。

黄帝说：病人身体衰败，气血竭尽，经过治疗却没有效果，这是什么缘故？

岐伯说：因为病人的神气，已经不能起支配的作用了。

黄帝说：什么叫作“神气不能起支配作用”呢？

岐伯说：针石治病，就是按照医道进行诊治。因为病人的神气已经衰微，意志已经散乱，所以病是不会好的。更何况病人已到精神败坏、神气涣散、营卫无法再恢复的地步了。病发展成这样的原因是什么呢？嗜好欲望过多，忧愁萦心又不能停止，以至于精气衰败，营气枯涩，卫气消失，所以神气就失去作用了，当然疾病也就不能治好了。

黄帝说：病在初起的时候，是非常精微而不好预测的，病邪只潜伏在皮肤里。现在医术高明的医生一看就感觉到病已发展得很严重了，即使用针石也不能治好，用汤药也解决不了问题了。现在的医生都学习了治病的知识，懂得遵循医治的方法，对待病人像自己的亲朋好友，每天都听见病人的声音，每天看见病人的五色，而病人的病不能治愈，这是不是没有早治的缘故呢？

岐伯说：因为病人为本，医生为标，所以医生和病人必须配合。没有病人的配合，病邪就不能被制服，就是这个道理！

五脏阳气衰竭所引起的疾病的治疗

黄帝说：有的病并不是因为邪气从皮毛侵入而出现的，而是由于五脏阳气衰竭，水气充满于皮肤。阴精在内独居，阳气在外耗竭，形体肿胀，原来的衣服也不合身了，四肢肿胀甚至会影响中气的升降。像这种水气格拒于内、形体改变于外的疾病，应当如何治疗呢？

岐伯说：先根据病情调和脏腑阴阳，用针刺的方法去瘀血、消积水，让病人轻微地活动四肢，穿厚一点儿的衣服使身体温暖，阳气就渐渐传开，然后用缪刺的方法，使他的形体恢复健康。再运用发汗的方法，使小便通利，注意观察病人情况，适时地给些药吃。待五脏阳气输布了，五脏郁积疏通了，那么精气自然会产生，形体自然会强盛，骨骼和肌肉也会保持正常，正气也就很快恢复了。

黄帝说：讲得很正确！

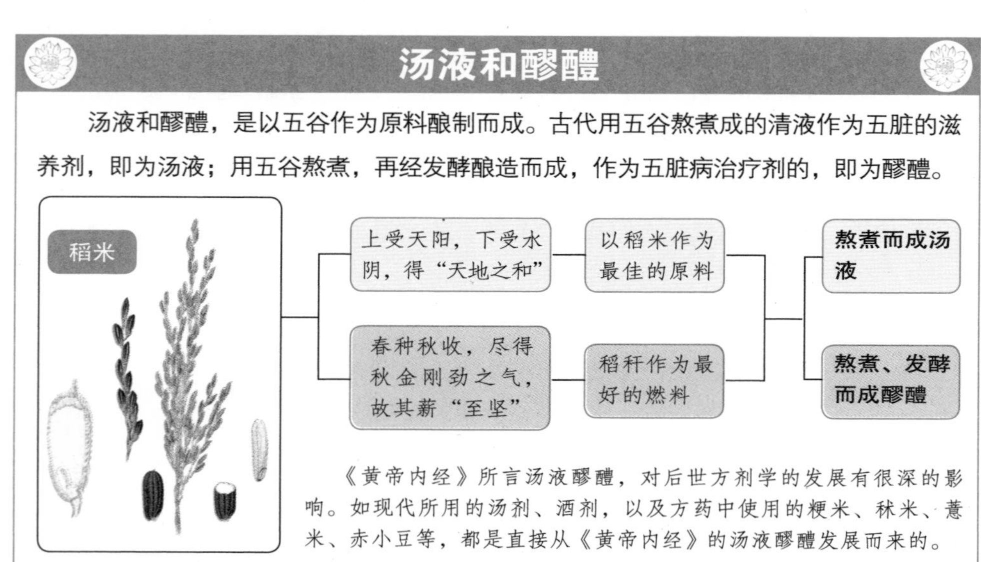

汤液和醪醴

汤液和醪醴，是以五谷作为原料酿制而成。古代用五谷熬煮成的清液作为五脏的滋养剂，即为汤液；用五谷熬煮，再经发酵酿造而成，作为五脏病治疗剂的，即为醪醴。

《黄帝内经》所言汤液醪醴，对后世方剂学的发展有很深的影响。如现代所用的汤剂、酒剂，以及方药中使用的粳米、秫米、薏米、赤小豆等，都是直接从《黄帝内经》的汤液醪醴发展而来的。

玉版论要篇

察色诊治方法

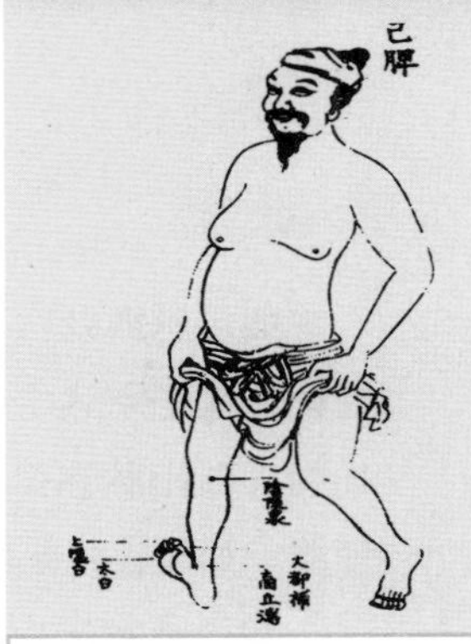

篇十五

本篇主要论述的是诊断疾病的浅深，介绍了《揆度》和《奇恒》的情况，以及气色脉象顺逆的变化。

《揆度》和《奇恒》

黄帝问道：我听说《揆度》和《奇恒》这两部古书中诊察疾病的方法各有所指，究竟应该如何加以运用呢？

岐伯回答说:《揆度》是判断疾病深浅的书，而《奇恒》是介绍那些异乎寻常的疾病的书。以我个人的见解，所谓诊病的根本，《五色》《脉变》《揆度》《奇恒》所讲的道理只有一个，就是色脉间有无神气。人体的气血，是永远向前运转而不折回的，若折回了，就违逆了运转规律而失却生机了。这是非常深远的道理，应记录在玉版上，称为“玉机”。

气色

面容气色的变化，呈现在上下左右不同的部位，应注意分别察看它的浅深度。容色为浅的，说明病轻，可用五谷汤液去调理，大约十天就可以好了；容色为深的，说明病重，就需要服些汤剂治疗，大约二十一天就可以痊愈；如果容色过深的，病就更严重了，一定要用药酒治疗，需要百天左右才能痊愈。假如神色枯槁，面容消瘦，病就不能治愈，经过百天以后，就会死亡。另外，病人脉气短促、阳气虚脱的，必死无疑；温热病而阴血极虚的，也是死证。

面部颜色的变化，呈现在脸部的上下左右，必须注意分不同部位进行察看。病色向上移的为逆，向下移的为顺；女子病色呈现在右侧的为逆，呈现在左侧的为顺；男子病色呈现在左侧的为逆，呈现在右侧的为顺。如果男女病色变易部位，反顺为逆，对于男子而言，就是重阳，对于女子而言，就是重阴。而重阳、重阴，都是容易死的。至于阴阳反常的病人，应该衡量虚实轻重，尽量运用一些方法将阴阳扭转过来，使它恢复正常。《奇恒》和《揆度》这两本书都提到了这样的治法。

脉象

如果脉搏劲击于指下，反映邪气过盛而正气不足，就会使人患上痹证，或者痿躄证，这是寒热之气交加所造成的。脉见孤涖为阳气虚耗，脉虚而兼见泄下为阴血耗损。孤阳脉和孤阴脉，是阳气与阴精受到消耗的表现，这称为“逆”，是死亡的征兆。如果仅仅是脉见虚弱，还有可补救的方法的，称为“从”。

在诊脉时运用《奇恒》的方法，应该从手太阴的寸口脉开始。如脉搏受四时、五行制约的，叫“逆”，逆是死亡的征兆；能够不受四时、五行制约的，叫“从”，从就有生机。自然界八风、四时之间的五行生克相互胜复，这是不断循环、周而复始的。假如四时、五行、八风逆行反常，就不能再用常理推断了。这就是《揆度》《奇恒》诊法全部论述的重点。

察色诊治之法

轻→重

面色	病	治法	治疗时间	治疗特点
色浅	病浅	汤液治	十日已，十干之期	五谷之液，药力轻
色深	病深	药剂治	二十一日已，二十干之期	草药根茎叶，药力较大
色大深	病重	醪醴治	百日已，十个十干期	酒浸草药，药力大
神色枯槁而面容消瘦		不能治愈		

面部颜色的变化

病色上移为逆
病色下移为顺
男子
病色左逆右顺
女子
病色右逆左顺
若病色变易，反顺为逆
重阳
重阴
易死

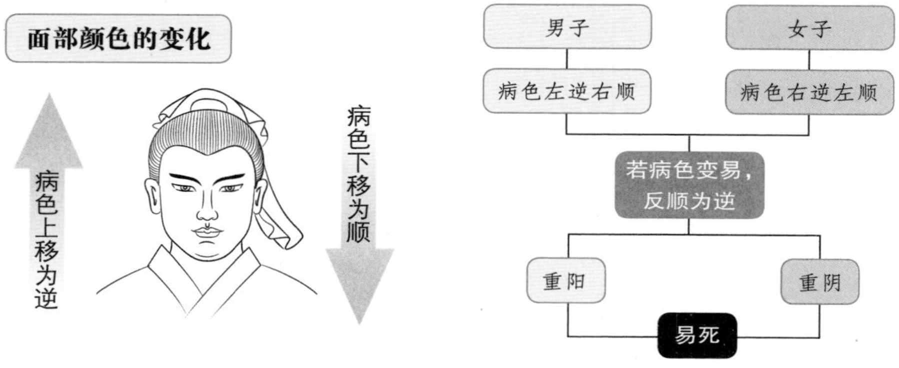

诊要经终论篇

人气、天气、地气决定针刺

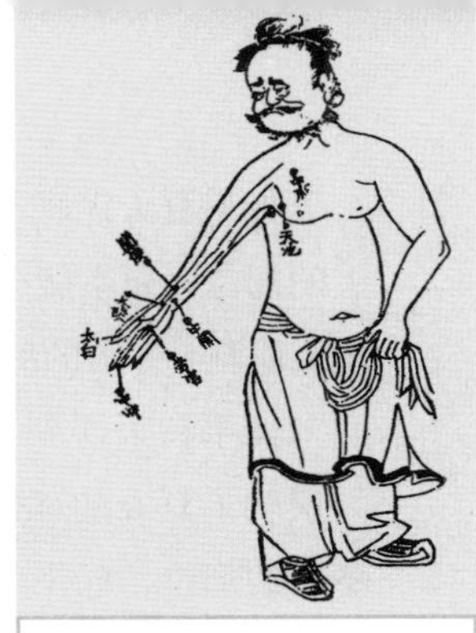

篇十六

本篇主要论述了全年的人气与天气、地气的关系，四时的针刺要点及误刺所产生的后果，十二经脉气败绝的症状。

诊断疾病的要点

黄帝问：诊病的要点是什么？

岐伯答：正月、二月，天气正当万物初现之时，地气刚刚开始萌发，这时候的人气在肝；三月、四月，天气正当万物长成之时，地气正生长发育，这时候的人气在脾；五月、六月，天气极盛，地气上升，这时候的人气在头；七月、八月，阴气呈现肃杀的气氛，这时候的人气在肺；九月、十月，阴气渐盛，天气开始冰冻，地气也随之闭藏，这时候的人气在心；十一月、十二月，冰封大地，阳气伏藏，地气就完全密闭了，这时候的人气在肾。

所以，春天应刺经脉的散腧穴，达到肌肉分理，看见出血就停针，病较重的，久留其针，等气得到流通后再出针；病轻的，将开始正常的气血循环。夏天的刺法，应刺孙络的腧穴，见血就要止针，邪气除去，穴孔合闭起来，痛病也就消除了。秋天，应刺皮肤，先用手指沿着肌肉的纹理而刺，不论其上部或下部，都运用同样的方法，观察病人的神色，如果变好，就要止针。冬天的刺法，应该深取腧窍，到达分理之间。病重的，可以深刺直入，病较轻的，可以左右上下散布而刺。一般来说，春夏秋冬各有相对应的刺法，而四时的针刺根据气之所在确定所刺的位置。

误刺导致的后果

如果春天误刺了夏天的部位，就会出现心伤脉乱而气微弱的情况，邪气会侵入骨髓之中，病就不能痊愈，使人茶饭不思，而且气虚。如果春天误刺了秋天的部位，就会生筋挛气逆病，咳嗽也会随之而来，疾病就不能痊愈，肝气受损，使人偶尔会惊惧，肺气伤了就会想哭。如果春天误刺了冬天的部位，邪气就会深居于内脏，使人腹胀，病不但不能痊愈，还会使人多说话。

如果夏天误刺了春天的部位，病不能愈，还会使人倦怠无力。如果夏天误刺了秋天的部位，病不能愈，人不愿说话，而且惶恐不安，好像有人要来抓住他似的。如果夏天误刺了冬天的部位，病也不能治愈，令人少气，经常发怒。

如果秋天误刺了春天的部位，病不能治好，使人警惕不宁，比较善忘。如果秋天误刺了夏天的部位，病也不能愈，使人越来越贪睡，并且多梦。如果秋天误刺了冬天的部位，病不能愈，使人时常感觉发冷。

如果冬天误刺了春天的部位，病不能愈，使人困倦而不能安眠，即使睡着了，眼中又像还能见到事物似的。如果冬天误刺了夏天的部位，病不能愈，使人气上

四时针刺疗法

对应四时，针刺疗法所刺穴脉、深浅等都不尽相同。就针刺的深浅来说，以春夏刺浅、秋冬刺深为宗旨。

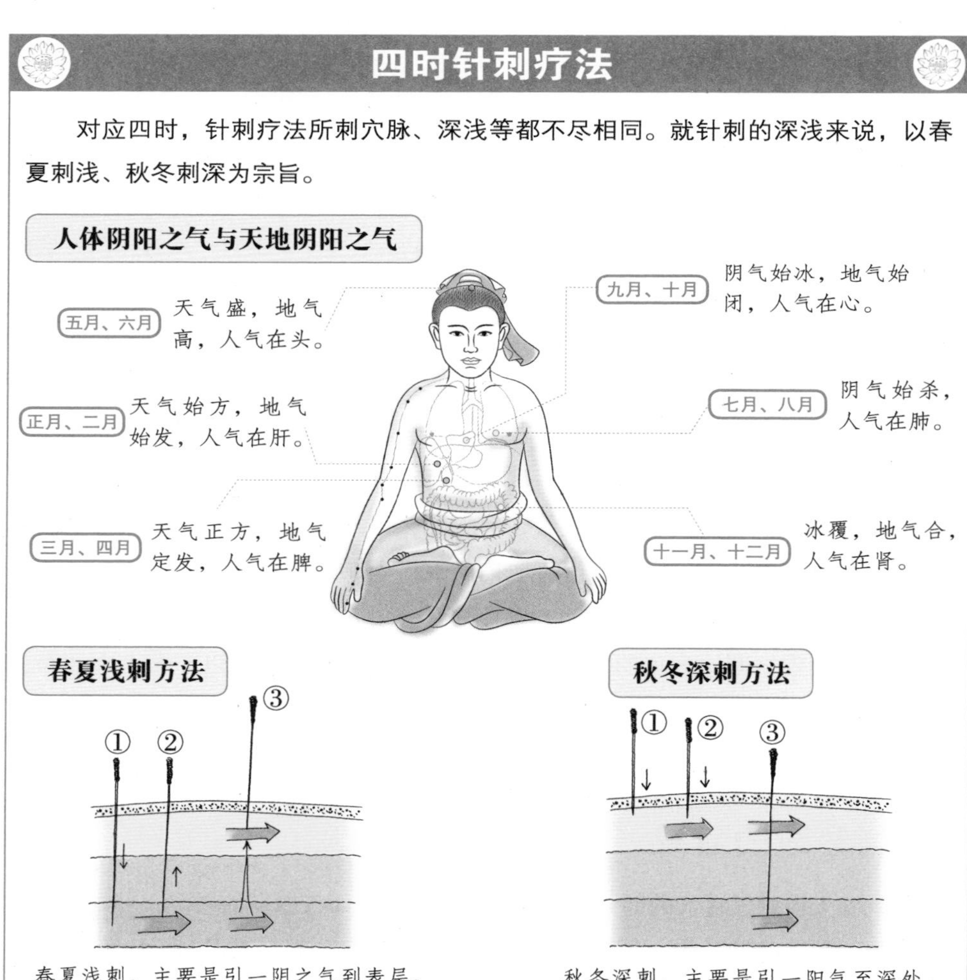

春夏浅刺，主要是引一阴之气到表层。具体方法为：①初下针至深层；②得气后，向上提针；③提针至表层，引一阴气与表层阳气结合。

秋冬深刺，主要是引一阳气至深处。具体方法为：①初下针至浅层；②得气后向下进针；③进针至深处，引一阳气与深层阴气结合。

逆，会出现各种痹证。如果冬天误刺了秋天的部位，病不能愈，使人常常口渴。

针刺治病的一般原则

凡针刺胸腹部位的时候，必须避开五脏。假如刺伤心脏，一天就死；刺伤脾脏，五天就死；刺伤肾脏，七天就死；刺伤肺脏，五天就死；假如刺伤了膈膜，就被称为“伤中”，当时虽然病好了，但不超过一年也要死亡。避开五脏的关键，是懂得下针的顺逆。“顺”，就是指要知道膈膜与脾肾等器官的部位，反之，不知道的就称为“逆”。刺胸腹部位的时候，应该先用布条盖住胸腹，然后从布条上进行针刺。如果刺后，不见病有好转的迹象，可以再刺。这样，就不会伤了五脏。用针刺治病，进针时应当肃静。假设针刺治脓肿病，可用摇针手法；假设针刺治经脉的病，就不能用摇针手法，这是针刺治病的要点。

黄帝问：我还想了解一点儿关于十二经脉气绝的情况，可以吗？

岐伯答：太阳经脉气绝的时候，病人两目上视，眼睛不能转动，身背呈角弓反张，手足抽搐，面色发白，出绝汗，绝汗一出，就要死亡了。少阳经脉气绝的病人，耳聋，遍体骨节松懈，两眼直视，到了眼珠不动时，一天半就要死亡了，快要死的时候，病人脸上先呈现出青色，再由青色变为白色，这也就是死亡的先兆了。阳明经脉气绝的病人，口眼会有所动作，常常感到恐惧，言语错乱，面色发黄，假如手足二经脉再躁盛而不流通，就要死亡了。少阴经脉气绝的病人，面色发黑，因牙龈肉收缩而感觉牙齿变长，积满牙垢，腹部胀满堵塞，假如上下不能相通，就要死亡了。太阴经脉气绝的病人，也腹胀满闭塞，呼吸不顺畅，常常呕吐，呕吐就会气逆，气逆就会脸色变红，假如不呕吐了，又会上下不通，不通就会面色发黑，皮毛枯憔，濒临死亡。厥阴经脉气绝的病人，胸中发热，咽喉干燥，小便次数多，心里烦躁，病重时，就会出现舌上翻卷、睾丸上缩的情况，那就要接近死亡了。以上就是十二经脉气绝的情况。

卷四

脉候论

本卷论述了人体经络的概念和其“内属于脏腑、外络于肢节”的功能，并以阴阳理论划分经脉为手足三阴三阳，宏观上阐述了四时阴阳与脉之虚实的关系，微观上论述了气血运行与脉象的关系，以及脉象与疾病、经脉针刺的要领等内容，同时讲述了诊脉的各种方法。

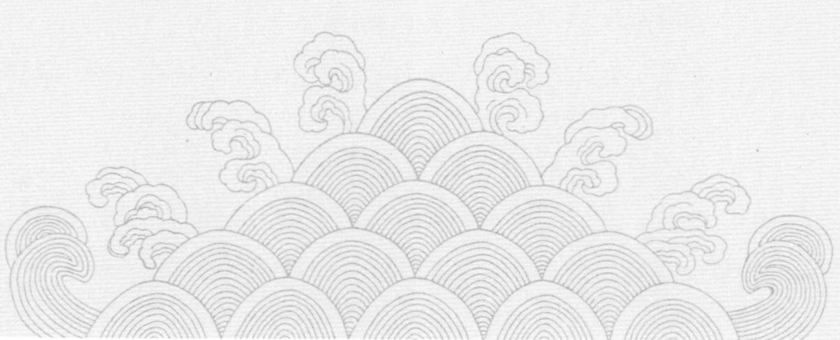

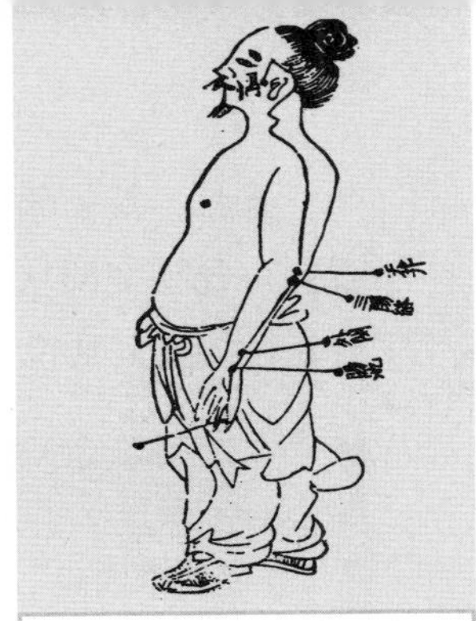

脉要精微论篇

望闻问切四诊法

本篇主要讲述了望闻问切的主要内容。

篇十七

切脉

黄帝问：如何诊脉呢？

岐伯回答说：诊脉通常在天刚亮时，人刚起床，阴气还没有扰动，阳气也没有耗散时进行，因为这时候没有吃饭，经脉之气不会亢盛，络脉之气也很调和，气血又没有扰乱，这样才可以诊察出有病的脉象。

在诊察病人脉搏动静的同时，还要观察病人双目的神气，观察病人面部五色，分辨病人五脏脏气是有余，还是不足，六腑之气的强弱，形体的盛衰状况。把几个方面综合起来进行考察，来判断病人是死还是生。

脉是血液归聚的府库，血在脉中循环流动，取决于脉气的推动。脉长说明气分调治和谐，脉短说明气分有病，脉快说明病烦心，脉大则表示病势更严重了。上部脉盛，是气逆于上，出现气喘的症状；下部脉盛，是气胀于下，出现腹部胀满的症状。代脉是气衰；脉细小的是气少；脉涩滞的是病心痛；脉混乱，势如涌泉的，是病势加重、形色败坏，到了危险地步；若脉来的时候似有似无，离开的时候像弓弦断绝，必死无疑。

察色

面色，是精气的外在表现。如果是红色，就如同白绸包着朱砂，红润而有光泽，但不是暗淡红紫，没有光泽；如果是白色，就应如同鹅毛，白而光洁，但不像食盐般白而晦暗；如果是青色，就应如同碧玉般青而润泽，但不像靛蓝般青而沉暗；如果是黄色，应该如同罗绢包裹雄黄那般明润，但不应像黄土那样略带沉滞色；如果是黑色，应该像重漆般黑亮，不应像苍茫大地般枯暗。假设五色精微现象显露了，那么寿命也就不会长了。人的眼睛聪慧明亮，所以能够用来观察万物，辨别黑白、审察长短。如果长短不分、黑白颠倒，就证明精气衰败了。

五脏，行使藏精守内的职责。如果腹中胀满，脏气虚满，就会气喘，说话声音瓮声瓮气如同从密室中发出的一样，这是中气受湿邪侵袭的缘故；如果讲话声音低微，反复地说，表明正气明显衰败了；如果病人不知道敛盖衣被，言语错乱，

脉象及其主病

《黄帝内经》本篇指明了脉与气血的关系，即脉为血之府，气血的盛衰病变，可以在脉象上反映出来，此即脉象之所以能诊病的基本原理。

脉象及其主病

- 长脉
  - 正常 — 充满本位，长而和缓 — 气血调治和谐
  - 异常 — 超过本位，长而洪、大、实 — 邪气方张，正气充足，正邪相持
- 短脉 — 不及本位，中间有，两头无 — 气病
  - 虚，气虚血少
  - 实，气滞血瘀
- 数脉 — 往来急速，一息六至以上
  - 数而有力，实热
  - 数而无力，虚热
  - — 烦心
- 大脉
  - 正常 — 脉体宽大而和缓 — 气血充盛
  - 异常
    - 大而无力，虚证
    - 大而有力，实证
    - — 病势趋重
- 上盛 — 上部脉大而有力 — 气高，气喘症状
- 下盛 — 下部脉大而有力 — 气胀，腹部胀满
- 代脉 — 动而中止，良久复动，止有定数 — 脏气衰弱
- 细脉 — 脉细如丝，软弱无力 — 气虚血少
- 涩脉 — 脉往来艰涩不畅 — 心痛，气滞血瘀
- 弦脉 — 脉来时细微，去时欲绝 — 将死

太过与不及

如同河流一样，水位不足就是不及、小，水位超过就是太过、大。

太过（大）

不及（小）

分不清亲疏远近，这很显然是神气紊乱的症状；如果肠胃不能纳藏水谷，大便不禁，这是肾虚不能约束门户的关系；如果小便不禁，这是膀胱不能闭藏的关系。总之，如果五脏能够发挥各自的作用，病人的健康就可以恢复，否则，病人就濒临死亡了。

五脏六腑是人体强健的基础。头部是精气神明汇聚的地方，如果头部低垂，眼睛深陷无光，那就说明精神要衰败了。背为胸的表现形式，如果背弯曲而肩下垂，那就是胸部出现病变了；腰为肾的表现形式，如果腰部不能转动，那是肾气要衰竭了；膝为筋的表现形式，如果屈伸困难，走路就弓背低头，那是筋要疲惫了；骨为骨髓的表现形式，如果不能久立，行走摇摆不稳，那是骨髓要衰颓了。概括而言，假设脏腑精气能够由弱转强，就可恢复健康，否则，就会死亡。

岐伯说：脉气与四时阴阳之气相反的，如果邪气总表现为有余的，就都是邪气盛于正气的情况，正气表现为不足的，是血气已经消损了。根据时令变化，脏气当旺，脉气应有余，但如果相反而表现为不足的，这就是邪气盛于正气；脉气本应不足，却反而有余的，就是正气不胜邪气，如果邪气盛，那么血气就消损。这种阴阳不相顺从、气血不调、邪正不相适应而发生的疾病为“关格”。

诊脉

黄帝问：四时的脉象是怎样变化的？怎样通过诊脉知道疾病的位置呢？怎样了解病情的发展变化？怎样通过诊脉判断什么时候疾病在内？怎样知道什么时候疾病在外呢？这五个问题，您能帮我解答吗？

岐伯回答：那我就先讲讲这五者的变化与天地运行的关系吧。万物之外，六合之内，天地之间，自然的变化，都是与阴阳的变化规律相对应的，而不纯粹是人体脉象的问题。例如从春天的温暖，转变为夏天的酷热，从秋天的凉风劲急，转变为冬天的寒风怒号。四时的变化，反映了自然界阴阳更替的规律，人体的脉搏，也随四时而相应沉浮。春脉，因阳气初生，所以圆滑轻虚；夏脉，因阳气旺盛，所以方正盛大；秋脉，因阳气下降，所以轻涩而散；冬脉，因阳气深藏，所以沉实内伏。四时阴阳的情况也与此相同，从冬至到立春的四十五天，阳气微升，阴气微降。从夏至到立秋的四十五天，阴气微升，阳气微降，由于升降都按照一定的规律来运行，因此和脉象的变化相一致。脉象和四时不相适应，就可知脉象的生分死分，根据生死之分的期限，就可以推算出病人亡故的具体日子。其中的微妙都在脉象上，一定要细心体察呀。而体察必须先从五行生克的规律开始，并结合人体十二经脉进行分析。十二经脉对应五行而有生生之机。观测生生之机的标准，应以四时阴阳为准则，遵循四时阴阳的变化规律，不违背它，则人

体就能保持相对平衡，并与天地阴阳相互统一。知道了天人统一的道理，就可以预知死生。所以五声是和五音相对应的，五色是和五行相对应的，脉象是和阴阳相对应的。

四时阴阳消长与脉象之相应

诊脉从阴阳之气开始，从五行而生，四时各有所宜，补泻勿失，与天地阴阳升降之气，相应合一。

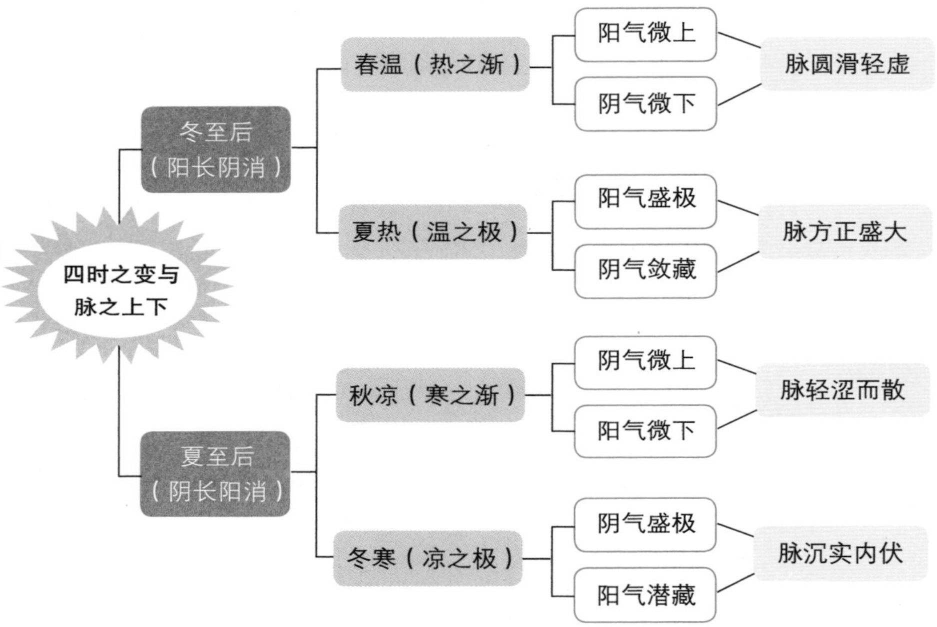

- 四时之变与脉之上下
  - 冬至后（阳长阴消）
    - 春温（热之渐）
      - 阳气微上
      - 阴气微下
      - → 脉圆滑轻虚
    - 夏热（温之极）
      - 阳气盛极
      - 阴气敛藏
      - → 脉方正盛大
  - 夏至后（阴长阳消）
    - 秋凉（寒之渐）
      - 阴气微上
      - 阳气微下
      - → 脉轻涩而散
    - 冬寒（凉之极）
      - 阴气盛极
      - 阳气潜藏
      - → 脉沉实内伏

梦与阴阳

除了分析脉象要区分阴阳外，即使夜间做梦，也能够反映出体内阴阳的盛衰。阴气盛，就可能会梦见要渡过大水而害怕；阳气盛，就会梦见大火燃烧的场面；阴气阳气都旺盛，就会梦见互相残杀的情景；上部气盛，就会梦见飞腾；下部气盛，就会梦见向下坠落；吃得过饱，就会梦见送东西给别人；处于饥饿状态，就会梦见抓取食物；肝气盛，就会梦见自己发怒；肺气盛，就会梦见自己哭泣；腹中蛲虫多，就会梦见众人聚集；腹中蛔虫多，就会梦见与人打架受伤。

诊脉的原理

所以诊脉之道，为了要保证诊察正确，最宝贵也是最根本的一条就是要虚心静气、精神集中。脉象随着季节的不同而有所变化：春季的脉象，上浮而滑利，像鱼在水中游；夏天的脉在皮肤，泛泛之多像万物茂盛而有余；秋天的脉位于皮肤下面，就像蛰虫将要冬眠；冬天的脉沉降在骨中，就如同冬眠之虫闭藏不出、人们也都深居简出一样。所以说，要了解内脏的情况，可以从脉象上区分出来；要知道外部经气的情况，可以从经脉循行的经络上诊察而知其终始。春、夏、秋、冬、内、外这六个方面，就是诊脉的大法。

如果心脉搏击有力而长，病发时就会舌头卷曲不能说话。假如其脉软弱而发散，就会感到心气不足，但当经气依次前行，循环一周再回到原位的时候，病也就痊愈了。如果肺脉搏击有力而长，病发时就会唾血；假如其脉虚弱而发散，就是肺虚皮毛不固，就会汗出如雨，这样，就不能再用发散的方法了。如果肝脉搏击有力而长，面色不发青，这是跌伤、击伤引起的，由于瘀血积在胁下，使人气逆而喘；假如其脉虚弱而散，面色反而有光泽的，就会出现溢饮病。“溢饮”，是指渴极暴饮，而水气渗流到皮肤、溢出肠胃的情形。如果胃脉搏击有力而长，面色发红，就会股髀疼痛，好像折断了似的；假如其脉软弱而发散，就要生食痹。脾脉搏击有力而长，面色发黄，这是脾脉失去平缓，脾气极虚，会引起少气之病；假如其脉软弱而发散，面色没有光泽，那就会出现足胫浮肿。如果肾脉搏击有力而长，面色发黄而略有红色，就会腰部非常疼痛；假如其脉软弱而散，那就会出现精血虚少病，这种病很少有能够恢复健康的。

心脉和胃脉的病变

黄帝问：如果诊得心脉劲急，这是什么病呢？病的症状是怎样的？

岐伯说：病名叫“心疝”，小腹部位会有肿块出现。

黄帝问：这么说的根据是什么？

岐伯说：因为心是阳脏，和小肠为表里，所以说小腹会有肿块出现。

黄帝问：如果诊得胃脉有病，它的情形如何？

岐伯说：假设胃脉强实，就是腹胀病；假设胃脉虚弱，就是泻痢病。

疾病的形成原因及治疗

黄帝问道：疾病的形成原因是什么？它是怎样变化的？

岐伯回答说：如果受到风邪而生病，就会转为寒热病；因热邪侵袭，就会转变为消中病；气逆不已，就会转变为癫疾；久感风邪，就会转变为飧泄病；血脉受到风邪侵袭，就会转变为疠风。病的变化是无穷无尽的。

黄帝接着问：各种痈肿、筋挛、骨痛，这些病又是如何产生的？

岐伯回答：这是由于寒气集聚，风邪入侵而引起的。

黄帝问：如何治疗呢？

岐伯说：这是四时的邪气所产生的疾病，用五行相胜的方法治疗，就可以治好。

新病与旧病

黄帝问：如果病人以前就有病，从五胜发起，因而影响脉色，那么如何区分它是旧病还是新病呢？

阴阳盛衰与梦的关系

梦是一个极其复杂的人生现象，数千年来人们一直试图用各种学说来解说梦境。《黄帝内经》则从人的身体状态、阴阳脏气的盛衰，来说明一些梦的形成。现代有关研究发现，有些频繁出现的梦境，往往是疾病发生的预兆。可见《黄帝内经》释梦诊病的理论是有一定科学性的。

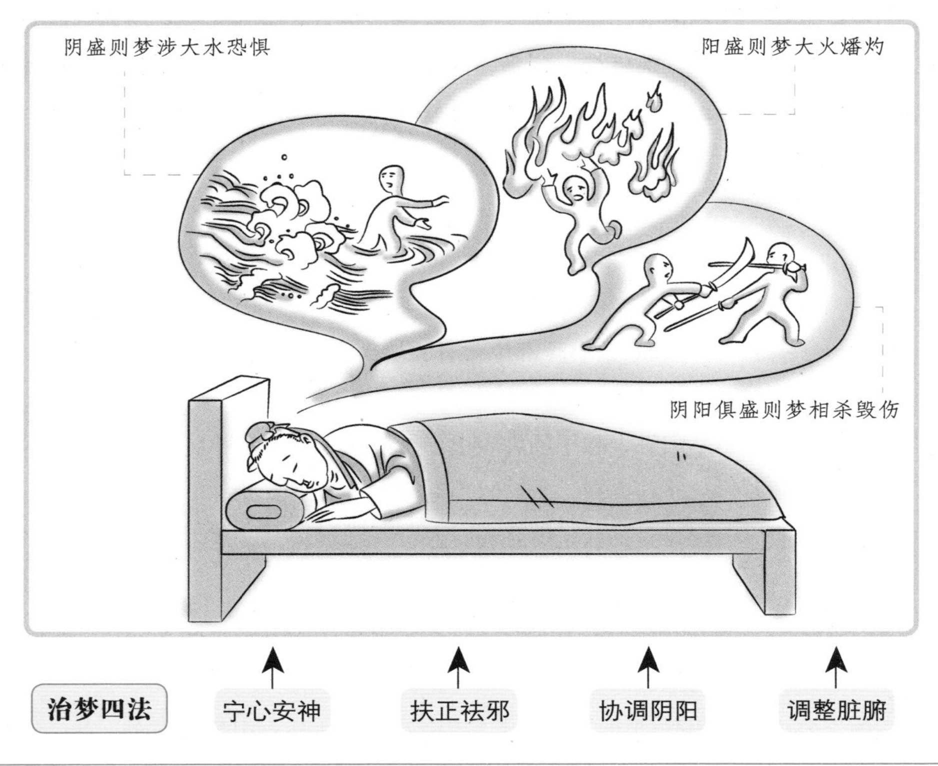

岐伯回答：您的这个问题比较细致！这只要验看它的脉色就清楚了。如果脉虽小而气色不错的，那就是新病；如果脉还好，可是没有气色的，那就是久病；如果脉和五色都不好的，那就是久病；如果脉和气色都还好的，那就是新病。肝脉肾脉同时出现沉弦的现象，皮色呈青红色，这样的病，是击伤所致，不见血也好，已见血也好，形体必然水肿，这是湿邪或水气中伤产生的瘀血肿胀的缘故。

尺肤诊法

尺部脉的两旁是季胁。轻按尺肤脉外侧可以诊断肾，重按它的外侧可以诊断腹。天部脉左外可以诊断肝，重按可以诊断膈；轻按它的右侧，可以诊断胃，重按可以诊断脾。尺肤脉的上段，轻按它的右侧，可以诊断肺，内可以诊胸中；左外可以诊心，内可以诊膻中。在臂内阴经分界处，可以诊断腹；在臂外阳经分界处，可以诊断背。按尺肤脉上段的手指向掌侧移，可以诊断胸喉部疾病，按尺肤脉上段的手指向臂侧移，可以诊断小腹、腰、股、膝、胫、足中部疾病。

脉象与疾病

脉象粗大的，因阴气不足而阳气有余，为内热病；脉象来的时候急去的时候平缓，因上部实下部虚，为厥癫病；脉象来时平缓去时急的，因上部虚而下部实，为恶风病。中恶风的人，源于阳气受邪风侵袭。脉象沉细数的，为足少阴经厥逆病；脉象沉细数散的，为寒热病；脉象浮而散的，为眩晕昏倒的病。脉象浮而不躁的，其病在表，就会发热；如果有躁动，病就出现在手三阳经。脉象细而沉的，其病在里，就会骨节疼痛；如果细沉而静，那么病就在足三阴经了。数脉而有歇止的，其病在阳，就会泄泻及大便带脓血。如果脉有涩象，是阳气有余；如果脉有滑象，是阴气有余。阳气有余，就会身热无汗；阴气有余，就会身冷多汗；阴气阳气都有余，就会无汗身寒。还有另外的诊察方法，如果推脉向外，而脉气向内不向外，就会出现心腹积聚病；如果推脉向内，而脉气向外不向内，就会出现内热病；如果推脉向上，脉就向上而不向下，那么下部就虚弱，就会出现腰足清冷的病状；如果推脉向下，脉就向下而不向上，那么上部就虚弱，就会出现头项疼痛的情况。至于重按至骨，若脉气少的，就会腰脊痛而身体有寒痹。

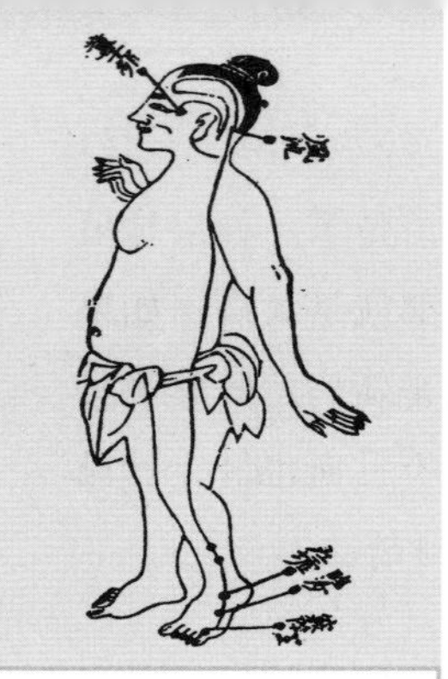

平人气象论篇

健康的脉象

篇十八

本篇论述了正常人的脉象，脉象与胃气的关系，虚里、寸口、尺肤诊病，真脏脉的死亡日期规律，逆四时脉象，以及五脏的平脉、病脉和死脉。

平人脉象

黄帝问：健康的人的脉象是什么样呢？

岐伯回答说：没有病的人呼气一次，脉搏跳动两次；吸气一次，脉搏也跳动两次；在呼气与吸气之间，脉搏再跳动一次。这样，正常人呼吸一次脉搏一般要跳动五次，如果深呼吸一次跳动六次也属于正常情况。通常以健康的人的呼吸情况作为标准来衡量病人的脉息，医生如果处于健康状态，也可以调匀自己的呼吸来诊察病人的脉搏次数，这可以成为脉诊的一个法则。

人一呼，脉只跳动一次，一吸，脉也跳动一次，这就是气虚的现象。人一呼，脉有三次跳动，一吸，脉也有三次跳动并且躁急，尺部皮肤发热，这是温病的脉象。尺部皮肤不发热，脉搏往来顺滑的，这是风病的脉象。如果脉象是涩的，就会出现痹证。如果人一呼，脉的跳动在四次以上的人就无可救药了。脉搏中断而不折回的病人离死也不远了。脉搏忽慢忽快的也是死脉。

脉象与胃气的关系

人的脉气，是来源于胃的，胃气正常就是人体健康的标志。人如果没有胃气，就叫作“逆象”，逆象是可以造成死亡的。

春季脉象微弦中带有柔和的胃气，这是正常的脉象，弦多胃气少，就是有肝病，只有弦脉而没有柔和的胃气，就是死证；虽然有胃气，而兼有毛脉，预测秋天就要生病；如果毛脉的现象比较严重，就会立即生病。春天五脏的真气散发于肝，肝脏主要藏筋膜之气。

夏季的脉，钩中带有柔和的胃气，也是正常的脉象。如果钩多而胃气少，就是病变在心脏；假如只有钩脉而没有胃气，就濒临死亡了；如果有胃气，而兼有石脉，可知到了冬天就会生病；如果石脉的情况严重，马上就会生病。夏天五脏的真气与心相通，心主要藏血脉之气。

长夏的脉搏，微带软弱而有胃气，属于正常的脉象。如果软弱的脉多而柔和的胃气少，就是病变在脾脏；假如只有代脉而没有柔和的胃气，就离死亡很近了；如果弱脉中兼有石脉，到了冬天就可能要生病；假设石脉过于严重，立刻就会生病。长夏时五脏的真气滋润脾，脾主要藏肌肉之气。

秋季的脉，柔和的胃气中微带毛脉就是正常的脉象。如果毛脉多胃气少，病变在肺脏；假如只有毛脉而没有胃气，就快要死亡了；若毛脉中兼有弦脉，预知来年

四时脉象与胃气

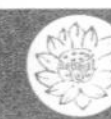

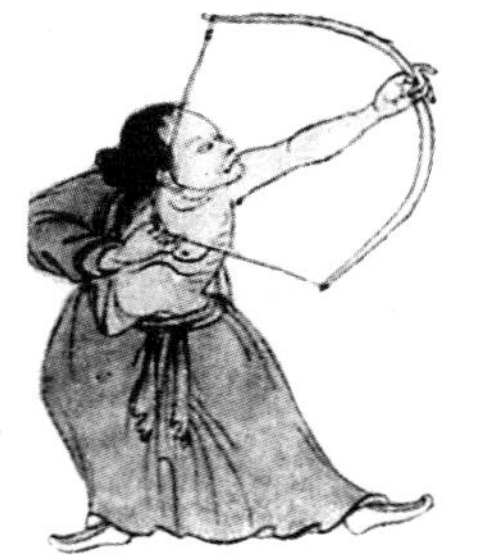

春弦

如春风吹榆树叶一样柔和的弦脉才是正常脉象。如果过于坚实、过于虚弱，或如抚摸竹竿般坚滑，或如硬弓初开一样，皆是反常的病脉。

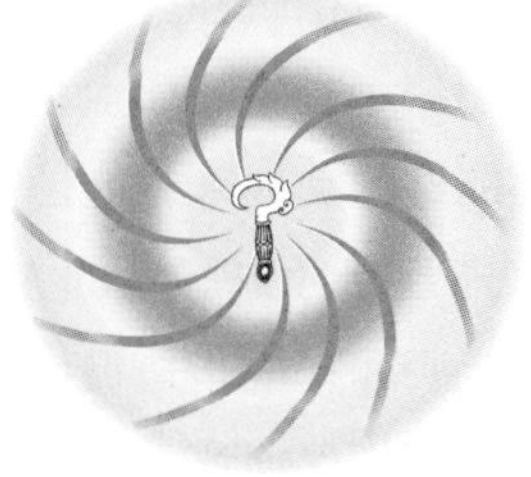

夏钩

如抚摸珠玉般的钩脉才是正常脉象，如果过于坚实，过于虚弱，或脉动频率过快，或者脉象如把持带钩般，轻取小柔，重按不动，则为反常的病脉。

四季之脉，关键是要有胃气，无胃气则为真脏脉，即死脉。所谓胃气，是指以适中力度按指所得到的脉象。

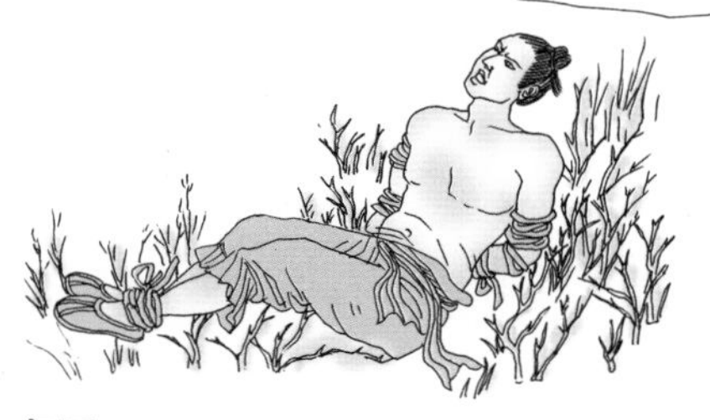

冬石

脉象来大去小，如鸟嘴一样滑润的石脉才是正常脉象。如果脉象太过、不及，或带歇止脉，或脉来时如初解绳索，脉去时如指弹石，则为反常的病脉。

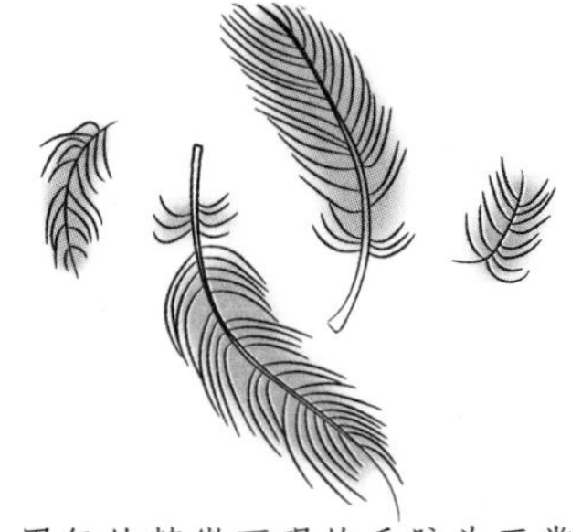

秋毛

由胃气的精微而现的毛脉为正常脉象，如果脉象太过、不及，或轻虚如鸡毛，或如风吹羽毛一样散乱无根，则为反常的病脉。

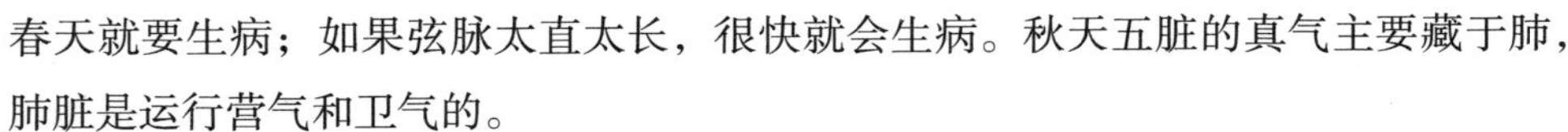
春天就要生病；如果弦脉太直太长，很快就会生病。秋天五脏的真气主要藏于肺，肺脏是运行营气和卫气的。

冬季的脉象，柔和中兼有微沉，这是正常的。如果沉石脉多而柔和的胃气少，病变就会出现在肾脏；如果只有沉脉而没有胃气，离死亡就会很近；如果沉脉中兼有钩脉，可知到来年夏天就要生病；如果钩脉出现得比较多，就会立即发病。冬天五脏的真气主要藏于肾，它也是主藏骨髓之气的。

虚里、寸口、尺肤诊病

胃经的大络，名为虚里。出现在左乳下，通过膈肌向上与肺脏相连，它的搏动用手能够感知，以此来判断宗气是旺盛还是衰败。如果虚里跳动急剧，并且非常快，这是病变出现在胸中的迹象；如果脉动没有规律，时常停下来，并且和横膈有关，表明胃中有凝痰瘀血积聚不消，一旦败绝宗气，就会死亡；如果虚里处跳动把衣服都能够振动起来，这是宗气外泄病情危重的现象。

怎样判断寸口脉象的太过和不及呢？寸口脉应指而搏动短，为头痛；应指而长，为足胫痛；应指短促而有力，有上无下，为肩背痛；应指沉而坚硬的，病出现在内部；应指浮而盛的，病出现在外部；应指沉而弱，主要表现为寒热及疝瘕积聚小腹痛；应指沉紧并有横斜的形状，为胁下、腹中有横积作痛；应指沉而急促，为寒热病。脉象盛滑而坚的，病在外，是六腑出现问题；脉象小实而坚的，病在内，是五脏出现问题。脉小弱而涩的，为旧病；脉来浮滑而迅疾的，为新病。脉来弦急的，症状为疝瘕小腹作痛。脉来滑利，可能风邪侵袭了；脉来涩滞，生痹证。脉来缓而滑，生内热病；脉来盛而紧的，生腹胀病。脉与病的阴阳相合，病就容易好，否则，病就难以治好了。脉与四时相合，即使患病，也没有其他危险。如脉与四时相反，病是难以痊愈的。

臂多青脉，原因在于失血。尺肤缓而脉来涩，是气血不足，表现为倦怠无力，只喜欢躺着；尺肤热而脉来盛，是因为大失血；尺肤涩而脉来滑，为阳盛阴虚所以多汗；尺肤寒而脉来细，为脾肾阳虚所以大便泄泻；脉粗大而尺肤常热的，出现内热病。

真脏脉的死亡日期规律

肝的真脏脉出现，金克木，在庚辛日死；心的真脏脉出现，水克火，在壬癸日死；脾的真脏脉出现，木克土，在甲乙日死；肺的真脏脉出现，火克金，在丙丁日死；肾的真脏脉出现，土克水，在戊己日死；这就是真脏脉出现死亡的日期的规律。

寸口脉反常脉象

寸口脉有太过和不及之象，其长、短、促、沉、坚、浮、盛、弱、横等脉象，对应着各种不同的病证。

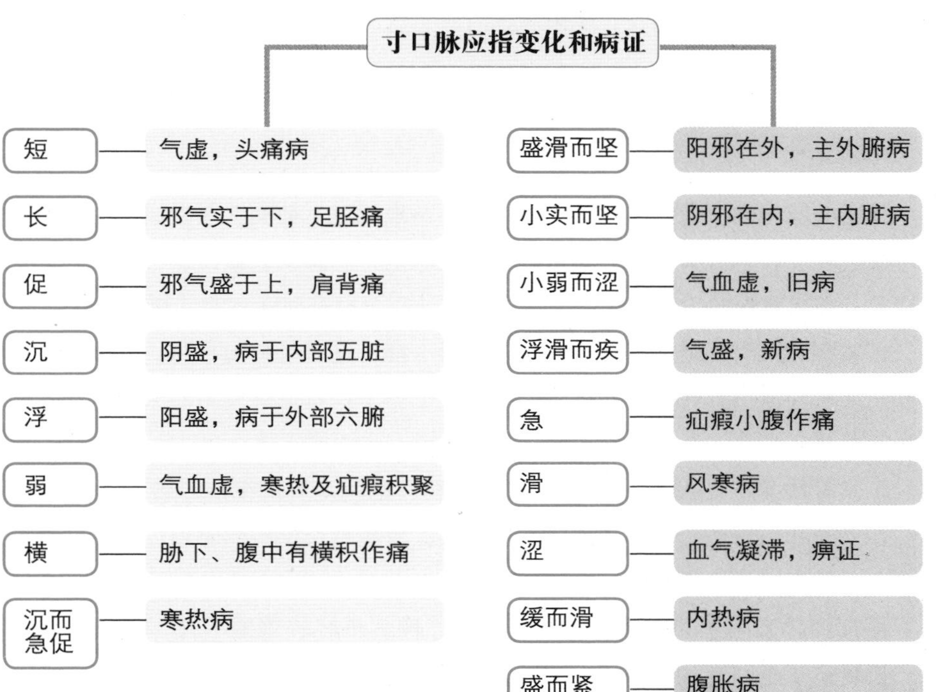

颈部脉常搏动，并有气喘急促咳嗽的症状，是水病。眼睑水肿像蚕刚起来时有光泽的样子，这也是水病。小便颜色黄而红，喜欢卧床，就是黄疸病的症状。饭后仍然时常感觉饥饿，就是胃疸病的征兆。面部水肿是风病的症状。足胫肿为水肿病的症状。眼珠发黄，也是黄疸病的症状。妇人手少阴脉动厉害的，是怀孕的征兆。

逆四时脉象

脉有与四时规律不相符合的，就是说在应当出现某种脉象的季节里，不但看不到应当出现的脉象，反而看到与之相反的脉象，如春夏的脉象不是浮大的而是沉细的，秋冬的脉象不是沉细的反而是浮大的，这就叫作“逆四时”。风热的脉本应是躁急的，但感觉到的却是沉静的；泄泻失血的病，脉本应该虚，但诊察出来的是实脉；病在内部的，脉本应该是实脉，但诊察出来的是虚脉；病在外部的，脉本应浮

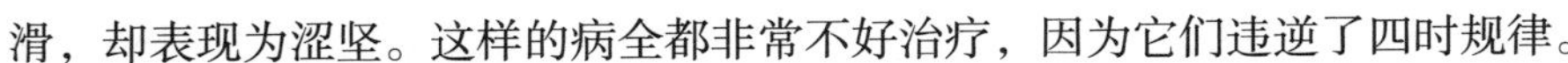

滑，却表现为涩坚。这样的病全都非常不好治疗，因为它们违逆了四时规律。

人的生命以水谷为基础，所以断绝了水谷，就要死亡。脉如果没有胃气，也是会死亡的。什么叫作“无胃气”？就是只能看见真脏脉，而没有柔和的胃气的脉。所说的脉无冲和胃气，就是肝脉没有弦象，肾脉没有沉象。

太阳脉到时，洪大而长；少阳脉到时，忽快忽慢，忽短忽长；阳明脉到时，浮大而短促。

五脏的平脉、病脉和死脉

正常心脉来时，像一颗颗珠子，连续不断地流过，如美玉般滑润，这就是心脏的平脉。夏季以胃气为根本，如果心脏出现病变，病脉就会显得非常急促，带有微曲之象。如果脉前曲后直，如摸到带钩一般，完全没有和缓之意，这就是死脉了。

正常肺脉来时，轻浮虚软，像榆叶飘落一样，这就是肺的平脉。秋季是以胃气为本，如果肺部出现病变，病脉来的时候不上不下，就像抚摸鸡的羽毛一样。如果脉来像草浮在水上，又像风吹茅草，散乱无序，这就是死脉。

正常肝脉来时，像长竿的末梢柔软摆动，这就是肝的平脉。春季是以胃气为本。如果肝部出现病变，病脉来时满指滑实，像抚摩长竿一样坚硬。如果脉来时急而有力，像新拉开弓弦似的，这就是死脉。

正常脾脉来时，和柔相济，从容和缓，像鸡爪轻轻落地一样，这就是脾的平脉。长夏季节是以胃气为本的，如果脾部出现病变，病脉来时充实而急促，像鸡提起爪子般急促收缩。如果脉来像鸟喙般坚硬、像鸟跳跃，像屋漏水、像水流动，这就是死脉。

正常肾脉来时，顺畅圆滑而有曲回，按它坚硬如石，这就是肾的平脉。冬季是以胃气为本的，如果肾部出现病变，病脉来时就像牵引葛藤，愈按愈硬。如果脉来像解索一般，散乱无头绪，又像弹石一样，劲急而坚硬，这就是死脉。

玉机真脏论篇

四季脉象与五脏疾病

本篇论述了四季正常脉象的特点，五脏之气太过、不及引起的疾病，脉和四时的关系，五脏病的传变规律，真脏脉的特点，以及四种难治易治的情况和五实五虚的症状。

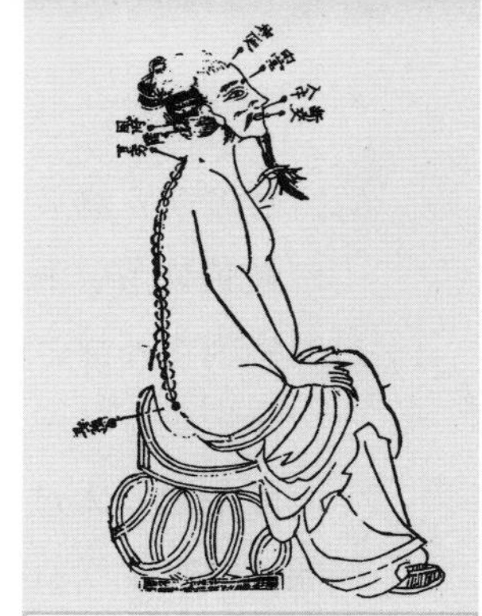

篇十九

四季脉象

黄帝问：春季的脉象如弦，那么什么样是弦呢？

岐伯答：春脉是肝脉，属东方的木，是万物开始生长的时节，因此它的脉气软弱轻虚而滑利，正直而长，所以叫作“弦”。如果违背这样的脉象，那就是病脉。

黄帝问：怎样叫作“相违背”呢？

岐伯回答说：脉气来的时候，实而强且有力，这称为“太过”，病出现在外部；脉气来时不实而且微弱，就称为“不及”，病出现在内部。

黄帝问：春脉太过和不及，会产生怎样不同的病呢？

岐伯回答说：如果太过了，会使人记忆力减退，精神恍惚，出现目眩头痛的癫疾；如果不及，会使胸部隐隐作痛，牵连背部，并且两胁也会出现胀满的症状。

黄帝说：很正确！夏季的脉象如钩，那么什么样是钩呢？

岐伯回答：夏脉也是心脉，属于南方的火，具有万物茂盛的气象。因此脉气来时充盛，去时变为衰微，和钩的形状差不多，因此叫作“钩脉”。如果不符合这样的脉象，就是病脉了。

黄帝又问：那么怎么样才是不符合的呢？

岐伯说：夏脉气来时盛，去时也盛，这就是太过，病主要出现在外部；如果脉气来时不盛，去时反而充盛，这就为不及，病主要出现在内部。

黄帝说：夏脉太过和不及，都会出现怎样的病变呢？

岐伯说：太过会使人发热，皮肤疼痛，热邪侵袭使身体生疮；不及会让人心虚烦闷，在身体上部会出现咳唾涎沫的情况，在下部会生泻痢病。

黄帝说：讲得非常有道理！秋季的脉象如浮，那么什么样是浮呢？

岐伯回答：秋脉是肺脉，属西方的金，具有万物收成的气象。因此脉气来时，轻虚而且浮，来时急去时散，所以称为“浮脉”。反之就是病脉。

黄帝问：相反的情况是怎样的呢？

岐伯回答：秋脉气来时浮软而中央坚实，两旁是虚空的，这样的脉象就是太过，病因在外部；如果脉气来时浮软而微弱，这就是不及，病因在内。

黄帝说：秋脉太过和不及，都会出现什么样的病变呢？

岐伯说：太过会使人气逆，背部隐隐作痛，郁闷而不舒畅；如果不及，会使人气喘，呼吸少气而咳嗽，在上部会发生气逆出血，在下部则可以听到喘息的声音。

黄帝说：讲得很对！冬季的脉象像沉石，那么什么叫作“石脉”呢？

岐伯说：冬脉是肾脉，属于北方的水，具有万物闭藏的气象，所以脉气来时沉而有力，因此称为“石脉”。假如与此脉象不符合，就是病脉。

四时之脉

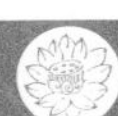

《黄帝内经》讲述了人的脉象随着四季的变化而相应变化，正常的脉象分别如弦、如钩、如浮（毛）、如石，如果违背了四时规律，太过或者不及，就会出现病变。

春脉如弦

属肝脉，东方之木。这个季节万物开始生长，因此它的脉气柔软而直长，所以叫作“弦脉”。

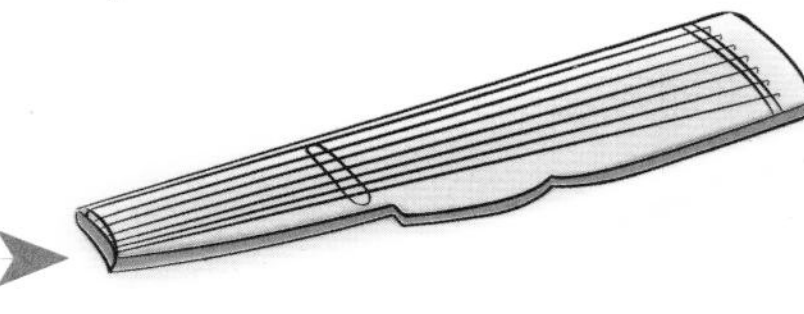

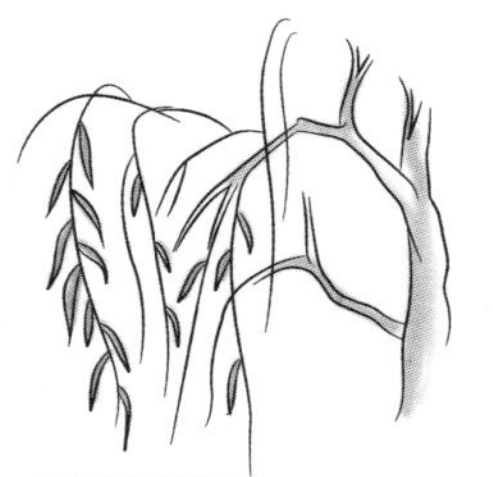

夏脉如钩

属心脉，南方之火，此时阳热亢盛、万物繁茂。因此脉气来时充盛，去时衰微，如钩之弯转，因此叫作“钩脉”。

秋脉如毛

属肺脉，西方之金，具有万物收成、草木脱落的气象。因此脉气来时轻虚而浮，来时急去时散，所以称为“浮脉”，亦称“毛脉”。

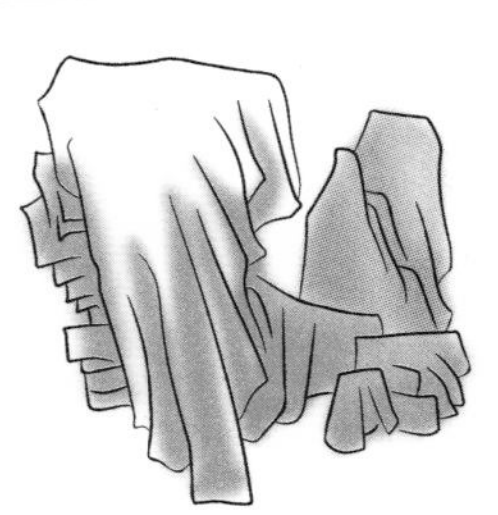

冬脉如石

属肾脉，北方之水，具有阳气收敛、万物潜藏的气象，所以脉气来时沉伏有力，因此称为“石脉”。

黄帝说：违背的情况是怎样的？

岐伯说：冬天的脉气来时像弹石般坚硬，这就是太过，病因在外部；如果脉去较快，这就是不及，病因在内部。

黄帝说：冬脉太过和不及，会出现怎样的病变？

岐伯说：太过会使人精神不振，身体倦怠、脊背痛、气短、说话少；如果不及，则会使人的心像饥饿时一样感到虚悬，季胁下部空软清冷，脊骨疼痛、小腹胀满、小便变色。

脾脉的脉象

黄帝说：讲得很好！四时的顺序，是引起脉象逆顺变化的根源，但是脾脉主要对应哪个季节呢？

岐伯说：脾属土，位居中央，是个孤尊之脏，它的职责，是用来滋润周围的其他脏腑的。

黄帝说：那么脾脏的正常与反常，能够看出来吗？

岐伯说：正常的脾脉看不出来，但有病的脾脉还是可以看出来的。

黄帝说：那么怎样的脉象是脾的病脉呢？

岐伯说：脉来的时候，像水的流动，这就是太过，病因在外部；脉来的时候，像鸟喙般坚硬，这就是不及，病因在内部。

黄帝说：您已经提到脾是孤脏，位居中央属土，滋润周围的脏器，那么它的太过和不及，都会引起怎样的病变呢？

岐伯说：如果太过会使人四肢沉重，不能行动；不及会使人九窍阻塞不通，术语叫“重强”。

黄帝惊讶地肃然起敬，再次行了个礼说：讲得太好了！我已经学会了诊脉的基本要领和天下的最高医术。《五色》《脉变》《揆度》《奇恒》等书所谈及的道理都是一致的。考察四时脉象的正常与异常，其精要归结在一个“神”字。神运转不息而不违背规律，如果违逆了就不会运转下去，它的生机也就失掉了。极其重要的真理，都是非常微妙的，我要把它记录在玉版上，藏在内府里，每天早晨都起来诵读，就把它命名为“玉机”吧。

五脏病气的传导

五脏所受的病气来源于病气所产生的腑脏，传给它所能相克的腑脏，停留在产生它自身的腑脏，死于与其相克的腑脏。当病重到快死的时候，病变一定先传到与其相克的腑脏，病人才会死。这就是说病气逆行必死无疑！例如，肝所受到的病气

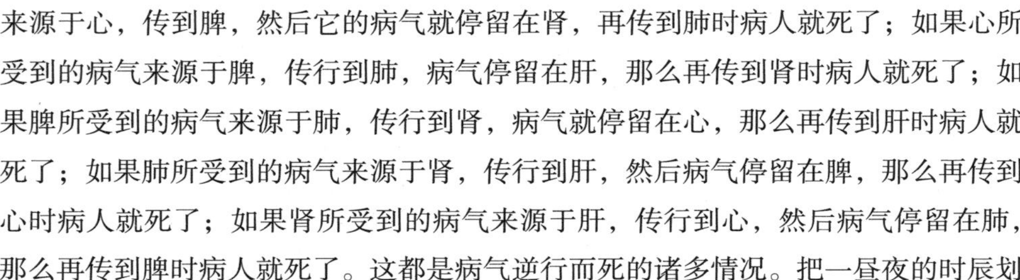
来源于心，传到脾，然后它的病气就停留在肾，再传到肺时病人就死了；如果心所受到的病气来源于脾，传行到肺，病气停留在肝，那么再传到肾时病人就死了；如果脾所受到的病气来源于肺，传行到肾，病气就停留在心，那么再传到肝时病人就死了；如果肺所受到的病气来源于肾，传行到肝，然后病气停留在脾，那么再传到心时病人就死了；如果肾所受到的病气来源于肝，传行到心，然后病气停留在肺，那么再传到脾时病人就死了。这都是病气逆行而死的诸多情况。把一昼夜的时辰划

五脏病气传导

五脏疾病的传导，是受病气于其所生之脏，传于其所胜之脏，病气留舍于生其之脏，死于其所不胜之脏。病到将要死的时候，必先传行于相克之脏，病者乃死。这是病气的逆传，所以人会死亡。

肝脏受病传导图

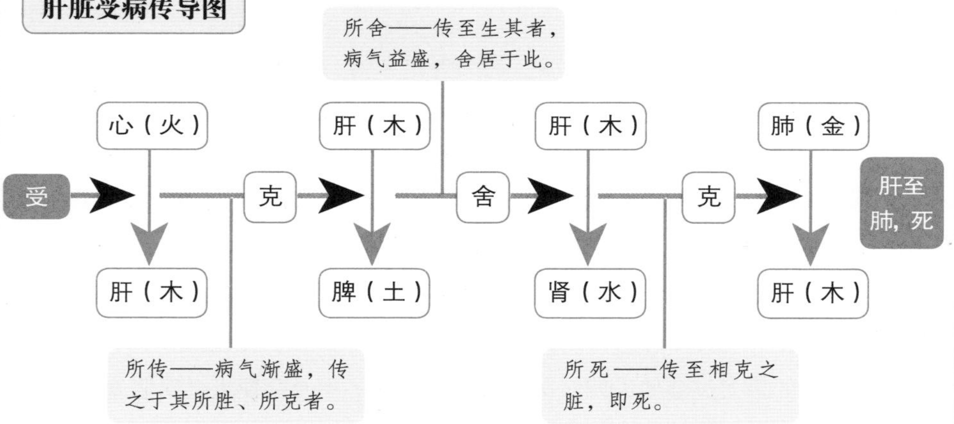

所舍——传至生其者，病气益盛，舍居于此。

受

心（火）

肝（木）

克

肝（木）

脾（土）

舍

肝（木）

肾（水）

克

肺（金）

肝（木）

肝至肺，死

所传——病气渐盛，传之于其所胜、所克者。

所死——传至相克之脏，即死。

脏腑相生图

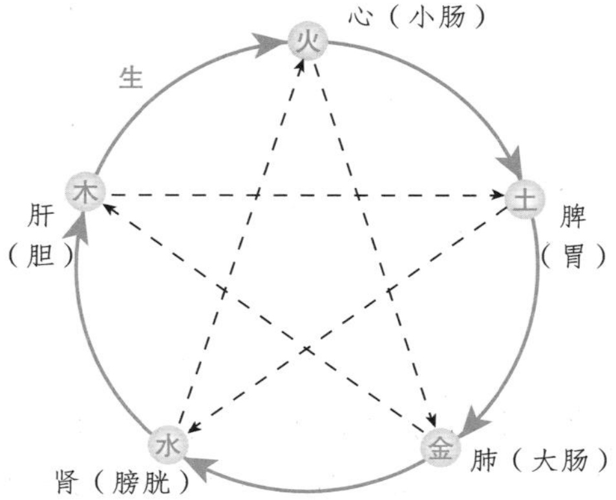

生

火 心（小肠）

木 肝（胆）

土 脾（胃）

水 肾（膀胱）

金 肺（大肠）

脏腑相克图

克

火 心（小肠）

木 肝（胆）

土 脾（胃）

水 肾（膀胱）

金 肺（大肠）

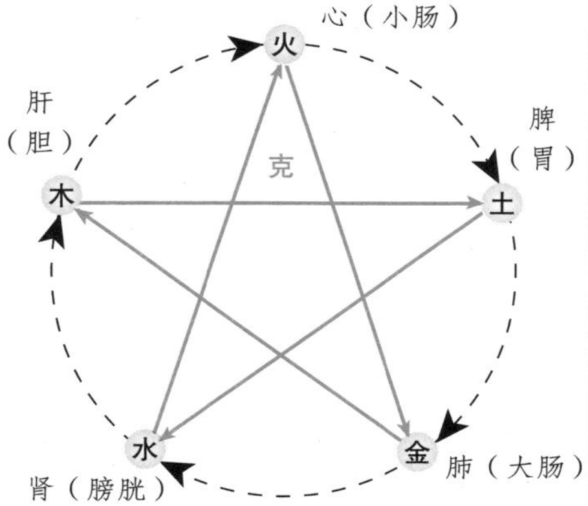

分为五个时间段，分别归属于五脏，就可以大概推测出死亡的时间了。

黄帝说：五脏相互通连，病气的转移也按照一定的次序。五脏如果出现病变，就会传给各自所克的脏腑，一般属不治之症的，多则三个月、六个月，少则三天、六天，病气只要传遍五脏，就肯定会死，这就是相克的顺传次序。所以说，能够辨别阳证，就可知道病从哪里来；能够辨别阴证，就可知道病人的死亡日期。就是说某个脏器到了它受困的时候，就注定无力回天了。

疾病的传行顺序

风邪是导致诸多疾病的最厉害的因素。当寒邪侵犯人体时，使人毫毛竖立，皮肤闭塞，内部发热。在这个时候，可以用发汗的方法治疗。倘若出现麻木不仁、肿痛等症状，可用热敷、拔火罐、艾灸或针刺等方法治疗。如果不及时加以诊治，病气就会传行并停留在肺部，称为“肺痹”，所以出现咳嗽逆气的症状。如果还不进行治疗，病气接着就会从肺传行到肝，这时称为“肝痹”，又叫作“肝厥”，会出现胁痛、呕吐等症状。此时，可用按摩或针刺等方法达到治疗目的。如果仍然不采取治疗措施，病气又会从肝传行到脾，发展成为脾风病，而出现黄疸、腹中热、心烦、小便黄色等症状。在这种情况下，还可以用按摩、药物和汤浴等方法诊治。如果再延误治疗，病气沿着脾传行到肾，变成疝瘕，伴有小腹烦热疼痛、小便色白混浊等症状，也叫作“蛊病”。在这个时候，可以用按摩、药物等方法加以治疗。假设继续耽误下去，病气从肾传行到心，出现筋脉牵引拘挛的情况，就是瘛病了。到这个阶段，还可以用艾灸、药物来控制病情。如果仍然不治疗，十天以后，就会死亡。若病邪由肾传行于心，从心又反传到肺脏，诱发寒热病，按常理三天就会死亡，这就是疾病传行的顺序。

但如果是突然发病的情况，就不用根据这个顺序治疗，有的病传变本身也不一定完全按照这个顺序。出现这样的改变，是因为忧恐悲喜怒五种情志，所以会突然引起大病。如过喜伤心，肾气就会乘虚而入；大怒伤肝，肺气就会乘虚而入；过思伤脾，肝气就会乘虚而入；过恐伤肾，脾气就会乘虚而入；过忧伤肺，心气就会乘虚而入。这就是疾病不依照顺序传变的规律。每一种脏器各有五种病变，在它的传变过程中，能够发展成为二十五种病变，这和正常的传变是完全相反的。所谓“传”，就是“相乘”的意思。

五脏的真脏脉

身体的主要骨骼软弱枯槁了，大块肌肉消瘦了，胸中气满，呼吸不畅，呼吸时身体振动频繁，出现这样的情况，估计六个月就会死亡。这时只要诊察肺脏真脏脉，就可以预知死亡的日期。身体的主要骨骼枯槁，大块肌肉下陷变瘦削了，胸中气满，喘息不宁，心痛牵动肩项，这样的情形持续大约一个月就很快死亡。只要出现了脾脏的真脏脉，就可以预知病人的死期。身体的主要骨骼枯槁脆弱了，大块肌肉下陷了，胸中气满，呼吸困难，腹痛牵引肩项，全身发热，肌肉消瘦，肘膝部肉块破败，这时如果出现了真脏脉，大概十个月内就会死亡。身体的主要骨骼变脆

疾病的传行与情志的影响

疾病的传行一般依循风寒外侵，病由风起，再由五脏相传，逆传于所胜后就会死亡。

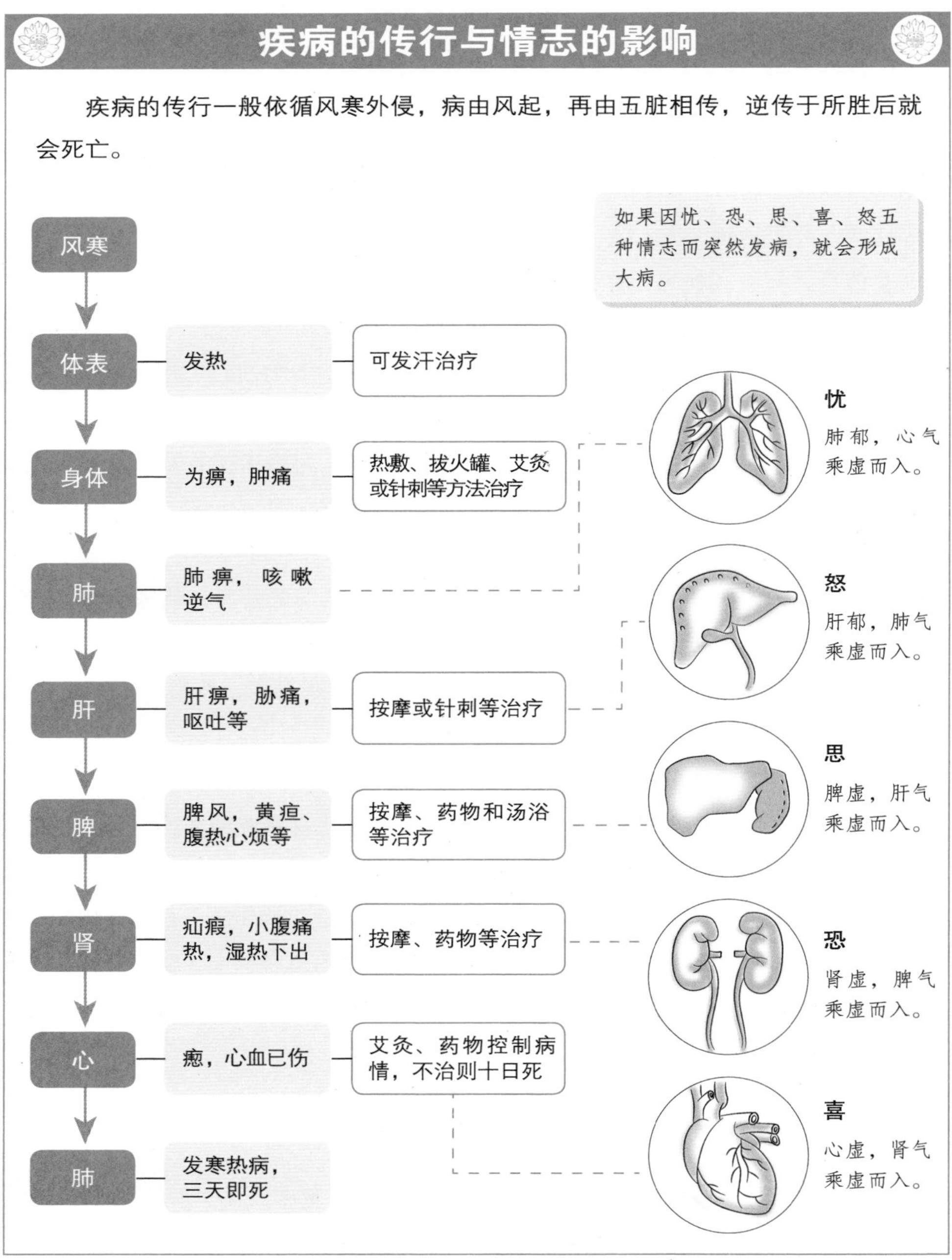

了，肌肉消陷了，大椎的骨髓在内部消脱，动作也更加不灵便，像这样，如果出现肾的真脏脉，寿命也就大约一年的时间了，诊察肾的真脏脉，就可以预测死期来临。大骨枯槁了，肌肉消陷了，加上胸中气满，腹痛，心里气郁不舒服，全身发热，肘部、膝部肌肉溃烂，全身肌肉消脱，目眶下陷，照此下去，到肝的真脏脉出现，眼睛看不见人，就会很快死亡。即使能看见人，到了脏器丧失抵抗力的时候，死亡也是无法避免的。

如果正气一时虚弱，外邪突然侵入人体，就会快速生病，五脏的真气阻塞，全身脉道不通，气已经不能往来，就好像从高处坠落或溺水一样，这样的突然病变，是无法预测死期的。如果脉气断绝而不再来，或者脉搏跳动非常快，一呼一吸脉动五六次，身体肌肉即使不瘦削，没有看见真脏脉到来，也无法逃脱死亡。

肝的真脏脉单独到来的时候，内外劲疾如同按在刀刃上所感觉到的锋利，又像按在琴弦上所感觉到的硬直，面色青白没有光泽，毫发枯损不堪，这是死亡的征兆。心的真脏脉单独到来的时候，坚硬而搏动手指，像薏米那样小而坚实，面色红黑没有光泽，到了毫发枯损不堪时，死亡就要来临了。肺的真脏脉单独到来的时候，洪大又非常虚弱，像羽毛触碰人的皮肤一样轻虚没有力量，面色白赤没有光泽，毫发枯焦，就要濒临死亡了。肾的真脏脉单独到来的时候，非常坚硬而有力，像手指弹石那样所感觉到的硬度，面色黑黄没有光泽，毫发枯损不堪，这也是要死亡的。脾的真脏脉单独到来的时候，软弱无力并且忽快忽慢，面色黄青没有光泽，毫发已枯损，这也是死证。总而言之，只要是遇到了五脏的真脏脉，都是绝症的预兆。

黄帝说：如果诊察到真脏脉的脉象，人就要死亡，依据是什么呢？

岐伯回答说：五脏的真气，都来自胃，胃是五脏的根本府库。五脏的脉气，如果不能直接到达手太阴的寸口，就必须借助胃气才能到达。所以五脏的脉气能够在其所主时，出现在手太阴处。如果邪气盛了，精气就必然衰败，胃气和五脏的脏气就不能同时到达手太阴，这样真脏脉就单独出现了。真脏脉单独出现就是因为病气战胜了脏气，据此说病人就快要死亡了。

黄帝说：讲得很正确！治病都必须先诊察病人的形体、神气、色泽，以及判断脉的虚实、病的新旧，然后再进行治疗，不能颠倒次序，先匆忙施治，而后再来观察。如果病人的形气相合，就是可以治愈的症状；气色光润鲜明，病就容易治；脉象和四时相适应，就为可治之症；脉弱而流畅，是有胃气的现象，也是容易治的病。以上都可计为可治、易治的症状，但也要及时地进行治疗才好。形体、神气不相合，就为难治之症；气色枯槁而没有光泽，病也是难以治愈的。如果脉实且坚，病就会加重；如果脉象违逆了四时变化规律，那就无可救药了。医生一定要查明这四种情况，清楚地告诉病人。

逆四时

所谓脉象和四时相违逆，就是春天诊得肺脉，属于金克木；夏天诊得肾脉，属于水克火；秋天诊得心脉，属于火克金；冬天诊得脾脉，属于土克水，而且脉到来的时候都表现为悬绝无根，并且沉涩不起，这就叫作“逆四时”。在四时中五脏的脉气不能随着季节表现各自的特征，在春夏季节里，相反却出现沉涩的脉象，在秋冬季节里，反常出现浮大的脉象，这也叫作“逆四时”。

热病的脉象本来是洪大的反倒安静了，发生泻痢病的脉象反倒洪大了；出现大失血的脉象原本为虚却变成实脉了；病在内，脉象反倒实而坚了；病在外，脉象反倒不实而坚了，这些都是脉象与症状相反的情况，都是难以治愈的。

五实和五虚

黄帝说：我听说依据虚实的病情可以预先判断死生，您能讲一讲其中的道理吗？

岐伯说：凡有五实之证的人就必死，凡有五虚之证的人也必死。

黄帝说：那么您就谈一谈什么是五实五虚吧。

岐伯说：心受邪气侵袭时就引起脉盛，肺受邪气侵袭时就引起皮肤发热，脾受邪气侵袭时就引起腹胀，肾受邪气侵袭时就引起大小便不通，肝受邪气侵袭时就引起心里烦乱，这就是所谓的五实。脉象极细表明心气不足，皮肤发冷表明肺气不足，气短不足表明肝气不足，大便泄泻表明肾气不足，不思饮食表明脾气不足，这就是五虚。

黄帝说：即使患了五实五虚之证，也有病人痊愈了，这如何解释呢？

岐伯说：如果病人能够吃些浆粥，胃气渐渐恢复，就会停止泄泻，那么患五虚之证的人也可以变成健康的人；而患五实之证的人如果原来身热无汗现在能够出汗，大便能够重新通畅了，表里相和了，那么病就可以治愈了。这就是五虚五实之证能够治愈的证候。

三部九候论篇

三部九候断疾病

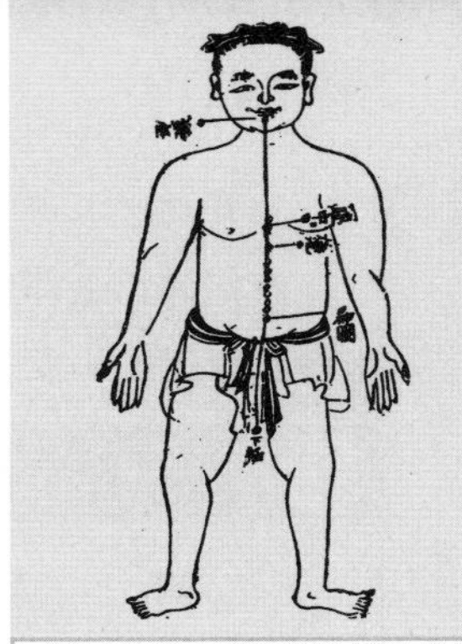

篇二十

本篇论述了三部九候的含义，诊脉遵循的一般原则，三部九候脉诊病变的部位，冬阴夏阳的脉象释义。

三部九候

黄帝说：我听了您讲的关于九候的理论，觉得内容多而广博，难以详尽叙述。我希望再听些要点，以便教给子孙，流传后世。我要把这些内容铭刻在心，藏于肝肺。我发誓接受所学，绝不随便泄露。要使它与天道相合，有始有终，上对应日月星辰节气，下与四时五行阴阳盛衰相合。四时气候变换，寒暑交替，春夏为阳，秋冬为阴。人怎样才能够适应这些自然规律呢？想听听您的高见。

岐伯回答说：您问得妙极了，这是天地间高深的道理啊！

黄帝说：希望听您讲一讲这天地间的至理，它要与人的形体相合，通利血气，并决定死生，怎样做到呢？

岐伯说：天地的至数，是从一开始，到九终止。一为天，二为地，三为人。而天地人又合而为三，三三为九，与九州九野之数对应。所以脉有三部，每部各有三候，依据它去决定死生，处置百病，调理虚实，祛除疾病。

黄帝说：什么叫作“三部”呢？

岐伯说：有下部，有中部，有上部，而每部又各有三候。三候是以天地人来代表的，这必须有人指导，才能明了部候的位置。上部的天，是指额两边动脉搏动处；上部的地，指两颊动脉搏动处；上部的人，指两耳前陷中动脉搏动处。中部的天，指手太阴肺经动脉搏动处；中部的地，指手阳明经动脉搏动处；中部的人，指手少阴经动脉搏动处。下部的天，指足厥阴经动脉搏动处；下部的地，指足少阴经动脉搏动处；下部的人，指足太阴经动脉搏动处。所以下部的天可以用来诊察肝脏的病变，下部的地可以用来诊察肾脏的病变，下部的人可以用来诊察脾胃的病变。

黄帝说：那么中部的情况如何呢？

岐伯说：中部也有天、地、人三候。天用来诊察肺脏的病变，地用来诊察胸中的病变，人用来诊察心脏的病变。

黄帝说：上部的情况又如何呢？

岐伯说：上部也分为天、地、人三候。天可以用来诊察头角的病变，地可以用来诊察口齿的病变，人可以用来诊察耳目的病变。总之，三部之中，各有天，各有

三部九候

脉有上、中、下三部，每部各有天、地、人三候，共计九候，合称“三部九候”。

上部
中部
下部
上部天候
按两额动脉，以察头角。
上部人候
按耳前动脉，以察耳目。
上部地候
按两颊动脉，以察口齿。
中部天候
按手太阴经，以察肺。
中部人候
按手少阴经，以察心。
中部地候
按手阳明经，以察胸。
下部人候
按足太阴经，以察脾胃。
下部天候
按足厥阴经，以察肝。
下部地候
按足少阴经，以察肾。

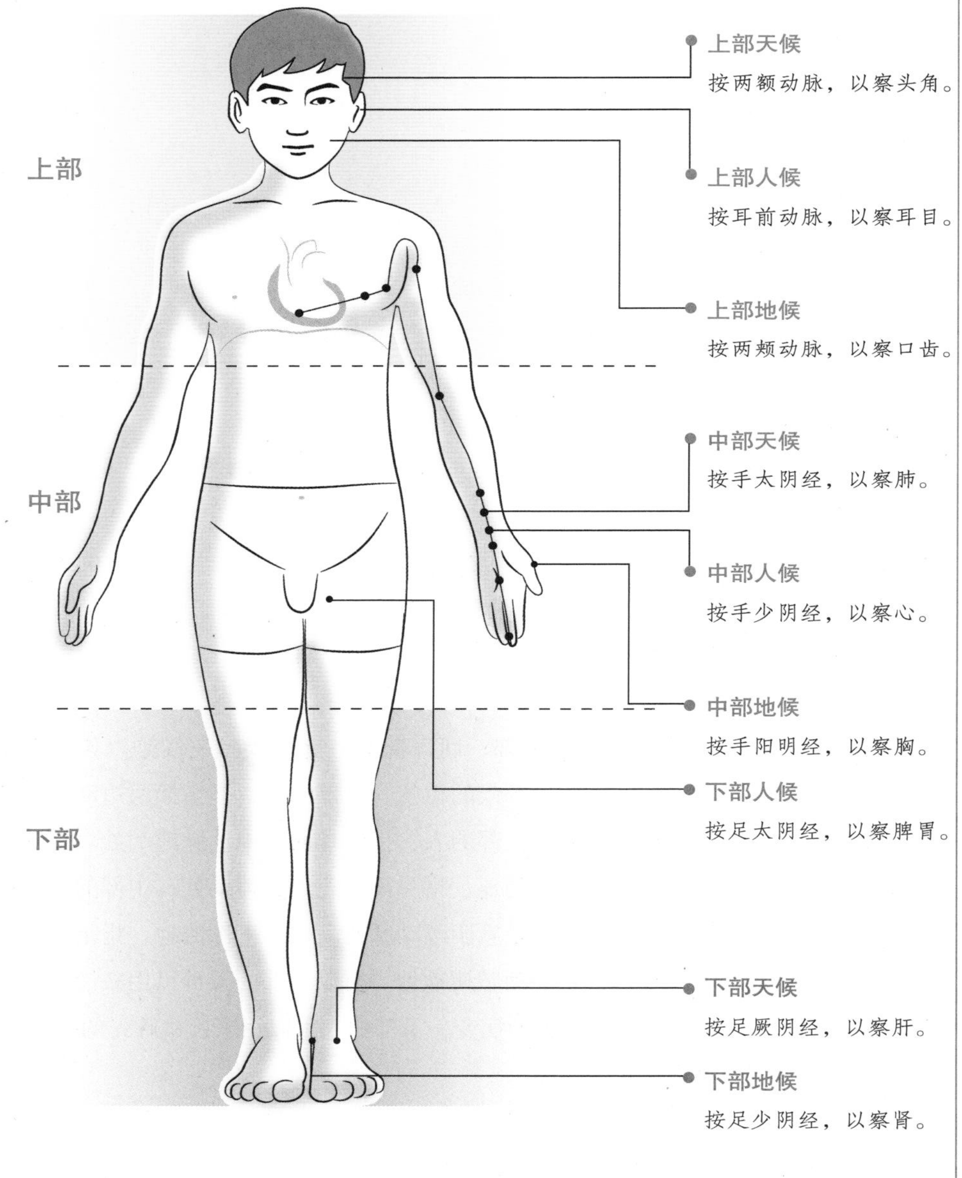

地，各有人。天有三候，地有三候，人有三候，三三相乘，合为九候。脉有九候，以对应地的九野。地的九野对应人的九脏。神藏于肝、肺、心、脾、肾五脏，和形藏于胃、大肠、小肠、膀胱这四脏，合为九脏。如果五脏败坏，气色一定枯槁，而气色枯槁就是病情很严重，最终难逃一死。

诊察方法

黄帝说：诊察的方法是什么？

岐伯说：一定先要估测病人形体的肥瘦程度，来调和其气的虚实。实证，就要泻其有余；虚证，就要补其不足。在这之前还要去掉血脉里凝滞的瘀血，然后再根据病情进行调理。总之，无论治疗什么病，最终都要以气血平和为标准。

黄帝说：死生如何决断呢？

岐伯说：形体粗壮的人，脉象反而细，气息不足，呼吸困难，表明危险；形体瘦弱，脉象反而大，胸中多气的，是死亡征兆；形体和脉息相契合的就会健康活下去，脉搏错杂不相协调的就会生病。如果三部九候都反常那就必死。其上下左右之脉相对应，脉动好像舂杵一上一下，参差不齐，说明病情很严重；上下左右之脉相差很大，而又错乱无法计数时，就是死亡的征兆；中部的脉象，虽然单独调理，如果与其他众脏腑不相协调的，也是死的征兆；中部的脉象衰减，与其他各部不协调的，也是死的征兆；眼眶内陷的，为精气衰竭的现象，也定会死亡的。

三部九候法脉诊病变的部位

黄帝说：怎样才能清楚病的部位呢？

岐伯说：从诊察九候脉的反常变化，就能知道病变的位置。九候之中，在独小、独大、独疾、独迟、独热、独寒、独陷下这七诊的脉象中，任何一种都是有病的现象。用左手在病人足内踝上五寸处，轻轻按着，用右手指在其踝上轻弹，如果感到脉中气动，其振动的范围在五寸以上，软滑而均匀，这样的脉象就没有病；如果其振动急，感觉快而混乱不清的，这就是有病的脉象；振动如果迟缓，也是病态；脉动的范围不能上达五寸，弹之没有反应，就是死亡的征兆；如果肌肉消瘦，体弱不能行动的，就是死亡的征兆；中部的脉象忽快忽慢，经气已经散乱的，也是死亡的征兆；假如脉代而钩，就是病在络脉。九候之间，应该相互协调。如果其中有一候不相适应，就是病态；有两候不相适应的，病就加重了；有三候不相适应的，病就危险了。所谓不相适应，就是上、中、下三部不一致。诊察病邪所在的脏腑，就可以确定死生的时间。一定得先了解正常的脉象，然后才能知道什么是病脉。诊察到了真脏脉，而病邪又重的，就会死亡。如果足太阳经脉气绝，两脚就不能屈伸，快死亡的时候，眼睛必然上视，瞳孔放大。

冬阴夏阳的脉象释义

黄帝说：冬阴夏阳，从脉象上如何解释？

岐伯说：九候的脉象都是沉细悬绝的，属于阴，为冬天的脉象，这样的病人在夜半死。如果都是脉盛大躁动气喘快的，属于阳，为夏天的脉象，这样的病人在中午死。寒热交加的，也就是一会儿寒冷一会儿热的病人，大约死在阴阳交会的黎明。内热和外热病人，死在中午的时候。风邪病人，多死在傍晚。水肿病人，死在夜半的时候。如果脉象忽疏忽密，忽慢忽快，是脾气内绝，死于辰戌丑未之时。假如形肉已经脱相，即便是九候调和，也快要死了。七诊之脉虽然出现，倘若九候与四时相合，也能够不死。不死的病，如风病和经月之病，只是类似七诊的病脉，而实际上与七诊的病脉并不相同，因此这不是死的证候。若有七诊的脉象，而脉候有败坏现象的，是死的证候。死的时候，必出现呃逆的症状。治病的时候，必须详细询问病人病初时的情形，以及现在的症状，然后按各部分进行切脉诊断，观察他的经络浮沉，以及上下逆顺。如果脉来流利的就没病，脉来迟滞的就有病。脉不往不来的，就是死的证候，久病形体瘦削，皮肤干枯贴附骨上的，也是死的证候。

黄帝说：那可治的病，应当怎样治疗呢？

岐伯说：病在经的，刺其经；病在孙络的，刺其孙络使之出血。属于血病而身体有疼痛症状的，就刺其经与络。如果病邪停留在大络，就用右病刺左、左病刺右的缪刺法治疗。如果邪气长期没有除去，证候也没有变得容易医治，就应该仔细考虑后再刺。上实下虚的，应该先切脉随后再行针刺，要找到络脉郁结的位置，刺出其血，使气血通畅。眼睛上视的，就是太阳经气不足。眼睛上视而眼珠不动的，就是太阳经气已绝。这是判断生死的要诀，一定要认真研究啊。

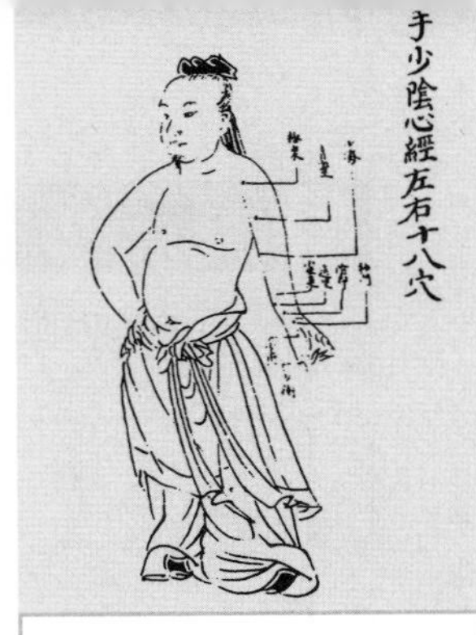

经脉别论篇

疾病的形成及治疗

篇二十一

本篇论述了各种因素对疾病形成的作用、食物精微和水在体内的输布、六经气逆产生的病证及治疗方法。

各种因素对疾病形成的作用

黄帝问：人们因所处的环境、劳累程度、情志不同，经脉血气也会随之发生变化吗？

岐伯答：一般来说，人在惊恐、恼怒、劳累、运动或者安静的情况下，都会导致经脉血气发生变化。例如走夜路时，气喘来自肾脏，过度就要损伤肺脏；坠落跌倒而害怕时，气喘来自肝脏，过度就要损伤脾脏；大惊失色时，气喘来自肺脏，过度就会伤害心脏。涉水而跌倒时，气喘来自肾脏和骨。当遇到这样的情况时，身体强壮的，气血流畅，病自然就会痊愈；假如身体衰弱，气血凝滞，邪气就会乘虚侵害而成为病了。因此，诊病的根本，是要观察病人的身体强弱、情绪状态及骨骼、肌肉、皮肤的形态，从而了解病的具体情况，这就是诊病的方法。

所以饮食过饱，食气蒸发而汗来自胃，就会伤害胃；受到惊吓，神气浮越而汗来自心，就会损伤心脏；负重远行，筋骨劳累而汗来自肾脏，就会损伤肾脏；走得很快并且害怕，汗来自肝，就会损伤肝脏；劳累过度，汗来自脾，就会损伤脾脏。所以春秋冬夏四时阴阳变化之中，生病的原因，多数情况是生活起居中饮食过饱、劳累过度以及精神受到刺激造成的，这比较容易理解。

食物精微和水在体内的输布

食物进入胃里，经过消化之后，一部分营养被输送到肝脏；然后其精气被传送到周身的经络，另一部分营养在胃中转化为精之气，注入心脏再传到血脉里去。脉气运行在经络里，而上归于肺，肺再把血气送到全身百脉以后，就把精气输送到皮毛。皮毛和经脉的精气会合，流注到六腑里去。六腑的精气，又流注于心肝脾肾。这样，各条经脉中的气血就在运动中趋于平衡。这种精气分布的平衡，形成寸口部位的脉象，从寸口脉搏的变化，就可以判断疾病的轻重。

生病起于过用

在四时阴阳运行之下，人如果超出常度使用身体，就会产生疾病。

病因
过度使用

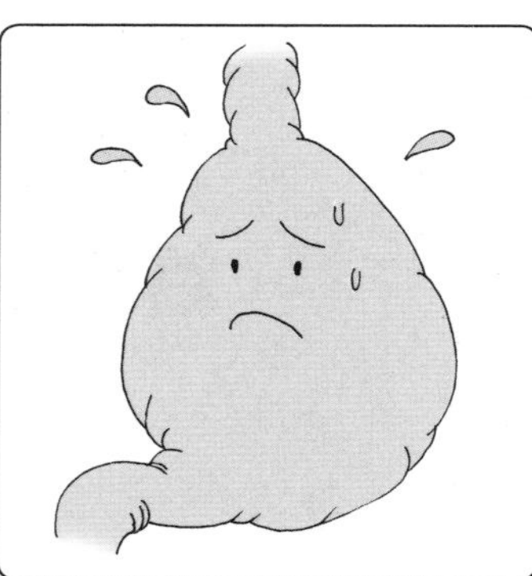

饮食过饱

有人贪吃，把胃撑得太饱，就会受不了，累得出汗。

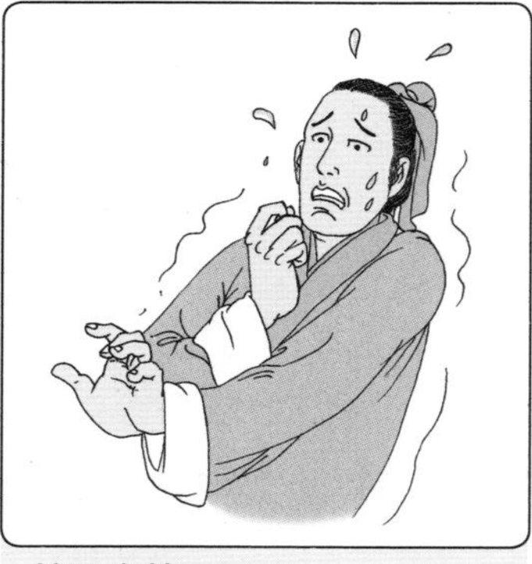

惊而夺精

受了惊吓，精神受到损伤，心就会出汗。吓得直冒冷汗，道理就在这里。

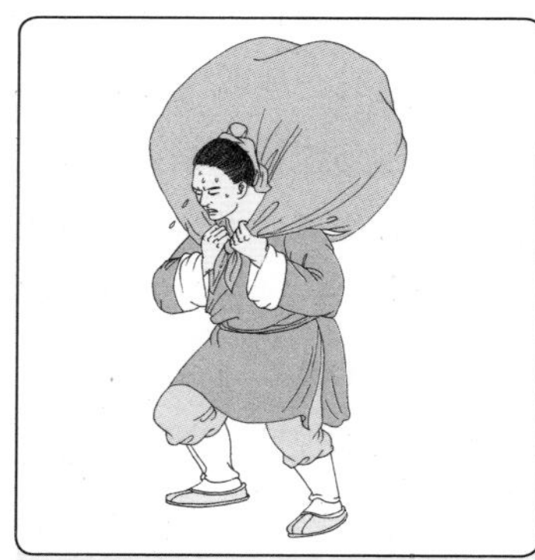

负重远行、疾走

背着沉重的东西走远路，肾就会出汗。走路太快，而且伴有恐惧感，肝就会出汗。

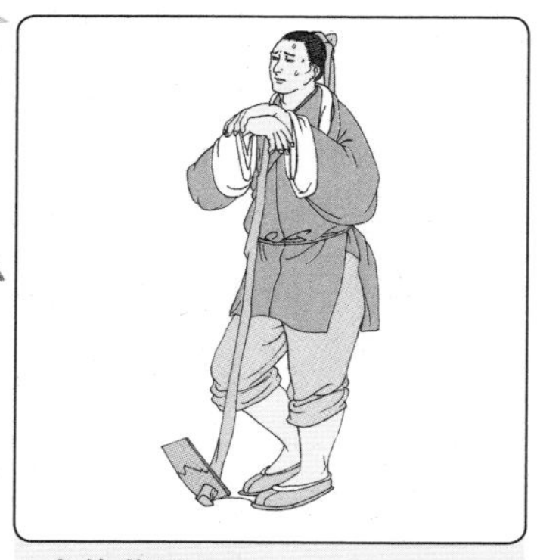

身体劳累

做体力活过度的话，脾也会出汗。

食物和水的精微输布

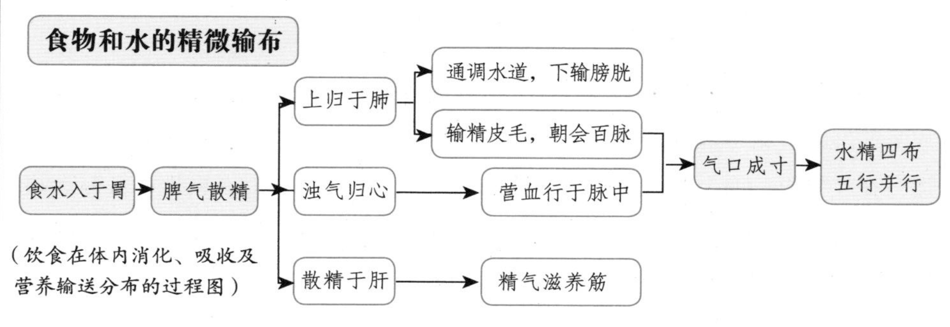

（饮食在体内消化、吸收及营养输送分布的过程图）

水液进入胃里，放散精气，上行输送到脾脏；脾脏散布精气，又向上输送到肺；肺气通调水道，又下行输送到膀胱。这样，气随水运行，散布于周身皮毛，流动于五脏经脉，符合四时五脏阴阳的变化，这就是经脉的正常运行情形。

六经气逆产生的病证及治疗方法

太阳经脉偏盛，就会出现虚气上逆、气喘等症状。这是阴不足阳有余的缘故，应该表里都用泻法：取膀胱经的束骨穴和肾经的太溪穴治疗。如果阳明经脉偏盛，为阳气过盛，就应该泻阳补阴，既泻足阳明经的陷谷穴，又补足太阴经的太白穴。如果少阳经脉偏盛，就会出现厥气，导致外踝前足少阳经脉分布处突然胀大，应该取少阳经的临泣穴进行治疗。少阴经脉偏盛，说明太阳太过。太阴经脉搏动有力，就应该省察真脏脉：如果五脏脉气减少，胃气不能平和，则为太阴经病变，应补足阳明经的陷谷穴，泻足太阴经的太白穴。

如果少阴经脉单独亢盛，这是少阴经气热厥，虚阳并越于上部，因肾气不足而致心脾肝肺的脉气受到影响的缘故。病气是在肾脏，应该治其经络的表里，泻足太阳经穴昆仑穴、络穴飞扬穴，补足少阴经穴复溜穴，络穴大钟穴。如果厥阴经脉偏盛，是厥阴经脉所主，真气虚弱引起的，就会心酸痛，逆气留在经脉与正气相搏，经常大汗淋漓。这就要注意调节饮食，再配合药物来治疗。如果用针刺法，就取厥阴的太冲穴。

黄帝问：太阳经脉的脉象是什么样的？

岐伯回答：太阳经脉像三阳经脉那样极盛，脉象都是轻浮的。

黄帝问：少阳经脉的脉象是什么样的？

岐伯回答：少阳经脉与一阳经脉一样，脉象都是滑而不实的。

黄帝问：阳明经脉的脉象是什么样的？

岐伯回答：脉象大而且浮。太阴经脉搏动，其脉象沉伏而实际上仍然有力，少阴经脉搏动，是肾脉沉而不浮的脉象。

六经气逆的脉象与诊治

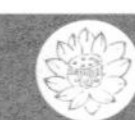

三阴三阳脉独盛的脉象与主病，在医学理论中自成一家，故称别论。

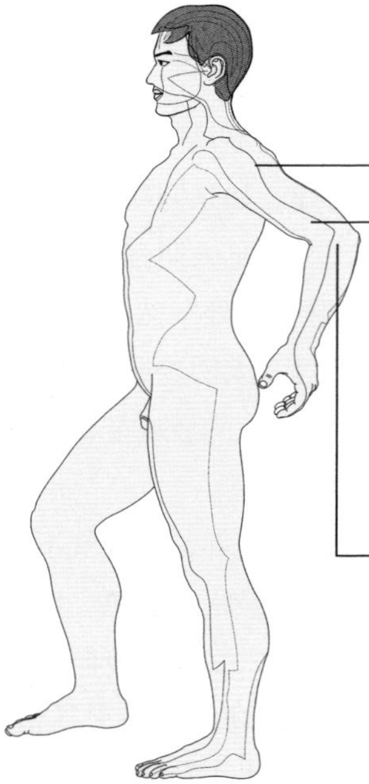

太阳经偏盛
- 脉象：阴不足阳有余
- 症状：虚气上逆，气喘
- 诊法：表里都用泻法，取膀胱经的束骨穴和肾经的太溪穴治疗

少阳经偏盛
- 脉象：厥气
- 症状：外踝前足少阳经脉分布处突然胀大
- 诊法：取少阳经的临泣穴进行治疗

阳明经偏盛
- 脉象：阳气过盛
- 诊法：泻阳补阴，既泻足阳明经的陷谷穴，又补足太阴经的太白穴

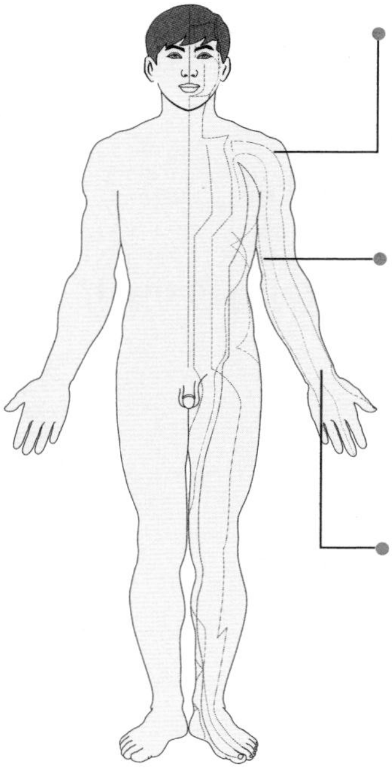

太阴经搏动有力
- 脉象：当察手太阴、足太阴
- 症状：五脏脉气减少，胃气不能平和
- 诊法：补足阳明经的陷谷穴，泻足太阴经的太白穴

厥阴经偏盛
- 脉象：逆气与正气相搏
- 症状：真气虚弱，心酸痛，逆气上于肺而发汗
- 诊法：注意调节饮食，再配合药物治疗。如用针刺法，就取厥阴的太冲穴

少阴经单独亢盛
- 脉象：经气热厥
- 症状：虚阳并越于上部，心脾肝肺的脉气不和，肾气不能上达
- 诊法：治其经络的表里，泻足太阳经穴昆仑穴、络穴飞扬穴，补足少阴经穴复溜穴，络穴大钟穴

脏气法时论篇

五脏的保养

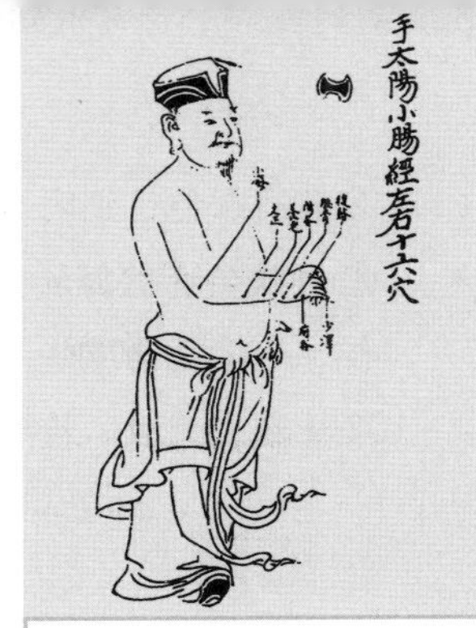

篇二十二

本篇论述了五脏和四时的关系、五脏所苦、五脏病的发展过程、五脏病态及治疗方法、五脏的五类归属。

五脏和四时的关系

黄帝问：结合人的五脏之气，遵循四时五行生克的规律治疗疾病，那么何为顺？何为逆？其中顺逆产生的结果，我想了解关于这方面的原理。

岐伯回答：五行就是金木水火土，从它的兴旺衰败相生相克变化，就可以推知疾病的轻重和治疗的成败，从而确定五脏之气的情况，当疾病更加恶化时，就是死亡的日子了。

黄帝说：请您更详尽地讲一讲。

岐伯答：肝主春木之气，春天就以足厥阴经和足少阳经作为主治。肝旺在甲乙日，肝性苦躁急，适合用甘味药来缓和它。

心主夏火之气，夏天就以手少阴经和手太阳经作为主治。心旺在丙丁日，心性苦弛缓，适合用酸味药来收敛它。

脾主长夏土之气，长夏就以足太阴经和足阳明经作为主治。脾旺在戊己日，脾性苦湿，适合用苦味药干燥湿气。

肺主秋金之气，秋天就以手太阴经和手阳明经作为主治。肺旺在庚辛日，肺气上逆，适合用苦味药以泄其气。

肾主冬水之气，冬天就以足少阴经和足太阳经作为主治。肾旺在壬癸日，肾性怕干燥，适合用辛味药来滋润它。

用五味来调理五脏，可以宣导腠理，运行津液，畅通气血。

肝病

肝脏有病，到夏天能够治好。夏天没治好，到秋天就会变重，如果能活过秋天，到冬天病情就会处于较稳定的相持阶段。次年春天，肝病恰逢春木本气，就能有些好转，但要特别注意的是不能遭受风邪。患有肝病的人，在丙丁日会见好。如果丙丁日未能有起色，到庚辛日病会加重。庚辛日不死，在壬癸日就能够处于稳定阶段，到甲乙日就会有些好转。患有肝病的人，在天刚亮的时候，感觉会好些，到了傍晚的时候，病情就会重些，到了夜半的时候，也会平静些。肝病需要疏散忌压抑，适宜服用辛味药来疏散。若需要补的，就选用辛味药，需要泻的，就选用酸味药。

心病

心脏有病，到了长夏季节能够治好，长夏没治好，到冬天病就会变重，如果能活过冬天，次年春天病情就会处于较稳定的相持阶段，到了夏天，就能逐渐好转。但要特别注意的是，衣服不可以穿太暖，忌吃热性食物，以免滋长火气。患有心脏病的人，在戊己日会见好，如果戊己日不好，到壬癸日病会加重。如果能活过壬癸日，在甲乙日就可以稳定一段时间，到丙丁日就会有好转。患有心脏病的人，在中午的时候，感觉会好些，到了夜半的时候，病情就会加重些，到天刚亮的时候，又会平静下来。心脏病需要软，适宜用咸味药来进行软坚，需要补的，就选用咸味药，需要泻的，就选用甘味药。

脾病

脾脏有病，到了秋天能够治好，假如秋天没治好，到了春天病就会变重，如果能挺过春天，到了夏天就会处于较稳定的相持阶段。到了长夏时候，就会有些好转。但要特别注意的是，禁吃温热性食物，不要吃得过饱，不可以居住在湿气重的地方，不要穿湿的衣服等。患有脾病的人，在庚辛日会见好，如果庚辛日治不好，到甲乙日病就要加重，如果能活过甲乙日，到丙丁日就可以稳定下来，到戊己日就会慢慢好转了。患有脾病的人，在未时，感觉会好些，到了天刚亮的时候，病情就会加重，到了傍晚的时候，又会平静下来。脾脏病需要缓和，适宜用甘味药进行缓和。需要泻的，就选用苦味药，需要补的，就选用甘味药。

肺病

肺有病，到了冬天能够治好，假如冬天没治好，次年夏天病就会加重，夏天如果没有病故，到了长夏就会处于较稳定阶段。到了秋天，病就有好转了。但要禁忌冷饮冷食和衣服单薄。患有肺病的人，在壬癸日会见好，如果壬癸日没治好，到丙丁日病就会加重，若丙丁日还活着，在戊己日就可以稳定，到庚辛日就会有好转了。患有肺病的人，在傍晚的时候，感觉好些，在中午的时候，病情就会加重，到未时，又会平静下来。肺脏病需要收敛，适宜用酸味药进行收敛。需要补的，就选用酸味药，需要泻的，就选用辛味药。

肾病

肾脏有病，到了春天能够治好，假如春天没治好，到了长夏之时病就会变重，如果能活过长夏，到了秋天，就处于较稳定阶段，到了冬天，就会有些好转。但要注意不要吃过热的食物以及穿烘热过的衣服，以免引起燥热。患有肾病的人，在甲乙日会见好，如果甲乙日没有恢复健康，到戊己日病就会加重，若戊己日还活着，在庚辛日就可以延续这种现状，到壬癸日，就会有好转。患有肾病的人，在半夜的时候，感觉会好些，在辰戌丑未四个时辰病就会加重，到傍晚时，便安静了。肾脏病需要强固肾气，适宜用苦味药来调理。需要补的，就选用苦味药，需要泻的，就选用咸味药。

邪气侵入人的身体，是按照五行相克的规律伤害人的。每一个脏器的疾病，遇到和所主之脏相对应的时日，病就能治好；若遇到和本脏相克的时日，病就会加重。倘若遇到与本脏相对应的时日，病就呈稳定状态；遇到本脏当旺之时，病就好转起来。但必须知道五脏的正常脉象，才可以推知病或缓和或加重的时间，以及预测死亡的时间。

五脏和四时旺日
心 旺在丙丁日
火
春
夏
木
土
旺在甲乙日 肝
脾 旺在戊己日
水
金
旺在壬癸日 肾
肺 旺在庚辛日
冬
秋

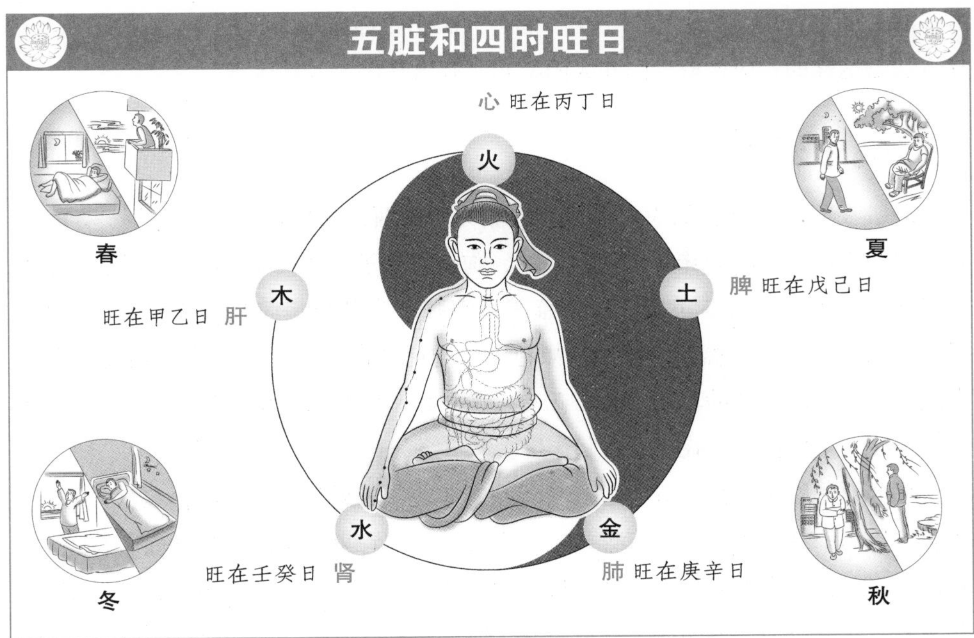

五脏病的症状及治疗方法

患有肝病的，表现为两胁下疼痛牵引小腹，使人多怒，这是肝实的症状。如果肝虚，则两眼模糊，看不清东西，两耳听不清声音，时常恐惧，好像总有人要追捕

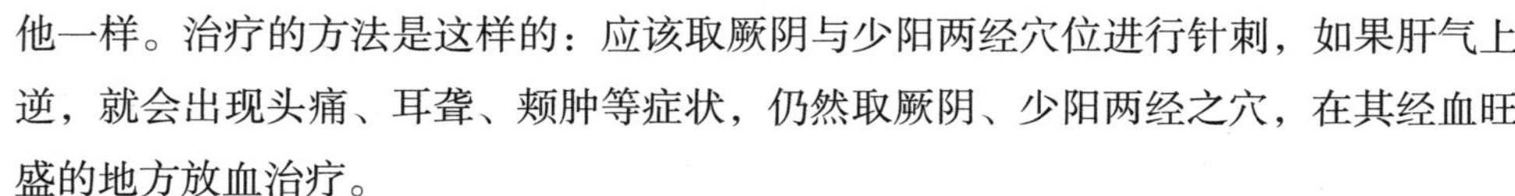

他一样。治疗的方法是这样的：应该取厥阴与少阳两经穴位进行针刺，如果肝气上逆，就会出现头痛、耳聋、颊肿等症状，仍然取厥阴、少阳两经之穴，在其经血旺盛的地方放血治疗。

患有心病的，表现为胸中疼痛，胁部胀满，胁下痛，胸背到肩胛间牵引作痛，两臂内侧也疼痛，这是心实的症状。如果心虚，则表现为胸腹胀大，胁下和腰牵引作痛。治疗方法是这样的：应该取少阴和太阳两经穴位进行针刺，并刺舌下出血；如果疾病有所变化，应刺郄中穴出血。

患有脾病的，表现为身体沉重、肌肉软弱无力、行路抬不起脚、抽筋、脚下疼痛，这是脾实的症状。如果脾虚，就表现为腹胀肠鸣、泄泻、消化不良。治疗方法是这样的：应该取太阴和阳明、少阴经进行针刺，并刺出血。

患有肺病的，表现为咳喘气逆、肩背疼痛、出汗，脊尾阴股、大腿骨、膝、腿肚、足胫、脚等处都痛，这是肺实的症状。如果肺虚，就少气、呼吸难以接续、耳聋、咽部干燥。治疗方法是这样的：应该取足太阴、足太阳经脉的外侧，厥阴经脉的内侧，刺其出血。

患有肾病的，表现为腹大、胫肿痛、喘咳、身体沉重、盗汗、怕风，这是肾实的症状。如果肾虚，就会感到胸中作痛、大腹小腹疼痛、四肢厥冷、心中不乐。治疗方法是这样的：应该取少阴和太阳经穴，刺出其血。

五脏的五类归属

肝脏在五色分类中归为青色，应吃甜味的东西，如粳米、牛肉、枣、葵菜等；心脏归为赤色，应吃酸味的东西，如豆、狗肉、李子、韭菜等；肺脏归为白色，应吃苦味的东西，如麦、羊肉、杏、薤等；脾脏归为黄色，应吃咸味的东西，如大豆、猪肉、栗子、藿等；肾脏归为黑色，应吃辛味的东西，如黄黍、鸡肉、桃子、大葱等。食物的五味的功用为：辛味有发散作用，酸味有收敛作用，甜味有缓和作用，苦味有坚燥作用，咸味有软坚作用。

攻邪要用厚重的药，五谷是用来营养身体的，五果是用来辅助营养身体的，五畜的肉是用来补益元气的，五菜是用来充饥的。将谷果肉菜的气味合而服食，可以补精养气。这五类东西包含了辛、酸、甘、苦、咸五味，而五味各有它的作用，或者发散，或者收敛，或者缓和，或者急，或者坚，或者软。治病时就要配合四时五脏相生相克的具体情况来恰当地食补五味。

五脏之病证及疗法

五脏		症状	治疗
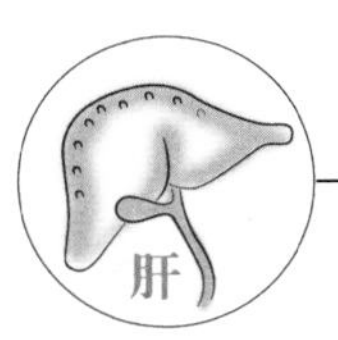 肝	实证	两胁痛牵引小腹，善怒	取厥阴、少阳针刺
	虚证	目模糊无所见、耳无所闻，惊恐如人将捕之	
	气逆	头痛、耳聋、颊肿	取厥阴、少阳两经刺出血
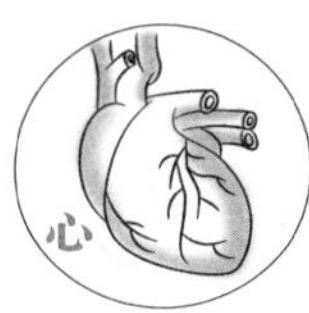 心	实证	胸中痛，胁胀满，胁下、胸背、肩胛、两臂内侧皆痛	取少阴、太阳经针刺，刺舌下出血。如病有变，刺郄中穴出血
	虚证	胸腹胀大，胁下和腰牵引作痛	
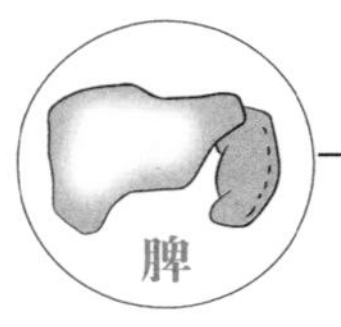 脾	实证	身重，肌肉萎缩，抽筋，足部疼痛	取太阴、阳明、少阴经，刺出血
	虚证	腹胀肠鸣、泄泻、消化不良	
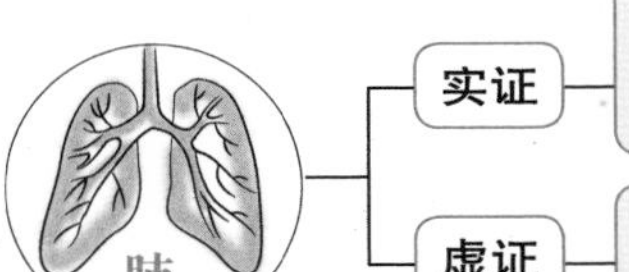 肺	实证	咳喘逆气，肩背痛，出汗，脊尾阴股、大腿骨、膝、腿肚、足胫、脚等处都痛	取太阴、足太阳经外侧、厥阴经内侧刺出血
	虚证	少气、呼吸困难、耳聋、咽部干燥	
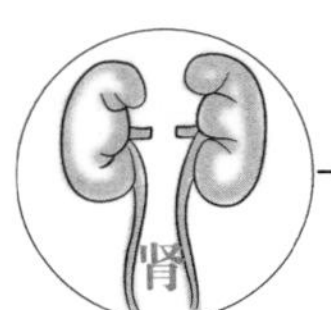 肾	实证	腹胀大、胫肿、咳喘、身重、盗汗、怕风	取少阴、太阳经刺出血。
	虚证	胸中痛，大腹小腹痛，四肢冷，心中不乐	

五脏的虚实病证，是中医脏腑辨证的重要内容之一。

放血疗法

其法以针具或尖锐物，刺破患者一定穴位或浅表的血络，放出适量血液以治疗疾病，具有通经活络、开窍泻热、祛瘀消肿之功效。

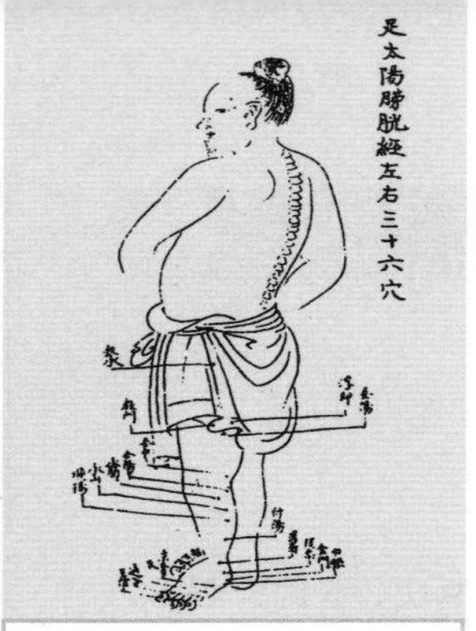

篇二十三

宣明五气篇

五味与五脏的关系

本篇是五行归纳小结，主要探讨了五味所入、五脏所病、五脏所并、五脏所恶、五脏化液、五味禁忌、五味所藏、五劳所伤，以及五脏脉象。

五行归纳

饮食五味入胃后，各为对应的脏腑所吸收：酸味入肝，辛味入肺，苦味入心，咸味入肾，甘味入脾，这就是所说的五味入五脏的规律。

五脏之气各有它的病理表现：心气不舒就会引起嗳气；肺气不清就会引起咳嗽；肝气不畅就会话多；脾气不达就会吞吐酸水；肾气不足就会打呵欠、打喷嚏。胃气不降就会气逆，严重的就会出现呕吐、有恐惧感；大肠小肠有病变就会出现泄泻；下焦出现病变，水液泛溢到皮肤，就是水肿病；膀胱之气不通畅，则小便不通，如果失去控制，就会遗尿；胆有病就易发怒。这就是所说的五脏六腑之气失调所引起的病变。

五脏精气集聚于某一脏中，就会发生以下疾病：集中于心就高兴；集中于肺就悲哀；集中于肝就忧愁；集中于脾就畏惧，集中于肾就惊恐。这就是五脏之气乘虚相并所引发的症状。

五脏各有所厌恶：心厌恶热，肺厌恶寒，肝厌恶风，脾厌恶湿，肾厌恶燥。这就是所谓的五恶。五脏化生五液：心脏津液化为汗，肺脏津液化为涕，肝脏津液化为泪，脾脏津液化为涎，肾脏津液化为唾。这就是所谓的五液。

五味对五病的禁忌：辛味走气，病在气不能多吃辛味；咸味走血，病在血不能多吃咸味；苦味走骨，病在骨不能多吃苦味；甜味走肉，病在肉不能多吃甜味；酸味走筋，病在筋不能多吃酸味。这就是所谓的五禁，即对所禁忌的食物，不可以多吃。五病发生的情况：肾病出现在骨，心病出现在血，脾病出现在肉，肝病发生在冬季，肺病发生在夏季。这就是所谓的五发。

五脏受邪气的侵扰，就形成不同的病：病邪进入阳，则生狂病；病邪进入阴，则生血痹。病邪进入阳，阳过盛则出现头部疾患；病邪进入阴，阴过盛就喑哑不能说话。病邪由阳变阴则静；病邪由阴变阳则易怒。这就是所谓的五乱。

五邪的脉象：春天而见秋脉，夏天而见冬脉，长夏而见春脉，秋天而见夏脉，冬天而见长夏脉，这叫作“阴出之阳”，病者善怒就是不治之症。上述病邪称作“五邪”。

五脏各有所藏：心脏藏神，肺脏藏魄，肝脏藏魂，脾脏藏意，肾脏藏志。这就是所谓的五脏所藏。五脏各有它所主宰的对象：心主血脉，肺主皮毛，肝主筋，脾主肉，肾主骨髓。这就是所谓的五主。

五劳所伤：长久地目视，就会劳心而伤血；长久地卧睡，就会劳肺而伤气；长久地坐着，就会劳脾而伤肉；长久地站着，就会劳肾而伤骨；长久地行走，就会劳肝而伤筋。这就是所谓的五劳所伤。

五脉与四时相对应的脉象：肝脉对应春天而呈现弦脉；心脉对应夏天而呈现钩脉；脾脉分旺于四季，其脉弱，随时而更代；肺脉对应秋天而呈现毛脉；肾脉对应冬天而呈现石脉。这就是五脏的脉象。

五脏的五行归类

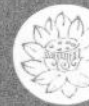

五行	火	金	木	土	水
五脏	心	肺	肝	脾	肾
五入	苦入心	辛入肺	酸入肝	甘入脾	咸入肾
五气	心为嗳气	肺为咳嗽	肝为话多	脾为吞吐酸水	肾为呵欠为喷嚏
五集	集于心则喜	集于肺则悲	集于肝则忧	集于脾则畏惧	集于肾则恐
五恶	热	寒	风	湿	燥
五液	汗	涕	泪	涎	唾
五禁	咸	辛	酸	甜	苦
五发	病在血	病发在夏	病发在冬	病在肉	病在骨
五邪	夏而见冬脉	秋而见夏脉	春而见秋脉	长夏而见春脉	冬而见长夏脉
五藏	神	魄	魂	意	志
五主	血脉	皮毛	筋	肉	骨髓
五伤	久视劳心伤血	久卧劳肺伤气	久行劳肝伤筋	久坐劳脾伤肉	久站劳肾伤骨

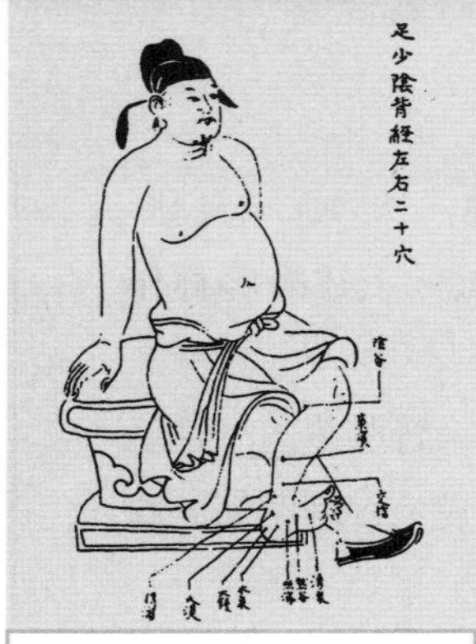

篇二十四

血气形志篇

郁闷的根源所在

本篇讲述了六经的气血分布、表里关系，五脏腧穴的位置，形志苦乐不同的病因及其治疗方法。

六经的气血分布和表里关系

人体气血的分布是有一定规律的，太阳经时常是多血少气；少阳经时常是少血多气；阳明经常常是多气多血；少阴经常常是少血多气；厥阴经常常是多血少气；太阴经常常是多气少血，这就是上天赋予人体的气血的常数。

足太阳膀胱经与足少阴肾经互为表里；足少阳胆经与足厥阴肝经互为表里；足阳明胃经与足太阴脾经互为表里。这就是足阴阳三经。手太阳小肠经与手少阴心经互为表里；手少阳三焦经与手厥阴心包经互为表里；手阳明大肠经与手太阴肺经互为表里。这就是手阴阳三经。根据这些规律，我们就能够知道有关手足阴阳十二经脉的疾病。治病的时候，对于血脉盛的病人，一定要先刺出其血，减轻其痛苦；然后依据病证的虚实，运用“泻其有余，补其不足”的原则进行治疗。

五脏腧穴的位置

要想确定人背部五脏腧穴的位置，可以用一根草先测量两乳间的距离，然后取正中对折，再用另一根草测量对折后草的一半，即四分之一处，折掉这四分之一，最后让草的两端支撑起来，构成等边三角形。这样就可以用它来测量病人的背部了，先让一个角在上，和脊背大椎穴相齐，其余的两个角在下。下面这两个角所在的部位，就是肺俞。再把上角下移至左右肺俞连接线的中点，这时左右两角的位置是心俞。依旧按照上面的方法将三角形下移之后，左角的位置是肝俞，右角的位置是脾俞。再如法炮制继续下移，左右两角的位置就是肾俞。这就是所说的五脏腧穴的部位，也是针灸取穴的位置。

形志苦乐不同的病因及其治疗方法

形体看起来舒服而内心郁苦的人，病因在于脉络不通，治疗时应采用针灸法。

形体和心志方面都感觉很愉悦的人，病因在于肌肉壅滞，治疗时应选用针刺及砭石的方法。形体劳苦而心情愉快的人，病因在于筋骨损伤，治疗时应选用药熨法、导引法等。形体不舒服、心志也不快乐的人，发病在咽喉，有食塞、肺喘的症状，治疗时应采用药物疗法。形体常受惊吓的人，经络气血运行不通畅，会出现肢体麻木的症状，治疗时一般采用按摩法和药酒法。这就是所说的五种形志方面的疾病。

刺阳明经，可让其出血出气；刺太阳经，只可让出血，不宜伤气；刺少阳经，只可出气，不宜伤血；刺太阴经，只可出气，不宜伤血；刺少阴经，只可出气，不宜伤血；刺厥阴经，只可出血，不宜伤气。

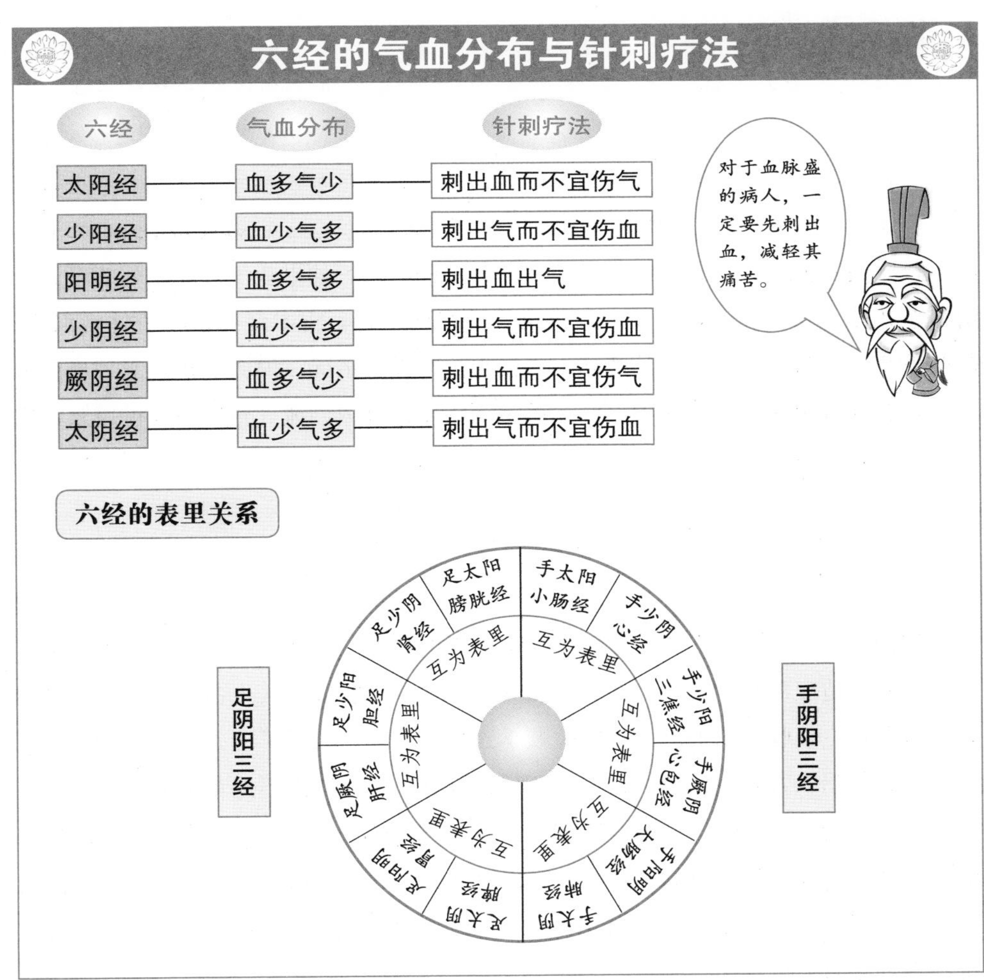

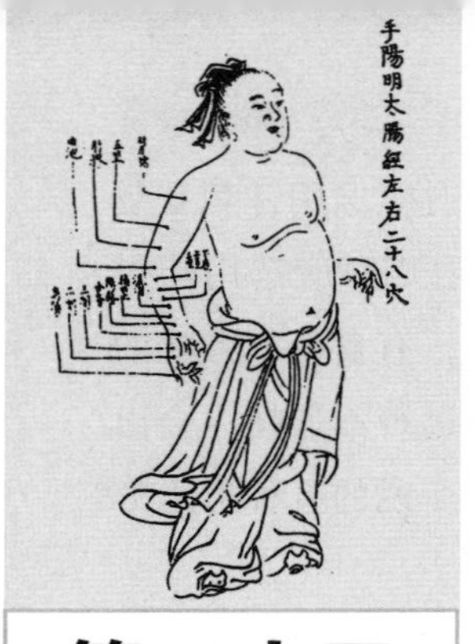

篇二十五

宝命全形论篇

顺应四时规律是养生的根本原则

本篇论述了治病养生的根本道理在于天人相应，阐述了针刺必须遵循五个要领，并在恰当时机候气治疗，提出临治态度应为审察至微，全神贯注。

治病之道

黄帝问：在天地间，万物都很完备，但没有比人更高贵的。人是集天地之气而孕育出来，遵循四时的变化规律而生活，无论是君王，还是平民百姓，都愿意拥有健康的身体。可惜他们对自己身体方面的疾病，却不加以察知，致使病邪久留不去，病情日益加重。我内心深感担忧，想帮助他们解除疾病痛苦，应该怎样做？

岐伯答：盐味一定是咸的，当装在器具中的时候，如果盐气外泄，就能看到器具中渗出水来；琴弦断的时候，就会发出嘶哑的声音；树木腐朽，叶子就要飘落；疾病变重，人就会出现呃逆的症状。人出现了这样的情况，说明脏腑已遭到严重破坏，药物和针灸法都不会见效了，这都是因为皮伤肉败，血气枯槁而变得瘦黑，病入膏肓了。

黄帝问：我深深关注着病人的苦痛，心中为此慌乱不安，治疗方法如果不合适，反而会使病势加重，又不能找到更有效的治疗方法。百姓如果知道了，将认为我是残忍的人，我究竟应当怎么做呢？

岐伯答：人虽然生活在地上，但天掌控人的命运，天地之气相结合，才产生了人。如果能适应四时的变化，那么自然界的一切，都会成为人生命的源泉。如果能够懂得万物生长收藏的道理，就能够顺承天命，那就是天子了。人与自然是相对应的，天有阴阳，人有十二经脉；天有寒暑，人有虚实。所以不违背天地阴阳变化规律的人，就会顺应四时的规律，能够了解十二经脉的道理，就是所谓圣人智者也不能轻视他。能够洞察八风的变动和五行的衰旺，又能通达虚实的变化规律，就能对病情了如指掌。病人的痛苦，哪怕细微得像打哈欠、呻吟等那样不易察觉的动态，也逃不过他的眼睛。

黄帝说：人生来就有形体，离不开阴阳，天地二气相结合以后，才形成了世界的一切。从地理上，可以分为九野；从气候上，可以分为四时。月份有大有小，白天有短有长，万物同时来到世界，却不计其数。其中的虚实与相生相克的变化规律，请不吝赐教。

岐伯说：就像木碰到金，就会折断；火碰到水，就会熄灭；土碰到木，就会受损；金碰到火，就会熔化；水遇到土，就会遏止。万物皆如此，例子随处可见。所以可以向天下人公布针刺有五个要领，但百姓没有重视，不明白其中的道理。那五个要领都是什么呢？第一要精神专一，第二要修养身体，第三要熟悉药物的真正性能，第四要根据不同的疾病制作相应规格的砭石，第五要懂得脏腑血气的诊断方法。这五种方法，各有所长，先运用哪个，要视具体情况而定。现在针刺的疗法，一般是用补治虚，用泻治满，而这是众所周知的。如果能够仿效天地阴阳的道理，随其变化而改变疗法，就能取得如响应声、如影随形的疗效。道理并没有什么神秘，却是有其独到之处的。

针刺的五个要领

黄帝说：我想学习用针的技法。

岐伯说：针刺的正确诊法，首先要集中精神，诊断五脏的虚实，了解三部九候的脉象变化，然后下针。针刺的时候，也必须全神贯注，要注意有没有真脏脉出现，有没有五脏败绝的迹象，外形与内脏要相协调，不要以表面现象为依据，还要熟悉经脉气血往来的情况，然后才可熟练地对病人治疗。人的病可分为虚证和实证，见到五虚的症状，不能随意治疗；见到五实的症状，也不可以轻易放弃治疗。应该进针的时机，瞬间也不能错过。用手捻针时，动作要专业，针要洁净匀称，平心静气，观察病人的呼吸，并且留心针气所达到的变化。这种变化，几乎是无迹可寻的。气之往来，好像群鸟杂乱飞翔，分不清哪只；又好像稷稻的繁茂。用针之法，当气隐伏时，应当留针候气，如张弓待发；应气时，如弩箭射出，短暂而快速地起针。

黄帝问：怎样治疗虚证？又怎样治疗实证？

岐伯说：治疗虚证，须用补法；治疗实证，须用泻法。经气已经到了，就应慎重掌握，不要失去时机。针刺深浅，全在精神集中程度；取穴远近，候气取针是一样的。在捻针的时候，要像面临深渊那样小心，又像手抓老虎那样谨慎。总之，就是要全神贯注，不为其他事物所扰。

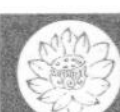

针刺疗法的要领和技法

医者针刺五要领

1. 治神 —— 精神专一
2. 养身 —— 修养身体
3. 知药 —— 熟悉药物的药性功能
4. 制石 —— 依不同病证制作相应规格的砭石
5. 知腑脏之诊 —— 懂得脏腑血气的诊治方法

针刺的正确方法

针刺疗法，一般是用补治虚，用泻治满。

集中精神

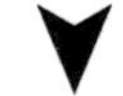

查明病者五脏虚实、脉象变化

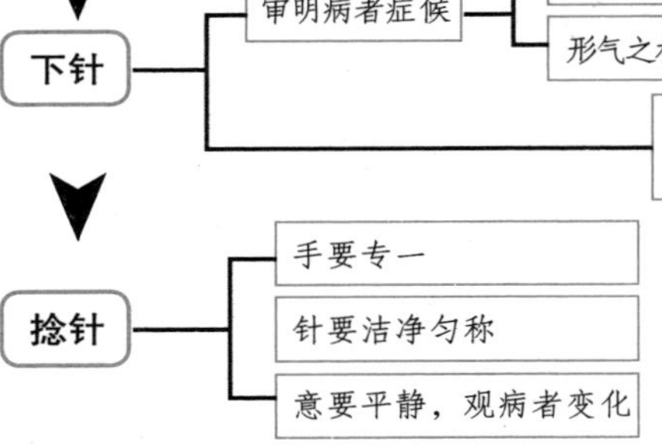

下针
- 审明病者症候
  - 查明真脏脉、五脏迹象
  - 形气之相得和盛衰
- 熟悉经脉气血往来情况
- → 五脏虚，不可针；五脏实，可针

捻针
- 手要专一
- 针要洁净匀称
- 意要平静，观病者变化

现代临床常用进针法

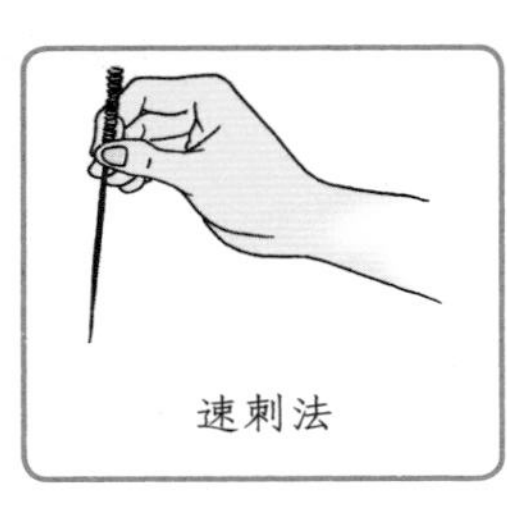

速刺法

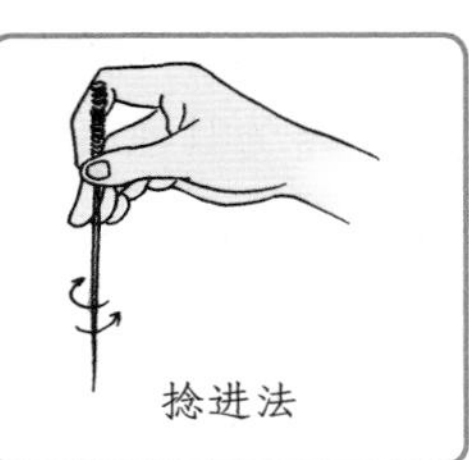

捻进法

八正神明论篇

针刺也要有规律

本篇论述了四时八风正气对人体气血的影响，提出了针刺必须遵循天地阴阳变化规律的治疗原则、针刺补泻的原则与方法。

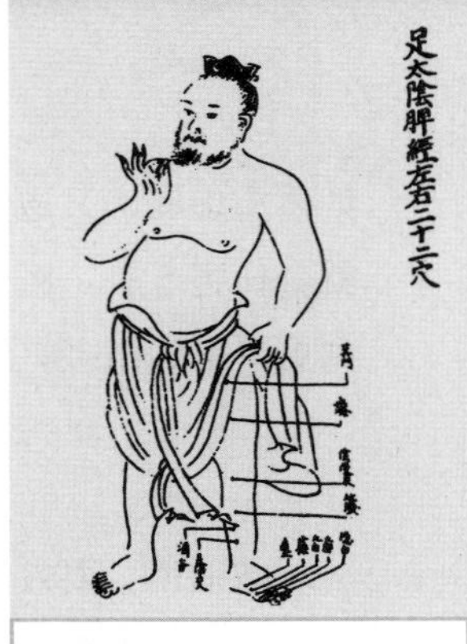

篇二十六

针刺的原则

黄帝问：用针必然按照一定的方法和准则，那方法和准则究竟是什么样的呢？

岐伯回答说：这就要效法天地阴阳，并结合日月星辰的运行规律来研究和体会。

黄帝说：希望能听您详尽地讲一讲。

岐伯说：凡是针刺法，都必须观察日月星辰四时八正之气候变化，待人体血气安定了，才能进行针刺。在气候温和、天色明亮的时候，人体血液滑润且卫气充盛，所以血流顺畅，气容易运行；如果气候寒冷，天色阴暗，那么人体血液就滞涩且卫气沉伏。月亮初升的时候，人的血气开始顺畅，卫气也随之畅通无阻；月亮正圆的时候，人的血气强盛，肌肉坚实；月黑无光的时候，人的肌肉变瘦，经络空虚，卫气衰减，此时形体虽然同月圆时一样，但体内气血已经衰弱了。因此，要根据天气时令变化调和血气。所以，气候寒冷时，不要采用针刺法；气候暖和了，也不要错过针刺时机；月亮初升的时候，不要用泻法；月亮正圆的时候，不要用补法；月黑无光的时候，就干脆不要进行治疗了，这就是所谓能够顺应天时而调养血气。天体的运行有一定的次序，所以月亮有盈亏盛虚，因而观察日影的长短，可以确定四时八正之气，这样只要聚精会神地等待治疗的最好时机就行。所以说，月亮初升时用泻法，这叫作“重虚”；月亮正圆时用补法，使血气充溢，经脉中血液留滞，这叫作“重实”；月黑无光的时候采用针刺法，就会扰乱经气，这叫作“乱经”。这些都是阴阳相错，正气邪气分不清楚，病变加重，致使卫外的阳气虚弱，内守的阴气紊乱，所以病就因之而生。

黄帝问：星辰、八正、四时都能够用来验证什么呢？

岐伯说：观察星辰的方位，可以测定日月循行的规律；观察八节之气的交替和强弱，可以测出八风的病邪出现的时间；观察四时，可以分别了解春秋冬夏的正气所在的位置。依照时令进行调养，可以避免八正的病邪，不至于受到它的侵袭。假如体质虚弱，又遭受自然界的虚邪贼风，两虚相叠加，邪气就会侵犯筋骨，再深入就会伤害五脏。医生若懂得气候变化的道理，就能够及时救治，病人也就不至于受到更严重的伤害。所以说天时的宜忌，一定要了解呀。

黄帝说：讲得很精彩。有关取法于星辰的道理，我已经明白了。希望再学习怎样效法往古。

岐伯说：要效法往古的道术，先要学习《针经》。如果现在想验证古人的针术，首先要知道太阳的寒温和月亮的盛虚，借以验证四时气候的浮沉，再结合病人的身体情况进行考察，就会看到它立即产生效果。“观于冥冥”是指血气营卫的变化并不显露于外，而医生能懂得。因为从太阳的寒温、月亮的盛虚和四时气候的浮沉等情况综合起来考察，医生就常常能预见病情。这时候疾病还没有显露出来，所以说这是观察深远，运用这种方法，可以通达到无穷无尽，就可以传流于后世了。这就是医生与一般人不同的地方。不过因为病情还没有显露出来，大家就不容易发现。看不到其行踪，尝不出其味道，所以叫作“冥冥”，是指它像神仙一样若隐若现，难以捉摸。

虚邪与正邪

虚邪，就是四时八节的病邪。正邪，就是指身体因劳累出汗，腠理开，偶尔遭受了虚风侵袭的结果。正邪伤人轻微，所以没有人知道具体的情形，也没有明显的症状表现，所以一般医生，对病情察觉不出来。医术精湛的医生，注意疾病的开始，在三部九候的脉气都调和而没有败坏的时候，就进行调治，所以说他是“上工”。另一类医生，却等病已形成后甚至恶化后才治疗，所以称之为“下工”，原因

古九针图

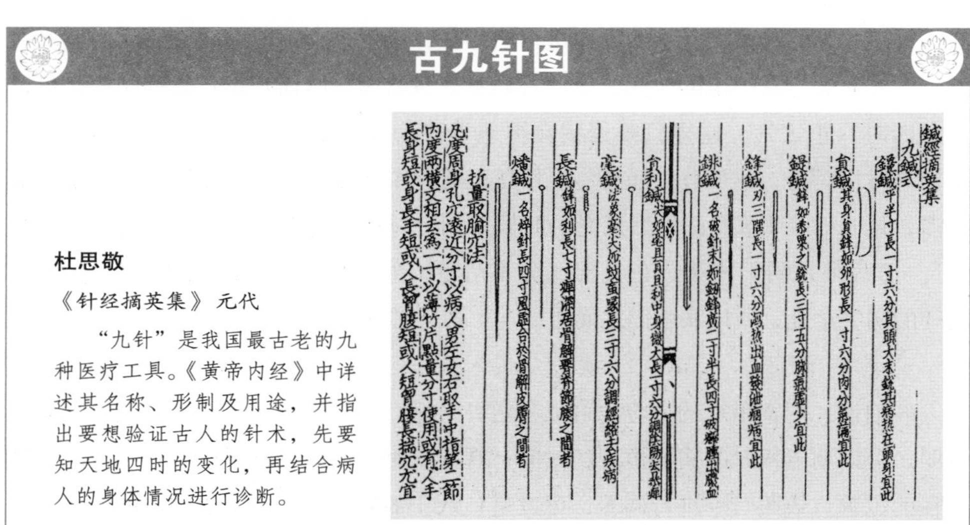
鍼經摘英集
九鍼式
鑱鍼平半寸長一寸六分其頭大末銳其病熱在頭身宜此
員鍼其身員鋒如卵形長一寸六分肉分氣滿宜此
鍉鍼鋒如黍粟之銳長三寸五分脈氣虛少宜此
鋒鍼刃三隅長一寸六分瀉熱出血發泄痼病宜此
鈹鍼一名破針末如劍鋒廣二分半長四寸破癰腫出膿血
員利鍼尖如氂且員且利中身微大長一寸六分調陰陽去暴痺
毫鍼法象毫尖如蚊虻喙長三寸六分調經絡去疾病
長鍼鋒如利長七寸痺深居骨解腰脊節腠之間者
燔鍼一名焠針長四寸風虛合於骨解皮膚之間者
折量取腧穴法
凡度周身孔穴遠近分寸以病人男左女右取手中指第二節
內度兩橫文相去爲一寸以薄竹片點量分寸使用或有人手
長身短或身長手短或人長胸腹短或人短胸腹長揣穴尤宜

杜思敬

《针经摘英集》 元代

“九针”是我国最古老的九种医疗工具。《黄帝内经》中详述其名称、形制及用途，并指出要想验证古人的针术，先要知天地四时的变化，再结合病人的身体情况进行诊断。

在于他们不懂得三部九候的脉气的混乱是由疾病发展所导致的。他们所理解的知道疾病所在，只不过是知道三部九候病脉的所在部位罢了，所以说这等于看守门户一样。即使还没看到表面现象的病情，良医就已经能感知病邪的形迹所在了。

补法与泻法

黄帝说：我听说针法中有补法和泻法，但不明白它的意义。

岐伯说：泻法关键在一个“方”字。“方”就是“正”的意思，指正气方盛、月亮正圆、天气正温和、身心正稳定的时候。要在病人正吸气的时候进针，再等到他正吸气的时候转针；还要等他正呼气的时候慢慢地拔出针来。所以说“泻必用方”，这样引出邪气以后，正气流畅，病就会好了。补法关键在一个“圆”字，“圆”就是使气通行的意思，行气就是导移其气到病邪所在的位置，针刺时必须刺中其穴，还要在病人吸气时拔针。总而言之，“圆”与“方”，不是指针的形状，而是在于针刺的方法。所以精于用针刺法的人，必须观察病人形体的肥瘦和营卫血气的盛衰。因为血气是人的神气所在，不可不谨慎调养。

形与神

黄帝说：您所讲的真是奇妙呀！把人的形体与阴阳四时结合起来，关于虚实的感应、无形的病况，这都是非常深远的道理。要不是先生您，谁能懂呢！然而先生屡次提到形和神，究竟什么叫“形”？什么叫“神”？我希望了解更多一些。

岐伯说：那我先说一说形吧。所谓形，就是反映于外的外形，眼光要深远。面对自己不了解的病情，要问病人的痛在何处，再从经脉里去探求，病情才会清晰而完整地出现在眼前。如果按照这种方法没有多大收获，便不可能知道病情，所以叫作“形”。

黄帝问：那么什么叫“神”呢?

岐伯说：那我接着说一说神。所谓神，就是耳朵虽然没有听到病人的诉说，但目光锐敏，眼望就诊明了它的变化，心中先得出疾病的概况，能非常清醒地领悟其中的道理，却不能用言语表达。就像观察一种东西，大家都在看，但只有自己看到；又如昏暗中很模糊的东西，突然清楚显现，也似风吹云散，这就叫作“神”。这是对三部九候脉法领悟至深的结果。有了这种神，九针之论，就暂时不必存在心中了。

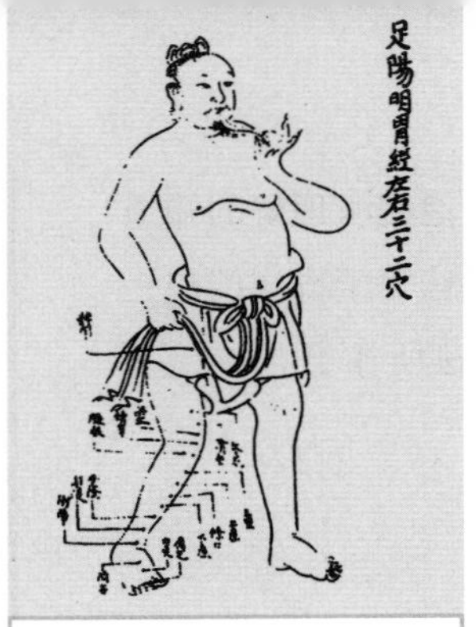

篇二十七

离合真邪论篇

环境也影响经脉气血

本篇论述了自然气候对人体经脉气血的影响，针刺补泻的操作方法、禁忌，三部九候诊法的意义。

自然气候对人体经脉气血的影响

黄帝问：我听说《九针》上有九篇文章，而先生又在九篇的基础上加以发挥，演绎为九九八十一篇，我已完全领会它们的意义了。经中所说的气有盛衰、左右偏移，取上以调下，取左以调右，有余和不足就在荥输穴位里进行补泻。这些道理我已经知道了，这都是营卫之气异常偏盛，气血虚实所引起的，并不是邪气从外侵入经脉的结果。现在我想了解邪气侵入经脉的时候，其病的症状怎样，以及应当如何治疗？

岐伯答：圣人制定法则时，一定会顺应自然规律。天有星宿散布，地有江河运行，人有十二经脉，血液周而复始地循环。天地温和的时候，江河之水就安静平稳地流淌；天寒地冻的时候，江河之水就凝涩不流动；天气酷热的时候，江河之水就沸腾洋溢；狂风骤起的时候，江河之水就波涛汹涌。病邪侵入经脉里，如属寒邪，就会使血行滞涩；如属热邪，就会使血气滑润流畅。风邪侵入经脉里，也像江河水遭遇狂风一样，经脉的搏动，就会出现波涌隆起的脉象。病邪在脉内依次运行，在寸口脉处查脉时，脉搏动时大时小。大则表示病邪盛壮，小则表示病邪平静。邪气运行，并没有一定的规律，有时在阴，有时在阳，不可揣度。如果要做进一步的考察，就需要用到三部九候的脉法。一旦诊察到病邪，就应及时治疗，避免扩散。针刺时要注意：吸气时进针，进针时勿使气逆，进针后要留针静候其气，防止病邪扩散；吸气时捻转其针，以得气为目的。然后在呼气的时候，慢慢地拔针，呼气尽时，将针拔出。同时，邪气随针也就出来了，所以称为“泻法”。

黄帝问：关于不足的虚证，如何用补法？

岐伯说：一定要先沿着穴位抚摸，再用手指腹按压穴位，使邪气散开，然后推按穴位周围的肌肤，接着用手指弹其穴位，使该局部气血充盈，然后看准穴位进针，等到脉气流通后，随即取出针。右手拔出针后，左手立即按揉穴位，使针孔闭合，阻隔正气外泄。进针的时机选在病人呼气将尽时进行，静待其气，留针时间长一点儿，以得气为关键。进针候气，就像等待贵宾一样，不要计较时间的早晚。已经得气后，就要谨慎地守护，等病人吸气的时候，再拔出针。这样，就不会造成正气外泄。拔出针以后，要在其穴位上揉按，使针孔关闭，真气内存其中，针下所聚之气能较长时间地留聚在营卫不散，这称为“补法”。

诊察邪气

黄帝问：进针以后，应该怎样诊察邪气呢？

岐伯说：邪气从络脉进入经脉以后就停留在血脉之中，有时寒有时温，不相协调，邪气与正气还没有相合，像波浪有时起有时落，有时来有时去，邪气并不是常停留在某一个部位。所以诊察出邪气刚来时，必须按住并阻止它扩散。注意邪气正当旺盛时，不可以用泻法。真气，就是指经脉之气。真气虚了，这时用泻法，就会使经气大虚。所以说气虚的时候，不可以用泻法，就是这个意思。如果诊察邪气时不够审慎，邪气已发散了，这时用泻法，就会反使真气虚脱，而虚脱后就很难恢复了。这样，病邪再次侵袭，病情就更加严重了。所以说，邪气既然已随经气而去，就不必再追了，就是指这一点说的。总而言之，采用泻法阻止邪气，是间不容发的事，就是要等待邪气到的时候，下针去泻。邪气到来前或邪气到来后进针，血气已虚，病就不易治好。所以说，懂得用针的人，像扳动机弩一样会掌握时机；不善于用针的人，就像敲击木椎，反应迟缓，对时机不敏感，常常错过。所以说，懂得机宜的人，用针时当机立断，毫不迟疑；反之，不懂机宜的人，常常错过时机，纵然时机已到，也不会发针。

黄帝问：如何进行补或泻呢？

岐伯说：这就是指攻邪。应该及时刺出过盛血气，恢复正气。因为病邪刚侵入，没有固定下来，推之就前进，引之则留止，这时应迎其气而泻之，以出其毒血。毒血出来了，病就会好的。

三部九候诊法

黄帝说：讲得很正确！如果病邪和真气并合以后，脉气没有波动的脉象，怎么诊察呢？

岐伯说：这要求医生细心，依据三部九候的虚实来调治，在左右上下各部分，查看有没有不相合或者特别减弱的地方，进一步查明哪个脏器出现病变，待气到时，即用针刺法治疗。如果懂得三部九候，就能够辨别阴阳、分清上下了。也就是说，了解了三部九候病脉的所在而有针对性地进行针刺，就不会误治，也就不会导致病情恶化了。如果病情恶化，即使良医也无能为力。不应当用泻法时用泻法，这称为“大惑”，从而引起脏腑经脉紊乱，正气就难恢复了。如果分不清实证与虚证、邪气和正气，就不能按照一定法则用针，邪气就会发挥有害的作用，损伤病人的正气。这样，顺证反而变成逆证，导致病人营卫散乱、正气消耗、邪气旺盛，同时给病人带来灾祸。只有懂得三部九候的医生，才可能具有长久行医的资格。要密切联系四时五行相生相克而盛衰的道理，如果正气不保护，邪气不治疗，病人的性命就危在旦夕。病邪刚侵入人体时，没有固定的位置，推它就向前，引它就停止，医生倘若能够迎其气采用泻法，病马上就可以治愈。

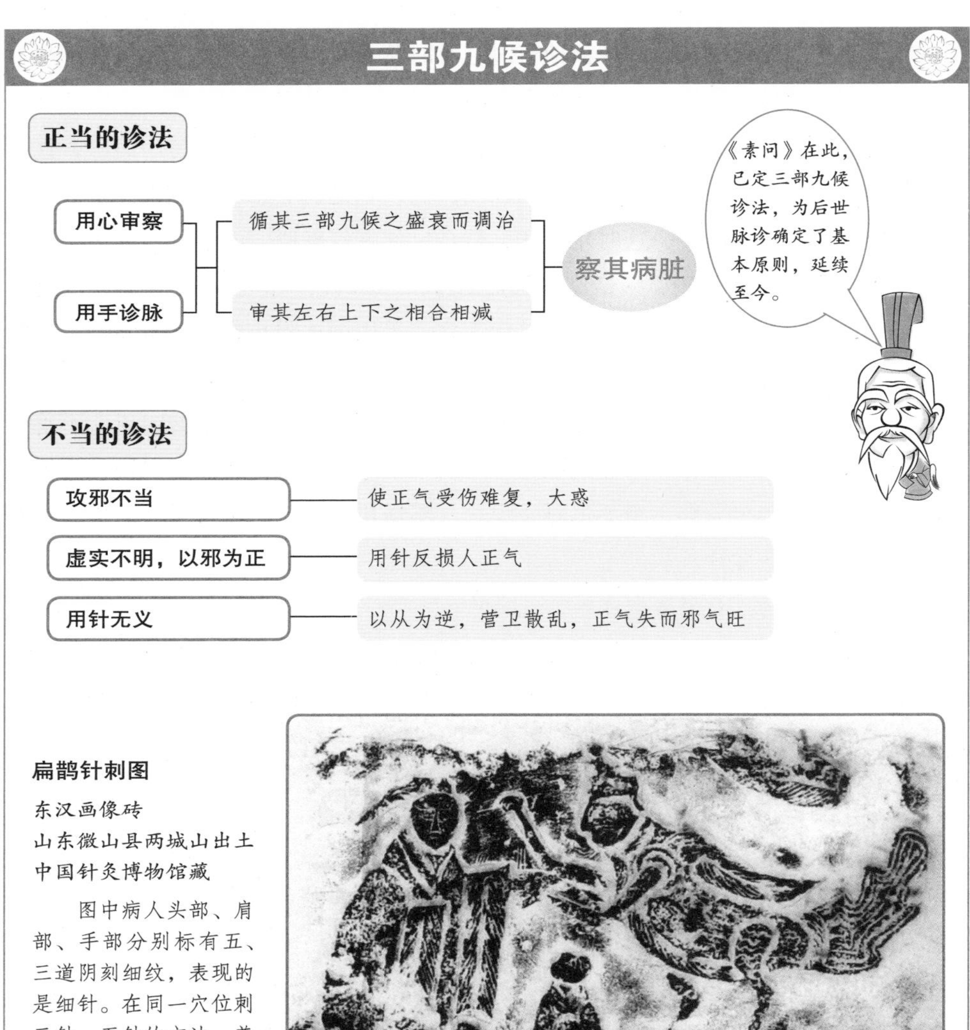

扁鹊针刺图

东汉画像砖

山东微山县两城山出土

中国针灸博物馆藏

图中病人头部、肩部、手部分别标有五、三道阴刻细纹，表现的是细针。在同一穴位刺三针、五针的方法，普遍见于《黄帝内经·素问》针方。

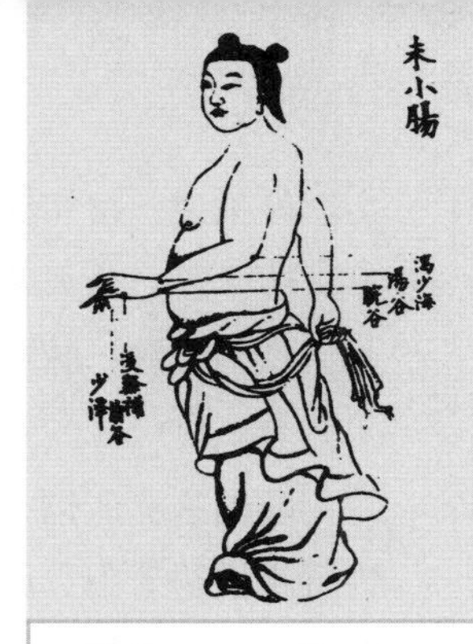

通评虚实论篇

要分清疾病的虚实

篇二十八

本篇主要内容为概述疾病虚实，指出了虚实的含义，五脏、经络、血气、脉搏虚实的表现，重实重虚的概念，热病、中风、肠澼等病的临床症状，痈肿、霍乱、惊风等病的针刺治疗方法。

虚实

黄帝问：什么是“虚实”呢？

岐伯答说：邪气盛，为实证；精气不足，就为虚证。

黄帝问：虚实分别是怎样的情况？

岐伯说：肺主气，这里的气虚指肺虚，定会引发气逆足寒的症状。若病好治，就为不是肺正被克的时令；若肺遇到相克的时令，病人就会难逃一死。其余各脏的虚实，情况也都是类似的。

黄帝问：什么是“重实”？

岐伯答：大热病人，邪气甚热，脉象又极盛满，这就为重实。

经络虚实

黄帝问：经脉络脉俱实的情况是怎样的？用什么方法治疗？

岐伯说：所谓经络俱实，是指寸口中脉急而尺肤缓，经与络都应该治疗。所以说脉滑象征着气血畅盛，为顺；脉涩象征着气血虚滞，为逆。人体虚实的情况都是这样的，就是说生呈现圆润现象，死呈现枯涩现象。如果一个人五脏骨肉滑利，就可以长寿。

黄帝问：络气不足、经气有余的情况怎么样？

岐伯说：所说的络气不足、经气有余，是指寸口脉热而尺肤寒的情况。秋冬之时诊察到这样脉象的，为逆；反之，在春夏之时，这就为顺的脉象了。治疗必须结合时令开展。

黄帝问：那么经虚络实的情况又是怎样的？

岐伯答：所谓经虚络实，就是指尺肤热满而寸口脉寒涩的脉象，在春夏出现这种脉象就是死的征兆，在秋冬就有生的可能。

黄帝问：这两种病怎么治呢？

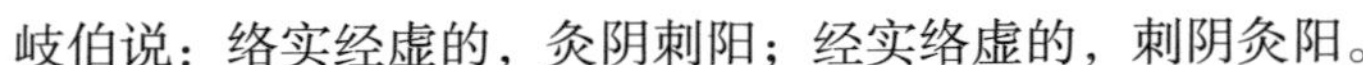

岐伯说：络实经虚的，灸阴刺阳；经实络虚的，刺阴灸阳。

黄帝问：什么是“重虚”？

岐伯回答：脉虚、气虚、尺虚，这就称为“重虚”。

黄帝问：这三种有什么区别呢？

岐伯答：所谓气虚，表现为说话不连贯，原因在于精气不足；所谓尺虚，表现为行步怯弱无力，原因在于尺肤脆弱；所谓脉虚，是指阴气血都虚弱，阴阳脉象不能相对应，不像有阴的脉象。所有出现上面这些症状的病人，脉象滑利的，虽然有病但还没有生命危险；如果脉象涩滞，就是死证。

黄帝问：寒气上逆，脉气盛满而实，其情况怎么样？

岐伯答：脉象实而有滑利的，主生；脉象实而有逆滞的，主死。

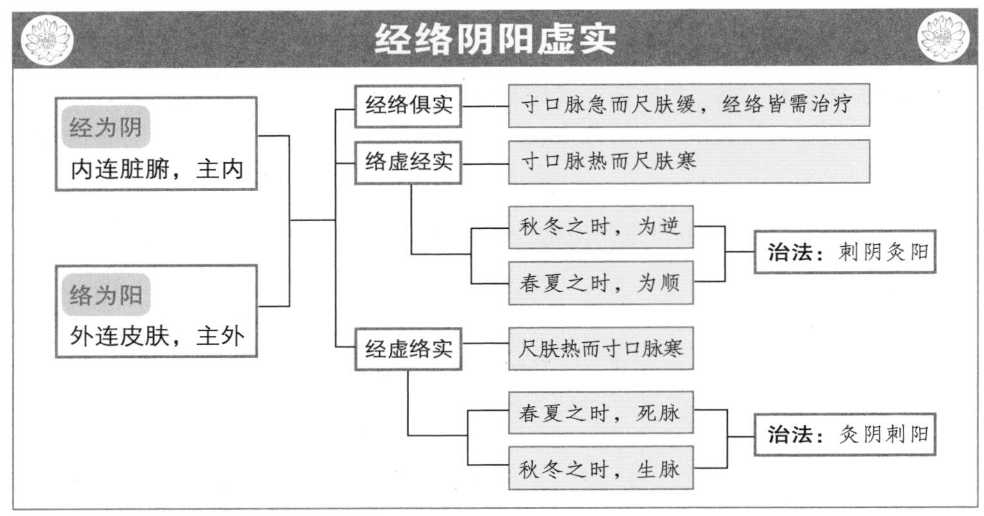

热病和中风

黄帝问：脉象实满，手足都寒，头部热，这种症状怎么样？

岐伯答：在春秋为生的脉象；在冬夏就是死亡的脉象。如果脉象浮而涩，脉涩而身体又发热的，这也是死亡的脉象。

黄帝问：身形虚浮肿胀的症状怎样？

岐伯答：身形虚浮肿胀的脉象为寸口急大而坚，尺肤却反而涩滞。像这样与脉象不适应的病情，顺就可生，逆就会死。

黄帝问：什么叫“顺则生、逆则死”？

岐伯答：顺表现为手足温和；逆表现为手足寒冷。

黄帝问：产妇生热病，脉象悬小，会出现怎样的情况？

岐伯答：手足温暖的可以生还；反之，若手足寒冷，就会死亡。

黄帝问：产妇中风发热，出现喘息有声、张口抬肩的症状，它的脉象是什么样的？

岐伯说：这样的脉象是实而大的，如果脉较缓，就有生机；而脉象弦急，真脏脉出现，就会救不了了。

肠澼

黄帝问：肠澼而大便带血会怎样？

岐伯答：身体发热的，是死证；身寒不发热的，则生。

黄帝问：肠澼而下白沫的，结果怎样？

岐伯答：脉沉则有生机，脉浮就是死证。

黄帝问：肠澼而脓血侧下的，结果又怎样呢？

岐伯答：脉象小涩的则死，滑大的则生。

黄帝问：如果身热，脉不小涩，又如何？

岐伯答：脉象滑大的可生，脉象悬涩的，则死。至于死亡的时间，要根据五行相克的时日来预测。

癫疾

黄帝问：癫疾的情况怎样？

岐伯答：脉象大而且滑的，经过一段时间可以治好；如果脉象又小，而且坚急的，就是绝症。

黄帝问：癫疾之脉，虚实情况怎样？

岐伯答：脉象虚缓的可治，而坚实的就会死。

消瘅

黄帝问：消瘅的虚实情况怎样？

岐伯答：脉象实大的，病的时间虽然长，但可以治愈。假如脉象悬小而坚，病的时间又较长，就是不治之症。

痈肿、霍乱、惊风等病的针刺疗法

黄帝说：形度、骨度、脉度、筋度，怎样才能测量出来呢？

黄帝接着说：春季取用络穴治疗；夏季用各经的腧穴治疗；秋季用六腑的合穴治疗；冬季是收藏的季节，主闭塞，因此就要多用药物，少用针石。但少用针石，不包括痈疽等病。痈疽等病变化快，是一刻也不许迟疑不决的，必须立即治疗。痈毒初起，不知它的病因在何处，疼痛的地方又不固定，摸也摸不到，在这种情况下，可在手太阴旁胃经穴刺三次，颈部的胃经穴左右各刺两次。腋痈的病人，症状为全身大热，应在足少阳经的穴位刺五次，针刺以后，如果热仍不退，可在手厥阴

心包经穴位刺三次，在手太阴肺经的络穴和肩贞穴再各刺三次。急性痈肿、筋缩，随着病情恶化，疼痛会加剧，汗出不止。此症结在于膀胱经气不足，所以应该在膀胱经的腧穴进行针刺治疗。

腹部突然胀痛，按之仍然胀痛的，应该取手太阳经的络穴，就是胃的募穴和少阴肾经的腧穴，用员利针治疗。霍乱病的针法：取肾俞两旁的志室穴刺五次，足阳明的胃仓穴和上方意舍穴各刺三次。惊痫病的刺法分为五个步骤：取手太阴经的经穴刺五次，在手太阳小肠经的阳谷穴刺五次，在手少阴经络旁的支正穴刺一次，在足阳明经解溪穴刺一次，在足踝上五寸的筑宾穴刺三次。

一般来说，诊治消瘅、突然跌倒、半身不遂、气逆、中满等病症，如果患病的是肥胖丰盈的权贵人士，则是吃肉类精粮太多所造成的。如果出现郁结不舒气闭不行、上下不通的症状，则是暴怒或忧虑所引起的。突然厥逆、不知人事、耳聋、大小便不通，就是阳气上迫引起的。有的病，不是从内部引发的，而是外中风邪，因为风邪留滞，久而化热，慢慢肌肉消瘦，极为明显。有的人行走偏跛，是由于受寒或是风湿而形成的病。

黄帝总结说：黄疸、突发性剧痛、癫疾、气逆发狂等病症发病的原因在于经脉之气久逆于上而不下行；五脏不和产生的原因在于六腑闭塞；头痛、耳鸣、九窍不利，是肠胃的病变引起的。

病之虚实内外与四时治疗之法

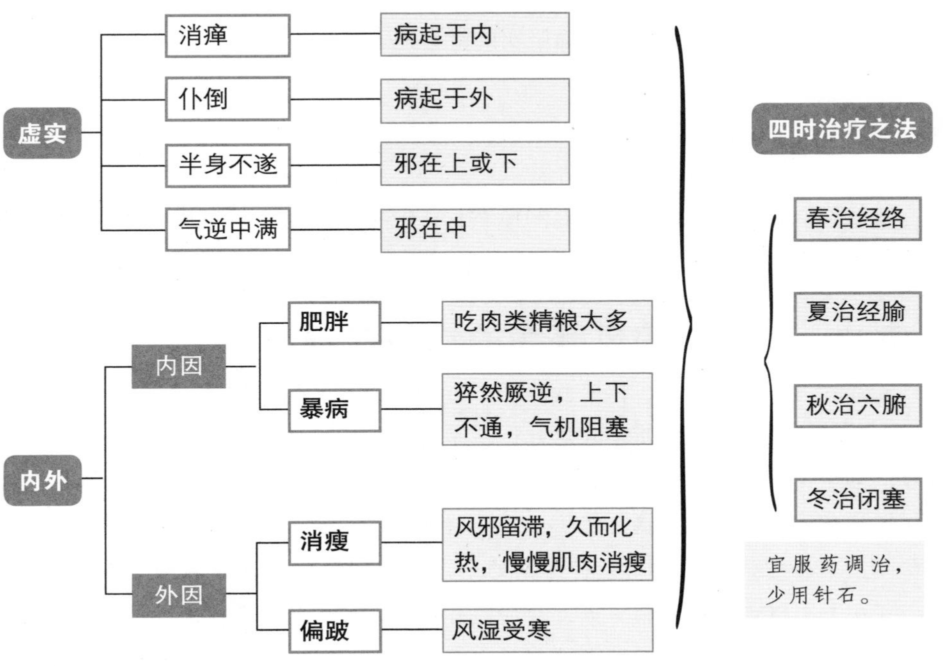

虚实
- 消瘅 — 病起于内
- 仆倒 — 病起于外
- 半身不遂 — 邪在上或下
- 气逆中满 — 邪在中

内外
- 内因
  - 肥胖 — 吃肉类精粮太多
  - 暴病 — 猝然厥逆，上下不通，气机阻塞
- 外因
  - 消瘦 — 风邪留滞，久而化热，慢慢肌肉消瘦
  - 偏跛 — 风湿受寒

四时治疗之法
- 春治经络
- 夏治经腧
- 秋治六腑
- 冬治闭塞

宜服药调治，少用针石。

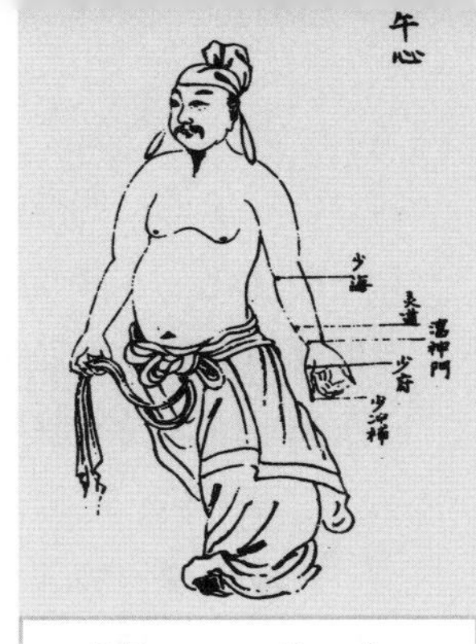

太阴阳明论篇

太阴经和阳明经的关系

篇二十九

本篇主要论述了太阴、阳明两条经脉的相互关系及脾胃的重要作用。

太阴经与阳明经的表里关系

黄帝问：太阴经和阳明经，这两条经脉互为表里，都是属于脾胃的经脉，而所产生的疾病不同，为什么呢？

岐伯回答说：太阴经属于阴经，阳明经属于阳经，两条经脉所运行的部位不同，在四季的虚实顺逆也不一样。有时为虚有时为实，疾病或从内而起或因外邪侵袭，病名因而也就不同了。

阴经和阳经的循行方向

黄帝说：希望您讲讲各种不同的情况。

岐伯说：阳气好比天，职责是人体的外侍卫；阴气好比地，相当于人体的内侍卫。阳气常实，阴气常虚。所以贼风虚邪伤人时，阳气首当其冲，最先受到伤害；而饮食不节制，作息时间不规律，内在的阴气必会受到损害。阳气遇到病邪，就会传入六腑；阴气发生病变，随之进入五脏。如果邪气进入六腑，症状就为发热、睡眠不安稳、气喘。如果病变出现在五脏，症状就为胀满发闷，泄泻，经过一段时间，就会发展为肠澼。喉是负责呼吸的，主天气；咽是负责吞咽食物的，主地气。风邪易侵袭阳气，湿邪易攻击阴气 。三阴的经脉，由足上行至头，再由头而下沿着臂至手指的尖端。三阳的经脉，由手上行至头，再下行至足。所以阳经的病邪，先上行到极点，再向下行；阴经的病邪，先向下行到极点，再向上行。因此外感风邪，病变多开始在上部，外中湿气，病变多在下部出现。

脾胃的重要作用

黄帝问：脾如果有病，四肢就不能正常活动，为什么呢？

岐伯说：四肢的营养都来自胃气。但胃气无法直接到达四肢的经脉，要经过脾气的运化，才能布达于四肢。假设脾有病了，胃的津液就不能输送出去，水谷精气也就不能到达四肢的经脉对之进行滋养，经气一天天地衰弱，最后经脉不通，筋骨肌肉也因为没有脏气营养充实，四肢也就丧失了正常的功能。

黄帝问：脾脏不能单独主旺一个季节，原因是什么？

岐伯说：脾属土而位居中央，必须根据四季的变化通过或借助其他四脏来达到其主管四季的目的，体现得最为明显的莫过于每个季节的最后十八天。单单主管一个季节，对脾而言是不够的。因为脾脏的功用，是把胃中的水谷精气传输布达到全身，相当于天地生养万物一样，从头至足，无处不到，所以仅仅主管一个具体的时令是不可以的。

黄帝问：脾和胃之间仅仅连着一层膜，脾却能够代替胃输送水谷精气，为什么呢？

岐伯说：足太阴脾经，属于三阴经脉，它的经脉贯通于胃，连属于脾，环绕着咽喉，所以太阴经脉能够运送阳明之气，入于手足三阴经；足阳明胃经，为足太阴脾经之表，就像五脏六腑的营养海洋，所以胃经也能运送太阴之气，入于手足三阳经。五脏六腑都能借助脾经而接收阳明的水谷精气，因此说脾能替胃输送水谷精气。如果脾脏不给胃输送津液，阳明水谷之气就不能到达四肢，气血日益衰弱，输送阴气的经脉道也不通畅了，缺乏水谷之气滋养的筋、骨、肌肉，从此就渐渐失去了正常功能。

太阴阳明互异表

脏腑经脉	阳明经	太阴经
阴阳	为阳，主外，天气	为阴，主内，地气
逆从	春夏为从，秋冬为逆	秋冬为从，春夏为逆
虚实	阳道实。病则身热、不得卧、气喘	阴道虚。病则胀满发闷、泄泻痢、肠澼
内外	外受虚邪贼风，传入六腑	内伤饮食起居不节制，阴气进入五脏
病位	邪风先上行至头，再向下行，病变多开始在上部	病邪先向下行到足，再向上行，病变多在下部出现

阳明脉解篇

阳明经的病变

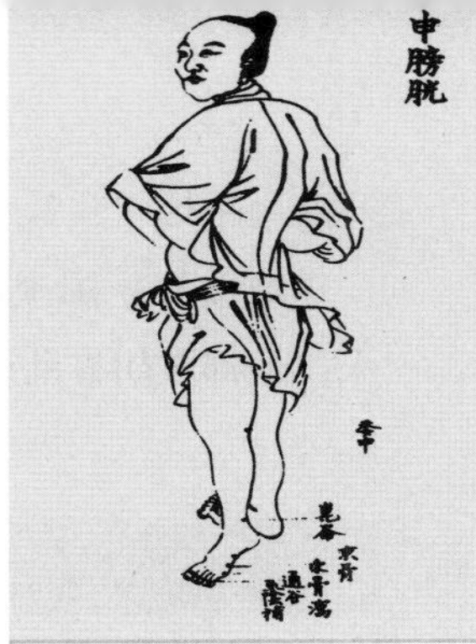

篇三十

本篇主要阐释了阳明经脉的几种病变的原因。

阳明经脉的几种病变的原因

黄帝问：足阳明经脉有病的人，不愿意看见人和火，听到树木的声音就诚惶诚恐。对钟鼓的声音却听而不闻。只是听到木类的声音就害怕，为什么？我不明白其中的道理。

岐伯回答说：足阳明是归属于胃的经脉，在五行里属土，听到木的声音就惊恐，这是木克土的缘故。

黄帝说：有道理！那么有的病人对火很厌恶，又是什么原因？

岐伯说：肌肉为足阳明经所主宰，其经脉多血多气，阳明经遇外邪侵袭，就会发热，如果太热，就会走向极端，病人自然就会讨厌火。

黄帝问：那么病人出现不喜欢见人的情况，又是什么引起的？

岐伯答：阳明经气上逆，就会引起呼吸喘促，心中烦闷，因而就不愿意见人。

黄帝说：同样都是患厥逆的病人，都有呼吸急促的症状，为什么有的病人能够活下来，有的病人却死去了？

岐伯说：经气厥逆而到达内脏，病变就到了晚期，出现呼吸急促就足以致命了；如果厥逆只是累及经脉，病情比较轻，呼吸急促也无大碍。

黄帝说：讲得很对！有的病人在病重的时候，会出现反常的情况，如脱掉衣服乱跑，登到高处大叫狂歌，或者几天不吃饭，跳墙上房。他平常所做不到的事情，反而在病重时能够做到。这是什么道理？

岐伯回答：四肢是阳气的根本，阳气盛，四肢就充实，所以能够登高。

黄帝问：病人为什么要脱掉衣服乱跑呢？

岐伯答：身上的热邪过盛，所以就不想穿衣服，于是就脱掉它，到处乱跑是为了消耗更多的热量。

黄帝问：有的病人常胡言乱语，还骂人，也不考虑亲疏关系，有时又随意地唱

起歌来，这是什么原因引发的呢？

岐伯答：阳气过盛，扰动心神，就会使人神志失常，所以无论亲人还是陌生人，他都敢胡言乱语，骂人，并且不想吃饭，到处乱跑，乱叫乱跳的。

足阳明脉病变

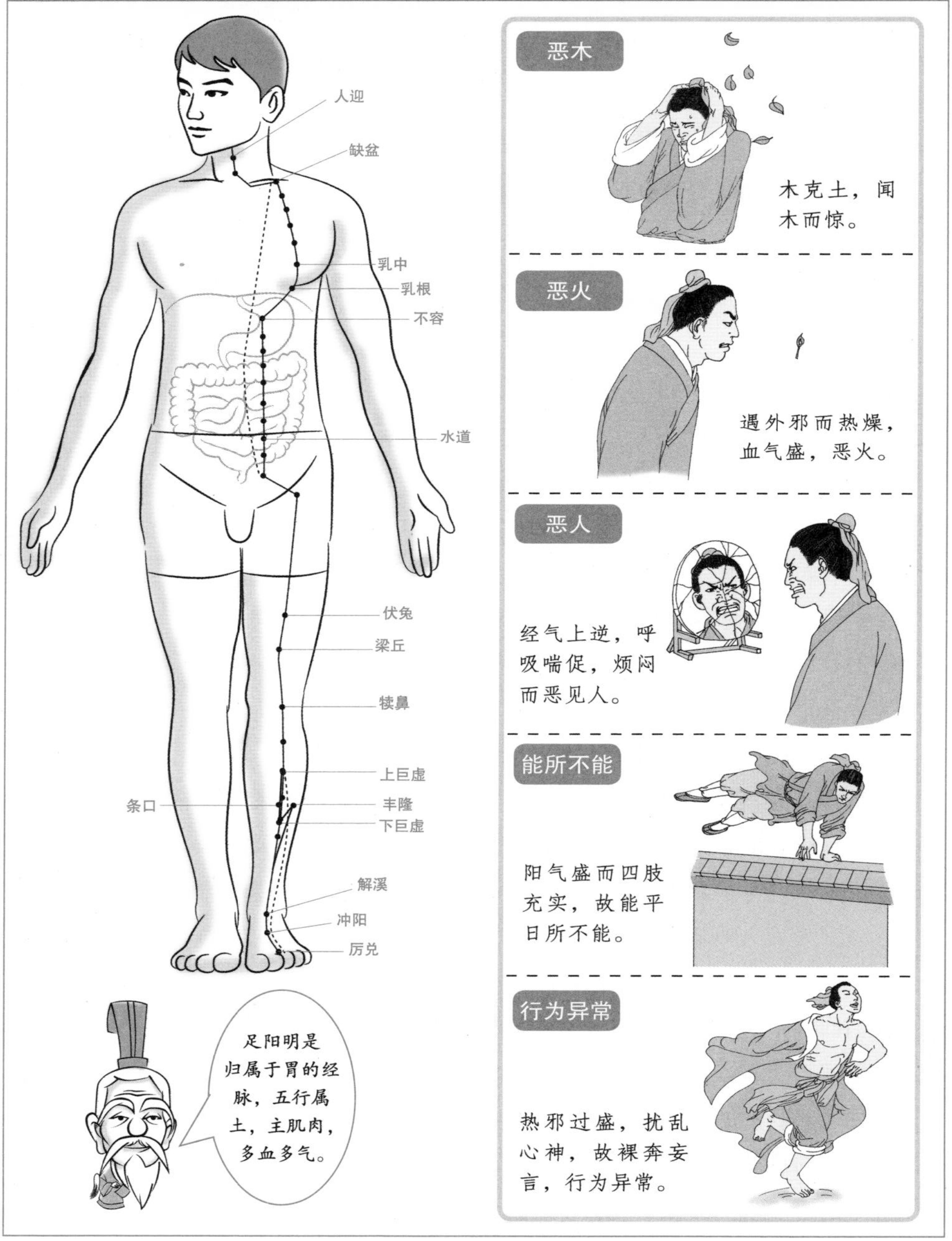

人迎
缺盆
乳中
乳根
不容
水道
伏兔
梁丘
犊鼻
上巨虚
条口
丰隆
下巨虚
解溪
冲阳
厉兑

足阳明是归属于胃的经脉，五行属土，主肌肉，多血多气。

恶木

木克土，闻木而惊。

恶火

遇外邪而热燥，血气盛，恶火。

恶人

经气上逆，呼吸喘促，烦闷而恶见人。

能所不能

阳气盛而四肢充实，故能平日所不能。

行为异常

热邪过盛，扰乱心神，故裸奔妄言，行为异常。

卷五

病能论

本卷详细论述了各种疾病的病因、病机、病症，以及相应的针刺治疗之法，提出外感“六淫”内伤“七情”为致病的主要原因。同时，以“四时五脏阴阳”诠释人体五脏相互生克制化，以及阴阳失调、正邪相搏的发病观点。对疾病发生发展过程中的变化也做了详细论述。

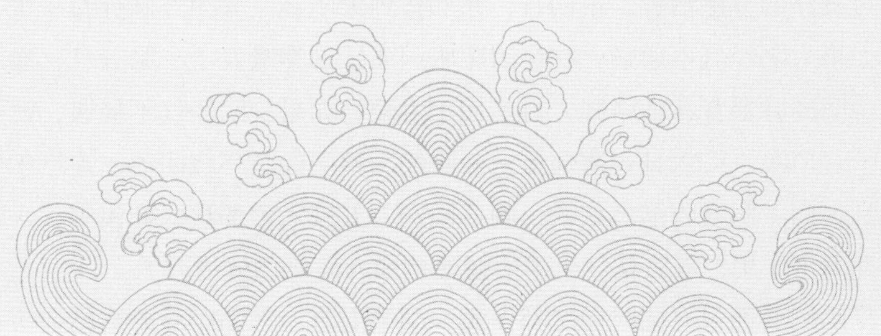

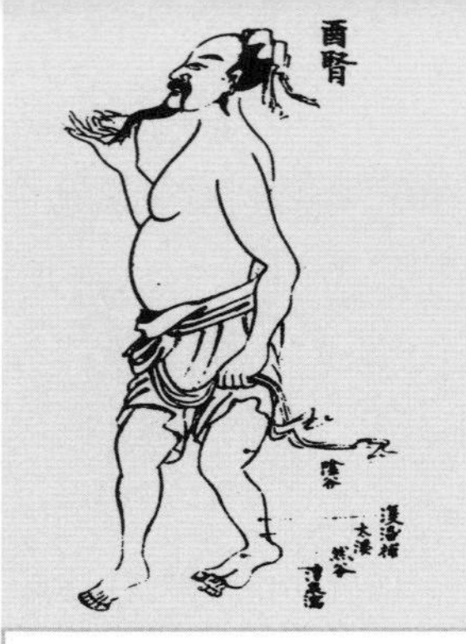

热论篇

热性疾病的传变与治疗

篇三十一

本篇论述了感受外邪所引起的发热性疾病的发病形式、传变次序、六经主症、一般治疗原则等。

热病治疗效果不同的原因

黄帝问：伤寒一类的病就是一般所说的热病。根据情况的不同，有的人能够痊愈，有的却死亡了。对于死亡的情况，去世时间多在发病后的六七天；对于痊愈的情况，却要持续十天以上才能恢复健康。这是为什么？我不明白。希望请您解释其中的道理。

岐伯回答说：足太阳经，是诸阳所会合的地方，它的经脉和风府穴相连，所以能够统领全身的阳气。寒邪伤人的时候，身体就会发热，如果仅仅表现出发热的症状，即使很严重，也没有生命危险。但阳经、阴经同时感受了寒邪而生病，就必死无疑了。

六经的传变情况

黄帝说：请您详细讲一讲伤寒的症状。

岐伯说：伤寒的第一日，寒邪侵袭了太阳经，所以头项腰脊都会有痛感。第二日，寒邪传到了阳明经。阳明经主肌肉，它的经脉挟鼻，连络于目。如果出现身热、眼痛、鼻干、不能安卧的症状，就是阳明经气不通畅引起的。第三日，寒邪传到了少阳经。少阳经主胆，它的经脉循行于两胁，连络于两耳。如果少阳经气不通畅，胸胁痛、耳聋的症状就会出现。寒邪虽然传遍三阳经，但还没有传入脏腑里，可以通过发汗的方法治愈。第四日，寒邪传到太阴经。太阴经脉分布于胃，连络于咽喉，如果太阴经气不通畅，就会因腹胀满而感到咽喉发干。第五日，寒邪传入少阴经。少阴经脉通肾，连络肺，再连接于舌根，如果少阴经气不畅通，就会感到口燥、舌干、口渴。第六日，寒邪传入厥阴经。厥阴经脉环绕阴器，连络于肝，所以就会感到烦闷、阴囊收缩。如果三阴三阳经、五脏六腑都让病邪侵害了，以至于营卫也发挥不了作用，五脏精气也不能畅通，那人离死亡就很近了。

如果阴阳两经没有同时受寒邪侵犯，到第七日，太阳经脉的病就会缓和，头痛

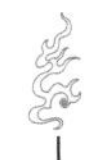

的症状也会好转一些；到第八日，阳明经脉的病会衰退，身热也会稍微消退；到第九日，少阳经脉的病邪会得到控制，耳聋的情况也会略微好转，已经能够听到轻微的声音；到第十日，太阴经脉的病邪会受到一定程度的抑制，胀起的腹部也慢慢恢

伤寒病的传变过程

伤寒病的传变是按照一定的先后次序，由表及里、从阳入阴发展而来的。其“一日”“二日”，都是伤寒病传变的次序阶段之言，并非具体的日数。

阶段	身体变化
第一日	太阳经受寒邪侵袭，头项、腰脊有痛感。
第二日	寒邪传到阳明经。阳明主肉，经脉挟鼻，连络于目。出现身热、眼痛、鼻干、不得安卧症状。
第三日	寒邪传到少阳经。少阳主胆，经脉循行于两胁，连络于耳。出现胸胁痛、耳聋症状。
第四日	寒邪传到太阴经。太阴分布于胃，连络于咽喉。出现腹胀满、咽喉干症状。
第五日	寒邪传入少阴经。少阴通肾，连络肺、舌根。出现口燥、舌干症状。
第六日	寒邪传入厥阴经。厥阴环绕阴器，连络于肝。出现烦闷、阴囊收缩症状。
濒死	如果三阴三阳经、五脏六腑都被寒邪侵害，以至营卫发挥不了作用，五脏精气不能畅通，人就接近死亡了。
第七日	太阳经病缓和，头痛稍微好转。
第八日	阳明经病衰退，身热稍微消退。
第九日	少阳经病衰退，耳聋略微好转。
第十日	太阴经病衰退，腹胀减轻，不再厌食。
第十一日	少阴经病好转，口舌不干渴，不烦闷，开始打喷嚏。
第十二日	厥阴经病减缓，阴囊复原，小腹部逐渐舒畅，邪气全退，病也一天天好转。

此时寒邪虽传遍三阳，但未传入脏腑，可发汗治愈。

如果阴阳两经没有同时受寒邪所侵。

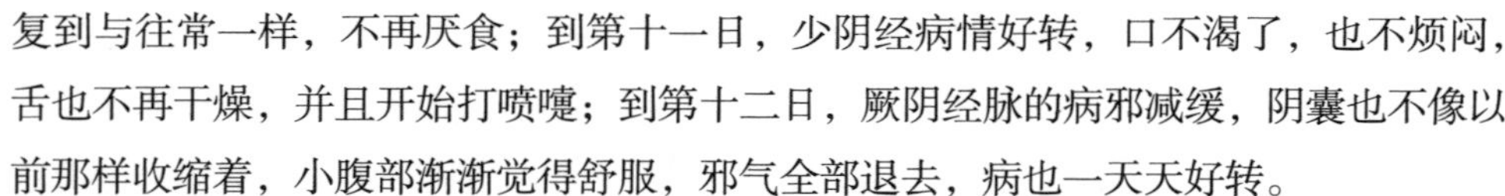

复到与往常一样，不再厌食；到第十一日，少阴经病情好转，口不渴了，也不烦闷，舌也不再干燥，并且开始打喷嚏；到第十二日，厥阴经脉的病邪减缓，阴囊也不像以前那样收缩着，小腹部渐渐觉得舒服，邪气全部退去，病也一天天好转。

热病的治疗

黄帝问：怎样治疗呢？

岐伯回答说：治疗的方法，应根据疾病所在的脏腑经脉，分别施治，这样，病邪日渐衰退，身体就渐渐恢复健康了。一般来说，生病未满三天的，可以通过发汗的方法进行治疗，汗出了，病就好了；发病已超过三天的，可以采用泻法治疗，病就会痊愈。

黄帝问：热病已经好了，为什么常常还有余热难消的情况呢？

岐伯说：之所以有余热难消的情况，都是在发热重的时候，还勉强进食引起的。像这样，虽然病痛已经减轻了，可是体内还有余热，因为没有消化的食物产生的热与余热相互作用于体内，所以余热不消的现象就出现了。

黄帝说：那么怎样治疗呢？

岐伯说：只要根据病的虚实情况，分别采用正治和反治的治疗方法，病就会好的。

热病的禁忌

黄帝问：有关热病，应注意哪些禁忌呢？

岐伯说：生热病的，病稍好些如果再吃肉类的东西，就会复发；如果多吃谷食，也会有余热。这就是对身患热病的人的忠告。

黄帝问：阴阳两经同时受寒邪侵袭的病人，脉象和症状各是怎样的呢？

岐伯说：这种病人，第一日病邪入侵太阳和少阴二经，症状表现为头痛、口干、烦闷而渴；第二日病邪入侵阳明与太阴二经，其症状是腹中胀满、发热、厌食，并且神志不清，胡言乱语；第三日病邪入侵少阳与厥阴经，就有耳聋、阴囊收缩、厥逆的症状。如果病情再发展到不能喝水吃饭、神志昏迷，到第六日，人也就死亡了。

黄帝说：五脏都已损伤、六腑不通畅、营卫不调和，病情发展到这样的阶段，为什么三天之后，人才会死亡呢？

岐伯说：十二经脉中最重要的经脉就是阳明经，它血气最盛，所以此处患病情况就特别严重，病人容易神志昏迷，三天以后，阳明经气的血气就已经衰竭了，所以人即将死亡。

凡因寒邪侵袭伤人而引起的温热病，在夏至前发病的称为“温病”，在夏至后发病的称为“暑病”。暑病随汗一起排出，切不可采用止汗的治疗方法。

刺热篇

针刺可以治热病

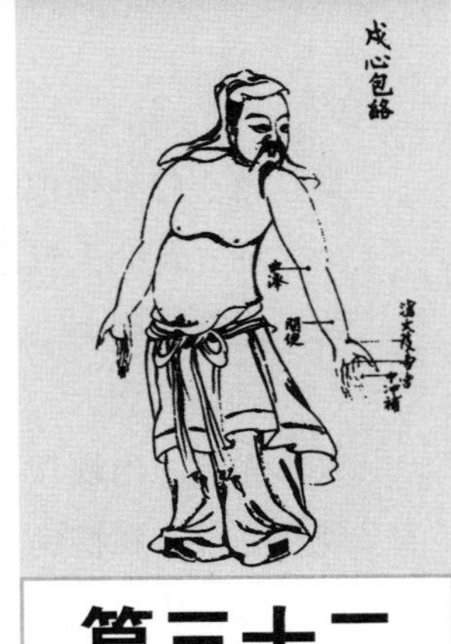

本篇主要论述了热病的针刺方法。

篇三十二

五脏热病的临床表现

热病由肝脏所引发的，病人首先会出现小便发黄、腹痛、喜欢躺着而不喜欢运动、身体发热的症状。热邪偏盛的，就会狂言，多惊惧，胁胀痛，手足躁动不安，不能安睡。在庚辛日时，病就会加重；在甲乙日时，就会出大汗。如果病人出现气逆，再到庚辛日时就会死去。治疗方法为取足厥阴和足少阳两经进行针刺。如果有肝气上行的情况，病人就会头痛眩晕，这是肝脉把热邪牵引而上冲到头部的缘故。

热病由心脏所引发的，病人首先会表现为愁闷，过几天后就会发热。热邪偏盛的就会出现心痛、烦闷、恶心、头痛、面部发红、无汗的症状。在壬癸日时，病就会加重；在丙丁日时，就会出大汗。如果病人出现气逆，到壬癸日时，就会死去。治疗方法是取手少阴和手太阳两经进行针刺。

热病由脾脏所引发的，病人会出现头部沉重、面颊疼、烦闷、额部发青、想呕吐、身体发热等症状。热邪偏盛，就会感到腰痛以致不能俯身和仰身，腹部胀满而泄泻，两颌疼痛。在甲乙日时，病当会加重；在戊己日时，就会出大汗。若病人气已混乱，到甲子日时，就会死去。治疗方法是取足太阴和足阳明两经进行针刺。

热病由肺脏所引发的，病人首先感到寒冷，然后出现汗毛直立、怕风寒、舌苔发黄、身体发热的症状。热邪偏盛的，就要气喘咳嗽，咳嗽时会震得胸痛，并牵连到背，不能深呼吸，头也痛得厉害，直冒冷汗。在丙丁日时，病会加重；在庚辛日时，就会出大汗。若病人气已混乱，到丙丁日时，就会死去。治疗方法是取手太阴和手阳明两经进行针刺，刺出黄豆大的血滴，热邪随血液就排出来了，病就快好了。

热病由肾脏所引发的，病人会有腰痛、小腿发酸、口渴、身体发热等症状。热邪偏盛，就会头颈痛楚，小腿发冷而酸麻，足心发热，不愿意说话。如果肾气上逆，就会感到颈项隐隐作痛，头晕。在戊己日时，病就会加重；在壬癸日时，便会出大汗。若病人气已混乱，到戊己日时，就会死去。治疗方法是取足少阴和足太阳两经进行针刺。

肝热的病人，赤色首先出现在左颊；心热的病人，赤色先出现在额上；脾热病人，赤色先出现在鼻部；肺热的病人，赤色先出现在右颊；肾热的病人，赤色先出现在腮部。在疾病还没有发作的时候，一旦见到面部呈现红色，立即采用针刺法治疗，这称为"治未病"。如果五脏热病表现为面庞相应部位变红，那么只要及时给予治疗，到了该脏所主之日，病就会好的。如果采用的针刺法完全相反，那就必然延长治疗时间，需要经过三周才会好起来。如果再诊治错了，贻误了治疗的最佳时间，那就一定会因病情恶化导致死亡的恶果。总之，热病治疗的关键在于发汗，若及时正确治疗，到了所主之日，就能够汗出而有治愈的可能。

五脏热病的诊断及针刺疗法

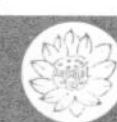

热病治疗的关键在于发汗，若在五脏热病还未发作时，看到面部呈现红色，立即采用针刺法治疗，此为治未病。在热病相应部位变红时，若及时治疗，在所主之日汗出，也有望治愈。

类别	诊断	症状	刺法
肝热病	左颊先赤	小便先黄、腹痛多卧、身热，热盛则狂言多惊、胁满痛、手足躁、不得安卧	刺足厥阴、足少阳
心热病	额先赤	先胸闷，数日乃热，热盛则心痛、烦闷、恶心、头痛面赤、无汗	刺手少阴、手太阳
脾热病	鼻先赤	先头重、颊痛、烦闷、额青、欲呕、身热，热盛则腰痛不可俯仰、腹胀而泄、两颌痛	刺足太阴、足阳明
肺热病	右颊先赤	先汗毛直立、怕风寒、舌苔黄、身热，热盛则喘咳、痛走胸背、不能深呼吸，头痛、冒冷汗	刺手太阴、手阳明
肾热病	腮先赤	先腰痛、腿酸、口渴、身热，热盛则头颈痛、小腿冷而酸麻、足心热、少言	刺足少阴、足太阳

热病的针刺方法

治疗热病的一般过程是这样的，先让病人喝清凉的水，然后再运用刺法，并建议病人一定要穿单薄的衣服，住的地方要凉爽。这样，等身上的热渐渐消退了，病也就基本好了。

热病的症状，首先呈现为胸胁痛、手足躁动不安的，就针刺足少阳经，来补足太阴经；若病情较重的，就采用“五十九刺”的方法。热病症状最先表现为手臂痛的，针刺手阳明、太阴两经，汗出则热退。热病症状最先出现在头部的，针刺足太阳经，汗出则热退。热病症状最先出现在足胫的，刺足阳明经，汗出则热退。如果病人有身体沉重、骨节痛、耳聋、嗜睡的热病初期症状，就刺足少阴经；如病情较严重，就采用“五十九刺”的方法。病人如果有眩晕、胃热、胸胁胀闷的热病初期症状，就刺足少阳经。

足太阳经脉的病，赤色显现在颧骨上，这也是热病的症状，如果荣色未败，说明病在浅表。只要等到太阳经气旺盛的时候使其出汗，病自然会好的。但如果同时还有厥阴经的脉象，那么不会超过三天，死亡的日子就到了。这是此热病与肾相关联，又见了少阳脉色的缘故。少阳经脉的病，赤色显现在面颊上，这是热病的迹象，如果荣色未败，只要使其出汗，病很快就痊愈了。如果同时又有少阴经的脉象，病人就活不过三天了。

治疗热病的气穴：第三脊椎下面主治胸中的热病；第四脊椎下面主治膈中的热病；第五脊椎下面主治肝热病；第六脊椎下面主治脾热病；第七脊椎下面主治肾热病。治疗营血的病，应刺尾骶骨处。颈项第三椎以下凹陷的中央，是大椎穴。通过诊察面部气色，可以推知腹部的疾病，如赤色从面颊下上逆到颧骨的，为痢疾；赤色从面颊下部到牙床的，为腹部胀满；赤色呈现在颧骨后部的，为胁痛。一般来说，赤色呈现在面颊上的，都是膈上出现病变。

热病的针刺疗法

治疗前：先饮冷水以清里热，穿单衣、居凉处以解外热

针刺治疗（汗出则热退）：

- 先胸胁痛、手足躁动不安 —— 刺足少阳以补足太阴；病较重则采用“五十九刺”法
- 病始手臂痛 —— 刺手阳明、太阴
- 病始于头 —— 刺足太阳
- 病始于足胫 —— 刺足阳明
- 身重、骨痛、耳聋、嗜睡等 —— 刺足少阴；病较重则采用“五十九刺”法
- 眩晕、胃热、胸胁胀闷等 —— 刺足少阳

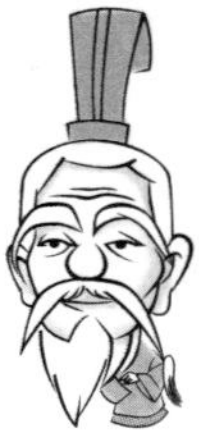

所谓“五十九刺”，是治疗热病时针刺五十九处穴道之法。

治疗热病的气穴

热病的刺法治疗，应当取胜气穴针刺治疗，以达到泻五脏之热的效果。

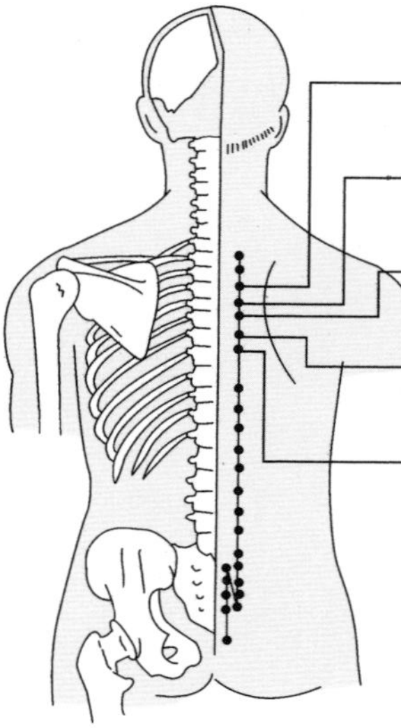

穴位	主治
三椎下间	治肺热
四椎下间	治膈中热
五椎下间	治肝热
六椎下间	治脾热
七椎下间	治肾热

取穴于上，以达到泻出阳邪的目的。→ 再取穴于尾骶骨处，以补阴气。

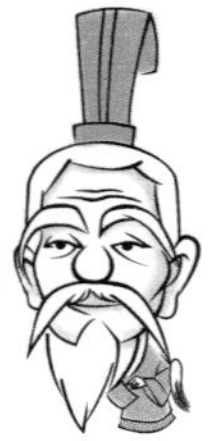

通过诊察面部气色，可以推知腹部的疾病。如颊下赤色上逆于颧，为痢疾；下逆于牙床为腹胀；赤色在颧后为胁痛。一般来说，赤色在颊，皆为膈上病。

评热病论篇

热病的变证与治疗

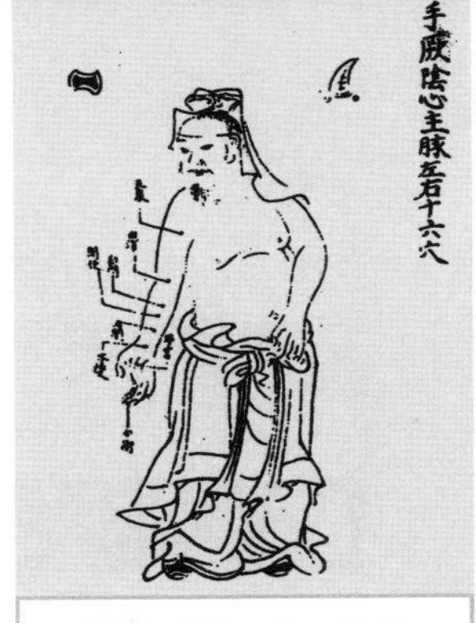

篇三十三

本篇评述了某些热性病，阐述了热病中的阴阳交，以及风厥、劳风、风水等病的机理、临床表现、治疗方法等。

阴阳交

黄帝问：有温病的人，汗出以后身体又发热，脉象躁急而且快，汗出了，病情也没有缓解，并且胡言乱语，不吃东西，这是什么病呢？

岐伯回答说：这是一种绝症，病名为阴阳交。

黄帝说：我希望详细了解这种病。

岐伯说：水谷入胃，化生精微之气，所以人会出汗。汗液就是由这些精气转化而来。热病后期时，人体的精气与病邪相互斗争而出汗，表明病人的精气战胜了邪气。精气胜，人就应该能吃东西，而不再发热。如果出汗之后又发热，说明邪气还存在于人体之内。不吃东西，是精气缺乏，这样就会导致热邪更盛。如果出汗了，身体余热不退，那么病人的生命就危在旦夕了。而且《热论》说过：汗出而脉尚躁动旺盛的，则死。现在脉象与出汗不相对应，就是精气不能克制病邪，这显然是死的征象。至于言语狂乱，是神志失常的缘故，而这样的严重病情也会导致死亡。三种死亡征兆都已经出现了，而看不见一点儿生的迹象，那么即使有好转的现象，也无法逆转死亡的结局了。

风厥

黄帝问：有的病人身体发热，出汗，非常烦闷，而且汗出来了，烦闷也没有随之有所缓解，这又是什么病？

岐伯说：汗出而身体发热，是由风邪引起的；汗出而烦闷难以排解的，是气上逆造成的，这个病的名称为风厥。

黄帝说：我希望请您谈一谈其中蕴涵的道理。

岐伯说：太阳经能够主宰诸阳之气，是全身的表面，所以容易最先受到病邪侵犯。而少阴和太阳互为表里，如果少阴受太阳经发热的影响，从而随之上逆，就成

为厥证。

黄帝问：怎样治疗？

岐伯说：刺太阳和少阴两经的穴位，同时内服汤药，双管齐下地进行医治。

热病的变证与治疗（一）

阴阳交、风厥、劳风、肾风、风水诸病都属于热病范畴，从诸病的病机、症状来看，都表现出邪正相争、“邪之所凑，其气必虚”的特点，而疾病的痊愈或转重，即取决于邪正两方的消长形势。

阴阳交　热病后期，精气与邪气相争所致

精气胜就会出汗，可以吃东西，不再发热——愈

出汗后又发热，是邪气胜，不吃东西又导致精气缺而邪盛，人濒临死亡——重

热病三死：不能食；汗出而脉躁盛；狂言神昏

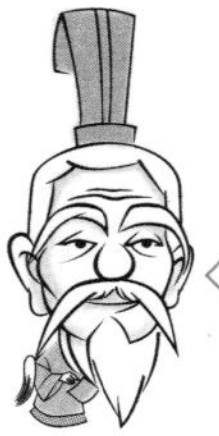

阴阳交的病机特点是“邪盛精虚”，强调了精气化成的汗液的重要性，温病学在此基础上总结出“热病以救阴为先，以救阴为泻热之要”的基本治疗大法。

风厥　发热、汗出而烦闷不解

太阳主诸阳之气，为表　最先受到风邪侵犯

受其发热影响

少阴，主里　随之上逆

治疗：外刺太阳、少阴两经穴位；内服汤药

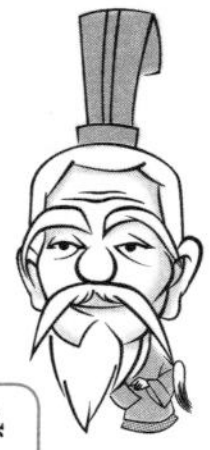

风厥也是一种汗出而病不衰的特殊热病证，是太阳与少阴皆病。但它是太阳先受邪侵，少阴随之上逆，与阴阳同病的“两感”有所不同，是外感热病发展过程中的一种类型。

劳风病

黄帝问：劳风病，有哪些症状表现呢？

岐伯说：劳风病的病变部位在肺下，症状为头项强直，目视不明，口吐黏痰，恶风而身体寒栗。

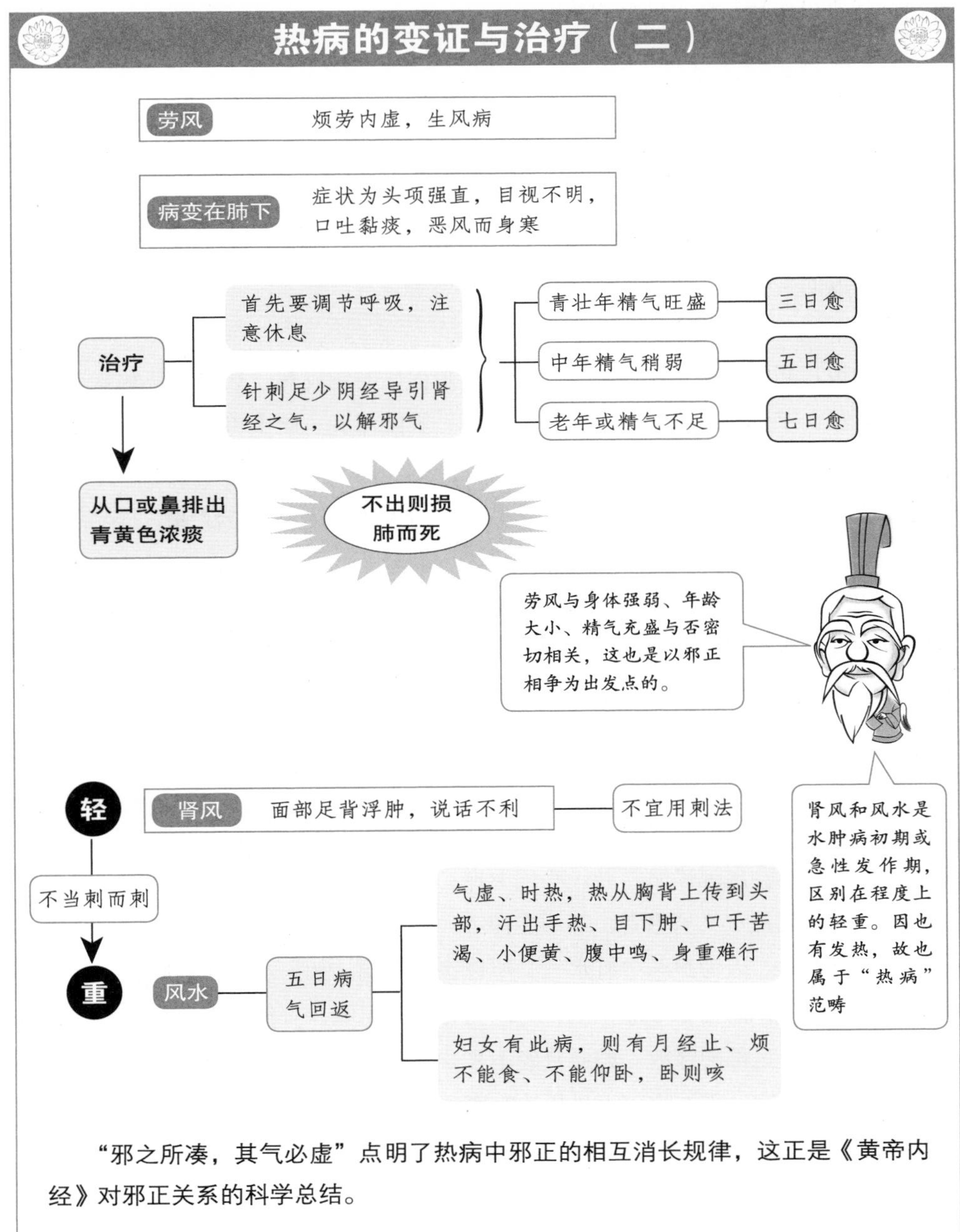

“邪之所凑，其气必虚”点明了热病中邪正的相互消长规律，这正是《黄帝内经》对邪正关系的科学总结。

黄帝问：怎么治疗呢？

岐伯说：首先要调节呼吸，注意休息，其次是针刺足少阴经导引肾经之气，以解郁闭邪气。通过这样的治疗，青壮年精气旺盛，三天可治愈；中年人精气稍衰弱的，五天可治愈，老年或精气不足的，七天可治愈。患这种病的人，常常会咳出青黄色的痰，类似稠脓，弹丸般大小。应当从口中咳出或鼻中排除这种痰，如果不能排出，就要损伤肺，伤了肺就会死亡。

肾风和风水

黄帝问：患肾风的病人，面部足背浮肿，说话也不流利，这样的状况，可以用针刺治疗吗？

岐伯说：肾已经重虚，用刺法治疗不适宜，假如已经运用了刺法，五天后病气也一定会返回来的。

黄帝紧接着问：病气来了，会如何？

岐伯说：当病气来了，一定会感到呼吸短促，时常发热，热也会从胸背上传到头部，流汗，手发热，口常干渴，小便黄色，眼睑浮肿，腹中鸣响，身体沉重，行动困难。如果妇女有此病，月经就会停止，胸中烦闷，不能吃饭，也不能仰卧，一仰卧就咳嗽得非常厉害，此病称为“风水”，详细的论述见《刺法》篇。

黄帝说：希望您解释其中的道理。

岐伯说：因为正气不足，邪气才得以聚集。肾阴不足时，阳邪就乘虚侵入，所以呼吸少气，时常发热，出汗，小便黄色，这是因为有了内热。不能仰卧，原因在于胃中不和。仰卧就咳嗽加重，是水气向上压迫肺。凡是有水气病的人，往往首先见到其眼睑部轻度浮肿。

黄帝问：为什么会这样？

岐伯说：水属于阴，目下也属于阴。腹部为至阴脾脏所在的位置，所以腹中有水，目下必然会出现略微浮肿。心气上逆，所以口苦舌干，不能仰卧。仰卧就会咳嗽吐清水。凡是水气病患者，都不能仰卧，因为卧后会感到惊悸不安，而惊悸就会引发咳嗽加重。因为胃肠中有水气，所以腹中鸣响。如果水气压迫脾脏，就会烦闷而不想吃东西，而食物不能下咽，是因为胃中有阻隔。身体沉重，行动不便，是胃的经气下行于足部的缘故。妇女月经不来，主要原因在于胞脉闭塞。胞脉属于心脏，向下连接子宫，现在水气上逆压迫肺脏，心气不能下通，血气不能运行，所以月经就停了。

黄帝赞同道：非常正确！

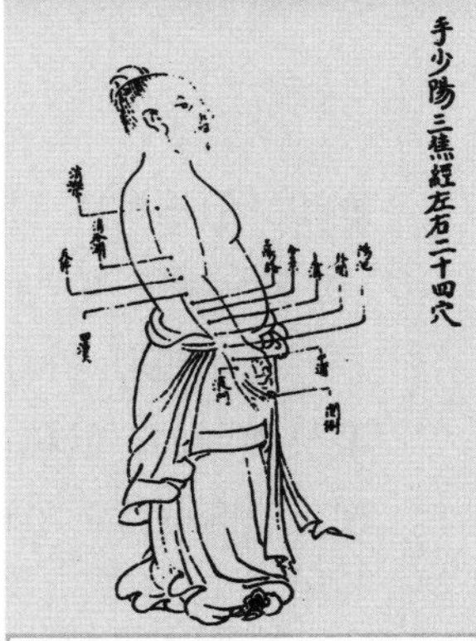

逆调论篇

违背调摄所引发的一些疾病

篇三十四

本篇论述了违背调摄所引发的一些疾病，包括里寒证、内热证、肉烁证、挛急证、喘息证以及不能卧证的形成机理及病症。

几种疾病

黄帝问：有的患者并没有多穿衣服，也感到发热且烦闷，这是什么原因？

岐伯回答说：阴气少，阳气胜，所以引起发热而又烦闷。

黄帝问：有的患者不是因为衣服单薄，体内也没有因风寒侵入而形成的寒气，却感到寒冷是来自身体内部。为什么会有这样的感觉呢？

岐伯说：这种病人，长年阳虚，阴气偏盛，所以气血运行阻滞不畅，阳气不能通达，而形成寒痹。所以感到全身发冷，好像骨缝骨髓都散发寒气，又像刚从冷水里出来一样。

黄帝问：有一种病，症状是这样的，四肢先发热，遇到风邪，热得像火烧木炭一样，这是什么原因呢？

岐伯说：这种人的体质是阴气虚少，阳气偏盛，于是阳气独旺于外。这种现象产生的主要原因是四肢为阳，两阳相结合，阴气自然就虚少，也就不能平衡旺盛的阳火。如果出现这种情况，就有害健康了。所以对于这样遇到风邪就像火烤一样的病人，肌肉必然会慢慢消瘦干枯。

黄帝问：还有一种情况，身体非常寒冷，即使用热水泡澡，靠近火温暖身体，仍然感觉不到热；穿比较厚的衣服，也不觉得温暖，但也不至于冻得直打哆嗦。这是什么怪病呢？

岐伯说：这种病人天生肾气偏盛，由于长期处于潮湿的环境中，致使太阳经气衰弱，阳气不能温暖肾的阴精，所以肾的阴精枯萎不长。肾在五行中属水，所以又称为“水脏”。肾具有储藏阴精的功能，并能将阴精转化为骨髓，所以肾又有关联骨的功能。如果肾经中的阴精枯萎不长，则骨髓就不充满，所以常常会有寒冷至骨的感觉。病人之所以感到寒冷而不发抖，是因为“一水不能胜二火”。“一水”指两肾，“二火”指肝、心。一个性质属水的肾脏不能克胜心、胆二火，所以，这种病人虽然

寒冷，但不发抖，把这种病称为“骨痹”。此人还会有关节拘挛的症状。

黄帝问：有一种病人肌肉麻木，纵然接触到衣被，也没什么感觉，这是什么病呢？

岐伯说：营气虚弱，卫气充实，这是主要的原因。营气虚弱的，皮肉就麻木；卫气虚弱的，肢体就行动不便；营气、卫气都虚弱了，人就既麻木不仁，又行动不便，肌肉也就更加麻木了。如果人的形体与神志不能相调和，那也注定是要死亡的。

逆气病各种症状的形成原因

黄帝道：患逆气病的人，有各种各样的情况，有不能躺下，同时呼吸是有声音的；有不能躺下，而呼吸没有声音的；有起居如常，而呼吸是有声音的；有能够躺下，而一旦行动就气喘的；有不能躺下，也不能够行动而且还气喘的；有不能躺下，躺下去就气喘的。这些都是哪个脏器的病变所引起的呢？我想知道其中的原因。

岐伯说：阳明经脉之气上逆，就会导致不能躺下且呼吸有声；足三阳经脉之气由下行转为逆而上行，自然就出现呼吸不畅而发出声音了。阳明经是胃脉，胃是六腑的海洋，胃气也是下行的，如果阳明气逆，胃气就不能按原路下行，所以就不能平躺了。《下经》曾说“胃不和则卧不安”，指的就是这个意思。若起居如常而呼吸有声，病因在于肺的络脉不顺，络脉之气不能随经脉之气上下，其气停留在经脉而不运行于络脉，但络脉的病比较轻，所以起居如常，只是呼吸有声而已。若不能够平躺或躺下就会喘，主要是由水气侵犯肺脏引起的。水气是沿着津液流行的道路而流动的，肾是水脏，主管人身体的津液运输与分布，又主睡卧和气喘，如果肾的功能出现障碍，水气逆行向上侵犯肺脏，就出现了气喘而不能平躺的症状。

黄帝说：很有道理！

胃不和则卧不安

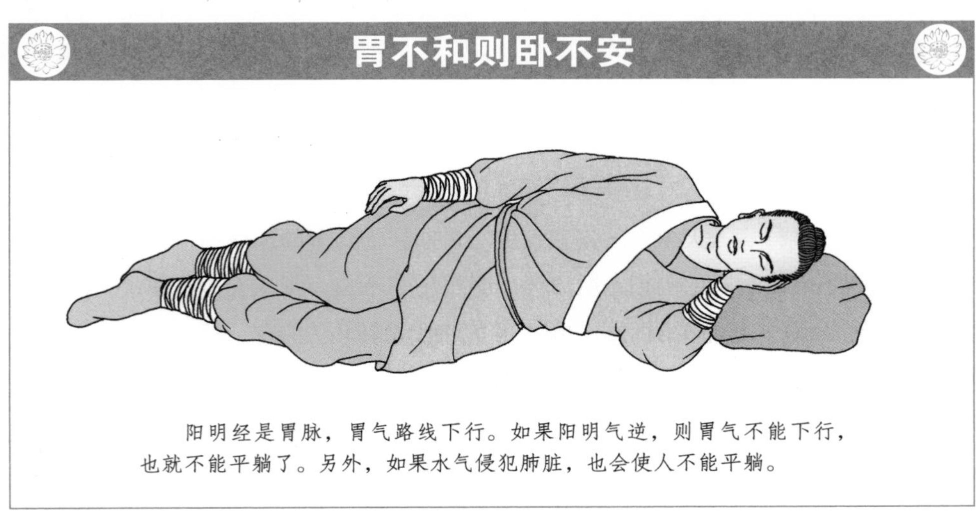

阳明经是胃脉，胃气路线下行。如果阳明气逆，则胃气不能下行，也就不能平躺了。另外，如果水气侵犯肺脏，也会使人不能平躺。

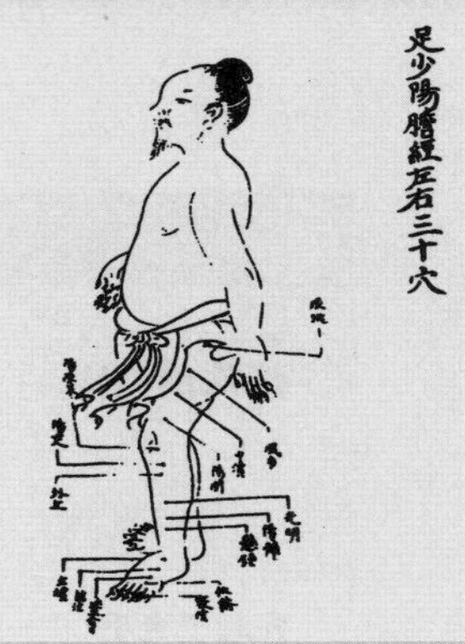

篇三十五

疟论篇

疟疾的发病原因及治疗方法

本篇论述了疟疾的病因、病机、症状及各种发作形式；指出了疟疾与风病的异同点；讨论了寒疟、温疟、瘅疟的各自特点及其机理；阐述了疟疾的治疗方法。

疟疾的病因

黄帝问：疟疾都是因为感受了风邪而引起的，它的潜伏或发作都有一定的时间，这是为什么？

岐伯答道：疟疾开始发作的时候，先是出现毫毛竖立，接着身体神志都感到疲倦，然后寒冷发抖，下巴打战鼓动，腰脊酸痛，到寒冷过去的时候，全身内外又发热，头痛得简直要裂开，口渴，想要喝冷饮解热。

黄帝问：什么邪气会产生这样的病呢？

岐伯说：这是阴阳上下相争、虚实交替发作、阴阳相互转化的缘故。阳气合并到阴气中，所以阴气实而阳气就虚。阳明经气虚了，就会寒冷得发抖、战栗以至于下巴打战鼓动。太阳经气虚了，就会引发腰脊头项疼痛。三阳经气都虚了，则阴气更盛。阴气盛，就会引起骨节寒冷疼痛。寒从内生，所以里外都觉得冷。阳主外，阳盛的时候，就要生外热；阴主内，阴虚的时候，就要生内热；如果内外都发热了，就会出现气喘、口渴、喜欢喝冷饮解热的症状。

夏天被暑气所伤就容易引发疟疾。热气过盛，藏在皮肤之内肠胃之外，也就是邪气占据了营气停留的地方。由于暑热，人的汗孔疏松，腠理开泄。遇上秋天的肃杀之气，汗出时就会感受风邪，或者洗澡、洗头时受到风邪水气的入侵，病情就会进一步发展。这样，风邪水气停留在皮肤之内，与卫气相结合，疟疾就会发作。卫气是白天行于阳分，夜间行于阴分。这种邪气并入阳气时就向外发散，并于阴气时就向内里侵袭，阴气阳气内外相互对抗，所以每天都要发作一次。

黄帝问道：疟疾有隔一天而发作的，这是为什么呢？

岐伯说：邪气所处较深，内通阴分，阳气独行于外阴分之邪留于里，阴邪与阳气相争不能即出，所以隔日才发作一次。

黄帝说：感觉就是这样的道理！那么对于一些疟疾，在发作的时间上，有的

疟疾

疟疾的病因

身体变化

先起于毫毛
→ 身体神志疲倦
→ 寒冷发抖，下巴打战，腰脊酸痛
→ 寒冷过去，内外皆热、头痛欲裂、渴欲冷饮

冷

寒冷发抖，下巴打战，腰脊酸痛：
- 阳明经气虚
- 太阳经气虚
- 少阳经气虚
- 三阳经气皆虚

热

寒冷过去，内外皆热、头痛欲裂、渴欲冷饮：
- 阳盛则外热
- 阴虚则内热

病机

- 阳争于上，阳实阴虚
- 阴争于下，阴实阳虚

→ 阴阳上下相争

虚实交替发作

- 阳移并于阴，阴实阳虚
- 阴移并于阳，阳实阴虚

→ 阴阳相互转化

疟疾的病发过程

暑热过盛 — 邪气藏于皮肤之内肠胃之外
→ 汗孔疏，腠理开
→ 逢秋凉之气，汗出受风
→ 受风邪水气入侵，留在皮肤之内
→ 与卫气相结合
→ 阴阳内外对抗，每日发作一次

- 邪气并于阳气时外发
- 邪气并于阴气时内袭

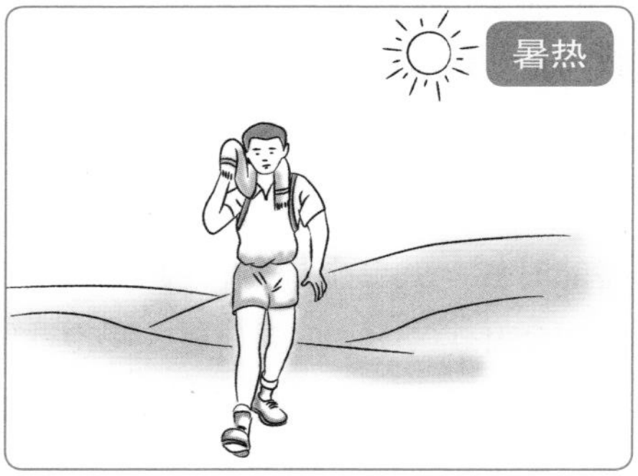

暑热

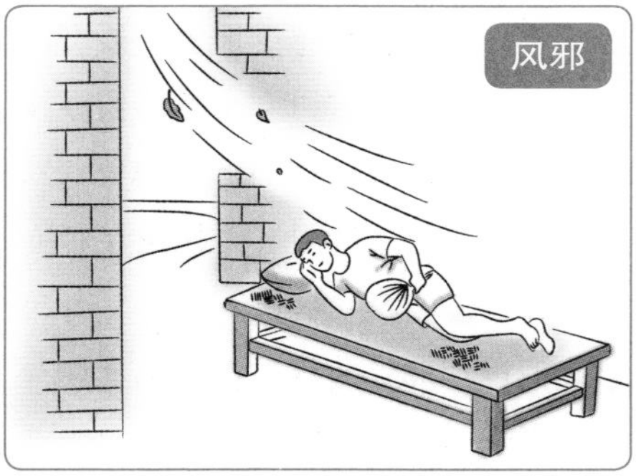

风邪

早，有的晚，原因在哪里？

岐伯说：人体的卫气每一昼夜在风府穴有一次会合。这时候，人体表面的汗孔就舒张开。如果邪气趁机侵入，与卫气合并，就会导致疾病的发作。邪气侵入风府穴后，沿着脊柱逐渐下移，每过一天便向下移动一个骨节，卫气与邪气会合的时间日益推迟，所以发病的时间也就一天比一天晚。这是邪气先侵入脊骨的缘故。卫气每当到达风府穴的时候，腠理便会开泄，腠理一开泄，则邪气就会侵入，邪气侵入，于是病就发作。这就是发病一天比一天晚的原因。邪气从风府穴开始每天向下移动一节，经过二十五天，到达骶骨，第二十六天又进入脊椎，沿冲脉向上，经过九天到达任脉的天突穴。因为邪气的位置逐日上行，与卫气相遇的时间一天比一天早，所以病发作的时间就逐日提前。有关隔日发病的情形，主要是因为邪气在内压迫五脏，横连膜原。因距离较远，邪气深藏，循环运行缓慢，不能与当日卫气共进共出，所以隔日才能发作。

黄帝问：您曾讲过如果当卫气到达了风府穴，腠理就开放了，病邪就会趁机而入，这样就会引发疾病。现在卫气每天下行一节，邪气并不在风府穴上，疾病仍然每天发作，您能解释一下是什么道理吗？

岐伯说：上面所讲的是指邪气侵入头项，沿脊椎骨下行的情况。人体的组织，分为虚实，而病邪所侵入的部位也不一样。因此，就不一定到风府穴才发病。所以邪气侵入头项的，当卫气此时正好运行到头项，就会与邪气相遇而发病；邪气侵入背部的，恰好卫气此时也运行到背部，与邪气相遇就会发病；同样，邪气侵入腰脊的，卫气运行到腰脊时，与邪气相遇就会发病；邪气侵入手足的，卫气运行到手足时，与邪气相遇就会发病。总之，卫气所在的地方，与邪气相遇，就要发病。因为风邪侵入时并没有固定的地方，只要卫气经过，腠理开泄，邪气与之相逢，就会发病。

风病和疟疾的异同点

黄帝问：风病和疟疾，从表面看起来，似乎属于同一类情况。那为什么风病持续发作，疟疾却间歇发作呢？

岐伯说：风邪病常常停留在所侵犯之处，所以它持续发作；疟气随经络循行，是依次内传的，要等到卫气和它相遇时，病才能发作，所以有间歇性的特点。

寒疟、温疟和瘅疟

黄帝问：疟疾发作，为什么有先感觉寒冷而后感觉发热的现象？

岐伯说：夏天感受了严重的暑气，流了很多汗，腠理开泄了，寒凉水湿之气便

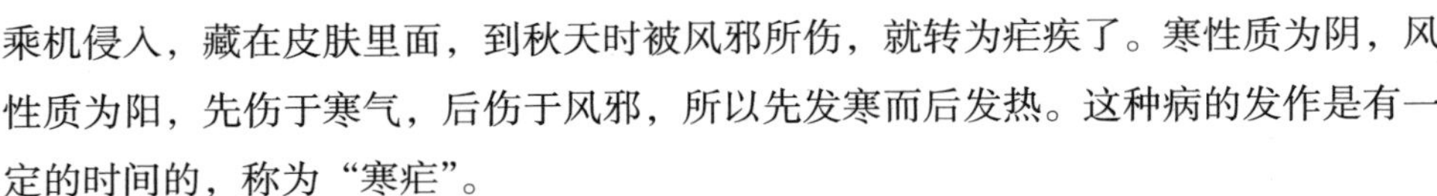

乘机侵入，藏在皮肤里面，到秋天时被风邪所伤，就转为疟疾了。寒性质为阴，风性质为阳，先伤于寒气，后伤于风邪，所以先发寒而后发热。这种病的发作是有一定的时间的，称为“寒疟”。

黄帝问：那么，另一种先热而后寒的疟疾，又如何解释呢？

岐伯说：显然，这是先被风邪所伤，然后又被寒邪所伤造成的。这种病的发作同样也有一定的时间，称为“温疟”。

其中只发热而不发寒的这种病，是因为阴气先断绝，阳气单独旺盛起来，所以在病发作时，患者就会感到呼吸气少，烦闷，手足发热，想要呕吐。医学上把这种病称为“瘅疟”。

不能进行针刺治疗的情况

黄帝说：医书中曾提到有余的应当泻，不足的应当补。现在认为发热为有余，发冷为不足。疟疾患者的寒冷，即使用热水和烤火，也不能使之温暖；发热时，就是用冰水，也不能使之清凉。这种寒热证状，都属于有余或不足之类。当其发热发冷的时候，就是良医也只能顺应当时的情况，耐心等待身体冷热自行衰退时，才可采用针刺法治疗。这是为什么？希望听您详细分析其中的道理。

岐伯说：医经上指出，有三种情况不能进行针刺治疗，第一种是高热时；第二种是脉搏混乱时；第三种是汗大出时。原因在于病在逆行，所以不能治疗。疟疾在开始发作时，外阳并于里阴，这时是阳分虚而阴分实，体外无阳气，所以先感到寒冷战栗。到阴气逆乱到了极点，则又外出到达阳分，因此阴阳又相并于外部，这时转为阴分虚而阳分实，所以感到热而干渴。疟疾并于阳分则阳气胜，并于阴分则阴气胜。阴气胜就发寒，阳气胜就发热。由于风寒之气的变化异常，阳热到极点，则阴邪的寒气来了；阴寒到极点，则阳邪的热气来了，疟疾就是这样形成的。当疟疾发作的时候，热时就像火在燃烧，寒时就像风雨般不可抵御。所以医经上说，当邪气正盛的时候，不要攻邪，待邪气衰退时，治疗才更有效果，就是这个意思。疟疾在没有发作的时候，阴气没有并入阳分，阳气也没有并入阴分，这时如果能够及时进行调治，那么正气不会损伤，也把邪气除去了。由于病人在发病的时候，正气和邪气逆乱，所以医生不能此时对病人进行治疗。

治疗疟疾的方法

黄帝问：究竟该怎样治疗疟疾？应当怎样掌控治疗时间？

岐伯说：疟疾将要发作时，正是阴阳也将相移的时候，它必定是从四肢的末端开始发作，原因在于人体的阴阳经脉是在四肢末端交接。如果阳气已被邪气所伤，

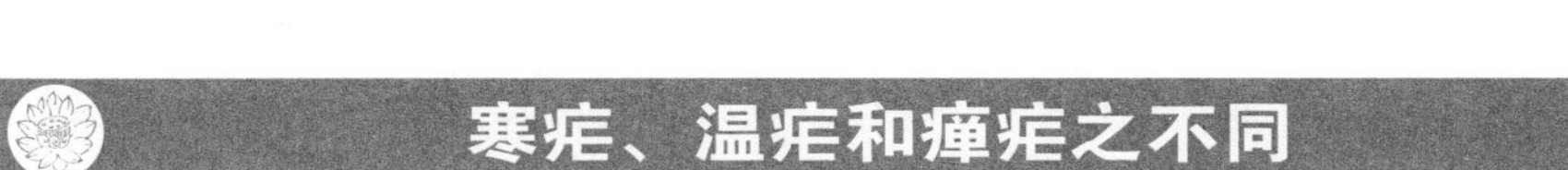

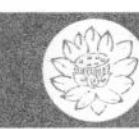

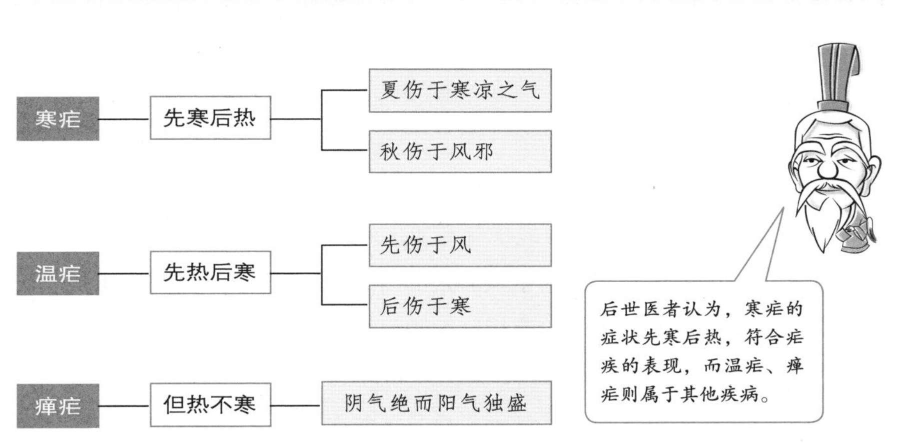

针刺治疗之正误

疟疾发作之时，正是正邪相争而邪气盛时，高热、发汗、脉象紊乱，此时不宜进行针刺治疗。恰当的针刺时机，当在病邪发作之前及病邪发作后消退之时。

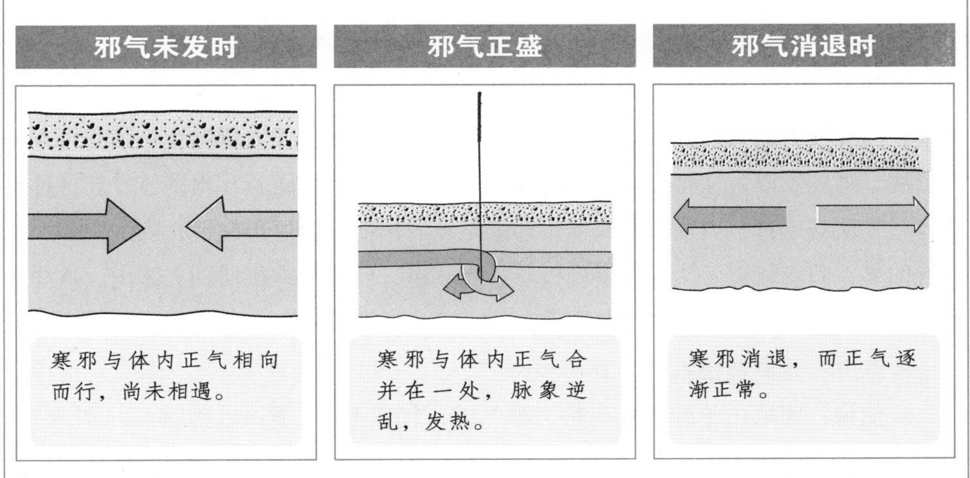

阴气定会受影响，所以就在阴阳之气还没有合并的时候，用绳子牢固地绑住病人四肢的末端，使邪气不能侵入，阴气不能跑出，再仔细地审察脉络的情况，找到孙络充实的地方，观察其瘀血所在的位置，将血刺出，这样就能达到除掉真邪气，而邪气没有并入体内的效果。

黄帝道：疟疾在没有发作的时候，情况是怎样的？

岐伯说：在人体内，疟气会使阴阳虚实轮流更替，它依据邪气的所在部位而发

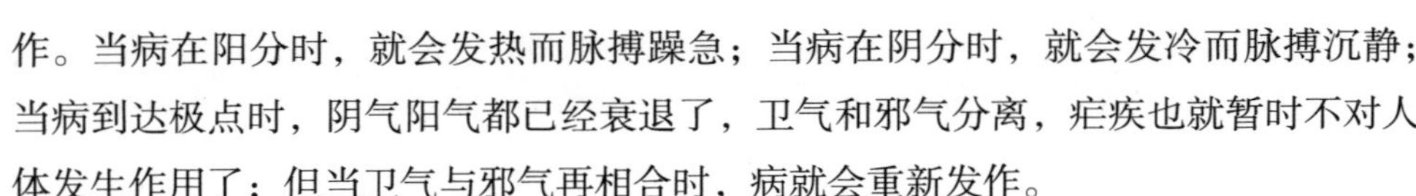

作。当病在阳分时，就会发热而脉搏躁急；当病在阴分时，就会发冷而脉搏沉静；当病到达极点时，阴气阳气都已经衰退了，卫气和邪气分离，疟疾也就暂时不对人体发生作用了；但当卫气与邪气再相合时，病就会重新发作。

疟疾发作的原因

黄帝问：疟疾的发作，有的间隔两天，有的间隔数天；发作时有口渴的症状，也有不口渴的情形，为什么会出现这样的情况？

岐伯说：因为邪气与卫气会于风府穴的时间不一样，有时是错开的，所以要间隔几天才再发作。疟疾是阴阳轮流相胜，阳气比阴气重些就会感到很热；阳气比阴气轻些就会感到冷，所以有时口渴，有时不口渴。

黄帝问：医经上写着，夏天被暑气所伤，秋天就一定要得疟疾。可是现在有些疟疾，并不一定是这样的情况引起的，这是什么道理呢？

岐伯说：夏天被暑气所伤，秋天就一定得疟疾，这是指顺应四时发病规律而言的。也有与四时发病规律相反的，所以产生了症状不同的疟疾。发作于秋天的，寒冷较重；发作于冬天的，寒冷不重；发作于春天的，多怕风；发作于夏天的，便会多汗。

黄帝问：对于温疟和寒疟，病邪是怎么样侵入的？停留在哪一脏？

岐伯说：温疟是在冬天受了风寒，寒气留在了骨髓里面，到了春天阳气生发的时候，因邪气不能自行外出，到了夏天，暑热炽盛，就会使人倦怠，头脑昏沉，肌肉消瘦，腠理发泄，这时一旦劳动强度大一些，邪气就会随着汗出到体外。这种病是邪气先伏藏于肾，当发作的时候，邪气是从内出向外。这种病证，阴气先虚，而阳气偏盛，阳盛就会发热，但盛到极点就会衰退，邪气又乘机回到人体内。这样阳气又虚，阳虚就发冷。这是先发热后发寒的病，所以命名为“温疟”。

黄帝道：瘅疟的情况是怎样的？

岐伯说：瘅疟由于肺内先有热，肺气盛，气逆上冲，胸中气实不能向外发泄，如果正赶上劳累之后，腠理开泄，风寒侵袭于皮肤之间、肌肉之内，那么就会发病。发病时，阳气偏盛而不衰退。病邪始终停在体表的阳气中，而没有深入体内并入阴气，所以只热而不寒。邪气内藏于里而外留于肌肉之间、能使人肌肉消瘦的这种病，就叫作“瘅疟”。

刺疟篇

用针刺法治疟疾

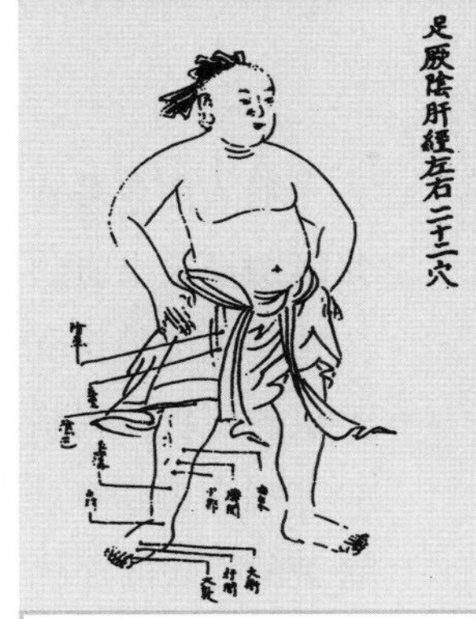

篇三十六

本篇论述了疟疾的针刺原则和方法。

六经疟

病人腰痛，头部沉重，寒冷从背部起，先寒后热，热势很盛，热止汗出。这就是足太阳经的疟疾的症状，这种疟疾，不易痊愈，用刺委中穴出血的方法进行治疗。

病人身体倦怠，发冷不很厉害，发热也不厉害，怕见人，见人就感到恐惧，发热的时间比较长，汗出得也多。这就是足少阳经的疟疾的症状，用刺足少阳经的方法进行治疗。

病人先感到冷，寒冷得厉害，经过一段时间又发热，热一退，汗也就停止了，喜欢见日月光火焰，才感到舒适。这就是足阳明经的疟疾的症状，用刺足阳明经足背上的冲阳穴方法进行治疗。

病人闷闷不乐，好叹气，不想吃东西，多寒热，汗出。病发时就呕吐，呕吐后病势就衰减了。这就是足太阴经的疟疾的症状，用刺足太阴经的方法进行治疗。

病人呕吐得很厉害，多发寒热，热多寒少，总想紧闭门窗待在房间里。这就是足少阴经的疟疾的症状，病到这种程度，就不易痊愈了。

病人腰痛，小腹胀满，小便不利，症状类似于癃病，小便次数多，易恐惧，气不足，腹中郁滞不通畅。这就是足厥阴经的疟疾的症状，用刺足厥阴经的方法进行治疗。

脏腑疟

病人心里感到发冷，冷极了就发热，发热的时候容易害怕，像看到什么东西一样。这是肺脏的疟疾的症状，用刺手太阴、手阳明两经的方法进行治疗。

病人心里烦热得厉害，喜欢喝冷水，这样反而寒多，不太发热。这是心脏的疟疾的症状，用刺手少阴经的方法进行治疗。

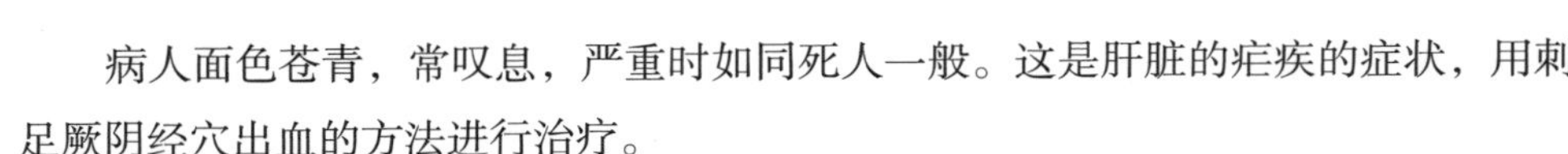

病人面色苍青，常叹息，严重时如同死人一般。这是肝脏的疟疾的症状，用刺足厥阴经穴出血的方法进行治疗。

病人冷得难受，腹中疼痛。脾热下行又会使人肠鸣，肠鸣后汗出。这是脾脏的疟疾的症状，用刺足太阴经的穴位的方法进行治疗。

病人感到有寒意，腰脊疼痛，不能转动，大便不通畅，目眩，手足发冷。这是肾脏的疟疾的症状，用刺足太阳、少阴两经的方法进行治疗。

病人胃里发热，感到饥饿，但不想吃东西，腹部胀满膨大。这是胃脏的疟疾的症状，用刺足阳明、太阴经络脉出血的方法进行治疗。

各种疟疾症状及针刺方法

	病名	症状	针刺疗法
六经疟	足太阳疟	腰痛、头重、先寒后热	刺委中穴出血
	足少阳疟	身倦、寒不甚热不甚、恶见人	刺足少阳经
	足阳明疟	先寒后热、喜见火光、热去汗止	刺足阳明经足背上的冲阳穴
	足太阴疟	不乐、好叹气，厌食、多寒热、汗出、喜呕	刺足太阴经
	足少阴疟	呕吐甚、多寒热、热多寒少、欲闭门而处	阳热宜刺其邪，阴盛又不宜刺，病难已
	足厥阴疟	腰痛、小腹胀满、小便不利而多、易恐、气不足、腹中悒悒	刺足厥阴经
脏腑疟	肺疟	心寒，寒后热甚、善惊	刺手太阴肺经、手阳明大肠经
	心疟	心烦、喜喝冷水反寒多、不甚热	刺手少阴心经
	肝疟	面色苍青、叹息、状如死	刺足厥阴经出血
	脾疟	冷甚、腹痛、肠鸣汗出	刺足太阴脾经
	肾疟	有寒意、腰脊疼痛、大便不畅、目眩、手足冷	刺足太阳膀胱经、足少阴肾经
	胃疟	善饥而不食，食则腹胀	刺足阳明胃经，兼足太阴脾经络脉出血

针刺原则

在身体正热的时候，如果疟疾发作，就要刺脚背上的动脉，开通经穴，放出一些血，立时就可退热。在刚要发冷的时候，如果疟疾发作，那就应该刺手阳明和手太阴、足阳明和足太阴上的穴位了。若疟疾病人的脉搏满大而急，就刺取背部的俞穴，即用中等针，靠近五胠俞各取一穴，根据病人的形体胖瘦，确定针刺出血量的多少。若病人脉搏小实而急，就针灸胫部的少阴穴，并刺手指、脚趾末端的井穴。

疟疾病人的脉搏缓大而虚的，就要用药治疗，不宜用针刺。对于疟疾的治疗，应在病发作之前一顿饭的时候，给予诊治，错过了这个时间，就没有最佳时机了。假如疟疾病人的脉浮而不见的，急刺十指之间出血，血出病就会好了；如果先看见皮肤上长出赤小豆般的红点，都可以用针刺去。上面的十二种疟疾，它们的发作时间各不相同，一定要观察病人的症状，就可以了解病是属于哪一经脉。如果在发作前约一顿饭的时候就用针刺，刺第一次，邪气就可减退；刺第二次，疗效就很显著；刺到第三次，病就可痊愈。如果还没好，可刺舌下两脉出血。如果这样，还没有很好的效果，可以取委中血盛的经络，刺出其血，并刺颈项以下挟脊两旁的经穴。如此这般，病就一定会好的。上面所说的舌下两脉，指的是足少阴廉泉穴。

采用针刺法治疗疟疾一定要先询问病人，了解在病发作时，其最先感觉症状的部位，再进行针刺。如果头痛、头部沉重是最先出现的症状，就先刺头上及两额两眉间出血。如果项背痛是最先出现的症状，就先刺项部背部。如果腰脊痛在先，就先刺委中出血。如果手臂痛在先的，就刺手少阴、阳明十指间的孔穴。若是足胫酸痛在先的，就刺足阳明十指间的孔穴。风疟发作时，汗出怕风，可刺太阳经背部的腧穴出血。如果病人小腿酸痛剧烈，按触都承受不了的，这叫作“胕髓”病，可用头大而锋利的镵针刺绝骨穴出血，马上就可以不痛了。如果病人身体稍感疼痛，刺至阴，但注意诸阴经的井穴，都不可以刺出血，应隔一天刺一次。疟疾口不渴而隔天发作的，刺足太阳经；如口渴而隔天发作的，刺足少阳经。温疟而汗不出的，用五十九刺的方法来治疗。

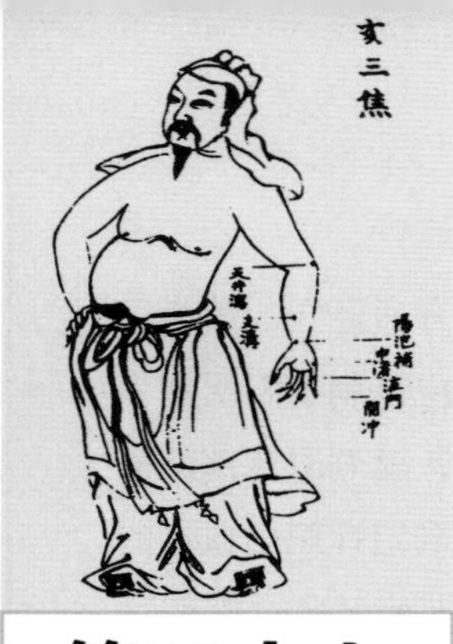

气厥论篇

如何治疗五脏的寒邪和热邪

篇三十七

本篇论述了五脏寒邪相移所产生的病变，五脏热邪相移所产生的病变。

寒邪相移所产生的病变

黄帝问：五脏六腑的寒热是怎样相互移传的呢？

岐伯说：寒从肾移至脾，会生痈肿和气虚。寒从脾移到肝，会生痈肿和筋挛。寒从肝移到心，会生狂证和心气不通病。寒从心移到肺，会形成肺消，肺消的症状，是饮水一份，小便要排两份，这种病还没有办法可以治愈。寒从肺移到肾，形成涌水，涌水的症状，是病人的腹下部，按之不坚硬，但因水气侵犯大肠，当走得快时，可以听到肠中濯濯的水声，像皮囊里装着浆水一样，这是由水气形成的病证。

热邪相移所产生的病变

热从脾移到肝，易出现惊恐和鼻出血的症状。热从肝移到心，会导致死亡。热从心移到肺，时间长了，就会形成膈消。热从肺移到肾，时间长了，就会形成柔痉。热从肾移到脾，会损伤脾的阳气，从而形成肠澼，那就没有办法治疗了。热从胞宫移到膀胱，就会出现小便涩滞并尿血。热从膀胱移到小肠，便会肠道阻塞，大便不通，如果这时热气上行，人就会口舌糜烂。热从小肠移到大肠，就会热结不散，形成伏瘕，或者生痔疮。热从大肠移到胃，多吃饭反而消瘦无力，称为“食亦”，即虽然能吃，但身体懈怠懒惰。热从胃移到胆，也称为“食亦”。热从胆移到脑，鼻梁内就会觉得辛辣而形成鼻渊。鼻渊的症状就是恶浊的鼻涕下流不止，时间长了，就会鼻中出血，双目不明。这些就是因寒热气逆，在脏腑中互相移传而引起的气厥。

五脏六腑的寒移热移

五脏寒移

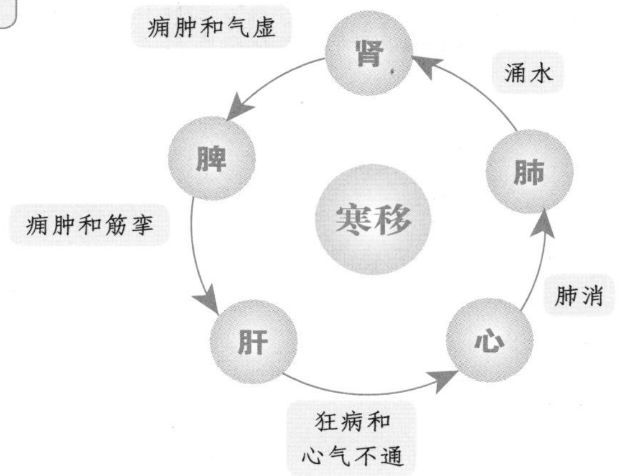

寒移
肾
痈肿和气虚
脾
痈肿和筋挛
肝
狂病和
心气不通
心
肺消
肺
涌水

五脏热移

热移
脾
惊恐和鼻
出血症状
肝
死亡
心
膈消
肺
柔痓
肾
肠澼
不可愈

六腑热移

热移
胞宫
膀胱
小肠
大肠
胃
胆
脑
小便涩
滞并尿
血症状
肠塞，便不
通，若热气上
行则口舌糜烂
伏瘕或
痔疮
食亦
食亦
多吃饭反而
消瘦无力
鼻渊

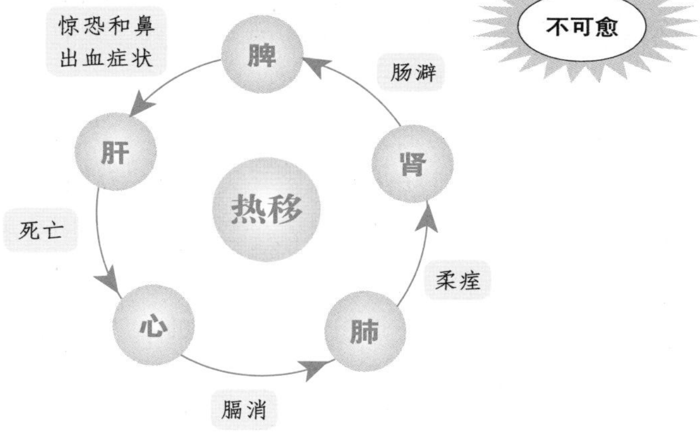

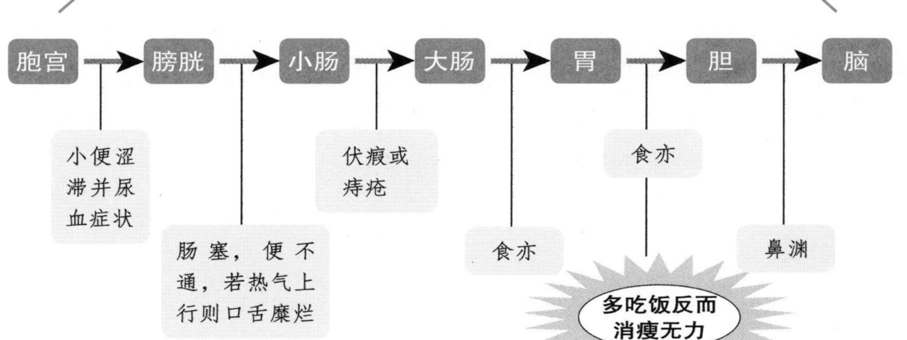

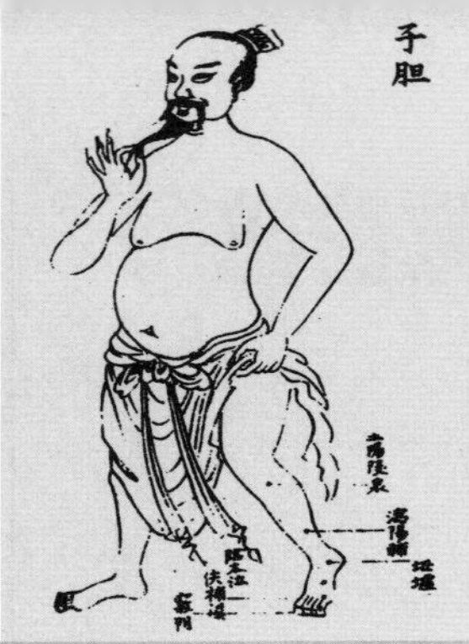

篇三十八

咳论篇

咳嗽的中医原理

本篇论述了五脏六腑咳的病因、病机、临床表现及其治疗原则。

五脏咳

黄帝问：肺脏能使人咳嗽，这是什么道理？

岐伯说：不止是肺脏，五脏六腑都能使人咳嗽。

黄帝说：请您具体讲一讲。

岐伯说：皮毛属表，和肺是相对应的。皮毛受了寒邪，寒邪就会侵入肺脏。例如喝了冷水，吃了冷的食物，寒气入胃，从通肺的经脉注入肺，也会引起肺寒。这样，内外的寒邪互相结合，停留在肺脏，形成肺咳。关于五脏的咳嗽，是五脏各在所主的时令受病，并不是肺在它所主之时受病，是五脏的病传给肺的。人体的五脏同季节有一定的对应关系，所以五脏各在它所主的时令中受寒邪侵袭，得了病，轻微的，只是咳嗽；严重的，则会寒气入里，造成泄泻、腹痛。一般而言，秋天的时候，肺先受邪；春天的时候，肝先受邪；夏天的时候，心先受邪；长夏的时候，脾先受邪；冬天的时候，肾先受邪。

黄帝问：那么这些咳嗽又有什么差别呢？

岐伯说：咳嗽时，喘息有声音，严重时，还会咯血，这是肺咳的症状。咳嗽时，感到心痛，喉头像有东西梗塞，严重时咽喉就会肿痛闭塞，这是心咳的症状。咳嗽时，两胁会疼痛，如果很严重，行走都会很困难，这时如果想要行走，就会造成两胁胀满，这就是肝咳的症状。咳嗽时，右胁下痛，隐隐作痛并牵连肩背，严重时便不能动，一动，就会咳得更厉害，这是脾咳的症状。咳嗽的时候，腰背互相牵扯痛，严重时，就要咳出痰涎来，这是肾咳的症状。

六腑咳

黄帝问：六腑咳嗽有什么症状呢？又是如何受病的呢？

岐伯说：五脏咳嗽，日久不愈，就会传移到六腑。例如脾咳止不住，胃就要受病；咳而呕吐，严重时，也可能呕出蛔虫，这就是胃咳的症状。肝咳止不住，则胆就要受病；咳嗽起来，可吐出苦汁，这就是胆咳的症状。肺咳止不住，大肠就要受病；咳嗽时，大便失禁，这就是大肠咳的症状。心咳止不住，则小肠就要受病；咳嗽放屁，常常是咳嗽和放屁同时发生，这就是小肠咳的症状。肾咳止不住，那么膀胱就要受病；咳嗽时，小便会失禁，这就是膀胱咳的症状。上述这些咳嗽，如果总是治不好，那么三焦就要受病；咳嗽时腹肠胀满，不想吃东西，这就是三焦咳的症状。所有的咳嗽，最终都会影响到脾胃，再进一步影响到肺，引起人多吐稠痰，面目浮肿和气逆。

黄帝问：既然这样，那么治疗的方法是什么？

岐伯说：要取输穴来治疗五脏的咳嗽；要取合穴来治疗六腑的咳嗽；由于咳嗽而致浮肿这样的情况，就要取经穴治疗。

咳与五脏六腑

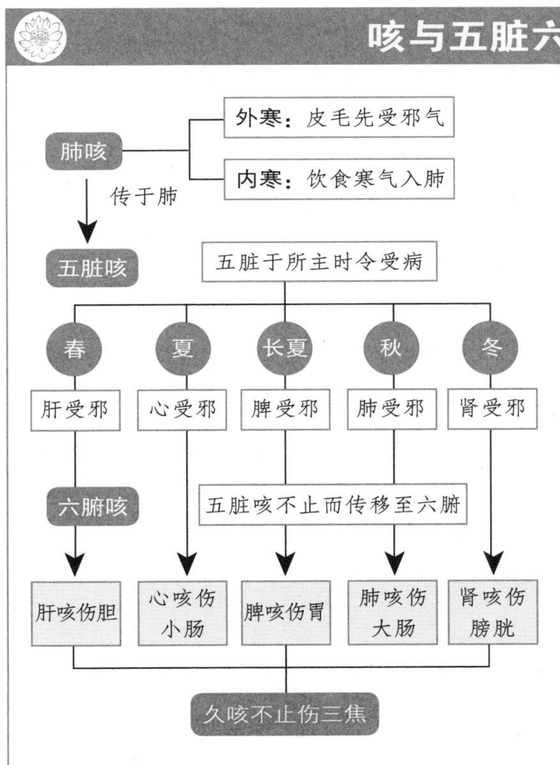

所有的咳嗽，最终都会影响到脾胃，进而影响肺，引起多痰、面目浮肿和气逆的症状。

鋭背痛鈌盆腫痛腋下腫汗出振寒疑力俠瘻結核
三才圖會
人事十卷
八
處暑七月中 運主太陰四氣 時配足少陽膽相火
每日丑寅時正坐轉頭左右舉引
就返兩手搥背之上各五七
度叩齒吐納咽液
治風濕留滯肩背痛
胷痛脊膂痛脇肋髀
膝經絡外至脛絕骨
外踝前及諸節皆痛
少氣咳嗽喘渴上氣胷背脊膂積滯之氣

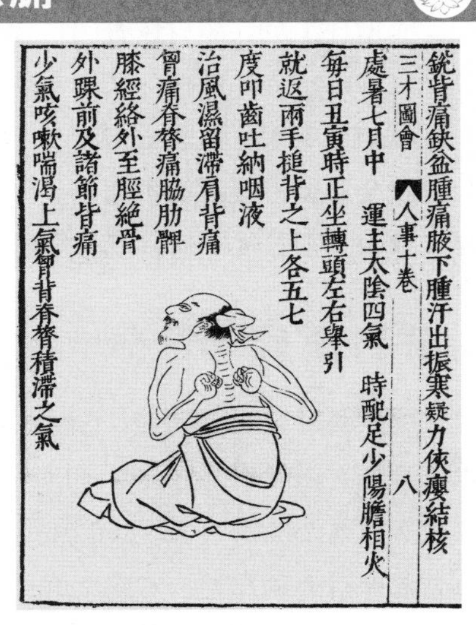

处暑七月节气坐功图

陈希夷二十四节气导引坐功图式

坐功：每日丑寅两个时辰，正坐，转头左右举引，反背两手捶背各三十五次，再叩齿吐纳吞津。

治病：风湿病，肩背痛，胸痛，脊背骨痛，胁、肋、髀、膝、经络外至胫绝骨外踝前及诸节皆痛，少气咳嗽，喘渴上气，胸背脊梁骨积滞之病。

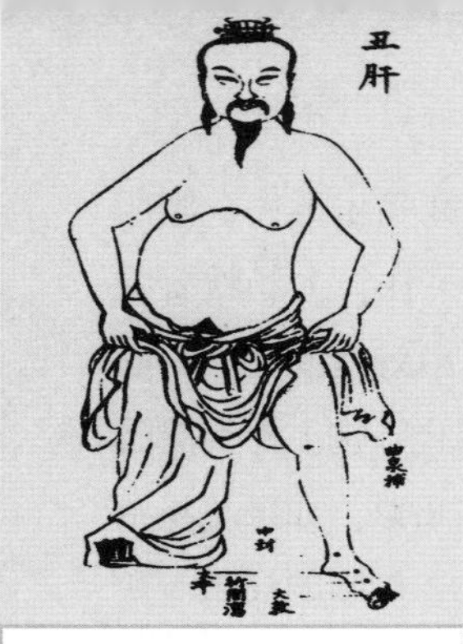

篇三十九

举痛论篇

各种疼痛的病因

本篇主要论述了各种痛证，包括痛证的一般诊断方法，各种痛证的病因、病机、特点，九气病的病机。

黄帝问：我听说精通天道的，一定会运用天道验证于人；精通古今的，一定能把古代的事情与现实紧密联系起来；精通分析别人的，一定能够和自己的实际情况相结合。因此，对于万事万物的规律，才没有心存疑惑，也才能够透彻理解其中重要的道理。现在我要向您请教的是，关于言而可知、视而可见、按而可得的诊法，使我有所体验，启发蒙昧，解除疑惑这方面，能够谈谈您的高见吗?

岐伯拜了拜，然后接着问：您要问哪方面的道理?

黄帝说：五脏突然作痛，是什么邪气造成的?

岐伯回答说：人体经脉中的气血，周游全身，循环不止，假如寒气侵入经脉，经血就会滞留，凝涩而不通畅。假如寒邪侵袭在经脉之外，血液自然就会减少；若侵入脉中，则脉气不通，就会突然作痛。

各种疼痛的区分

黄帝说：疼痛也有各种各样的情况。有的忽然就不痛了；有的持续剧痛；有的特别痛，甚至不能揉按；有的揉按后就不痛了；有的即使揉按，也没有什么效果；有的痛处跳动应手；有的心和背相牵引而作痛；有的胁肋和小腹牵引作痛；有的腹痛牵引大腿内侧；有疼痛日久不愈而转成小肠气积的；有突然剧痛，就像死了一样，不省人事，过一会儿才能够苏醒过来；有又痛又呕吐的；有腹痛而又泄泻的；有痛而胸闷不舒畅的。对于所有这些表现各不相同的疼痛情况，应当怎样加以区别呢?

岐伯说：由于经脉外受到寒气侵袭，经脉便会受寒，经脉受寒就会收缩蜷曲，造成经脉痉挛拘急，进而牵引在外的细小脉络，所以就会忽然间有疼痛感，但只要再感受热，就马上不疼了。假如再受寒气侵犯，疼痛就不易消除。如果寒气侵袭到经脉之中，然后与经脉里的热气相互交流，经脉就会满盛，满盛则实，所以就会痛得厉害，并且还会持续下去。一旦寒气停留，热气便会紧跟而来，冷热相搏，这样就使经脉充溢满大，脉内气血混乱，产生剧痛，即使轻轻触按引起的疼痛都难以忍受。如果寒气侵入肠胃之间、膜原之下，血气聚集而不能散行，细小的脉络就绷紧牵引而产生痛感，用手揉按，则可以散行血气，所以按摩后就不痛了。如果寒气侵入了挟脊的经脉，重按也不能够达到病所在的地方，那么按摩也不会有效果。如果寒气侵入到冲脉，那么它的脉阻塞，气也就因而不通畅，冲脉是从关元穴起，沿着腹部上行，所以手试探腹部就能感到疼痛。如果寒气侵入背俞足太阳穴脉，则血脉运行凝涩，这样就会引起血虚，进而产生疼痛。因为背俞与心相连，所以互相牵引作痛，若用手按之则手热，热气到达病所在之处，痛就可以消除了。如果寒气侵入厥阴脉，气血凝滞不流畅，脉道阻塞，所以胁肋与小腹互相牵引而作痛。厥阴脉连接阴器，并与肝联系紧密，逆行寒气侵入阴股，寒气上行至小腹，阴股的血凝涩，在下相牵引，所以腹痛和阴股有关联。如果寒气侵入小肠膜原之间、络脉之中，血脉凝涩，不能运行到大的经脉里去，那么血气就会停留，不畅通，这样时间长了就积为气了。

如果寒气侵入到脏，则厥逆之气向上散发，阴气衰竭，阳气郁结不通，所以会忽然痛死，不省人事，当阳气恢复时，仍然可以苏醒过来。如果寒气侵入肠胃，则厥逆之气上行，所以产生腹痛并且呕吐。

如果寒气侵入小肠，小肠就不能正常行使其功能，水谷不能停留，所以就泄泻而腹痛了。热气停留在小肠，肠中要产生疼痛，并且发热干渴，大便坚硬不能排出，所以大便秘结不通，同时伴有疼痛。

各种疼痛及产生原因（一）

寒邪入侵	症机	症痛
经脉外受寒	蜷缩，造成经脉痉挛	忽然而痛
经脉中受寒	寒热相交，经脉满盛而实	痛不休
	寒滞而冷热相搏，经脉充溢混乱	剧痛不可按
肠胃之间、膜原之下受寒	血因寒而滞，小络牵引肌腠	按之痛止
挟脊之脉受寒	寒滞于不可及之处	按之无益
冲脉受寒	脉不通而气逆	按腹而痛
背俞脉受寒	脉涩血虚，与心相互牵引	痛，按之而止
厥阴脉受寒	血涩脉塞	胁肋与小腹牵引而痛
小肠膜原之间、络脉中受寒	血滞不行	血积而痛

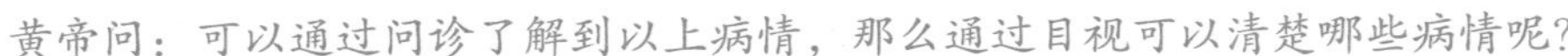

黄帝问：可以通过问诊了解到以上病情，那么通过目视可以清楚哪些病情呢？

岐伯说：在面部各有五脏六腑所属的部位。借助观察面部的五色可以知道，黄色和赤色为热，白色为寒，青色和黑色为痛。这体现了视而可见的诊法。

黄帝问：怎样通过按脉就可以了解病情？

岐伯说：这要看主病的脉象。脉象坚实的，是邪盛；脉象陷下的，是不足，这些是可以用手按切而诊断出来的。

九气病

黄帝说：讲得很对！我听说由于气的影响而产生了许多疾病。例如暴怒则气上逆，大喜则气缓散，悲哀则气消散，恐惧则气下陷，受寒则气收聚，遇热则气外泄，过惊则气混乱，过劳则气耗损，思虑则气郁结。这九种气的变化，各不相同，那么它们分别导致什么疾病呢？

岐伯说：大怒则气上逆，严重的，甚至可以引起呕血和泄泻，所以称为“气逆”。高兴气就和顺，营卫之气通利，所以称为“气缓”。过于悲哀，心就急，肺叶胀起，上焦不通，营卫之气不散，热气郁结在内部，所以称为“气消”。恐惧会使精气衰退，这样就导致上焦闭塞，上焦不通，必然影响下焦。下焦气郁，就会胀满，所以称为“气下”。寒气冷气，能够闭塞腠理，营卫之气不能通行，所以称为“气收”。暑热能够开放腠理，这时营卫之气又过于疏泄，出汗量大，所以称为“气泄”。过惊就会心悸，好像没有依靠，神气无所归宿，心中疑虑不定，所以称为“气乱”。过劳则气喘汗出，内外都在消耗，这就是所谓的劳则气耗。思虑过多就会导致心气凝聚，精神呆滞，气就会凝滞而不能运行，这就是所谓的思则气结。

各种疼痛及产生原因（二）

寒邪入侵	症机	症痛
五脏受寒	厥逆之气上泄，阴竭阳郁	痛如死，而后苏
肠胃受寒	厥逆之气上行	腹痛且呕吐
小肠受寒	不得传化	泄泻腹痛
	热不得泄	肠痛，焦渴，便秘而痛

喜则气缓

过喜而致心气涣散，神不守舍，甚至会表现出精神无法集中、心神恍惚、嘻笑癫狂等症状。

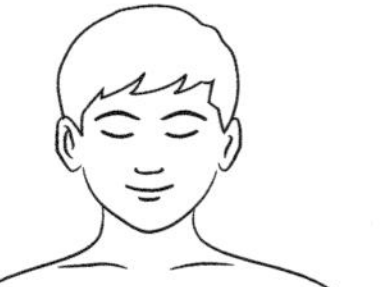

怒则气上

暴怒激发肝气，使之郁勃上冲，并引起气血奔迫于上，出现眩晕头痛、面赤耳鸣、昏厥等症状。

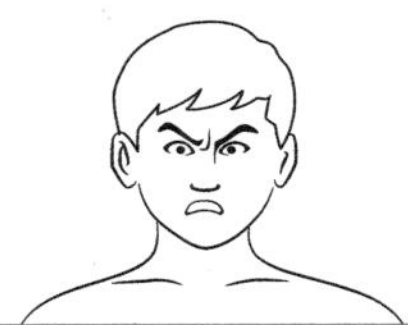

悲则气消

过度悲忧会伤肺气，导致形体憔悴、毛发枯萎、精神不振、生气索然等病态表现。

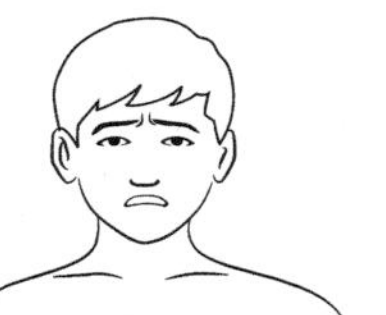

恐则气下

过度恐惧而使肾气失固，气泄于下。如果不能自制，则可因人而异出现两便失禁、精滑遗泄等症状。

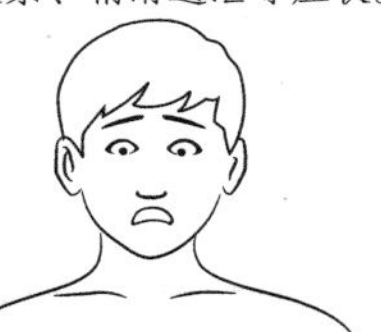

惊则气乱

猝然惊吓而引起的气机逆乱，与胆气不壮相关，严重者可影响肝、肾两脏，出现惊厥、失精等症状。

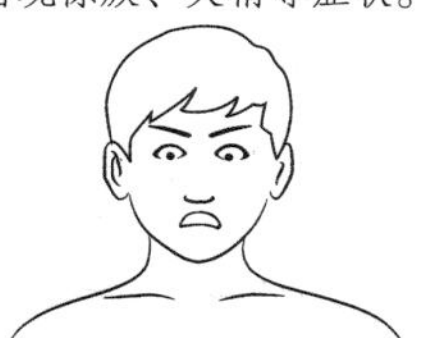

思则气结

常由思虑过度而伤及心脾，引起气机郁结。可出现心悸少寐、不欲饮食、脘腹闷胀等心脾两伤的表现。

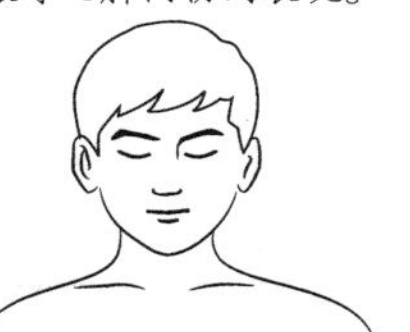

劳则气损

过劳则气喘汗出，内外都在消耗。

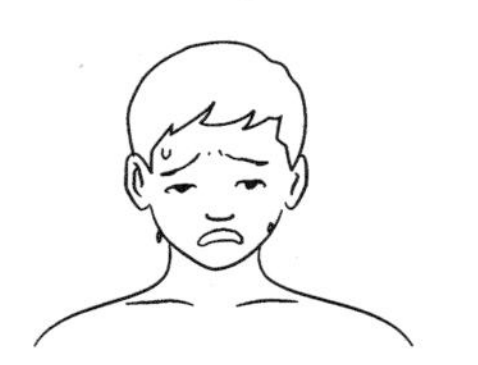

寒则气收

过寒则寒气闭塞腠理，营卫之气不能通行。

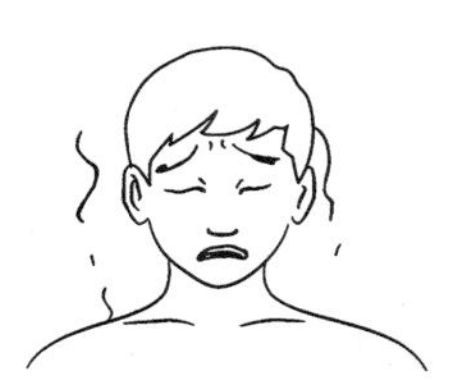

热则气泻

过热则腠理开放，营卫之气又过于疏泄，出汗量大。

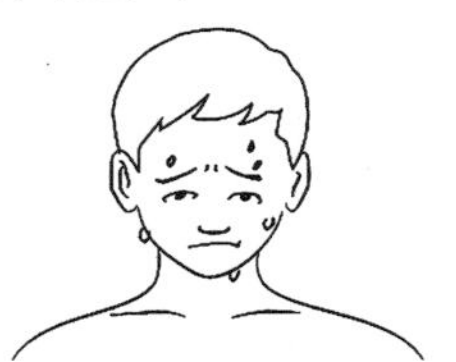

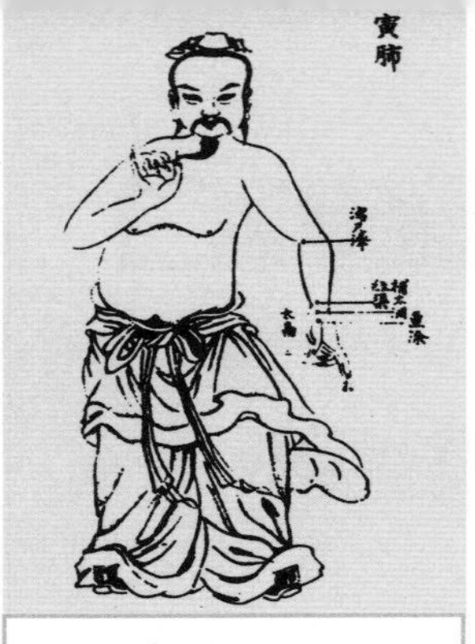

腹中论篇

腹内的多种疾病

篇四十

本篇论述了腹中的多种疾病，包括鼓胀、血枯、伏梁、热中、消中、厥逆和妊娠的特征等。

鼓胀

黄帝问：有种病，心腹胀满，早上吃了东西，晚上就不想再吃。这种病叫什么？

岐伯回答道：这种病称为“鼓胀”。

黄帝又问：应当如何治疗呢？

岐伯说：用鸡矢醴治疗，服一剂就可见效，服两剂，病就可治愈。

黄帝又问：可有的病人，治好之后又复发，为什么会出现这种情况呢？

岐伯说：这有两种原因，一是由于不节制饮食，所以有时会复发；二是病虽然接近痊愈，但因为受风，冷气又会聚集腹中，也会引起病复发的。

血枯

黄帝问：有种胸胁胀满的病，饮食受影响，发病时先闻到腥臊味，鼻流清涕，吐血，四肢寒冷，目眩晕，大小便常出血。这种病叫什么？什么原因导致的？

岐伯说：这种病叫“血枯”，病因是在年少时有过大出血而留下了病根，或是在大醉以后行房事，致使精气耗竭，肝脏损伤，所以月经减少，严重的就会闭经。

黄帝问：如何治疗呢？用什么方法能对血气恢复有效？

岐伯说：取四份乌贼骨、一份茜草放在一起，用雀卵调和制成小豆大的丸药，先服药后吃饭，一次五粒，用鲍鱼汁送服，能利肠中而下行，并能补益受伤的肝脏。

伏梁

黄帝问：小腹盛满，与上下左右的组织有粘连，这叫什么病呢？能治吗？

岐伯说：这种病称为“伏梁”。

黄帝问：那么伏梁的病因是什么呢？

岐伯说：小腹里包着脓血，长在肠胃外面，所以很难治疗。在治疗时，如果按重了，甚至都可以置人于死地。

黄帝问：为什么会这样呢？

岐伯说：若这种病在下腹部，靠近肛门和尿道，会有大小便中含脓血的症状；若病的部位在上腹部，接近胃和横膈，就会使胃和横膈间生成脓肿包块，成为病程迁延的重病。部位在脐以上的伏梁严重难治，部位在脐以下的稍微轻些。尽量避免触动患处，也不能用猛药，以免穿孔。在《刺法》里，有关于这种病的详细论述。

黄帝问：有的病人大腿和小腿肿痛，并且有环绕脐部的疼痛，这叫什么病？

岐伯说：这种病也称为“伏梁”，不过，这是因饱受风寒而发病的。风寒之气充斥大肠，滞留在肠外的脂肪系膜上，由于该系膜的根源在气海，所以环脐而疼痛。对这种病不能重按患处，也不可以轻率地用猛药治疗，否则会造成小便涩滞。

热中、消中

黄帝问：您多次提到患热中、消中的病人，不能吃厚味精粮，也不可以用芳草石类药物。因为吃了石类药物容易出现发癫的症状，吃了芳草药物容易患发狂病。

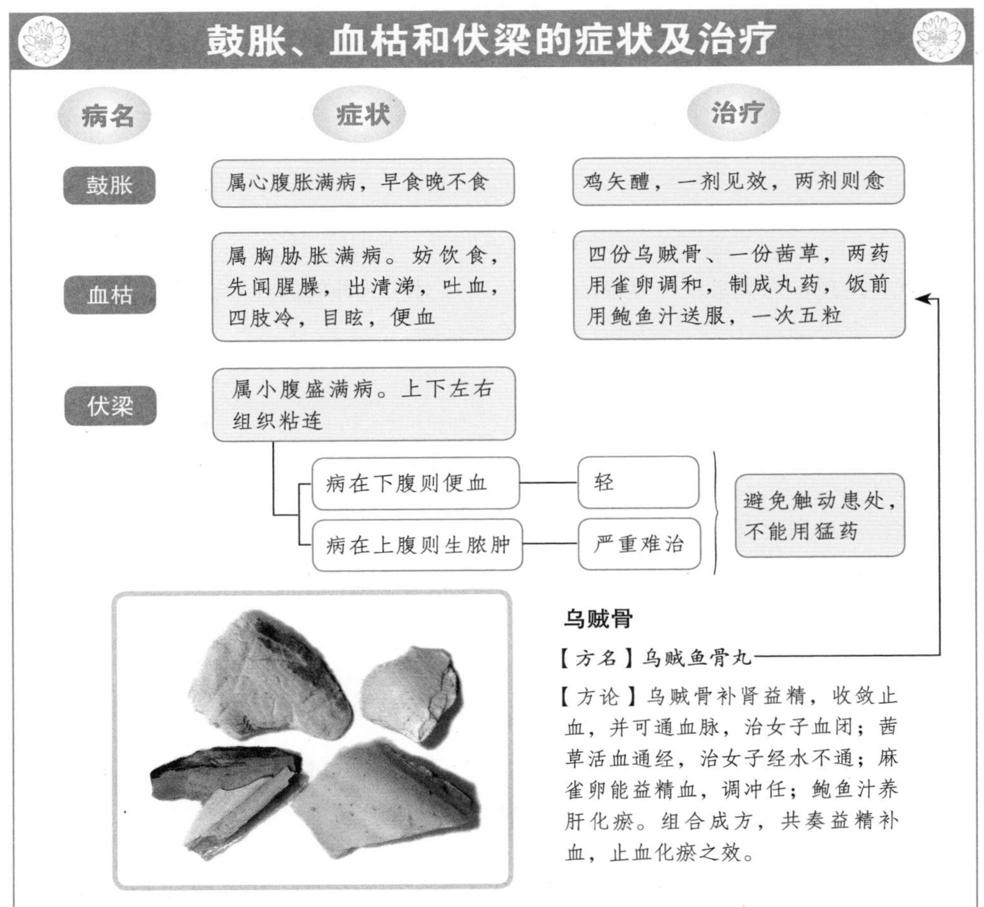

但生热中、消中病的，大多数是富贵人，忌吃厚味精粮，显然不符合他们的意愿，如果不用芳草、石类药物，病怎么能够治好呢？希望能请您具体解释。

岐伯说：芳香的草药多数性质是辛热的，矿石类药物多数性质是猛烈的，这两类药物，都有急疾坚劲的性质，所以只有心气缓和的人，才能服用这两类药物。

黄帝问：服用这两类药为什么不可以呢？

岐伯说：热气本身是轻捷猛烈的，药物的气也是同样的情况，两者如果同时出现在一个部位，就会损伤脾气。脾气属土，而土忌木，服用这类药物，遇到甲乙日，要再诊察症状加重减轻的情况。

厥逆

黄帝说：很正确！有一种病，症状为胸肿颈痛，胸满腹胀的，这叫作什么病？病是怎样引起的？

岐伯说：这种病名为“厥逆”。

黄帝问：应当怎样治疗呢？

岐伯说：采用灸法就会造成失音的后果，采用砭法就会引起发狂的症状，必须等待它的上下之气交合，才可以进行治疗。

黄帝问：理由是什么？

岐伯说：阳气重，就是上部有余，假如再用灸法，无异于以火济火，阳盛入阴，就会出现失音的症状；如果采用砭石疗法，则阳气就会随之外出，而阳气外出，就会出现神志失常以致发狂的症状。所以对于这种病的处理，只有等待上下之气交合，然后进行治疗，治愈的疗效才可能达到。

妊娠的特征

黄帝说：事实应当就是这样的！对于妇女怀孕将要分娩，怎样才能诊断出来呢？

岐伯说：妇女身体不舒服，好像是有病，但又切不出来有病象的脉息。这就是妇女处于这种情形的脉象，以此来进行诊断。

热病的脉象

黄帝问：发热且觉得身体有的地方疼痛，出现这样的症状是什么原因呢？

岐伯说：凡是发热的病，都可见阳脉。三阳经脉，显然是动的。病在少阳，人迎脉比寸口脉大一倍；病在太阳，人迎脉比寸口脉大两倍；病在阳明，人迎脉比寸口脉大三倍。病邪由阳入阴，病在头部与腹部，就会引起腹胀和头痛。

黄帝道：讲得非常有道理！

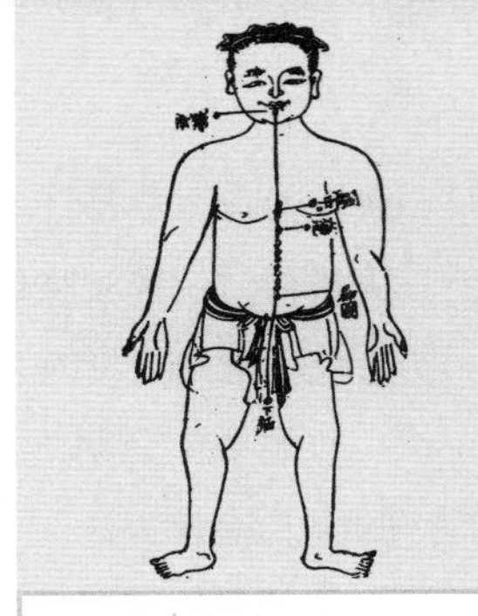

刺腰痛篇

各种腰痛的针刺方法

篇四十一

本篇论述了各种腰痛的针刺方法，根据症状依经脉取穴针刺的原则。内容主要包括足三阳经、足三阴经发生病变所产生的腰痛及兼证的循经取穴方法。

足三阳经腰痛

如果由足太阳经脉发生病变引起腰痛，痛的时候牵引颈椎和尾骶部背面，好像背着沉重的东西一样。治疗方法是将足太阳经的委中穴针刺出血。要注意的是如果在春季治疗，就不要刺出血。

如果由足少阳经脉发生病变引起腰痛，痛感就好像用针刺皮肤一样，顺着经脉的动息，人既不能俯仰，也不能回顾。治疗方法是刺胫骨的起点（即膝关节外侧的骨头突出的部分）出血。应注意的是如果在夏季治疗，就不要刺出血。

如果足阳明经脉发生病变，这种病人爱悲哀，腰痛起来不能回顾，假如回顾，似乎有所见。治疗方法是刺足阳明经的足三里穴。为了调和上下，刺之出血，但如果在秋季治疗，最好不要刺出血。

足三阴经腰痛

如果足少阴经脉发生病变，腰痛会牵引着脊骨内侧都痛。治疗方法是刺足少阴经的复溜穴两次。要特别注意的是如果在春天治疗，不要刺出血，若出血太多，就会血虚，是很难恢复的。

如果足厥阴经脉发生病变，腰痛的时候，感觉腰中就像弓弦张开紧绷般难受。治疗方法是刺足厥阴络脉。在腿肚与足跟中间鱼腹突出处的外侧，即蠡沟穴，当摸到好似串珠一样的地方，就可进行针刺。如果病人话语多，但不狂妄，语言不清楚，就可进行三次针刺。

诸脉腰痛（一）

如果由解脉发生病变而引起腰痛，痛的时候，腰间像要裂开，而平常时候也像折了一样，心中常有恐怖的感觉，并且痛会牵引到肩部，从而使眼睛模糊，且常常遗尿。治疗方法是针刺解脉。解脉是膀胱经分散在膝关节后的小血络，络脉结如小米般块状物，位置在膝后两筋之间委中穴外侧的横纹处。刺法的关键把解脉刺出血，待到血色由紫黑变红时才停针。

如果由同阴之脉发生病变引起腰痛，痛起来好像有小锤在里面敲击，外部突然肿大。治疗方法是针刺同阴之脉。同阴脉是胆经在腿部的一个分支，位置在外踝上绝骨尽处的阳辅穴，要进行三次针刺疗法。

如果由阳维之脉发生病变引起腰痛，痛处的经脉会突然肿起。治疗方法是刺阳维之脉，鉴于阳维脉与太阳经相合，所以在腿肚下部取穴，即距离地面一尺左右的部位。

如果由衡络脉发生病变引起腰痛，痛起来不能俯仰，仰则担心跌倒。这种病是因用力举重而伤及腰部，从而导致横络阻绝，恶血灌注。衡络脉是膀胱经在大腿外

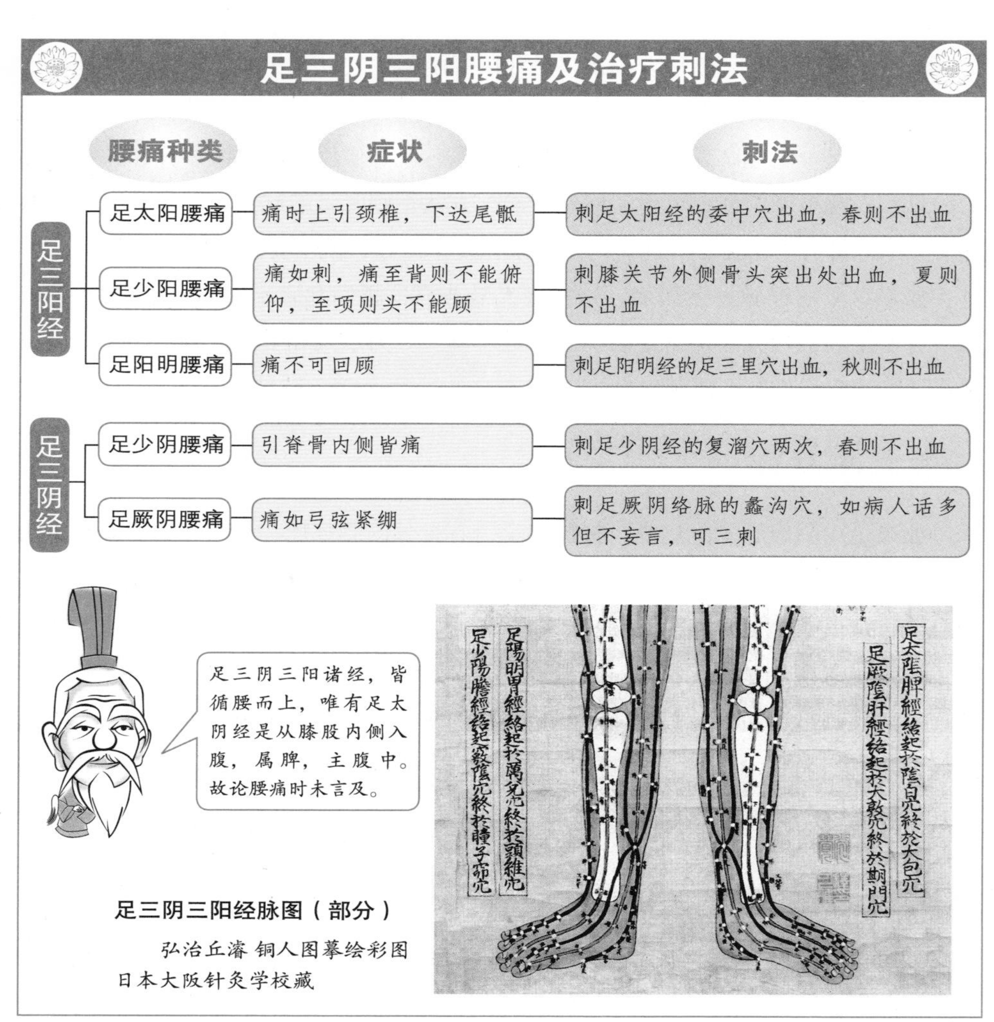

足三阴三阳腰痛及治疗刺法

	腰痛种类	症状	刺法
足三阳经	足太阳腰痛	痛时上引颈椎，下达尾骶	刺足太阳经的委中穴出血，春则不出血
	足少阳腰痛	痛如刺，痛至背则不能俯仰，至项则头不能顾	刺膝关节外侧骨头突出处出血，夏则不出血
	足阳明腰痛	痛不可回顾	刺足阳明经的足三里穴出血，秋则不出血
足三阴经	足少阴腰痛	引脊骨内侧皆痛	刺足少阴经的复溜穴两次，春则不出血
	足厥阴腰痛	痛如弓弦紧绷	刺足厥阴络脉的蠡沟穴，如病人话多但不妄言，可三刺

足三阴三阳经脉图（部分）

弘治丘濬 铜人图摹绘彩图 日本大阪针灸学校藏

侧的一个小分支，治疗方法是刺委阳、殷门两穴，其部位离臀下横纹数寸，要进行两次针刺，并要刺出血。

诸脉腰痛（二）

如果由会阴之脉发生病变引起腰痛，痛的时候会不断地出汗，汗挥发了，人便想喝水，喝完水就想小便。治疗方法是对直阳脉进行三次针刺，其位置在上郄阳跷脉中穴下的承筋穴处，要在看起来血络盛满的地方，刺其出血。

如果由飞阳脉发生病变引起腰痛，痛起来心里会感到惴惴不安，甚至会有悲哀和恐惧的心理。飞阳脉是膀胱经络穴处的一个小分支，治疗方法是刺飞阳脉，位置在内踝上五寸、少阴之前，与阴维交会的地方。

如果由昌阳脉发生病变引起腰痛，痛起来牵引胸部，眼睛会模糊，严重时甚至出现腰痛反折，舌短卷缩，不能说话。昌阳脉是肾经在复溜穴处的一个小分支，治疗方法是刺筋内复溜穴两次，位置在内踝上大筋之前的太阴后的交信穴，即内踝上二寸处。

如果由散脉发生病变引起腰痛，人便会发热，过热，烦躁不安，腰的下面就像有条横木，甚至出现遗尿不禁的症状。散脉是脾经在小腿部的支脉，治疗方法是刺散脉。位置在膝关节前骨肉间、络外侧的小脉上，要进行三次针刺疗法。

如果由肉里之脉发生病变引起腰痛，这种痛就客观上要求病人避免咳嗽，如果咳嗽，筋脉就发生痉挛。治疗方法是刺肉里之脉两次。肉里之脉是胆经在小腿部位的分支，它在太阳经的外侧，少阳经绝骨之端。

如果腰痛牵连到脊部而一直痛到巅顶的，头部也会觉得沉重，眼目昏花，好像要跌倒，治疗方法是刺足太阳经委中穴出血。假如腰痛时有寒冷的感觉，就应当取足阳明经、足太阳经进行针刺；假如腰痛时有热的感觉，就应当取足厥阴经进行针刺；假如腰痛时不可以俯仰，就应当取足少阳经进行针刺；假如腰痛并伴有内热气喘，就应当取足少阴经进行针刺，并刺委中血络。

总之，若腰痛时有感觉寒冷、不能四顾的症状，就应当刺足阳明经；若腰痛时上部感觉燥热，就应当刺足太阴经；若腰痛并且有内热气喘的症状，就应当刺足少阴经；若腰痛而且有大便困难的症状，就应当刺足少阴经；若腰痛并有小腹胀满的症状，就应当刺足厥阴经；若腰痛如折，不可以俯仰，也不能活动，就应当刺足太阳经；若腰痛牵引到脊骨内侧痛，就应当刺足少阴经；若腰痛牵引小腹，拉扯得季胁也不好受，不能向后仰，就应当刺骶骨部位的下髎穴，其穴在腰下两旁胯骨上坚肉处。按照月亮盈亏计算针刺次数，针刺立即就见效果。痛在左部的，要取右部穴；痛在右部的，要取左部穴。

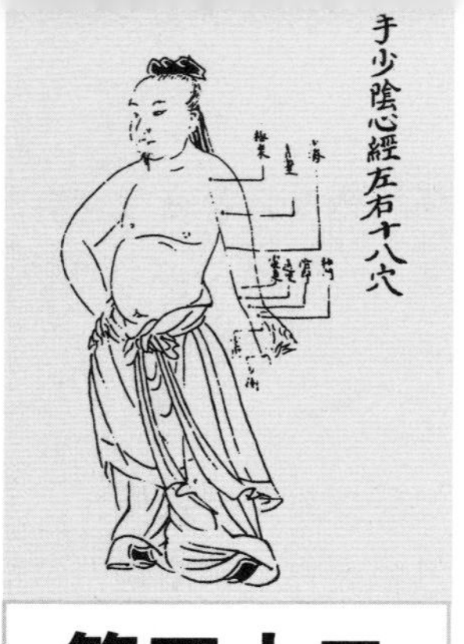

篇四十二

风论篇

风邪侵入人体引发的疾病

本篇论述了风邪侵袭人体所形成的各种病证。内容包括寒热、热中等病的机理，脑风、目风等风病的概念，介绍了疠风、五脏风等风病的临床表现和病理机制及五脏风病的诊断方法。

风邪引起的疾病

黄帝问：风邪伤害人体，病情不一样，病名也不相同。有的发为寒热病；有的发为热中病；有的发为寒中病；有的成为疠风病；有的成为偏枯病；有的是其他风邪引起的病；有的侵入内部，直达五脏六腑之间。其中的道理，我不明白，希望向您好好学习一下这方面的理论。

岐伯回答说：风的行动最快，病变也就多种多样。风气侵入了人体的皮肤，既不能在内部得到流通，又不能向外部发散。腠理开的时候，会使人觉得寒冷；腠理闭的时候，会使人觉得热闷。发寒就会引起食欲减退，发热就会造成肌肉消瘦，所以把使人寒战而不想吃东西的这种病，就称为“寒热病”。

风气从阳明经入胃，沿着经脉上行一直到眼角内侧。假如是肥胖的病人，风邪之气就会滞留，很难外泄，时间长了，就发展成为热中病，出现眼珠发黄的症状；如果是肌肉消瘦的病人，阳气容易外泄，就会感到寒冷，进而发展成为寒中病，会出现不时流泪的症状。

风气从太阳经脉侵入人体，与卫气纠结在一起，运行于各经腧穴，散布在肌肉之间，这样，气道就不能通畅，肌肉自然就会肿起而成为疮疡。当卫气有所凝滞时，影响运行，那么肌肉就会麻木，不知痛痒。由于营气有热，血气不清，所以会导致鼻柱损伤，面色败坏，皮肤破烂。这都是风寒久留在经脉里而不能除去的结果，所以把这种病称为“疠风”，又称“寒热”。

所谓肝风，是在春季甲乙日被风邪所伤；所谓心风，是在夏季丙丁日伤风的；所谓脾风，是在长夏戊己日伤风的；所谓肺风，是在秋季庚辛日伤风的；所谓肾风，是在冬季壬癸日伤风的。

引起各种疾病的首要因素就是风邪，它的变化极多，而且发展为其他疾病时，也没有一定的规律。风邪侵入五脏六腑的腧穴，就形成了五脏六腑的风病。无论风

风邪引起的疾病

风邪侵入人体，既不能在内流通，又不能向外发散，随着人的腠理开闭，就会使人觉得寒冷与燥热，变得食欲减退，肌肉消瘦，这就是寒热病。

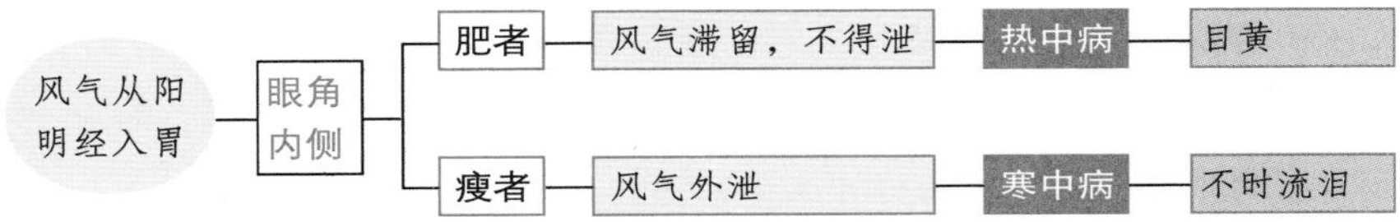

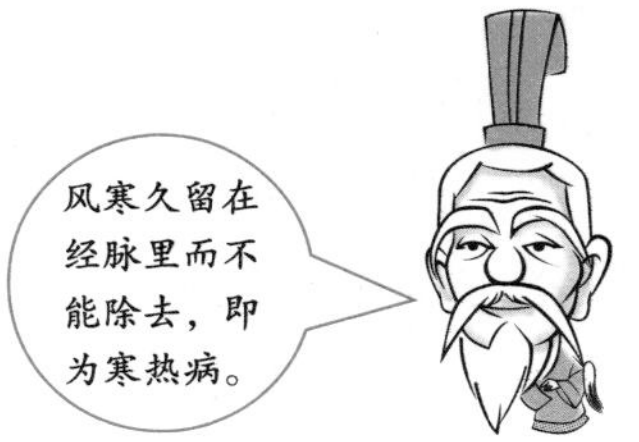

风气从阳明经入胃 — 眼角内侧
- 肥者 — 风气滞留，不得泄 — 热中病 — 目黄
- 瘦者 — 风气外泄 — 寒中病 — 不时流泪

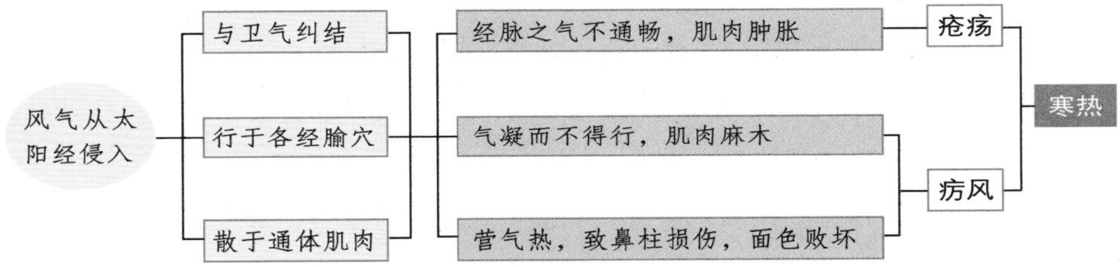

风气从太阳经侵入
- 与卫气纠结 / 行于各经腧穴 / 散于通体肌肉
  - 经脉之气不通畅，肌肉肿胀 — 疮疡
  - 气凝而不得行，肌肉麻木 — 疠风
  - 营气热，致鼻柱损伤，面色败坏 — 疠风
- 疮疡、疠风 — 寒热

风寒久留在经脉里而不能除去，即为寒热病。

四季风邪与五脏

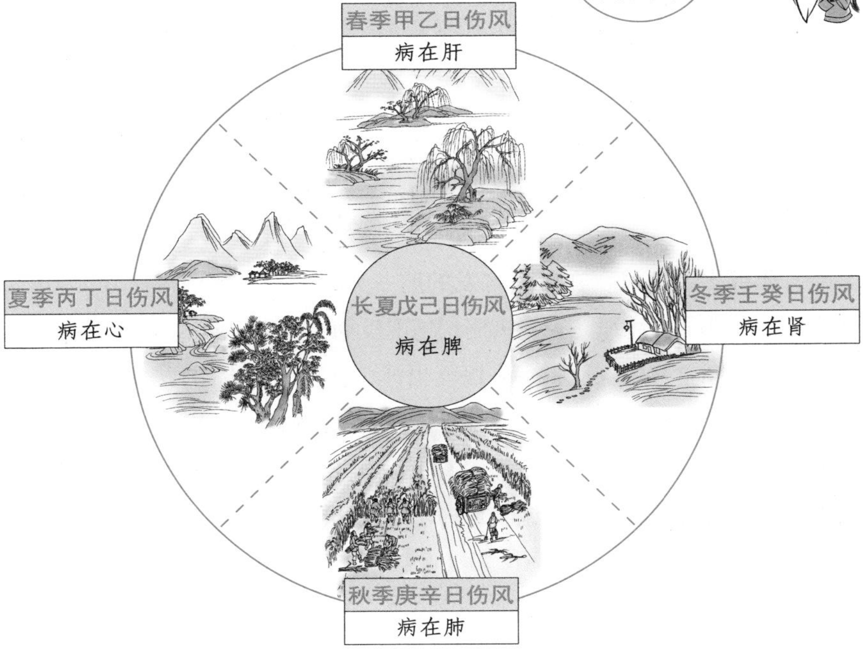

春季甲乙日伤风 病在肝

夏季丙丁日伤风 病在心

长夏戊己日伤风 病在脾

秋季庚辛日伤风 病在肺

冬季壬癸日伤风 病在肾

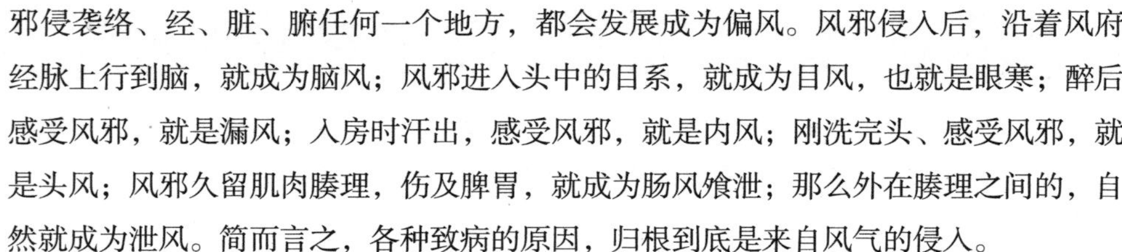

邪侵袭络、经、脏、腑任何一个地方，都会发展成为偏风。风邪侵入后，沿着风府经脉上行到脑，就成为脑风；风邪进入头中的目系，就成为目风，也就是眼寒；醉后感受风邪，就是漏风；入房时汗出，感受风邪，就是内风；刚洗完头、感受风邪，就是头风；风邪久留肌肉腠理，伤及脾胃，就成为肠风飧泄；那么外在腠理之间的，自然就成为泄风。简而言之，各种致病的原因，归根到底是来自风气的侵入。

五脏风病

黄帝问：五脏的风病都表现出哪些不同的症状？希望您谈谈其临床情况和诊察的注意事项。

岐伯说：多汗怕风，面色苍白，时而咳嗽气短，白天较轻，傍晚较重。这是肺风的症状。诊察时要注意眉的上部，色白就是这种病引起的。

多汗怕风，形体消瘦，经常发怒，面有赤色，病重时，说话不爽快。这就是心风的症状。诊察时要注意口舌，当见赤色。

多汗怕风，表情悲伤，面色微青，咽喉干燥，容易发怒，常常讨厌女人。这就是肝风的症状。诊察时要注意目下，当见青色。

多汗怕风，身体疲倦，四肢不愿意活动，面色微黄，厌食。这就是脾风的症状。诊察时要注意鼻上，当见黄色。

多汗怕风，面部浮肿，腰脊疼痛，不能长时间站立，面色黑得像煤炭，小便不通畅。这就是肾风的症状。诊察时要注意面颊，当见黑色。

胃风、头风、漏风和内风

颈部多汗怕风，饮食不下，膈部闭塞不通，腹满闷。如果少穿衣服，腹部就会更显胀满。吃了凉食，就要泄泻。这就是胃风的症状。诊察时要注意病人形瘦腹大这一特点。

头痛，面部多汗怕风。在风气将发的前一天，就已先感到很痛苦，头痛厉害，不愿到外面去。到了发病那一天，头痛的情况反而会减轻。这就是头风的症状。

汗多，不能穿单薄的衣服，一吃饭就出汗，甚至全身大汗，气喘，怕风，衣裳总是被汗水浸湿，口干特别渴，不能劳累。这就是漏风的症状。

汗出多了，沾湿衣裳，口中干燥，身上因有水浸渍而有风，而一劳累，身体就会承受不了，周身疼痛且发冷。这就是内风的症状。

黄帝说：讲得很精彩！

痹论篇

痹证的分析与治法

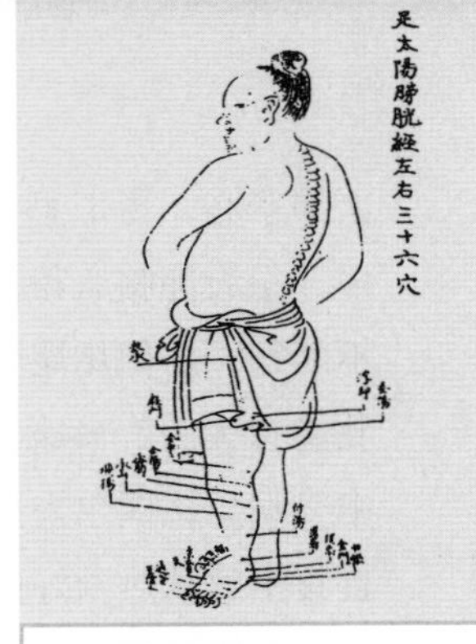

篇四十三

本篇是论述痹证的，主要包括痹证的病因、病的机理、症状、分类和治疗方法，痹证的形成和营卫气血、自然气候的关系。

痹证的病因

黄帝问：痹证是怎样产生的？

岐伯说：风、寒、湿三气一起袭来，相互错杂形成痹证。偏重于风则为行痹，偏重于寒则为痛痹，偏重于湿则为着痹。

痹证的分类

黄帝问：痹证可分为哪五种？

岐伯说：痹证分为骨痹、筋痹、脉痹、肌痹、皮痹。所谓骨痹，就是在冬天得的痹证；所谓筋痹，就是在春天得的痹证；所谓脉痹，就是在夏天得的痹证；所谓肌痹，就是在长夏得的痹证；所谓皮痹，就是在秋天得的痹证。

痹证的形成机理

黄帝问：痹证的病邪滞留于五脏六腑，是由什么气形成的？

岐伯说：五脏与筋、脉、肌、皮、骨，是内外相应的。病邪久留在体表而不离开，就会侵入它所相应的内脏。因而骨痹没有治好，当感受了邪气时，就会内藏于肾；筋痹没有治好，当感受了邪气时，就会内藏于肝；脉痹没有治好，当感受了邪气时，就会内藏于心；肌痹没有治好，当感受了邪气时，就会内藏于脾；皮痹没有治好，当感受了邪气时，就会内藏于肺。所以说，痹证是由其在所主季节里感受了风、寒、湿三气而形成的。

五脏六腑的痹证

痹证侵入五脏，所发生的病变是不同的。烦闷，气喘而呕吐，这是肺痹的症状表现。血脉不通，心烦而且心跳，暴气上冲而气喘，咽喉干燥，经常嗳气，逆气

上乘于心，易惊恐，这是心痹的症状表现。夜间睡眠多受惊，喜欢饮水，小便次数多，小腹部膨胀得像怀孕时一样，这是肝痹的症状表现。浑身肿胀，胀得只能坐而不能行，好像用尾骨着地，又好像颈骨下倾、脊骨上耸，这是肾痹的症状表现。四肢倦怠无力，咳嗽，吐沫，胸部闭塞，这是脾痹的症状表现。常喝水却小便困难，中气喘急，偶尔发生泄泻，这是肠痹的症状表现。小腹、膀胱用手按之有痛感，并且腹中感觉热，好像灌了热汤，小便涩滞，上部鼻流清涕，这是胞痹的症状表现。

五脏的阴气，当处于安静的环境时就使精神内藏，当处于躁动的环境时就易于耗散。假如吃得过多，就会损伤肠胃。气不平和，人就喘息急促，那么风寒湿的痹气就容易凝聚在肺；气不平和，人就忧愁思虑，那么风寒湿所致的痹气就容易凝聚在心；气不平和，人就可能遗尿，那么风寒湿所致的痹气就容易凝聚在肾；气不平和，人就容易疲乏，那么风寒湿的痹气就容易凝聚在肝；气不平和，肌肉削瘦，那么风寒湿所致的痹气就容易凝聚在脾。

各种痹证很长时间没有治愈，就会逐渐向人体的内部发展。如果属于风气偏盛的，那么病就比较容易治好。

黄帝问：患痹证后，也会有不同的结果。常常存在这样几种情况：有死亡的，有疼痛长期不好的，有很快就好的。这是为什么呢？

岐伯说：痹证如果发展到五脏，就会导致病人死亡；如果还在筋骨间徘徊，疼

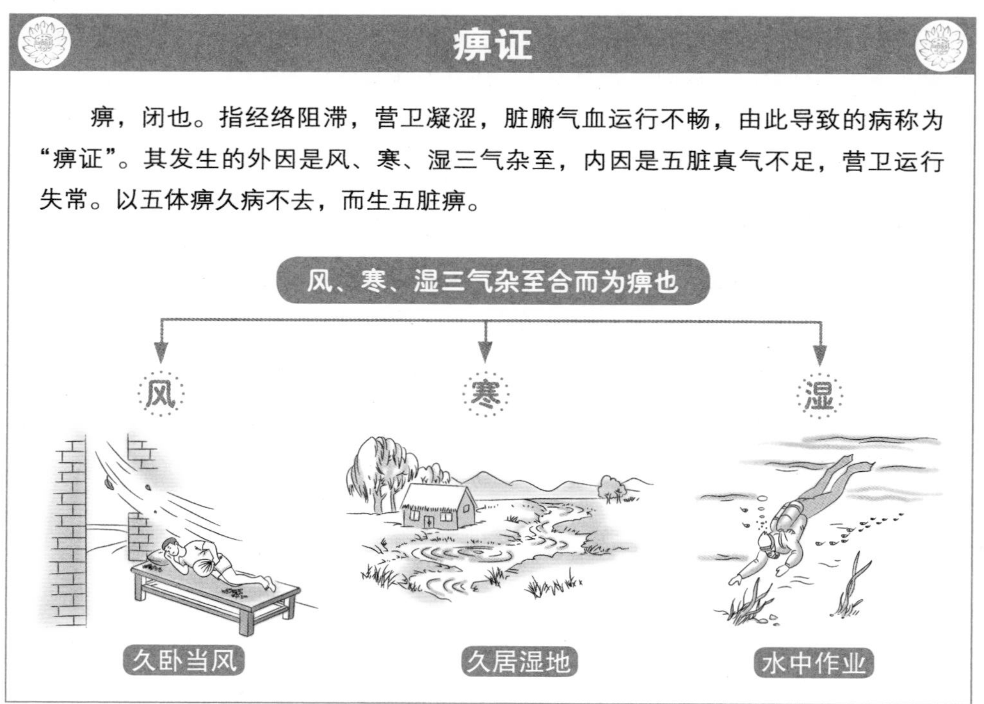

痛的时间就会很长；如果邪气只停留在皮肤上，那就容易治好。

黄帝道：有的痹证为什么会侵入六腑？

岐伯说：导致腑痹的根本原因为饮食不节制，房屋不适合居住。六腑各有腧穴，风、寒、湿三气从外面侵袭了某个腧穴，恰好饮食又失调，内外相应，病邪就顺着腧穴而进入，各自潜留在相应的腑中。

黄帝道：用针刺法可以治疗痹证吗？

岐伯说：五脏有输穴，六腑有合穴，根据脏腑经脉的分布，各种疾病都有其所主处，只要在其所主处进行治疗，病就会治愈的。

营气和卫气

黄帝问：营气、卫气也能够与风、寒、湿三气相结合而形成痹证吗？

岐伯说：所谓营气，就是由水谷转化而成的精气，它能够调和五脏，散布在六腑，并进入脉中，循着经脉的道路而上下，具有贯通五脏、联结六腑的作用。所谓卫气，就是由水谷转化而成的悍气，悍气流动快而且滑利，不能进入脉中，所以只能循行于皮肤之中、腠理之间，在上熏蒸于肓膜，在下散布于胸腹中。如果营气和卫气运行紊乱，就会产生疾病；相反，营气和卫气运行正常，疾病就会痊愈。如果营气和卫气正常运行，又没有机会与风、寒、湿邪相结合，痹证是不会发生的。

痹证的各种情况

黄帝道：讲得有道理！痹证有各种各样的情况：有痛的，有不痛的，有麻木的，还有寒、热、燥、湿等不同的情况，这是怎么回事？

岐伯说：痛是由感受寒邪偏多造成的，寒气使气血运行缓慢，经脉阻滞，所以疼痛。倘若不痛而麻木不仁，就表明生病的时间很久了，病邪继续深入，营卫之气运行滞涩不畅通，但经络有时还能疏通，所以痛，皮肤得不到营养，所以麻木不仁。假如寒多，就说明阳气少、阴气多，阴气加剧了风寒湿的痹气，所以就寒冷；假如热多，就说明阳气多、阴气少，阳盛于阴，病气占上风，所以称之为“痹热”。如出汗量大而沾湿衣服，就说明感受湿气过多，阳气不足，阴气有余，阴气和湿气相互感应，所以出现多汗而沾湿衣服的情况。

黄帝问：痹证也有不痛的情况，这是为什么？

岐伯说：痹在骨的，身体就沉重；痹在脉的，血就凝滞而不流畅；痹在筋的，四肢就弯曲而伸不直；痹在肌肉的，就会出现麻木不仁的症状；痹在皮肤的，就会发寒。如果这五种症状都同时具备，就不会有疼痛的感觉。一般来说，痹证这类疾病，遇到寒气就会加重，遇到热气就会减轻。

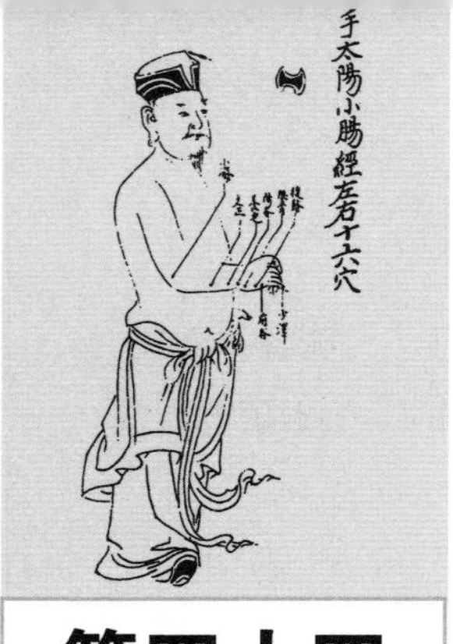

篇四十四

痿论篇

痿证的分析与治法

本篇论述了痿证的各种情况。从五体和五脏的关系出发，阐述了脉痿、皮痿、筋痿等痿证的病因、病机、症状，以及各种痿证的特点。

各种痿证

黄帝问：五脏的病能引发人四肢生痿弱的病，这是什么道理呢？

岐伯说：全身的皮毛由肺主管；全身的血脉由心主管；全身的筋膜由肝主管；全身的肌肉由脾主管；全身的骨髓由肾主管。因此肺脏有热，肺叶就会枯萎，皮毛也呈现出虚弱枯干的症状，严重的，就会转变成皮痿。心脏有热，下行之脉就会逆而上行，导致上盛下虚，虚就形成了脉痿，关节像断了一样，不能互相联系，足胫松弛无力不能走路。肝脏有热，可使胆汁上移而感觉口苦，筋膜没有营养而干枯，这样一来，就会引发挛急，生筋痿。脾脏有热，可使胃内津液干燥、口渴，肌肉麻木不仁，形成肉痿肾脏有热，精液就会耗竭，腰部和脊柱不能活动自如，骨枯脆骨髓减少，形成骨痿，症状表现为足跟疼痛难以承受自身重量。

痿证的形成原因

黄帝问：痿证是由什么引起的呢？

岐伯说：肺是脏器的元首，覆盖在心脏的上面，它也是各脏器的主管。如果精神受到刺激，或者欲望得不到满足，肺气就会不通畅而发生病变，热邪造成肺叶焦枯，不能将津液输送到全身，而产生痿躄的，原因就在这里。过于悲哀，就会损伤胞络，进而伤害心脏，体内的阳气妄动，迫使血液从下部溢出体外，这样就会出现小便尿血的症状。所以《本病篇》上说，大的经脉空虚，形成脉痹，最后转变为脉痿。思虑过多，而又达不到愿望，意念受外界影响而迷茫，或者房事不加节制，导致宗筋弛缓，就会发展成为筋痿，引起遗精、白带等病。所以《下经》上提到，筋痿是由房事过度引起的，根源在于肝。肉痿，就是因为久居湿地引起的。受到湿邪侵袭，在水湿环境中工作，又居住在潮湿的地方，肌肉为湿所困，以致麻木不仁，就发展成为肉痿。骨痿，是由大热所引起的。有的因为远行劳累，又遇到炎热天气，感到口渴。

阳气化热侵入肾脏。肾是水脏，如果水不能克制火热，就会骨枯髓空，以致两脚不能支撑身体，发展成为骨痿。

黄帝问：怎样对五种痿证进行区别呢？

岐伯答道：面色苍白而毛发败坏，为肺脏有热；面色红而小络脉浮见，为心脏有热；面色青而爪甲干燥，为肝脏有热；面色黄而肌肉软，为脾脏有热；面色黑而牙齿枯槁，为肾脏有热。

治疗方法

黄帝问：您以上所说是有很多可取之处的。但古代医论上说，治疗痿证，应该独取阳明，这是为什么呢？

岐伯说：阳明为五脏六腑的源泉，能够润养宗筋。约束骨肉并使关节滑利，就是宗筋的功能。冲脉为经脉的源泉，它能渗透灌溉肌肉间隙，与阳明合于宗筋。阴经阳经都在宗筋处相聚，再复合于气冲穴。阳明是它们的统领，都连属于带脉，而系络于督脉。所以阳明经虚，那么宗筋就会弛缓，带脉也就不能收引，致使足部痿弱，正常功能出现障碍。

黄帝问：那么用什么方法治疗呢？

岐伯答道：对发病经脉的荥穴进行针刺调补，疏通各经的腧穴，以调和虚实逆顺，无论筋、脉、骨、肉，都各在其当旺的月份进行治疗，病就会好。

黄帝说：讲得好极了！

痿证的病机

痿证，是指肌肤枯萎，筋骨关节弛缓、痿弱不用的一类病。其发病机理在于“五脏使人痿”“肺热叶焦……生痿躄”，即痿证的病变部位虽在四肢，但其产生的根源在五脏。而五脏之中尤以肺为关键。

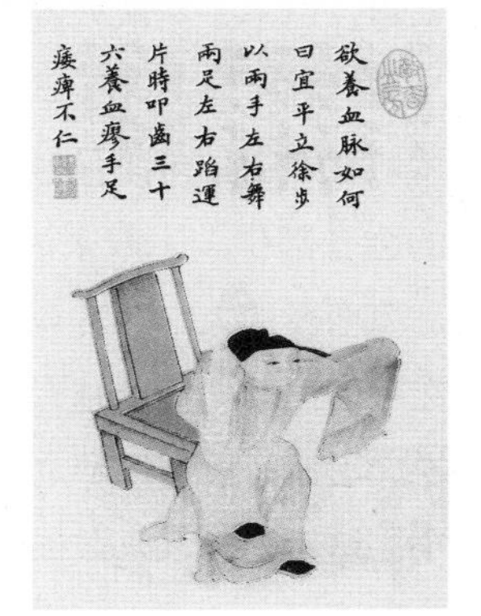

彩绘导引图

敬慎山房主人昆岚绘制 清代 彩绘本 中国中医研究院图书馆藏

这套导引图共24幅，姿势包括肢体运动、按摩、气功等。可治疗腰痛、腹痛、遗精、身体虚弱等。本图功效在于养血、疗手足痿痹不仁。

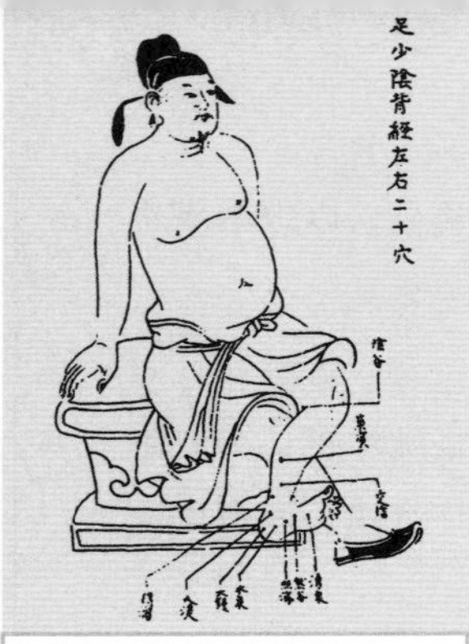

篇四十五

厥论篇

剖析厥证

本篇论述了厥证的病因、病机、症状及治疗原则。它的内容包括厥证的形成，寒厥、热厥的病因及其机理，六经厥证的症状及治疗方法。

寒厥与热厥

黄帝问：厥证有寒厥与热厥之分，为什么会出现这样的情况？

岐伯回答说：所谓寒厥，就是指阳气从足部渐衰；所谓热厥，就是指阴气从足部渐衰。

黄帝问：热厥一定先从脚底下开始，这是什么原因？

岐伯说：阳经之气运行在足五趾的外侧，足的阴经之气汇集于足心处，如果阳经之气偏盛，阴经之气不足，阳气就会趁机夺取阴经的位置，因此足底发热。

黄帝问：寒厥的寒冷，一般先从足五趾发生，然后上行到膝下，这有什么依据吗？

岐伯说：阴气开始于足五趾的内侧，汇集在膝下，然后聚集到膝上。因此阴气偏盛，寒冷就先开始于足五趾，上行到膝上。这种情况的寒冷，是指内部阳虚所导致的寒冷，而不是指从外侵入人体的寒气。

黄帝问：寒厥形成的过程是怎样的？

岐伯答道：前阴是宗筋的许多经脉聚集的地方，也是足太阴脾经和足阳明胃经的会合部位。一般来说，春夏季阳气偏多而阴气偏少，秋冬季阴气偏盛而阳气偏衰。患寒厥的人，常常自恃身体强壮，在秋冬阳气已衰的季节，房事不加以节制，引起在下的阴气向上浮越，与阳气相争，同时阳气不能内藏，精气漏泄，阴寒之气随之上逆，形成寒厥。寒邪之气，停留在体内，引起阳气逐渐衰退，不能渗透营运于经络之中。这样，阳气日益损耗，只有阴气独盛，就会出现手足发冷的症状。

黄帝问：热厥形成的过程是怎样的？

岐伯答道：酒进入胃里，使络脉中的血液充满，而经脉反而显得空虚。脾的作用是负责输送胃中的津液营养。如果饮酒过度，脾就没有什么可以输送的而引起阴气虚弱，阴气虚了，那么阳气就乘虚而入，这样就导致胃气不和，接着水谷所生的精气衰减，精气一旦衰减，四肢就难以营养了。具有这种症状的病人，必定是由于经常酒醉，饱食后行房纵欲，酒食之气聚于脾中而不宣散，酒气与谷气相搏，酝酿成热，热在体内过盛，而传遍全身发热。因为有内热，所以小便色赤。酒气盛而酒性浓烈的，阴气日益衰退，而阳气独胜于内，因此会出现手足发热的症状。

黄帝说：厥证的情况也有多种；如有的人腹部胀满，有的人突然不省人事，或者半天甚至一天才能认识人，这是为什么？

岐伯说：上部阴气偏盛，那么下部就虚，这样腹部就容易胀满。上部阳气偏盛，阴气也会并行向上，而邪气是逆行的，邪气上逆就会引起阳气紊乱，一旦阳气紊乱就会直接导致人突然不省人事了。

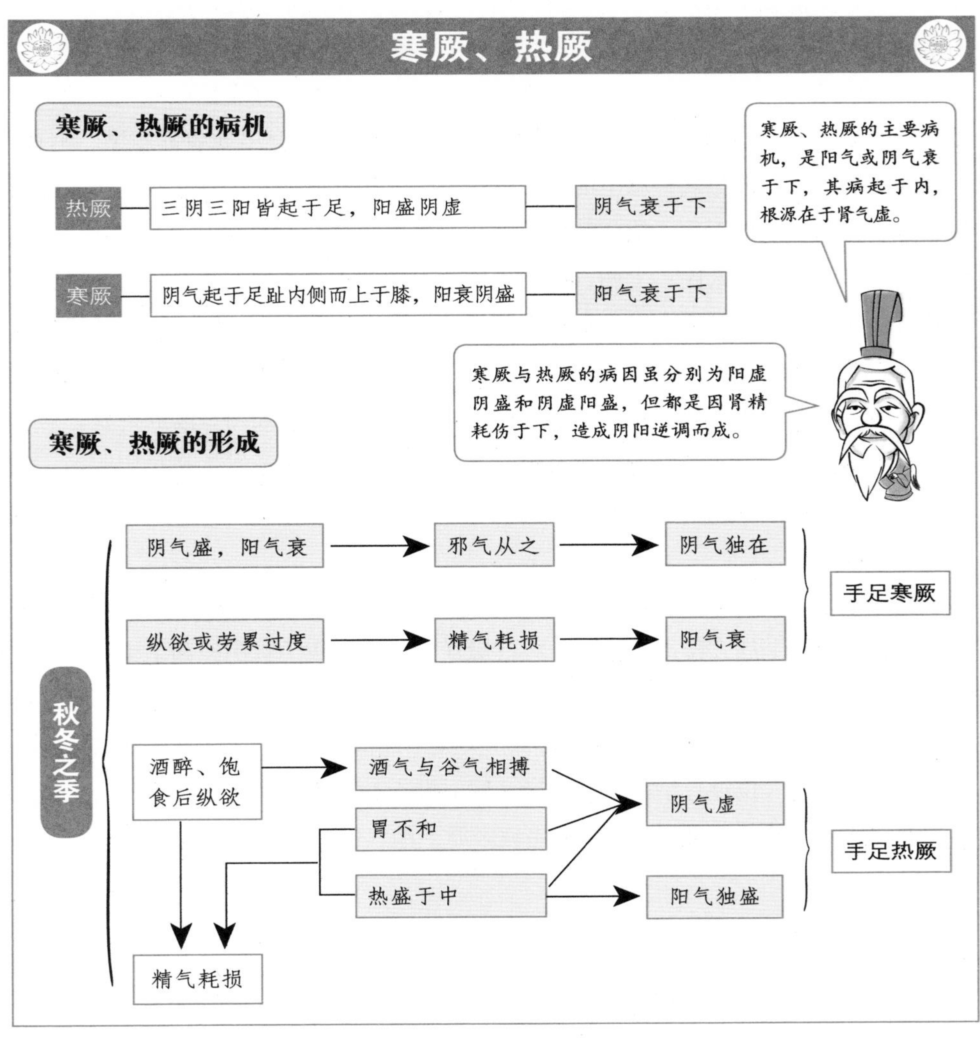

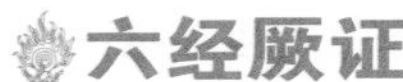

六经厥证

黄帝说；讲得很有道理！我希望您讲一讲六经厥证的症状。

岐伯说：厥证发生在太阳经，病人感觉头脚都沉重，脚不能行走，头晕眼花而跌倒。厥证发生在阳明经，就会发展成为癫疾，病人狂走呼叫，腹部胀满，不能安静躺下，面红发热，神志不清，出现幻觉，而且胡言乱语。厥证发生在少阳经，病人突然耳聋，面颊部肿大，胸部发热，两胁疼痛，大腿不能行动。厥证发生在太阴经，病人肚腹胀满，大便不顺畅，不思饮食，吃了就呕吐，不能安卧。厥证发生在少阴经，病人口干，小便赤色，腹部胀满，心痛。厥证发生在厥阴经，病人小腹肿痛，腹胀，小便不利，睡眠时喜欢蜷腿，前阴萎缩，足胫内侧发热。以上厥证的治疗方法为，实证就采用泻法；虚证就采用补法；虚实偏倾不明显的就针刺所在病变的本经主穴。

经气厥逆发生在足太阴经，会出现小腿拘挛，并伴有心痛牵连腹痛的症状，取患病经脉上的穴位进行治疗。经气厥逆发生在足少阴经，会出现腹部虚满、呕逆、下泻清水等症状，取患病经脉上的穴位进行治疗。经气厥逆发生在足厥阴经，会出现筋挛、腰痛、小便不通、胡言乱语等症状，取患病经脉上的穴位进行治疗。如果经气厥逆同时发生在太阴、少阴、厥阴，就会出现大小便不通，并且手足逆冷，三天后就会死亡。经气厥逆病发生在足太阳经，会出现突然昏倒、呕吐带血和鼻出血等症状，取患病经脉上的穴位进行治疗。经气厥逆发生在足少阳经，会出现筋骨关节不灵活、腰部难以动弹、颈项不能回顾的症状，如果同时还出现肠痈症状，病就会更加难以治疗，当病人有发惊的表现，就会死亡。经气厥逆发生在足阳明经，就会出现喘促咳嗽、身体发热、容易惊骇、鼻出血、呕血等症状，取患病经脉上的穴位进行治疗。

经气厥逆病发生在手太阴经，会出现胸腹虚满、咳嗽、常常呕吐出痰水等症状，取患病经脉上的穴位进行治疗。经气厥逆同时发生在手厥阴经和手少阴经，就会出现心痛连及咽喉等症状，如果身体再发热，就会死亡，这是不治之症。经气厥逆发生在手太阳经，会出现耳聋、流泪、头颈不能回顾、腰不能前后俯仰等症状，取患病经脉上的穴位进行治疗。经气厥逆同时发生在手阳明经和少阳经，会出现喉痹、咽部肿痛、颈项强直等症状，取患病经脉上的穴位进行治疗。

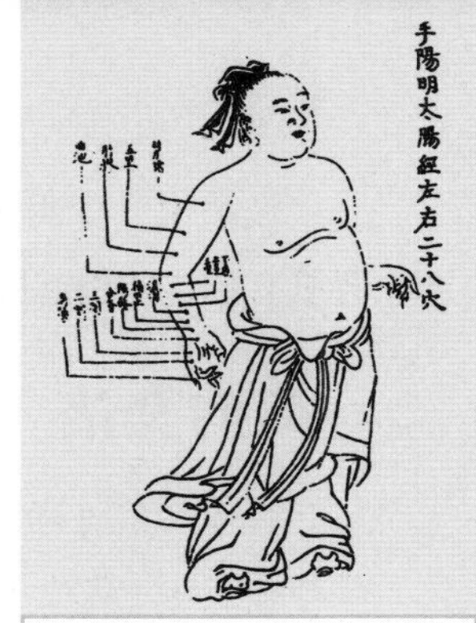

病能论篇

多种疾病的治疗方法

本篇论述了多种疾病的症状，其内容包括胃脘痈、卧不安、腰痛、阳厥、酒风的症状和治疗方法，以及几种脉象的特点，几本古医书的基本内容。

篇四十六

胃脘痈

黄帝问：应怎样诊断病人是否得了胃脘痈病？

岐伯回答说：首先应当检查他的胃脉，如果患上这种病，他的脉象必然沉细，沉细就说明胃气上逆，然后颈部人迎穴处跳动过快，这说明有热。人迎是胃动脉的要穴，由于胃脉沉涩，出现气逆现象，而人迎脉跳动又盛，这就说明是热气聚结在胃口而不得散发，因此胃脘生痈肿的病证。

卧不安

黄帝说：讲得很好！有的人睡眠不好，总失眠，这是为什么？

岐伯说：这是因为五脏有所损伤，或者情绪过于偏激，如果这两种情况不能消除，睡眠是无法安宁的。

黄帝问：还有的人不能仰卧，这又是什么原因？

岐伯说：肺脏位置最高，覆盖着各个器官，如果肺内邪气充盛，那么络脉就胀大，肺的络脉胀大，引起人不能仰卧。古代医书《奇恒阴阳》篇里曾论述过这样的病证。

腰痛

黄帝说：又有得气逆病的患者，诊得右手脉搏沉而紧，左手浮而迟，病变发生在什么部位？

岐伯说：如果在冬天诊察，右脉应当是沉紧的，这是与四时相适应的；而左手脉搏浮而迟，就与四时相违背了。左手见浮、迟脉，应该是肾脏有病变，脉象大约靠近于肺脉，腰部也会感到疼痛。

黄帝说：这样说的依据是什么呢？

岐伯说：少阴脉贯穿肾脏，向上联结肺脏，冬天肾气不足就会诊得浮迟之脉，肾脏有病，才引起腰痛之苦。

同病异治

黄帝说：讲得对！患有颈痈的病人，用砭石治疗，或者用针治疗，方法不同，而都能治好，这是什么道理？

岐伯说：原因在于病名虽然一样，病的类型却不相同。若是由于气郁结而形成的痈肿，治疗方法为用针刺开其穴，泻去其气；如果是气盛血聚、脓已成熟的痈肿，

病之状况与治疗

胃脘痈的诊脉与症状

察胃脉 → 脉象沉细 → 胃气上逆 → 胃脘痈

察胃脉 → 颈部人迎穴处跳动过快 → 脉象沉涩 → 胃脘痈

浮脉

轻按皮表即可感觉到脉象，泛泛在上，如水漂木。

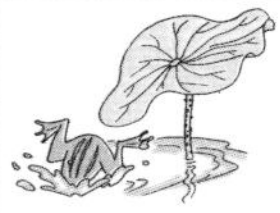

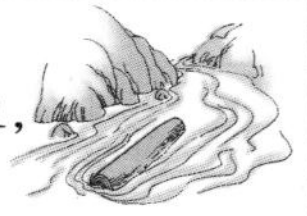

沉脉

沉取才可见的脉象。

颈痈的不同治法

颈痈多因感受风温、风热，肝胃火毒上攻，挟痰郁结于少阳、阳明之络而成。

初起时气郁结而形成局部肿胀 → 针刺开穴，泻其气

气盛血聚、肉腐而成痈肿 → 砭石泻其瘀血

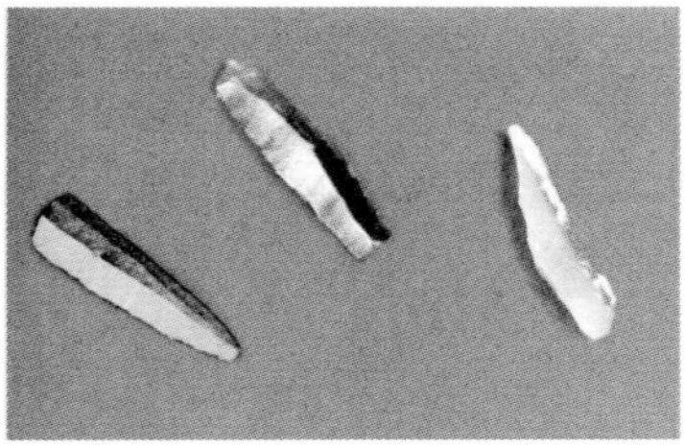

石刀

新石器时代

用于破痈排脓。

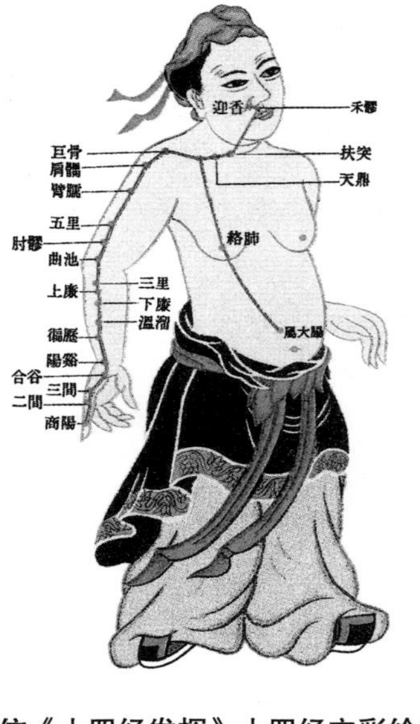

仿《十四经发挥》十四经穴彩绘图

手阳明大肠经之图，此经气郁结即会形成痈肿。

治疗方法则为用砭石泻其瘀血。这就是同病异治的情况。

阳厥

黄帝问：发怒狂躁病是怎样产生的？

岐伯答道：是由阳气逆乱引起的。

黄帝又问：为什么阳气逆乱能够使人发狂？

岐伯回答：病人突然遭受重大精神刺激而又无法排解，导致阳气突然发生逆乱，就容易使人发怒，医学上把这种病称为“阳厥”。

黄帝问：如何知道病人要犯阳厥呢？

岐伯说：正常人的阳明经脉搏动明显，而太阳经脉、少阳经脉的搏动不明显。倘若本来搏动不明显的经脉突然搏动明显而且频率加快，就是阳厥善怒而狂的症状。

黄帝又问：那么怎样治疗这种病呢？

岐伯答道：减少饮食就可以治好。这样做的道理在于食物入胃，能够助长阳气，所以减少食物，阳明气衰，病就能好。再让病人服用生铁落制成的汤剂，它具有降气开结、清热、镇定安神的功效。

酒风

黄帝说：讲得非常正确！有的病人出现周身发热、四肢倦怠、汗多得像洗澡一样、怕风、感觉气不够用的症状，这是什么病呢？

岐伯答：这叫作“酒风”。

黄帝又问：如何治疗呢？

岐伯说：用泽泻、白术各十份，麋衔五份，合到一起研成粉末，每次服用三指撮的量，在饭前服下。

古医书

总之，沉伏而细小的脉，是指脉象在手指下的感觉像针一样，推之、按之，脉气聚而不散，是坚脉；搏击于指下的，是大脉。《上经》是论述自然界与人体活动关系的书籍；《下经》是论述疾病变化的书；《金匮》是论述诊断疾病生死的书，《揆度》是阐述切脉方法用以诊断疾病的书；《奇恒》是论述异常之病的医书。所谓“奇”，就是不受四时季节的影响而引起死亡的疾病；所谓“恒”，也称为“常病”，就是随着四时气候变化而引起死亡的疾病；所谓“揆”，就是通过切脉而推求疾病的所在及其病理；所谓“度”，就是以诊断所了解的病情，结合四时顺逆，分析疾病轻重、生死的规律。

 阳厥的症状和治疗 

阳厥的病机和病因

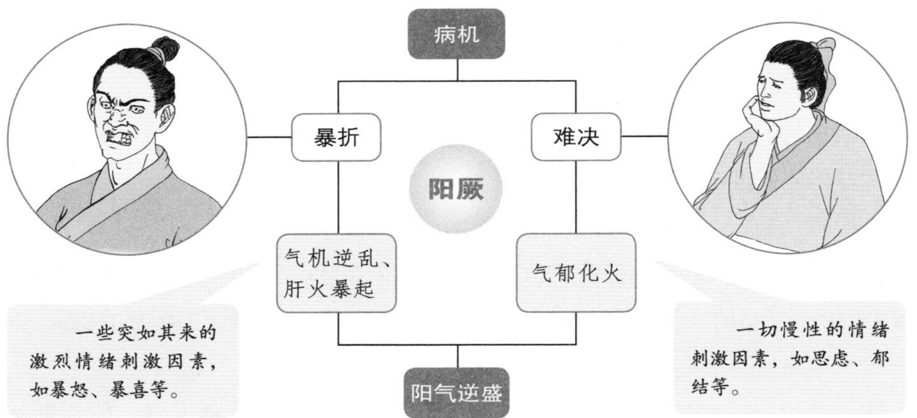

阳厥的脉象

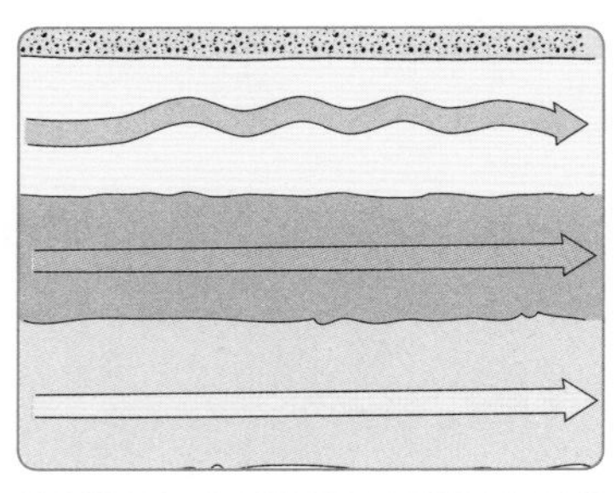

阳明经搏动明显，而太阳、少阳经搏动不明显。

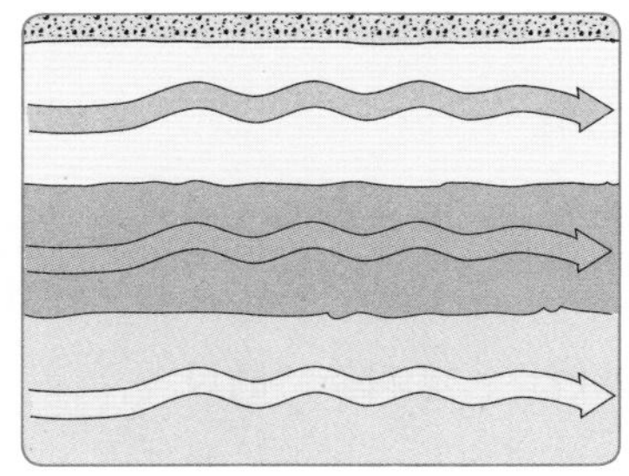

太阳、少阳经突然搏动明显而且频率加快。

阳厥的治疗

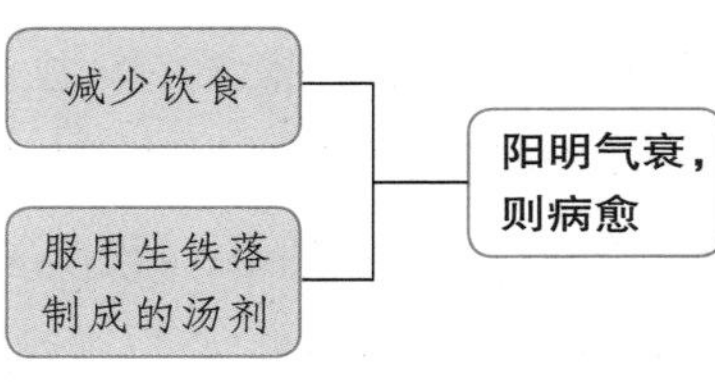

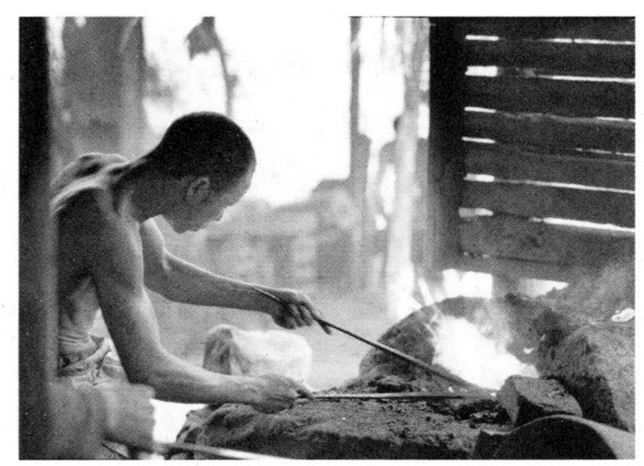

生铁落

即锻铁时锤落之铁屑，属金，其气寒而重，最能堕热开结，平木火之邪。故可以下气疾，除狂怒。

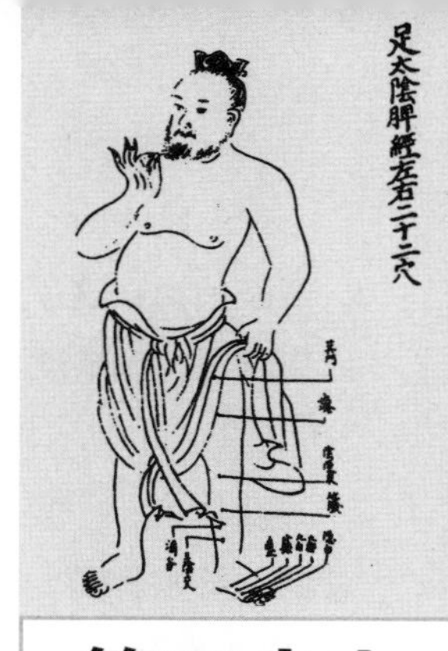

奇病论篇

奇病怪病的治疗

篇四十七

本篇论述了一些奇病怪病的病因、病机、症状和治疗的问题。

怀孕妇人不能发声的病因

黄帝问：怀孕九个月的妇女，说话时不能够发出声音，这是什么缘故？

岐伯说：这是因为胎儿压迫子宫中的络脉而引起的症状。

黄帝又问：根据什么得出这样的结论呢？

岐伯说：子宫中的络脉，连系于肾脏，而少阴肾脉，又贯通肾脏，上连舌根，所以子宫中络脉受阻，就会造成说话时发不出声音。

黄帝又问：用什么方法治疗呢？

岐伯说：不需要治疗，等到分娩后，自然就会恢复。古代《刺法》篇指出，不要伤不足、补有余。这主要论述的是治疗虚性疾病，不要采用泻法；治疗实性疾病，也不能够采用补法，以免因误治产生新的疾病。不能伤不足，就是指对于身体虚弱的病人，不能采用针石疗法。不能补有余，就是指运用补法治疗以后，可能精神好些，但是病邪会牢固地保留在体内，有可能引起其他疾病。

息贲、伏梁、疹筋和厥逆头痛

黄帝问：病人胁下胀满，气上逆，两三年也没有痊愈，这是什么病呢？

岐伯说：它的医学名称为“息贲”，不过这种病对饮食没有影响。对于这种病，切不可采用灸法或针法治疗，应该长期用导引来疏通气血，并服用药物慢慢调治。纯粹依靠药物来治疗，是不能治好病的。

黄帝问：病人身体的髀部、大腿、小腿都肿胀，并且环绕肚脐的周围部位疼痛，这是什么病呢？

岐伯说：这是伏梁，风邪是导致这种病的主要原因。在大肠外面邪气遍布，并停留在肓膜，而肓膜的根源在肚脐以下，所以环绕脐部作痛。切不可用按摩法治疗这种病，否则会造成小便困难。

黄帝问：病人尺脉搏动快、筋拘挛，这是什么病呢？

岐伯说：这就是所谓的疹筋，患这种病，肚腹一定痛。如果皮肤上出现白颜色或黑颜色，病情就更严重些。

黄帝问：病人头痛，多年来一直是这样的情况，它是怎么引起的？是什么病呢？

岐伯说：一定是身体的某个部位受到了很厉害的寒气的侵袭，寒气向内侵入骨髓，脑主骨髓，寒邪之气向上侵犯到脑部，就会出现头痛和牙痛的症状，这称为“厥逆头痛”。

奇病病机与治疗

病名	病机	治疗	
子喑	怀孕后胞络阻绝，影响肾气上通舌根咽喉，致说话不能发音	分娩后自愈，不必治疗	正
	若使用针药不当，则会损及胎儿		禁
息贲	胁下胀满，气上逆，久治不愈	持久用导引疏通气血，并服用药物慢慢调治	正
	不可采用灸法或针法治疗		禁
伏梁	风邪居于肓膜，致髀部、大腿、小腿肿胀，脐部环绕疼痛	不可按摩法治疗	禁
疹筋	尺脉搏动快、筋拘挛、肚腹痛	皮肤出现白或黑色，则病更重	
厥逆头痛	头痛连齿，为寒邪伤髓，上逆于脑所致		

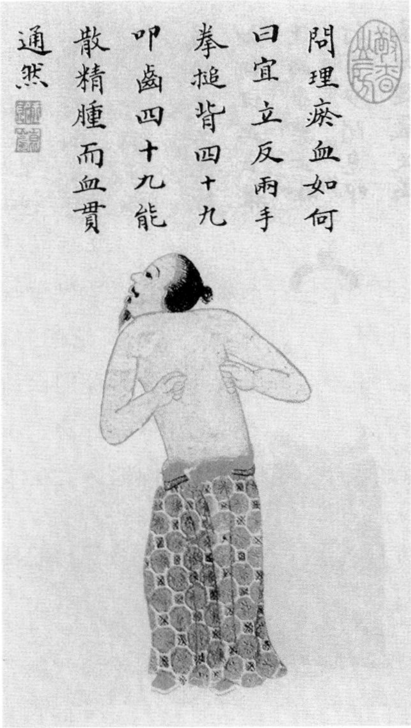

問理瘀血如何 曰宜立反兩手 拳搥背四十九 叩齒四十九 散精腫而血貫 通然

彩绘导引图之理瘀血

姿势宜立，反两手，拳捶背四十九，叩齿四十九。其功效能散精肿而血贯通然。

脾瘅

黄帝问：有的病人嘴里发甜，病的名称是什么？这种病情是什么引起的？

岐伯说：这是五味精气向上泛溢引起的，叫作“脾瘅”。通常，食物进入嘴里，贮藏在胃中，再由脾脏运化，输送所化精气到各个器官。现在脾脏不能运行正常功能，津液停留在脾，所以人嘴里感觉有甜味，这是饮食过于肥美所诱发的。患这种病的人，多数是经常吃甘美厚味造成的。肥厚食物能够使人体内生热，过食甜品能够使人胸部滞满，所以脾气向上泛溢，时间长了还可能转化为消瘅。应当用兰草进行治疗，它具有排除陈积蓄热之气的功能。

胆瘅

黄帝说：可有的病人，嘴里发苦，这又是什么病呢？什么原因引起的？

岐伯说：这种病叫作“胆瘅”。如果把人的肝脏看作将军，主管出谋划策；把胆看作公正的法官，主管判断，肝胆的经脉都经过咽部，那么咽部就好像是肝胆的信使。患胆瘅病的人，因为经常思虑过多，犹豫不决，情绪苦闷，因此胆的正常功能也就无法发挥效用。胆汁向上泛溢，嘴里自然就会发苦。治疗方法为刺胆募、胆俞二穴。古书《阴阳十二官相使》就记载了这种治疗方法。

厥证

黄帝问：病人尿频，一天数十次，这是肾气虚的症状；身上发热像炭火，颈项和胸膺之间，像有东西阻隔，人迎脉躁盛，发喘，气上逆，这是邪气有余的病象，寸口脉微细如发，是正气不足的脉象。这是什么部位发生病变？病名是什么？

岐伯说：这种病根源在太阴脾脏，由于胃热过盛，病情偏重在肺，称为“厥”，是不治之症。这就是患上了五有余、二不足的病啊！

五有余、二不足

黄帝说：什么是五有余、二不足呢？

岐伯说：“五有余”就是指身热像炭、颈膺相隔、人迎脉躁盛、喘息、气逆这五种病气有余的情况。“二不足”就是指尿频、寸口脉细如发这两种正气不足的情况。现在外表有五种有余的脉证，内里有两种不足的脉证，对于这种病人，既不能从表治，又不能从里治，所以显然是死证。

胎病

黄帝说：人有天生就患上癫痫的，医学名称是什么？怎么患上这种病的？

岐伯说：这叫作“胎病”。顾名思义，这是胎儿在腹中时，其母曾经多次受到很大的惊吓，气逆于上而不下，精气聚在一起，影响到胎儿，因而导致孩子生下来就患有癫痫。

肾风

黄帝说：有的病人面部浮肿，像有水气的样子，它的脉象大而紧，身体不疼痛，形体也不消瘦，但不能吃东西，或者吃得很少，这是什么病呢？

岐伯说：这种病的病因在肾脏，病名为肾风。肾风严重到了令人不能吃东西的阶段，就会使人经常惊悸，如果这种状况没有改变，到了心脏衰竭的阶段就会死亡。

脾瘅之甘与胆瘅之苦

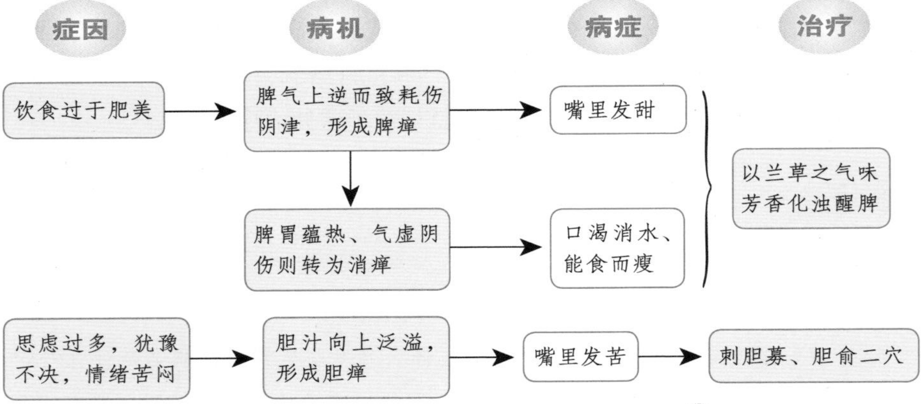

症因	病机	病症	治疗
饮食过于肥美 →	脾气上逆而致耗伤阴津，形成脾瘅 →	嘴里发甜	以兰草之气味芳香化浊醒脾
	↓ 脾胃蕴热、气虚阴伤则转为消瘅 →	口渴消水、能食而瘦	
思虑过多，犹豫不决，情绪苦闷 →	胆汁向上泛溢，形成胆瘅 →	嘴里发苦 →	刺胆募、胆俞二穴

现代人要引以为戒的，是饮食过于肥美、忧思过多，这些皆可致病。

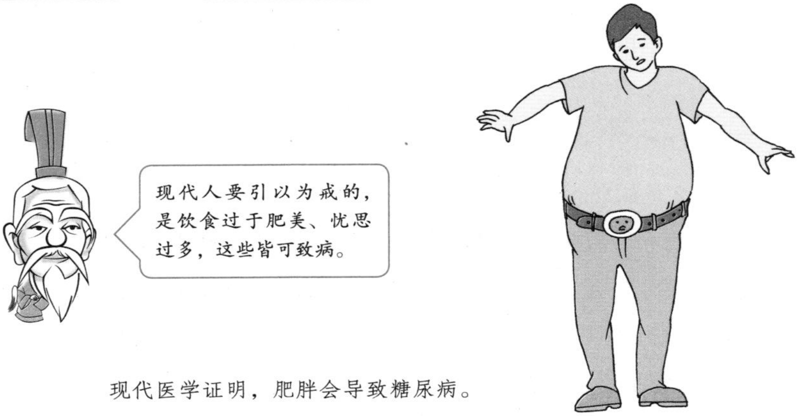

现代医学证明，肥胖会导致糖尿病。

大奇论篇

特别少见的奇病怪病的治疗

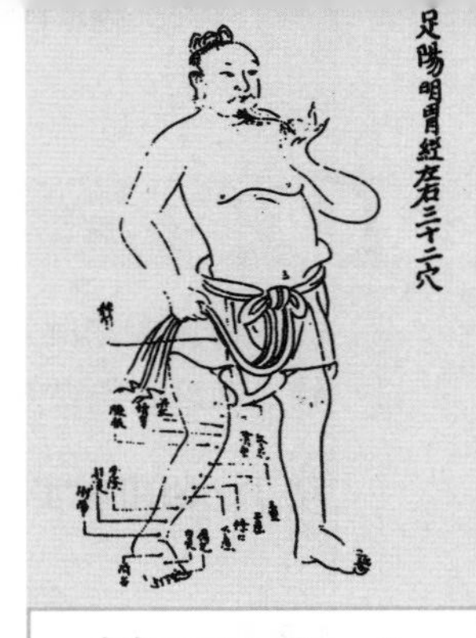

本篇论述了几种特别少见的疾病。

篇四十八

以脉象变化分析疾病

肝脉、肾脉、肺脉被邪气阻塞而胀满的病都为实证，即出现壅肿的症状。如果出现气喘、两胁下胀满，就是肺脉壅塞的表现；如果出现两胁胀满，睡眠时会惊骇不安，小便不通，就是肝脉壅塞的表现；如果从胁下至小腹胀满，两腿看上去粗细不一，髀部和胫部有变化，走路身体不平衡，这就是肾脉壅塞的表现，并容易发展成为偏枯病。

心脉满而大，表明体内过热，会出现癫痫、手脚抽搐、筋脉拘挛的现象。肝脉小而急，表明肝脏虚寒，也会出现癫痫、手脚抽搐、筋脉拘挛的现象。如果肝脉紊乱迅急，突然受到惊骇，脉搏一时可能按不到，如同失音一样静无声息，表明这是受惊气逆的脉象，无须治疗，慢慢就会自然痊愈。

肾脉、肝脉、心脉都细小而急疾，且在指下不能搏击，表明腹内气血凝滞，若有积块，都是瘕病的症状。

假若肾脉、肝脉都见沉象的，会发生石水。假若两脉都见浮脉，便会出现风水。倘若肾、肝二脉都呈现虚象，就是绝症。如果二脉小而弦的，就会引发惊惧。

肾脉、肝脉中的任一脉大而急沉，都会引起疝气。

心疝的脉象为心脉搏动滑利急速；肺疝的脉象为肺脉沉而搏击于指下。

瘕病表现为膀胱和小肠脉紧。疝病表现为脾肾脉紧。痫厥表现为心、肾脉紧。惊骇病表现为胃和大肠脉紧。

脾脉浮动，而又见沉象的为肠澼，时间长了自然会好的。肝脉小而缓的脉象为肠澼，这时邪气轻微容易治疗。肾脉小搏而沉又有便血症状的也为肠澼，如果血溢于外，而身体发热的，就是不治之症。心、肝二脏引起的肠澼，也有便血的症状，如果两脏同病，属于木火相生，就可以治愈。如果脉细小而沉的肠澼，身体发热而不退，就有死亡的危险，若一直高热，到第七天就会死亡。

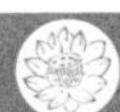

由脉象知疾病

通过审察脉象的阴阳虚实，可以查知对应脏腑的正常与否，以及是否寒热相侵、血瘀、气逆等疾病病理。

尺寸之阴阳虚实

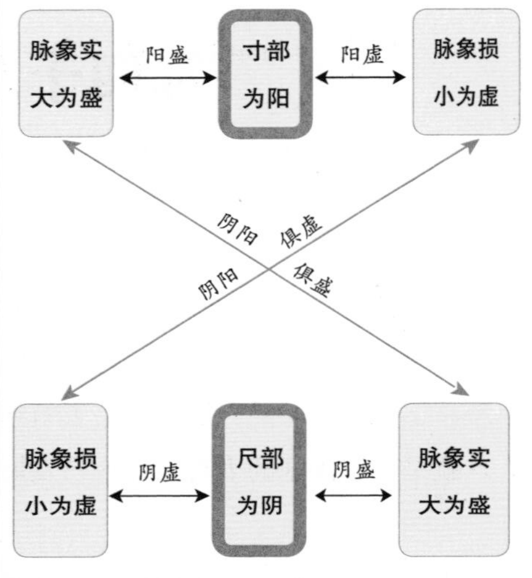

沉浮之阴阳虚实

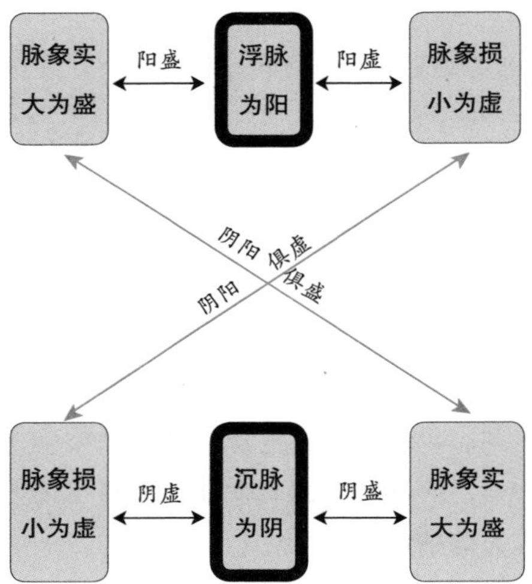

五脏正常脉象

	诊脉用语	相当于	描 述
心脉	大	脉象洪大，或钩脉	脉气来时略快有力，去时略慢无力，浮取可得
肝脉	急	弦脉	脉气来时，柔软而直长，状如琴弦，按之稍软
脾脉	缓	中缓而大	脉象柔和而起伏有节奏，从容均匀，“如鸡践地”
肺脉	涩	毛脉	应指无润泽之象，轻浮如毛
肾脉	沉	石脉	沉取始得，应指有力

指寸定位法

指寸定位法是以手指骨节作为尺寸比例，进行选取穴位的方法，可分为中指同身寸、拇指同身寸和横指同身寸三种测量方法。

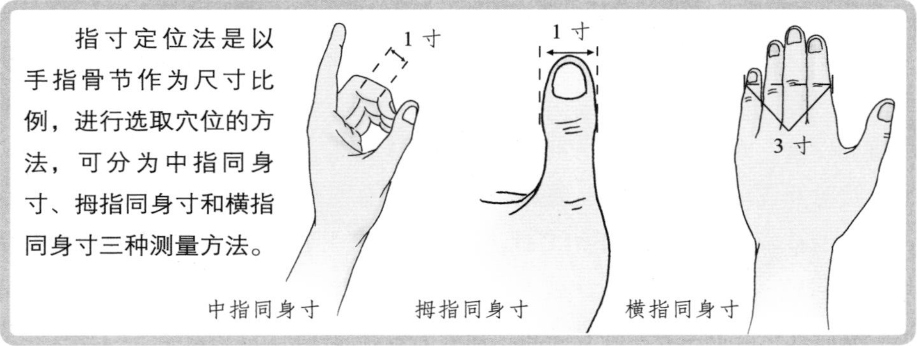

中指同身寸　拇指同身寸　横指同身寸

黄帝内经全集 素问

胃脉沉涩，或者浮动而大，以及心脉小急，全是气血不通的脉象，都可形成偏枯病。如果男子发病在左侧，女子发病在右侧，说话正常，舌头转动灵活，就可以治疗，大约需要经过三十天就可恢复。如果男子发病在右侧，女子发病在左侧，说话发不出声音，那么就大约需要三年才能恢复。如果患者年龄不满二十岁，处于正在发育的时期，大约三年后就会死亡。

脉来搏动有力，伴有流鼻血、身体发热的症状，就有死亡的危险。脉来浮如悬钩之象的，这是失血病常呈现的脉象。

脉来像水流般湍急的，为暴厥的脉象。患暴厥的病人，一时不省人事，不能言语。脉来好像有数象，这是热邪冲击心脏，突然受惊引起的，大约过三四天自然就会不治而愈。

精气不足的死亡日期

当人体十二经气不足的时候，脉象在指下像水波一样，变化迅速，在一呼一吸之间，脉搏跳动十次以上。大约从这种脉象微微显现开始，经过九十天人就会死亡。当心脏的精气脱失时，脉来时像火刚燃起来一样旺盛，大约到冬初草枯的时候人就要死亡。当肝气虚耗时，脉来时像散叶一样，大约到树木落叶的时候，人就要死亡。当肾脏精气不足时，脉象忽来忽去，脉去似乎闭塞欲绝，时而又应指有力，大约在枣树花开到花落期间就会死亡。当胃脉的精气不足时，脉来时像泥丸滚动一样，大约在夏初榆荚落的时候人就会死亡。当胆气不足时，脉来像横阻之木，大约到深秋禾谷成熟的时候，人便要死亡。当胞络的精气不足时，脉来如弦如缕。如果病人神志错乱多言语，大约到霜降季节便会死亡，如果没有出现多言的症状，还有救治的希望。脉象如绞滤漆汁一样四处流散，从开始见到这种脉象起，大约经过三十天病人就要死亡。当太阳经脉的精气不足时，脉来像泉水外涌一样，浮动有力，这时出现呼吸气短的症状，到长夏吃到韭菜花的时候，人就要死亡了。当脾脏的精气虚弱不足时，脉象如颓败的松土一样，按上去虚大无力。如果再见到面部呈现黑色，白藤发芽的时节死亡。当十二腧穴的精气不足时，脉象如悬瓮一样上大下小，轻按脉小，重按脉大，死亡时间为天寒地冻的时候。当五脏中有郁热时，脉象如仰卧的刀刃，轻按脉小而急，重按脉大而坚，肾脏受到寒热相交之气侵袭，病人卧床不起，到立春时就要死亡。当大肠的精气不足时，脉象如弹丸，滑小无根，按之即无，到初夏枣树生叶的时候，人就会死亡。当小肠精气不足时，脉象轻浮软弱如花絮，病人易恐惧，坐卧不安，行走、站立经常耳鸣，大约到深秋时节就会死亡。

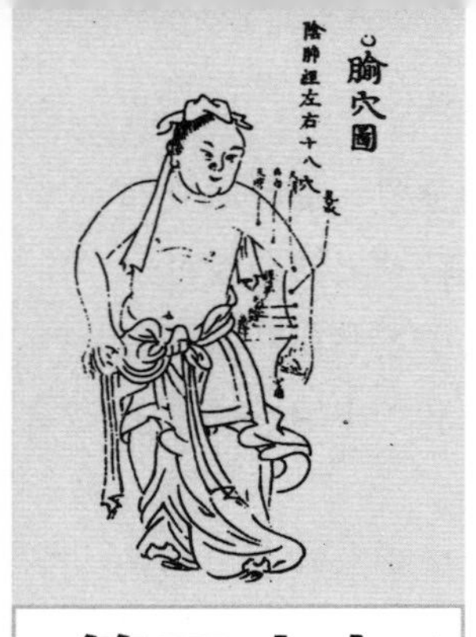

脉解篇

不同经脉的病变情况

篇四十九

本篇阐释了经脉的病变。

太阳经病变

太阳经病变能够引发腰部肿胀和臀部疼痛，原因在于正月指向寅位，主管太阳。正月阳气向上升发，同时阴寒之气尚盛，阳气暂时只能屈居其下，从而使腰椎部肿痛。出现因阳气偏虚而发生跛足的情况，是因为正月阳气解开地气之冻而上升，由于寒气的影响，体内阳气极感不足，所以偏虚在一侧，从而产生跛足病。出现颈项僵硬强直的情况，是阳气上升互相争扰而引起的。出现耳聋的情况，是因为阳气向上生长活跃，所以发生耳聋。出现癫狂的症状，是因为阳气聚集在上部，阴气停留在下部，下虚上实，阴阳之气不能调和，所以产生狂癫病。如果病人气分失调，那么就会因阳气浮而导致耳聋。如果阳气不足，病人就会患失音。如果色欲过度，使精气耗散而导致厥逆，就会形成瘖痱病，根源在于肾脏衰弱，少阴经气不能到达四肢。少阴经气达不到四肢，还可以引起厥逆。

少阳经病变

少阳经病变能够引发心胁疼痛。原因在于少阳属九月，月建在戌，此时气盛，其气现于外，其病本在胆，发病影响到心。九月阳气将尽，阴气方盛，所以心和胁肋发生疼痛。病人出现睡卧时不能辗转身体的情况，是因为九月阴气渐盛，万物闭藏不动，人体相应表现出喜静而厌动，少阳经也受影响，所以不能转动。病人因少阳经有病而出现想跳跃的症状，原因在于九月万物衰败，草木凋零，人体之气也由阳入阴，由表入里，阴气旺于下，阳气被阻于上，因而出现想跳跃的情况。

阳明经病变

阳明经病变能够呈现出洒洒振寒的症状，原因在于五月是阳明经兴旺之时，月建在午，五月是阳气极盛而阴气初生的时候，如果阴气不断附加到阳气之上，阻碍了阳气的功能，就会表现出寒冷、战抖的症状。当五月里阳气盛到极点后开始衰弱时，阴气就开始上升。而阴气一旦上升，便与阳气相争，使阳明经气不和，所以病人出现足胫肿、大腿不能自由屈伸的情况。当阴气自下部上逆，水邪停留在脏腑之间时，病人就出现气逆喘息，发生水肿的情况。水液属阴，若停留在体内，就会出现胸痛、呼吸短浅的症状。当阳气和阴气相争，水火不协调，病人会出现厥逆的情况，厌恶人和火光，听见树木的声音，就很害怕。当阴气和阳气相争，阴盛阳衰，阴气主静，病人就会出现喜欢独居一室、关门闭窗的情况。如果阳明病极端严重，病人就会喜上高处、胡乱歌唱、脱衣乱跑，这是由于阴阳二气相争，阳盛阴衰，邪气合并于阳经，阳盛则热，所以病人不想穿衣。阳气扰乱心神，则精神错乱，胡乱歌唱。当阳明经中的邪气侵入头部的细小络脉，病人会出现头痛、鼻塞、流涕、腹胀的症状。阳明经与太阴经互为表里，若邪气侵袭阳明经，必然会影响到太阴经，所以就会出现腹部发胀的症状。

阳明经病变

阳明经发生病变的原因，在于阳明经兴旺之时，阳气极盛而阴气初生，两气相争而引发病变。

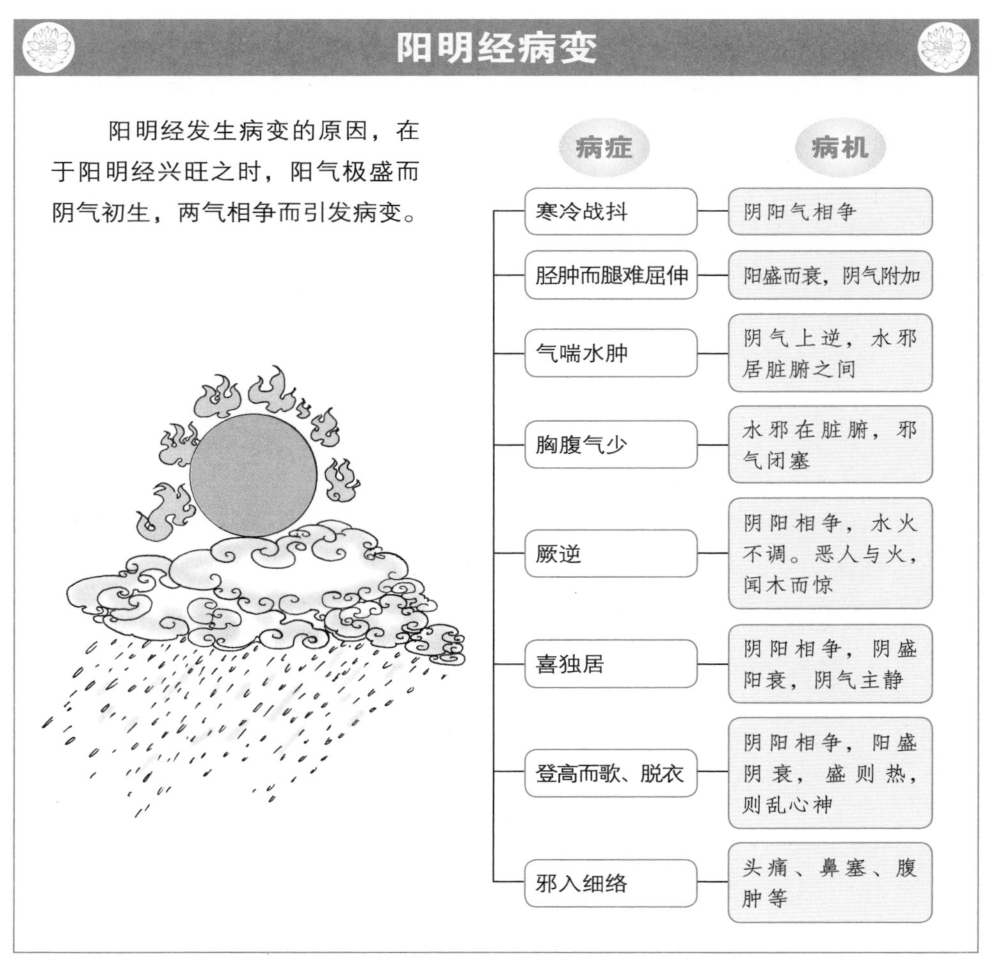

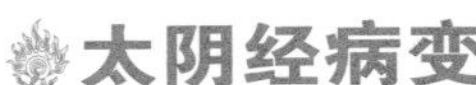

太阴经病变

太阴经病变能够呈现出腹部胀满的症状，原因在于十一月是太阴经当旺之时，月建在子，为阴中之阴。十一月是万物收藏的季节，人体的阳气闭藏在体内，脾脏经脉散布于腹部，易出现腹部胀满的症状。当阴气旺盛时，就会向上侵入足阳明胃经，足阳明胃经的络脉上通于心，这时若阴气侵犯心经，病人就会出现嗳气的症状。当脾经功能减弱，食物过多而不能消化，胃气盛满，向上溢出，这时就会出现病人进食而呕吐的情况。当十二月阴气盛到极点，渐渐下衰，阳气自然发出，这时腹部胀满的病人大便或放屁后，就会感到很舒畅。

少阴经病变

少阴经病变能够呈现出腰痛的症状，原因在于少阴经对应十月份，此时天地万物的阳气被抑制，三阴已起而阳气已衰，人体阳气也随着衰弱，所以发生腰痛。当

少阴经病变

少阴经发生病变的原因在于少阴经对应于十月份，此时天地万物的阳气被抑制，三阴已起而阳气已衰，人体阳气也随着衰弱，所以容易发生病变。

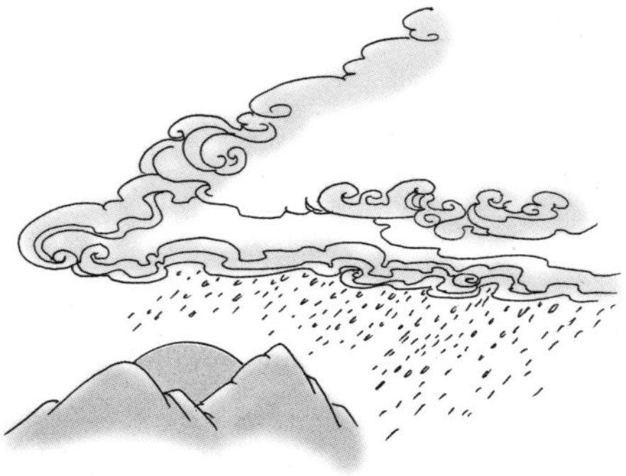

病症	病机
腰痛	十月肃杀，万物阳气被抑，阴起而阳衰
呕咳气喘	阴盛于下，阳浮于上
目模糊	万物凋零，阴阳之气体内相争
煎厥	阳气郁滞，少阳气不得出，肝气郁结不得泄，少气而易怒
惊恐不安	阴阳相争，阳渐弱
恶闻食味	阳气内藏，胃不和
面黑	秋气耗损内藏精华，肾气衰竭
咳有血	阴气满而络脉伤

阴气旺盛于下，阳气浮越于上，无所依附，这时病人会因气上逆而出现呕吐、咳嗽、气逆而喘等症状。当阴阳不能安定，万物未有所生时，而秋天肃杀之气已来，微霜开始下降，万物就会随之凋零。人体阴阳之气在体内相争，与这种情况相同。这时病人如果忧虑怅惘，就会出现不能久立，久坐突起则眼睛模糊、看不清东西的症状。当阳气郁滞，失去调节作用，少阳经气不能外出，肝气郁结不得疏泻，这时病人就会因气少而容易发怒，这种病被称为“煎厥”。当秋气初降，万物的阳气还未尽去，阴气少，阳气在内，阴阳相争，这时病人会出现恐惧不安的症状，好像有人要抓捕他一样。当胃腑失去了消化功能，这时病人就不愿闻到食物的气味。当秋天肃杀之气耗散了内藏的精华，肾脏之气被损伤而衰竭，这时病人面色就会变黑。有的病人出现咳嗽以及鼻出血的症状，是因为上部的络脉受了损伤，这并不是阳气充盛于上，而是络脉充满了血液。

厥阴经病变

厥阴经病变有男性阴囊肿大的“颓疝”及女性小腹肿的症状，原因在于厥阴经月建在三月，是阳气方虚、阴气将尽的季节，为阳中之阴。当阴邪积聚于小腹内，这时病人就会出现颓疝和小腹肿胀的病变。三月阳气鼓动，草木繁荣，枝叶下垂，呈现俯而不仰之势，人体与之相应，病人也就会出现腰痛不可俯仰的症状。阴邪旺盛，厥阴经脉闭塞不通，病人就会出现颓疝、癃闭、腹胀的病变。当阴阳相争，产生内热，热伤津液，这时病人就会出现咽喉干燥及身体发热的症状。

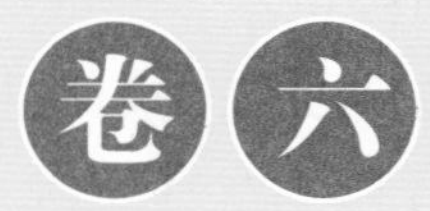

针刺论

本卷论述了不同疾病、部位针刺时所必须遵循的一般规律和法则，重点介绍了皮肤、经络、穴位和骨髓孔窍的不同刺法和根据病之虚实的补泻之法等，探讨了根据不同病位，针刺的深浅程度变化，禁刺部位和误刺的不良后果，以及疾病的标本逆从针刺原则和刺法等。

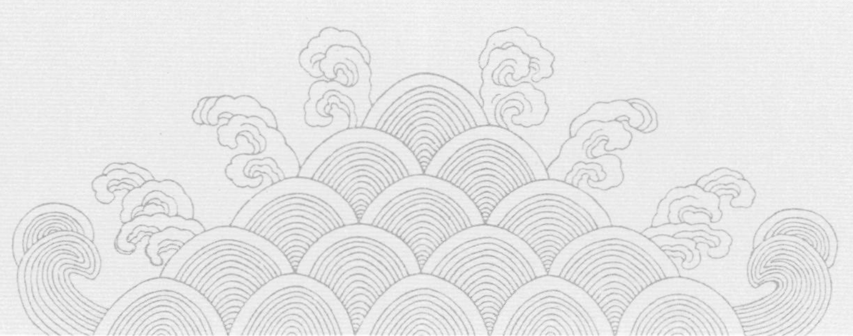

刺要论篇

针刺的规律和法则

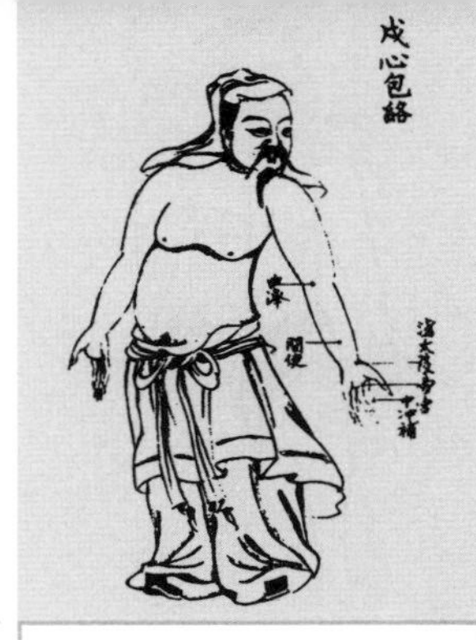

篇五十

本篇论述了针刺时所必须遵循的一般规律和法则。

针刺的要领

黄帝说：我想了解关于针刺的要领。

岐伯说：疾病有在表或者在里的区别，所以刺法有浅刺、深刺的不同，疾病在表就应浅刺，在里就应深刺。各自应刺到疾病所在的一定部位，不能违背这一原则。刺得过深，就会损伤五脏；刺得过浅，又达不到病处，反而使在表的气血受到扰乱而壅滞，这样，邪气就会乘机侵入。所以针刺的深度不恰当，会带来很大的危害，造成五脏功能紊乱，继而引发严重的疾病。这是因为疾病的所在部位不同，有的在毫毛和皮肤的纹理上，有的在皮肤内，有的在肌肉中，有的在脉中，有的在筋中，有的在骨中，有的在骨髓中。

因此应该针刺毫毛和腠理的，注意不要损伤了皮肤的深层。如果不小心发生了这种情况，就会影响内部的肺脏，以致到秋天就会患温疟，出现打寒战和怕冷的症状。

应该针刺皮肤深层的，就注意不要损伤肌肉。如果不小心发生了这种情况，就会影响内部的脾脏，以致在每季最后十八天出现腹胀烦满、不思饮食的症状。

应该针刺肌肉的，注意不要损伤到脉。如果不小心发生了这种情况，就会扰乱心脏功能，到夏天就容易引发心痛的病证。

应该针刺脉的，注意不要损伤到筋。如果不小心发生了这种情况，就会影响肝脏功能，到春天就容易引发热性疾病，而且筋也会变得松弛。

应该针刺筋的，注意不要损伤到骨。如果不小心发生了这种情况，就会影响肾脏功能，到冬天容易引发腹胀、腰痛等病证。

应该针刺骨的，注意不要损伤到髓。如果不小心发生了这种情况，骨髓便会日渐消减，不能滋养骨骼，以致出现身体消瘦、小腿酸软、肢体倦怠无力、不爱运动等症状。

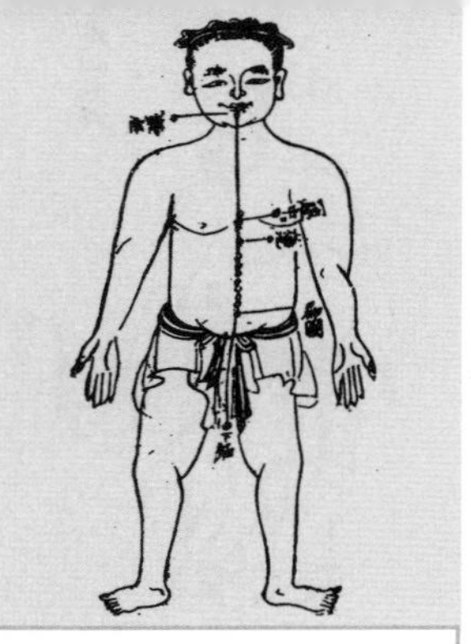

刺齐论篇

针刺的讲究

篇五十一

本篇论述了不同病位的针刺方法，并探讨了根据各种不同的病位，针刺的深浅程度的变化。

不同病位的针刺方法

黄帝说：请讲一讲刺法里浅深不同的分别。

岐伯答说：应当针刺到骨的，就不要浅刺伤害到筋；应当针刺到筋的，就不要浅刺伤害到肌肉；应当针刺到肌肉的，就不要浅刺伤害到脉；应当针刺到脉的，就不要浅刺伤害到皮肤。反之，应当针刺到皮肤的，就不要深刺而伤害到肌肉；应当针刺肌肉的，就不要深刺伤害到筋；应当针刺筋的，就不要深刺伤害到骨。

黄帝说：我不理解其中的道理，请您解释一下。

岐伯说：针刺骨而不伤筋，就是指刺骨时，不能仅仅刺到筋的部位，还没有达到刺骨的深度，就停针或者拔出；针刺筋而不伤肌肉，就是指刺筋时，不能仅仅刺到肌肉，还没有达到刺筋的深度，就停针或者拔出；针刺肌肉而不伤脉，就是指刺肌肉时，不能仅仅刺到脉，还没有达到刺肌肉的深度，就停针或者拔出；针刺脉而不伤皮肤，就是指刺脉时，不能仅仅刺到皮肤，还没有达到刺脉的深度，就停针或者拔出。

针刺皮肤不要损伤肌肉，是指病位在皮肤中，针入病变的皮肤即可，不可以深刺而损伤肌肉；针刺肌肉不要损伤筋，是指病位在肌肉，针入病变的肌肉即可，不要再深刺而损伤到筋；针刺筋而不伤骨，是指病位在筋，针入病变的筋即可，不要再深刺伤害到骨。所以，在针刺的深浅上超过或达不到应刺病位的深度，都会适得其反。

《黄帝内经》中针刺深浅之要因

针刺深浅之要因		原文论述	出处
针刺深浅因时而异		春气在毛，夏气在皮肤，秋气在肉，冬气在筋骨，刺此病者，各以其时为齐	《灵枢·终始》
针刺深浅因人而异	肥瘦	刺肥人者，以秋冬之齐；刺瘦人者，以春夏之齐	《灵枢·终始》
	性别	男内女外，坚据勿出，谨守勿内，是谓得气	《灵枢·终始》
针刺深浅因病而异	病位	病有浮沉，刺有浅深，各至其理，无过其道	《素问·刺要论》
		疾浅针深，内伤良肉……病深针浅，病气不泻……	《灵枢·官针》
		刺骨者无伤筋，刺筋者无伤肉……	《素问·刺齐论》
		痛而以手按之不得者，阴也，深刺之。……痒者，阳也，浅刺之	《灵枢·终始》
		针陷脉则邪气出，针中脉则浊气出，针太深则邪气反沉、病益	《灵枢·九针十二原》
	病证	刺诸热者，如以手探汤；刺寒清者，如人不欲行	《灵枢·九针十二原》
		脉实者，深刺之，以泻其气；脉虚者，浅刺之，使精气无泻出，以养其脉，独出其邪气	《灵枢·终始》
	病程	久病者，邪气入深。刺此病者，深内而久留之……	《灵枢·终始》
针刺深浅因经络而异		刺骨者无伤筋，刺筋者无伤肉……	《素问·刺齐论》
针刺深浅因部位而异		足阳明……其脉大，血多，气盛，热壮，刺此者不深弗散……足阳明刺深六分……	《灵枢·经水》
针刺深浅因脏器而异		刺中心，一日死……	《素问·刺禁论》

针刺深浅与针具

根据针刺深浅的不同，所用针具也有所不同。如针刺宜深者，针具宜长；针刺宜浅者，针具宜短。

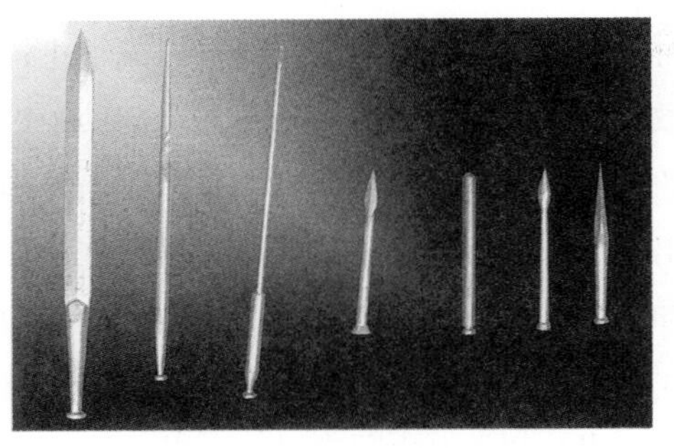

仿古九针

中国针灸博物馆藏

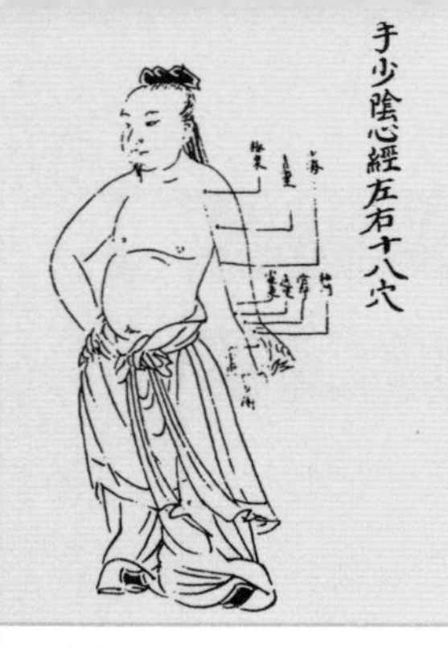

刺禁论篇

不是所有部位都适合针刺

篇五十二

本篇论述了人体禁忌针刺的部位及误刺后所出现的不良结果。

人体禁忌针刺的部位

黄帝问：我想了解有关人体禁刺的部位。

岐伯说：五脏都有其要害的地方，一定要谨慎诊察。肝气生发在左侧，肺气降在右侧，心脏调节外表的阳气，肾脏管理体内的阴气，脾脏具有运化输送水谷精华以营养各脏器的功能，胃腑容纳水谷，应该保持通畅；横膈之上，有维持生命的心、肺二脏，第七脊椎旁的里面有心胞络。在针刺这些重要部位时，注意禁忌，就不会犯错误，反之，就会有灾害。

误刺后所出现的不良结果

若误刺心脏，会出现嗳气的症状，大约一天就会死亡。若误刺肝脏，会出现自言自语的症状，大约五天就死亡。若误刺肾脏，会出现打喷嚏的症状，大约六天就会死亡。若误刺肺脏，会出现咳嗽的症状，大约三天就会死亡。若误刺脾脏，会出现频频吞咽的症状，大约十天就会死亡。若误刺胆，会出现呕吐的症状，大约一天半就会死亡。若误刺足部的大动脉，出血不止，就会死亡。

当针刺面部时，如果误刺了与眼睛相流通的经脉，就会有引起眼睛失明的危险。当针刺头部时，如果针刺过深，损伤到脑户穴，人就会立即死亡。当针刺廉泉穴时，如果刺入脉中太深，就会血流不止，以致发不出声音不能说话。如果误刺足下散布的经络，就会瘀血而形成局部肿胀。当针刺委中穴时，如果针刺过深，误伤大的血脉，人就会晕倒，面色苍白。当针刺气冲穴时，如果误伤血脉，瘀血留在体内出不去，鼠蹊部位就会肿胀。当针刺脊骨间隙时，如果误伤脊髓，会引发驼背不能伸直的病变。当针刺乳中穴时，如果伤及乳房，乳房就会肿胀，从内部腐蚀溃烂。当针刺缺盆穴时，如果进针太深，伤及肺脏，肺气就会外泄，引发人的喘咳气逆病。当针刺手上鱼际穴时，如果进针太深，人体局部就会出现肿胀的症状。

大醉的病人、正在大怒的病人、过于疲劳的病人、过饱的病人、过于饥饿的病人、极度口渴的病人，以及刚受到极大惊吓的病人都属于不可针刺的情况。针刺大醉的病人，会造成气血紊乱；针刺正在大怒的病人，会引发气逆。

当针刺大腿内侧的穴位时，如果误刺大的血脉，病人就会流血不止而死。当针刺上关穴时，如果进针过深，误伤络脉，会引起耳内化脓、耳聋。当刺膝盖骨时，如果误伤，关节腔液外流，人就会跛足。当针刺手太阴经脉时，如果误伤血脉，引起失血过多，病人就会立即死亡。当针刺足少阴经脉时，如果病人肾脏原本就虚弱，再误伤出血，肾气就会更虚，会引发舌不灵活、说话困难的疾病。如果针刺胸部太深，气就凝聚于局部而运行不畅，进而损伤肺脏，出现气喘、呼吸困难、身体随呼吸前后俯仰的症状。如果针刺肘弯处太深，气便结聚在局部，导致手臂不能屈伸。如果针刺大腿内侧下三寸的部位太深，病人就会出现小便失禁的症状。如果针刺胁肋之间太深，病人就会出现咳嗽的症状。如果针刺小腹太深，误伤膀胱，小便就会流入腹腔，引发小腹胀满。如果针刺小腿肚过深，就会导致局部肿胀。如果针刺眼眶而损伤到眼的脉络，就会造成流泪不止，甚至失明的后果。当针刺腰脊或四肢的关节时，如果误伤，关节腔中的体液就会外泄，从而造成关节伸屈功能障碍。

《类经图翼》明堂图

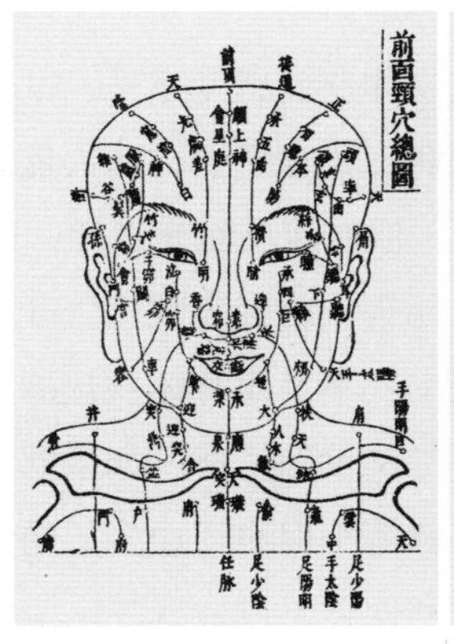

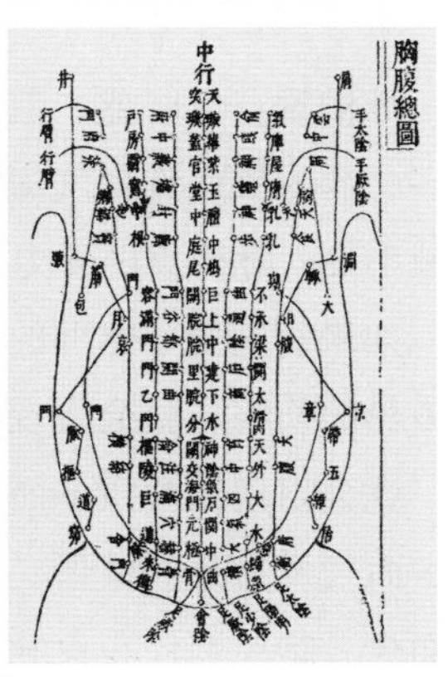

《类经图翼》明堂图

张介宾 明代

明堂图可被分解为10幅局部图，图为其中的“前面颈穴总图”“胸腹总图”。《黄帝内经》中对针刺的禁忌部位描述，多在头部和胸腹五脏，误刺则多致死。

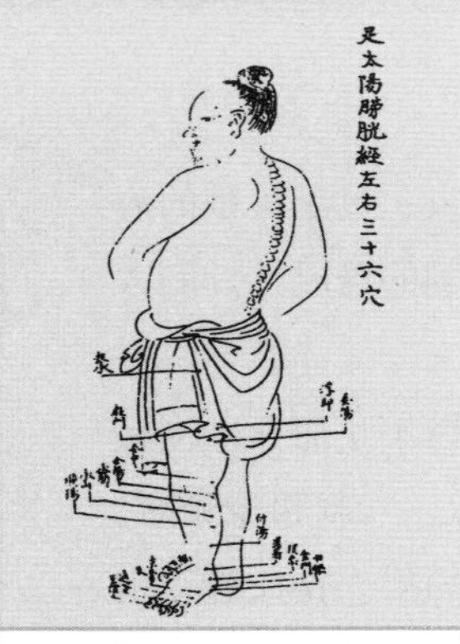

篇五十三

刺志论篇

针刺的补泻手法

本篇论述了虚实的道理及针刺的补泻手法。

虚实的道理

黄帝说：我想听听有关虚实的道理。

岐伯说：从身体正常情况的角度来看，气充实的，形体就壮实，气不足的，形体也虚弱。如果与此相反的，就是病态。从通常饮食情况的角度来看，饮食量多的，气就充盛，饮食量少的，气就不足，若与此相反的，就是病态。从脉象正常状态的角度来看，脉搏充实有力的人，其血液也就充实，脉搏虚弱无力的人，其血液也就不足，如果与此相反的，就是病态。

黄帝问：反常现象是怎样的呢？

岐伯说：气旺盛，但身体反而感觉寒冷；气虚少，但身体反而感觉发热。饮食量多，病人反而觉得气虚弱；饮食量少，病人反而觉得气旺盛。脉搏充实有力，但血液不足；脉搏虚弱无力，但血液反而充足的，这些都是反常现象。

如果病人受了寒邪的伤害，就会表现出气旺盛而身上寒冷的症状。如果病人受了暑热的伤害，就会表现出气不足而身体发热的症状。如果失血之后，湿邪聚于下部，就会出现饮食量多而气反少的情形。如果邪气侵犯了胃和肺脏，就会出现饮食量少而气反有余的情形。脉搏小但血反而多，是饮酒产生内热的表现。脉搏大但血反而少，是风邪侵犯血脉和饮食不进造成的。实证，是指邪气侵入人体后的亢盛状态。虚证，是指正气外泄后的虚弱状态。邪气实，就会有热；正气虚，就会有寒。用针刺治疗实证与虚证的方法是不同的。当针刺治疗实证时，出针应左手开针孔，使邪气外泄；当针刺治疗虚证时，出针应左手闭合针孔，不使正气外泄。

气之虚实与针刺之补泻

虚实与病态

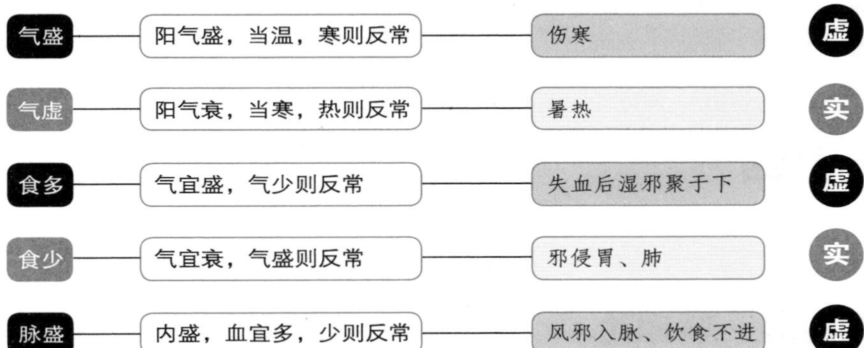

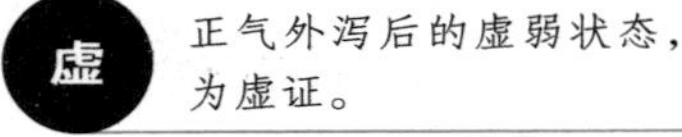

实 邪气入侵人体后的亢盛状态，为实证。

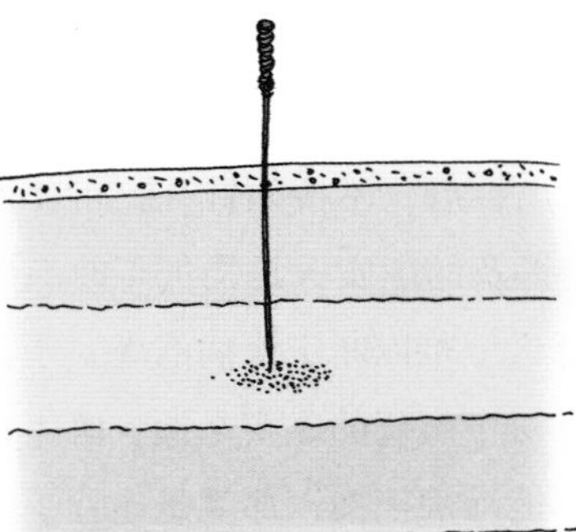

治虚当补

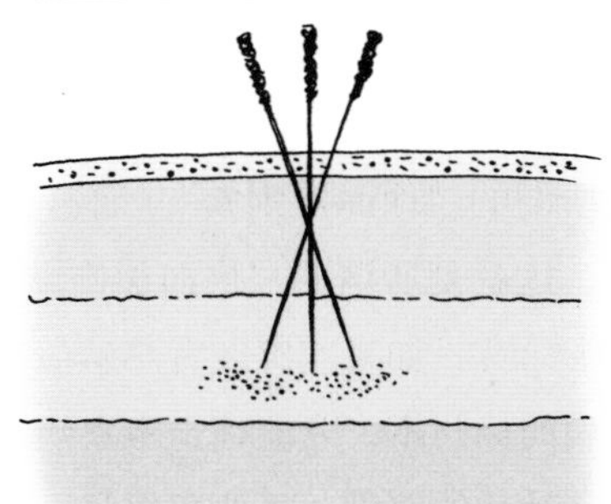

治实当泻

虚实与补泻

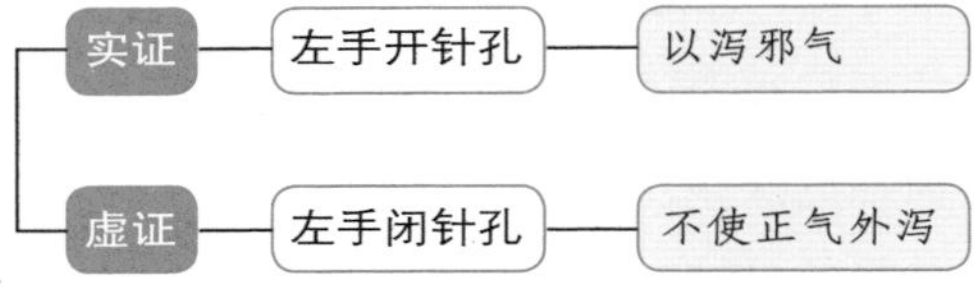

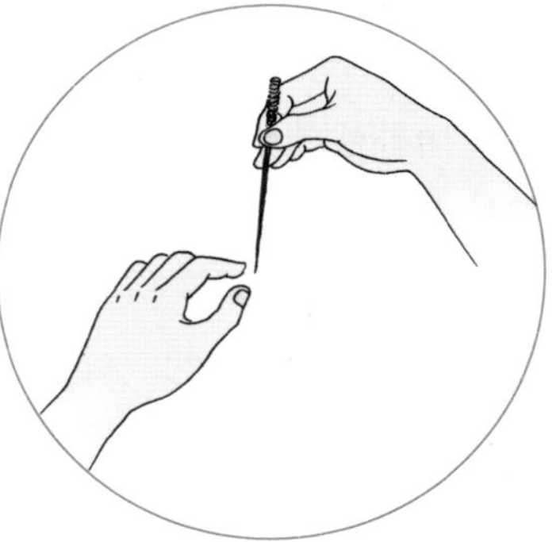

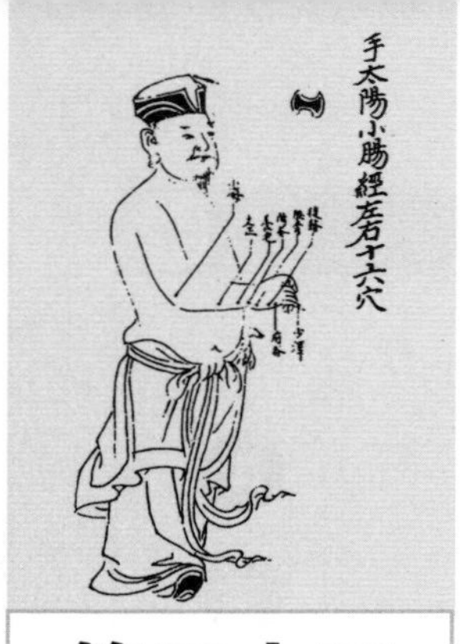

篇五十四

针解论篇

针刺的补与泻

本篇论述了针刺的一般理论以及九针的有关问题。

针刺的一般理论

黄帝说：我想知道关于九针的解析以及虚实补泻的道理。

岐伯说：必须用补的方法针治虚证，要使病人觉得针下有发热的感觉，如果正气得到充实，就会出现这样的情形；必须用泻的方法针治实证，要使病人觉得针下有凉的感觉，如果邪气衰退，就会出现这样的情形。血液中如果有郁积已久的邪气，应采用放出恶血的方法，祛除邪气。对于邪气亢盛的疾病，出针以后，不要按闭针孔而应使邪气外泻。慢慢地出针，出针后，迅速按闭针孔，正气就不致外泻，这就是所谓的“徐而疾则实”。而迅速地出针，出针后，不按闭针孔，可使邪气得以外散，这就是所谓的“疾而徐则虚”。这里所提及的虚实，是指气至时凉感和热感的多少而言，如果凉感或者热感似有似无，那么就难以断定疾病的虚实了。首先要认识病的标与本，才能确定审察疾病的先后。对于疾病的虚实掌握，医生切不要忘记遵守针法的原则，不要犯错误。假如医生不能准确把握，那就是违背了治疗的准则。治疗虚实证的关键，在于巧妙地运用九针，因为九针各有不同的特点，能适应各种不同的病证。用针补泻的时候，应当与气的开阖相配合。九针有九种名称，形状各不相同，必须根据治疗需要，运用针法发挥其补泻作用。

用泻法治疗实证，要留针等待经气到来，当病人感到针下有寒凉的感觉时，然后出针。用补法治疗虚证，要留针等待经气到来，当病人感到针下有发热的感觉时，然后出针。看到经气到来，应该谨慎守候，不要轻率地改变手法。决定针刺的深浅，要做到心中有数，应先诊察疾病的部位在内还是在外。针刺虽然有深浅的区分，但候气之法是相同的。行针时，要像临近深渊，时时小心谨慎。持针时就像握虎一样，要坚定有力。思想不要分散到外界的事物，应专心观察病人，不可左右张望。下针的手法必须正确，不能倾斜，即一定要使针保持端正直下。施针时，一定要注视病人的眼睛，来控制其精神活动，使其经气运行通畅。足三里穴的位置在膝下外侧三寸；冲阳穴在足背上，举膝就很容易看到；上巨虚穴就是上廉穴，在举足时小腿外侧肌肉凹陷的部位；下巨虚穴就是下廉穴，在上廉穴的下方。

九针

黄帝说：九针与天地、四时、阴阳是相应合的，想请您详细阐释其中的道理，并把它作为治疗疾病的准则，流传后世。

岐伯说：一天、二地、三人、四时、五音、六律、七星、八风、九野，人形体的各部分与这些都是相对应的。而每种针各有与其相适应的疾病，故称为“九针”。具体来说，人的皮肤与天对应；人的肌肉与地对应；人有动静之分，而脉搏亦有盛衰，所以脉与人对应；人体的十二条筋起于四肢，在各部分功能不同，如同四时气候各异，所以筋与四时对应；人的声音与自然界的五音相对应；人体的阴阳之气配合与脏腑相互对应，与六律需要协调的情况类似；人的面部七窍与牙齿的分布，像天上的七星排列对应；人的呼吸之气运行全身，如八风一样充满天地，相互对应；人的九窍、三百六十五络分布全身，与九野相对应。总之，在九针中，第一种镵针用于治疗皮肤病变，第二种员针用于治疗肌肉病变，第三种鍉针用于治疗脉络病变，第四种锋针用于治疗筋络病变，第五种铍针用于治疗骨骼病变，第六种员利针刺脏腑经脉，用于调和阴阳，第七种毫针用于补益精气，第八种长针用于祛除风邪，第九种大针用于疏通九窍，祛除三百六十五节间的病邪之气。九针各有它的功能主治。人的心情，像八风一样变化无常；人体之气运行与天气运行相应；人的发毛齿耳目，与五音六律相对应；人体阴阳经脉运行血气与大地江河百川相对应；人的肝脏与目相通。

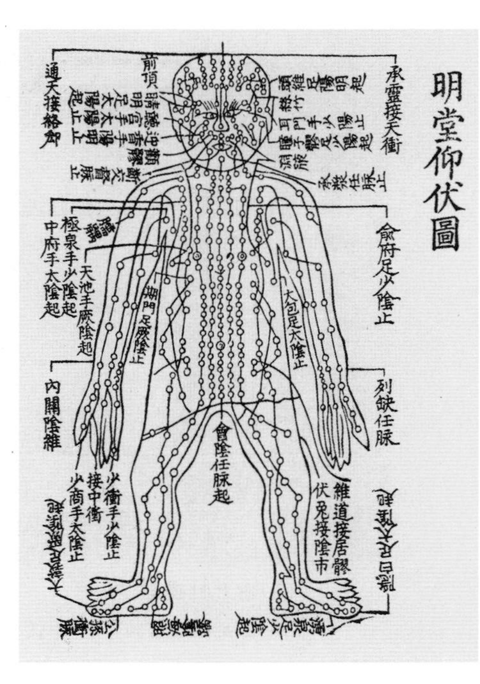

明堂仰伏图

李梴 《医学入门》 明代

由于明堂具有“十二”和“流注”的特性，而汉代时人体四肢孔穴也分十二经，各经之间也都依照一定次序流注，故托名黄帝，以“明堂”来称呼针灸孔穴之书。此明堂图出自明隆庆五年（1571 年）《医学入门》一书。

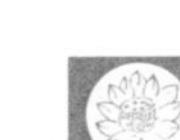

九针与天地四时、人体病证的对应

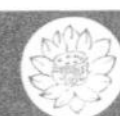

人体与天地四时的对应　　**九针与疾病的对应**

人体与天地四时、九针的对应

人体	对应	天地四时	九针	对应
人的皮肤	→	天	镵针	治疗皮肤病变
人的肌肉	→	地	员针	治疗肌肉病变
人的脉搏	→	人	鍉针	治疗脉络病变
人的筋	→	四时	锋针	治疗筋络病变
人的声音	→	五音	铍针	治疗骨骼病变
人体的阴阳和合之气	→	六律	员利针	刺脏腑经脉，用于调和阴阳
人的齿与面	→	七星	毫针	补益精气
人的呼吸	→	八风	长针	祛除风邪
人的九窍、三百六十五络	→	九野	大针	疏通九窍，祛除三百六十五节间的病邪之气

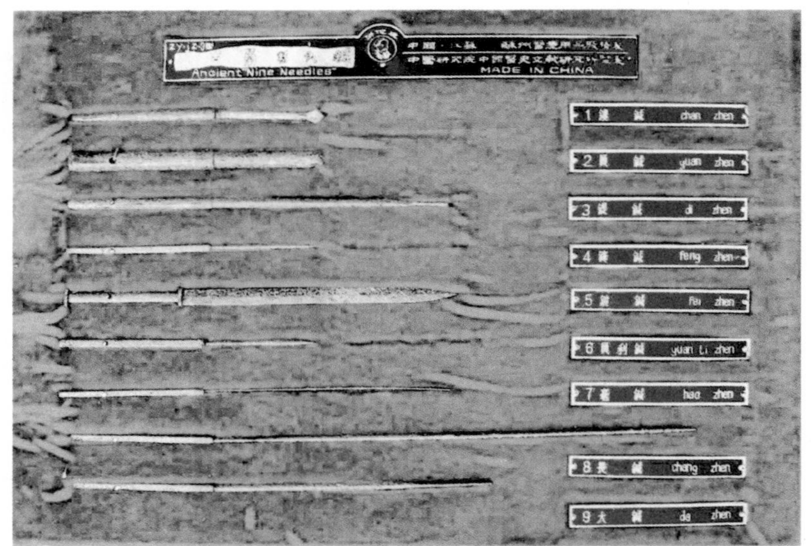

古九针模型

苏州医疗用品厂制　中国中医研究院医史文献所监制

长刺节论篇

各种疾病的针刺准则

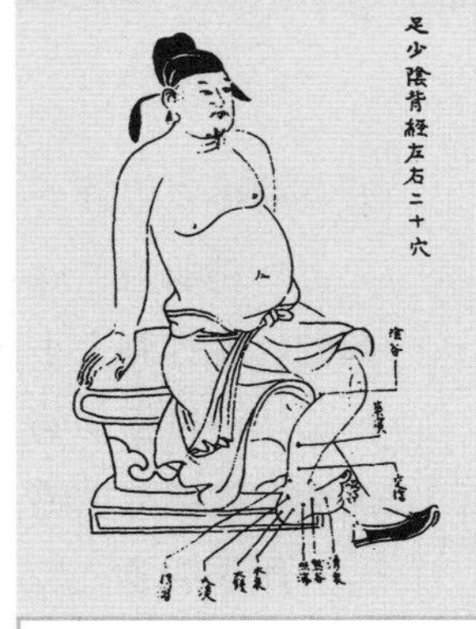

篇五十五

本篇论述了各种疾病的针刺准则，其内容包括头痛、寒热、痈肿等病的针刺部位和针刺方法。

头痛、寒热、痈肿等病的针刺方法

精通针术的医生，有时在还没有开始诊脉时，就先听取病人的自述，再进行针刺治疗。头部生病，且头痛剧烈，可在头部取穴用针刺治疗，针刺至骨，病就可以治好。但针刺的深浅要适当，不要伤及骨肉和皮肤，皮肤是针出入的道路，特别注意不可损伤。

所谓阴刺的手法，就是指中间直刺一针，周围针刺四次，这种方法可治寒热病。如果病邪深入，而专攻于内脏，应当取五脏的募穴进行针刺。如果邪气迫近五脏，应当取背部的腧穴进行针刺。背部为内脏之气聚集的部位，等到腹中的寒热消除，针刺此穴位可以祛除迫近内脏的邪气。针刺的要领是，在皮肤浅显处，出针时要稍微出点儿血。

对于痈肿的治疗，就要在痈肿的部位进行针刺，并根据其大小来确定针刺的深浅。大的痈肿，脓血较多，浅刺就可；而小的痈肿，部位较深，就应当深刺。注意持针要端正，直刺而下，到达病所在的部位即可停止进针。

疾病在小腹间并有积聚的，应当在从上腹部到小腹部皮肉较厚的穴位进行针刺，然后再针刺第四椎间两旁的穴位和髂骨两侧的居髎穴，以及季胁肋间等处的穴位，引导腹中热气下行，病就可以治好了。

疝病、筋痹、肌痹和骨痹的针刺方法

小腹产生病变，疼痛而大小便不通，这种病为疝病，它是由寒邪引起的。治疗时，应先针刺小腹与两股之间的穴位，再针刺腰部和髁骨之间的穴位，针刺穴位要多，等到小腹有发热的感觉，疾病就可以治好了。

所谓筋痹，就是指病变在筋，筋拘挛，关节痛，不能行动。治疗方法是刺在患病的筋上，针要从分肉间刺入，不可刺伤骨，刺后等到筋脉出现热感，表示病已治

好，就可以停针了。

所谓肌痹，就是指病变在肌肤，皮肤和肌肉都疼痛。它是因受了寒湿侵犯而引起的。应针刺大小肌肉会合之处，针刺要深，要多针刺几处，以局部产生热感为标准。切不可损伤筋骨，倘若伤害了筋骨，就会引发痈肿之类的病。假如针刺时各肌肉会合处都有热感，说明病快好了，可以停针了。

所谓骨痹，就是指病变发生在骨，病人身体沉重，不能抬举，骨髓深处感到酸痛，局部感觉寒冷。治疗时应深刺，不要刺伤脉和肌肉。如果针刺至大小分肉之间，病人骨部感觉发热，表示病已痊愈，就可以停针了。

狂病和风病的针刺方法

所谓狂病，就是指病变发生在各阳经脉，大小分肉处有忽寒忽热的感觉。针刺时应当采用泻法，使阳脉的病邪外泻，观察各处分肉，当都有了热感时，说明病即将痊愈，这时就可以停针了。有一种病，开始的时候每年发一次，如果错过最佳治疗时机，就会发展到每月发作一次，再不治疗，就会发展到每月发作四五次，这就是癫病。治疗方法是应针刺大小分肉及各部的经脉，如果没有寒气外出，就需要用针刺调理气血，直到病好时为止。

一般而言，风侵袭人体，会出现时寒时热的症状，发热就会汗出，一日发作数次。治疗方法是应先刺分肉腠理间和络脉。如果出汗和时寒时热的症状没有变化，就应当改为三天针刺一次，经过百天，疾病就可以好转了。

如果是大风侵袭身体，就会出现周身骨关节沉重，胡须眉毛脱落，这种病叫作“大风”。治疗方法是应当针刺肌肉，使之出汗，经过百天后，再针刺骨髓，仍使之出汗，再治疗一百天，总共要治疗二百天，直到胡须、眉毛重新长出，才可以停止针刺。

不同病证的针刺方法（一）

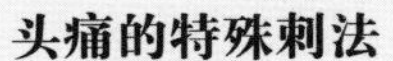

头痛的特殊刺法

先听病人自述，再行针刺

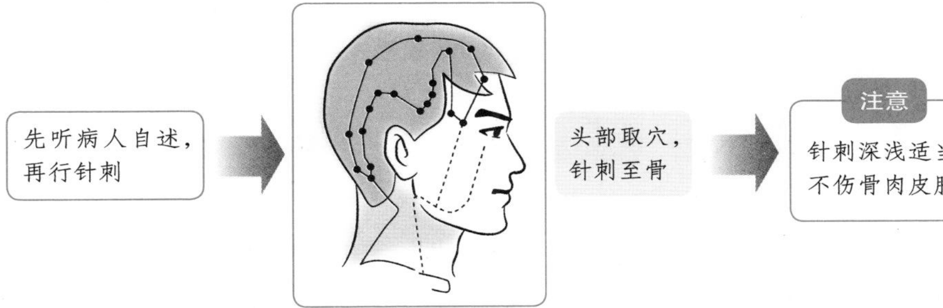

头部取穴，针刺至骨

注意：针刺深浅适当，不伤骨肉皮肤

寒热病的阴刺手法

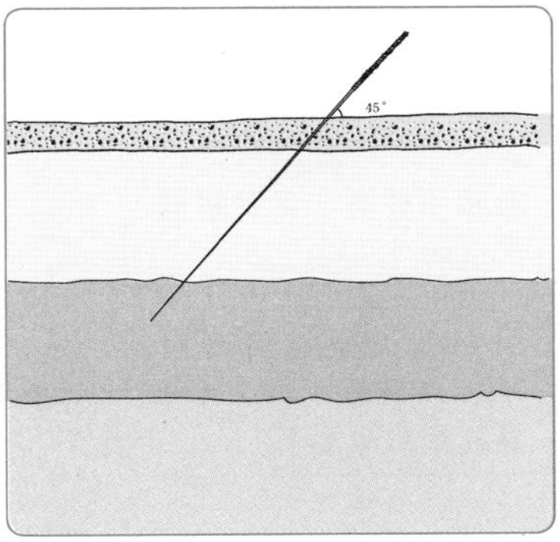

先于中间刺一针

再于周围针刺四次

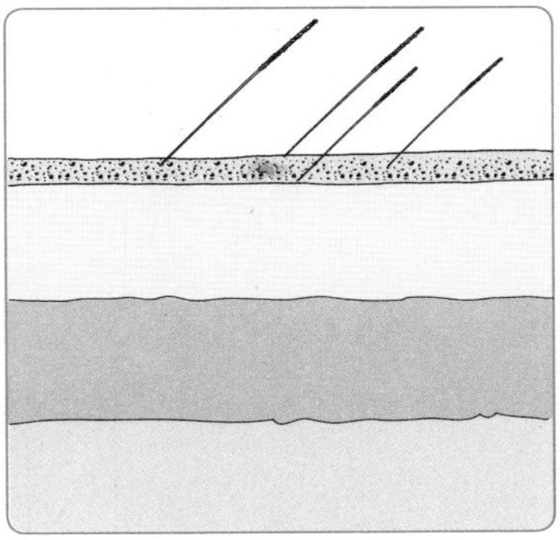

病邪深入而专攻五脏 → 取五脏的募穴针刺

邪气迫近五脏 → 取背部的腧穴针刺

针刺要领：刺于皮肤浅显处；出针时稍微出点儿血

痈肿的针刺

刺痈肿部位：
- 痈肿部位大 — 浅刺
- 痈肿部位小 — 深刺

持针要端正，直刺而下，至病之所在则停针

病积聚于小腹的针刺

于皮肉较厚处穴位 — 针刺：
- 第四椎间两旁的穴
- 髂骨两侧的居髎穴
- 季肋肋间等处的穴位

引导腹热气下行，即愈

不同病证的针刺方法（二）

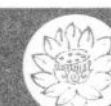

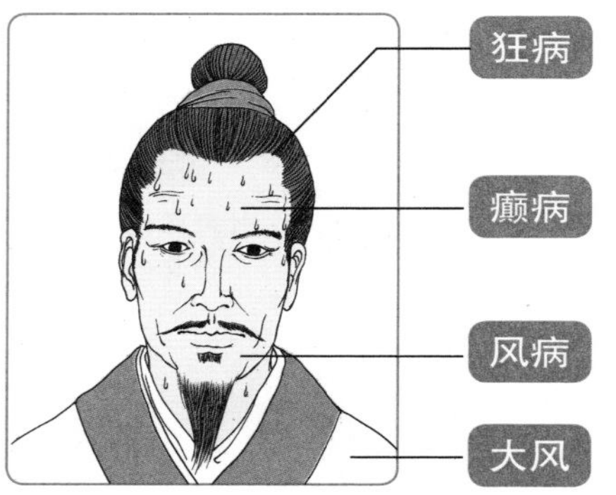

	症	治
狂病	各阳经脉病变，大小分肉处忽寒忽热	针刺用泻法，各分肉有热感即愈
癫病	年发一次，不治则月发，继而月发四五次	无寒气外出则以针刺调理气血
风病	时寒时热，汗出数次	刺分肉腠理间和络脉
大风	骨关节沉重，毛发脱落	刺肌肉使出汗，百天后再刺骨髓使出汗，再百天，毛发新长即愈

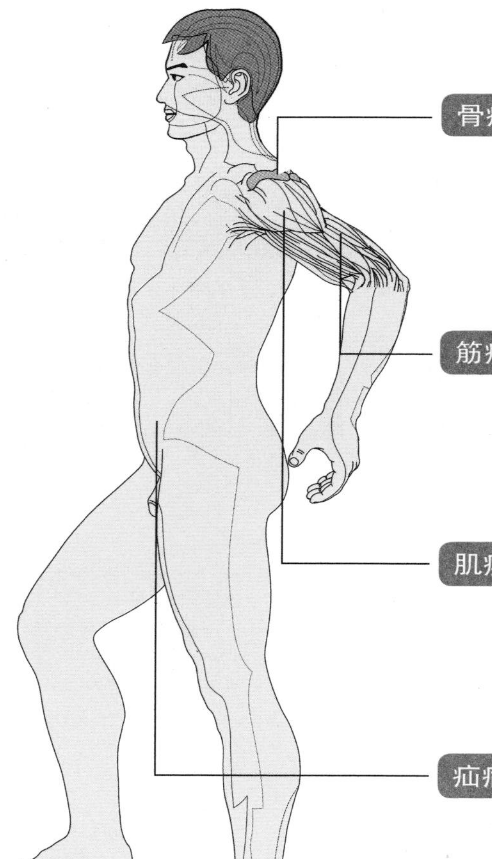

	症	治
骨痹	身重不能举，骨髓酸痛，局部感冷	深刺至大小分肉之间，不可伤脉和肌肉，骨部感到发热即愈
筋痹	筋拘挛、关节痛、不能行动	针从分肉间刺在病筋上，不可伤骨，筋脉出现热感即愈
肌痹	皮肤和肌肉疼痛	针刺大小肌肉会合之处，刺深而多，不可伤筋骨，局部有热感即愈
疝病	小腹疼痛，大小便不通	针刺小腹与两股之间的穴位，再刺腰部和髁骨之间的穴位，小腹发热即愈

皮部论篇

皮肤内的经脉分布

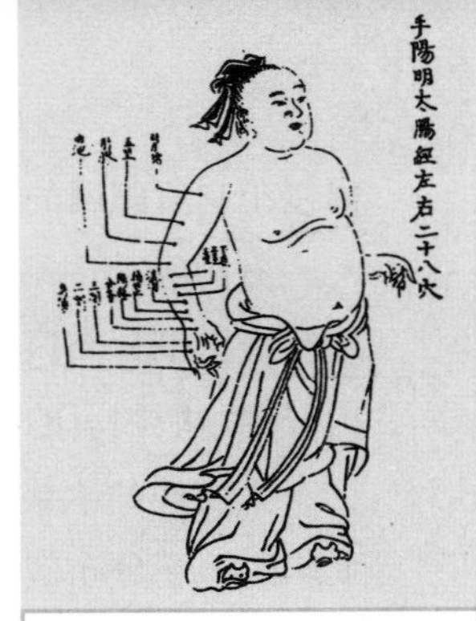

篇五十六

本篇论述了三阴、三阳经脉在皮肤上的分布，病邪的传变次序。

黄帝说：皮肤上有十二经脉分属的部位，脉的分布有横有纵，筋的分布有结有络，骨的大小长短也有一定的度量。它们所产生的疾病各不相同，这就要根据十二经脉在皮肤上所分属的部位来区别，同时要考虑到左右上下阴阳的部位以及疾病的发展过程。请您具体地解释其中的道理。

三阳之络

岐伯说：要了解皮肤上的分区，是按照经脉循行的部位作为标记的，各经都是这样的情况。阳明经的阳络，称为“害蜚”。手足阳明经的上下都是相同的。阳明经的络脉在阳明经上下分布区内都可以看到的，是浮现在体表的小血脉。这些小络脉如果有痛证，颜色大多是青色的；如果有痹证，大多数络脉的颜色是黑色的；如果有热性病，大多数络脉的颜色是黄赤色的；如果有寒性病，大多数络脉的颜色是白色的；如果五种颜色都有，就说明是寒热错杂的病。络脉的邪气盛，就会向体内侵犯它所归属的经脉，络脉属阳主外，经脉属阴主内。

少阳经的阳络，称为“枢持”，并且手、足少阳经都是相同的。少阳经的络脉是在少阳经上下分布内所看到的、浮现在体表的小血脉。络脉中的邪气盛了，就会向体内侵犯它所归属的经脉。

太阳经的阳络，称为“关枢”，手、足太阳经都是相同的。太阳经的络脉是在太阳经上下分布区内所看到的、浮现在体表的小血脉。络脉中的邪气盛了，就会向体内侵犯它所归属的经脉。

三阴之络

少阴经的阴络，称为“枢儒”，手、足少阴经都是相同的。少阴经的络脉是在少阴经上下分布区内能看到的浮现在体表的小血脉。络脉中的邪气盛了，就会向体

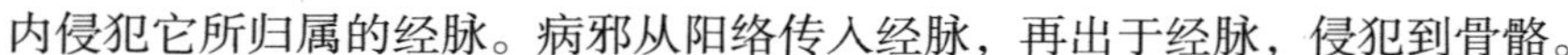

内侵犯它所归属的经脉。病邪从阳络传入经脉，再出于经脉，侵犯到骨骼。

厥阴经的阴络，称为“害肩”，手、足厥阴经都是相同的。厥阴经的络脉是在厥阴经上下分布区内能看到的、浮现在体表的小血脉。络脉的邪气盛了，就会向体内侵犯它所归属的经脉。

太阴经的阴络，称为“关蛰”，手、足太阴经都是相同的。太阴经的络脉是在太阴经上下分布区内能看到的、浮现在体表的小血脉。络脉中的邪气盛了，就会向体内侵犯它所归属的经脉。

总之，十二经络脉，都是分布在皮肤各个部分的。

病邪的传变次序

因此，各种疾病的发生，常常都是从皮肤毫毛开始。病邪入体表后，就使腠理开泄，毫毛孔张开，邪气因而进一步侵入络脉中，邪气久留不去则向内传到经脉。邪气在经脉中久留不去，就会向内传入腑中，积聚在肠胃中。当病邪开始侵入皮时，人感到恶寒而毫毛竖起，腠理开泄。当病邪侵入络脉时，会使络脉盛满，颜色改变。当病邪侵入经脉的时候，本来已虚的经脉之气使邪气内陷。当病邪留滞在筋骨间，如果寒气偏盛，就会出现筋挛骨痛的症状；如果热气偏盛，就会出现筋脉松懈、骨肉消瘦、肩肘等处肌肉败坏、毛发枯槁而衰败的症状。

黄帝问：您提到的皮的十二部，发生病变的情况是怎样的？

岐伯说：皮肤是十二经络脉分布的区域。邪气侵入皮肤，使腠理开泄，邪气乘机又会侵入络脉，引起络脉的邪气盛满，接着就会传入经脉，经脉盛满了，又会继续运行而停留于腑脏中。因此皮肤是十二经脉的分属部位，如果不注意，邪气就会沿经络传入脏腑，在治疗不及时的情况下，就会发展为大病。

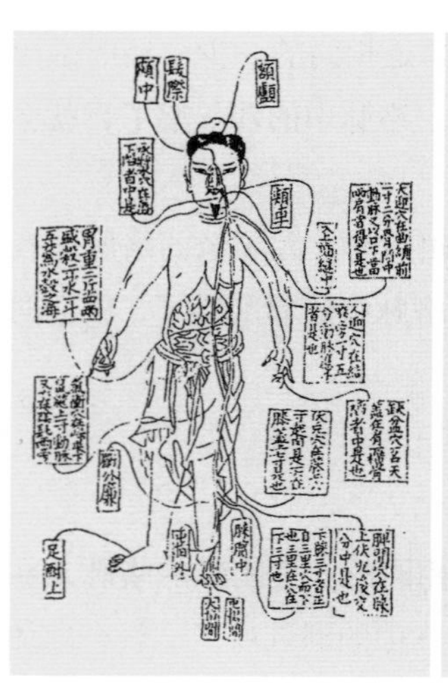

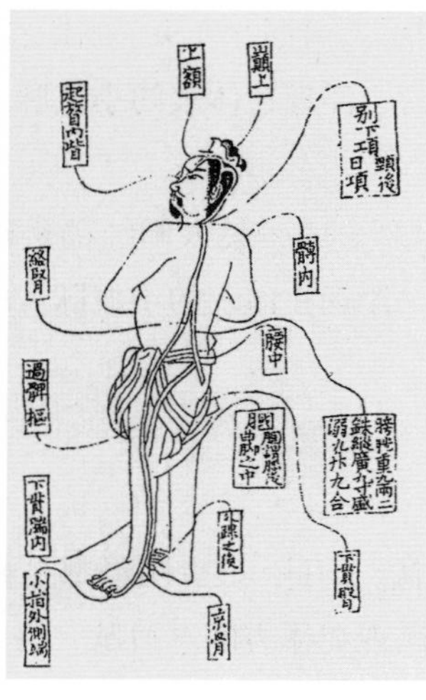

《活人图》经络图

朱肱 宋刊本《重校正活人书》宋代（1118 年）

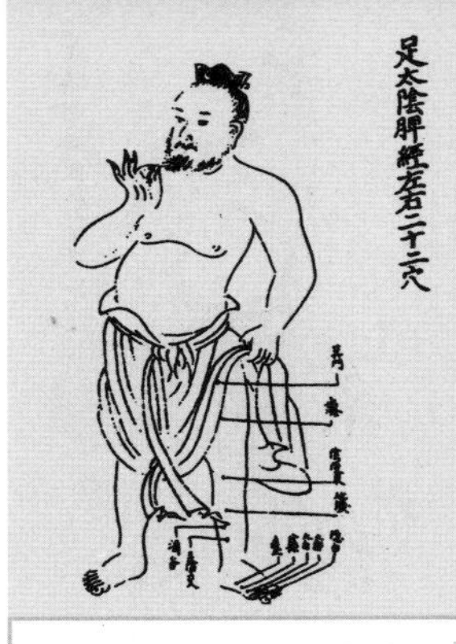

经络论篇

看经络的颜色断病

篇五十七

本篇论述了经络的常色和病色，以及根据经脉色泽变化诊断内脏疾病的情况。

经络色诊

黄帝问：络脉表现于外，它有五种各不相同的颜色，分别为青色、黄色、赤色、白色、黑色。这是为什么？

岐伯回答说：经脉的颜色是固定不变的，络脉的颜色却是经常变化的。

黄帝说：既然经脉具有固定不变的颜色，那么这些颜色是什么？

岐伯说：心主赤色，肺主白色，肝主青色，脾主黄色，肾主黑色。经脉和脏腑相通，因此经脉所主的颜色和内脏主色相对应。

黄帝问：阴络和阳络，也与其经脉的颜色相对应吗？

岐伯说：阴络的颜色与其经脉相应，阳络的颜色却变化无常，其随着季节的改变而变化，过于寒冷，血液就迟滞，因而呈现青黑色；过于温热，血液就滑利加速，因而呈现黄赤色。如果体表络脉五色同时出现，就是由于病人患有寒热病引起的。

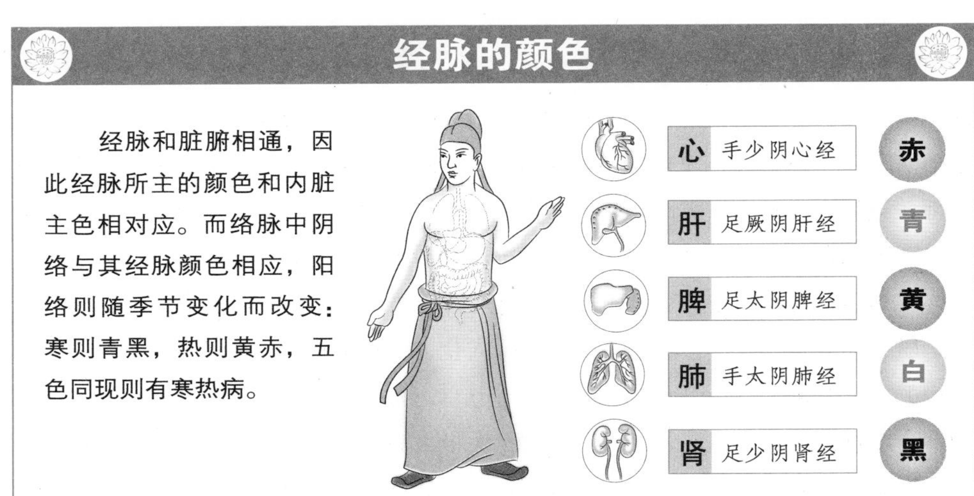

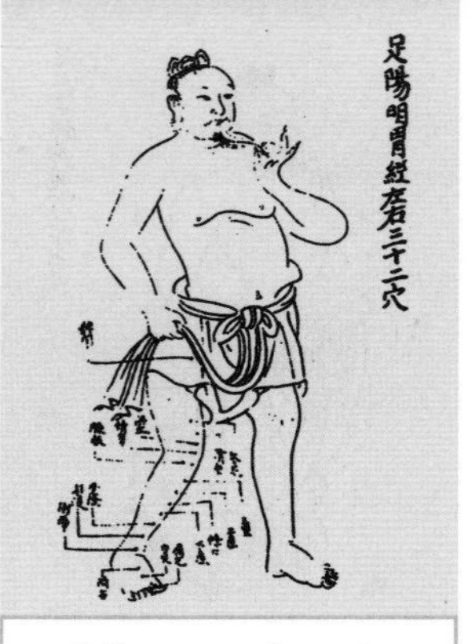

篇五十八

气穴论篇

三百六十五穴在人体的分布情况

本篇论述了三百六十五穴在人体的分布概况，穴位与经脉、络脉、孙络、溪谷、营气和卫气的关系。

三百六十五穴

黄帝说：我知道人的身体有三百六十五个气穴，与一年的天数相对应，但不清楚这些气穴的部位，请您不吝赐教。

岐伯叩头再拜回答说：这个问题，实在太高深了，我也怕会因回答不好而感到困窘。如果不是圣帝，谁还会深入研究这些道理呢？既然您提出来了，我就尽量详尽地介绍一下这些气穴的所在位置吧。

黄帝谦逊地说：先生所讲，一定会对我很有启发。眼睛虽然还没看见您要讲的事物，耳朵虽然还没听到您所要讲的道理，却使我已经耳聪目明、心领神会了。

岐伯说：这就是先人所说的“圣人易语，良马易御”的道理！

黄帝说：我并不是您所说的那种天资聪颖、领悟能力极强的圣人。俗话说，探索事物的道理，可以开拓人的思维。但今天我要请教的内容，不过是想启发我的蒙昧，解答我的疑惑，还谈不上讨论什么高深的道理。我希望详细地了解气穴的部位，掌握其中的精髓，并且一定要把所学到的内容珍藏金匮里，绝不轻易泄漏出去。

岐伯再拜后回答说：那么我就冒昧讲解一下吧！背部属于阳，胸部属于阴。背部与胸部因阴脉和阳脉互相牵扯而疼痛，治疗时，应取任脉经的天突穴，督脉经的中枢穴，以及中脘穴、关元穴。胸背部的经脉斜着牵引着前后左右，发病时会出现背部、胸部疼痛不能呼吸，不能平卧，呼吸短促，或者偏于一侧疼痛，经脉胀满的症状。原因在于经脉中的斜脉向下连于尾骶部，再联结到胸胁部，其中的分支脉入心连贯到膈，与任脉交会于天突穴，再向下斜行到肩，交会于背部十椎之下。

脏腧有五十个穴位，腑腧有七十二个穴位，治疗热病的穴位有五十九个，治疗水病的穴位有五十七个。此外，头部上有五行，每行有五穴，五五共二十五穴；脏的背俞在脊椎两旁各有五穴，共计十穴；大椎上面两旁各有一穴，共两穴；眼旁的瞳子髎和耳旁的浮白，左右两侧共四穴；两侧髀枢中有环跳二穴；犊鼻二穴；听宫

二穴；眉根部攒竹二穴；完骨二穴；项中央风府一穴；枕骨处窍阴二穴；上关二穴；大迎二穴；下关二穴；天柱二穴；上下巨虚左右共四穴；地仓二穴；天突一穴；天府二穴；天牖二穴；扶突二穴；天窗二穴；肩井二穴；关元一穴；委阳二穴；肩贞二穴；哑门一穴；脐中央的神阙一穴；胸部有十二穴；背部膈腧左右共二穴；膺腧有十二穴；足外踝有阳辅穴二穴；踝上横骨处有解溪穴，左右共二穴；阴跷、阳跷，左右共四穴；治水病的穴位在各条经脉的肌肉之间，治热病的穴位都在各条经脉的阳气汇聚之处，治寒热的穴位在左右两侧骸厌中有二穴；大禁穴是五里穴，禁二十五刺，位置在天府下五寸处，左右共二穴。以上总计为三百六十五穴，是针刺时所取的穴位。

孙络和溪谷

黄帝问：我已经了解了气穴的部位和用针取穴的位置，还想学习有关孙络和溪谷的知识，它们也各有所对应吗？

岐伯回答说：孙络与三百六十五穴内外相会，也和一年相对应。散发邪气、畅通营卫之气，是孙络的功能。如果邪气侵入人体，造成营血内溢，卫气外散，卫气亏竭而营血留存在外就会发热，在内就会少气，需要赶快用针泻其邪气，以使营卫流畅。只要遇到以上情形，就采用泻法，而不必考虑诸穴的会合情况。

黄帝说：讲得很好，请再谈谈溪谷交会的情况。

岐伯说：人体肌肉的大会合处称为“谷”，肌肉的小会合处称为“溪”。肌肉之间，也就是溪谷的会合之处，可以畅通营卫，也可以停留邪气。如果外邪亢盛，正气壅塞，脉络发热而肌肉败坏，营卫就不能通行，肌肉必定因之产生脓肿，向内可使骨髓败坏，向外蔓延可使大的肌肉破溃。如果邪气停留在关节，必将引起筋骨败坏的重证。如果寒邪侵入人体，长时间滞留而不离去，则营气和卫气就不能正常循行，内部就过寒，筋络拘急不能伸展，这样，在内可以形成骨痹，在身体表面呈现为皮肤的麻木不仁病。这都是大寒之气滞留于溪谷所造成的。溪谷与三百六十五穴相会合，也和一年相对应。如果病是从较轻微的小痹渐渐形成的，邪气也能随着络脉往来，可以采用微针疗法，和一般刺法相同。

黄帝遣开左右侍卫，起身再拜说：今天承蒙您的启发，解除了我的困惑，我要把这些内容藏在金匮里，绝不轻易拿出来给别人看。并将金匮藏于金兰之室，题名为“气穴所在”。

岐伯说：孙络之脉是经脉分出来的别支，当其血盛时就可以采用泻法。孙络也有三百六十五脉，但都贯注于络脉，再转注于十二经脉，不局限于十四络脉，但实际已经包括在其中了。如果要从内驱散病邪，可以取五脏的十条经脉进行泻法治疗。

孙络和溪谷

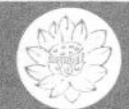

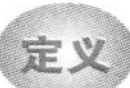

孙络

定义：人体中络脉的分支，即络脉中的细小部分，与三百六十五穴内外相会，也和一年相对应

功能：散发邪气，畅通营卫之气

溪谷

定义：

溪　人体肌肉小会合处

谷　肌肉大会合处

与三百六十五穴相会合，也和一年相对应

功能：溪谷的会合处，可以畅通营卫之气，也可以停留邪气

人体经穴正面图

董德懋　实用铜人经穴图　1940 年

邪气侵入的病证

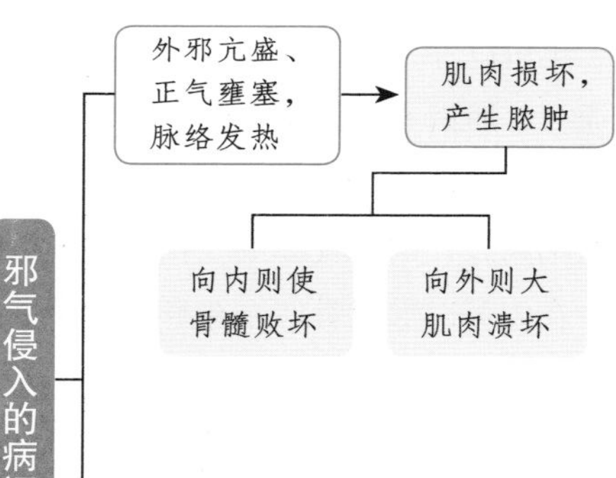

- 外邪亢盛、正气壅塞，脉络发热 → 肌肉损坏，产生脓肿
  - 向内则使骨髓败坏
  - 向外则大肌肉溃坏
- 邪气滞于关节 → 筋骨败坏
- 寒邪滞留溪谷 → 筋络不能伸
  - 在内则为骨痹
  - 在体表则为皮肤麻木不仁

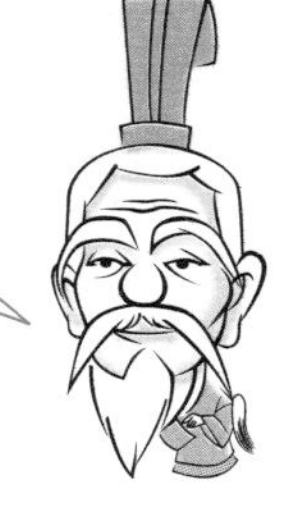

如果邪气是循孙络而往来于身，则可以用微针疗法泻之，与大寒滞留溪谷不同。

气府论篇

个别经络的个别穴位

本篇介绍了手、足三阳经，任脉、督脉、冲脉等经脉的穴位数目以及大体部位，还有足厥阴经、手少阴经、阴跷脉、阳跷脉的个别穴位。

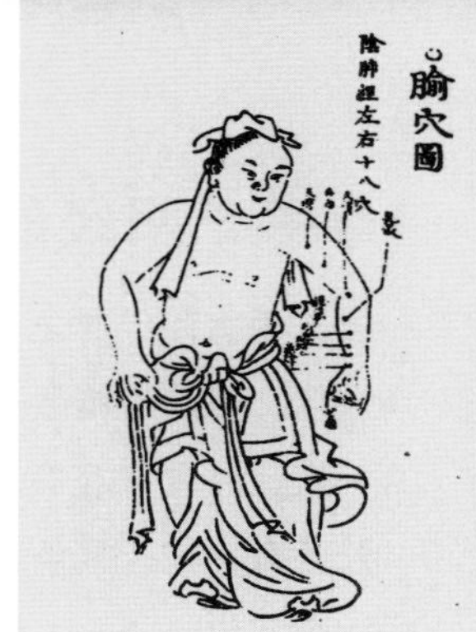

篇五十九

足三阳经的穴位分布情况

足太阳经脉之气所通达灌注的穴位有七十八个，分别为：两眉头陷中的攒竹穴各一个；自眉头上行进入头发至前顶穴，其中有神庭穴、上星穴、囟会穴，共长三寸半，前顶穴居中央一行，两旁各有二行，共五行，中央一行与外行相距三寸；太阳经脉之气上浮于头部皮肤中，共五行，每行有五个穴位，五五共二十五穴；后颈大筋两侧各有一个天柱穴，风府穴两旁各有一风池穴，自此下行至脊两旁，从大椎往下至尾骶，有二十一节，其中十五个脊椎骨间两旁约一寸半处，左右各有一个穴位；五脏的腧穴左右各有五个，六腑的腧穴左右各有六个，共计二十二穴；从委中穴下到足小趾旁，左右各有六个穴位。

足少阳经脉之气所通达灌注的穴位有六十二个，分别为：头两角上各有两个穴位；从瞳孔直上发际内各有五个穴位；耳前角上各有一穴；耳前角下各有一穴；鬓发下各有一穴；客主人穴左右各一穴；耳后陷中各一穴；下关穴左右各一穴；耳下牙车之后各有一穴；髀枢中左右各有一穴；膝以下到足小趾侧的次趾，左右足各有六个穴位。

足阳明经脉之气所通达灌注的穴位共有六十八个，分别为：额颅发际旁各有三个穴位；颧骨下骨空中间各有一个穴位；大迎穴在骨空陷中左右各一穴；人迎穴左右各一穴；缺盆外骨空陷中各一穴；胸膺部每根肋骨中间各一穴；挟在鸠尾穴之外，正在乳房下三寸，挟着胃脘左右各有五穴；挟着脐部，旁开三寸左右各有三穴；脐下二寸，左右各有三穴；在动脉跳动处是气冲穴，左右各一穴；伏兔穴上左右各一穴；从足三里穴开始，向下到足中趾，左右各有八穴，这十六个穴位分布在一定的孔穴中。

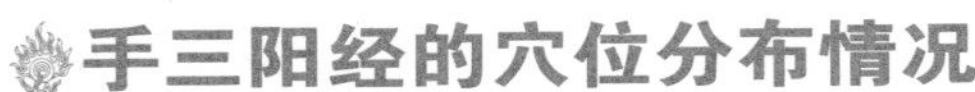

手三阳经的穴位分布情况

手太阳经脉之气所通达灌注的穴位共有三十六个，分别为：眼睛内眶各有一个穴位；眼睛外眶各有一个穴位；颧骨下左右各一穴；耳廓上各有一穴；耳中左右各一穴；巨骨穴左右各一穴；曲掖上各有一穴；柱骨上陷者中各有一穴；天窗上四寸处各有一穴；肩解部各有一穴；肩解下三寸处各有一穴；肘部以下到手小指端各有六个穴位。

手阳明经脉之气所通达灌注的穴位共有二十二个，分别为：鼻孔外侧和项上各有两个穴位；大迎穴在骨空中，左右各有一穴；项肩相接之处各有一穴；肩臂相接之处各有一穴；肘部以下至手大指侧的次指间，左右手各有六个穴位。

手少阳经脉之气所通达灌注的穴位共有三十二个，分别为：颧骨下面各有一个穴位；眉后各有一个穴位；头角处各有一穴；下完骨后各有一穴；项中足太阳经之前各有一穴；扶突穴左右各一穴；肩贞穴下三寸，左右各有一穴；肘部以下到手小指侧的次指端，左右各有六个穴位。

督脉、任脉和冲脉的穴位

督脉之气所通达灌注的穴位共有二十八个，分别为：项部中央有两个穴位；从前发际到后发际，中央有八个穴位；面部中央有三穴；大椎以下至尾骨及其两旁共有十五个穴位；从大椎到骶骨共二十一节，这是根据脊椎骨来确定穴位的方法。

任脉之气所通达灌注的穴位共有二十八个，分别为：喉中央有两个穴位；胸膺骨陷各有一穴，共六个穴位；鸠尾下三寸是上脘穴；上脘穴至脐中相距五寸，脐中与横骨毛际相距六寸半，每寸各有一穴，共计十四穴，这是腹部取穴的方法。下部前后二阴的中间，有会阴穴；眼睛下有承泣穴，左右各一个；唇下有一个承浆穴，外加一个龈交穴。

冲脉之气所通达灌注的穴位共有二十二个，分别为：挟鸠尾外两旁各横开半寸到脐部左右各有六个穴位，每穴各相距一寸；挟脐两旁各横开五分，下至横骨部左右各有五个穴位，每穴各相距一寸，这就是腹部经脉取穴位的方法。

个别穴位

足少阴经脉之气所通达灌注的穴位，在舌下有两个；足厥阴经脉之气所通达灌注的穴位，耻骨左右各有一急脉穴；手少阴经左右各有一个穴位；阴跷、阳跷各有一个穴位。手足两旁肌肉丰满隆起之处，都是经脉之气通达灌注的部位。这就是全部的三百六十五个穴位。

骨空论篇

骨骼部位孔窍的论治

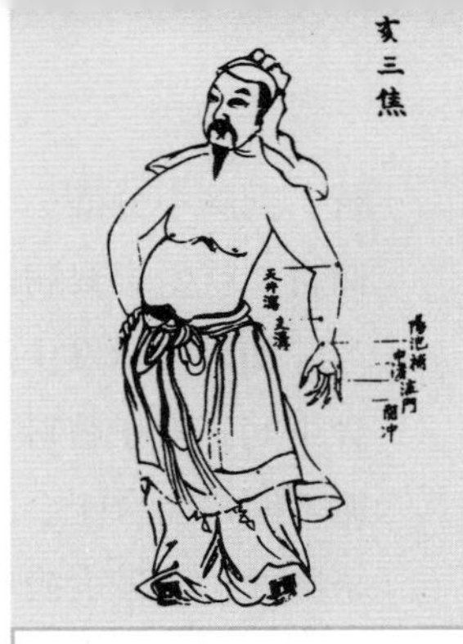

篇六十

本篇论述了部分骨骼部位的孔窍，其内容包括风邪致病的病证，针灸治疗疾病的穴位。

风邪致病的病证

黄帝问：我获悉风邪是产生一切疾病的原因，应采取什么样的针刺方法进行治疗呢？

岐伯回答说：风邪从外侵入人体，使人出现寒战、出汗、头痛、身体沉重、怕风寒的症状，治疗时应取风府穴进行针刺以调和阴阳。对于正气不足的情况，就采用补法；对于邪气有余的情况，就采用泻法。

如果因感受严重的风邪而出现颈项痛的症状的，应当针刺风府穴。风府穴的位置在颈椎第一节上面。如果因感受严重的风邪而出汗的，应当艾灸噫嘻穴。噫嘻穴位于背部下第六脊椎旁三寸，用手指压其穴位，病人就会感觉疼痛而发出噫嘻的声音，此时医生的手指下能感觉到穴位的跳动。

已受过风寒侵袭的、害怕受风寒的病人，应当针刺眉头攒竹穴。因失枕引起的颈项疼痛的症状，应取肩上横骨之间的穴位治疗。并让病人伸臂，然后引两肘尖相合寻找正当脊部中央的部位，进行艾灸治疗。

对于从络季胁牵引脐下而痛胀的情况，要针刺噫嘻穴进行治疗。

对于腰痛不能转侧摇摆，牵引睾丸疼痛的情况，要针刺八髎穴和疼痛部位。八髎穴在腰尻骨间孔隙中。

患了鼠瘘，寒热往来，应当针刺寒府穴，寒府穴位于膝上外侧的骨缝中。取膝上外侧的孔穴时，要让病人弯腰，做揖拜的姿势；如果取足的涌泉穴时，就要求病人做跪的姿势。

任脉、冲脉、督脉、足少阴肾经循行路线

任脉起源于中极穴的下面，上行至毛际，再沿腹部上行经关元穴到咽喉，又上行至颐，顺着面部进入目中。冲脉起源于气冲穴，与足少阴肾经相并，挟脐左右上

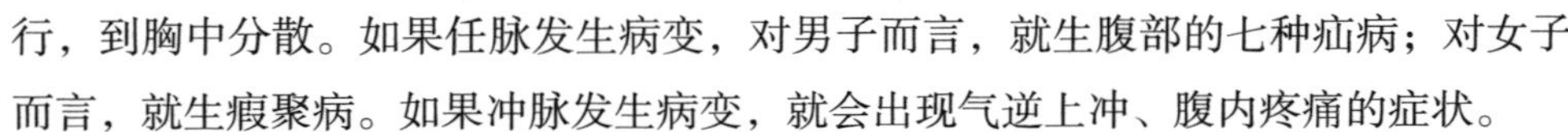

行，到胸中分散。如果任脉发生病变，对男子而言，就生腹部的七种疝病；对女子而言，就生瘕聚病。如果冲脉发生病变，就会出现气逆上冲、腹内疼痛的症状。

如果督脉发生病变，就会出现脊柱强硬反折的症状。督脉开始于小腹以下的横骨中间。女子督脉循行入廷孔，廷孔就是尿道的入口。然后从这里分出一支络脉，循着阴户会合于会阴部，绕行于肛门外面，再分出一支绕臀部到少阴与太阳经中的络脉处，与足少阴经会合于上行经股后面而上，穿过脊柱连属于肾脏，与足太阳经共同起源于目内眦，上行至额部，在巅顶交会，又向内联结于脑，回返时循项下至肩胛骨内，挟脊抵腰中，入内沿着背脊的干骨结络于肾处。男子督脉则循阴茎，下至会阴，这与女子是相同的。不同的是，此后它从小腹直上，穿过脐中央，再向上通过心进入喉，又上行到颐，并环绕口唇，再上行系于两目中央之下。如果督脉发生病变，男子就会患上冲疝病，其症状是气从小腹直上冲心而痛，不能大小便。在类似的情况下，女子就不能怀孕，出现小便不利、遗尿、咽喉干燥等症状。简而言之，督脉生了病，还是应当对督脉进行治疗，对于病轻微的情况，可以取脊骨或横骨的穴位去治疗；病严重的情况，就取脐下阴交穴治疗。

如果患者气逆并且喘息有声音的，治疗时，应取天突穴；如果逆气上冲喉部，就治颊颐处大迎穴。

督脉病变与治疗

	男子	女子
病变	冲疝	不孕
症状	气从小腹直上，冲心而痛，不能大小便	小便不利，遗尿，咽喉干燥等

治疗		
治疗	病轻	取脊骨或横骨穴位治疗
治疗	病重	取脐下阴交穴治疗

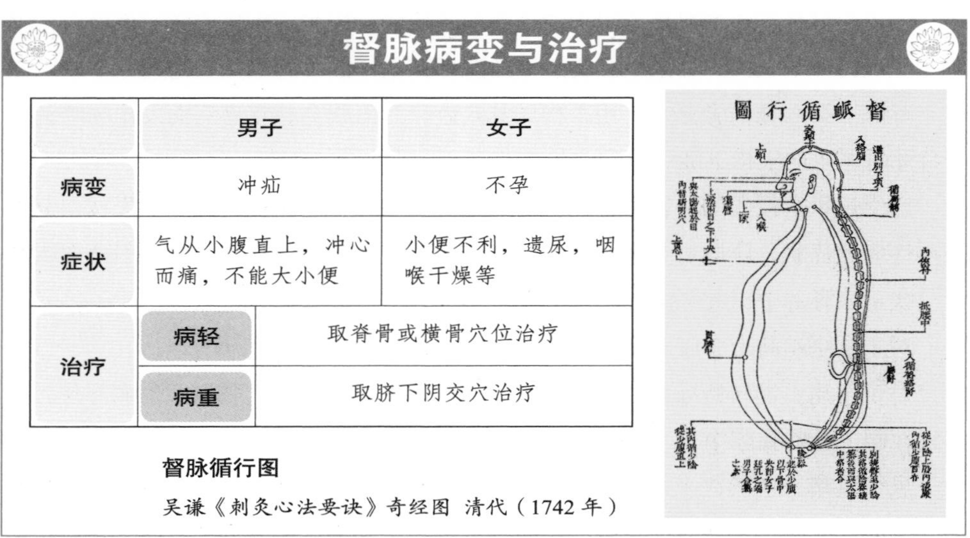

督脉循行图

吴谦《刺灸心法要诀》奇经图 清代（1742 年）

针治膝痛

对于行走困难、膝关节能伸不能屈的病人，治疗时，可以取股腱部的穴位；对于坐下时膝痛的病情，治疗时可以取环跳穴；当站立时，感到骨缝欲裂且有热痛感的，治疗时可以取膝关节经穴；对于膝痛牵引到拇指的病情，可以取其膝弯处委中穴进行治疗；对于坐下时，膝痛就像有东西潜伏在里面的这种情况，治疗时可以取髀枢穴；对于膝痛不可屈伸的情况，治疗时可以取背部足太阳经的腧穴；当疼痛牵连小腿部，而且这种疼痛简直就和腿折断的情形差不多时，可以取阳明中腧的陷谷穴进行治疗；对于膝痛如分离般的情况，治疗时可以取太阳经荥穴通谷、少阴经的荥穴然谷；对于膝部酸痛无力，不能久立的病情，治疗时可以取少阳经的络脉的光明穴，此穴位于外足踝上五寸处。

辅骨的上面、腰横骨的下面称为“楗”，挟髋骨相接的地方称为“机”，膝部的关节也叫作“骸关”，挟膝两旁的高骨称为“连骸”，连骸的下面称为“辅骨”，辅骨上面的膝弯称为“腘”，它的上面称为“关”，头后部的横骨称为“枕骨”。

治疗水病的腧穴

治疗水病的腧穴有五十七个，分别为：尻骨上有五行，每行各有五个穴位；伏兔上有两行，每行各有五个穴位；其左右各一行，每行各有五个穴位；足内踝上各一行，每行各有六个穴位。脑髓空在脑后三分，都在颅骨边际锐骨的下面，有一穴位在断基的下面，有一穴位在项后伏骨的下面，有一穴位在脊骨上空的风府穴上面；脊骨下空位于尻骨下面的孔穴中。有几个髓空位于面部侠鼻两旁，还有的位于口唇下方与两侧肩骨相平之处；两肩髆骨孔穴在肩髆中的外侧；臂骨的骨孔在外侧，离手踝四寸处两骨的中间；股骨上面的骨孔在股骨上至膝四寸的地方，胻骨的骨孔在辅骨的上端，股际的骨孔在阴毛中的动脉下面，尻骨的骨孔在髀骨的后面相距四寸的地方。扁骨有血脉渗灌的纹理，没有髓孔。

寒热病的针灸疗法

灸法治疗寒热病的方法是，先灸项后的大椎穴，根据病人年龄来决定艾灸的次数。次灸尾骶骨的尾闾穴，也是以年龄确定艾灸的次数。运用灸法的部位有：背部有凹陷的地方，举手臂在肩上的凹陷的地方，两侧季胁间的京门穴，足外踝上绝骨的阳辅穴，足小趾和次趾间的侠溪穴，小腿肚下凹陷处的承山穴，外踝后的昆仑穴，缺盆骨上方按之坚硬如筋而痛的地方，胸膺中陷骨间的天突穴，掌横骨下的太陵穴，脐下三寸的关元穴，毛际边缘有动脉跳动处的气冲穴，膝下三寸的足三里穴，足阳明经所行足跗上动脉处的冲阳穴，头顶上的百会穴。

被狗咬的，可在狗所咬之处灸三次，依据犬伤病的治疗方法进行医治。以上灸寒热病的部位共有二十九处，因伤食而发寒热的，如果采用灸法没有明显效果的，一定要细察经脉过于阳盛的地方，在相应的穴位多灸几次，同时配合药物治疗。

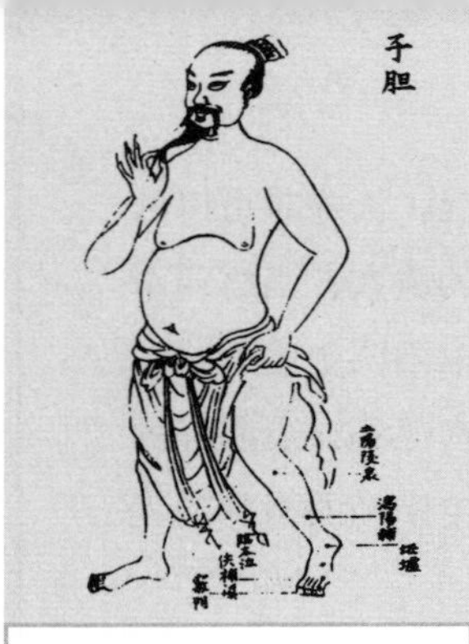

水热穴论篇

治水肿病和热性病的穴位

篇六十一

本篇讲述了治疗水肿病的五十七个腧穴，治疗热性病的五十九个腧穴。

积水两脏：肾和肺

黄帝问道：少阴为什么主肾？肾又为什么主水？

岐伯回答说：肾位于人体的下半部，为阴中之阴，所以它属于至阴之脏，而阴属水，因此说肾是主水的脏器。肺属于太阴之脏。肾脉属少阴，这是因为少阴在冬季最旺，而冬季与水相对应，足少阴经的气在冬季最旺，少阴经脉起源于肾脏，它的末端分支入肺，因此与水有关的病的根本在肾、标在肺，肺肾两脏如不健全，都能够积水形成病变。

黄帝又问：那么，为什么肾脏能够积水而生病呢？

岐伯说：肾脏就相当于胃的闸门，此关口出现问题，水液就要停留聚在一起而形成病。其水液在人体上下泛溢于皮肤，从而形成浮肿病，也就是水液积聚所产生的病证。

四时之刺

黄帝问：在春天采用针刺疗法时，要取络脉分肉之间，这是为什么？

岐伯说：春天属木，肝气开始发生；肝气的性质是急躁，其感受风邪也很迅速，但肝的经脉往往藏于深处，当风邪刚进入体表就与卫气相互搏结，不能深入经脉，又因为病邪在人体表层的络脉与肌肉之间，所以针刺时，取络脉分肉之间进行浅刺就可以达到治疗效果。

黄帝问：在夏天采用针刺疗法时，应取盛经皮肤腠理，这是为什么？

岐伯说：夏天为火当令，人体内与之相应的心气也开始旺盛起来，因此虽然脉形瘦小而搏动气势微弱，却充满了阳气，热气熏蒸于分肉腠理之间，向内进入经脉，所以应取盛经分腠进行针刺治疗。针刺只透过皮肤，就能把病治好，这是病邪居于浅表的缘故。“盛经”就是指阳脉。

黄帝问：在秋天采用针刺疗法时，应取经穴和输穴，为什么呢？

岐伯说：秋天为金当令，肺脏之气与秋天收敛清肃之气相对应。这时候火气渐衰，金气渐盛，人体的阳气在经脉的合穴。秋季阴气开始旺盛，如果湿邪侵犯人体，由于阴气还没达到太盛的程度，所以不能深入机体内部，因此应取阴经的输穴以泻阴邪，取阳经的合穴来泻阳热的病邪，因为体表的阳气开始衰弱，而向内运行到合穴之处，所以要取合穴进行针刺治疗。

黄帝问：在冬天采用针刺疗法时，应取各经的井穴和荥穴，这是为什么？

岐伯说：冬天为水当令，人体内与之相对应的肾气开始闭藏，呈现出阳衰阴盛的气象。足太阳经气伏沉在骨，阳气随之下行，所以应取井穴以抑制阴逆的太过，取荥穴以充实阳气的不足。因此说"冬取井荥，春不鼽衄（鼽衄，即鼻衄）"，它的科学依据就在这里。

五十九个腧穴的位置

黄帝说：先生所谈到的治疗热病的五十九个腧穴，我们已经探讨了它们的含义，但还不知道它们所在的部位，现在我想了解其部位的所在和作用。

岐伯说：头上有五行，每行有五个穴位，针刺之，能够散发诸阳经上逆的热邪。对大杼、膺腧、缺盆、背俞这八个穴位进行针刺，可以泻除胸中的热邪。对气冲、三里、上巨虚、下巨虚这八个穴位进行针刺，可以泻除胃中的热邪。对云门、肩髃、委中、髓空这八个穴位进行针刺，可以泻除四肢的热邪。五脏的腧穴旁左右各五穴，针刺这十个穴位，可以泻除五脏的热邪。以上五十九个穴位，都是热邪所发生部位的附近，可以用泻法治疗。

黄帝道：人受了寒邪，会转为发热，这是什么原因？

岐伯说：盛极必衰，寒邪太盛，就会郁而发热。

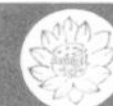

四时的针刺疗法

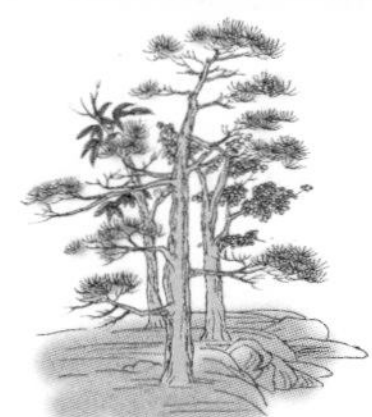

春刺

春属木，肝气躁而受风疾

肝之经脉深，风邪入体，与卫气相搏结而不能深入，病邪在络脉与肌肉之间

→ 取络脉分肉之间浅刺

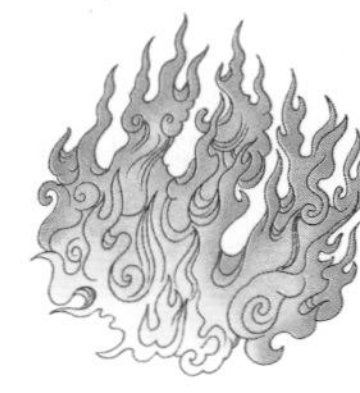

夏刺

夏属火，心气始长，脉瘦小、搏动弱而阳盛

热气熏蒸于分肉腠理之间，向内进入经脉，病邪居于浅表

→ 取盛经分腠针刺

针刺透过皮肤病即愈

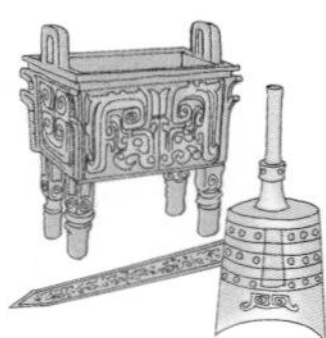

秋刺

秋属金，肺气收，阳衰而阴始盛

阴气未太盛而不能深入

→ 输穴

- 取阴经的输穴以泻阴邪
- 取阳经的合穴来泻阳热的病邪

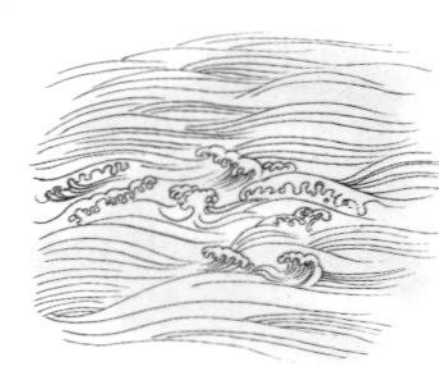

冬刺

冬属水，肾气闭藏，阳衰阴盛

足太阳经气伏沉在骨，阳气随之下行

→ 井穴和荥穴

- 取井穴以抑制阴逆的太过
- 取荥穴以充实阳气的不足

鼻衄的预防之法“冬取井荥，春不鼽衄”即据此而来。

五输穴

十二经脉在肘膝关节下的五个重要输穴——井、荥、输、经、合，并称为“五输”。

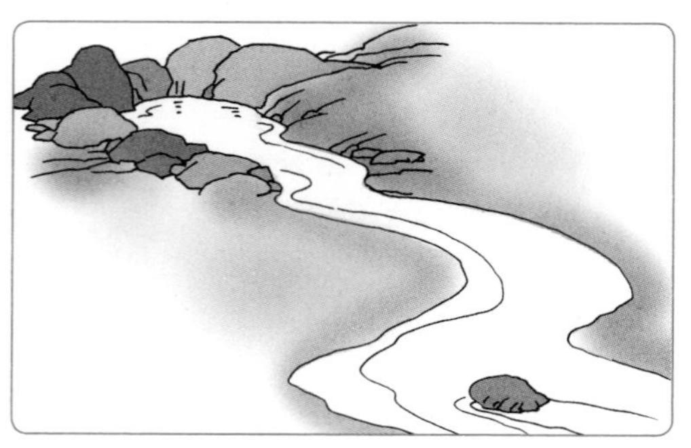

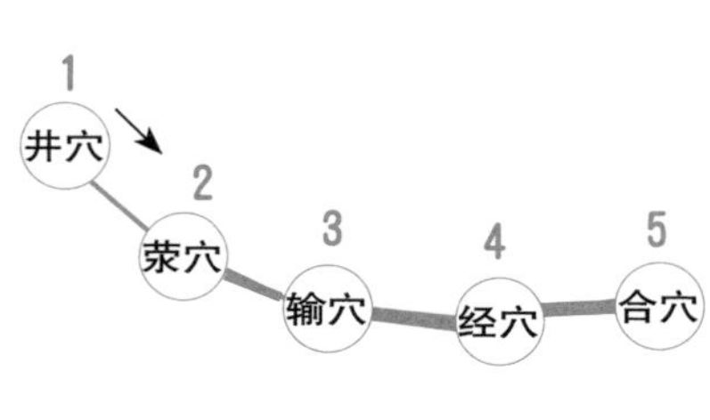

五输穴按井、荥、输、经、合的顺序，如水流自源而出，由小到大，由浅入深。

调经论篇

经脉永远都是最重要的

本篇主要论述了经脉的重要作用；神气血形志的有余与不足的含义、形成、症状及治疗方法；气血相并、外邪侵袭、阴阳失调等的病理、病证及其治疗，虚实证的调理方法。

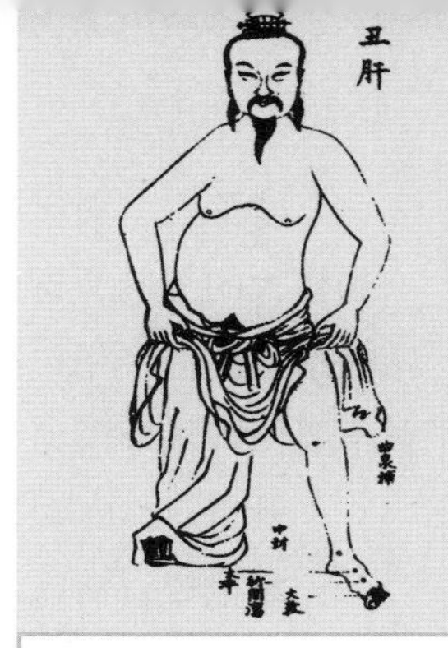

篇六十二

经脉的重要作用

黄帝问：刺法上写道，病属有余的采用泻法治疗，病属不足的采用补法治疗。但是怎样区分有余和不足呢？

岐伯回答说：有余的有五种，不足的也有五种，您要问哪一种呢？

黄帝回答：全都想知道！

岐伯说：神分为有余和不足，气分为有余和不足，血分为有余和不足，形分为有余和不足，志也可分为有余和不足。这十种情况，其气各不相同，变化无穷。

黄帝问：人有精、气、津、液、四肢、九窍、五脏、十六部、三百六十五节，能够产生各种疾病，而对于各种疾病，都有虚实的不同。现在，您只泛泛提及有余的有五种，不足的也有五种，它们究竟是怎样发生的呢？

岐伯说：这都产生于五脏。心主藏神，肺主藏气，肝主藏血，脾主藏形，肾主藏志，五脏各有不同的分工，而形成了有机的人体。但人体只有精神愉快，气血才能流通正常，外在的形体与内部骨髓相连，才能使五脏的功能和全身正常协调，形成一个健康的人体。五脏是人体的中心，它们和身体各部分的联系，都是借助经脉形成的通道，从而能够运行血气。假如气血不调，就会引起各种疾病。所以诊断治疗的要领，应当以经脉变化作为依据。

神有余和神不足

黄帝问：神有余和神不足的症状是怎样的？

岐伯说：神有余就会大笑不止，神不足就会经常悲哀。如果病邪还没有并入血气，那么五脏功能就正常而安定。这时病邪还只是滞留在形体中，恶寒只是侵袭肌肤表面和毫毛之间，还没有进入经络，这就叫作“神病之微”。

黄帝又问：怎样运用补泻之法进行治疗呢？

岐伯说：对于神有余的情况，应当刺小络脉，使之出血，但不要深刺，更不要刺伤大的经脉，这样，神气自然就能协调，恢复正常。对于神不足的情况，要找准虚络的部位，用按摩引导气血到达虚络之中，再配合以针刺法，不要使其出血，也不要使其气外泻，只要疏通了经脉，病人的神气就会协调正常了。

黄帝说：应该怎样运用针刺法治疗微邪呢？

岐伯说：对病变部位进行按摩，针刺时要浅刺，不可向里面进针，通过运针把气血引导到虚弱不足的部位，神气就可以恢复正常了。

气有余和气不足

黄帝说：很有效的方法！气有余和气不足的症状是怎样的？

岐伯说：气有余，就会出现气喘咳嗽、气向上逆行的症状；气不足，就会出现

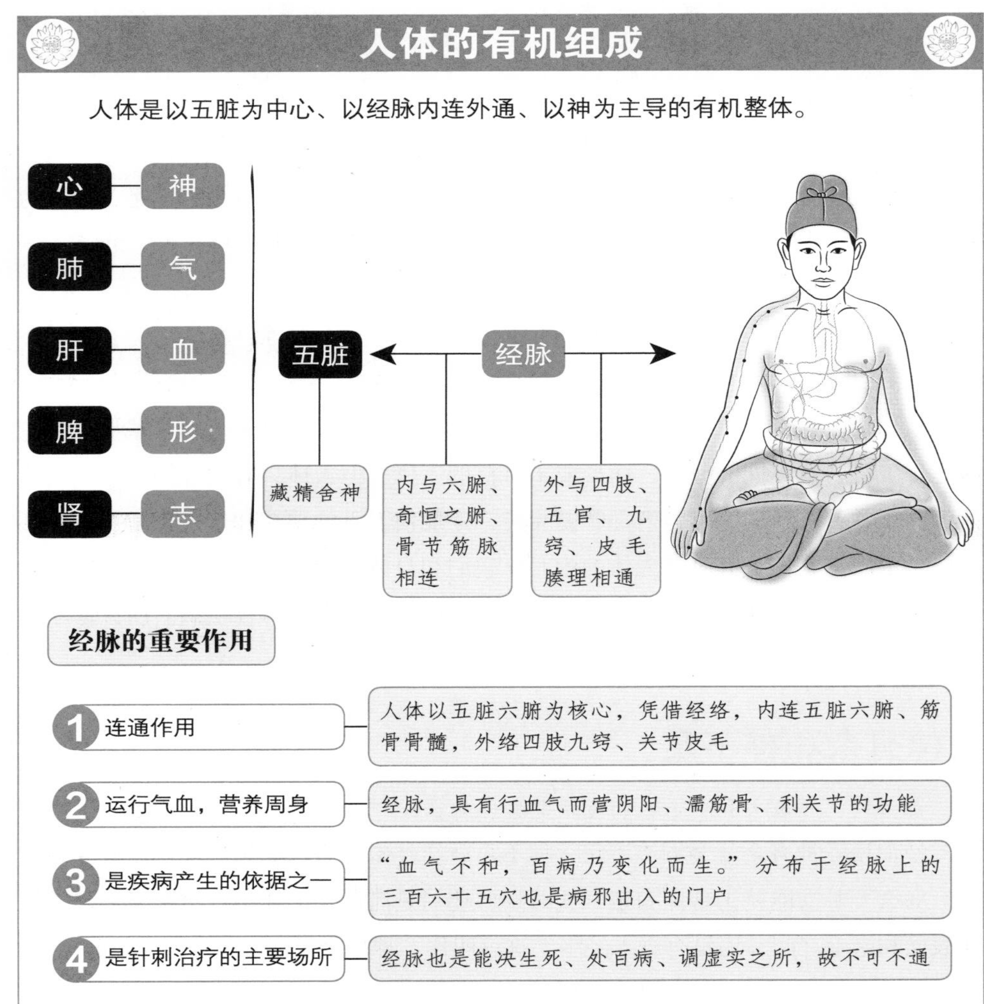

鼻塞、呼吸不利、气短的症状。如果邪气还没有与气血相杂，那么五脏就功能正常而安定，这时的病邪只是侵入人体皮肤肌肉的表层，对肺脏的功能活动造成轻微影响，这样的病证叫作“肺气微虚”。

黄帝问：治疗气的病变时，怎样运用补泻法呢？

岐伯说：对于气有余的情况，就泻其经隧，但不要损伤机体深处的大经脉，针刺时不要放血，也不能使经气外泄。对于气不足的情况，应该用补法来充实病人的经隧之气，不能使经气外泄。

黄帝又问：怎样运用针刺法治疗微病呢？

岐伯说：针刺前应先按摩发病的部位，同时拿出针对病人说“我准备深刺。”但实际进针时一定要改为浅刺，这样病人的精气自然贯注于内，不与邪气结合，而邪气散乱在浅表，无处停留，就只好从腠理排泄出，正气自然就能恢复正常。

血有余和血不足

黄帝说：很有道理！血不足和血有余的症状是怎样的？

岐伯说：血有余就会容易发怒，血不足就容易恐惧。如果邪气还没有并入血气，那么五脏功能就正常而安定。这时邪气侵犯人体，也只是在体表的孙络中，但孙络被邪气阻塞不通畅，有血液外溢，则说明络脉中有瘀血留滞的现象。

黄帝又问：应该怎样运用补泻法治疗关于血的这些病变呢？

岐伯说：血有余，就泻其气充盛的经脉，使之出血；血不足，就补其气虚弱的经脉。观察虚经的分布，将针刺入经脉后，留针候气，并注意病人的目光，等到脉象洪大时，就要立刻拔针，不能使它出血即可。

黄帝又问：怎样针刺留血？

岐伯说：看准有留血的络脉，刺出其血，但注意不要让恶血流入经脉，而引起其他疾病。

形有余和形不足

黄帝说：非常好！形有余和形不足的症状是怎样的？

岐伯说：形有余就会出现腹部发胀、大小便不通利的症状；形不足就会表现出四肢不灵活的症状。如果邪气还没有与血气相混杂，那么五脏功能就正常而安定，即使外邪侵袭，也仅仅是肌肉有些蠕动的感觉，这称为“微风”。

黄帝又问：怎样运用针刺补泻的方法治疗有关形的病变呢？

岐伯说：对于形有余的情况，就要泻足阳明胃经之气；对形不足的情况，就要补足阳明胃经的络脉之气。

黄帝又问：应该怎样治疗微风病呢？

岐伯说：针刺时应刺到肌肉之间，用以驱散邪气，但不要刺中经脉，也不要损伤络脉，这样才能促使卫气恢复，那么邪气也就消散了，从而达到治疗的效果。

志有余和志不足

黄帝说：很对！志有余和志不足的症状是怎样的呢？

岐伯说：志有余就会出现腹胀和飧泄的症状；志不足就会出现手足厥冷的症状。如果邪气还没有与气血相混杂，那么五脏功能就正常而安定，即使外邪侵袭，也只是骨节里有轻微疼痛的感觉。

黄帝又问：应该怎样运用针刺补泻的方法治疗志的病变呢？

岐伯说：对于志有余的情况，采取泻法刺然谷出血；对于志不足的情况，就采用补法针刺复溜穴。

黄帝又问：在邪气与血气还没有相并的时候，针刺的方法是怎样的？

岐伯说：对骨节疼痛处进行针刺，但不要深刺损伤经脉，这样，邪气就能很快被祛除掉。

虚实证

黄帝说：讲得好！我已经了解关于各种虚实病变的表现，但还不清楚是怎样产生这些虚实病变的？

岐伯说：虚实的产生，是由于邪气与血气相混杂，阴阳相互失去平衡。这样，气在卫表乱窜，血逆行于经脉，血气不能正常运行，就形成了一实一虚的情况。如果血与阴邪相混，气与阳邪相混，就会引发惊狂症。如果血与阳邪相混，气与阴邪相混，就会引发内热病。如果血与邪气在人体上部相混杂，气与邪气在人体下部相混杂，人就会出现心中烦闷、多怒的症状。如果血与邪气在人体下部相混杂，气与邪气在人体上部相混杂，人就会出现思维混乱、易于健忘的症状。

黄帝问：血与阴邪相杂，气与阳邪相混，对于这种血气分离的情况，什么是实，什么是虚呢？

岐伯说：血和气的特性都是喜欢温暖而厌恶寒冷的，寒冷会导致血气涩滞不能畅通，而当温暖时，血气就消散而易于运行，因此当气偏盛时，就出现血虚的现象；当血偏盛时，就出现气虚的现象。

黄帝说：人体所具有的莫过于血和气了，现在您只提到血偏盛、气偏盛都为虚，难道就没有实了吗？

岐伯说：多余的就称为“实”，不足的就称为“虚”。因为气偏盛，血就相对不

五有余和五不足的症状与治疗

	虚实	有余不足	症状	治疗
心（神）	实证	神有余	大笑不止	刺小络脉出血，勿深，勿伤经脉
	虚证	神不足	经常悲哀	找准虚络位置，按摩引导气血而至，配以针刺，勿出血，勿气泻，疏通经脉即可
	微病	神病之微	血气未并，五脏安定。邪滞于形，恶寒侵袭皮毛，未入经络	于病位处按摩，针刺须浅，运针把气血引导到虚弱处
肺（气）	实证	气有余	喘咳，气上逆	泻其经脉，勿伤大经脉，勿出血，勿气泻
	虚证	气不足	鼻塞、呼吸不利、气短	补其经气，勿使外泻
	微病	肺气微虚	血气未并，五脏安定。邪入肌肤，影响轻微	名深实浅，于病人精气自然贯注于内时针刺，使邪气散乱无居，腠理排出
肝（血）	实证	血有余	易怒	泻其有余之经，出血
	虚证	血不足	易恐	补其气虚之经。针刺时视其脉象洪大时拔针，勿出血
	微病	留血	血气未并，五脏安定。邪在孙络，阻塞而溢血	刺留血的络脉使出血，勿使其流入经脉
脾（形）	实证	形有余	腹胀、大便、小便不利	泻足阳明胃经之气
	虚证	形不足	四肢不灵活	补足阳明胃经的络脉之气
	微病	微风	血气未并，五脏安定。外邪使肌肉蠕动	针刺肌肉之间，不要刺中经脉、络脉，促使卫气恢复
肾（志）	实证	志有余	腹胀、飧泄	泻法刺然谷出血
	虚证	志不足	手足厥冷	补法刺复溜穴
	微病	骨微病	血气未并，五脏安定。邪在骨节而有轻微疼痛	对骨痛处针刺，勿伤经脉

足；血偏盛，气就相对不足。现在血和气相分离，所以就成为虚。络脉和孙络里的血气，最终都流注汇集到经脉中，如果血与气汇集到经脉，那就成为实。如果血和气汇集经脉后，沿着经络上逆，就会引发大厥的病证，患了这种病，就会突然昏死过去，倘若在血气能够复返而下降、手足还暖和的情况下，就能救活，否则就会死亡。

黄帝说：实是从何处而来？虚又向何处去？关于虚实的实质，我诚恳地向您请教其中的道理。

岐伯说：人体的阴经和阳经，也就是脏腑的气血和外在的肌表的气血，都有腧穴相互流注交会。阳经的气血，灌注到阴经，阴经气血充满了，就溢出，阴阳内外之气相互平衡，从而充实人的形体，人体三部九候的脉象也就协调了，这样才能称

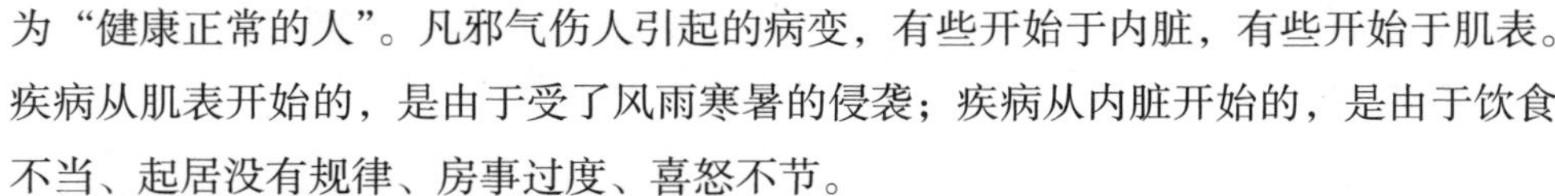
为“健康正常的人”。凡邪气伤人引起的病变，有些开始于内脏，有些开始于肌表。疾病从肌表开始的，是由于受了风雨寒暑的侵袭；疾病从内脏开始的，是由于饮食不当、起居没有规律、房事过度、喜怒不节。

外邪伤人

黄帝问：风雨邪气是怎样伤害人体的？

岐伯说：风雨邪气损伤人体，一般先侵入人体的皮肤，然后进入细小的孙脉中，孙脉中的邪气充满了就去进入到络脉，络脉中邪气充满了，就会输送传入大的经脉中，并且病邪和人体的血气相合并，混杂侵袭到分肉腠理之间，这时可以诊察病人的脉象为坚实而大，因此叫作“实性病证”。实证的外形坚实而充满，不可以按压，按压就会引起疼痛。

黄帝又问：寒湿是怎样伤人的呢？

岐伯说：寒湿伤人，一般先引起人体皮肤松弛而不能收敛，功能失常，肌肉反而坚紧密实，血液受寒后凝涩而运行不畅，卫气受到损伤而不足，所以叫作“虚性病证”。患有虚性病证的人，局部发生病变的皮肤往往松弛而有皱纹，体表卫气不足，所以对局部病变处进行按摩，按摩后气血通行而感到温暖，病人就会感到舒服而不疼痛了。

阴阳虚实、内外寒热的机理

黄帝说：非常正确！那么由阴经引发的实性病证是怎样形成的？

岐伯说：多怒而不进行控制，就会引起阴气上逆。如果出现这样的情况，下部就显得空虚，阳气因而趁机下行侵占原本属于阴气的部位，所以这种病就为实性病证。

黄帝又问：由阴经引发的虚性病证是怎样形成的？

岐伯说：如果欣喜过度，气就会下陷；过于悲哀，气就会消散。气消耗，血脉就虚，如果同时又吃了寒冷的饮食，寒气乘虚充满经脉，就会造成血涩滞而气耗散，所以这种病就为虚性病证。

黄帝说：古医经上写着，阳虚就产生外寒，阴虚就产生内热，阳盛就产生外热，阴盛就产生内寒。我知道这种说法，但不知其中的道理。

岐伯说：阳都是受气于上焦的肺，它的作用是温养皮肤腠理之间。现在寒气侵袭于外，使上焦之气不能通达于肤腠之间，以致寒气独留在皮肤肌肉之中，所以就会出现恶寒战栗的症状。

黄帝问：阴虚为什么会产生内热？

岐伯说：假如疲劳过度，形体就会衰弱，气力就会减少，脾胃之气也会不足，这样，既不能将饮食精华向上正常输送到上焦，又不能将糟粕从下部顺利排出，糟粕滞留胃中腐化生成热邪，向上熏蒸胸中，因此产生内热。

黄帝又问：阳盛为什么会产生外热？

岐伯说：肺气不通畅，就使皮肤紧密，腠理闭塞，毛孔不通，卫气不能向外发散，所以就产生外热。

黄帝又问：阴盛为什么会产生内寒？

岐伯说：厥气向上逆行，寒气积在胸中不能散发，就使阳气散去，寒邪独留，因而血液凝涩，经脉运行不通畅，其脉象盛大而涩，所以形成内寒。

黄帝问：阴与阳相混杂，同时又与血气相混杂，病已经形成，那么怎样运用针刺疗法呢？

岐伯说：治疗这样的病证，一般应该取经脉上的穴位进行针刺。用深刺法对血的病变进行调理治疗；用浅刺法对气的病变进行调理治疗。同时，依据病人形体的高矮胖瘦和四时气候的情况，来确定针刺穴位的数目。

泻法治实证与补法治虚证

黄帝又问：邪气已经和血气相混杂，病已经形成，阴阳已经失去了平衡，这时应怎样运用补法和泻法呢？

岐伯说：用泻法治疗实证的方法是，当病人在吸气时进针，使针与气一起进入人体内，并摇大针孔，从而打开邪气外泄的门户；在病人呼气时出针，针随着呼气而拔出体外，这样，人的正气不受到损伤，邪气也会退去。因为针孔是邪气外泄的门户，所以针孔不能闭合，以利于邪气排出。甚至可以摇大针孔，从而拓宽邪气外出的道路，这就是所谓的大泻的治疗方法。出针时一定要加重手法，迅速出针，这样自然就会战胜邪气。

黄帝又问：怎样运用补法治疗虚证呢？

岐伯说：医生持针后，不要立即进行针刺，而需要稳定病人的情绪，等待病人呼气时进针，针随着呼气进入体内。这样，针孔四周就会变得紧密，也就使人体的正气不能外泄。等经气到来，针下有充实感觉的时候，迅速出针，并按闭针孔。这样，邪气散去，不再复还人体，正气也就得以保全。总之，在针刺时，不论进针还是出针都不要错过时机，这样才能使已经来到针下的气不散失，并把远处的气引导到针下。这就是针刺的补法。

经脉之病的调理方法

黄帝说：您提到虚和实的病变有十种，都是由五脏所引发。五脏只有五条经脉，但人体有十二经脉，都能够产生各种病变，您只是谈了五脏，那十二经脉，联络人体的三百六十五个气穴，每个气穴都可能出现病变，这也必定波及经脉，经脉的病也分为虚实，它们与五脏的虚实是如何对应呢？

岐伯说：五脏本来和六腑有表里的关系，其经络和支节，各有虚实的病证，这要审视病变的所在，随即进行调治。如果病变在脉的，治疗时可以对血进行调治；如果病变在血的，治疗时可以对络进行调治；如果病变在气的，治疗时可以调理卫气；如果病变在肌肉的，治疗时可以对肌肉进行调治；如果病变在筋的，治疗时可以对筋进行调治；如果病变在骨的，治疗时可以对骨进行调治。对于风寒痹痛、经脉拘急的病证，可以用火针劫刺患处。如果病变在骨，要进行深刺，出针后，用药温熨患处。如果病人说不清疼痛部位，可针刺阳跷、阴跷二脉。如果身体有病痛，而九候的脉象没有病变，就采用缪刺法进行治疗。如果左侧疼痛，而右脉脉搏出现异常，就要采用巨刺的方法进行治疗。因此，一定要谨慎审察病人九候的脉象，然后选择适当的方法进行针刺，这样，针刺的原理才算完备了。

虚实证的针刺补泻之法

虚实证的针刺治疗原则，不外因人、因时、因病施治，以及补虚泻实、扶正祛邪两点。这也同样适用于一切病证的中医治疗。

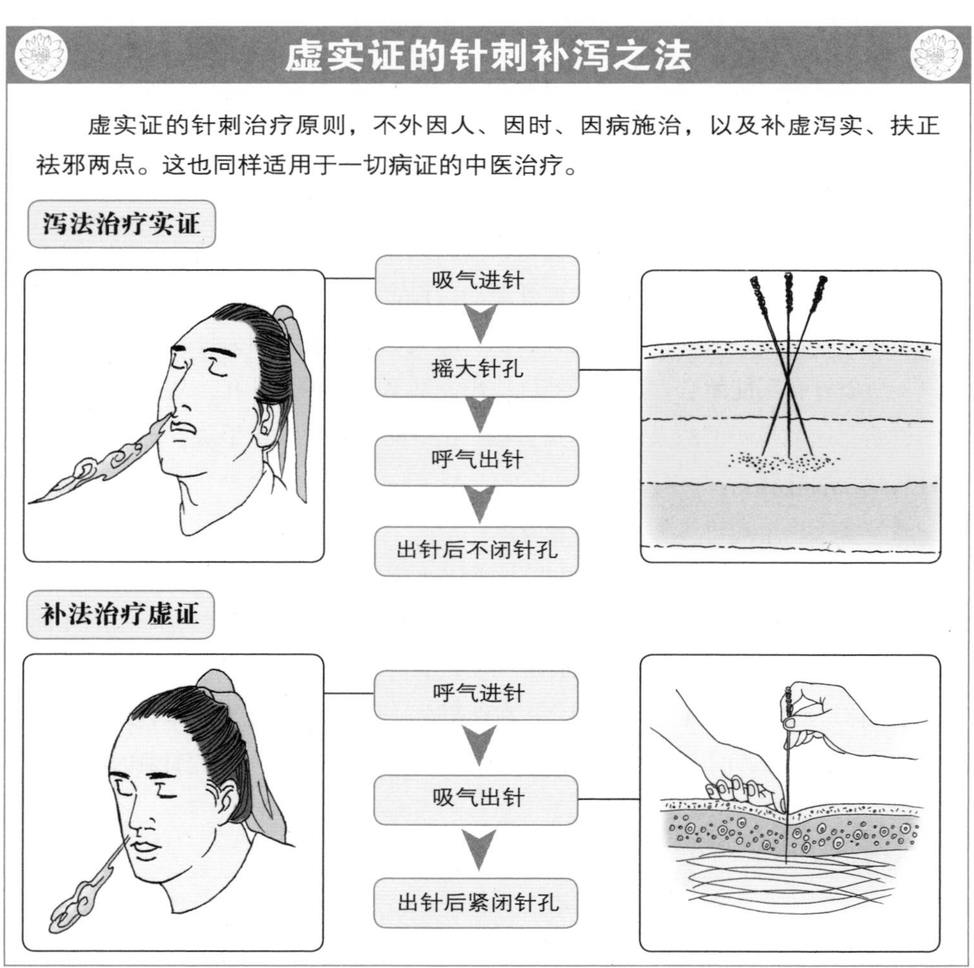

缪刺论篇

经络病变的缪刺方法

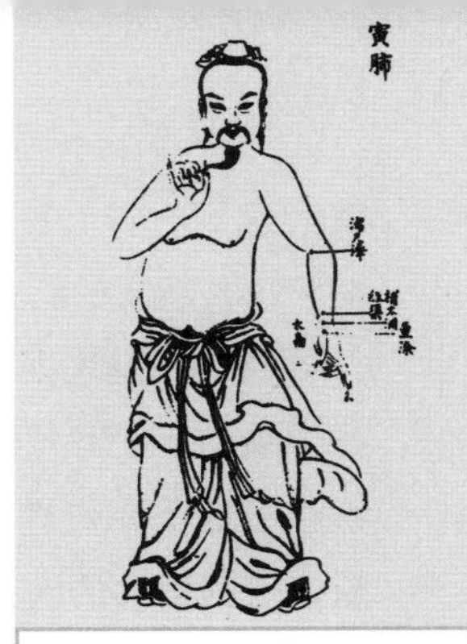

篇六十三

本篇论述了各经络脉病变的缪刺方法，其内容包括缪刺与巨刺的异同点及各自的适应症状，各经络脉的病证、缪刺的部位和针刺方法等。

缪刺法和巨刺法

黄帝问：有一种缪刺法，我听说过，但不了解它的具体情形。究竟什么是缪刺法呢？

岐伯回答说：邪气在侵袭人体时，一定先侵入皮毛。如果它滞留下来，就会进入孙络，再停留不能散发出去，接着就会进入络脉，照此下去，又会进入经脉。经脉和体内的五脏相连，这又会分散到肠胃。因此，阴阳交互偏盛，五脏就要受到损伤。这就是邪气先从皮毛进来，到达五脏的顺序。碰到这样的情况，应当首先治疗其经穴。假如邪气侵入皮毛，并且到了孙络，邪气就会停留下来，而络脉闭塞，运行不畅通，邪气不能传入经脉，于是转而流溢到大络，就会引发一侧病变。当邪气进入大络以后，从左流窜到右，又从右流窜到左，或者上下流窜干扰经脉正常功能，并进而流布到四肢。邪气流窜，没有固定的停留之所，也不侵入经脉的腧穴，这时候采取的治疗方法是左病刺右，右病刺左。这种刺法就叫作“缪刺法”。

黄帝说：我希望听您讲解在缪刺法中“左病刺右，右病刺左”所蕴涵的道理，它和巨刺法的区别在什么地方呢？

岐伯说：邪气侵袭到经脉，左侧邪气盛，而引起右侧先发病；右侧邪气盛，而引起左边先发病。但是也有相互转移变化的时候，如左边疼痛还没有好，而右侧的脉象已经呈现发病的迹象了。对于这样的情况就必须采用巨刺法。但使用巨刺法必须刺中邪气留存的经脉，而不是络脉。因为络脉疼痛的部位与经脉疼痛的部位不同，所以称为“缪刺”。

缪刺的取法

黄帝问：希望您详细阐述怎样进行缪刺，如何取穴？

岐伯说：当邪气侵入足少阴肾经的络脉后，病人会出现突然心痛、腹胀、胸胁部胀满等症状。当邪气没有积聚时，就可以刺然谷穴出血，大约一顿饭的时间，病

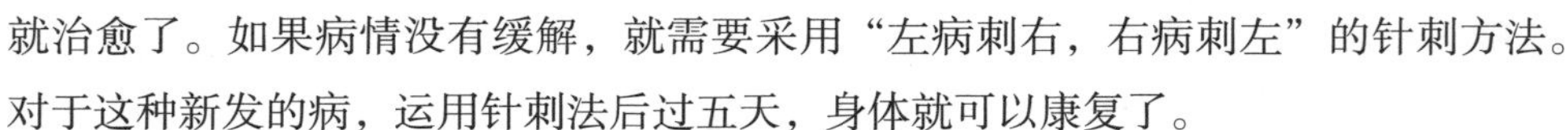

就治愈了。如果病情没有缓解，就需要采用“左病刺右，右病刺左”的针刺方法。对于这种新发的病，运用针刺法后过五天，身体就可以康复了。

当邪气侵入手少阳三焦经的络脉后，病人会出现咽喉疼痛，舌头上卷，口干，心中烦闷，手臂外侧疼痛、不能高举到头部等症状。这种病的治疗方法，是取小指次指上的关冲穴进行针刺，在距离指甲根约韭菜叶那样宽的地方，左右各刺一次。对于身强力壮的病人，马上就会好转；对于年老体弱的病人，稍等一会儿就可以见到疗效。病在左侧，要刺右侧；病在右侧，要刺左侧。假如是最近发生的病变，过几天身体就可以恢复健康了。

当邪气侵袭足厥阴肝经的络脉后，病人会发生突然疼痛的疝病。这种病的治疗方法，是取足大趾指甲和肉相接处的大敦穴进行针刺，左右各刺一次。对于男性病人，立刻就会痊愈；对于女性病人，稍过一些时候就可以好。针刺的方法不变，病在左侧取右侧穴位针刺，病在右侧取左侧穴位针刺。

当邪气侵入足太阳膀胱经的络脉后，病人会出现头颈痛、肩痛的症状。这种病的治疗方法，是取足小拇趾指甲上和肉相交接处的至阴穴进行针刺，左右各刺一次，一般可立刻见效。如果病还没有痊愈，再对外踝下的金门穴针刺三次，左侧有病针刺右侧，右侧有病针刺左侧。这样，一般过一顿饭左右的时间，病就可以痊愈了。

当邪气侵入手阳明大肠经的络脉后，病人会出现胸中气满、喘急、胁肋胀满、胸内发热的症状。这种病的治疗方法，是取手食指的指甲，距离顶端如韭菜叶宽处

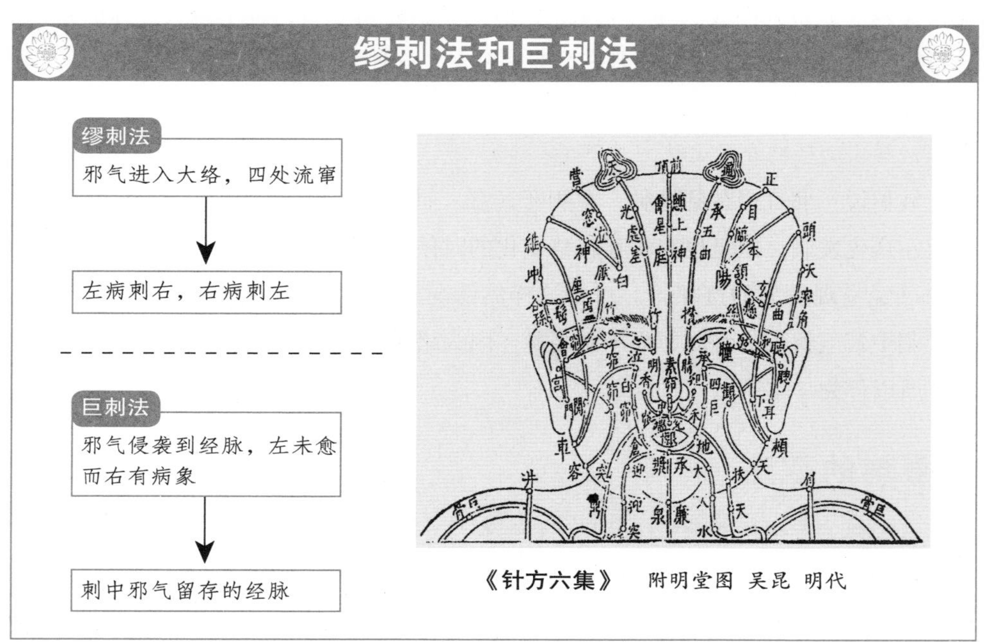

《针方六集》 附明堂图 吴昆 明代

的商阳穴进行针刺，左右各刺一次，若不缓解，依然是左病刺右，右病刺左。约一顿饭的时间，病就可以痊愈了。

当邪气侵入臂掌之间，病人就会出现腕关节不能屈伸、活动不便的症状，这种病的治疗方法，是对手腕关节之后的部位进行针刺。先用手指按压痛处，然后进针。要根据月亮的盈亏来决定用针的次数。在上半月，月亮由缺变圆时，初一刺一针，初二刺两针，逐日递增一针，到十五那一日刺十五针。在下半月，月亮由圆变缺时，每日递减一针，如十六日刺十四针等。

当邪气侵入足部的阳跷脉后，病人会出现眼部疼痛的症状，这种疼痛是从眼内角开始的。这种病的治疗方法，是取外踝下面半寸处的申脉穴进行针刺，左右各刺两次，遵循“左病刺右，右病刺左”的原则，一般经过大约走十里路的时间，病就可以痊愈了。

由于跌伤，人的瘀血留在体内，会引起腹中胀痛、大小便不通的症状。这时要先服用通便导瘀的药物。这种病是损伤了上部的厥阴经的经脉和下部的少阴经的络脉所致。治疗时，应当对内踝下面的足厥阴肝经的中封穴和然谷穴前少阴经的络脉进行针刺，使之出血，再针刺足背上动脉跳动处的足阳明胃经的冲阳穴。如果病情不见好转，可以再针刺足大趾三毛上面的大敦穴，左右各刺一次，出血后，立刻可以看到病好转。左侧病痛就针刺右侧的穴位，右侧病痛就针刺左边的穴位。对于经常出现悲哀惊恐、闷闷不乐的病人，也可采取上述刺法进行针刺。

当邪气侵入手阳明大肠经的络脉后，病人会出现时好时坏的耳聋症状。这种病的治疗方法，是应当取手大拇指侧食指端距离指甲如韭菜叶宽处的商阳穴进行针刺，左右各刺一次，病人就能恢复听觉。如果没有效果，改刺中指指甲和皮肉相交处的中冲穴，病人立刻就能听见声音，如果不能即时听见，说明络气已绝，不能够用针刺治疗了。假如耳鸣就像有风声在耳旁，也可采取同样的刺法，依然按照“左病刺右，右病刺左”的方法进行。

一般来说，痹证的疼痛到处流窜，并没有固定地方，那么就在疼痛的肌肉部分进行针刺。以月亏月盈的日期作为次数标准，如果针刺次数超过了当天应刺的次数，人体的正气就会受到损伤，如果针刺的次数达不到当天应刺的次数，就不能驱除邪气。左侧有病的刺右侧，右侧有病的刺左侧。病好就停止针刺。如果还没有治好，仍可以采用上面的刺法。月亮由缺变圆的初一刺一针，初二日刺两针，以后逐日增加一针，到十五日刺十五针，以后逐日递减一针，即十六日刺十四针。

当邪气侵入足阳明胃经的络脉时，病人会出现流鼻涕流鼻血、上齿寒冷等症状。这种病的治疗方法，是取足中趾无名趾指甲与皮肉交界处的厉兑穴进行针刺，左右各刺一次。若不缓解，左病刺右，右病刺左。

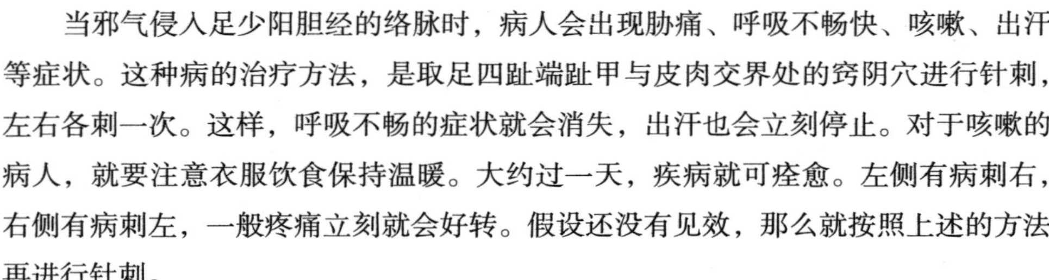

当邪气侵入足少阳胆经的络脉时，病人会出现胁痛、呼吸不畅快、咳嗽、出汗等症状。这种病的治疗方法，是取足四趾端趾甲与皮肉交界处的窍阴穴进行针刺，左右各刺一次。这样，呼吸不畅的症状就会消失，出汗也会立刻停止。对于咳嗽的病人，就要注意衣服饮食保持温暖。大约过一天，疾病就可痊愈。左侧有病刺右，右侧有病刺左，一般疼痛立刻就会好转。假设还没有见效，那么就按照上述的方法再进行针刺。

当邪气侵入足少阴肾经的络脉时，病人会出现咽喉作痛、不能进食、无故发怒、气上逆至胸膈等症状。这种病的治疗方法，是取足心的涌泉穴进行针刺，左右各刺三次，共六针，立刻就可见效。刺法是左病刺右，右病刺左。

如果咽喉肿胀以致不能吞咽唾液，口有涎沫也不能吐出时，应当对舟骨前面的然谷穴进行针刺，针刺出血，会立即见效。刺法是左病刺右，右病刺左。

当邪气侵入足太阴脾经的络脉时，病人会出现腰痛连及小腹，一直牵引到季胁下面，并且使人不能挺胸呼吸。这种病的治疗方法，是取腰尻部的骨缝当中脊两旁之肌肉上的下髎穴进行针刺。以月亮的盈亏来决定针刺的多少。针刺完毕拔出针后，会立即见效。刺法是左病刺右，右病刺左。

当邪气侵入足太阳膀胱经的络脉时，病人会出现背部拘急，牵引胁肋疼痛。进行针刺时，应当从项后数着脊椎，沿着脊骨两旁，迅速按到病人感到疼痛的地方，并针刺脊骨旁三针，就会马上不痛了。

当邪气侵入足少阳胆经的络脉时，病人会出现环跳部疼痛、大腿不能抬起的症状。这种病的治疗方法，是运用极细的毫针，刺环跳穴。对于寒太重的情况，留针时

缪刺法解读

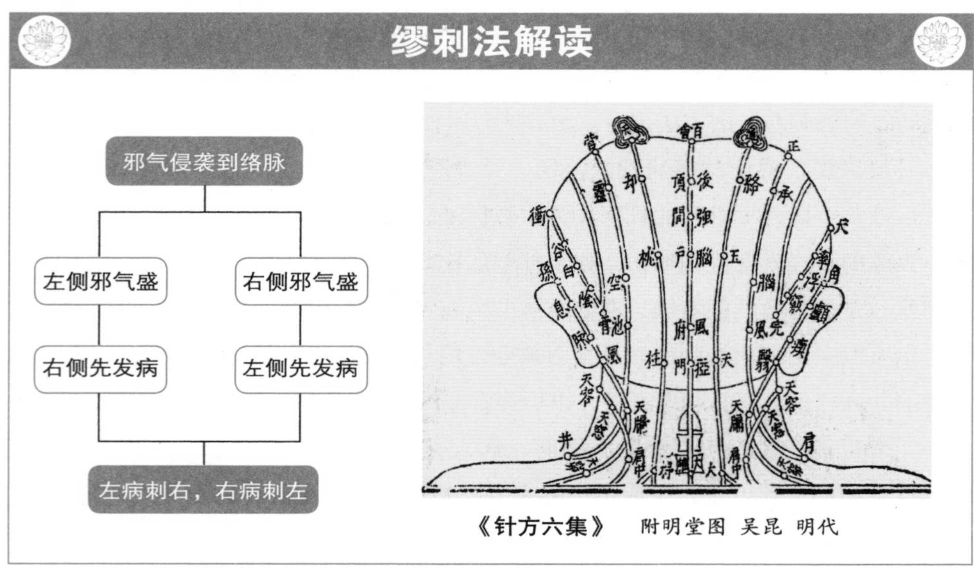

《针方六集》 附明堂图 吴昆 明代

间要长。以月亮的盈亏来确定针刺的次数，病情会很快好转。

用针刺的方法治疗各经的疾病时，当经脉所过的部位没有发生病变，就要采用缪刺法。

采用针刺手阳明经的商阳穴治疗耳聋，如果病情没有好转，就要对手阳明经脉所经过耳前分支上的听宫穴进行针刺。

采用针刺手阳明经的商阳穴治疗龋齿病，如果没有取得明显的效果，就要刺入齿中的经络，放出恶血，可立即见效。

当邪气侵入人体内五脏之间，引起病变时，经脉和络脉相互牵引而疼痛，有时来自络脉，有时终止于经脉。根据病情，采用缪刺法针刺病人手足上的井穴，并查看相关经脉分布区内有无充血液瘀滞的络脉，如果发现了这样的脉，就可针刺其出血，隔日针刺一次，若一次不见病情好转，连刺五次就可以治好了。

如果手阳明大肠经中的病邪，不能按正常途径运行，而是反常地流入足阳明胃经的经脉中，牵连到上齿部位，就会发生齿唇痛的症状。这种病的治疗方法是要对病人手背上的络脉有瘀血的地方，针刺出血，然后针刺足阳明胃经的中趾指甲上的内庭穴和手大拇指侧食指指甲上的商阳穴，各刺一次，针刺后立刻就好。左侧病变取右侧治疗，右侧病变取左侧治疗。

尸厥的治法

如果邪气侵入手少阴心经、足少阴肾经、手太阴肺经、足太阴脾经、足阳明胃经的络脉中，由于这五经的络脉都聚集在耳中，并上绕到左耳上面的额角，并且这五种络脉的脉气全都衰竭，那么人即使全身经脉运转如常，形体却会失去知觉，像死尸一样，这种病叫作“尸厥”。治疗时取病人的足大趾内侧指甲上距离顶端韭菜叶宽度的隐白穴进行针刺，然后刺足心的涌泉穴，再刺足次趾的厉兑穴各一针，而后再刺手大拇指内侧距离顶端一片韭菜叶宽处的少商穴和掌后锐骨端少阴的神门穴各一针，会立刻见效。如果没有效果，再用竹管吹病人的两耳，可立刻见效。如果仍无效，就把病人左头角上的头发，剃下一方寸来，用火烧，研成粉末，用一杯好酒冲服。如果遇到病人失去知觉而不能饮服的情况，就把酒灌入病人口中，很快就可以将其挽救过来。

总之，针刺治疗的医术，要首先观察病人的经脉，顺着切脉去探索，详审虚实，调其气血。对于偏虚偏实的症状，就采用巨刺法治疗。对于有疼痛而经脉没有病变的情况，就采用缪刺法，并且还要看看皮部是否有瘀血的络脉，如果有，就要把全部瘀血都刺出来，这就是缪刺法的要领。

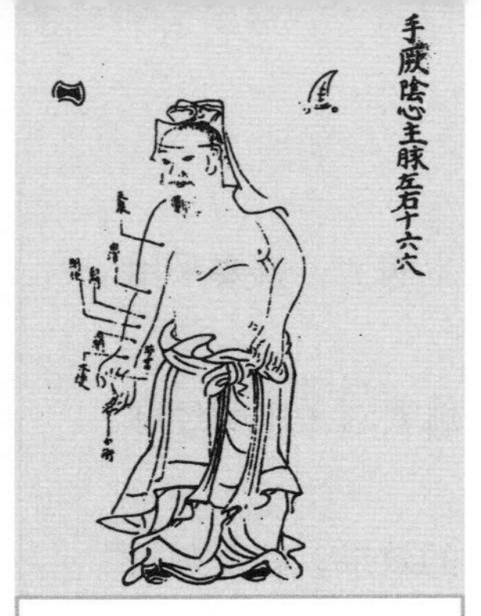

四时刺逆从论篇

六经病证与四时针法

篇六十四

本篇论述了六经有余、不足以及滑涩脉象的病证，四时逆从针刺的内容，刺伤五脏的危害性。

六经有余和不足的病证

如果足厥阴肝经的经气有余，病人就会因气血凝滞不通而患上阴痹；如果足厥阴肝的经气不足，病人就会患上热痹。厥阴脉象滑利，则邪气充盛，病人就要患狐疝风；厥阴脉象涩滞，就说明经气不足，小腹中有积气。

如果足少阴肾经的经气有余，进而影响到肺经，病人就会出现皮痹和隐疹的症状；如果足少阴肾经的经气不足，影响到肺，就可能致使病人患上肺痹。少阴脉象滑利，病人会患上肺风疝；少阴脉象涩滞，就会引发积聚和尿血。

如果足太阴脾经的经气有余，会出现肉痹和寒中的病证；如果足太阴脾经的经气不足，病人会患上脾痹。太阴脉象滑利，病人会患上脾风疝；太阴脉象涩滞，就会引发积聚和心腹胀满。

如果足阳明胃经的经气有余，影响到心，病人就会患上脉痹，身体时常发热；如果足阳明胃经的经气不足，影响到心，病人就会患上心痹。阳明脉象滑利，病人就会患上心风疝；阳明脉象涩滞，就会引发积聚和时常惊恐。

如果足太阳膀胱经的经气有余，影响到肾，病人就会患上骨痹，身体总是沉重；如果足太阳膀胱经的经气不足，病人就会患上肾痹。太阳经脉象滑利，病人会患上肾风疝病；太阳脉象涩滞，就会引发病积聚和头部疾病。

如果足少阳胆经的经气有余，影响到肝，病人就会患上筋痹，胁部满闷；如果足少阳胆经的经气不足，病人就会患上肝痹。少阳脉象滑利，说明侵入的外邪很严重，病人可能会患上肝风疝；少阳脉象涩滞，就会引发病积聚、筋脉拘急和眼部疼痛。

四时逆从针刺

这是因为人体的脏腑之气是随着四时气候的变迁而发生相应变化的。春季，人

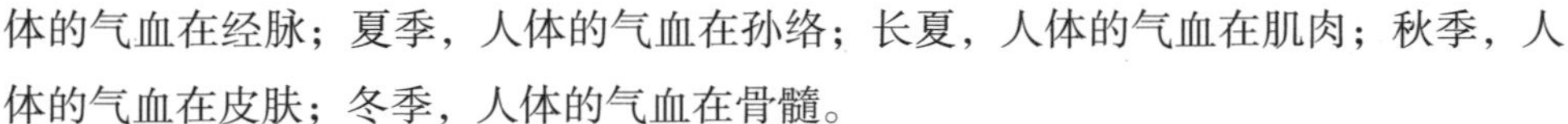

体的气血在经脉；夏季，人体的气血在孙络；长夏，人体的气血在肌肉；秋季，人体的气血在皮肤；冬季，人体的气血在骨髓。

黄帝说：我希望了解其中的道理。

岐伯说：春天，它是自然界中万物开始生长的季节，阳气开始生发，阴气开始趋于衰弱，冻土已解，冰也融化，水开始流动。与之相对应，人体经脉中的气血也开始旺盛，在经脉中流通，因此这时人体的气血旺盛在经脉中。夏天，它是自然界万物生长最旺盛的季节，人体经脉中的气血充盈，孙络得到了血的滋养，皮肤也就充实。在长夏季节，人体中的经脉与络脉都很旺盛，能够充分地润泽肌肉。秋天，它是收获的季节，自然界的阳气开始收敛，人体的腠理闭塞，皮肤也随着收缩。冬天，它是万物闭藏的季节，人体的血气也收藏在内，聚集在骨髓中，贯通于五脏。所以邪气常常随着四时气血的变化而侵入人体相应的部位。至于病邪侵入人体后的种种变化，就很难预测了。但是，治疗所有的疾病都必须遵循四时的经气变化规律来祛除病邪。邪气被祛除了，则气血就调和而不致逆乱。

黄帝问：在治疗时，违背了四时气候变化的规律，为什么会产生血气逆乱的情况？

岐伯说：春气在经脉，如果针刺络脉，血气就会向外散溢，使人出现气短的症状；如果针刺肌肉，血气就会循环逆乱，使人出现气喘的症状；如果针刺筋骨，血气就会滞留在内，使人出现腹胀的症状。夏气在孙络，如果针刺了经脉，血气就会衰竭，使人出现疲倦懈惰的症状；如果针刺肌肉，血气就会内闭，阳气不通，使人出现容易惊恐的症状；如果针刺筋骨，血气就会逆行而上，使人表现出容易发怒的症状。秋气在皮肤，如果针刺经脉，气血就会上逆，使人表现出健忘的症状；如果

六经有余与不足之病证

六经	经气有余	经气不足	脉象滑利	脉象涩滞
足厥阴肝经	阴痹	热痹	狐疝风	小腹有积气
足少阴肾经	皮痹、隐疹	肺痹	肺风疝	积聚、尿血
足太阴脾经	肉痹、寒中	脾痹	脾风疝	积聚、心腹胀满
足阳明胃经	脉痹、发热	心痹	心风疝	积聚、惊恐症
足太阳膀胱经	骨痹、身重	肾痹	肾风疝	积聚、头部疾病
足少阳胆经	筋痹、胁部满闷	肝痹	肝风疝	积聚、筋脉拘急和眼部疼痛

针刺络脉，气就会虚损而不能卫外，使人出现嗜睡、不想活动的症状；如果针刺筋骨，就会气血散乱于内，使人出现寒战的症状。冬气在骨髓，如果针刺经脉，气血就会虚脱，使人出现目视不明的症状；如果针刺络脉，血气就会向外泄出，使人出现大痹的症状；如果针刺肌肉，阳气就会竭绝，使人出现记忆力减退的症状。

以上这些四时的刺法，都是因严重地违背了四时变化，从而导致疾病的产生，所以在治疗气血逆乱之病时必须遵从四时变化而进行针刺。如果违反了，必定会产生逆乱之气，而逆乱之气的泛滥就会扰乱人体而使其生病甚至引起病变的扩大。所以说，针刺时若不懂得四时经气的盛衰和疾病产生原因的道理，不去顺应四时变化而违背这个规律，就会使正气内乱，邪气和精气相搏击。因此诊断时一定要仔细审察三部九候之脉，并进行针刺治病，如此正气不致紊乱，邪气也不会与精气相结合而产生病证。

刺伤五脏的危害性

黄帝说：讲得很详细！针刺五脏时，若针刺中心脏，一天左右就会死亡，其病变的症状是嗳气；若针刺中肝脏，五天左右就会死亡，其病变的症状是多语；若针刺中肺脏，三天左右就会死亡，其病变的症状是咳嗽；若针刺中肾脏，六天左右就会死亡，其病变的症状是打喷嚏和呵欠；若针刺中脾脏，十天左右就会死亡，其病变的症状是总表现出要吞咽之状。总之，误刺损伤了人的五脏必死无疑。刺中后所引起的病变，因所损伤的脏器不同而各有变化，并可以根据它的症状，测知病人死亡的日期。

标本病传论篇

疾病的标本与针刺

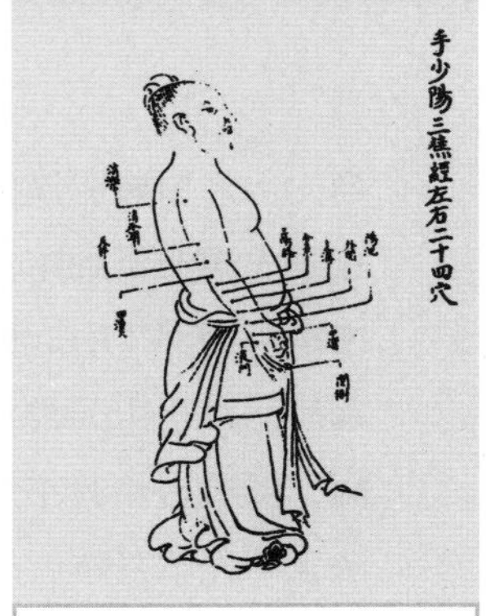

篇六十五

本篇论述了疾病的标本逆从的针刺原则和方法、疾病传变的一般规律、针刺原则及对死生的判断方法。

病有标本，刺有逆从

黄帝问：疾病有标与本的区别，针刺的方法有逆和从的差异，这是为什么？

岐伯回答说：对于针刺的原则，一定要先辨别病情的性质属于阴还是属于阳，并把病变过程中出现的先后症状之间的相互关系分析清楚，然后确定施行逆治还是从治，治标还是治本。所以说有些病在标而治标，有些病在本而治本，有些病在本而先治标，有的病在标而先治本。因此在治疗方法方面，有先治标而见效的，有先治本而后病情缓解的，有运用逆治法而治愈的，也有运用从治法而达到治疗效果的。理解了逆治与从治的方法，就可正确地治疗而不必过多疑虑；明白了治标和治本的轻重缓急，治疗时才能游刃有余，万无一失。如果分不清标和本，治疗时必然盲目混乱。

关于病情的属阴属阳、治疗的逆治从治、疾病的标和本这些治疗的基本原理，可以使人们对疾病的认识由小到大，从某一点出发，触类旁通，就可以知道各种疾病的原理和对人体造成的危害；又可以由少推多，由浅到深，从一种疾病而推知各种疾病，观察目前的现象可以推知未来。尽管如此，讲标病与本病的道理比较容易，要真正掌握，却不容易做到。

治疗时违背标和本的原理，叫作“逆”；治疗时遵从标和本的道理，叫作“从”。如果先患某病，然后才气血逆乱的，要治本病，即先犯之病；若先因气血逆乱，然后才患病的，也应先治本病，即气血逆乱。对于先因寒邪致病而后发生其他病变的情况，应当先治其寒病；先患其他病而后生寒病的，应当先治其原本所犯的病。对于先患热病而后发生其他病变的情况，应当先治热病；如果先患热病而后出现中腹胀满的，则应当先治疗中腹胀满的标病。对于先患其他病而后发生泄泻的情况，应当先治疗先患之病；对于先患泄泻而后又生其他病的，则应当先治疗泄泻。即先把泄泻调治好，才可以治疗其他病。对于先患病而后发生中腹胀满的情况，应当先治疗中腹胀满的标病；对于先患中腹胀满病，而后出现烦心的情况，应当先治疗其中腹胀满的本病。人体所发生的疾病，有的是由外界邪气引起的，有的是由体内本身的邪气引起的。病由外界邪气引发的为标病；病由体内固有的邪气引起的为本病。对于由某种疾病引起的大小便不通利的情况，应先治疗大小便不通利这一标病，然后再治其本病。如果是邪气偏盛引起的实性疾病，应采用本而标之的治疗方法，即先治其本，后治其标；如果是正气不足导致的虚性疾病，应采用标而本之的治疗方法，即先治其标，后治其本。要谨慎地观察病情的轻重缓急，根据具体情况进行适当的治疗。病轻的可以标本兼治；病重的就要从实际出发，或者治本或者治标。另外，如果先是大小便不通利，而后引发其他疾病的，应当先治疗大小便不利这一本病。

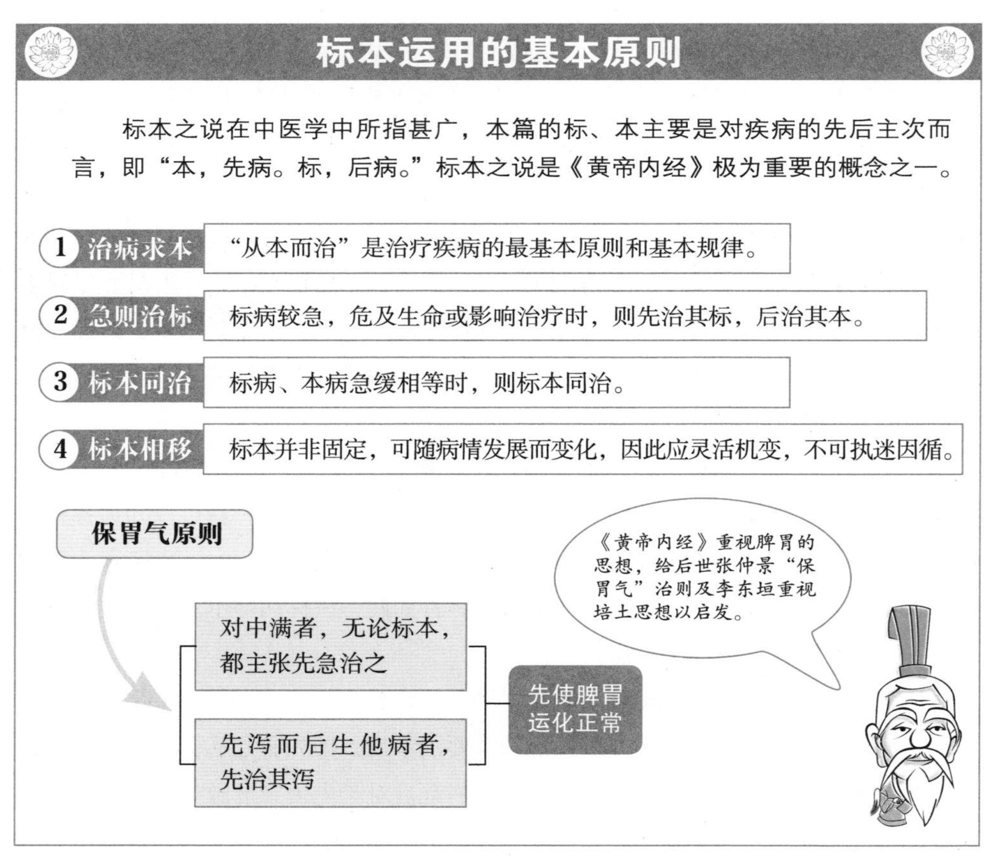

疾病传变的一般规律

疾病的传变，与五行中生克制约的规律相对应，必先传到患病之脏所克制的脏中。如果心脏有病，则先有心痛发作，大约经过一天，病传到肺，出现咳嗽的症状；

大约经过三天，病传到肝，有胁部胀痛的症状；大约经过五天，病传到脾，出现大便闭塞不通的症状，身体疼痛且沉重；如果再过三天没有好转的迹象，五脏就要受到损伤，必然导致死亡。在冬天多死在半夜的时候，在夏天多死于中午的时候。

如果肺脏有病，先是喘咳，大约经过三天，病传到肝，就会出现胁肋胀满疼痛的症状；大约经过一天，病传到脾，出现身体沉重疼痛的症状；大约经过五天，病传到肾，就会出现肿胀的症状；如果再过十天仍然没有治好，就会导致死亡。在冬天多死于日落的时候，在夏天多死于日出的时候。

如果肝脏有病，首先感到头目眩晕，胁肋胀满，大约经过三天，病传到脾，便出现身体沉重并伴有疼痛的症状；大约经过五天，病传到胃，就出现腹胀的症状；大约经过三天，病传到肾，就出现腰脊小腹疼痛、腿胫发酸的症状；如果再过三天还没有治愈，就会死亡。在冬天多死于日落的时候，在夏天多死于吃早饭的时候。

如果脾脏有病，首先感觉身体疼痛沉重，大约经过一天，病传到胃，产生胀闷的症状；大约经过两天，病传到肾，出现腹腰脊疼痛、腿胫发酸的症状；大约经过三天，病传到膀胱，出现背脊筋痛、小便不通的症状；如果再过十天还没有好转的迹象，就会导致死亡。在冬天多死于夜深人静的时候，在夏天多死于吃晚饭的时候。

如果肾有病，则会感到腹腰脊疼痛，胫部发酸，经过三天，病传到膀胱，出现背脊筋痛、小便不通的症状；再经过三天，病传到小肠，出现小腹膨胀的症状；然后再过三天，病传到心，出现两胁胀痛的症状；如果再过三天仍没有治好，就会导致死亡。在冬天多死于天亮的时候，夏天多死于吃晚饭的时候。

如果胃有病，首先感觉腹部胀满，大约经过五天，病传到肾，出现小腹腰脊疼痛、胫部发酸的症状；大约经过三天，病传到膀胱，出现背脊筋痛、小便不通的症状；大约经过五天，病传到脾，就会出现身体沉重的症状；如果再过六天仍没有治愈，就会导致死亡。在冬天多死于半夜以后，夏天多死于午后。

如果膀胱有病，首先出现小便不通的症状，大约经过五天，病传到肾，出现小腹胀满、腰脊疼痛、胫部发酸的症状；大约经过一天，病传到小肠，出现腹部膨胀的症状；大约经过一天，病传到心，出现身体沉重疼痛的症状；如果再过两天治不好，就会导致死亡。在冬天多死于半夜后，在夏天多死于下午。

所有的病证依据次序相传递，如上述次序相传的，都有一定的死期，不可以采用针刺法进行治疗。但间隔一个脏器或隔三个脏器、四个脏器相传的，还是可以进行针刺治疗的。

卷七

运气论

本卷以天文、气象、生物、物候、历法等多种学说来阐述自然气候变化规律对生物、对人体的影响，反映出“人与天地相应”的中医整体观，突出了自然变化和人体生命活动的各种节律，并进行了各年气候变化和疾病流行情况的推测，以及据此应采取的预防疾病的措施。

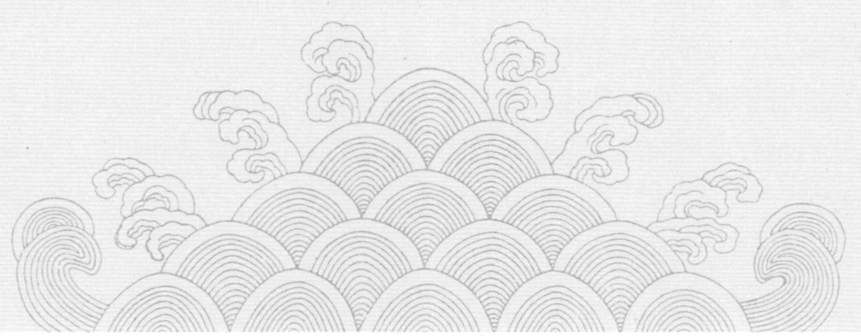

天元纪大论篇

五运六气话养生

本篇论述了五运六气演变的一般规律，其内容包括：天干地支作为推演五运六气的工具，六气与六经有关系，五运六气演变的一般规律，五运六气的演变与天地阴阳、四时气候关系。

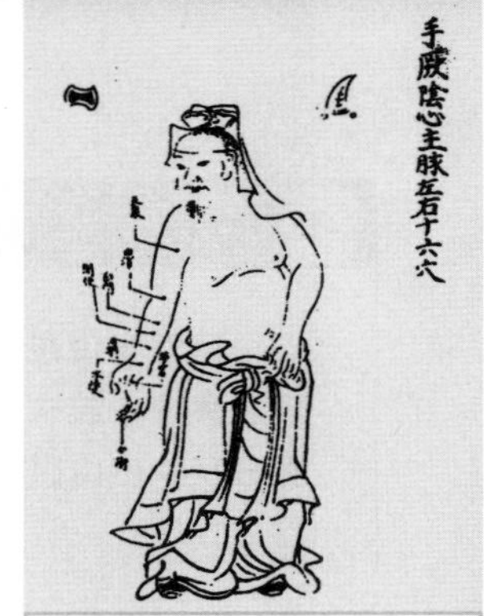

篇六十六

五运六气的演变

黄帝问：天有五行，统治五方之位，所以产生寒、暑、燥、湿、风的气候变化。人有五脏化生五气，所以产生喜、怒、思、忧、恐五种情绪变化。《六节脏象论》提道，五运之气相承袭而各有主治之时，到年终的那一天已轮回一个周期，然后重新开始循环。我已经懂得了这些道理，希望再了解关于五运与三阴三阳这六气是怎样结合的？

鬼臾区恭敬行礼回答说：您的问题很有深度啊！五运阴阳是天地间的规律，是一切事物的准则，是千变万化的起源，是生长、毁灭的根本，是精神活动的大本营，难道可以不通晓它吗？因此万物的生长叫作“化”，万物发展到极端就叫作“变”，阴阳的变化无穷叫作“神”，运用到出神入化，遍及各方而没有一方不具备就叫作“圣”。阴阳变化的作用，在天就是幽远玄妙的宇宙，在人就是深刻的哲理，在地就是万物的化生。地能够化生，就产生了万物的五味；人明白了这些道理，就产生了智慧；天幽远玄妙，就产生神妙难测的变化。而这些变化，在天为风，在地成木；在天为热，在地成火；在天为湿，在地成土；在天为燥，在地成金；在天为寒，在地成水。总之在天为无形的六气，在地为有形的五行，形气相互感应，万物就化生了。因此，天地之间是一切事物化生的场所，左为阳，右为阴，左右是阴阳升降的道路；水为阴，火为阳，水火是阴阳的具体表现；金木是万物生长与收成的始终。六气有多有少，五行有盛有衰，阴阳形气上下相互感召，所以不足和有余的变化的道理就很明显了。

五运主四时

黄帝说：很想了解关于五运主四时的情况。

鬼臾区说：五气运行，每运各主一年，周而复始，并不是单独主一个时期。

五运六气与人

运气学说是古人在长期生活和实践中，把天体运动、自然气候现象和人体生理现象统一起来，从客观表现上来探讨气候变化和人体健康与疾病的关系的学说，充分反映出中医学“天人相应”的观点。

运气学说

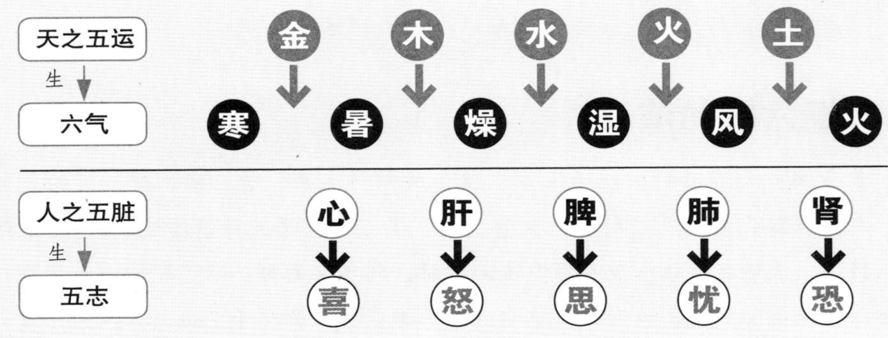

五运阴阳的规律

古人认为，虽然对于天道变化一时不容易弄清，但可以通过自然界的客观表现，如天体日月星辰的变化、自然界中生物的生长变化、季节气候、人体发病与自然变化的关系等，来寻找其中的规律。

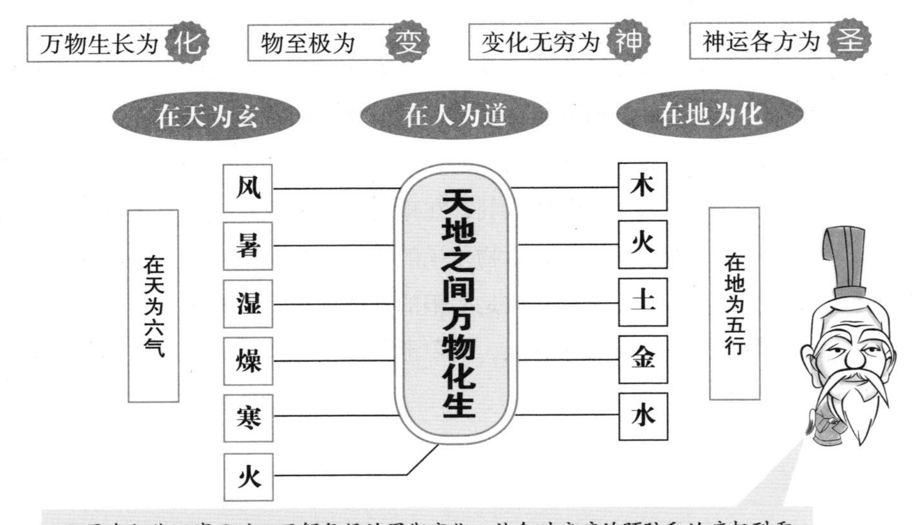

黄帝又问：请讲讲其中的道理。

鬼臾区说：我长年累月地查考《太始天元册》一书，它的里面有这样的论述，广阔无垠的天空，是宇宙造化化生的基础，万物依靠它而有了开始。五运之气循行于天道，天元真灵之气敷布于天地，是统领万物生长的根源。九星明朗地闪耀在天空，七曜不断地环绕旋转。于是天道有阴阳的变化，大地有刚柔的生杀现象，昼夜的明暗都存在不变的规律，四时寒暑也按着次序有规律地更替，这样生化不息，万物自然就都会明显地繁荣昌盛。在研究有关这些规律的方面，我家已经祖传十代了。

天地阴阳与五运六气

黄帝说：讲得不错！那么怎样解释气有多少，形有盛衰呢？

鬼臾区说：所谓气有多少，是指阴气和阳气，各有多少的不同，所以有三阴三阳之别。所谓形有盛衰，是指五行主岁运，各有太过与不及。在开始的时候，如果太过，随之而来的下一运便为不足；如果开始不足，接着的下一运便为太过。领悟有余和不足的道理，就可以推知运气的周期。凡运气与司天之气相应而符合的称为“天符”，与该岁的年支相符的称为“岁直”。如果运气相同，既是天符，又符合岁直的称为“三合”。懂得这些就可以开始研究天运、五运六气的道理了。

黄帝问：上下互感的情况是怎样的呢？

鬼臾区说：寒、暑、燥、湿、风、火为天的阴阳之气，人体的三阴三阳与之相对应。木、火、土、金、水，为地的阴阳，生长与收藏的变化与之相对应。春季和夏季，在上半年属阳，所以有春生夏长；秋季和冬季，在下半年属阴，所以有秋收冬藏。天有阴阳，地也有阴阳，天地相合，则阳中有阴，阴中有阳。所以要想了解天地阴阳变化的情况，就必须知道五行与六气相感应是运转不息的，每五年岁运循环一个周期，并自东向西右迁一步。此外，还必须了解天的六气与地的五运相配合，是每六年为一个周期的。由于天地之气有动有静，上下相应，阴阳相互交错，于是由此产生了六十年的运气变化。

黄帝问：天地上下循环的变化，也有一定的规律吧？

鬼臾区说：天以六气为节，地以五行为制。六气司天，六年方能循环一周；五运制地，五年才能循环一周。因为君火主宰神明，只有相火主运，所以运仅有五，而气有六，五六相合，总计三十年有七百二十个节气，称为“一纪”。经过一千四百四十个节气，是六十年，而成为甲子一周，于是各年运气的不及和太过，就都可以知道了。

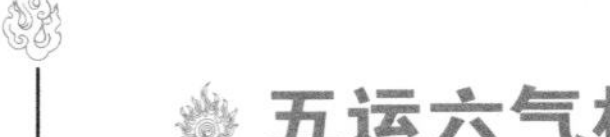

五运六气相合

黄帝说：您上面所讲的内容，上通天气，下达地理，包罗万象，应当说极为详细了。我要把学到的这些规律珍藏起来，对上，可以治疗百姓的疾苦；对下，可以保护自己的健康，并使百姓们也明白这些道理，上下和睦，德泽遍施，子孙都不用担忧疾病之苦，并传于后世，使其没有结束的时候。关于这个至深的道理，您能不能再跟我说一说呢？

鬼臾区说：关于五运六气相合的规律，应当说是近于微妙的，运用这一规律的时候，可以追溯到以往之气的变化，也可以推测将要发生之气的情况。重视它，就可以避免疾病；忽视它，人体就会受到伤害，发生疾病，甚至死亡。如果违背了这个道理，必然会遭到灾祸。所以必须谨慎地适应运气的自然规律，那我就讲讲其中的主要道理吧！

黄帝说：善于谈论事物起源的，必然研究事物发展的结局；善于熟悉事物现状的，也必然通晓将来的发展。只有这样，对于五运六气的道理，才能深刻理解，不会迷惑。希望您按照这样进行推理，有条不紊，简明扼要地进行阐释，以使其能永久流传而不断绝，容易推广应用，难以忘记。对于五运六气的规律，我愿意详尽地了解。

鬼臾区说：您的问题非常好呀！而运气的道理又是这么显而易见啊！这个问题对您来说，是很简单的，就像鼓槌敲在鼓上，发出的声音立刻得到了回响。我也曾知晓，甲年和己年都属土运，乙年和庚年都属金运，丙年和辛年都属水运，丁年和壬年都属木运，戊年和癸年都属火运。

黄帝问：五运六气与三阴三阳是怎样配合的呢？

鬼臾区说：子年和午年都是少阴司天，丑年和未年都是太阴司天，寅年和申年都是少阳司天，卯年和酉年都是阳明司天，辰年和戌年都是太阳司天，巳年和亥年都是厥阴司天。地支阴阳的次序，是以子年开始，亥年结束，所以少阴为首，厥阴为终。风主厥阴的本气，热主少阴的本气，湿主太阴的本气，火主少阳的本气，燥主阳明的本气，寒主太阳的本气，因为风、暑、湿、火、燥、寒是三阴三阳的本气，又都是天元一气所化，所以称为“六元”。

黄帝说：您阐述得太透彻了，请允许我记载在玉版上，藏在金匮里，题名为《天元纪》。

五运行大论篇

五运六气对人的影响

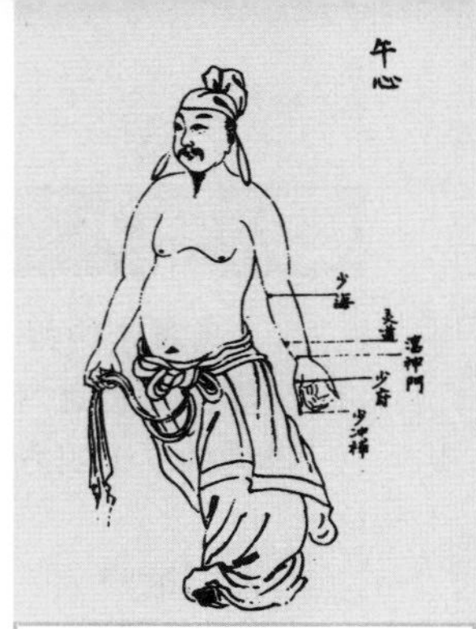

篇六十七

本篇论述了五运六气的演变规律及其对人体的影响，其内容包括五运六气在天空的分布，司天、在泉及左右间气的变化规律，六气与人体相合的情况。

五运六气在天空的分布

黄帝坐在明亮的厅堂中，开始正视天道的规律，观看八方的地形地势，研究五行运气阴阳变化的理论，并请来天师岐伯，请教他说：有的书上这样写道，天地的运行变化，可以通过观察日月星辰作为标志和准则；阴阳的升降，可以通过四时寒暑的变迁，来觉察到它的征兆。我曾跟您学习过五运的规律，您所讲的仅仅是五运主岁，应以甲子为首。我曾针对这个问题与鬼臾区讨论过。鬼臾区说，土运主甲年和己年，金运主乙年和庚年，水运主丙年和辛年，木运主丁年和壬年，火运主戊年和癸年；子午两年为少阴司天，丑未两年为太阴司天，寅申两年为少阳司天，卯酉两年为阳明司天，辰戌两年为太阳司天，巳亥两年为厥阴司天，与您所讲的阴阳归类不相符合，这是为什么呢？

岐伯说：这是显而易见的道理，因为这里讲的，是天地五运六气的阴阳变化，大凡能数得清的是人体中的阴阳。而事物的阴阳属性又是相对且可分的，所以推演下去，可以从十至百，由百至千，由千至万。天空无限广袤，大地无比辽阔，它们的阴阳变化，是不可能用数字去推算的，只能从对自然现象的观察中来进行推演。

黄帝说：我希望听您谈谈运气的理论是怎样创立的。

岐伯说：您的问题总是这样高明。在《太始天元册》中有如下记载，古人观测天空时看见天空当中横亘在牛女二宿与戊位之间为赤色的气；横亘在心尾二宿与己位之间为黄色的气；横亘在危室二宿与柳鬼二宿之间为青色的气；横亘在亢氐二宿与昴毕二宿之间为白色的气；横亘在张翼二宿与娄胃二宿之间为黑色的气。所谓戊位，就在奎壁二宿的分界，己位是角轸二宿的分界，奎壁是在立秋到立冬的节气之间，角轸是在立春到立夏的节气之间，所以把它们称为“天地的门户”。上述的五色云气横布天空的理论，是研究气候变化的第一步，是一定要精通掌握的。

黄帝称赞说：讲得精彩极了。

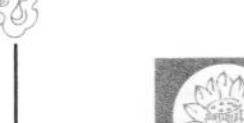

五气经天

《黄帝内经》认为十干对应五运的原因，在于观察到天空二十八星宿间有似云雾的五色之气，这五色之气流布于有关各宿，各宿又与地上以干支和乾坤巽震排列的二十四方相对应，故而才有天干对五运之说。

天门地户

按明代医学家张介宾依古天文地理的二十八星宿、二十四节气对应的解释，奎壁对应春分，角轸对应秋分，春分司启而秋分司闭，故称奎壁为天门，角轸为地户。

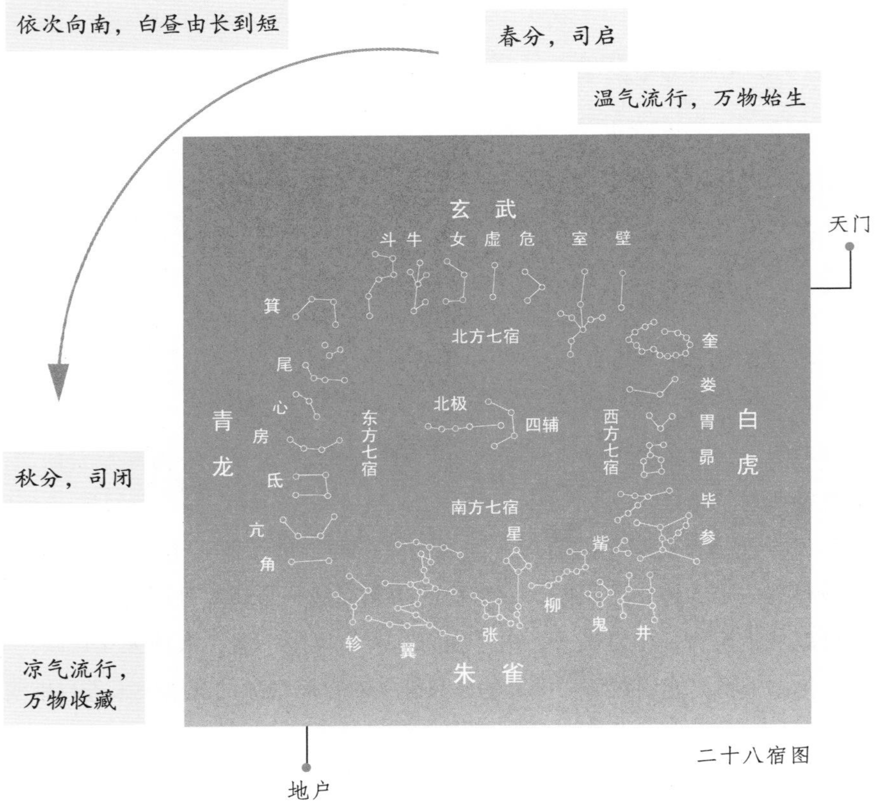

依次向南，白昼由长到短

春分，司启

温气流行，万物始生

玄武

斗 牛 女 虚 危 室 壁

箕 北方七宿 奎

尾 娄

心 东方七宿 北极 四辅 西方七宿 胃

青龙 房 昴 白虎

氐 毕

亢 南方七宿 参

角 星 觜

柳 鬼 井

轸 翼 张

朱雀

天门

地户

秋分，司闭

凉气流行，万物收藏

二十八宿图

天地上下与左右阴阳

黄帝说：我曾听鬼臾区说过，天地是万物的上下，左右是阴阳运行的道路，具体是什么意思，我还不清楚。

岐伯说：所谓上下，是指一年的司天之气在泉位置上的阴阳。而左右，是指司天、在泉左右两侧的四个间气。当司天的位置出现厥阴时，左侧便是少阴，右侧是太阳；出现少阴时，左侧是太阴，右侧是厥阴；出现太阴时，左侧是少阳，右侧是少阴；出现少阳时，左侧是阳明，右侧是太阴；出现阳明时，左侧是太阳，右侧是少阳；出现太阳时，左侧是厥阴，右侧是阳明。这里的方位是上为南，下为北，司天在正南方。左右，是指面向北方所看到的位置。

黄帝问：那么在下、在泉是指什么呢？

岐伯说：厥阴在上，即司天的位置，那么少阳就在下，即在泉的位置，它的左面是阳明，右面是太阴；少阴在司天的位置，那么阳明就在在泉的位置，它的左面是太阳，右面是少阳；太阴在司天的位置，那么太阳就在在泉的位置，它左面是厥阴，右面是阳明；少阳在司天的位置，那么厥阴就在在泉的位置，它的左面是少阴，右面是太阳；阳明在司天的位置，那么少阴就在在泉的位置，它的左面是太阴，右面是厥阴；太阳在司天的位置，那么太阴就在在泉的位置，它的左面是少阳，右面是少阴。这里所提到的左右，是指面向南方而确定的位置。五运之气上下相互交合，寒暑更替，如果属于相生关系的，则气候和谐，不会引起疾病；如果属于相克的情况，那么气候就会失常，人们也就会生病。

黄帝又问：有时五气相生也会使人生病，这又是什么原因呢？

岐伯说：这是上下关系互换造成的。例如君火与相火属于同类，也不相克，但如果位于下面的相火，换到了上面君火的位置，虽然看似相生关系，但也属于相克的，这样就会气候异常，并能引发疾病。

黄帝问：司天、在泉是怎样运转的？

岐伯说：司天之气顺着天体向右运行，在泉之气顺着地气向左运行，左右旋转一周为一年，又回归到原来的位置。

黄帝又问：鬼臾区曾说过，与地相对应的气多主静，现在您提到在下者向左运行，不明白具体指什么，希望听您详细介绍万物为什么能够运动？

岐伯说：天地阴阳的运动与静止，五行之气的周而复始，都是十分复杂的，鬼臾区也不能全面了解天地阴阳运行的规律。即使他能够观测和推算天的运动是有规律的，地是相对静止的。

对于天地阴阳的运动变化，在天表现为高悬的星象，在地生成万物的形态。日月五星循行于天空，各有各的轨道，五行之气附着于大地，形成各种事物的形体。所以大地盛载着有形体的物质，天空悬列着日月五星，以对应天的精气。大地上的万物与天上的精气交相运作，好像树木的根干与枝叶一样，是紧密联系的。因此抬起头观看天象，它虽然幽深玄远，但人类终究是可以探索清楚的。

黄帝问：地是否位于天空的下面呢？

岐伯说：大地位于人的下面，处在太空的中间。

司天、在泉与阴阳

司天、在泉

两者是值年客气在这一年中主事的统称。主管每年上半年的客气称为“司天”，主管每年下半年的客气称为“在泉”。司天在泉加上左右间气，共为六气，是客气六步运动的方式。值年客气逐年推移，因此，司天在泉四间气也每年各有不同。

年支和司天、在泉规律表

年支	子午	丑未	寅申	卯酉	辰戌	巳亥
司天	少阴君火	太阴湿土	少阳相火	阳明燥金	太阳寒水	厥阴风木
在泉	阳明燥金	太阳寒水	厥阴风木	少阴君火	太阴湿土	少阳相火

司天、在泉的阴阳相交规律

司天与在泉的阴阳相交规律是：司天为阳则在泉为阴，司天为阴则在泉为阳。其中少阴与阳明、太阴与太阳、厥阴与少阳，又是相合而轮转的。总之，司天之气既定，则在泉之气及左右间气亦随之而定。

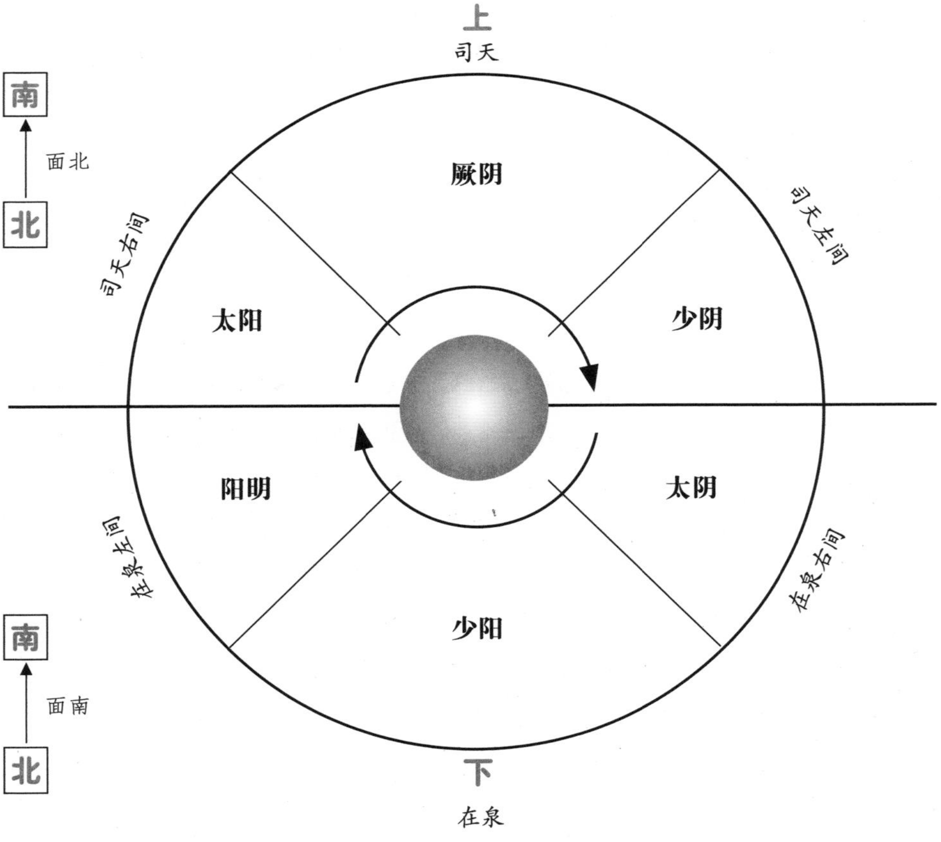

黄帝又问：那么它依附什么而存在呢？

岐伯说：是大气的力量托浮着它。燥气使它干燥，暑气使它蒸发，风气使它运动，湿气使它润泽，寒气使它坚实，火气使它温暖。风寒在下，燥热在上，湿气位于中央，火气游行于上下。一年之中，寒暑往来，六气分别侵入地面，地面受其影响而化生万物。所以燥气太盛，大地就干燥；暑气太盛，大地就发热；风气太盛，大地上的万物就摇动；湿气太盛，大地就湿润；寒气太盛，大地就冻裂；火气太盛，大地就干涸了。

黄帝问：怎样在脉搏上诊察出天地之气呢？

岐伯说：天气与地气的胜复运作，并不表现在人的脉搏上，所以不能诊断出来。《脉法》上写“天地的变化，无法从脉象上来诊察”，就是指这而说的。

黄帝问：那么左右间气能不能诊察呢？

岐伯说：根据间气的位置，可以诊察左右手的脉搏，而且从脉象可以预知疾病。

黄帝又问：怎样进行预测呢？

岐伯说：脉象变化与间气变化相一致的，身体无病；脉象与间气变化不一致的，就会生病；如果间气不在自己相应的位置上，就会引起疾病；间气位置左右颠倒的，也会引起疾病；脉象上出现相克表现的，病情就很危险；尺部与寸部的脉象变化与间气变化相反的，就会死亡；如果本应当左脉呈现出的脉象而出现于右脉，也会死亡。在诊察脉象时，首先要确定该年的司天、在泉，从而推知它的左右间气，然后才可以推测病人的死生逆顺。

六气与人体相合

黄帝说：天有寒、暑、燥、湿、风、火六气，人体是怎样与之相合的？它们怎样生化万物呢？

岐伯说：东方，春季与它相对应，是产生风的方位，风能使木气生长，木气能生酸味，酸味能够养肝，肝血能够养筋，由于筋生于肝，肝属木，木能生火，所以筋又能养心。六气的变化，在天为玄，表现为幽深邈远，变化无穷；在人为道，表现为能够掌握事物发展变化的规律；在地为化，表现为能使万物生化不息。化能生五味，道能生智慧，玄能生神明。地有化生作用，从而产生了六气。

它在天为风，在五行为木，在人体中为筋，风木之气可使万物柔软，其在五脏中为肝。风木之气的性质温暖，它的本质属于和谐，它的颜色是苍青，它的功能在于运动，它的变化结果是使万物欣欣向荣。风木之气供养的生物，属于有毛的一类，它的作用是发散，它在时令上属于宣散温和。风木之气的异常变化能使万物易受摧折，能使草木折损败坏。它在气味上属于酸类，在情志上

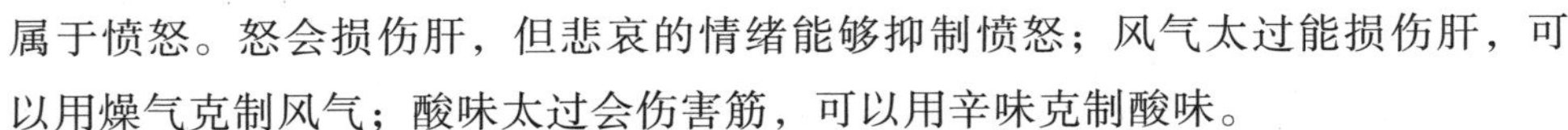

属于愤怒。怒会损伤肝，但悲哀的情绪能够抑制愤怒；风气太过能损伤肝，可以用燥气克制风气；酸味太过会伤害筋，可以用辛味克制酸味。

南方，夏季与它相对应，阳气旺盛能生热，热能使火气兴旺，火气能生苦味，苦味能够养心，心能够生血，血充足能够滋养脾。

火热之气在天为六气中的热，在地为五行中的火，在人为五体中的脉。火热之气能使万物生长繁茂，在内脏为心。它的性质是暑热，它的本质是显露，它的功能是躁急，它的颜色是赤，它的变化是使万物繁茂。火热之气供养的生物，属于羽毛类。它在作用上是英明，它在时令上是向上蒸腾。火热之气的异常变化，是炎热而枯槁。它所造成的灾害，是发生大火焚烧。它在气味上为苦，在情志上是喜乐。喜乐太过会损害心，但恐惧情绪能够克制喜乐；过热会伤气，可以用寒气克制热气；苦味太过也能伤气，可以用咸味克制苦味。

中央，长夏与它相对应，属土，气候多雨而生湿气，湿能使土气增长。土气能使农作物产生甘味，甘味能滋养脾气。脾气能滋养肌肉，肌肉强壮，能使肺气充实。

所以它在六气中为湿，在五行中为土，在人体中为肌肉，湿土之气可使万物充实盈满，在内脏为脾。它的性质沉静而兼容万物。它的本质属于润泽，它的功能属

六气与六季

六气风、暑、火、湿、燥、寒是气候变化的本源，它将一回归年分为六个气候季节，用今天的话说，就是风季、暖季、热季、雨季、干季、寒季。

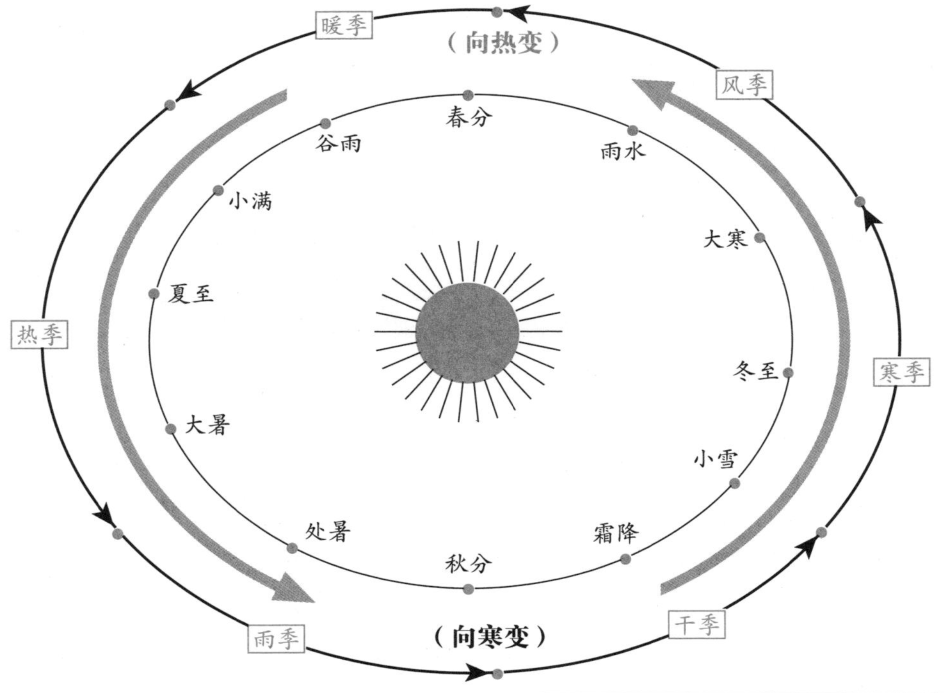

暖季
（向热变）
风季
春分
谷雨
雨水
小满
大寒
夏至
热季
冬至
寒季
大暑
小雪
处暑
霜降
秋分
干季
雨季
（向寒变）

于化生万物，它的颜色是黄色，它的变化是充盛盈满。湿土之气供养的生物，属于裸类。它的作用是安宁静谧，在时令上属于云行雨施。

湿土之气的异常变化，容易引发暴雨或淫雨连绵。它所造成的灾害，为洪水泛滥，它在气味上属于甘味，在情志上属于思虑。思虑太过会损伤脾，但愤怒的情绪能够克制思虑；湿气会伤害肌肉，可以用风气克制湿气；甘味太过，也会损伤脾，可以用酸味克制甘味。

西方，秋季与它相对应，秋天比较干燥，燥能够促进收敛清凉的金气生长，金气能生辛味，辛味能滋养肺气，肺气能滋养皮毛，皮毛润泽又能滋生肾水。它在六气中为燥，在五行中为金，在人体中为皮毛，燥金之气可使万物收成，在内脏里为肺。它的性质清凉，它的本质属于清静，它的功能特点是坚固，它的颜色是白色，它的变化结果是使万物收敛。燥金之气供养的生物，属于有壳的介虫类。它的作用是强劲有力，在时令上的特点是雾露。燥金之气的异常变化，是万物肃杀凋零。它所造成的灾害，是使草木枯萎凋谢。它在气味上是辛味，它在情志上属于忧愁。忧愁太过会伤害肺，但喜乐的情绪能够抑制忧愁；热气太过会伤害皮毛，可以用寒气克制热气；辛味太过，也能损伤皮毛，可以用苦味克制辛味。

北方，冬季与它相对应，阴气盛而生寒，寒气能生水气，水气能产生咸味，咸味能滋养肾气，肾气能滋养骨髓，骨髓充实，又能养肝。它在六气中为寒，在五行中为水，在人体中为骨骼。寒水之气可使物体坚固，其在内脏为肾。它的性质清冷，它的本质属于寒冽，它的功能特点是闭藏，它的颜色是黑色，它的变化结果是使万物肃静。寒水之气供养的生物，属于鳞虫类。它的作用是澄澈清冷，在时令上是寒冷冰雪。寒水之气的异常变化，是剧烈的冰冻。它所造成的灾害，是不按季节降冰雹，它在五味中属于咸味，在情绪上属于恐惧。过于恐惧会伤害肾，但思虑能够抑制恐惧；寒气太过会伤害血脉，可以用燥气克制寒气；咸味能伤害血脉，可以用甘味克制咸味。五气运行，交替更换以主时令，是有一定先后次序的。如果五气出现在它不该出现的时令，就是邪气；如果五气与时令相合，就是正常的气候。

黄帝问：邪气引起的病变的情况是怎样的？

岐伯回答说：气与主时之令相合的，病就轻微；不相合的，病就严重了。

黄帝又问：五气怎样主岁呢？

岐伯说：凡气有余，不仅加重克制它所能克制的气，而且还要欺侮本是克制自己的气，增强了克制的力量；另一方面，对于五气不足的情况，则是原属于自己所克制的气，也轻视自己的不足反而轻易侵犯。凡是恃强而欺凌他气的，也会受到邪气的伤害。这是因为它无所畏惧地横行，削弱了本身力量的缘故。

黄帝说：讲得很精彩。

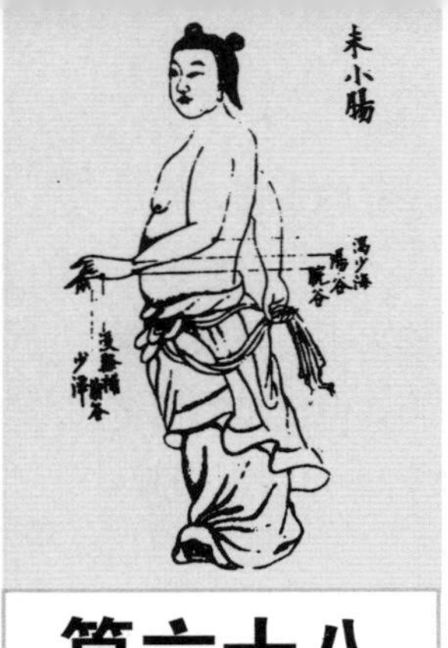

篇六十八

六微旨大论篇

天地之气与身体健康

本篇论述了天道六六之节，地理与六节相应，其内容包括六气的本、标、中，地理的六节气位，岁会、天符、太乙天符的含义，一年中六气始终的时间，气的升降出入与生化的意义。

天道六六之节

黄帝问：啊！关于天道，真是太奥妙深远了，好像仰头观看天空的浮云，又好像俯视无底的深渊，深渊虽深，还可以测量，对于浮云却不可能知道它的边际。您多次提到，应该谨慎奉行天道，我听了以后，记在心里，但又充满了疑惑，不知道其所指有何意义。希望您详尽地阐述，以让它永不泯灭，长久流传。像这样的天体运行之道，可以让我了解吗？

岐伯行礼参拜回答说：您的问题总是这样有深度。所谓天道，就是遵循自然的变化所显示出来的时序和盛衰。

黄帝问：我希望了解天道六六之节的盛衰是怎样的。

岐伯说：上下六步有一定的位置，左右升降有一定的范围，所以少阳的右侧由阳明所主，阳明的右侧由太阳所主，太阳的右侧由厥阴所主，厥阴的右侧由少阴所主，少阴的右侧由太阴所主，太阴的右侧由少阳所主。这都是六气之标，要面向南方而确定的位置。因此说自然界的时序及盛衰，要靠观看日光移影来确定，正立而耐心地等待，阐明的就是这个道理。

少阳的上面为火气所主，所以中气是厥阴；阳明的上面为燥气所主，所以中气是太阴；太阳的上面为寒气所主，所以中气是少阴；厥阴的上面为风气所主，所以中气是少阳；少阴的上面为热气所主，所以中气是太阳；太阴的上面为湿气所主，所以中气是阳明。以上所提及的“上面”是指三阴三阳的本气，本气的下面是中气，中气之下，是六气之标。由于本、标不同，所以六气所反映的现象也是有差异的。

时与气的关系

黄帝问：在时与气的关系方面，有这样一些情况，六气到的时候而时也到来，

六气的盛衰变化

六气之本、标、中

天道，即自然界显示出来的时序及盛衰。面南而立，可观察到在上的六气火、燥、风、湿、寒、热为三阴三阳之本；下之三阴三阳为六气之标；而兼于标、本之间的，因阴阳表里相通，如少阳、厥阴为表里，阳明、太阴为表里，太阳、少阴为表里，故彼此互为中见之气。

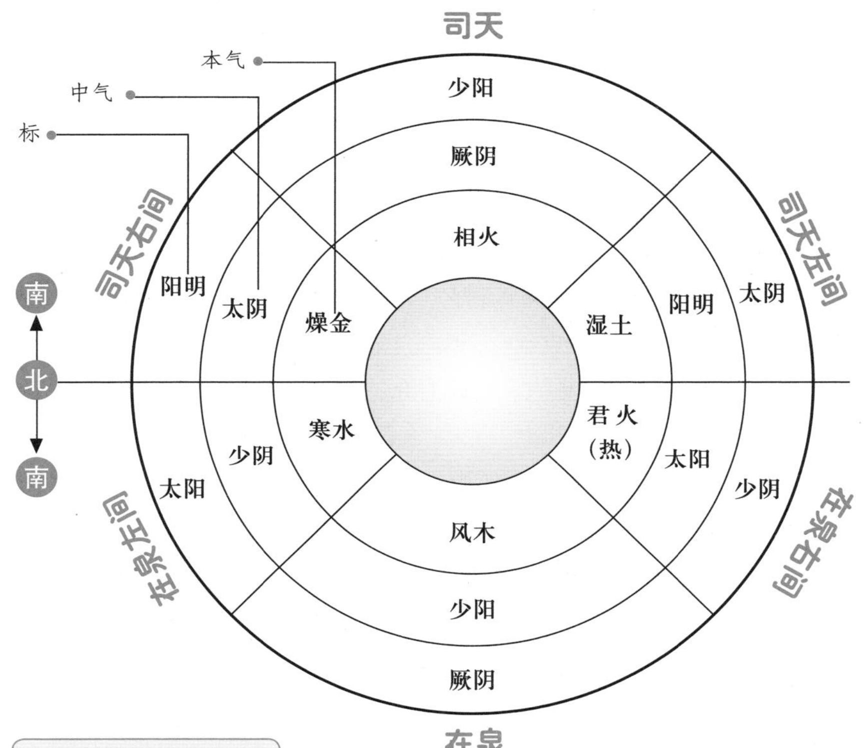

天道六节阴阳的盛衰

司天	在泉	间气加临之首
厥阴	少阳	少阳之右：阳明
少阴	阳明	阳明之右：太阳
太阴	太阳	太阳之右：厥阴
少阳	厥阴	厥阴之右：少阴
阳明	少阴	少阴之右：太阴
太阳	太阴	太阴之右：少阳

六气始于厥阴，阳明燥金为间气加临之首。

时到而六气没有到，也有六气比时先到的，为什么会出现这样的现象？

岐伯说：时来而六气也到的是和谐之气，时来而六气不到的是气不及，时没有到而六气先到的是气有余。

黄帝又问：时到而气不到，时没有到而气先到，又能怎样呢？

岐伯说：时与气相适应就为顺。时与气不能相适应就为逆，逆就产生变化，产生变化就能致病。

黄帝说：讲得很好！请您再谈一谈相应的情形。

岐伯说：万物的生长变化是与四时相应的，气与脉象是相应的。

黄帝说：妙极了！我想知道关于六气主时的位置是怎样的。

岐伯说：春分节以后是少阴君火的位置；君火的右面，后退一步是少阳相火主治的位置；再后退一步，就是太阴土气主治的位置；再后退一步，就是阳明金气主治的位置；再后退一步，就是太阳水气主治的位置；再后退一步，就是厥阴木气主治的位置；再后退一步，就是少阴君火主治的位置。

相火主治之位的下面，有水气来克制它；水气主治之位的下面，有土气来克制它；土气主治之位的下面，有风气来克制它；风气主治之位的下面，有金气来克制它；金气主治之位的下面，有火气来克制它；君火主治之位的下面，有阴精来克制它。

黄帝又问：其中有什么道理呢？

岐伯说：六气亢盛就会产生损害作用，必须有相应的气来克制它，只有加以克制，才能生化，才能抵抗外来太过或不及的邪气；如果不能制约亢盛，就会产生危害，从而败坏生化之机，形成极大的病变。

岁会、天符与太乙天符

黄帝问：那么，自然界的盛衰又是怎样的呢？

岐伯说：不当其位的就是邪气，正当其位的就是正常之气。邪气致病，病就会很严重；正常之气致病，就相当轻微。

黄帝又问：什么叫作“当位”呢？

岐伯说：例如木运遇卯年，火运遇午年，土运遇辰、戌、丑、未年，金运遇酉年，水运遇子年，这些运与所遇年份的地支属性相同，这就叫作“岁会”，也就是平气。

黄帝又问：那不当其位的情形是怎样的？

岐伯说：那就是主岁的天干与地支的属性不相同。

黄帝问：土运主岁而司天为太阴，火运主岁而司天为少阳或者少阴，金运主岁而司天为阳明，木运主岁而司天为厥阴，水运主岁而司天为太阳，这些都是怎样划分的？

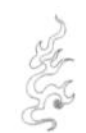

岐伯说：这是司天之气与主岁的运气相合，所以它在《天元册》里的术语为天符。

黄帝又问：既是天符又是岁会的怎样命名？

岐伯说：这叫作“太乙天符的会合”。

黄帝又问：它们之间有贵贱的分别吗？

岐伯说：天符如同执法的官吏，岁会如同行令的使臣，太乙天符如同君主贵人。

黄帝又问：如果同样感受邪气而发病，这三者有什么区别呢？

六气主时

六气主时分为六步，二十四节气分属于六步之中，次序是与五行相生的顺序相一致的。同时，六气主时之下又有六气相克，使其不致亢盛而产生危害。

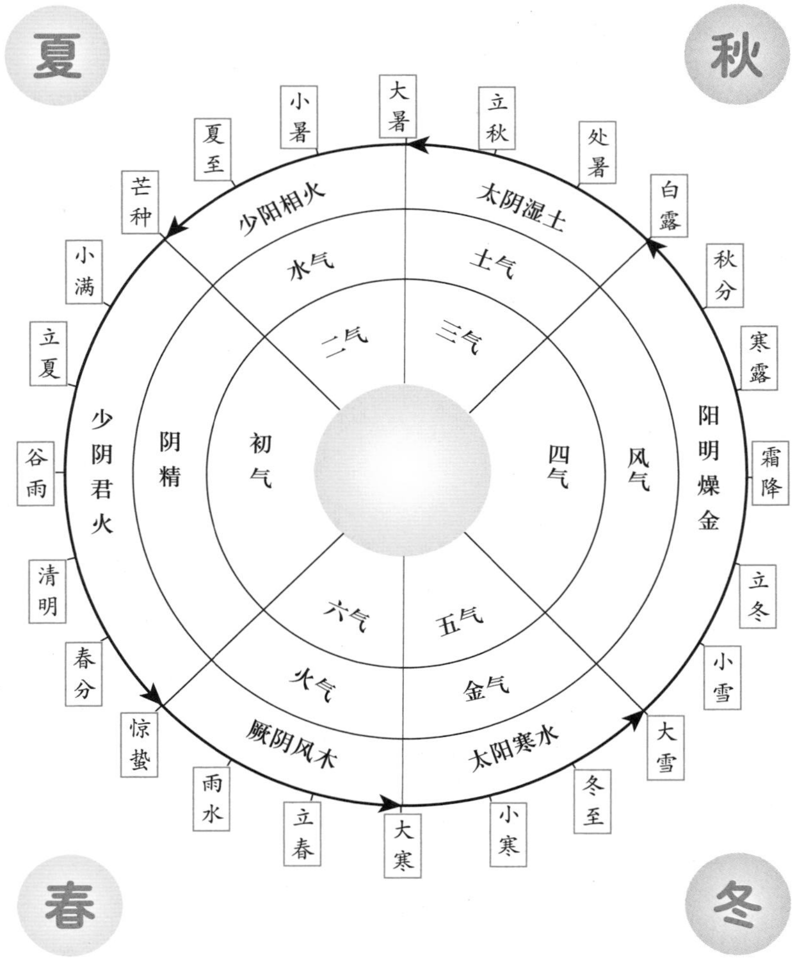

岐伯说：受执法之邪气侵袭的，发病急而比较危险；受行令之邪气侵袭的，发病较缓而病程较长，正邪之气处于相持状态；受贵人之邪气侵袭的，发病急剧并且很快就会死亡。

黄帝问：六气的位置相互变换会出现什么样的情况？

岐伯说：君居臣位是顺的，而臣居君位就是逆的，逆则发病就会很急，它的危险就大；顺则发病就会较慢，危险性也就小。所谓六气位置的变换，是指君火与相火而说的。

岁会与天符

岁会

运与所遇年份的地支属性相同，如同行令的使臣。

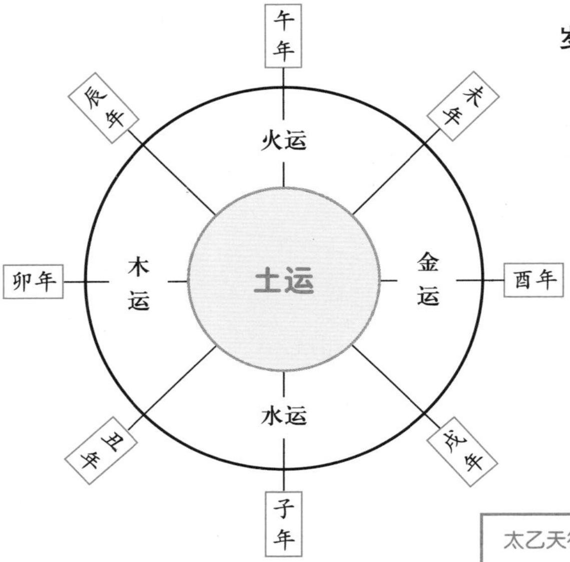

天符

司天之气与主岁的运气相合，如同执法的官吏。

＋　＝

太乙天符

既是天符又是岁会，如同君主贵人。

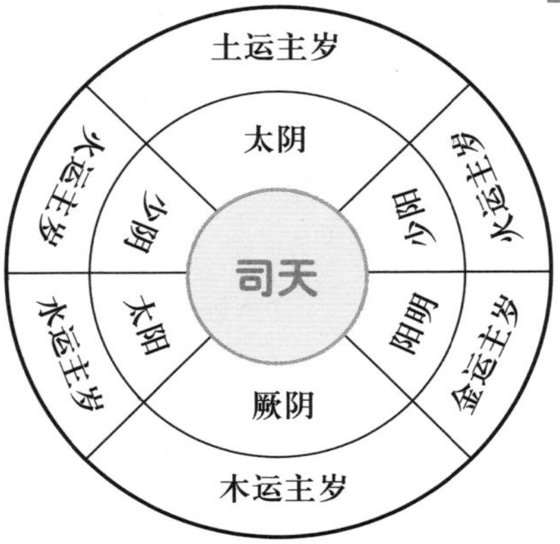

六气的始终

黄帝说：讲得不错！我想学习天时的“步”算法，可以吗？

岐伯说：所谓步，一步就是六十日有余，所以二十四步以后，其余数积满一百刻，就成为一日。

黄帝问：六气与五行相应的变化怎样？

岐伯说：六气的每一气位都有始有终，每一气有初气，有中气，又有天气和地气的不同，所以推求起来也就不相同了。

黄帝又问：怎样推求呢？

岐伯说：天气以甲为开始，地气以子为开始，子与甲相互组合，叫作“岁立”，只要认真地推测四时的变化，就可以推求出六气终始早晚的时刻。

黄帝说：我想详细了解每年六气始终的早晚情况。

岐伯说：您的问题很英明啊！六气第一周的始终刻分是这样的，甲子的年份，初气开始于水下一刻，终止于八十七刻半；第二气开始于八十七刻六分，终止于七十五刻；第三气开始于七十六刻，终止于六十二刻半；第四气开始于六十二刻六分，终止于五十刻；第五气开始于五十一刻，终止于三十七刻半；第六气开始于三十七刻六分，终止于二十五刻。

六气第二周的始终刻分是这样的，乙丑的年份，初气开始于二十六刻，终止于十二刻半；第二气开始于十二刻六分，终止于水下百刻；第三气开始于一刻，终止于八十七刻半；第四气开始于八十七刻六分，终止于七十五刻；第五气开始于七十六刻，终止于六十二刻半；第六气开始于六十二刻六分，终止于五十刻。

六气第三周的始终刻分是这样的，丙寅的年份，初气开始于五十一刻，终止于三十七刻半；第二气开始于三十七刻六分，终止于二十五刻；第三气开始于二十六刻，终止于十二刻半；第四气开始于十二刻六分，终止于水下百刻；第五气开始于一刻，终止于八十七刻半；第六气开始于八十七刻六分，终止于七十五刻。

六气第四周的始终刻分是这样的，丁卯的年份，初气开始于七十六刻，终止于六十二刻半；第二气开始于六十二刻六分，终止于五十刻；第三气开始于五十一刻，终止于三十七刻半；第四气开始于三十七刻六分，终止于二十五刻；第五气开始于二十六刻，终止于十二刻半；第六气开始于十二刻六分，终止于水下百刻。接下来是戊辰年初气，重新从水下一刻开始，不断重复着上述次序，周而复始地循环不已。

黄帝问：我想学习每年的岁候计算法，好吗？

岐伯说：您想要知道的可真详细啊！太阳循行第一周，天的六气开始于一刻；太阳循行第二周，天的六气开始于二十六刻；太阳循行第三周，天的六气开始于

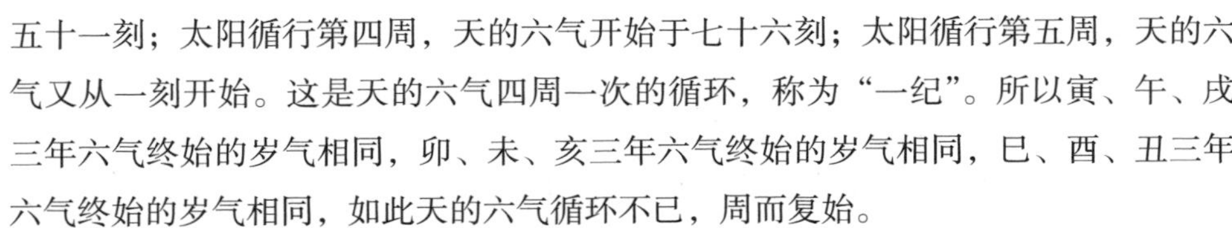
五十一刻；太阳循行第四周，天的六气开始于七十六刻；太阳循行第五周，天的六气又从一刻开始。这是天的六气四周一次的循环，称为“一纪”。所以寅、午、戌三年六气终始的岁气相同，卯、未、亥三年六气终始的岁气相同，巳、酉、丑三年六气终始的岁气相同，如此天的六气循环不已，周而复始。

气的升降

黄帝说：我希望听一听关于六气的作用。

岐伯说：论及天气的情况，当推求于六气的本源；论及地气的情况，当推求于主时之六位；论及人体的情况，当推求于天地气交之中。

黄帝问：什么是气交？

岐伯说：天气下降，地气上升，天地上下之气相交之处，就是人类生活的地方。所以说中枢的上面，是由天气所主；中枢的下面，是由地气所主；而气交的部分，人气随之而来，万物也由此化生。它所涉及的就是这个道理。

黄帝又问：什么是初气、中气呢？

岐伯说：初气三十度余零，中气也是这样。

黄帝又问：那为什么要区分初气和中气呢？

岐伯说：这是用来区分天气与地气的。

黄帝说：我想要寻根问底。

岐伯说：初气代表地气，中气代表天气。

黄帝问：气的升降是怎样的？

岐伯说：气的上升和下降，是天地交互更替的结果。

黄帝说：我希望您讲一讲它的作用。

岐伯说：地气可以上升，但升到极点就要下降，而下降乃是天气的作用；天气可以下降，但降到极点就要上升，而上升乃是地气的作用。天气下降，其气乃流荡于地；地气上升，其气乃蒸腾于天。天为至阳，地为至阴，天气和地气相互招引，上升和下降相互为因，因而才能不断地发生变化。

气的生化

黄帝说：讲得太好了！寒与湿相遇，燥与热相对，风与火相逢，其中蕴含有更深的道理吗？

岐伯说：气有相胜的作用，也有复原的作用，而胜复的变化中，有获得与生化，有作用与变化。一旦有了变化，就会产生病邪气。

黄帝问：什么是邪呢？

岐伯说：万物的生成都由于化，万物的终结都由于变。变与化的互相克制，是成长与衰败的根源。所以气有前进有后退，作用有迅速有缓慢，从这四种中，就会出现化与变的过程，这就是风气的由来。

黄帝说：慢快进退，是风气产生的原因，由化至变的过程，是随着盛衰的变化而进行的。成败隐伏在其中不停地运动，这是为什么？

岐伯说：成败相互隐伏是由于六气的运动，不断地运动，就会发生变化。

黄帝问：变化没有停止的时候吗？

岐伯说：没有生，没有化，就是停止的时候。

黄帝问：万物也有不生不死的时候吗？

岐伯说：一般而言，动物之类，如果其呼吸停止，那么生命就立即消失；植物矿物类如果其阴阳升降停止，则其活力也就立即枯萎。因此没有出入，就不可能由生而长、由壮而老，然后死亡；没有升降，也就不能由生而长、开花、结实、收藏了。所以有形之物，都具有升降出入之气。所以有形之物，是生化的所在。如果形体解散，生化也就停止了。因此，任何具有形体的东西，没有不出不入不升不降的，只是生化的大小和时间早晚的分别而已。升降出入的存在重要的是要保持常态，假如违反了常态，就会遇到灾害。所以，除非是没有形体的东西，才能免于灾患，就是指这方面而言的。

黄帝说：讲得好极了！那么有没有不生不死的人呢？

岐伯说：您真是参悟很深的人呀！能与自然规律相融合，并随其变化的，只有真人才能达到。

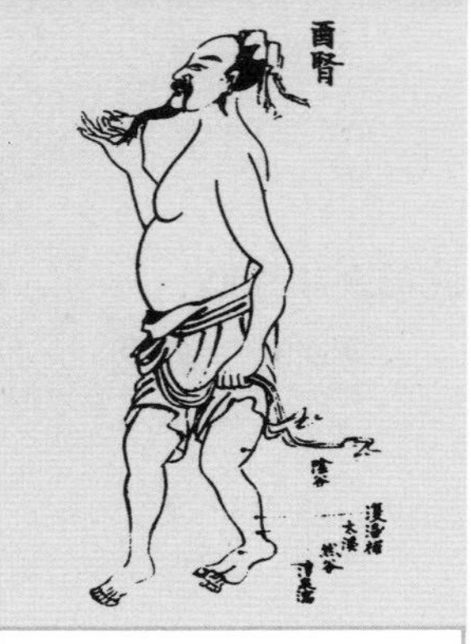

篇六十九

气交变大论篇

五运适中才健康

本篇论述了五运在气交中太过、不及的变化及其对人体的影响，五运的德、化、政、令对自然界的影响及其与疾病发生的关系。

概述

黄帝问：五运交替，与天的六气相感应；阴阳往来，和寒暑变化相适应；真气与邪气相争，因而使人体的内外分散，六经的血气波动，五脏之气也失去了平衡而互相转移，出现了太过、不及、专胜以及互相兼并的现象。我希望听您讲解它的起始原理和对应于人体的病变情况，可以吗？

岐伯行礼后回答说：您的问题很深入，原本这就是应该阐明的道理，历代帝王对此都非常重视，我的老师把它传授给后人，虽然我不聪慧，却有幸聆听教诲而领会其主要宗旨。

黄帝问：先人曾说过，遇到了可传授的人而不教，就会失去传道的机会；如果传授给不适当的人，就是学术态度不端正。我固然才德菲薄，不足以符合接受最好最高深的道理条件，但我又很同情黎民百姓因疾病而夭折的这种状况，因此希望您能以百姓的生命和医学的发扬光大为重，而传授这些理论，我来负责此事，一定按照道统行事，您觉得如何？

岐伯说：那我就具体地讲讲吧。《上经》中写道，所谓道，就是上知天文，下知地理，中知人事，只有这样，医学的理论才能宏扬，并代代相传。

黄帝又问：为什么这么说呢？

岐伯说：这里的根本就在于推求天、地、人三气的位置。研究天，就是天文学；研究地，就是地理学；通晓人气变化之至道的，是人事。太过的气是先天时而至，不及的气是后天时而至，所以天地有常有变，人体的生理病理也必然随之发生变化。

五运气化之太过

黄帝问：五运气化太过的情况是怎样的？

岐伯说：当岁木之气太过时，就会风气流行，脾土受到侵害，病人多出现泄泻、饮食减少、肢体沉重、烦闷、肠鸣、肚腹胀满等症状，这是由于木气太过，感应天上的木星的关系。如果风气过度旺盛，人就会患上骤然发怒、头眩、眼发黑及头部疾病。这是土气不能发挥作用，木气独胜的现象。因此，风气就更猖獗，使天上的云雾飞腾，地上的草木动摇不定，甚至枝叶摇落，人就会发生胁痛，呕吐不止。如果胃经的冲阳脉绝，就是无法治愈的病证，这时的太白金星分外明亮，显示出金气克木来抑制的效果。

当岁火之气太过时，就会暑热流行，肺金就要受到侵害，病人多出现疟疾、呼吸少气、咳嗽气喘、吐血、流鼻血、便血、水泻如注、咽喉干燥、耳聋、胸中发热、肩背发热等症状，这是在天上相应于火星的缘故。如果火气过度旺盛，病情就会加重，人就表现出胸中疼痛，胁下胀满，胁痛，胸膺部、背部、肩胛之间均感到疼痛，两臂内侧疼痛，身热肤痛而形成浸淫病。这是金气不振、火气独旺的现象。由于物极必反，水气侵入，因而出现雨水霜寒的变化，在天上对应于水星。假如遇到少阴、少阳司天，火热之气就会更加亢盛，好像火烧一样，以致水泉干涸，植物焦枯，人们的病，多出现胡言乱语、发狂奔走、咳嗽气喘、呼吸有声、二便下血不止。若肺金的太渊脉绝，属于绝症，这时的火星分外明亮。

当岁土之气太过时，雨湿之气就会流行，肾水就要受到侵害，病人多出现腹痛、手足逆冷、情志抑郁、身体不轻快、烦闷等病症，这是在天上对应土星的缘故。如果土气过度旺盛，人体就会肌肉萎缩，两脚痿弱不能行走，经常抽掣拘挛，脚跟痛，水邪蓄积于中，而生胀满，吃东西减少，以致四肢不能举动，出现水气不振、土气独旺的现象。因此泉水喷涌、河水满溢、干涸的池塘也滋生鱼类，甚至会发生疾风、暴雨，而出现堤岸崩溃、河水泛滥、鱼类游到陆地上等现象。而对于人，就会患上肚腹胀满、大便溏泄、肠鸣、泄泻不止等病。如果太溪脉绝，人就会无法治疗而死。这时的木星分外明亮。

当岁金之气太过时，燥气就会流行，肝木就要受到侵害，病人多出现两胁下面小腹疼痛、目赤而痛、眼眶溃疡、耳聋等症状。燥金之气过于亢盛，就会出现身体沉重、烦闷、胸痛牵引到背部、两胁胀满，而痛势下连小腹，这是在天上对应于金星的缘故。金气过度旺盛，在人体就会有喘息咳嗽，呼吸困难，肩背疼痛，尾骶、前后阴、大腿、膝关节、髋关节、小腿肌肉、小腿骨骼以及足等部位疼痛的症状，这是由于金气太过，火气克金，而在天上对应于火星的缘故。如果金气收敛太过，木气就受到克制，草木就要呈收敛之象，甚至苍老干枯凋零。在人体，因为肝气被抑制，所以多表现为胁肋疼痛，因而不能转动翻身。咳嗽气逆，甚至吐血，流鼻血。如果肝经的太冲脉断绝，则属于死证。这是在天上对应于金星的关系。

当岁水之气太过时，就会寒气流行，心火从而受到侵害，病人多出现身热、心烦、焦躁心跳、虚寒厥冷、全身发冷、谵语、心痛等症状。在气候方面是寒气早至，在天上对应于水星。水气过度旺盛，人体就会产生腹水、足胫浮肿、气喘咳嗽、盗汗、怕风等症。由于水气盛，因而会下大雨，尘雾迷蒙不清，土气来克制水气，所以在天上对应于土星。如果恰逢太阳寒水司天，就会冰雹霜雪不时下降，湿气太盛，会引起物体改变形状。人们的疾病，多为肚腹胀满、肠鸣、溏泄、食物不化、渴而眩晕等症。如果心经神门脉断绝，就是死证，无法治疗。这时火星昏暗，水星明亮。

五运气化之太过

五运之气化	特征	易发病症	气候特点	死证
岁木太过	风气流行，脾土受邪	泄泻、食少、身重、烦闷、肠鸣、腹胀等	天上云雾飞腾，地上草木动摇不定	冲阳脉绝
岁火太过	暑热流行，肺金受邪	疟疾、少气咳喘、溢血泻血、咽喉干燥、耳聋、胸热等	出现雨水霜寒的变化；如逢太阴少阳司天，则水泉干涸，植物焦枯	太渊脉绝
岁土太过	雨湿流行，肾水受邪	腹痛、手足逆冷、情志抑郁、身重、烦闷等	河泉满溢，甚至会发生疾风、暴雨，而使堤岸崩溃	太溪脉绝
岁金太过	燥气流行，肝木受邪	两胁下小腹痛、目赤、眼眶溃疡、耳聋等	草木呈收敛之象，甚至干枯凋零	太冲脉绝
岁水太过	寒气流行，心火受邪	身热心烦、焦躁心跳、虚寒厥冷、全身发冷、谵语、心痛等	下大雨，尘雾迷蒙不清；逢太阳寒水司天，则冰雹霜雪不断，湿气大盛	神门脉绝

五运气化之不足

黄帝说：讲得精彩！对于五运不及的情况又如何呢？

岐伯说：您问得太具体了！当岁木之气不及时，燥气然后流行，生气不能相适于时令，没有及时而来，草木就要晚荣。肃杀之气极盛，坚硬的树木就会折断碎裂，柔嫩的枝叶会萎弱枯干，这是在天上对应于金星的缘故。人们易患中气虚寒、胁肋部疼痛、小腹痛、肠鸣、溏泄等。在气候方面，是凉雨时至，这一切均与天上的金星相应。在谷类，则不能成熟，呈现青苍色。如果恰逢阳明司天，木气不能发挥其作用，土气兴起，草木再度茂盛，因而开花、结果、成熟的过程急速。因为

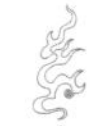

燥、土二气都处于盛时，所以天上的金星、土星都明亮。

木气受克制，而产生火气，那么自然界就会炎热如火，万物湿润的变为干燥，柔嫩的草木也都焦枯，枝叶从根部重新生长，于是一边开花，一边结果。在人体中，会引发寒热、疮疡、痱疹、痈痤等疾病。相应天上的火星、金星，五谷却因火气克制金气，不能成熟，白露提前下降，肃杀之气流行，寒雨反常而降，损害万物，味甘色黄的谷物遭到虫害。在人则脾土受邪，火气后起，心气虽然旺起较迟，但等到火能胜金的时候，金气就会受到抑制，谷物也不能成熟。在人体会出现咳嗽、流鼻涕等症状，与此相对应，天上的火星明亮，金星昏暗。

当岁火之气不及时，寒气就大规模流行。夏天生长之气受到抑制，植物就由茂盛走向凋落。寒凉之气过盛，阳气不能生化，植物也由繁茂走向凋零，与此相应的水星分外明亮。人们多出现胸痛，胁部胀满，两胁疼痛，胸膺部、背部、肩胛之间以及两臂内侧都感疼痛，甚至筋脉不能屈伸，髋骨与大腿间不能灵活运动。

因为火受水气制约，所以在天上对应水星，与火气相应的红色谷物不能成熟。水气克火，就会生土气，于是土湿之气向上蒸发为云，大雨倾盆，水气下降，在人体中就出现大便溏泄、腹满、饮食不下、肠腹中寒冷、肠鸣和泻下如注、腹痛、突然拘挛、筋肉软弱、麻痹失去知觉、足不能支撑身体等症状。与此相对应，土星明亮，水星昏暗，与水气相应的黑色谷物不能成熟。

当岁土之气不及时，风气就大规模流行，而土气受到抑制。风木能生万物，所以草木茂盛，但只是枝叶飘扬，华秀而不结实。与此相应的木星分外明亮。在人体多出现泄泻、霍乱、身体沉重、腹痛、筋骨摇动、肌肉跳动酸痛等症状，并时常发怒。土气不及就不能制约水气，寒水之气就偏盛，虫类提前蛰伏在土里。人们一般易患中气虚寒证。由于土被木克，所以木星明亮，土星昏暗，色黄的谷类，遭受虫害，不能结实。土受到木克制，就会引来金气，收敛之气袭来，高大的树木就要凋零。在人体就会引发胸胁突然疼痛、牵引小腹、频频叹气等症状。由于木气被金气克制，所以与木气相对应的青色谷物受到损害。与此相应的金星明亮，木星昏暗。如果恰逢厥阴司天，少阳在泉，那么流水不能结冰，蛰伏的虫类又重新出现，寒水之气不能独断专行，金气也就不能复盛。与此相应，木星正常，人们就恢复健康。

当岁金之气不及时，火气就会流行，木气正兴，长夏之气独旺，万物因而茂盛。但火气旺盛了，气候就会干燥灼热。与此相对应，天上的火星明亮。人体多出现肩背沉重、鼻流清涕、打喷嚏、便血、泻下如注等症状。

金气被克制，所以收敛之气晚到。与此相对应，金星昏暗，白色的谷类不能成熟。金气被克制以后，就会引来水气，于是突降寒雨，然后降落冰雹霜雪，杀害万物。在人体就会出现寒邪旺于下部，而格拒阳气，使阳气浮越于上。阳气上浮，就

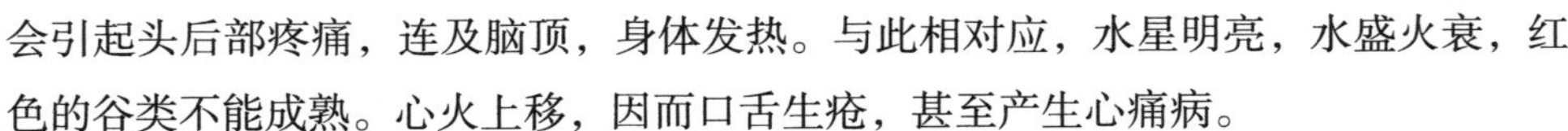

会引起头后部疼痛，连及脑顶，身体发热。与此相对应，水星明亮，水盛火衰，红色的谷类不能成熟。心火上移，因而口舌生疮，甚至产生心痛病。

当岁水之气不及时，湿气就大行其道。水气不能克制火，火气反而旺盛，万物生化迅速，气候炎热，时常降雨。与此相应，天上土星明亮。在人体，常常出现腹部胀满、身体沉重、腹泻，寒疡流脓水、腰股疼痛、下肢活动不便、烦闷、两脚萎弱厥冷、脚底疼痛，甚至足背浮肿的症状，这是冬藏之气受到抑制，肾气失掉平衡的缘故。与此相应，水星昏暗，与水气相应的黑色谷物不能成熟。

如果遇到太阴司天，寒水在泉，强大寒流常常侵袭，虫类提前伏藏，地面上凝积厚冰，即使有阳光，也不温暖，人们多患下部寒疾，严重的就生腹满浮肿病。与此相应，土星明亮，与土气相应的黄色谷物能够成熟。由于土气被水气制约，就会

五运气化之不足

五运之气化	特征	易发病症	气候特点	天象
岁木不足	燥气流行，生气不适于时令，草木晚荣	中气虚寒、胁肋小腹疼痛、肠鸣、溏泄等	寒雨反常而降，损害万物，味甘色黄的谷物遭虫害	火星明亮，金星昏暗
岁火不足	寒气大行，生长之气受制，植物由盛而衰	胸、两胁、胸膺、背、肩胛以及两臂内侧都感疼痛，甚至筋脉不能屈伸，髋骨与大腿间不能灵活运动	大雨倾盆，水气下降	土星明亮，水星昏暗
岁土不足	风气流行，土气受抑	泄泻、霍乱、身重、腹痛、筋骨摇动、肌肉跳动酸痛等	高大的树木凋零	木星明亮，土星昏暗
岁金不足	火气流行，长夏之气独旺，万物茂盛	肩背沉重、鼻流清涕、打喷嚏、便血、泻下如注等	突降寒雨、冰雹、霜雪，杀害万物	火星明亮，金星昏暗
岁水不足	湿气流行，万物生化迅速	腹胀身重、腹泻、寒疡流脓水、腰股疼痛，烦闷、两脚萎弱厥冷、脚底疼痛、足背浮肿	气候炎热，时常降雨；如遇太阴司天，则强大寒流常常侵袭，虫类提前伏藏，地面上凝积厚冰	木星明亮，土星暗淡

引来木气，因而大风肆虐，花草树木偃伏凋零，因为风吹干裂，植物失去鲜艳润泽的气象，人们的面色也就萎黄暗淡，筋骨拘急疼痛，肌肉跳动抽搐，两眼看不清东西，甚至出现复视，肌肉发出风疹。如果风气侵入脑膈，就会产生心腹疼痛。这是木气太盛，土气受损，黄色的谷类难以成熟。与此相应，木星明亮，土星暗淡。

五气与四时的相应规律

黄帝说：讲得很正确！我还希望了解有关五气与四时相应的规律。

岐伯说：您要学习的原理真多呀！在木运不及的年份，如果春天有和风使草木萌芽抽条的时令，那么秋天就有雾露润泽而清凉的正常气候；如果春天出现寒冷凄清的金气，夏天就会有酷暑的炎热气候。所以往往在东方发生灾害，而在人体对应于肝脏，内在胸胁，外在关节，为其发病部位。

在火运不及的年份，如果夏天景色显明，那么冬天就出现严寒霜冻的正常气候；如果夏天出现萧条寒冷天气，那么就会出现尘埃飞扬、大雨倾盆的气候。往往在南方发生灾害。而在人体对应于心脏，内在胸胁，外在经络，为其发病部位。

在土运不及的年份，如果四季之末有云雾润泽的景象，那么春天就有风和日暖、草木萌芽的正常气候；如果四季之末有暴雨狂风、摇断草木的异常现象，那么秋天也就有阴雨绵绵的气象。所以往往在与土气相应的四隅发生灾害，而在人体对应于脾脏，内在心腹，外在肌肉四肢，为其发病部位。

在金运不及的年份，如果夏天有明显的树木茂盛的景象，那么冬天就有严寒冰冻的寒冷之气相对应；如果夏天出现酷热难耐的异常变化，那么秋天就会有冰雹霜雪的气候。所以往往在西方发生灾害，而在人体对应于肺脏，内在胸胁肩背，外在皮毛，为其发病部位。

在水运不及的年份，如果四季之末有湿润的气候，那么就时常有和风生发；如果四季之末有天空昏暗、暴雨骤降的变化，那么就时常会有暴雨狂风摇断草木的情况。所以往往在北方发生灾害，而在人体对应于肾脏，内在腰脊骨髓，外在腧穴及膝关节、小腿肌肉等部位，为其发病部位。五运之气应保持平衡，太过的要进行抑制，不及的要进行促进，正常的变化有正常的对应之气，异常的变化也必然引起一系列的反应。这是万物生长化成收藏的自然规律，也是四时气候的正常现象，如果运气违背这些规律，则天地四时之气就会闭塞不通。所以天地的运动静止，有日月星辰的运行作为参照，阴阳的往来，有寒暑的变迁可以作为征兆，指的就是这个道理。

五气的紊乱变化

黄帝问：您关于五气的变化，四时的相应，解释得很详尽了。但是五气如果

发生紊乱，与其他的气结合后，经常会引发灾害，而发作的时间，又没有一定的规律，请问怎样能够准确预测呢？

岐伯说：五气的紊乱变化，虽然没有固定的规律可循，然而各气的特性、生化的作用、功能、对应的节气、损害的程度和变异，都有不同的现象，这些都是可以提前诊察出来的。

黄帝又问：这依据什么道理呢？

岐伯说：东方生风，与木气相应。柔和散发是它的特性，使万物滋生繁荣是它的生化作用，使万物舒展松缓是它的功能，它的表现是风气，它的异常气候为大风怒号，它的灾害是吹散万物使其凋零。南方生热，与火气相应，光明显耀是它的特

五气的紊乱

五气的紊乱变化，虽然没有固定的规律可循，然而各气的特性、生化作用、功能，以及损害的程度和变异，都有不同的现象，都是可以提前审察到的。

五气紊乱
异常
灾害
柔和
大风怒号
吹散万物使其凋零
光明
烈日炎炎
焚毁万物
南，火气相应
湿热
暴雨如注
洪涝灾害，
堤坝溃决
东，木
气相应
中央，土气相应
西，金
气相应
凉爽
肃寒而损
伤万物
使草木干
枯凋零
北，水
气相应
寒冷
酷寒
冰雪霜雹

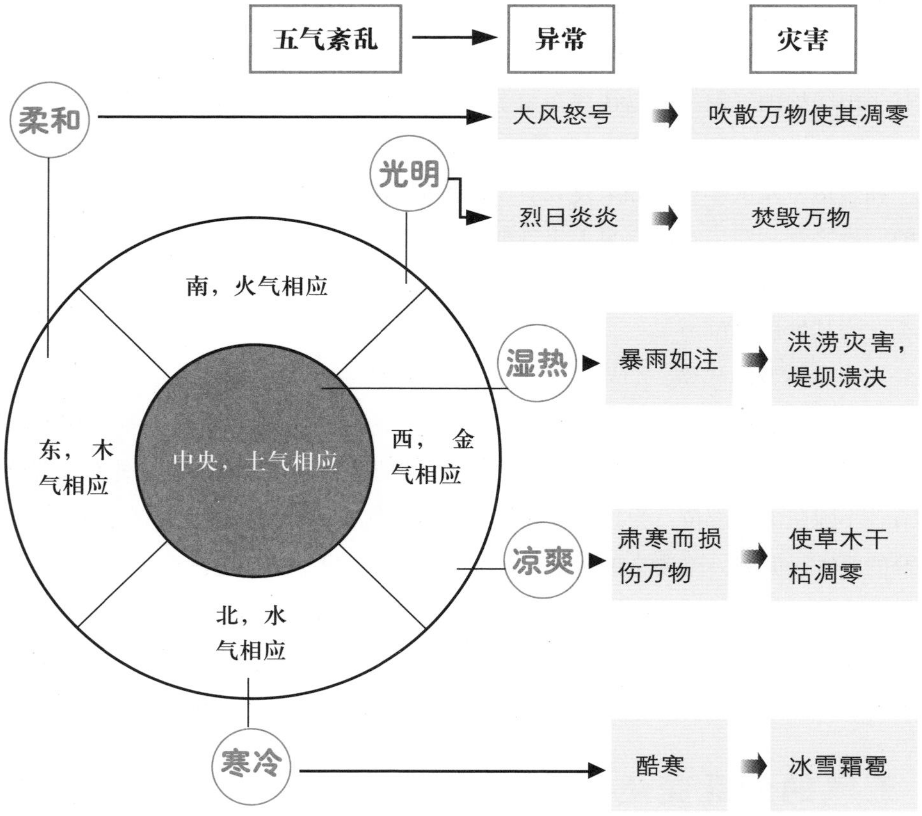

性，使万物繁茂昌盛是它的生化作用，光明照耀是它的职责，它的表现是热气，它的异常气候是烈日炎炎，它的灾害是焚毁万物。中央生湿，与土气相应，湿热是它的特性，使万物丰满盈盛是它的生化作用，安静是它的主要状态，湿气是它的气候特征，它的异常气候是暴雨如注，以致引发洪涝灾害、堤坝溃决。西方生燥，与金气相应，清洁凉爽是它的特性，使万物紧缩收敛是它的作用，强劲急迫是它的政令，燥气是它的气候特征，它的异常气候是肃寒而损伤万物，它的灾害是使草木干枯凋零。北方生寒，与水气相应，寒冷是它的特性，使万物清静是它的作用，凝固是它的功能，寒气是它的气候特征，它的异常气候是酷寒，它的灾害是冰雪霜雹。所以观察各气的运动，有特性、有作用、有政令、有表现特征、有异常变动、有灾害，万物与之相配合，人也与之相适应。

黄帝问：您所谈到的五运的太过与不及，上应五星的变化。现在特性、作用、灾害、变动，不是正常情况下发生的而属于突然的变化，五运是否也会随之改变呢？

岐伯说：如果五运是随天道而行，那就肯定要与五星相对应。突然而来的变化，是由于气候的交相变化，和天运没有关系，所以五星的运行不受影响。五星对应于正常的情况，而不对应于突然变化，就是指的这个道理。

五星与天运

黄帝又问：五星与天运是怎样相应的？

岐伯说：那就是各自遵从其天运之气的变化。

黄帝问：五星的运行有快慢顺逆的不同，具体的情况是怎样的？

岐伯说：五星在运行的过程中，在顺行的轨道上徘徊不前，或者长久停留而光芒变小，这称为“省下”，也就是指察看所属分野的情况；若去而速回，或者迂回而行的，这称为“省遗过”，也就是指察看所属分野中是否还有什么遗漏和过错；若久留而回环旋转、似去不去的，称为“议灾”，也就是指议论所属分野中的灾难和福德；如果距离发生变动的时间近，那么其星就小，反之则大。如果星的光芒大于平常一倍，那气化就亢盛；大两倍的，灾害就会立即发作；小于平常一倍的，那气化就小；小两倍的，称为“临视”，好像亲临视察下面的过与德，有德的降福，有过的降灾。所以五星的呈现，如果是高而远，看起来就小；如果是下而近，看起来就大。因此星的光芒大，就表示喜怒的感应期近；星的光芒小，就表示祸福的降临期远。岁运太过，主运之星可能就要背越出轨；运气相和，则五星各自运行在正常的轨道上。所以岁运太过，它所克制之星就会黯淡而兼见母星的颜色；如果岁运不及，那岁星就兼见其所不胜之星的颜色。

总之，天的变化，道理是极精微而不易审察的，谁能了解它的奥妙呢？虽然这

一道理隐秘难懂，但谁能够用更好的办法来阐述呢？哀叹合适吗？什么是好？这只是无知的人毫无根据地胡乱猜测，用来警示君王们，并让他们感到恐惧而已。

黄帝问：五星是怎样应验灾害的？

岐伯说：也是各自遵从其岁运气化而有所不同。所以时令的更替有盛有衰，运星的侵犯有顺有逆，星的留守日期有长有短，星的呈象中有好坏之分，星宿所属有胜负之分，应验的征兆也有吉凶的分别。

黄帝问：星象的好坏怎样鉴别呢？

岐伯说：五星呈象中有喜、怒、忧、丧，呈现恩泽、表现躁动的不同，这是星象变化时常呈现的，应当认真慎重观察。

黄帝又问：星象有喜、怒、忧、丧、泽、躁六种现象，对它所居地位的高低的评价有影响吗？

岐伯说：星象虽然可看出高低的不同，在应验上却没有什么不同，所以应验在人体方面也是一样的。

黄帝说：您阐释得特别清晰！它们的德、化、政、令、动静、损益又如何？

岐伯说：德、化、政、令、灾变都有一定的限度，是不能彼此相叠加或者相减的，也就是既不能增多也不能减少的。胜负和盛衰祸福也是不能随意增多的，往来的日数，多少一样，不能彼此相越。五行阴阳的升降，是互相结合而不是单方面过盛，这都是随五气的运动而与之相应，且反复出现的。

黄帝问：它怎样影响疾病的发生？

岐伯说：特性和作用，是五气正常的吉祥征兆，政令是五气的表现形式，变易是产生胜负循环的准则，灾害是万物受伤的开始。正气和邪气相当的就和谐健康，正气不能抵御邪气就会生病，如果再受厉害的邪气侵袭，病情就要加重了。

黄帝说：这种理论真是精湛高深呀，把这种学说发扬光大，直至无穷之境、无极之地，也是圣人的伟大事业。我听说精通天道的，一定运用天道应验于人；精通历史的，必定运用历史来检验当今；精于气化理论的，必定把气化明确地表现于万物；善于论述天人相应的，就能够把天地的造化统一起来；善于研究生化与变动的，就要了解自然的道理，并探索神秘莫测的世界。除了像您这样的人，谁能够参透这种至道宏论呢？

于是，黄帝选择了一个良辰吉日，把它藏在书房里，每天清晨诵读，命名为《气交变》。黄帝非常虔诚，特别珍视它，不随便取出来，并且不肯轻易传给其他的人。

五常政大论篇

引发疾病的多方面原因

本篇论述了五运平气、不及、太过所出现的气候、物候、多发疾病及与其相关联的一些情况，地势高低的气候特点及其对人体健康的影响，六气司天、在泉时气象、物候的特点，多发疾病及其治疗方法。

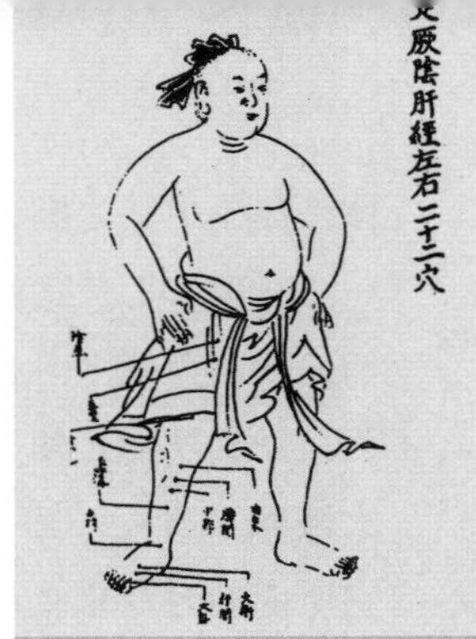

篇七十

五运的平气、不及与太过

黄帝问：宇宙深远，天空广阔无边，五运循环不息。其盛衰各不相同，损益也随之而变化。希望知道五运中的平气，它的名称是如何产生的，又是怎样定义的？

岐伯回答说：您提出的问题很英明啊！所谓平气，在木中，称为“敷和”，取敷布和柔之意；在火中，称为“升明”，取上升而明之意；在土中，称为“备化”，取广布生化之意；在金中，称为“审平”，取宁静平和之意；在水中，称为“静顺”，取静穆和顺之意。

黄帝问：对于五运不及的情况，名称有怎样变化？

岐伯说：在木中，叫作“委和”；在火中，叫作“伏明”；在土中，叫作“卑监”；在金中，叫作“从革”；在水中，叫作“涸流”。这就是五运不及的名称。

黄帝又问：那么五运太过呢？

岐伯说：若太过，在木中，叫作“发生”；在火中，叫作“赫曦”；在土中，叫作“敦阜”；在金中，叫作“坚成”；在水中，叫作“流衍”。

平气的物候

黄帝问：怎样判断平气、太过和不及的物候？

岐伯说：您的问题很具体。敷和，即木运平气，木气的特性得到普及，阳气舒展，阴气敷布，五气弘宣平和。木气性质柔和；它的功用表现为或者曲或者直；它的生化之气能使万物兴旺；其属类为草木；其功能为发散；其征兆为温和；其表现为风；在人体相应于肝。肝木被金克，并主于目；它在谷类与麻相应；在果类与李相应；其所充实的为核仁；它所应的时令是春；在虫类为毛虫；在畜类为犬；在颜色为苍；它的精气所养的是筋；发病为里急胀满；在五味为酸；在五音为角；在物

体是属于中坚之类；河图成数是八。这就是春天木气的正常平气的状况。

升明，即火运平气，火气的特性遍及四方，无所不至，五行的气化从而得以平衡发展。火气上升性质急速；其作用是燃烧；它的生化之气能使物类茂盛；其属类为火；其功能是使万物明曜；其征兆为炎暑；其表现为热；它在人体相应于心，心火被寒水所克，并主于舌；在谷类与麦相应；在果类与杏相应，其所充实的为络；它所应的时令是夏；在虫类为羽虫；在畜类为马；在颜色为赤；它的精气所养的是血脉；发病为肌肉跳动，身体抽搐；在五味为苦；在五音为徵；在物体是属于脉络一类；河图成数是七。这就是夏天火气的正常平气的状况。

备化，即土运平气，天地之气协调，土气的特性流布四方，使五行的气化同时盛行。土气性质柔顺；其变动是或高或低；它的生化之气能使万物成熟盈满；其属类为土；其功能是使万物安静；其征兆为湿热相蒸；其表现为湿；在人体相应于脾，脾土被风木之气所克，并主于口；它在谷类与稷相应；在果类与枣相应，其所充实的为肉；它所应的时令是长夏；在虫类为倮虫；在畜类为牛；在颜色为黄；它的精气所养的是肉；发病为阻塞；在五味为甘；在五音为宫；在物体是属于肌肉一

五运平气、不及与太过的立名

五运循环不息，其盛衰各不相同，损益也随之而变化。衰损为不及，盛益为太过，不盛不衰、不损不益则为平气。

五运
五运太过
五运不及
五运平气
木运
火运
土运
金运
水运
委和
伏明
卑监
从革
涸流
敷和
升明
备化
审平
静顺
发生
赫曦
敦阜
坚成
流衍

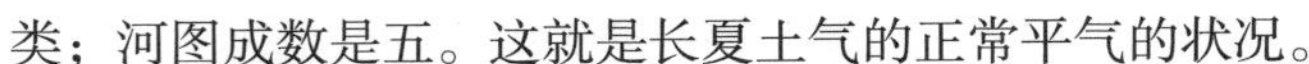
类；河图成数是五。这就是长夏土气的正常平气的状况。

审平，即金运平气，天地之气收敛约束，但无肃杀残害的现象，五行的气化，从而得以通畅、明洁。金气性质刚强锋利，其功用为成熟坠落；它的生化之气能使万物结实收敛；其属类为金；其功能是使万物清劲严肃；其征兆是清凉急切，其表现为燥；在人体相应于肺。肺气被火热之气克制，并主于鼻；它在谷类与稻相应；在果类与桃相应；所充实的为壳；它所应的时令是秋；在虫类为介虫；在畜类为鸡；在颜色为白；它的精气所养的是皮毛；发病为咳嗽；在五味为辛；在五音为商；在物体是属于外壳坚硬一类；河图成数是九。这就是秋天金气的正常平气的状况。

静顺，即水运平气，水气纳藏而对万物无害，生化而善于下行，五行的气化从而得以完整。水气性质润泽下行；它的功用表现为灌溉满溢；其生化是水物凝坚；其属类为水；它的功能是使井泉不竭，河流不息；其征兆是寒静，其表现为寒；在人体与肾相应。肾水被土湿之气制约，并主于二阴；它在谷类与豆相应；在果类与栗相对应，其所充实的是汁液；它所应的时令是冬；在虫类为鳞虫；在畜类为猪；在颜色为黑；它的精气充养的是骨髓；发病为气逆；在五味为咸；在五音为羽；在物体是液体一类；河图成数是六。这就是冬天水气的正常平气的状况。

所以平气的物候特点是，在敷和之年，要滋生万物而不乱杀伤；升明之年，要长养万物而不削罚；备化之年，要化育万物而不限制；审平之年，要收敛万物而不残害；静顺之年，要伏藏万物而不压抑。

不及的物候

木运不及，即委和，也叫作“胜生”。木的生发之气不能发挥作用，土气于是散发，火气自然平静，秋收的时令因而提前。这样就会引起经常下凉雨，风云兴起，草木生发得晚，并且易于干枯凋落，但当谷物抽穗结实后，皮肉充实。委和之气收敛，其作用是聚集；在人体的异常症状是筋络收缩弛缓；其发病表现为易于惊骇；在人体中和肝相应；在果类和枣、李相应；所充实的为核、壳；在谷类中和稷、稻相应；它在五味为酸、辛；在颜色为白、青；在畜类为犬、鸡；在虫类为毛虫、介虫；它所主时的气候为雾露寒冷凄凉；其声音为角与商。木运不及就要被金克化，所以摇动和恐惧就是其出现病变的情况；这时少角与半商相同，上角与正角相同，上商与正商相同。由于金气会损伤肝气，那么所引发的病变就是四肢痿弱、痈肿、疮疡、生虫等。这时上宫与正宫相同。木气不足，秋气肃杀，但随之而来的就是火热蒸腾，其灾害对应于东方。木受金克，其主多飞虫、蠹虫、蛆虫和雉鸡，但木气郁到极点，就会转为雷霆。

平和的物候——平气

平气，在于不损不益、无盛无衰，其物候特点，在于滋生万物而不杀，长养万物而不罚，化育万物而不限制，收敛万物而不残害，敛藏万物而不压抑。

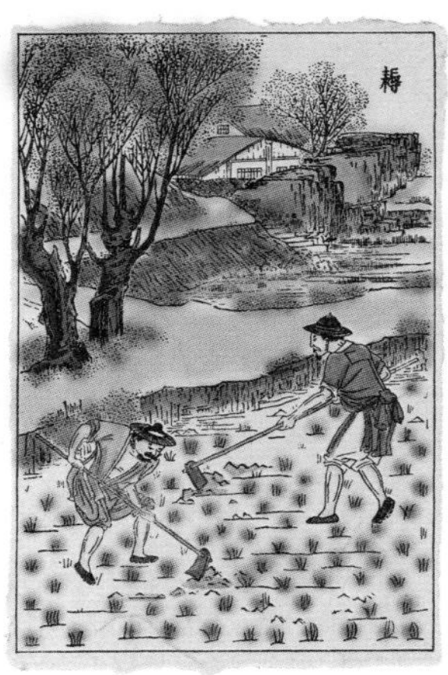

火运平气

其性遍及四方，能使物类茂盛。

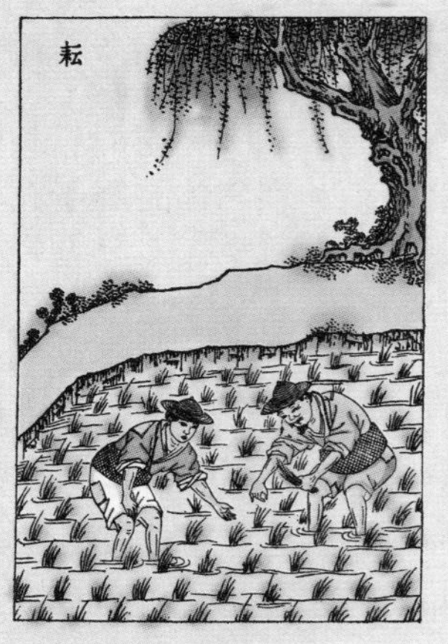

木运平气

其性柔和，能使万物兴旺。

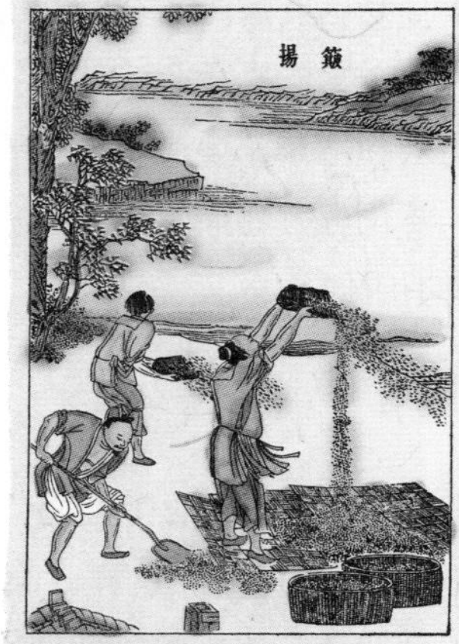

土运平气

其性柔顺，能使万物成熟盈满。

金运平气

其性收敛约束，能使万物结实收藏。

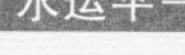

水运平气

其性润泽下行，能灌溉满溢。

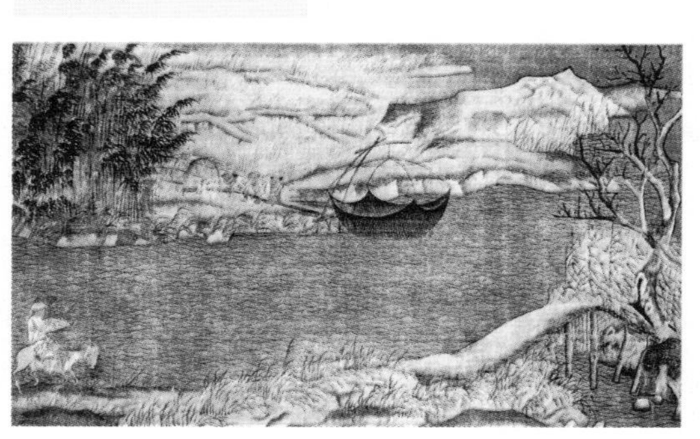

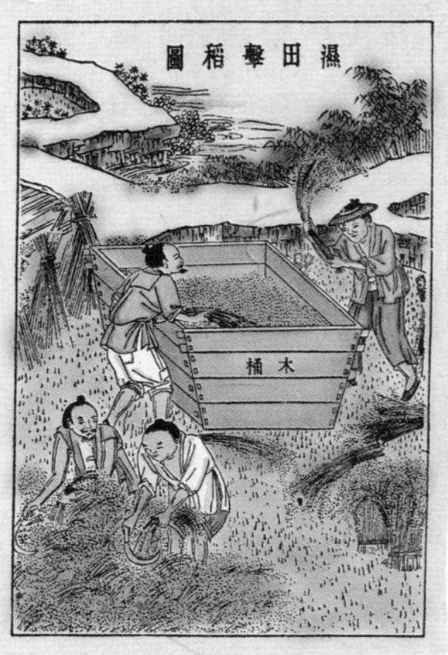

火运不及，即伏明，也叫作“胜长”。火的生长之气得不到宣扬，水气乘机布散，秋收之气也自行发挥作用，土气于是平衡，寒冷之气屡现，暑热之气衰薄。万物虽然承土的化气而生，但因火运不足，生后不能成长，虽能结实，但果实很小，到了生化之时就已经衰老了。由于阳气屈伏，所以虫类提前蛰藏冬眠起来。伏明之气郁结，发作时就出现横暴；其变化或隐或现并不一定；其发病表现为疼痛；在人体中和心相应；在果类和栗、桃相应，其所充实的为络和汁液；在谷类中和豆、稻相应；它在五味为苦、咸；在颜色为玄、丹；在畜类为马、猪；在虫类为羽虫、鳞虫；它所主时的气候为冰、雪、霜、寒；在声音为徵、羽。火运不及就要被水克化，从而引发神志昏乱、悲哀、健忘症。这时少徵和少羽相同，上商和正商相同，人体中所发生的疾病，原因在于邪气伤害了肝木。火运既衰，阴凝惨淡，寒风凛冽，随之连降暴雨，其灾害对应于南方。火受水克，以致暴雨如注、雷霆震惊，但火气郁到极点，又会转为乌云蔽日，阴雨连绵。因此说伏明主暴雨、雷霆以及阴雨不断。

土运不及，即卑坚，也叫作“减化”。土的化气不能起主导作用，木的生气就独自散布，火的长气完整如常，但雨水会过期不降。秋收之气是平缓的，可是风寒并起，草木虽然繁盛壮美，但秀美而不能形成果实，所形成的，只是空壳而已。卑坚之气的特点为发散，它的功用表现是镇静、安定；其病变为疮疡溃烂、痈肿，并发展成为濡湿凝滞；在人体中和脾脏相应；在果类中和李、栗相应；其所充实的为仁与核；在谷类中和豆、麻相应；它在五味中为酸、甘；在颜色为苍、黄；在畜类为牛、犬；在虫类为倮虫、毛虫；它所主时的气候特征是大风刮起，树木摇动；在声音为宫、角；其病变是胀满和阻塞不通，这是由于土受木克的缘故。这时少宫与少角相同，上宫和正宫相同，上角和正角相同。其发病为飧泄，这是木气伤脾所致。土衰木盛，所以暴风骤起，草木摇折，随之干枯散落，其灾害应对在东南、西北、西南、东北，其所主败坏折伤，如同虎狼之势，清冷之气也发生作用，于是生气的功能受到抑制。

金运不及，即从革，也叫作“折收”。秋收之气后至，春生之气就得以发扬，火气和土气合在一起发挥作用，火的功用也借以施行了，因而各种植物繁茂。火气升扬，其作用是躁急；其病变为喘咳、失音、胸闷、气逆；其发病是咳嗽、气喘；在人体中和肺相应；在果类中和李、杏相应；其所充实的为壳和络；在谷类中和麻、麦相应；它在五味中为苦、辛；在颜色为白、赤；在畜为是鸡、羊；在虫类为介虫、羽虫；它所主时的气候为晴朗炎热，在声音为商、徵；金受水克，可以引发的疾病为打喷嚏、咳嗽、流鼻涕、流鼻血。这时少商和少徵相同，上商与正商相同，上角和正角相同。这是火气伤肺所致。金衰火旺，所以火势炎炎，火气过盛，

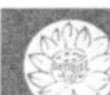

火运不及的物候——伏明

火运不及时，火之气不得宣扬而水气散布，暑热衰弱而寒冷屡现。致使万物虽然化生，却因火运不足而无法成长，值茂盛之时却已衰老。

伏明　火气不振，水气胜而金气旺。

其病因在于邪气伤害了肝木。

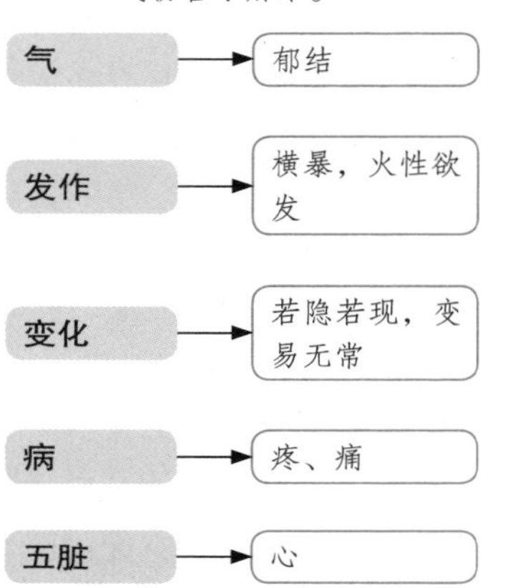

气	郁结
发作	横暴，火性欲发
变化	若隐若现，变易无常
病	疼、痛
五脏	心
果类	栗、桃
果实	络、濡
谷物	豆、稻
味	苦、咸
色	玄、丹
畜类	马、猪
虫类	羽虫、鳞虫
主时气候	冰、雪、霜、寒
声音	徵、羽
病症	神志昏乱、悲哀、健忘

对应

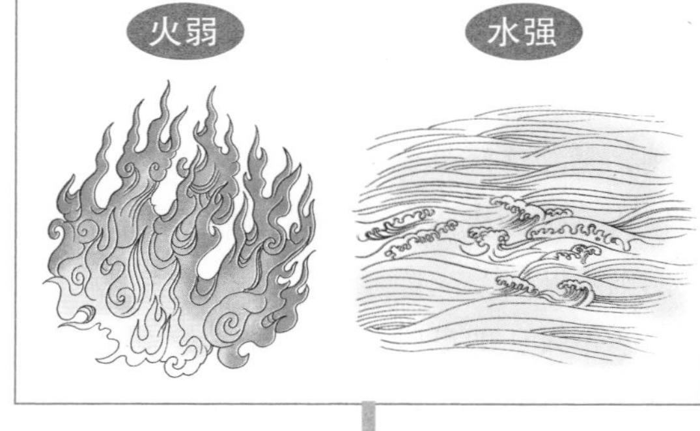

火运既衰，惨淡而寒风凛冽，随之连降暴雨，其灾害对应于南方。火受水克，以致暴雨如注，雷霆震惊，但火气郁到极点，又会转为乌云蔽日，阴雨连绵。因此，伏明主暴雨、雷霆以及淫雨。

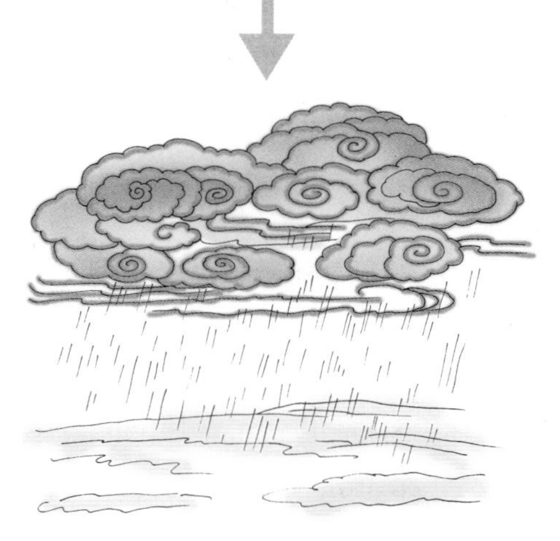

五运不及的物候

五运不及，则所主气化不能起作用，所克之气化趁机发散，形成与正常时令不同的气候和人体异常状态，最终使万物受损、人体患病。

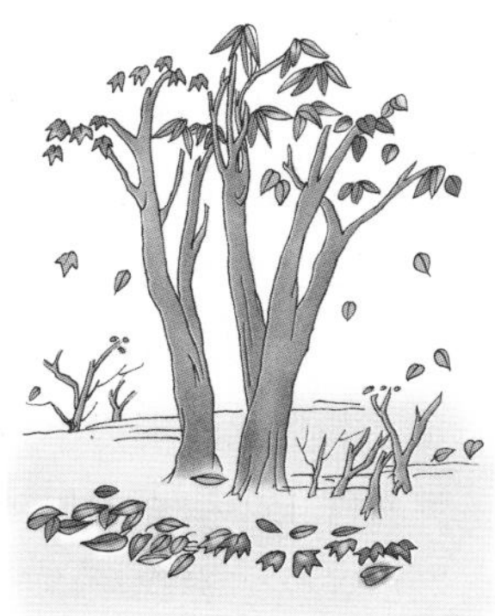

木运不及

物候： 经常下凉雨，风兴云起，草木早生易凋。

人体异常： 筋络收缩弛缓，易于惊骇。

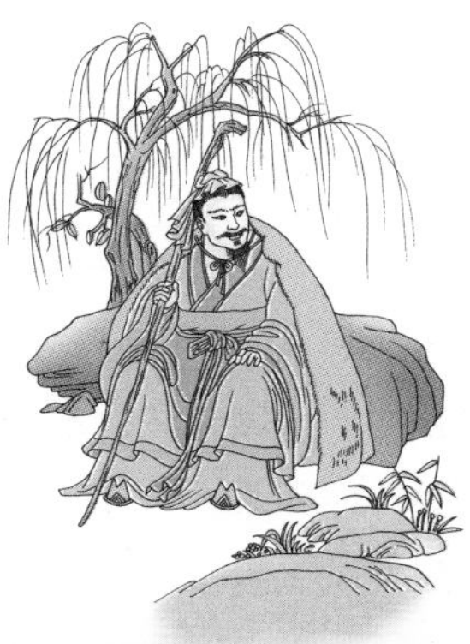

火运不及

物候： 寒冷之气屡现，暑热之气衰薄。

人体异常： 疼痛。

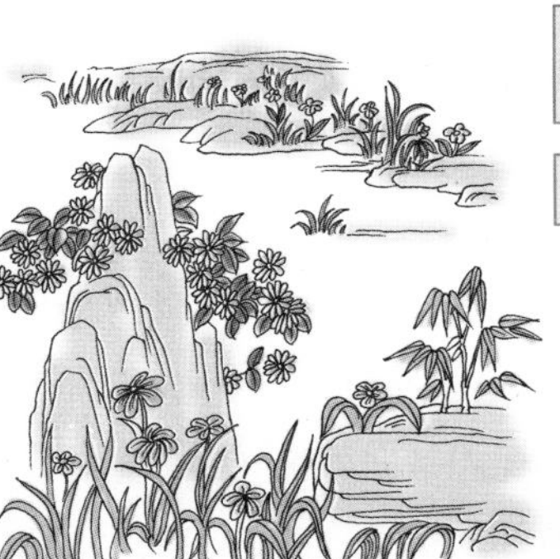

土运不及

物候： 雨水过期不降，风寒并起，草木繁盛而无果。

人体异常： 疮疡溃烂、痈肿，并发展成为濡湿凝滞。

金运不及

物候： 万物繁茂。火气升扬，晴朗炎热。

人体异常： 喘咳、失音、胸闷气逆。

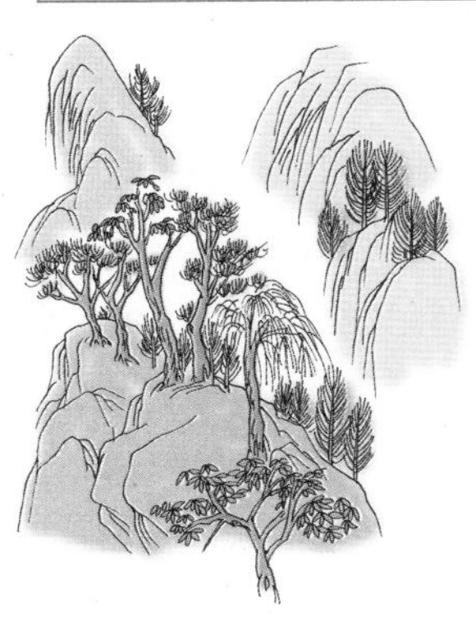

水运不及

物候： 蛰虫不按时冬眠，尘土飞扬，天空昏暗，突然降雨，树木摧拔。

人体异常： 痿厥和小便不通。

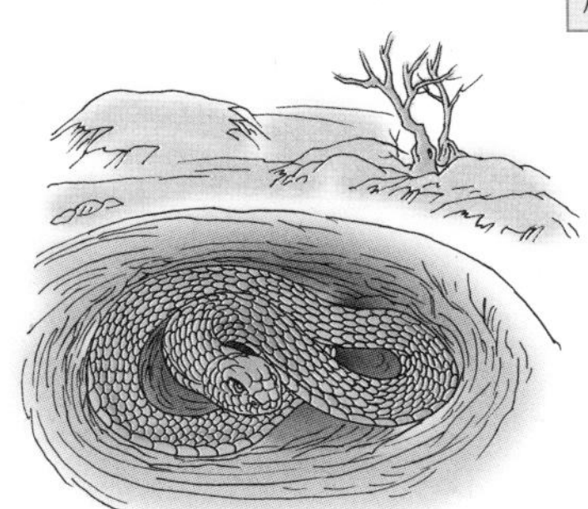

引来水气，随之出现冰、雪、霜、雹。其灾害对应于西方，其主鳞虫、鼠、猪类，冬藏之气提前来到，于是发生大寒。

水运不及，即涸流，也叫作“反阳”。水的藏气受到抑制，土化之气就昌盛，长气也乘机散布，蛰虫不按时冬眠，土气润泽，泉水减少，草木条达茂盛，万物繁荣秀丽饱满兴盛。其气阻塞，其作用为慢慢渗漏。其异常状态为症结不动；其发病为津液枯竭，干燥枯槁；在人体中和肾相应；在果类中和枣、杏相应，其充实的为液汁和肉；在谷类中和黍、稷相应；它在五味中为甘、咸；在颜色为黄、黑；在畜类为猪、牛；在虫类为鳞虫、倮虫；它所主时的气候特征，是尘土飞扬、天空昏暗；它在声音为羽、宫；水受土克，所引发的病变为痿厥和下部症结。这时少羽和少宫相同，上宫与正宫相同。这是由于土气伤了肾脏的关系，其症状表现为小便不通或者排尿困难。水运不及，所以尘土飞扬，天空昏暗，突然降雨，引来木气，就会看到大风飞扬、树木摧拔的景象。其灾害对应于北方，毛虫狐貉之类都相应地出来活动，而不潜藏起来。总之，所有的乘其危难衰弱而行其时令者不请自来，暴虐而没有道德的行为，最终反而会使自身受到损害。而且，施行暴虐，轻微的情况受到的报复也轻，严重的情况受到的报复也更加强烈，这就是五运六气的常理呀！

太过的物候

木运太过，即发生，也叫作“启陈”。土气疏松发泄，草木的青气畅达，阳气温和布化于四方，阴气相随，生气淳厚，化生万物，万物欣欣向荣。其运化是生发；万物因其气而秀丽；其功能是向外散布；其时令的表现为舒展畅达；其对应人体的异常状态为眩晕和巅顶部的疾病；它的特性为风和日暖，推陈出新，气候的异常变化为狂风怒号，摧折树木；它在谷类中和麻、稻相应；在畜类中和鸡、犬相应；在果类中和李、桃相应；它的颜色为青、黄、白；在五味中属于酸、甘、辛；在季节中，相对应的是春天；在人体的经脉中为足厥阴及少阳，与肝、脾相应；它在虫类为毛虫、介虫；在物体中属内外坚硬；在病变上表现为怒。这时太角与上商相同。如果恰逢少阴君火司天，火性上逆，木旺克土，所以引发气逆吐泻的疾病。倘若木运太旺，不重视坚守自己的品性，那么就会引来金的收气进行制约，以致发生秋令劲急，甚至呈现出肃杀之气。如果气候突然清凉，草木枯萎凋零，这是金克木，邪气就会损伤人的肝脏。

火运太过，即赫曦，也叫作“繁茂”。阴气内化，阳气荣耀于外，炎暑发挥蒸腾作用，草木得以昌盛。其运化是成长，其气上升；其功能是推动；其时令的表现为声色显露于外；其对应人体的异常状态为高热，烦扰不宁；其特性为暑热湿蒸；其气候的异常变化为炎热异常，好像烈焰升腾一样；在谷类中和麦、豆相应；在畜类中和羊、猪相应；在果类中和杏、栗相应；在颜色中属于赤、白、黑；在五味中属于苦、辛、咸；在季节中，相对应的是夏天；在人体的经脉中为手少阴、太阳和手厥阴、少阳；在五脏中和心、肺相应；在虫类中为羽虫、鳞虫；在人体中对应于脉络和津液；其病变表现为笑，疟疾、疮疡、出血、发狂、目赤是其引发的疾病。这时上羽与正徵相同。如果火气太过又遇到火气司天，二火相合，则金气受损，而收气作用延后。倘若火运过于暴烈，引来水气抑制它，就会经常看到阴凝惨淡的景象，甚至出现下雨、下霜、下雹并极为寒冷的恶劣天气。火运衰退，邪气就会损伤心脏。

土运太过，即敦阜，也叫作“广化”。土性深厚而清静，使万物顺应时节生长而形体充盈，土的精气充实于内，万物生化而成形。土气太过，尘埃灰土蒸腾好像烟，隐约呈现于丘陵之上，常常下大雨，湿气横行，燥气开始退避。它的生化作用是圆满；其气丰盛；其功能为安静；其时令的表现为周密详备；其对应人体的变化为濡湿蓄积；其特性为柔润光泽；其气候的异常变化为雷霆震动、暴雨骤至、山崩堤溃；在谷类中和稷、麻相应；在畜类中和牛、犬相应；在果类中和枣、李相应；在颜色中属于黄、黑、青；在五味中为甘、咸、酸；在季节中，相对应的是长夏；在人体的经脉中为足太阴及阳明；在五脏中和脾、肾相应；其在虫类中为倮虫、毛虫；在物体中属于肉、核之类；其引起的疾病主要为腹中胀满、四肢沉重、行动不便。土运太过，引来木气进行抑制，所以大风迅速而来，土木相搏，土运衰败，邪气就会损伤脾脏。

金运太过，即坚成，也叫作“收引”。天气洁净，地气明朗，阳气随之而来，阴气生化，燥金之气发挥其作用，因而万物都成熟，但秋收之气施布四方，化气就不能尽其职责。它的生化作用是成熟；其气峭利；其功能过于肃杀；其时令的表现为尖锐急切；其对应人体的异常状态为折伤、疮疡、皮肤病；其特性为雾、露萧瑟；其气候的异常变化为肃杀凋零；在谷类中和稻、黍相应；在畜类中和鸡、马相应；在果类中与桃、杏相应；其颜色属白、青、丹；在五味中为辛、酸、苦；在季节中相对应的是秋天；在人体的经脉中为手太阴、阳明；在五脏中和肺、肝相应；在虫类中为介虫、羽虫；在物体中属于皮壳和丝络之类；其引起的病变为气喘有声而呼吸困难，甚至要仰面大口呼吸。这时上徵与正商相同。金气受到抑制，木气不受克制，其生气就能齐平，病就转变为咳嗽。如果金运太过，而暴虐多变，那么就是金旺而克木，致使树木不能繁茂，草类末梢也会变得枯焦，引来夏天的长气，所以又出现炎热的天气，蔓草枯槁。金运衰败，邪气就会损伤肺脏。

水运太过，即流衍，也叫作“封藏”。闭藏之气主宰一切，天寒地冻，万物凝结，长化之气不能发扬。它的生化作用为寒冷凛冽；其气坚凝；其功能为安静；

五运太过引发的异常物候

若五运太过，以强凌弱而使所克之运气消减，物候过于异常，就会招致所胜者前来抑制，并损伤本运所主五脏。若五运正常发挥，则即使有胜气来入侵，也可能被主岁的运气所同化。

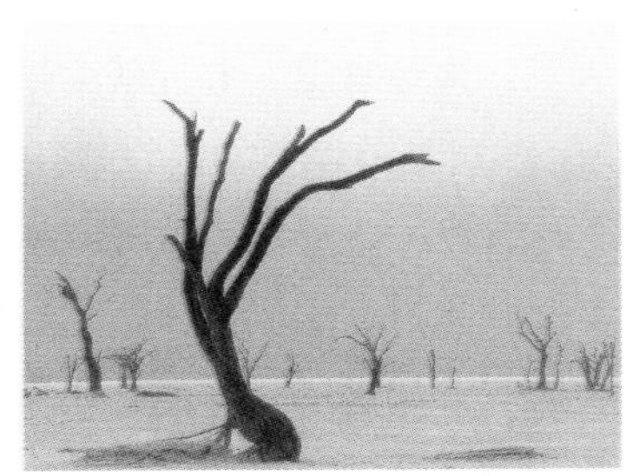

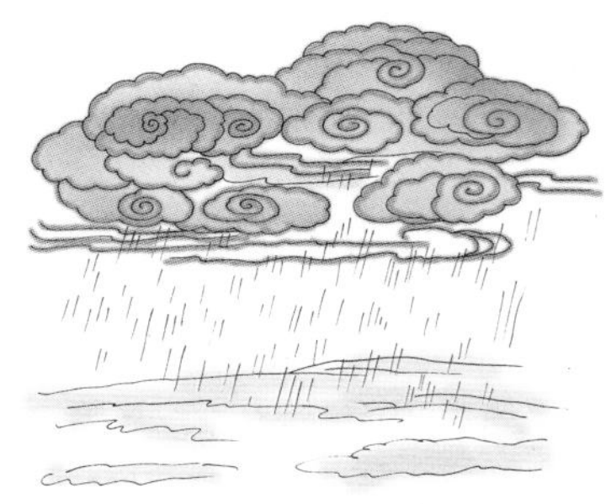

木运太过

引来金的收气制约，金克木。

秋令劲急肃杀，气候突然清凉，草木枯萎凋零，邪气损伤人的肝脏。

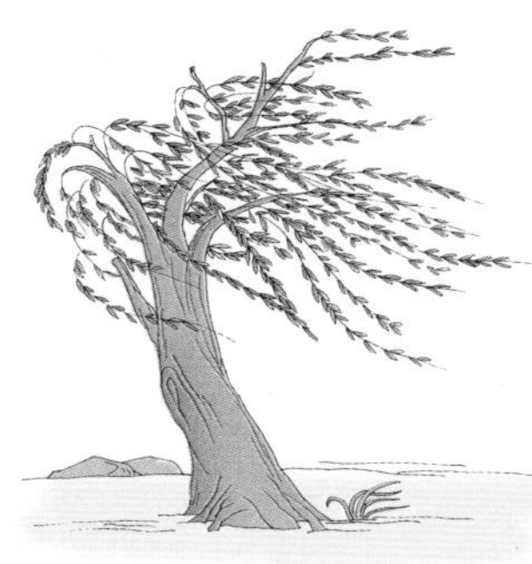

火运太过

引来水气进行抑制，水克火。

景象阴凝惨淡，出现下雨、下霜、下雹并极为寒冷的恶劣天气，邪气损伤人的心脏。

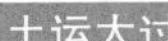

水运太过

引来土气进行抑制，土克水。

水土相搏而天降大雨，邪气损伤人的肾脏。

土运太过

引来木气进行抑制，木克土。

大风迅疾而来，土木相搏，邪气损伤人的脾脏。

金运太过

引来夏天的长气，火克金

出现炎热的天气，蔓草枯槁，邪气损伤人的肺脏。

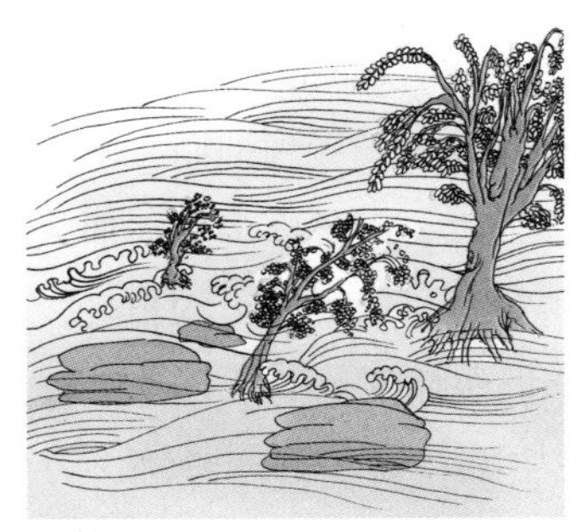

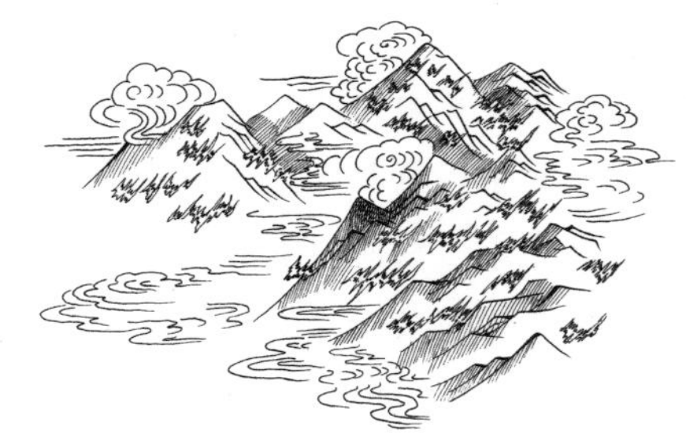

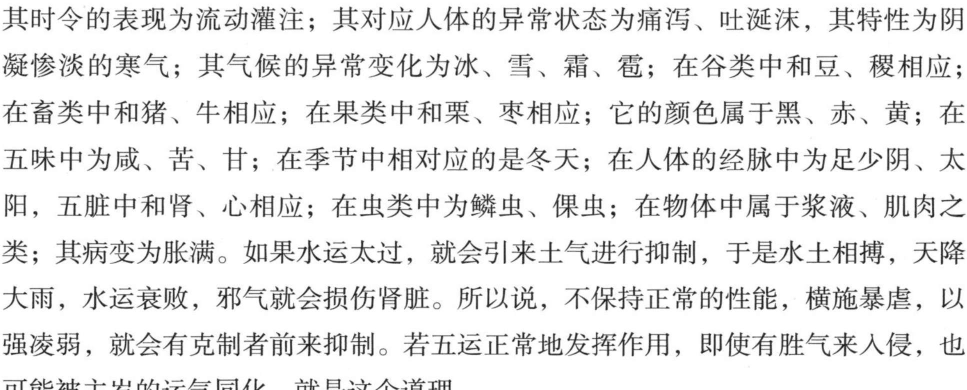

其时令的表现为流动灌注；其对应人体的异常状态为痛泻、吐涎沫，其特性为阴凝惨淡的寒气；其气候的异常变化为冰、雪、霜、雹；在谷类中和豆、稷相应；在畜类中和猪、牛相应；在果类中和栗、枣相应；它的颜色属于黑、赤、黄；在五味中为咸、苦、甘；在季节中相对应的是冬天；在人体的经脉中为足少阴、太阳，五脏中和肾、心相应；在虫类中为鳞虫、倮虫；在物体中属于浆液、肌肉之类；其病变为胀满。如果水运太过，就会引来土气进行抑制，于是水土相搏，天降大雨，水运衰败，邪气就会损伤肾脏。所以说，不保持正常的性能，横施暴虐，以强凌弱，就会有克制者前来抑制。若五运正常地发挥作用，即使有胜气来入侵，也可能被主岁的运气同化，就是这个道理。

地势高下寒热与人的生化寿夭

黄帝问：西北的阳气不足，所以北方寒，西方凉；东南方的阴气不足，所以南方热，东方温。为什么会出现这样的情况？

岐伯说：天有阴阳之气，地有高下之理，都有太过与不及的差异。东南方属阳，阳的精气自上而下降，所以南方热，东方温；西北方属阴，阴的精气自下而上奉，所以西方凉，北方寒。又因为地势有高低，气候有温凉，地势高峻气候就寒凉，地势低下气候就温热。因此到西北寒凉地方去就容易生胀病，到东南温热的地方去就容易生疮疡。对于患胀满的病人，可采用通利药的下法治疗；对于患疮疡的病人，可采用发汗药的汗法治疗。这是人体腠理开闭的正常情况，就是有太过和不及的差异而已。

黄帝问：人的寿命长短和这些情况有关系吗？

岐伯说：阴精承奉的地方，人多长寿。阳精下降的地方，人多短命。

黄帝说：讲得非常好！对于不同地方的疾病，应当如何治疗呢？

岐伯说：由于西北方气候寒冷，所以治疗这个地方的病人，应该当采取散其外寒、清其里热的方法；东南方气候温热，则应当采用收敛外泄的阳气，温其内寒的方法，这就是同样发病而治法不同的道理。气候寒凉的地方，多内热，可以用寒凉药治疗，并可用汤水浸渍。气候温热的地方，多内寒，可用温热的方法治疗，要加固内部，不让阳气外泄。治疗方法必须与当地的气候一致，才可使人体正气平复，如果有假热的冷病，或假寒的热病，应当用相反的方法治疗。

黄帝说：讲得很精辟。对于同是一个地区的气候，生化寿夭的情况也存在不同，请您解释其中的原因。

岐伯说：这是高下不同、地势差异所引起的。地势高的地方多寒，属于阴气所掌管；地势低的地方多热，属于阳气所掌管；阳气太过，四时气候就来得早；阴气

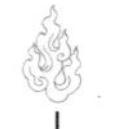

太过，四时气候就来得晚，这就是地势高低与生化早晚关系的一般规律。

黄帝问：生化的早晚和人们寿命的长短有关系吗？

岐伯说：地势高的地方，因为寒冷，则能够强固阳气而多寿；地势低的地方，因为热，则阳气外泄而多短命。这是地势高下的差别所造成的，差别小的，寿命长短的变化较小；差别大的，寿命长短的变化也大。所以医者必须懂得天道和地理，阴阳的交替盛衰，时令气候的先后，人们寿命的长短以及生化时期，然后才可以了解人体内的形气情况。

黄帝说：讲得很有道理。

六气司天与人体的五脏相从

黄帝问：一年中，应当生病却没有生病，五脏之气应当与岁运相应而不相应，应当发挥作用而没有发挥作用，这是为什么呢？

岐伯说：这是受到天气的制约，人体的脏气自然适应天气的关系。

黄帝说：希望您具体地谈一谈其中的道理。

岐伯说：少阳相火司天，火气弥漫于地，肺脏的金气上从于天，燥金之气起作用，于是草木受灾，出现火热烧灼的景象。金被火克，且被消耗殆尽。火气太过、炎暑运行，人体的肺脏受其制约，就会出现咳嗽、打喷嚏、流鼻涕、流鼻血、鼻塞、疮疡、疟疾、浮肿等症状。少阳相火司天，则厥阴风木在泉，风气起行于地，尘沙飞扬，引起的病变为心痛、胃脘痛、厥逆、胸膈不通等。由于风行急速，所以发病急暴，变化也迅速。

阳明司天，燥气弥漫于地，肝脏木气上从于天，青木之气发挥作用，凄怆清冷之气经常来临，导致草木被克伐而枯萎。在人体表现为胁痛、目赤、震颤、战栗、筋脉萎弱、不能久立等症状。于是暴热盛行，人体由于阳气郁结于内引发疾病，出现小便赤黄，寒热往来好像疟疾，甚至严重时会发生心痛。火气盛行于草木枯槁的冬季，流水不能结冰，蛰虫不伏藏冬眠反而外出活动。

太阳司天，寒水之气下临于地，心气上从于天，火气发挥作用。寒气太过，水结成冰，人体出现心热烦闷、咽喉干燥、口渴、流鼻涕、打喷嚏、容易悲哀、常常打呵欠等症状。热气妄行于上，寒气在下进行抑制，时常有寒霜出现，在人体中，寒水伤害心火，所以善忘，甚至发生心痛。所以土气滋润，水流溢满，寒水之客气加临，火为沉阴所化，万物就会因寒湿而发生变化。人体受到气运的影响，可引发水饮内蓄，腹中胀满，不能饮食，皮肤肌肉麻木不仁，筋脉活动不利，严重的还会发生浮肿，背部生痈肿。

厥阴司天，风气下临于地，脾气上从天，土气发挥作用。土气太过，水气因之

六气司天与人体五脏疾病

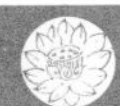

岁运虽主一年之运，但各年份的运气变化还受当年司天、在泉之气的制约，而人体五脏之气随司天、在泉之气的变化而上从，形成各种不同的疾病。所以说，治病不应孤立地就病论病，而应全面地考虑到与人有关的气候环境的影响。

物候

气候潮湿，雨水偏多；下半年异常寒冷，水结成冰，蛰虫早伏藏。

人体

肾气上从，多发胸不适、阳痿不举、心下痞塞而痛、小腹痛等病。

物候

火热烧灼，火气太过、炎暑运行。

人体

肺气上从、咳嗽、鼻塞、疮疡、疟疾、浮肿、心痛、胃脘痛、厥逆、胸膈不通等病。

物候

偏凉、偏燥，春天应温不温，草木生长欠佳；下半年则气候偏热，蛰虫不藏。

人体

肝气上从，多发胁痛、目赤、抽搐战栗、筋脉萎弱甚至心痛等症。

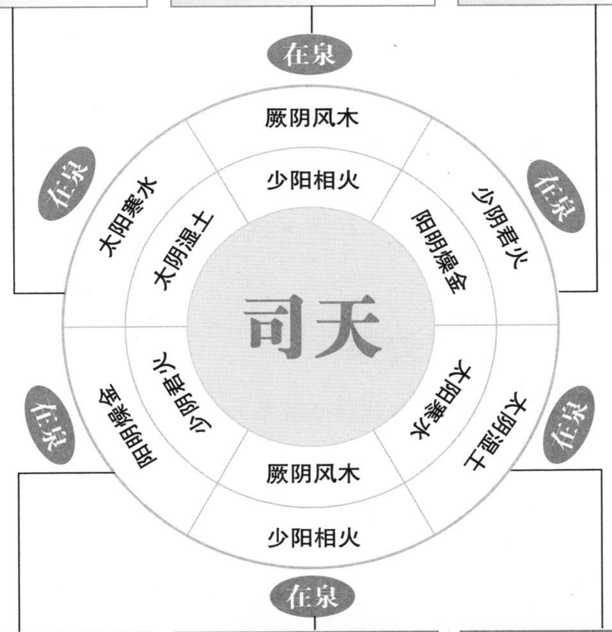

物候

大暑盛行，但地气干燥清凉，寒凉之气屡至。

人体

肺气上从，多发哮喘、呕吐、寒热、打喷嚏、鼻塞不通、胁痛等病。

物候

相对多风，火气横行，地气暑热。蛰虫常见于外，流水不结冰。

人体

脾气上从，多发身重、肉萎、食少、大热消津、赤色血痢等病。

物候

全年气温偏冷，时有寒霜，河水结冰；下半年气候潮湿，万物生长有变。

人体

心气上从，寒水伤心火，多发心热烦闷、咽干口渴、心痛、腹胀、肌肉麻木，筋脉不利、痈肿等病。

受害，土的功用也随之改变。人们随气运而产生的病变，有身体沉重、肌肉萎缩、饮食减少、口不辨味。风气行于天空之间，云气与草木动摇，人体也感觉有目眩、耳鸣的情况。厥阴风木司天，则少阳相火在泉，风火相煽，所以火气横行，地气暑热。在人体中，则出现大热而消烁津液，多发赤色血痢。这时，应该蛰伏的虫类常见于外，流水不能结冰，风的性质是善于运动变化，所以引起的疾病急骤，变化迅速。

少阴司天，热气下临于地，肺气上从于天，火气起作用，草木于是受害。在人体中，就会引发哮喘、呕吐、寒热、打喷嚏、鼻流涕、流鼻血、鼻塞不通等病。火气当政，所以大暑盛行，甚至引起疮疡病、高热。炎暑酷热极盛，好像能使金石熔化流动一样。少阴君火司天，则阳明燥金在泉，地气干燥清凉，寒凉之气屡屡到来，在人体易发生胁痛，经常叹息。由于肃杀之气盛行，所以草木也发生了变化。

太阴司天，湿气下降于地，肾气上从于天，寒水起作用，土气上升形成云雨。人体受此影响，就会产生胸中不舒服、阳痿不举等阳气不足的病证。如果遇到湿土之气旺盛的时令，又会感到腰臀疼痛，活动不灵便，厥逆。太阴司天，则太阳寒水在泉，所以地气阴凝闭藏，大寒的气候提前到来，蛰虫很早便开始伏藏。在人体，会产生心下痞塞而痛。如果寒气太过，土地冻裂，水结坚冰；对于人，就会出现小腹痛，并影响进食。水气上乘肺金，水得金生，寒凝更加显著，所以井泉水增，水味变咸，而江河流动之水减少。

六气与五虫的生克关系

黄帝问：在一年中，有的虫类能胎孕繁殖，有的不能生育，情况各不相同，究竟是什么气引起这生化的不同呢？

岐伯说：六气和五行所生化的五种虫类，是相生相克的。当六气与生物的五行属性相同时，那么生物就会繁盛；当六气与生物的五行属性不同，那么生物就会衰减，这是天地孕育的道理，生化的自然规律。所以在厥阴司天时，毛虫不受影响，羽虫可以生育，介虫不能长大；如果厥阴在泉，毛虫生育，倮虫遭损，羽虫没有生育迹象。在少阴司天时，羽虫不受影响，介虫可以生育，毛虫不能长大；如果少阴在泉，羽虫可以生育，介虫遭到耗损而不能生育。在太阴司天时，倮虫不受影响，鳞虫可以生育，羽虫不能长大；如果太阴在泉，倮虫可以生育，鳞虫虽生育而难以长大。在少阳司天时，羽虫不受影响，毛虫可以生育，倮虫不能长大；如果少阳在泉，羽虫可以生育，介虫遭到耗损，毛虫不能生育。在阳明司天时，介虫不受影响，羽虫可以生育，介虫不能长大；如果阳明在泉，介虫可以生育，毛虫遭到耗损，羽虫不能长大。太阳司天时，鳞虫不受影响，倮虫可以生育；如果太阳在泉，鳞虫遭到耗损，倮虫不能生育。如果不能孕育生成的五气，又遇到不能孕育的六气，那么情况就会更严重。所以六气所主各有所胜，而岁运所立，各有其生化的作用。在泉之气，制约其所胜者；司天之气，制约其胜己者；司天之气形成五虫的颜色，在泉之气发育五虫的形体。五种虫类的繁衍和衰败，都和六气相适应，所以有胎孕和不育的分别，治化的不一致，这都是气的正常规律，叫作“中根”。中根以外的六气，也是依据五行而施化。所以生化之气不齐，而有臊、焦、香、腥、腐五气，酸、苦、辛、咸、甘五味，青、黄、赤、白、黑五色，毛、羽、倮、鳞、介五类分别。它们在万物之中各得其宜。

黄帝问：这是什么原因呢？

岐伯说：所谓神机，是指生物的生命，其根源藏于内的，如果神离去了，则生化的机能也就停止。所谓气立，是指生命根源于外的，假如在外的六气停止，那么生化也就随之断绝。所以运各有制约、各有相胜、各有所生、各有所成。所以不知道岁运和六气的加临，以及六气的异同，就无法探讨万物的生化问题。

六气与饮食五味的生化

黄帝问：万物受到气的滋养而开始生化，气的流动生成万物的形体，气敷布就有生命繁殖，气到了极点，事物就会发生变化，一切物质都是如此。然而饮食五味，在生化上有厚有薄，在成熟的程度上有少有多，其结果与开始也不同，这是什么道理呢？

岐伯说：这是由于受在泉之气的制约，所以生化上有厚薄多少的差异，所以万物非天气不能生，非地气不能长。

黄帝说：请您具体地阐释其中的道理。

岐伯说：寒、热、燥、湿等六气，各有不同的气化。所以少阳相火在泉时，寒毒之物就不能生长，火能克金，所以味辛，主治之味是苦和酸，其在谷类颜色上为青色和红色。当阳明燥金在泉时，湿毒之物就不能生长，金能克木，所以味酸，其气湿，主治之味为辛、苦、甘，其在谷类颜色上为红色和白色。当太阳寒水在泉时，热毒之物就不能生长，水能克火，所以味苦，其主治之味是淡和咸，在谷类颜色上为土黄色和黑色。当厥阴风木在泉时，清毒之物就不能生长，木能克土，所以味甘，其主治之味为酸和苦，在谷类颜色上为青色和红色。厥阴司天，少阳在泉，木火相生，气化专一，其味纯正。当少阴君火在泉时，寒毒之物就不能生长，火能克金，所以味辛，其主治之味是辛、苦、甘，在谷类颜色上为白色和红色。当太阴湿土在泉时，燥毒之物就不能生长，土能克水，所以味咸，其气热，其主治之味为甘和咸，在谷类颜色上为黄色和黑色。当太阴在泉时，土处于旺时，气化淳厚，因

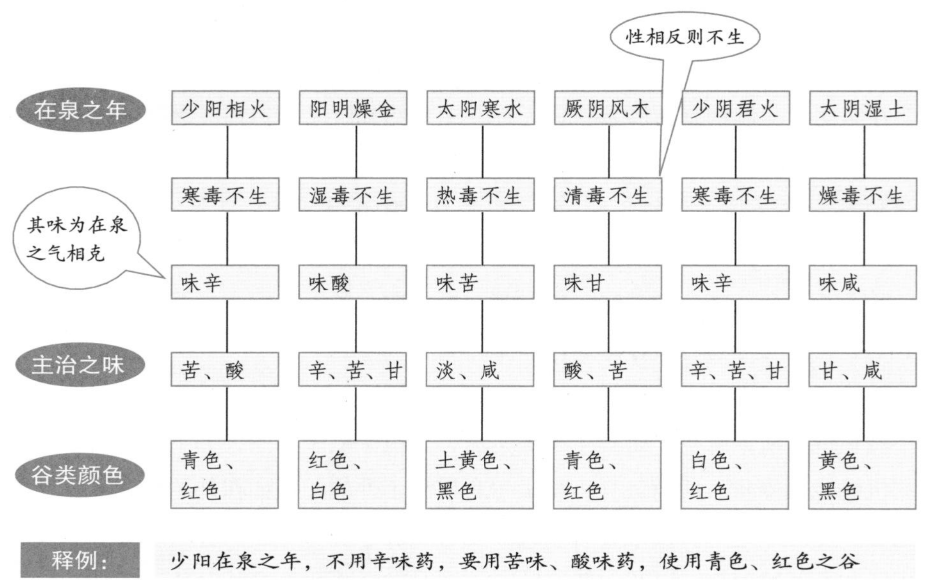

土能制水，所以咸味得以内守。其气专精，而能生金，所以辛味也得以生化，能够与湿土同治。

不足与有余各证的治疗

所以对上下的病不足进行补法治疗，要顺其气而补。对上下的病有余进行施治，就要逆其气而治，要依据表现出来的寒热盛衰加以调治，无论上取、下取、内取、外取之法，总要先找到病因，再给予治疗。对于能够耐受剧烈药物的人，就用以性味厚的药物；对于不能耐受的，就给以性味薄的药物。如果病气与其病脉象相反的，则病在上而治其下，病在下而治其上，病在中而治其两边。治热病用寒药，但应当温服；治寒病用热药，但应当凉服；治温病用凉药，但应当冷服；治清冷的病用温药，但应当热服。针对患者身体的虚实不同，施治的方法也就不同，有的病采用消法，有的病采用吐法，有的病采用下法，有的病采用补法，有的病采用泻法，无论旧病还是新病，都要按照这样的方法进行治疗。

黄帝问：如果病变在内部，不实也不坚硬，时而汇聚，时而散开，这应当怎样治疗呢？

岐伯说：您问得真细致呀！对于没有积滞的病，应当从内脏里寻求病因，如果是虚的病证就采用补法，先用药祛除病邪，再配合饮食加以调养，用水渍法调和内外，这样病就可以完全治愈了。

顺应四时的调养之道

圣王调养之法

《黄帝内经》认为，病人的调养不要以人力来代替天地的气化，而在于顺应天地四时的变化，畅通经络，和顺气血，慢慢恢复正气，病人的身体自然日益强壮。

有毒之药和无毒之药

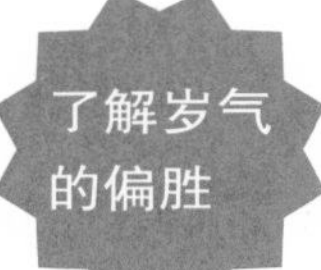

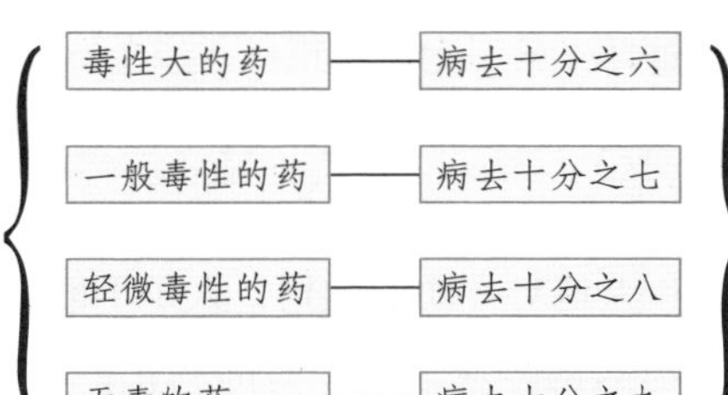

不可或不必再服 → 谷肉果菜，适当饮食调养即可

顺应四时的养生方法

饮食：要“省酸增甘”，因为春来肝旺，而酸能助肝，且肝太旺易克脾土，导致脾虚，增加甜味可以达到健脾的目的。

起居：晚睡早起，春天睡卧时间如果太长会有损于人体阳气的。

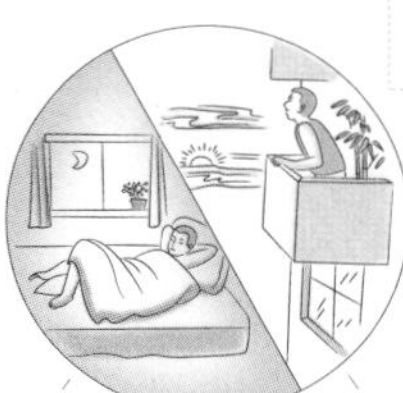

衣着：春季气候转暖的同时，会出现“反春寒”，所以不要急于脱去冬装。

起居：夏季艳阳高照，气温较高，可晚睡早起，夜晚不可在露天下睡觉，以免受凉。

春季

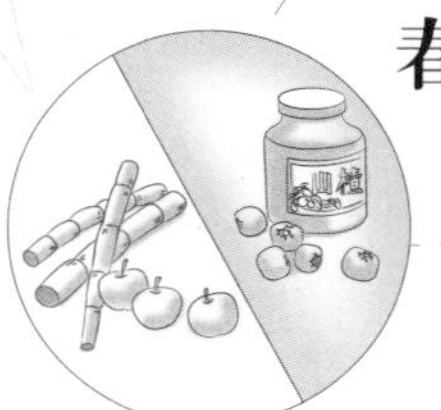

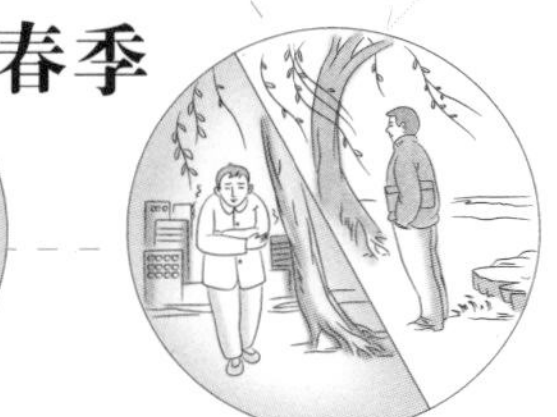

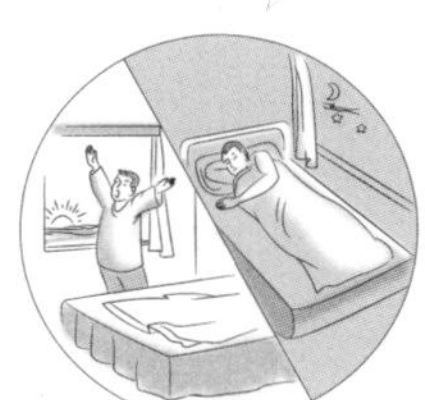

衣着：夏季天气炎热，但夜晚和白天有一定的温差，白天可少穿，但到了夜晚要适当添加衣物。

夏季

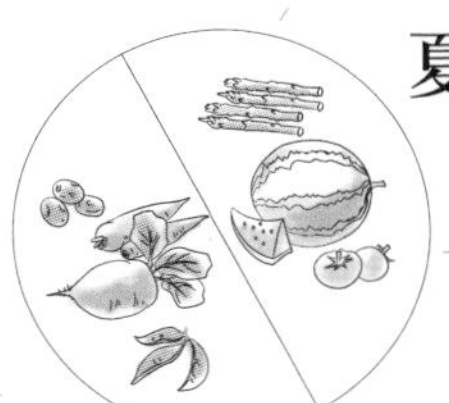

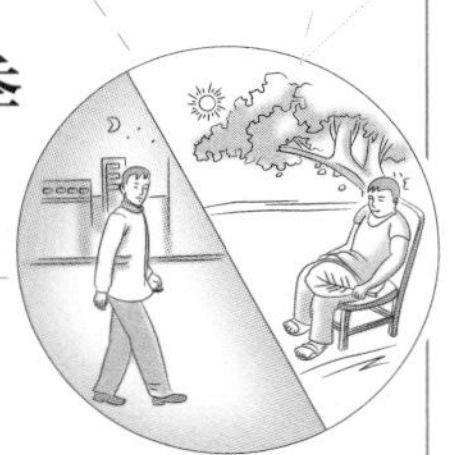

秋季

1. 起居:秋季气候多干燥，可早睡早起。
2. 衣着:特别是早秋，不要急于加厚衣，要适当地“冻一冻”。
3. 饮食：可以进食一些偏于养阴的水果，如梨、梅等。

冬季

1. 起居:冬季气候寒冷，万物蛰藏，可早睡晚起。
2. 衣着:要注意防寒保暖，预防冻疮。
3. 饮食：此时是进补的大好季节，以羊肉为首选美味。

饮食：夏季气候湿热，适宜细菌的生长繁殖，要防止消化道疾病的发生，因此可常服用具有解暑清热、醒脾开胃的药膳进行养生。

黄帝问：有毒的药和无毒的药，服用时有限制吗？

岐伯说：病有新旧之分，也有大病、小病之别，药性分为有毒、无毒，这必然有一定的常规。一般来说，用毒性大的药，病去十分之六，就不可再服；用一般毒性的药，病去十分之七，不可再服；用轻微毒性的药，病去十分之八，就不可再服；无毒的药，病去十分之九，也不必再服用了。以后用谷肉果菜，饮食调养，就可去掉病气，但不可吃得过多而损伤正气。如果邪气仍有残留，还可再按上述方法服药。一定要先了解岁气的偏胜，千万不能攻伐天和之气，不要实证采用补法，会使实证更重，也不要误治虚证，使虚证更虚，而给患者造成祸患。总之，一方面要注意不能使病邪加重，另一方面要注意不能损伤正气，以免断送性命。

黄帝问：有的久病的人，有时气调顺，可身体仍不能恢复健康，后来病好了，而身体仍然瘦弱，这样的情况，如何处理呢？

岐伯说：您问得非常高明！天地对万物的生化，人是不能够代替的，四时的次序，人也是不可以违背的。所以只能顺应天地四时的变化，畅通经络，和顺气血，慢慢来恢复正气的不足，或者补养，或者调和，要耐心地观察，谨慎地守护正气，不要使其耗损。这样，病人的身体就会日益强壮，生气也会逐渐增长起来，这就是所谓的圣王调养之法。《大要》上说，既不要以人力来代替天地的气化，也不要违背四时的运行规律，必须静养，必须安和，等待正气的恢复，指的就是这个道理。

六元正纪大论篇

引发疾病的多方面原因

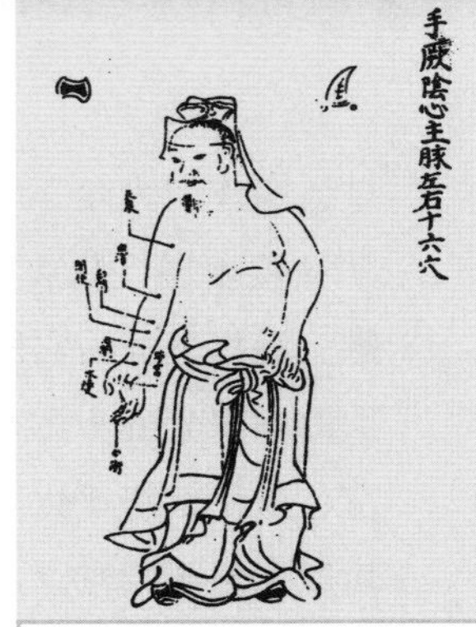

篇七十一

本篇主要记录了六十年内，六气司天、在泉、五运主岁时的气象、物候、灾异的变化规律。

概论

黄帝问：对于六气的正常生化和异常变化，以及胜复之气、淫邪之气的治疗方法，甘、苦、辛、咸、酸、淡等味先后生化的道理，我已经理解了。但是五行的气运，有各种各样的情况，时而与司天之气相从，时而与司天之气相逆，有时从在泉之气逆司天之气，有时反过来，从司天之气逆在泉之气，或者互相适应，或者不相和谐，我还不能参悟其中的道理。如果要符合天之六气的规律，顺应地之五行的法则，就要调和五运的气化，使之上下协调，不互相违背，使天地的升降之气正常运行，使五运之气畅行而不违背它的功能，然后用五味来调和气化的从和逆。具体应当怎样做呢？

岐伯行礼回答说：您提出的问题，真英明啊！这是天地生化的规律，气运变化的本源，但如果不是聪明圣贤之人，谁能够探讨这样博大精深的道理呢？尽管我才疏学浅，但还是妄自浅谈其中的道理，使其永远不会磨灭，并能长久流传。

黄帝说：希望您进一步推究它们的先后次序，依据它们的类别和次序来区分六气的位置及所主之气，从而阐明五行气运的气数和法则，关于这些内容，我想了解，可以吗？

岐伯说：首先必须确定纪年的干支，再明确主岁之气，金、木、水、火、土五行运行之数，寒、暑、燥、湿、风、火主从的变化。这样就可以掌握自然规律，就可以调和人们的气机，对于阴阳胜负的原理，就能够清晰认识而不致迷惑。现在，我仅将能够用一般理论进行推算的内容讲解一下吧。

太阳寒水司天

黄帝问：太阳寒水司天会出现怎样的情况呢？

岐伯说：这是以地支的辰、戌为标志的年份。在辰、戌年，司天的为太阳寒水，在泉的为太阴湿土。壬为天干中的阳干，在五行中属木，因此这两年木运太过，叫作“太角”。木运主风，微风吹拂万物鸣响，自然界万物萌芽，这是它的正常气候表现；狂风震撼，树木摧折，这是它的异常气候变化。头晕目眩、抽搐震颤、视物不清为它所引起的疾病表现。客运以每年的中运作为初运，按五行太少相生的顺序分五步运行，逐年随中运变迁，十年为一个周期。起于太角，经少徵、太宫、少商，终于太羽，这就是辰、戌年的客运五步。在这两年，客运与主运相同，均以太角开始，以太羽结束。

戊辰年、戊戌年，司天的为太阳寒水，在泉的为太阴湿土。戊为阳干，在五行中属火，所以这两年火运太过，叫作“太徵”。但正当太阳寒水司天，受其制约，因此其气运与火运平气之年相当。其运主热，当火运正常时，则气候温暖并渐渐暑热熏蒸；当火运反常时，则火气炎烈，水气沸腾。火气太过所引起的疾病，多属于热郁在内的证候。在这两年，火由木生，太由少生，所以起于太徵，经少宫、太商、少羽，终于太角，此为客运五步。起于少角，经太徵、少宫、太商，终于少羽，此为主运五步。

甲辰年、甲戌年，司天的为太阳寒水，在泉的为太阴湿土。甲为阳干，在五行中属土，所以这两年土运太过，叫作“太宫”。由于土运太过，又与在泉的湿气相同，所以这种情况也叫作“同天符”。土运之气为湿，当土运正常时，则地气柔润，雨露滋泽；当土运反常时，就表现为雷电大作，狂风暴雨。土气太过所引起的病，表现为湿气下部肢体沉重。起于太宫，经少商、太羽、太角，终于太徵，此为客运五步；起于太角，经太徵、太宫、少商，终于太羽，此为主运五步。

庚辰年、庚戌年，司天的为太阳寒水，在泉的为太阴湿土。庚为阳干，在五行中属金，所以这两年金运太过，叫作“太商”。金运之气为凉，当金运正常时，则雾露降临，秋风萧瑟；当金运反常时，则气候肃杀，草木凋零。金气太过所引起的病多为燥病，背闷胸满。因岁运属金，起于太商，经少羽、太角、少徵，终于太宫，此为客运五步；起于少角，经太徵、少宫、太商，终于少羽，此为主运五步。

丙辰年、丙戌年，司天的为太阳寒水，在泉的为太阴湿土，丙为阳干，在五行中属水，所以这两年水运太过，叫作“太羽”，又因司天与中运相同，因此都为天符。丙辰年、丙戌年，岁运为水，故其运为寒。当水运正常时，则气候寒冷；当水运反常时，则降冰雪霜雹。水气太过所引起的疾病，多为严寒之气滞留于三百六十五穴会。因岁运属金，起于太羽，经少角、太徵、少宫，终于太商，此为客运五步；起于太角，经少徵、太宫、少商，终于太羽，此为主运五步。

太阳寒水司天的气运（一）

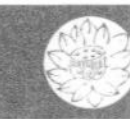

要明白五行气运的气数和法则，就必须先确定纪年的干支，再明确主岁之气、五行运行之数和六气的主从变化，才能掌握自然气运的规律。

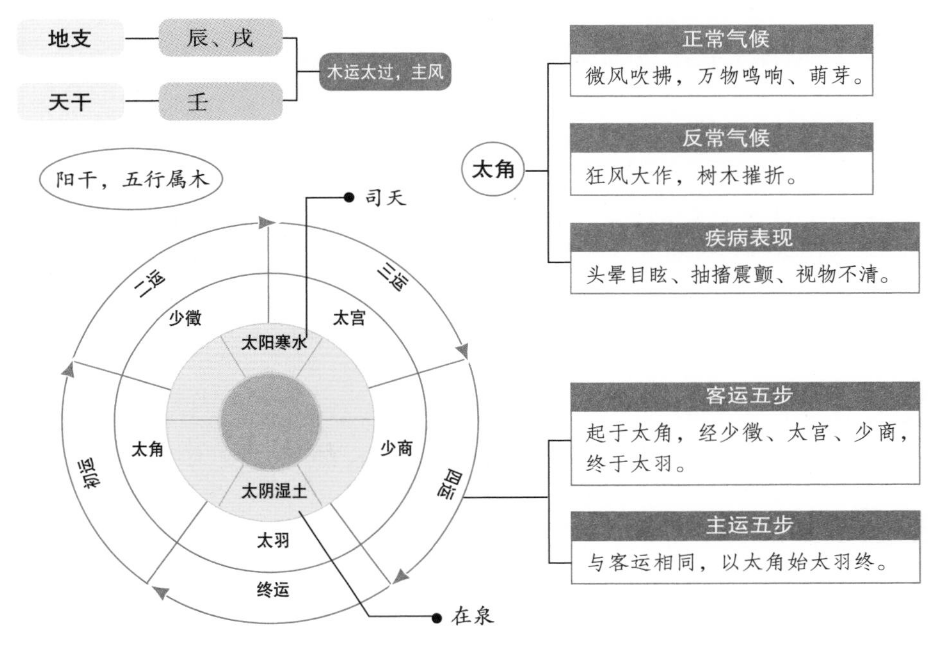

太阳司天的六气运行

当太阳司天发挥作用的时候，气化的运行比正常的天时先到来，天气清肃，地气宁静。寒湿之气充满宇宙，阳气就不能正常布散，司天的寒水与在泉的湿土互相协调，相应于天上的辰星、镇星，生长的谷物呈现黑色和黄色。其气象清肃，作用徐缓。如果寒气过重，使阴中之阳受到抑制，湖泽里没有了升腾的阳气，那么火气必会待时而发。到了少阳当令的时候，雨水下降及时。三气之后，雨水就减少了。待到四气之时，在泉的湿土之气发挥作用，云气向北极迁移，湿土之气气运四散，雨水润泽万物。太阳寒水之气布散于上，少阴雷火震动于下，寒气湿气，相持于气交中。这时人们容易患上寒湿病、肌肉痿痹、两足痿弱无力、大便濡泻和失血等病。

初之气，厥阴风木为主气，少阳相火为客气。由于地气迁移，气候极为温暖，于是百草提前就开始繁盛。这时人们很容易患上疫疠病，温病发作，身体出现发热、头痛、呕吐、肌肤疮疡等症状。

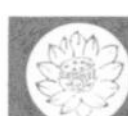

太阳寒水司天的气运（二）

戊辰、戊戌年 —— 戊为阳干，五行属火；火运太过，其运主热 —— **太徵**

正常气候	温暖并渐渐暑热熏蒸。
反常气候	火气炎烈，水气沸腾。
疾病表现	多属热郁在内的证候。
客运五步	起于太徵，经少宫、太商、少羽，终于太角。
主运五步	起于少角，经太徵、少宫、太商，终于少羽。

太宫 —— 甲为阳干，五行属土；土运太过，为湿 —— **甲辰、甲戌年**

与在泉湿气相同，也叫作“同天符”。

正常气候	地气柔润，雨露滋泽。
反常气候	雷电大作，狂风暴雨。
疾病表现	肢体湿重。
客运五步	起于太宫，经少商、太羽、太角，终于太徵。
主运五步	起于太角，经太徵、太宫、少商，终于太羽。

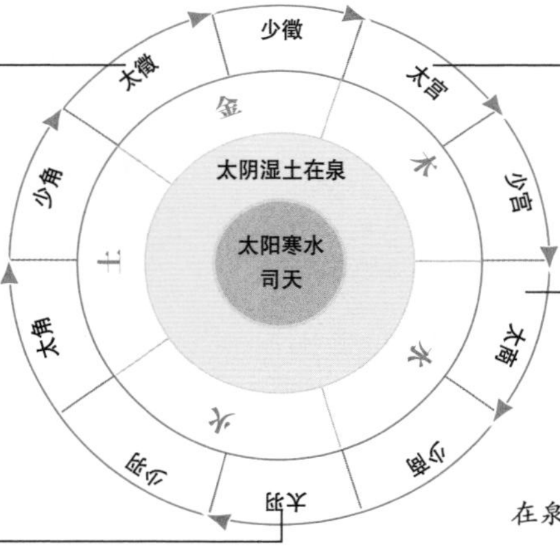

丙辰、丙戌年 —— 丙为阳干，五行属水；水运太过，为寒 —— **太羽**

司天与中运相同，都为天符。

正常气候	气候寒冷。
反常气候	冰雪霜雹。
疾病表现	严寒之气滞留三百六十五穴会。
客运五步	起于太羽，经少角、太徵、少宫，终于太商。
主运五步	起于太角，经少徵、太宫、少商，终于太羽。

太商 —— 庚为阳干，五行属金；金运太过，为凉 —— **庚辰、庚戌年**

正常气候	雾露降临，秋风萧瑟。
反常气候	气候肃杀，草木凋零。
疾病表现	多为燥病，背闷胸满。
客运五步	起于太商，经少羽、太角、少徵，终于太宫。
主运五步	起于少角，经太徵、少宫、太商，终于少羽。

二之气，少阴君火为主气，阳明燥金为客气，有大凉的气候出现。人们感到寒冷，百草遇到寒气，火气受到抑制，就不能生长。这样，人们就容易患气郁、胸腹胀满的疾病，此时司天的寒水之气开始产生。

三之气，少阳相火为主气，司天之气当令，寒气盛行，雨水下降。人们容易患上外寒而内热、痈疽、下痢、心中烦热、神志昏聩、胸闷等病证，如果不及时治疗，就会造成死亡的后果。

四之气，太阴湿土为主气，厥阴风木为客气。主客之气相加，风湿两气交争，风转化为雨水，滋润万物生长、发育、成熟。这时人们容易出现高烧、呼吸少气、肌肉痿弱、两足痿弱无力、赤白痢等症状。

太阳司天的因时制宜疗法

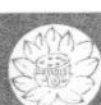

在太阳寒水司天的年份里，病的性质多属于寒湿，治疗的药物应选味苦性温之类，用苦味燥湿，用温性治寒。

饮食 食用与岁气相合的青色、黄色谷类。

起居 避免虚邪贼风的侵袭，以保持正气。

用药 根据五运与司天、在泉之气的异同，确定用药多少。

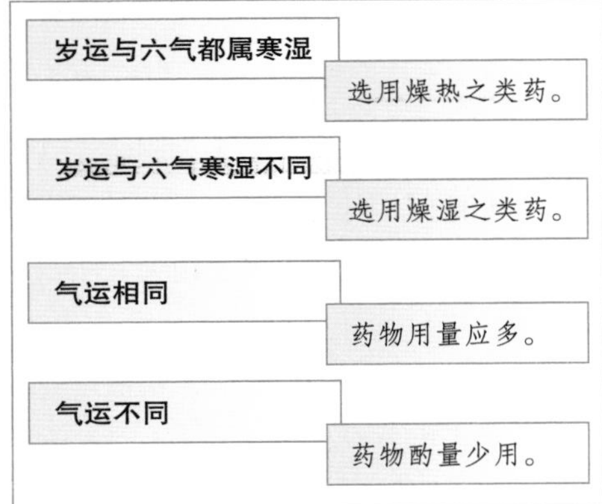

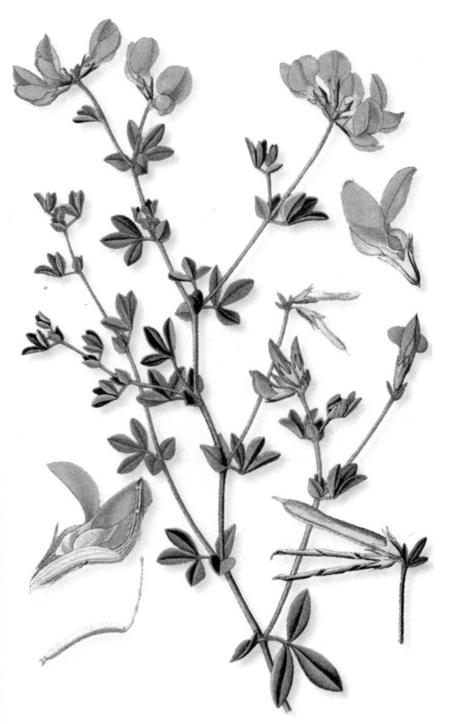

宜忌

当用某一属性药食时，则避开同属性天气，如用热性药食避开炎热天气。如气候反常，则因时制宜。

蒺藜

其子味苦、温，主治身体风痒，头痛，咳逆伤肺肺痿、恶血，破肿瘕结积聚、喉痹乳难等症。

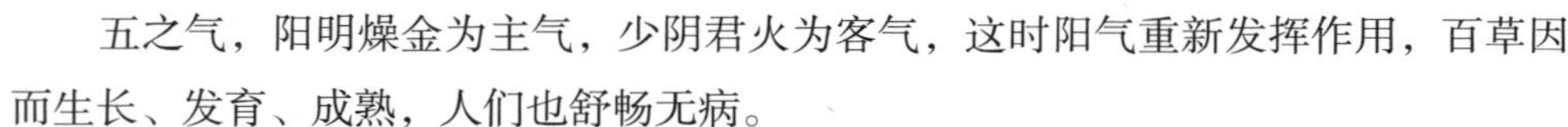

五之气，阳明燥金为主气，少阴君火为客气，这时阳气重新发挥作用，百草因而生长、发育、成熟，人们也舒畅无病。

终之气，太阳寒水为主气，太阴湿土为客气，地气正胜，湿气运行。阴气凝聚在天空，尘土飞扬，蒙蔽四野，人们受这种气候的影响，也感到凄凉，如果再有寒风到来，风能抑制湿气，孕妇就会受影响而流产。

所以在太阳寒水司天的年份里，病的性质多属于寒湿，治疗的药物应选味苦性温之类，用苦味燥湿，用温性治寒。如果要避免引起气郁，首先就要培养化生的根源，从而抑制太过之气，扶植不及之气，不要使其有偏盛偏衰的现象而导致疾病的发生。在饮食方面，应食用与岁气相合的青色、黄色谷类来保全真气，在生活起居方面，应避免虚邪贼风的侵袭，以保持正气。根据五运与司天、在泉之气的异同，以确定用药的多少。如果岁运与六气都属于寒湿，就选用燥热之类的药品调治；如果岁运与六气寒湿不同，就应选用燥湿之类的药品调治；气运相同的，药物用量应多，以抑制太过；气运不同的，药物应酌量少用。更要注意用寒性药时应当避开寒冷的气候，用凉性药时应当避开清冷的气候，用温性药时应当避开温暖的气候，用热性药时应当避开炎热的气候。饮食的宜忌，也依照同样的规则。假如气候反常，切不可还按照避寒避热等常规去做。违背这一规律必然会引起新的疾病，所谓的因时制宜，指的就是这方面。

阳明燥金司天

黄帝说：讲得好极了。那么阳明燥金司天又会出现怎样的情况呢？

岐伯说：这是以地支卯、酉作为标志的年份。在卯、酉年，阳明燥金司天，少阴君火在泉。

丁卯年、丁酉年，司天的为阳明燥金，在泉的为少阴君火。丁为阴干，在五行中属木，所以木运不足为少角。金能克木，金气偏盛，则气候清凉。金气盛，则有火气来制约，这两年胜复之气相同。由于木运不及，又逢阳明燥金司天，木气顺从金气变化，因此与金运平气相同。在这两年中，运气为风，胜气为清，复气为热。起于少角，经太徵、少宫、太商，终于少羽，此为客运五步。主运五步与客运相同，也是起于少角，终于少羽。

癸卯年、癸酉年，司天的为阳明燥金，在泉的为少阴君火。癸为干，在五行中属火，所以火运不及为少徵。水能克火，水气偏盛，则气候寒冷。水气胜，则有湿土之气来制约，这两年胜复之气相同。由于火运不及，无力克金，又逢金气司天，因此与金运平气相同。在这两年中，运气为热，胜气为寒，复气为雨。起于少徵，经太宫、少商、太羽，终于少角，此为客运五步。起于太角，经少徵、太宫、少商，终于太羽，此为主运五步。

己卯年、己酉年，司天的为阳明燥金，在泉的为少阴君火。己为阴干，在五行中属土，所以土运不及为少宫。木克土，木气偏胜，则气候多风。木气胜，则有金气来制约，这两年胜复之气相同。在这两年中，运气为雨，胜气为风，复气为凉。起于少宫，经太商、少羽、太角，终于少徵，此为客运五步。起于少角，经太徵、少宫、太商，终于少羽，此为主运五步。

乙卯年、乙酉年，司天的为阳明燥金，在泉的为少阴君火。乙为阴干，在五行中属金，所以金运不及为少商。火克金，火气偏胜则气候炎热。火气胜，则有寒水之气来制约，这两年胜复之气相同。在这两年中，运气为凉，胜气为热，复气为寒。起于少商，经太羽、少角、太徵，终于少宫，此为客运五步。起于太角，经少徵、太宫、少商，终于太羽，此为主运五步。

辛卯年、辛酉年，司天的为阳明燥金，在泉的为少阴君火。辛为阴干，在五行中属水，所以水运不及为少羽。土克水，土气偏胜则气候多雨。土气胜，则有木气来制约，这两年胜复之气相同。在这两年中，运气为寒，胜气为雨，复气为风。起于少羽，经太角、少徵、太宫，终于少商，此为客运五步。起于少角，经太徵、少宫、太商，终于少羽，此为主运五步。

阳明司天的六气运行

凡阳明司天发挥作用的时候，气化运行比正常天气晚。天气劲急，地气清明，阳热之气主宰着时令，炎热之气盛行，使草木干燥而坚固。只有和淳之风吹来才可以得到消解。风气和司天燥金之气相合，流布气交，所以上半年的气候特点是阳气多，阴气少。当太阴湿土当令时，土湿之气上蒸，云行雨布，使燥气变得湿润。与岁运相应的谷物为红、白二色，叫作“岁谷”。感受太过间气生长的谷物，称为“间谷”。在这种情况下，金气不足，火气乘之，耗损属金的甲虫类，并使其生育减少。司天的金气与在泉的火气互相配合主宰着一年的气候，与它相应，太白、荧惑二星倍显明亮。金气气象劲急，火气表现急暴，蛰虫不伏藏，水流动而不结冰。在这种情况下，人们多患咳嗽、咽喉肿塞、突然发寒、发热、颤抖、大小便不通等病证。上半年清金之气清凉劲急，使毛虫不能生长；下半年火热之气急暴，介虫类就要遭殃。发作的病证都为急躁，胜复变化交相发作，正常的气候被打乱，清气和热气相峙于气交之中。

初之气，厥阴风木为主气，太阴湿土为客气，上半年地气迁移，阴气开始凝聚，于是天气肃杀，水结冰，寒雨下降。人们容易患内热胀满、面目浮肿、喜睡眠、鼻流清涕、流鼻血、打喷嚏、打哈欠、呕吐、小便颜色黄赤甚至尿频、尿急、

淋漓不断等病。

二之气，少阴君火为主气，少阳相火为客气，二火相助，阳气敷布，人们感到舒畅，草木生长茂盛。但疫疠病猖獗一时，容易引起病人突然死亡。

三之气，少阳相火为主气，阳明燥金为客气，燥金司天当令，凉气运行，燥气热气相互交合。燥气到了极点反化为湿润，人们大多容易患上寒热。

四之气，太阴湿土为主气，太阳寒水为客气，天降寒雨，人们容易患突然仆倒、寒冷发抖、胡言乱语、气不足、咽喉干燥、口渴欲饮、心痛、痈肿疮疡、寒性疟疾、骨软无力、大小便带血等疾病。

五之气，阳明燥金为主气，厥阴风木为客气，秋天反行春令，草木生长繁茂，人们也很少生病。

阳明燥金司天的气运

丁卯、丁酉年

木运不足为少角。这两年中，运气为风，胜气为清，复气为热。客运五步起于少角，经太徵、少宫、太商，终于少羽。主运五步与客运相同。

癸卯、癸酉年

火运不及为少徵。这两年中，运气为热，胜气为寒，复气为雨。客运五步起于少徵，经太宫、少商、太羽，终于少角；主运五步起于太角，经少徵、太宫、少商，终于太羽。

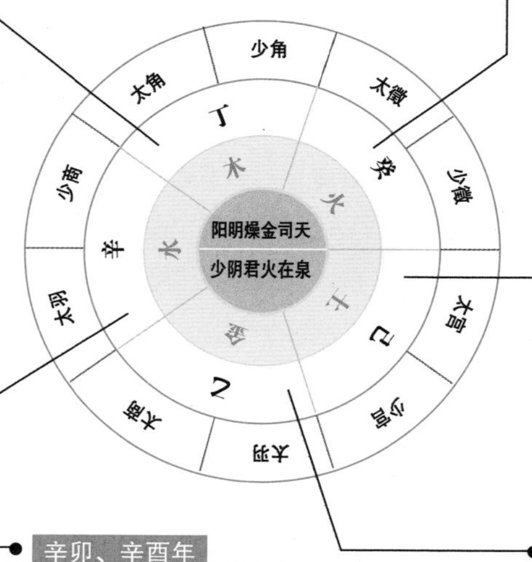

己卯、己酉年

土运不及为少宫。这两年中，运气为雨，胜气为风，复气为凉。客运五步起于少宫，经太商、少羽、太角，终于少徵；主运五步起于少角，经太徵、少宫、太商，终于少羽。

辛卯、辛酉年

水运不及为少羽。这两年中，运气为寒，胜气为雨，复气为风。客运五步起于少羽，经太角、少徵、太宫，终于少商；主运五步起于少角，经太徵、少宫、太商，终于少羽。

乙卯、乙酉年

金运不及为少商。这两年中，运气为凉，胜气为热，复气为寒。客运五步起于少商，经太羽、少角、太徵，终于少宫；主运五步起于太角，经少徵、太宫、少商，终于太羽。

终之气，太阳寒水为主气，少阴君火为客气，阳气四布，气候反而温暖，蛰伏的虫类纷纷出现，流水不能结冰，人们平安健康，但仍然容易患温病。

在这样的年份应吃白色或者红色的谷物，以安定正气，祛除邪气。用药时应选用咸味、苦味、辛味的药物，用发汗法解除体表的寒病，用清热法祛除体内的病邪，用扬散法治疗温病。应用这些方法来适应节气的变化，避免人受到邪气，并削弱郁结之气，培养化生之源。根据寒热轻重来调节用药量，如果中运与在泉之气同属于热的病，应当多运用清凉之法调和。如果中运与司天凉气相同，应当多选用火热的药品来调和。用凉性的药物应当避免清凉的气候，用热性的药物应当避免炎热的气候，用寒性的药物应当避免寒冷的气候，用温性的药物应当避免温暖的气候。在饮食方面，方法也是一致的。有时天气反常，就要灵活应用。这些都是适应自然的法则，如果违反了它，就会扰乱自然变化的法则和阴阳变化的规律。

少阳相火司天

黄帝说：非常好。少阳相火司天会出现怎样的情形呢？

岐伯说：它主管寅年与申年。壬寅年和壬申年，司天的为少阳相火，在泉的为厥阴风木。丁壬为木运，壬为阳干，所以运为太角。木运之气为风，因而木运太过之年，风气偏盛，气候偏温。其正常的气候是风声有点儿紊乱，其反常变化为大风震撼，摧毁折断树木。其引起的疾病是头目晕眩、胁下胀满、惊骇等。起于太角，经少徵、太宫、少商，终于太羽，此为客运五步。主运五步和客运相同，也起于太角，终于太羽。

戊寅年和戊申年，司天的为少阳相火，在泉的为厥阴风木，戊癸为火运，戊为阳年，所以运为太徵。火运之气为热，它的正常气候表现为酷热郁蒸，它的反常变化为火炎沸腾。引起的疾病为热郁于上、血溢、血泄、心痛等。起于太徵，经少宫、太商、少羽，终于太角，此为客运五步。起于少角，经太徵、少宫、太商，终于少羽，此为主运五步。

甲寅年和甲申年，司天的为少阳相火，在泉的为厥阴风木。甲己为土运，甲为阳年，所以运为太宫。土运之气为阴雨，它的正常气候变化是柔软厚重润泽；它的反常气候变化是狂风骤雨；它引起的疾病为身体沉重、浮肿、脾脏肿大等。起于太宫，经少商、太羽、少角，终于太徵，此为客运五步。起于太角，经少徵、太宫、少商，终于太羽，此为主运五步。

庚寅年和庚申年，司天的为少阳相火，在泉的为厥阴风木，乙庚为金运，庚为阳年，所以运为太商。虽然金运太过，但被司天相火所克，因此和金运平气相同。它的正常气候表现为雾露清冷急切；它的反常气候变化为肃杀凋零；它引起的疾病

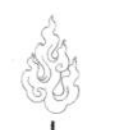

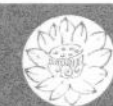

阳明司天的六气与治疗

阳明燥金司天而太阴湿土当令时，胜复变化交相发作，正常的气候被打乱，清气和热气相峙，人们多患咳嗽、咽喉肿塞、突然发寒发热、大小便不通等，病证都为急躁。

初之气

- 天气肃杀，水结冰，寒雨下降。
- 人们易患内热胀满、面目浮肿、喜睡眠、鼻流涕血、打喷嚏哈欠、呕吐、小便黄赤甚至尿频、尿急、淋漓不断等病。

二之气

- 阳气敷布，人们感到舒畅，草木生长茂盛。
- 疫疠病猖獗一时，易引起病人突然死亡。

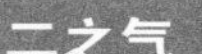

三之气

- 凉气运行，燥热相交，到了极点反化为湿润。
- 人们易患寒热。

四之气

- 天降寒雨。
- 人们易患突然仆倒、寒冷发抖、胡言、气不足、咽干口渴、心痛、痈肿疮疡、寒性疟疾、骨软无力、大小便带血等病。

五之气

- 秋天反行春令，草木生长繁茂。
- 人们很少生病。

终之气

- 阳气四布，气候反而温暖，蛰虫纷纷出现，流水不冻。
- 人们平安健康，但易患温病。

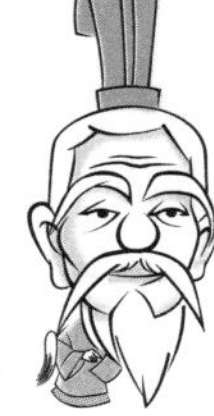

当用某一属性药食时，应避开同属性天气，如用热性药食避开炎热天气。天气反常则灵活运用。

治疗

- 吃白色或者红色的谷物。

食

- 药：用咸味、苦味、辛味的药物，用发汗法解除体表的寒证，用清热法祛除体内的病邪，用扬散法治疗温病，根据寒热轻重来调节用药量。
- **中运与在泉之气同属热。** 多用清凉之法调和。
- **中运与司天凉气相同。** 多用火热之药调和。

一般出现在肩、背与胸中。起于太商，经少羽、太角、少徵，终于太宫，此为客运五步。起于少角，经太徵、少宫、太商，终于少羽，此为主运五步。

丙寅年和丙申年，司天的为少阳相火，在泉的为厥阴风木，丙辛为水运，丙为阳年，所以运为太羽。水运之气为寒，它的正常气候表现为凝敛凄怆，风寒凛冽；它的反常气候变化为冰雪霜雹；它所引起的疾病为寒证、水肿。起于太羽，经少角、太徵、少宫，终于太商，此为客运五步。起于太角，经少徵、太宫、少商，终于太羽，此为主运五步。

少阳司天的六气运行

对于以上寅、申年份，少阳司天发挥作用的时候，气候的运行比正常的天时提前了。天气正常，地气骚动，于是暴风大作，树被吹倒，沙土飞扬，炎热的气候开始运行。当厥阴湿土之气与少阳并行时，降雨就应时而出现。司天的相火与在泉的风木主管一年的气候，与它相应，天上的荧惑星、岁星显得明亮，与它相应的谷物，为红色和青色。司天相火的性质严酷，在泉风木的性质扰动不宁，风热之气相互参合于气交之中，所以云雾涌现升腾。一旦遇到太阴湿土之气横行布散时，寒气便经常到来，然后就降凉雨。在这种情况下，人们就容易患上寒中病，外长疮疡、内生泄泻腹满等病症。懂得养生的人遇到了这种情况，就会调和寒热之气，使之不相争。假如寒热相争，反复发作，就会出现疟疾、泄泻、耳聋、眼睛看东西模糊不清、呕吐、心肺气郁、肿胀、皮肤变色等症状。

初之气，厥阴风木为主气，少阴君火为客气。地气迁移，风气亢盛时就会不停地摇动，主客二气木火相生，寒气就会离去，气候明显变暖，草木欣欣向荣，即使仍有些寒气存在，也不能降低气温。这时温热病开始发作，容易引起上部气郁、口鼻出血、眼睛发红、咳嗽气逆、头痛、血崩、两胁胀满、皮肤生疮等病证。

二之气，少阴君火为主气，太阴湿土为客气。火气受到湿土之气郁遏而不发，白色的尘埃四起，云气归于雨府，风气如果不能克制湿土之气，就会出现降雨，人们的身体也健康。假若引起疾病也多为热邪郁于上部的病变，出现咳嗽气逆、呕吐、内生疮疡、胸中与咽喉不通畅、头痛身体发热、神志昏聩不清、生脓疮等症状。

三之气，主客气相同，都为少阳相火，司天之气发挥作用，炎暑之气来临。因为客主之气相同，火气过盛，所以雨水耗尽，而很少出现降雨天气。这样，人们就容易出现内热、耳聋、视物不清、血外溢、生脓疮、咳嗽、呕吐、鼻塞流涕、鼻出血、口渴、喉痹、眼睛发红，还有突然死亡等。

四之气，太阴湿土为主气，阳明燥金为客气，它们与主岁的风热气相遇，所以清凉、炎暑之气同来，等到白露降下时，人们安和舒适。如果发病就表现为胀满、

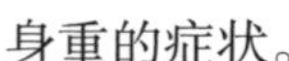

身重的症状。

五之气，阳明燥金为主气，太阳寒水为客气，阳气刚刚离去，寒气就来临了，接着出现降雨。由于阳气敛藏，水气收闭，所以人们皮肤的汗孔关闭，树木也提前凋零，人们应避开寒邪侵袭，通晓养生之道者，一般居处周密，以避寒邪。

终之气，太阳寒水为主气，厥阴风木为客气，也就是在泉之气。风气盛行，虽然是冬季，万物反而出现生长的气象，时常产生浓厚的雾露。在这种情况下，人们由于皮肤疏松，阳气不能闭藏，容易引发咳嗽、心痛等症状。

在少阳司天的年份，防治疾病的时候，要抑制太过的运气，扶持不及的运气，减弱郁结之气，保证生化之源的充足。这样，运气平和，就不会产生急暴或严重的

少阳相火司天的气运

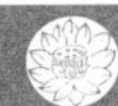

年份	壬寅、壬申年	戊寅、戊申年	甲寅、甲申年	庚寅、庚申年	丙寅、丙申年
阳干	壬木	戊火	甲土	庚金	丙水
气运	木运太过为太角，气为风	火运太过为太徵，气为热	土运太过为太宫，气为阴雨	金运平气，为太商	水运太过为太羽，气为寒
正常气候	风声紊乱	酷热郁蒸	柔软厚重润泽	雾露清冷急切	凝敛凄怆，风寒凛冽
反常气候	大风震撼，摧毁折断树木	火炎沸腾	狂风骤雨	肃杀凋零	冰雪霜雹
引发疾病	头目晕眩、胁下胀满、惊骇等	热郁于上、血溢、血泄、心痛等	身体沉重、浮肿、脾脏肿大等	一般病在肩、背与胸中	寒证、水肿
客运五步	起于太角，经少徵、太宫、少商，终于太羽	起于太徵，经少宫、太商、少羽，终于太角	起于太宫，经少商、太羽、少角，终于太徵	起于太商，经少羽、太角、少徵，终于太宫	起于太羽，经少角、太徵、少宫，终于太商
主运五步	和客运相同	起于少角，经太徵、少宫、太商，终于少羽	起于太角，经少徵、太宫、少商，终于太羽	起于少角，经太徵、少宫、太商，终于少羽	起于太角，经少徵、太宫、少商，终于太羽

疾病。所以本年治病，应采用咸味、辛味、酸味，并用渗法、泻法、水渍法、发汗法，观察运气的寒温，并加以调节不使其太过。岁运与在泉、司天之气相同，同属于风热，就应多采用寒凉性质的药品；如果岁运与司天、在泉之气不同，就少用寒凉性质的药品。用热性药品应当避免炎热的天气，用温性药品应当避免温暖的天气，用寒凉性质药品应当避免寒冷的天气，用凉性药品应当避免清凉的天气。饮食方面，也参照上述方法。有时气候反常，就要灵活应用。这些都是依据气候变化防治疾病的基本规律，如果违背了，就会给疾病的发生创造条件。

太阴湿土司天

黄帝说：讲得很好。太阴湿土司天会出现怎样的情形？

岐伯说：太阴湿土主管丑年和未年。

丁丑年和丁未年，司天的为太阴湿土，在泉的为太阳寒水，丁壬为木运，丁为阴年，所以运为少角，木运不及则金气偏盛，因此气候清凉。金气盛则有火热之气进行制约。在这两年，胜复之气相同；因木运不及，不能克土，土气又得司天之气相助，所以和土运平气相同。这两年中，运气为风，胜气为清，复气为热。起于少角，经太徵、少宫、太商，终于少羽，此为客运五步。主运五步与客运五步相同，也是起于少角，终于少羽。

癸丑年和癸未年，司天的为太阴湿土，在泉的为太阳寒水，戊癸为火运，癸为阴年，所以运为少徵。火运不及，水气偏盛，水气盛就会有雨湿土气进行制约。在这两年，胜复之气相同；运气为热，胜气为寒，复气为雨。起于少徵，经太宫、少商、太羽，终于少角，此为客运五步。起于太角，经少徵、太宫、少商，终于太羽，此为主运五步。

己丑年和己未年，司天的为太阴湿土，在泉的为太阳寒水，甲己为土运，己为阴年，所以运为少宫。土运不及，风木之气就会偏盛，风气盛，就会有清凉的金气进行制约。在这两年，胜复之气相同，运气为雨，胜气为风，复气为清。起于少宫，经太商、少羽、太角，终于少徵，此为客运五步。起于少角，经太徵、少宫、太商，终于少羽，此为主运五步。

乙丑年和乙未年，司天的为太阴湿土，在泉的为太阳寒水，乙庚为金运，乙为阴年，所以运为少商。金运不及，就会火气偏盛，火气盛，就会有寒水之气进行制约，在这两年，胜复之气相同，其运气为凉，胜气为热，复气为寒。起于少商，经太羽、少角、太徵，终于少宫，此为客运五步。起于太角，经少徵、太宫、少商，终于太羽，此为主运五步。

辛丑年和辛未年，司天的为太阴湿土，在泉的为太阳寒水，丙辛为水运，辛为

少阳司天的气运与疾病

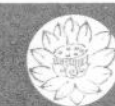

司天的少阳相火性质严酷，在泉的风木性质扰动不宁，风热之气相互参合，所以云雾涌现升腾。一旦遇到太阴湿土之气横行布散时，寒气便经常到来，随之降凉雨。于是，人们容易因寒热相交而患病。

气候

少阳司天开始作用——暴风大作，树被吹倒，沙土飞扬，气候开始炎热。

厥阴湿土之气并行——降雨应时而至。

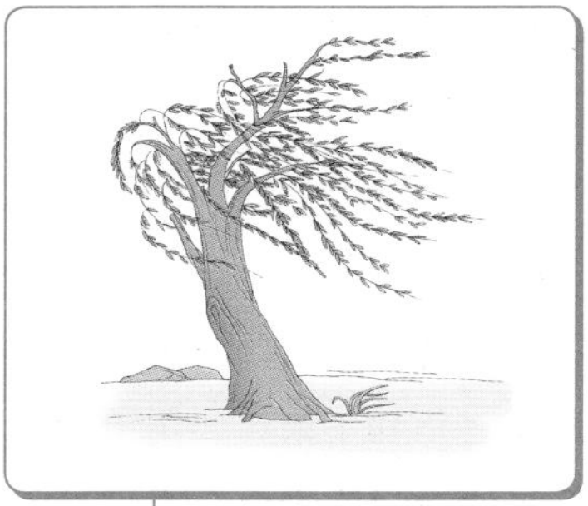

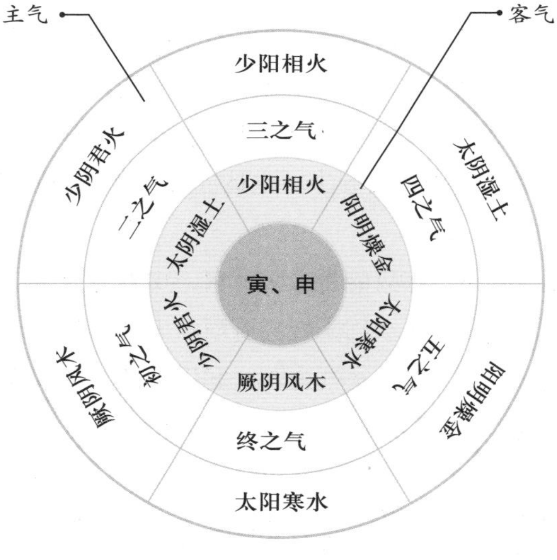

主气

客气

位置	主气	步	客气
上	少阳相火	三之气	少阳相火
右上	太阴湿土	四之气	阳明燥金
右下	阳明燥金	五之气	太阳寒水
下	太阳寒水	终之气	厥阴风木
左下	厥阴风木	初之气	少阴君火
左上	少阴君火	二之气	太阴湿土

寅、申

气候	步
风	初之气
尘	二之气
热	三之气
凉	四之气
雨	五之气
雾	终之气

疾病

风热相交而降冷雨

↓

人们易患寒中病，外长疮疡、内生泄泻腹满等病证。

寒热相争，反复发作

↓

出现疟疾、泄泻、耳聋、目模糊、呕吐、肺郁、肿胀、皮肤变色等症状。

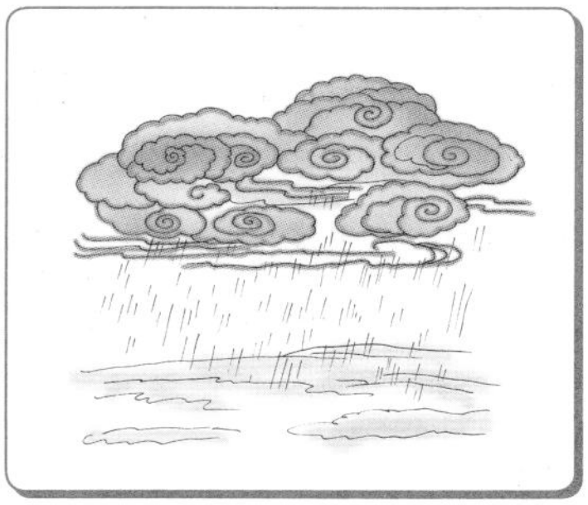

阴年，所以运为少羽。水运不及，湿土之气就会偏盛，土气盛则有风木之气进行制约。在这两年，胜复二气相同，其运气为寒，胜气为雨，复气为风。起于少羽，经太角、少徵、太宫，终于少商，此为客运五步。起于少角，经太徵、少宫、太商，终于少羽，此为主运五步。

太阴司天的六气运行

在以上丑、未年份，太阴司天发挥作用的时候，气候运行比正常天气要推迟一些，阴气占有支配地位，阳气就退避。大风经常刮起，司天的湿气下降，在泉的寒水之气上升，广阔的原野昏暗，白色的云气四起，云向南方奔驰，寒雨频频下降，万物在立秋后才能成熟。这时人们容易患上寒湿、腹部胀满、全身发胀、浮肿、痞塞气逆、阳气虚微而引起寒厥、手足拘急等病证。湿寒二气互相配合，黄黑之色的尘埃运行于气交之中。与它相应，天上的镇星、辰星分外明亮，司天之气宁静，在泉之气肃静，与其相应的谷物是黄色和黑色。由于阴湿之气凝结于上，寒水之气积留于下，寒水超过火，就会形成冰雹，阳气丧失作用，阴气就会盛行。在运气有余的年份，应在高地种植谷物。在运气不及的年份，应在低地种植谷物。有余的年份应当晚些播种，不及的年份应当提前播种。人们也必须遵循这一规律。

初之气，主气和客气都为厥阴风木，地气迁移，寒气退去，春气降临，和风吹来，充满生气，万物欣欣向荣，人们的气血也感到舒畅。湿气和风气相互影响，则雨期推迟。人们受了气候的影响，容易出现口鼻出血、筋络拘急强直、关节活动不便、身体沉重、筋痿无力等病证。

二之气，主气和客气都为少阴君火，万物得到化育，人民安康和美。但由于火盛气热，所以瘟疫流行，远近的病人症状都相同。因司天的湿气上蒸，与主时的火热之气相互影响，因此能够及时降雨。

三之气，少阳相火为主气，太阴湿土为客气，太阴司天发挥作用，湿气下降，地气上升，雨水应时而降，寒气也随之而来。如果人们感受到寒湿，就会感觉到身体沉重、浮肿、胸腹胀满等。

四之气，太阴湿土为主气，少阳相火为客气，湿土之气受到火气的熏蒸，使地气升腾，天气阻隔不通，早晚都有寒风吹拂，蒸腾的湿气与热气相互影响，草木之间似有薄烟凝聚，湿气不能流动，而凝结为白露下降，从而表现为秋季收获的时令。这时人们容易出现肌肤发热、突然出血、疟疾、心腹胀满、皮肤发胀，甚至浮肿等病证。

五之气，主客二气都为阳明燥金，清凉的金气盛行，寒露既下，霜降提前，草木枯黄凋落，寒气侵犯人体，所以洞悉自然规律的人，都会谨慎起居，以防疾病。这时人们容易患上的疾病多发于皮肤及肌肉的纹理间。

终之气，主客二气都为太阳寒水，所以寒气大盛，湿气气运，冷霜积聚，阴气凝结，水冻结成坚冰，阳气失去作用。人们受到寒气侵袭，容易患上关节强直、腰椎疼痛等病证。这是寒湿之气积聚于气交之中造成的。

在太阴司天的年份，必须削弱其郁结的邪气，调和不足之气的化源，抑制岁气的太过，不使邪气偏盛产生危害。服食岁谷以保全真气，服食间谷以保全精气。本年份在药物上应当用苦味药品来燥湿、温寒。对邪气重的，还可以采用发散和宣泄的方法。如果不用适当的方法进行处置，就会使湿气充溢于外，以致肉烂皮裂，血水淋漓。人们应当扶助阳气，使它能够抵抗严寒。根据运气的相同或差异来确定治疗方法和用药量：岁运和司气同寒的应用热化调和，同湿的应用燥化调和，不同的少加调和的药品，相同的多加调和的药品，用凉性药应当避免清凉的天气，用寒性

少阳司天的疾病防治

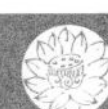

少阳司天年份的疾病防治，主要在于观察运气的寒温、太过与不及，并加以调节，减弱郁结之气，保证生化的充足。

药味　咸味、辛味、酸味。

疗法　渗法、泻法、水渍法、发汗法。

岁运与在泉、司天之气同属风热	多用寒凉性质的药品。
岁运与司天、在泉之气不同	少用寒凉性质的药品。

饮食　与用药相同。

宜忌　当用某一属性药食时，则应避开同属性天气，如用热药当避开炎热天气。天气反常则灵活运用。

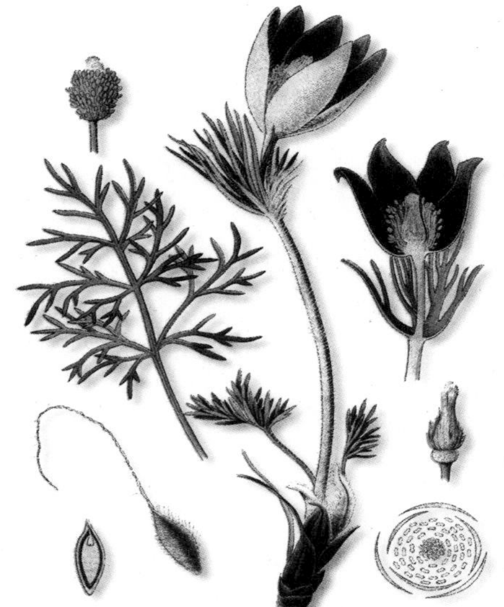

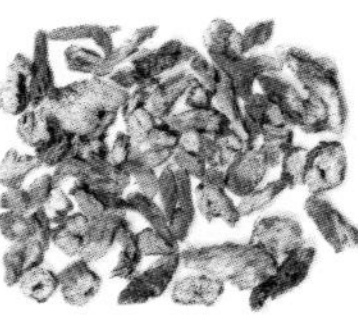

白头翁

根〔主治〕 疟疾寒热证，瘕积聚、瘿气、逐血止气，疗金疮。止鼻血。止毒痢。暖腰膝，明目消赘。

药应当避免寒冷的天气，用温性药应当避免温暖的天气，用热性药应当避免炎热的天气。对于饮食方面，也可以参照上述的方法。有时气候反常，就得灵活应用。这些都是基本规律，一旦违背了，就会引起新的疾病。

少阴君火司天

黄帝说：分析得很好。那么少阴君火司天会出现怎样的情况呢？

岐伯说：少阴君火负责子年和午年。

壬子年和壬午年，司天的为少阴君火，在泉的为阳明燥金，丁壬为木运，壬为阳年，所以运为太角。木运之气为风气鼓动，其正常气化为风气缓和，自然界的生机活跃，草木萌芽破土而出；它的异常变化为狂风大作，摧折树木。它引起的疾病表现为胁下支撑胀满。起于太角，经少徵、太宫、少商，终于太羽，此为客运五步。主运五步与客运相同，也是起于太角，终于太羽。

戊子年和戊午年，司天的为少阴君火，在泉的为阳明燥金，戊癸为火运，戊为阳年，所以运为太徵。火运之气为火炎暑热，它的正常气候为酷热郁蒸；它的反常变化为火炎沸腾。它引起的疾病表现为热在上部，血液外溢。起于太徵，经少宫、太商、少羽，终于太角，此为客运五步。起于少角，经太徵、少宫、太商，终于少羽，此为主运五步。

甲子年和甲午年，司天的为少阴君火，在泉的为阳明燥金。甲己为土运，甲为阳年，所以运为太宫。土运之气为阴雨，它的正常气候为柔软厚重润泽；它的反常变化是狂风、惊雷、暴雨。它所引起的疾病表现为腹中胀满、身体沉重。起于太宫，经少商、太羽、少角，终于太徵，此为这两年的客运五步。起于太角，经少徵、太宫、少商，终于太羽，此为这两年的主运五步。

庚子年和庚午年，司天的为少阴君火，在泉的为阳明燥金。乙庚为金运，庚为阳年，所以运为太商。虽然金运太过，但受到司天之气君火的抑制，因此和金运平气相同。金运之气为清凉急切，它的正常气候为雾露萧瑟，它的反常变化为肃杀凋零，它引起的疾病是下部清凉。起于太商，经少羽、太角、少徵，终于太宫，此为这两年的客运五步。起于少角，经太徵、少宫、太商，终于少羽，此为这两年的主运五步。

丙子年和丙午年，司天的为少阴君火，在泉的为阳明燥金。丙辛为水运，丙为阳年，所以运为太羽。水运之气为寒冷，它的正常气候为凝敛凄怆，寒风凛冽；它的反常变化为冰雪霜雹，它引起的疾病是下部寒冷。起于太羽，经少角、太徵、少宫，终于太商，此为这两年的客运五步。起于太角，经少徵、太宫、少商，终于太羽，此为这两年的主运五步。

太阴司天的六气与疾病防治

在太阴司天的年份，人们应当扶助阳气来抵抗严寒，削弱郁结的邪气，调和不足之气，抑制太过的岁气，不使邪气偏盛产生危害。

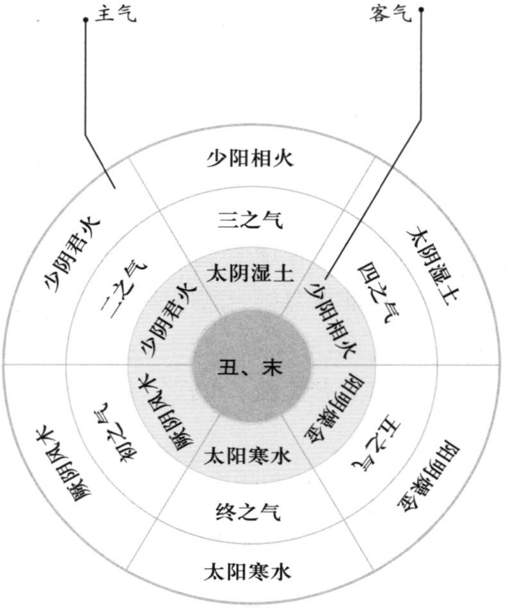

主气
客气

少阳相火
三之气
太阴湿土
太阴湿土
四之气
少阳相火
阳明燥金
五之气
阳明燥金
太阳寒水
终之气
太阳寒水
厥阴风木
初之气
厥阴风木
少阴君火
二之气
少阴君火
丑、未

一之气
- 春气和风，万物欣欣向荣，雨期推迟，人们也感到气血舒畅。
- 易出现口鼻出血、筋络拘急强直，关节不灵活、筋痿无力等病症。

二之气
- 万物化育，火热后能及时降雨。
- 瘟疫流行。

三之气
- 雨水应时而降，寒气随之而来。
- 受寒湿后会出现身重、浮肿、胸腹胀满等症。

四之气
- 寒风吹拂，湿热相交而凝结为露，为秋季收获的时令。
- 易出现肌肤发热、突然出血、疟疾、心腹胀满、浮肿等病症。

五之气
- 霜降提前，草木枯黄凋落，寒气相侵。
- 病多发于皮肤及肌肉的纹理间。

终之气
- 寒湿之气大盛，冷霜积聚，水冻结成坚冰。
- 易患关节强直、腰椎疼痛等病症。

少阴司天的六气运行

当午年少阴司天的时候，气候运行比正常的天气提前了。地气肃杀，天气光明。寒气与暑气相交，热气和燥气相加，云行雨聚，湿气大行，雨水应时而降。司天与在泉金、火二气，共同掌管一年的气候。与它相应的，天上的荧惑、太白二星光芒较强。天气布化光明，地气肃杀急迫，与之相应的谷物为红、白二色。水火寒热相持于气交之中，是引起疾病的主要原因。热病生于上部，寒病生于下部，寒热之气互相错杂而干扰于中部。因此，人们容易出现咳嗽、喘息、口鼻出血、大便下血、鼻塞流涕、打喷嚏、眼睛发红、眼角生疮、寒气厥逆入于胃部、心痛、腰痛、腹胀、咽喉干燥、上部肿胀等症状。

初之气，厥阴风木为主气，太阳寒水为客气。地气迁移，燥气离开，寒气开始，虫类又开始伏藏，河水冻结成冰，又降严霜，寒风常常刮起，阳气被寒气抑制。这时人们应当谨慎起居。否则，就会患上关节活动不便、腰臀部疼痛等疾病。在炎热即将到来的时候，还会引起内部和外部发生疮疡等病证。

二之气，少阴君火为主气，厥阴风木为客气，阳气散布，风气盛行，所以春天的气候降临，万物欣欣向荣。但司天君火还没有旺盛起来，所以寒气时常到来，由于木火与时令相应，人们仍感到舒适。这时候如果产生疾病，大都是小便淋漓、目视不清、两眼红赤、阳气淤滞于上而发热之类的病证。

三之气，少阳相火为主气，少阴君火为客气，君相二火掌控时令，火气旺盛，万物生长繁盛，但经常有寒气侵犯。人们容易患上热厥、心痛、寒热相互发作、咳喘、眼睛红赤等病症。

四之气，主客二气都为太阴湿土，且正值盛夏，因而湿热之气蒸腾，时常普降大雨，寒热交互而作。人们容易患上寒热、咽喉干燥、黄疸、鼻塞流涕、鼻出血、水饮病等症。

五之气，阳明燥金为主气，少阳相火为客气，由于火气降临，虽然恰逢秋季，但气候反而炎热，阳热之气发挥作用，万物呈现出生长繁荣的景象。人们都很安康，即使有疾病，一般也是温病。

终之气，太阳寒水为主气，阳明燥气为客气，燥气盛行，因而使五之气的余火格拒于内，不能散泄。人们容易出现上部肿胀、咳嗽气喘等病症，严重的，口鼻出血。如果主时的寒水之气经常流动，自然界就会大雾迷漫时居多。这时候的疾病在外生于皮肤腠理，在内留于胁肋，向下牵连到小腹，而产生内寒的病证，到这时，地气又要转换了。

厥阴风木司天

黄帝说：讲得很清楚。那么厥阴风木司天又会出现怎样的情况呢？

岐伯说：厥阴风木主管巳年和亥年。

丁巳年和丁亥年，司天的为厥阴风木，在泉的为少阳相火。壬丁为木运，丁为阴年，所以运为少角。木运不及，金气就会偏盛，金气盛，就会有火热之气进行制约。这两年胜、复二气相同，其运气为风，胜气为清，复气为热。这两年的主客运

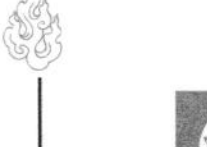

少阴君火司天的气运

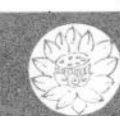

年份	壬子、壬午	戊子、戊午	甲子、甲午	庚子、庚午	丙子、丙午
阳干	壬木	戊火	甲土	庚金	丙水
气运	风气缓和，气为风	运为太徵，气为火炎暑热	运为太宫，气为阴雨	运为太商，气为清凉急切	运为太羽，气为寒冷
正常气候	风声紊乱，生机活跃	酷热郁蒸	柔软、厚重、润泽	雾露萧瑟	凝敛凄怆，寒风凛冽
反常气候	狂风大作，摧折树木	火炎沸腾	狂风、惊雷、暴雨	肃杀凋零	冰雪霜雹
引发疾病	胁下支撑胀满	热在上部，血液外溢	腹中胀满，身体沉重	下部清冷	下部寒冷
客运五步	起于太角，经少徵、太宫、少商，终于太羽	起于太徵，经少宫、太商、少羽，终于太角	起于太宫，经少商、太羽、少角，终于太徵	起于太商，经少羽、太角、少徵，终于太宫	起于太羽，经少角、太徵、少宫，终于太商
主运五步	与客运相同	起于少角，经太徵、少宫、太商，终于少羽	起于太角，经少徵、太宫、少商，终于太羽	起于少角，经太徵、少宫、太商，终于少羽	起于太角，经少徵、太宫、少商，终于太羽

同天符

凡阳年，太过的中运之气与在泉之气相合，即为同天符。与天符有同但非全同。庚子、庚午此二年皆为同天符。

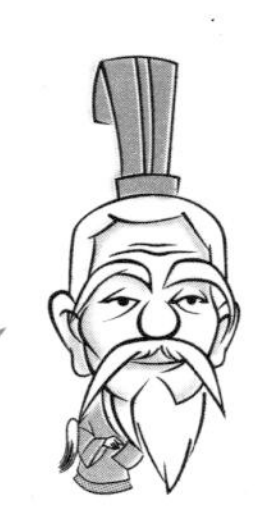

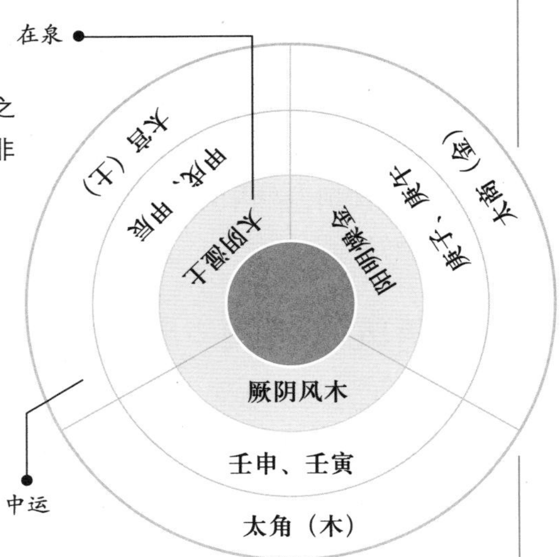

五步相同，都是起于少角，经太徵、少宫、太商，终于少羽。

癸巳年和癸亥年，司天的为厥阴风木，在泉的为少阳相火。戊癸为火运，癸为阴年，所以运为少徵。火运不及，寒气就会偏盛，寒气盛，就会有土湿之气进行制约。这两年胜、复二气相同，其运气为热，胜气为寒，复气为雨。起于少徵，经太宫、少商、太羽，终于少角，此为这两年的客运五步。起于太角，经少徵、太宫、少商，终于太羽，此为这两年的主运五步。

己巳年和己亥年，司天的为厥阴风木，在泉的为少阳相火。甲己为土运，己为阴土，所以运为少宫。土运不及，风木之气就会偏盛，木气盛，就有金气进行制

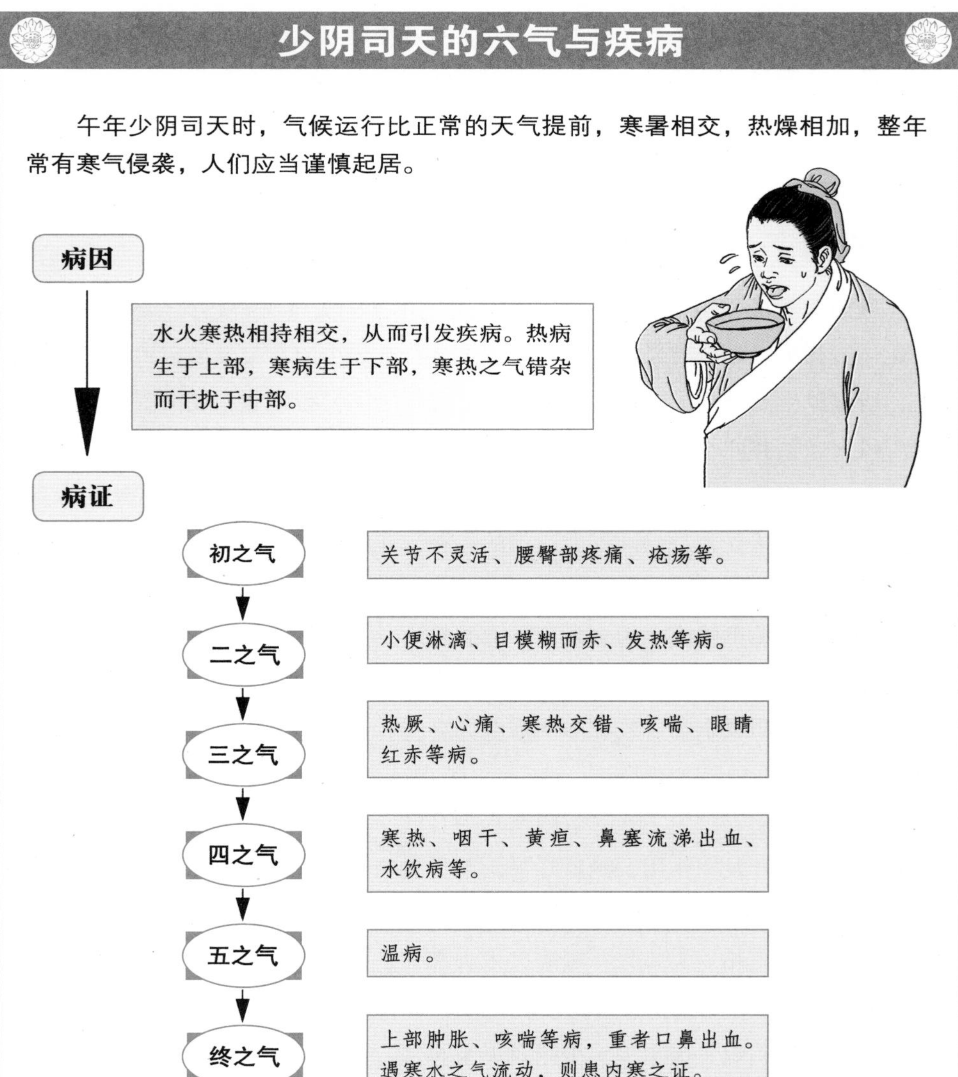

约，其运气为雨，胜气为风，复气为清。起于少宫，经太商、少羽、太角，终于少徵，此为这两年的客运五步。起于少角，经太徵、少宫、太商，终于少羽，此为这两年的主运五步。

乙巳年和乙亥年，司天的为厥阴风木，在泉的为少阳相火。乙庚为金运，乙为阴年，所以运为少商。金运不及，火热之气就会偏盛，火气盛，就有寒水之气进行制约，其运气为凉，胜气为热，复气为寒。起于少商，经太羽、少角、太徵，终于少宫，此为这两年的客运五步。起于太角，经少徵、太宫、少商，终于太羽，此为这两年的主运五步。

辛巳年和辛亥年，司天的为厥阴风木，在泉的为少阳相火。丙辛为水运，辛为阴年，所以运为少羽。水运不及，湿土之气就会偏盛，土气盛，就有风木之气进行制约，其运气为寒，胜气为雨，复气为风。起于少羽，经太角、少徵、太宫，终于少商，此为这两年的客运五步。起于少角，经太徵、少宫、太商，终于少羽，此为这两年的主运五步。

厥阴司天的六气运行

在厥阴司天的年份，气化不及，气候常比正常的天气来得较迟。若遇到平气，则气化运行与天时相合。风木司天，所以天气扰乱。少阳在泉，所以地气正常。木在上，所以风生高远；火在下，所以炎热之气顺之。云行雨施，象征湿土之气散布流行。风火二气共同掌管一年的气候，与它相应，天上的岁星、荧惑星发出明亮的光芒。司天风气的表现是扰动，在泉火气的表现是急速。与它相应的谷物为深青色和红色，间谷是感受太过的间气而成熟的。在这样的条件下，羽虫和角虫耗散而不繁殖。风燥火热之气胜复交替发作，本应当冬眠的虫子又外出活动，流水不能结冰。因此人们容易患的疾病为多发于下部的热病及上部的风病；风燥与火热之气胜复相争于中部。

初之气，厥阴风木为主气，阳明燥金为客气。金气清凉，因而寒气急，肃杀之气到来，人们的右胁易生寒病。

二之气，少阴君火为主气，太阳寒水为客气。寒气久久不散去，白雪纷飞，河水结冰，肃杀之气发挥作用，冷霜降下，草类尖梢干枯，时常降寒雨。由于少阴君火主时，阳气又复散发，人们易生里热病。

三之气，少阳相火为主气，厥阴风木为客气。司天之气发挥作用，所以经常起风。人们经常出现眼睛流泪、耳鸣、头目晕眩等病症。

四之气，太阴湿土为主气，少阴君火为客气。湿热与炎暑之气互相影响，争扰于司天之间。人们容易生黄疸、浮肿等病证。

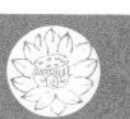

厥阴风木司天的气运

年份	丁巳、丁亥	癸巳、癸亥	己巳、己亥	乙巳、乙亥	辛巳、辛亥
阴年	丁木	癸火	己土	乙金	辛水
不及	运为少角。木运不及，金气偏盛	运为少徵。火运不及，寒气就会偏盛	运为少宫。土运不及，风木之气偏盛	运为少商。金运不及，火热之气偏盛	运为少羽。水运不及，湿土之气偏盛
气运	运气为风，胜气为清，复气为热	运气为热，胜气为寒，复气为雨	运气为雨，胜气为风，复气为清	运气为凉，胜气为热，复气为寒	运气为寒，胜气为雨，复气为风
客运五步	起于少角，经太徵、少宫、太商，终于少羽	起于少徵，经太宫、少商、太羽，终于少角	起于少宫，经太商、少羽、太角，终于少徵	起于少商，经太羽、少角、太徵，终于少宫	起于少羽，经太角、少徵、太宫，终于少商
主运五步	与客运相同	起于太角，经少徵、太宫、少商，终于太羽	起于少角，经太徵、少宫、太商，终于少羽	起于太角，经少徵、太宫、少商，终于太羽	起于少角，经太徵、少宫、太商，终于少羽

同岁会

凡阴年，不及的中运之气与在泉之气相合，与岁会似同而实异，为同岁会。癸巳年和癸亥年即为同岁会。

所谓岁会，为
中运与岁支之气相同，
即司天在泉之气，取
决于岁支。

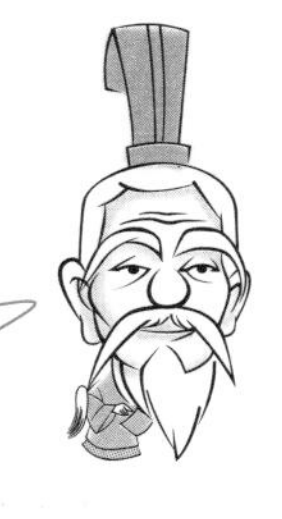

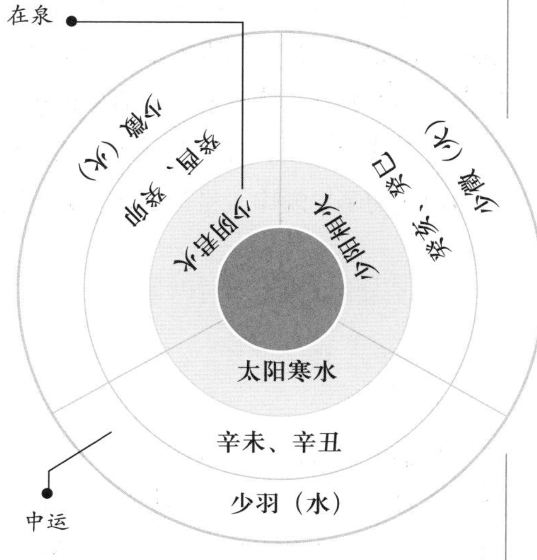

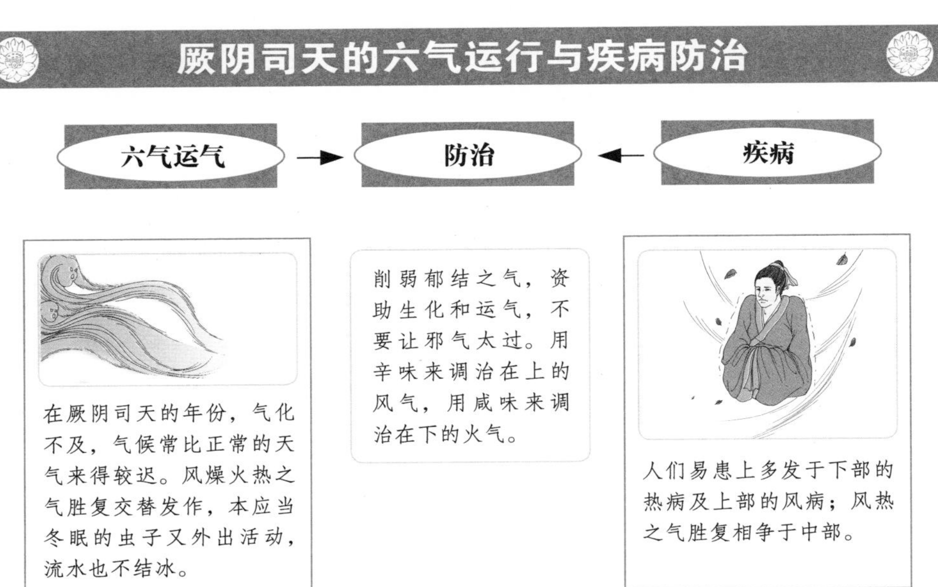

五之气，阳明燥金为主气，太阴湿土为客气。燥气与湿气难分胜负，主客二气均为阴性，因而阴沉之气布散，寒气侵袭人体，于是风雨大作。

终之气，太阳寒水为主气，少阳相火为客气。阳气大盛，伏藏的虫类出来活动，流水不能结冰，地气蒸发，百草萌芽，人们感到舒畅，但容易生温病。

在厥阴司天的年份，必须削弱郁结之气，资助生化的源泉和运气，不要让邪气太过。在该年应当用辛味来调治在上的风气，用咸味来调治在下的火气，不能随意触犯少阳相火，因为其性尤烈。用温性药品时要避免温暖的气候，用热性药品时要避免炎热的气候，用凉性药品时要避免清凉的气候，用寒性药品时要避免寒冷的气候。对于饮食方面，也参照上述方法。有时气候反常，就需要灵活应用。这些都是防治疾病的基本规律，违背了就会引发病变。

气运的始终与同化

黄帝说：讲得好极了。您阐述得已经很深刻了，但是怎样才能知道运与气是否相应呢？

岐伯说：您的问题问得真好啊！六气的运行，各有一定的次序和方位，一般应依据正月初一早晨的气候为标准，以此来衡量节、气是否相应。对于中运太过的年份，气在节候之前已到；对于中运不及的年份，就会节候已到而气还没有到，这就是六气变化的一般规律。如果中运为既不太过也不是不及的情况，这就是所谓的正岁，其气恰好和节候同时到来。

黄帝说：胜气与复气是经常存在的，而灾害也会时常光顾，当灾害到来的时候，会有什么征兆呢？

岐伯说：如果是异常的气候，就可以称为灾害。

黄帝问：司天与在泉各掌控一定的天数，那它们是怎样开始、如何终止的呢？

岐伯说：您问得真是太细致了，这也正是我们需要掌握的道理！天地的气数，开始于司天，终止于在泉，上半年为天气所主，下半年为地气所主。天地之气相交之处，为气交所主，一年中的气化规律就在其中了。所以说，弄清楚气在上、下、左、右的位置，就可以知道各气所主的月份，对所谓天地气数的终始也就会有所理解。

黄帝又问：我运用以上的规律观察运气，但运气之数和岁候有时不能相合，原因在哪里呢？

岐伯说：六气的作用存在盈亏的不同，与五运的相合之化又有盛衰的差异。由于这些因素的存在，所以就有了同化的问题。

黄帝问：那什么是同化呢？

岐伯说：六气、五运、四时、五行，它们之间如果遇到性质相同的时候，就可以叫作“同化”。例如，风温之气和春天的木气同化；炎热的气候和夏天的火气同化；胜气和复气也有同化的情况，燥清烟露之气和秋天的金气同化，云雨昏暗之气和夏季的土气同化，寒凉霜雪之气和冬天的水气同化。这就是天地五运六气相互融合、盛衰变化的一般规律。

黄帝说：岁运与司天之气一致的叫作“天符”，关于这一方面，我已经了解了。但我还想请教您，五运与在泉之气一致的是怎样的情况呢？

岐伯说：岁运太过而与司天同化的有三，岁运不及与司天同化的也有三；岁运太过而与在泉同化的有三，岁运不及而与在泉同化的也有三，总共为二十四年。

黄帝说：我想知道“三”具体指哪些年份？

岐伯说：甲辰、甲戌年中运太宫，属于土运太过，下加太阴湿土在泉；壬寅、壬申年中运太角，属于木运太过，下加厥阴风木在泉；庚子、庚午年中运太商，为金运太过，下加阳明燥金在泉。像这样的情况有三种。癸巳、癸亥年中运少徵，属于火运不及，下加少阳相火在泉；辛丑、辛未年中运少羽，属于水运不及，下加太阳寒水在泉；癸卯、癸酉年中运少徵，属于火运不及，下加少阴君火在泉。像这样的情况也有三种。戊子、戊午年中运太徵，属于火运太过，上临少阴君火司天；戊寅、戊申年中运太徵，属于火运太过，上临少阳相火司天；丙辰、丙戌年中运太羽，属于水运太过，上临太阳寒水司天。像这样的情况有三种。丁巳、丁亥年申运少角，属于木运不及，上临厥阴风木司天；乙卯、乙酉年中运少商，属于金运不及，上临阳明燥金司天；己丑、己未年中运少宫，属于土运不及，上临太阴湿土司天。像这样的情况也有

气运之始终与同化

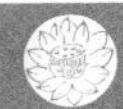

气的始终

弄清楚气在上、下、左、右的位置，就可以知道各气所主的月份，也就理解了气运的始终。

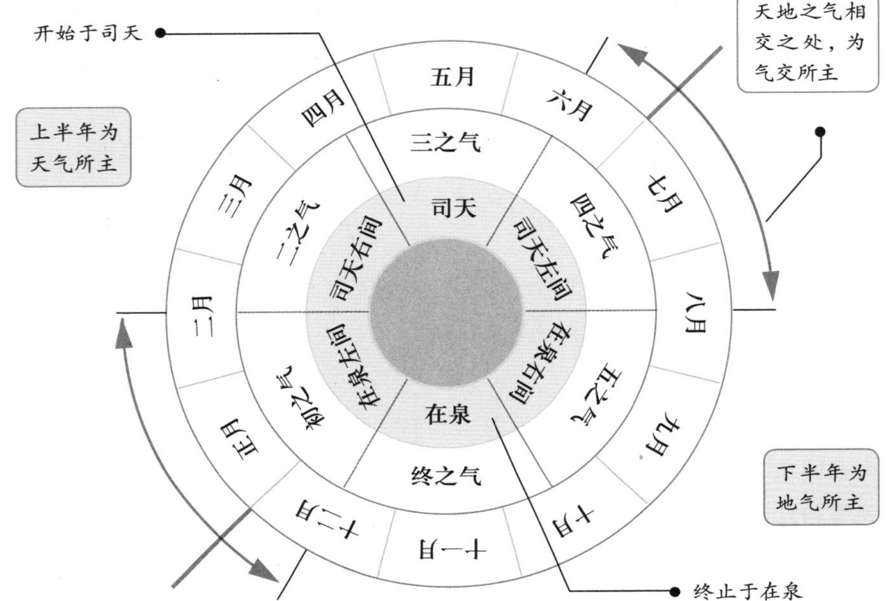

气运的同化

六气、五运、四时、五行之间，如果遇到性质相同的时候，就可以叫作“同化”。

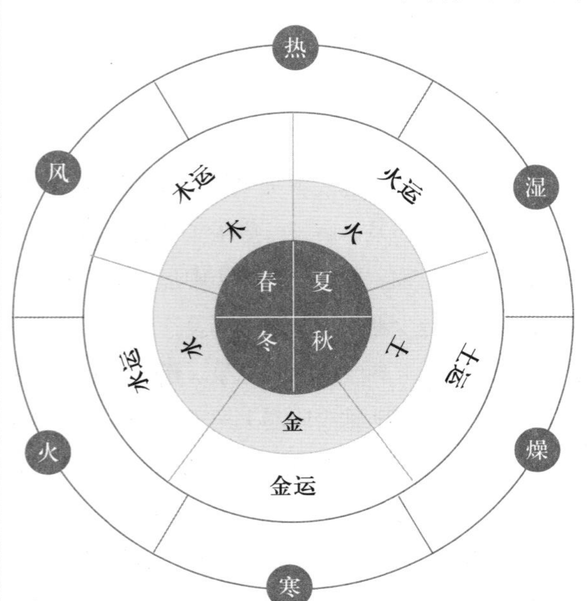

- 风温之气和春木之气同化
- 炎热之气和夏火之气同化
- 燥清烟露之气和秋金之气同化
- 云雨昏暗之气和夏土之气同化
- 寒凉霜雪之气和冬水之气同化

三种。除了这二十四年外，就是岁运与司天在泉不加不临的年份。

黄帝说：那么什么是加呢？

岐伯说：岁运太过而与在泉相加的叫作“同天符”，岁运不及而与在泉相加的叫作“同岁会”。

黄帝说：那么什么是临呢？

岐伯说：岁运太过或不及与司天相临的，都叫作“天符”，因为运气变化有太过、不及的分别，所以病情变化就有轻微与严重的差异，生死也有早晚的区别。

寒热相忌

黄帝说：您在前面曾经讲过，用寒性药应当避免寒冷的气候，用热性药应当避免热燥的气候，请您具体地谈一谈其中的道理。

岐伯说：用热性药不要和天气之热相抵触，用寒性药不要和天气之寒相抵触，顺应这一规律，就能使人平和，否则就必然引起疾病，因而一定要谨慎。这就是以六气当旺的时位而说的。

黄帝说：温凉应当怎样避免呢？

岐伯说：气运为热时，应当避免用热性药；气运为寒时，应当避免用寒性药；气运为凉时，应当避免用凉性药；气运为温时，应当避免用温性药；间气和主气相同的，也应当避免，与主气不同的，可以稍有违逆。所谓四畏，就是指寒、热、温、凉这四种药，必须谨慎观察并加以注意。

黄帝说：讲得很对。那么在什么情况下可以触犯呢？

岐伯说：对于客气与主气不相合的情况，可以依照主气；对于客气胜过主气的，就可以触犯，但必须以达到平衡为准，不可太过。这是由于邪气反而胜过主时之气的缘故。因此说，不违背天气时令，不违反六气的宜忌，不助长胜气，也不助长复气，就是最好的治疗方法。

五运轮流主岁

黄帝说：讲得非常好。五运轮流主岁，有没有一定的规律呢？

岐伯说：请让我按次序把它们排列出来，并运用五行生成数表示出来。

甲子和甲午年：

上为少阴君火司天，中为太宫土运太过，下加阳明燥金在泉。司天热化的气数为二，中运雨化的气数为五，在泉燥化的气数为四，本年没有胜复之气，所以叫作“正化日”。司天热气所引起的疾病宜用咸寒药，中运雨湿之气所引起的疾病宜用苦热药，在泉燥气所引起的疾病宜用酸热药。

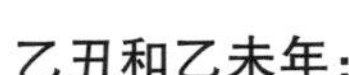

乙丑和乙未年：

上为太阴湿土司天，中为少商金运不及，下加太阳寒水在泉。金运的不及，产生了热化的胜气和寒化的复气，因为不是本年正常之气，所以叫作“邪化日”。它所引发的灾害是在西方。司天湿化之气数为五，中运清化的气数为四，在泉寒化的气数为六，这是正气所化，所以称为“正化日”。司天湿土之气所引起的疾病宜用苦热药，中运清气所引起的疾病宜用酸和药，在泉寒气所引起的疾病宜用甘热药。

丙寅和丙申年：

上为少阳相火司天，中为太羽水运太过，下加厥阴风木在泉。司天火化的气数为二，中运寒化的气数为六，在泉风化的气数为三，不出现胜气、复气的，就是邪化日。司天之气所引起的疾病宜用咸寒药，中运寒化所引起的疾病宜用咸温药，在泉风化所引起的疾病宜用辛凉药。

五行生成数

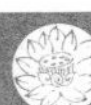

《河图》以五行生成数来表示五行相生的关系。所谓五行生成数，是古人观察自然之象而得出的数。即水为一、火为二、木为三、金为四、土为五；六至十则为成数。

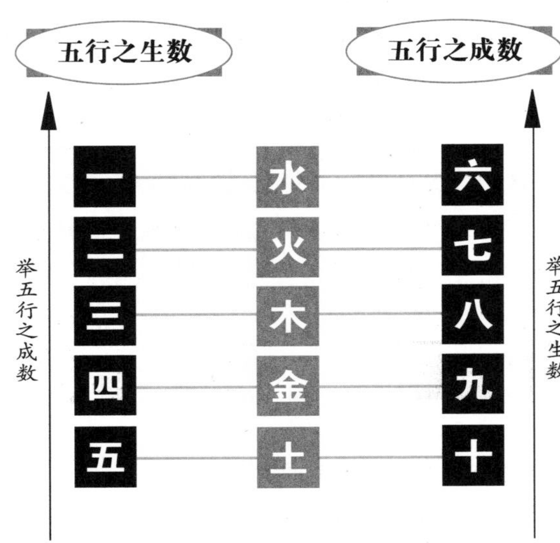

如果把五行生成数的数字用黑白圆点替代，再结合东西南北中五个方位，就形成了上古时代的《河图》《洛书》。

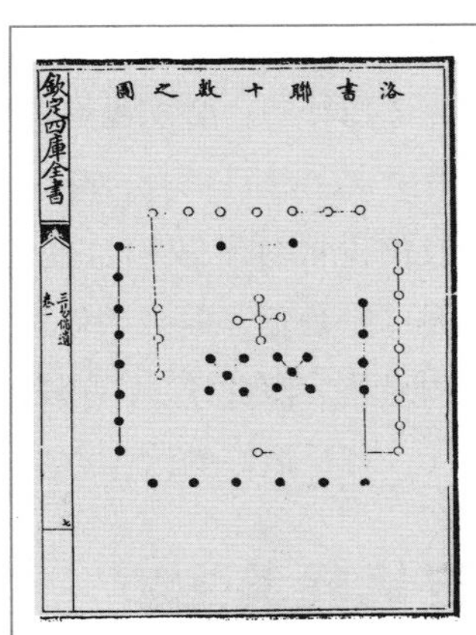

洛书联十数之图

河图与洛书是中国古代流传下来的两幅神秘图案。河图内四方的数字为生数，外四方的数字为成数。每一方两数相减均等于五，表示了五行相生的关系。

丁卯年（岁会年）和丁酉年：

上为阳明燥金司天，中为少角木运不及，下为太阴湿土在泉。木运不及，金气就会偏胜，金气胜，就会有火气进行制约，出现清化的胜气与热化的复气，卯年和酉年相同，出现胜复二气的，就是邪化日，灾难发生在东方三宫。司天燥化的气数为九，中运风化的气数为三，在泉热化的气数为七。不出现胜气、复气的，就是正化日。因司天燥气所引起的疾病，宜用苦小温的药品；中运风化所引起的疾病，宜用辛和药；在泉热化所引起的疾病，宜用咸寒药。

戊辰年和戊戌年：

上为太阳寒水司天，中为太徵火运太过，下为少阴相火在泉。司天寒化的气数为六，中运热化的气数为七，在泉湿化的气数为五，不出现胜、复二气的，就是正化日。因司天寒化所引起的疾病，宜用苦温药；中运热化所引起的疾病，宜用甘和药；在泉湿化所引起的疾病，宜用甘温药。

己巳年和己亥年：

上为厥阴风木司天，中为少宫土运不及，下为少阳相火在泉。土运不及，风木之气就会偏胜，木气胜，就会有金气进行制约。在这两年，出现胜气为风，复气为清的，就是邪化日，灾难发生在中央五宫。司天风化的气数为三，中运湿化的气数为五，在泉火化的气数为七。如果没有胜气、复气出现，就是正化日。因司天风气所引起的疾病，宜用辛凉药品；中运湿化所引起的疾病，宜用甘平药品；在泉火气所引起的疾病，宜用咸寒药品。

庚午年和庚子年（两年都为同天符）：

上为少阴君火司天，中为太商金运太过，下为阳明燥金在泉。司天热化的气数为七，中运清化的气数为九，在泉燥化的气数为九。不出现胜、复二气的，就是正化日。因司天热化所引起的疾病，宜用咸寒药品；中运凉气所引起的疾病，宜用辛温药品；在泉燥金所引起的疾病，宜用酸温药品。

辛未年和辛丑年（两年都为同岁会）：

上为太阴湿土司天，中为少羽水运不及，下为太阳寒水在泉。水运不及，土湿之气就会偏胜，土气胜，就会有风木之气进行制约。出现胜气、复气的，就是邪化日，灾难发生在北方一宫。司天雨化的气数为五，中运寒化的气数为一，在泉寒化的气数为一。没有出现胜、复二气的，就是正化日。因司天湿气所引起的疾病，宜用苦温药品；中运寒气所引起的疾病，宜用苦和药品，在泉寒气所致的疾病，宜用苦热药品。

壬申年和壬寅年（两年都为同天符）：

上为少阳相火司天，中为太角木运太过，下为厥阴风木在泉。司天火化的气数

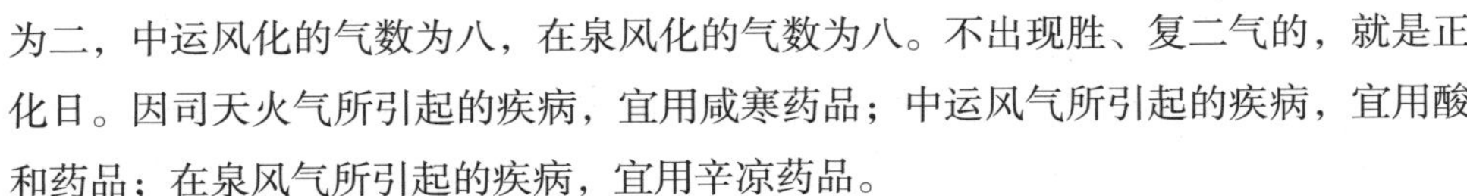

为二，中运风化的气数为八，在泉风化的气数为八。不出现胜、复二气的，就是正化日。因司天火气所引起的疾病，宜用咸寒药品；中运风气所引起的疾病，宜用酸和药品；在泉风气所引起的疾病，宜用辛凉药品。

癸酉年和癸卯年（两年皆为同岁会）：

上为阳明燥金司天，中为少徵火运不及，下为少阴君火在泉。火运不及，寒水之气就会偏胜，水气胜，就会有湿土之气进行制约，出现胜、复二气的，就是邪化日，灾难发生在南方九宫。司天燥化的气数为九，中运热化的气数为二，在泉热化的气数为二。如果胜、复二气都没有出现，就是正化日。因司天燥气所引起的疾病，宜用苦小温药品；中运热气所引起的疾病，宜用咸温药品；在泉热气所引起的疾病，宜用咸寒药品。

甲戌年和甲辰年（两年既是岁会又是同天符）：

上为太阳寒水司天，中为太宫土运太过，下为太阴湿土在泉。司天寒化的气数为六，中运湿化的气数为五，在泉湿化的气数为五。不出现胜、复二气的，就是正化日。因司天寒气所引起的疾病，宜用苦热药品；中运湿气及在泉所引起的疾病，宜用苦温药品。

乙亥年和乙巳年：

上为厥阴风木司天，中为少商金运不及，下为少阳相火在泉。金运不及，火气就会偏胜，火气胜，就会有寒水之气进行制约。出现胜、复二气的，就是邪化日，灾难发生在西方七宫。司天风化的气数为八，中运清化的气数为四，在泉火化的气数为二。不出现胜、复气的，就是正化日。因司天寒化所引起的疾病，宜用辛凉药品；中运清气所引起的疾病，宜用酸和药品；在泉火气所引起的疾病，宜用咸寒药品。

丙子年（岁会）和丙午年：

上为少阴君火司天，中为太羽水运太过，下为阳明燥金在泉。司天热化的气数为二，中运寒化的气数为六，在泉清化的气数为四。没有胜、复二气出现的，就是正化日。由司天热气所引起的疾病，宜用咸寒药品；中运寒气所引起的疾病，宜用咸热药品；在泉清气所引起的疾病，宜用酸温药品。

丁丑年和丁未年：

上为太阴湿土司天，中为少角木气不及，下为太阳寒水在泉。木运不及，金气就会偏胜，金气胜，就会有火热之气进行制约。出现胜、复二气的，就是邪化日，灾难发生在东方三宫。司天雨化的气数为五，中运风化的气数为三，在泉寒化的气数为一。不出现胜、复二气的，就是正化日。因司天雨气所引起的疾病，宜用苦温药品；中运风气所引起的疾病，宜用辛温药品；在泉寒气所引起的疾病，宜用甘热药品。

戊寅年和戊申年（这两年都为天符）：

上为少阳相火司天，中为少宫土运不及，下为厥阴风木在泉。司天火化的气数为七，中运火化的气数为七，在泉风化的气数为三，没有胜、复二气出现的，就是正化日。因司天火气所引起的疾病，宜用咸寒药品；中运火气所引起的疾病，宜用甘平药品；因在泉风气所引起的疾病，宜用辛凉药品。

己卯年和己酉年：

上为阳明燥金司天，中为少宫土运不及，下为少阴君火在泉。土运不及，风木之气就会偏胜，木气胜，就会有清凉的金气进行制约。出现胜、复二气的，就是邪化日，灾难发生在中央五宫。司天清化的气数为九，中运雨化的气数为五，在泉热化的气数为七。没有出现胜、复二气的，就是正化日。因司天清气所引起的疾病，宜用苦小温药品；中运雨气所引起的疾病，宜用甘和药品，在泉热气所引起的疾病，宜用咸寒药品。

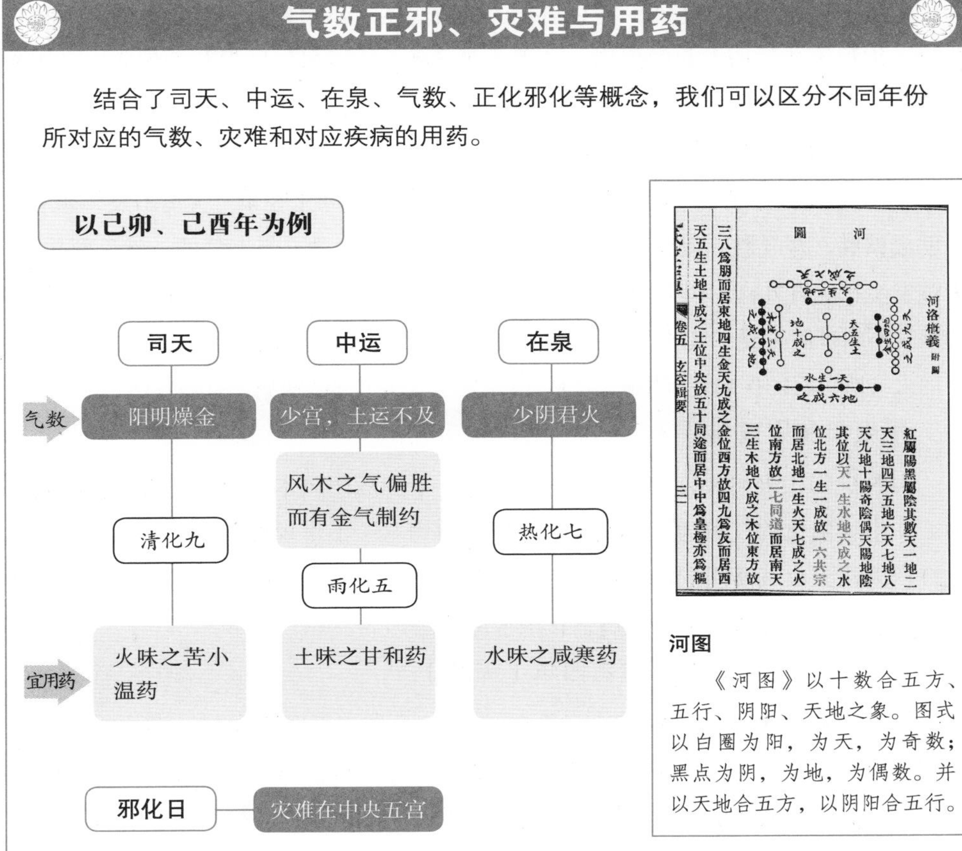

河图

《河图》以十数合五方、五行、阴阳、天地之象。图式以白圈为阳，为天，为奇数；黑点为阴，为地，为偶数。并以天地合五方，以阴阳合五行。

庚辰年和庚戌年：

上为太阳寒水司天，中为太商金运太过，下为太阴湿土在泉。司天寒化的气数为一，中运清化的气数为九，在泉雨化的气数为五。没有出现胜、复二气的，就是正化日。因司天寒气所引起的疾病，宜用苦热药品；中运清气所引起的疾病，宜用辛温药品；在泉雨气所引起的疾病，宜用甘热药品。

辛巳年和辛亥年：

上为厥阴风木司天，中为少羽水运不及，下为少阳相火在泉。水运不及，土湿之气就会偏胜，土气胜，就会有风木之气进行制约，出现胜、复二气的，就是邪化日，灾难发生在北方一宫。司天风化的气数为三，中运寒化的气数为一，在泉火化的气数为七。不出现胜、复二气的，就是正化日。因司天风化所引起的疾病，宜用辛凉药品；中运寒气所引起的疾病，宜用苦平药品，在泉火气所引起的疾病，宜用咸寒药品。

壬午年和壬子年：

上为少阴君火司天，中为太角木运太过，下为阳明燥金在泉。司天热化的气数为二，中运风化的气数为八，在泉清化的气数为四。不出现胜、复二气的，就是正化日。因司天热气所引起的疾病，宜用咸寒药品；中运风气所引起的疾病，宜用酸凉药品；在泉清气所引起的疾病，宜用酸温药品。

癸未年和癸丑年：

上为太阴湿土司天，中为少徵火运不及，下为太阳寒水在泉。火运不及，寒水之气就会偏胜，寒气胜，就会有湿土之气进行制约。出现胜、复二气的，就是邪化日，灾难发生在北方九宫。司天雨化的气数为五，中运火化的气数为二，在泉寒化的气数为一。不出现胜、复二气的，就是正化日。因司天湿气所引起的疾病，宜用苦温药品；中运火气所引起的疾病，宜用咸温药品；在泉寒气所引起的疾病，宜用甘热药品。

甲申年和甲寅年：

上为少阳相火司天，中为太宫土运太过，下为厥阴风木在泉。司天火化的气数为二，中运雨化的气数为五，在泉风化的气数为八。不出现胜、复二气的，就是正化日。因司天火气所引起的疾病，宜用咸寒药品；中运雨气所引起的疾病，宜用咸平药品；在泉风气所引起的疾病，宜用辛凉药品。

乙酉年（太乙天符）和乙卯年（天符）：

上为阳明燥金司天，中为少商金运不及，下为少阴君火在泉。金运不及则火运偏胜，火运胜，就会有寒水之气进行制约。出现胜、复二气的，就是邪化日，灾难发生在西方七宫。司天燥化的气数为四，中运清化的气数为四，在泉热化的气数为二，不出现胜、复二气的，就是正化日。因司天燥气所引起的疾病，宜用苦小温药品；中运清气所引起的疾病，宜用苦平药品；在泉热气所引起的疾病，宜用咸寒药品。

丙戌年和丙辰年（两年都为天符）：

上为太阳寒水司天，中为太羽水运太过，下为太阴湿土在泉。司天寒化的气数为六，中运寒化的气数为六，在泉雨化的气数为五。不出现胜、复二气的，就是正化日。因司天寒气所引起的疾病，宜用苦热药品；中运所引起的疾病，宜用咸温药品；在泉雨气所引起的疾病，宜用甘热药品。

丁亥年和丁巳年（两年皆为天符）：

上为厥阴风木司天，中为少角木运不及，下为少阳相火在泉。木运不及，金气就会偏胜，金气胜，就会有火热之气进行制约，出现胜、复二气的，就是邪化日，灾难发生在东方三宫。司天风化的气数为三，中运风化的气数为三，在泉火化的气数为七。不出现胜、复二气的，就是正化日。因司天风气所引起的疾病，宜用辛凉药品；中运风气所引起的疾病，宜用辛平药品；在泉火气所引起的疾病，宜用咸寒药品。

戊子年（天符）和戊午年（太乙天符）：

上为少阴君火司天，中为太徵火运太过，下为阳明燥金在泉。司天热化的气数为七，中运热化的气数为七，在泉清化的气数为九。不出现胜、复二气的，就是正化日。因司天热气所引起的疾病，宜用咸寒药品；中运热气所引起的疾病，宜用甘寒药品；在泉清气所引起的疾病，宜用酸温药品。

己丑年和己未年（两年都为太乙天符）：

上为太阴湿土司天，中为少宫土运不及，下为太阳寒水在泉。土运不及，风木之气就会偏胜，木气胜，就会有金气进行制约。出现胜、复二气的，就是邪化日，灾难发生在中央五宫。司天雨化的气数为五，中运雨化的气数为五，在泉寒化的气数为一。不出现胜、复二气的，就是正化日。因司天雨气所引起的疾病，宜用苦热药品；中运雨气所引起的疾病，宜用甘平药品；在泉寒气所引起的疾病，宜用甘热药品。

庚寅年和庚申年：

上为少阳相火司天，中为太商金运太过，下为厥阴风木在泉。司天火化的气数为七，中运清化的气数为九，在泉风化的气数为三。不出现胜、复二气的，就是正化日。因司天火气所引起的疾病，宜用咸寒药品；中运清气所引起的疾病，宜用辛温药品；在泉风气所引起的疾病，宜用辛凉药品。

辛卯年和辛酉年：

上为阳明燥金司天，中为少羽水运不及，下为少阴君火在泉。水运不及，湿土之气就会偏胜，土气胜，就有风木之气进行制约。出现胜、复二气的，就是邪化日，灾难发生在北方一宫。司天清化的气数为九，中运寒化的气数为一，在泉热化的气数为七。不出现胜、复二气的，就是正化日。因司天清气所引起的疾病，宜用苦小温药品；中运寒气所引起的疾病，宜用苦平药品；在泉热气所引起的疾病，宜用咸寒药品。

壬辰年和壬戌年：

上为太阳寒水司天，中为太角木运太过，下为太阴湿土在泉。司天寒化的气数为六，中运风化的气数为八，在泉雨化的气数为五。不出现胜、复二气的，就是正化日。因司天寒化所引起的疾病，宜用苦温药品；中运风气所引起的疾病，宜用酸和药品；在泉雨气所引起的疾病，宜用甘温药品。

癸巳年和癸亥年（两年都为同岁会）：

上为厥阴风木司天，中为少徵火运不及，下为少阳相火在泉。火运不及，寒水之气就会偏胜，水气胜，就有湿土之气进行制约。出现胜、复二气的，就是邪化日，灾难发生在南方九宫。司天风化的气数为八，中运火化的气数为二，在泉火化的气数为二。不出现胜、复二气的，就是正化日。因司天风气所引起的疾病，宜用辛凉药品；中运火气所引起的疾病，宜用咸平药品；在泉火气所引起的疾病，宜用咸寒药品。

在上面所表述的六十年运气变化的周期中，岁运不及之年就有胜、复二气发生，气候就会反常而引起灾害；岁运太过之年，气化和平，就称为“正化”。这些变化都有一定的规律性，必须加以认真研究。所以只要掌握了要领的，只需简要地加以说明就能明白，如果不知其要领的，就会漫无头绪。

五运与胜复之气

黄帝说：好极了！五运之气也会有复气的年份吗？

岐伯说：五运之气，如果被胜气抑制，也会产生复气，到了一定的时候就会发作。

黄帝问：请问其中的道理是什么？

岐伯说：五运之气可以分为太过和不及，所以复气的发作也不相同。

黄帝说：我想要详细地了解一下。

岐伯说：运气太过，发作就急暴；运气不及，发作就徐缓。发作急暴的情况，引起的疾病也较重；发作徐缓的情况，引起的疾病持续时间较长。

黄帝问：太过、不及与五行生成数是如何相对应的呢？

岐伯说：太过的气数是五行的成数，不及的气数是五行的生数，只有土不论太过或不及都用生数计算。

五气复气发作的物象与病象

黄帝道；五气的复气怎样发作呢？

岐伯说：当被抑制的土气发作的时候，震动山岩深谷，气交之间雷声隆隆，尘埃遮蔽，天昏地暗，湿气上蒸，化为白气的云雾，疾风骤雨发于高山深谷，冲击沙石，河水泛滥，川流奔腾四溢。大水退后，原野变为一片汪洋，山洪暴发的气势好像放牧的群马一样。然后开始敷布湿化之气，按时降雨，于是万物生长化成。在这种气候下，人们容易患上心腹胀满、肠鸣频泻，甚至出现心痛、胁胀、呕吐、霍乱、痰饮、泄泻、肌肤浮肿、身体沉重等症状。如果看到云气奔向降雨的地方，霞光环绕着朝阳，山泽间充满尘埃昏蒙之气，这表明郁积的土气即将发作，其发作的时候在夏秋之交。如果看到云气横于天上群山，或聚或散，忽而出现忽而消失，浮游不定，就是土气郁积太过将发的先兆。

当被抑制的金气发作的时候，天气洁净，地气明朗，气候清爽急切，秋凉兴起。草木之间薄雾如烟，燥气盛行，常常出现霜雾，肃杀之气应时而来，草木随之苍老干枯，西风发出凄厉的声音。在这种气候下，人们容易出现咳嗽气逆，心胁胀满连及小腹，常常突然疼痛，不能翻身，咽喉干燥，面色憔悴好像蒙着一层灰尘等症状。如果山泽呈现出干涸的景象，地上凝结着白色的寒霜，就表明金气郁结要发作了，其发作时间为五气当令，也就是秋分的时候。如果出现夜降白露，丛林间风声凄切，就是金郁太过将发的先兆。

当被抑制的水气发作的时候，阳气退避，阴气突然起动，极寒之气降临，川泽之水凝结成冰，甚至昏暗黄黑之气流于气交之中，于是霜降而损伤草木，从水中就可观测到这种迹象。在这样的气候条件下，人们容易患上的病证为心痛、腰痛、大关节运动困难、屈伸不利、常常厥冷、痞硬、腹中胀满等。如果阳气不起作用，天空中聚满沉阴之气，白色浑浊之气蒙蔽天空，就表明水气郁结将要发作了。其发作的时令，是在君火与相火当令的前后，也就是春分之后、小满之前。如果天空幽远黑暗，气散乱如麻，隐约出现黑而微黄的颜色，就是水郁太过将发作的先兆。

当被抑制的木气发作的时候，天空中多尘埃而昏暗，云气扰动，大风掀起屋顶，摧折树木，这是木气暴发所导致的情况。在这种气候条件下，人们容易患上的病证为胃脘胀，心疼痛，上肢两胁胀满，咽喉隔塞不通，饮食不能下咽，甚至耳鸣眩晕，眼花看不清人，突然僵直仆倒等。天色苍茫如烟，分不清是天还是山，有时呈混浊色，黄黑之气郁结不散，云横天空却不降雨，就表明木气郁结将要发作了。其发作的时间并不固定，但是可以观测而知。平原上的野草被风吹得倒伏，柔软的叶子都背面翻转向外，高山上松涛怒吼，虎啸于山崖峰峦之上，就是木郁太过将发

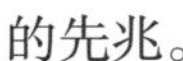

的先兆。

当被抑制的火气发作的时候，天空中有黄红之气遮蔽，太阳光不很明亮，炎火盛行，暑热之气来临，山泽之间热如火烤，树木的汁液被蒸腾外溢，大厦之上好像烟熏似的，地面浮起如霜之色，井水日趋减少，蔓生的绿草也变得焦黄，热极风生，风火交炽，难以备述，雨湿之气晚一些来到。在这样的气候条件下，人们容易患上的病证为气不足，疮疡痈肿，胁腹、胸、背、头面、四肢胀大，肉皮发紧，或者生痱疹，呕逆，四肢抽搐挛急，骨痛，关节处处疼痛，泄泻，温疟，腹中急剧疼痛，血热妄行，血液流出，精液减少，眼睛红赤，心中闷热，神昏烦闷，心中懊悔不宁，猝然死亡等。在三之气结束时，本应凉爽反而大热，大汗淋漓，就是火郁将要发作的迹象，其发作的时候，是在四气当令的时候，即大暑到秋分之时。动后必静，阳极反阴，热极就会生湿，湿土之气敷布，于是万物生长。因火被寒气抑制，

气运与用药

不同的年份，其司天、中运之太过或不及、在泉不同，疾病所用的药品也各不相同。

年份	风气	宜用药
辛巳、辛亥年	司天风气	辛凉
壬午、壬子年	中运风气	酸凉
丁亥、丁巳年	司天风气	辛凉
	中运风气	辛平
戊寅、戊申年	在泉风气	辛凉

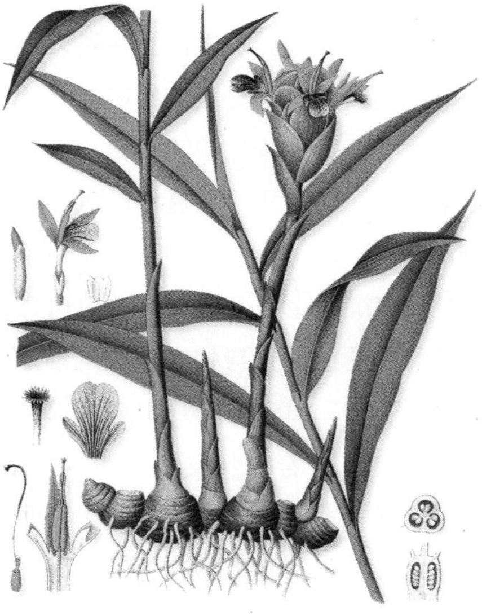

姜皮

味辛，性凉，能消负重、腹胀、腹腔内痞块，调和脾胃，去眼球白膜。

所以当百花开放的时候，河水反而结冰，寒霜降临。看到朝南的池塘有阳气上腾，就是火郁积太过将发的先兆。

先有抑郁的先兆，而后才有制约之气。制约之气都是在被郁积到了极点之后才发作的。木的复气，发作没有固定的时间；水的复气，发作在君、相二火掌管时令的前后，只要仔细观察时令，那么就可以知道疾病产生的原因。如果不懂得时令，违反岁气的规律，就使五行之气无法正常运行，生化收藏也都没有了常规，更不能够知道胜复的异常变化了。

黄帝说：出现冰雪霜雹，为水郁而发作；出现暴风骤雨，为土郁而发作；出现毁坏断折，为木郁而发作；出现清爽明静，为金郁而发作；出现黄赤昏暗，为火郁而发作。这是根据什么得出的结论呢？

岐伯说：因为五运之气有太过与不及的差异，所以复气的发作也就有轻重的不

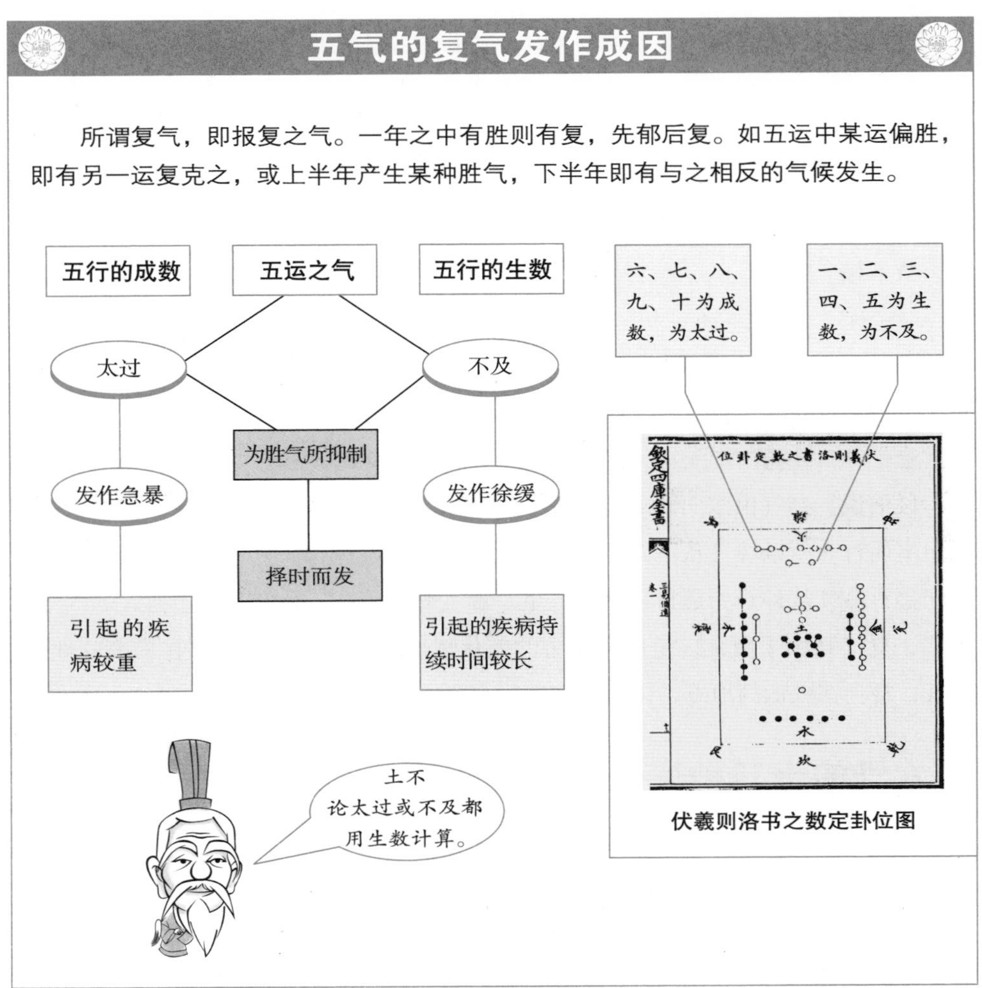

伏羲则洛书之数定卦位图

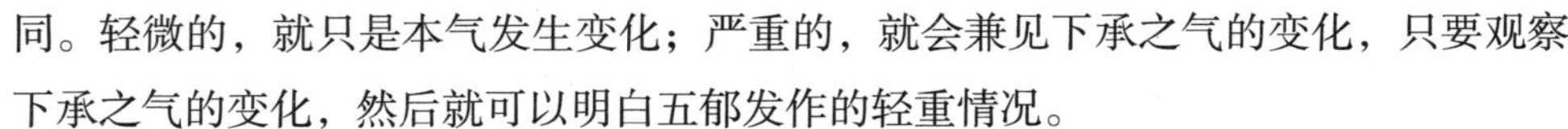

同。轻微的，就只是本气发生变化；严重的，就会兼见下承之气的变化，只要观察下承之气的变化，然后就可以明白五郁发作的轻重情况。

黄帝说：讲得相当精彩。五运之气的郁极发作有时候不和它所主的时令相对应，这是什么原因呢？

岐伯说：这在于时间上的不同。

黄帝说：时间上的差异，可以计算出一定的天数吗？

岐伯说：发作都在相应时令之后三十天多一点儿。

气到来的先后顺序

黄帝说：气到来的时候，为什么会有先后的不同？

岐伯说：岁运太过，气的到来就会提前；岁运不及，气的到来就会推迟，这是气候的正常情况呀。

黄帝说：可气也有当其时而到来的，这如何解释呀？

岐伯说：五运处于既不是太过又不是不及的情况，气候就会准时到来，否则就产生危害。

黄帝说：讲得非常有道理！气候与季节不相应表现在哪些方面呢？

岐伯说：岁运太过之年，气候一般和季节相适应；反之，岁运不及之年，气候和季节不相应。

黄帝说：四时之气的到来，有早晚、高下、左右的区别，怎样能够诊察而知晓呢？

岐伯说：气行有顺有逆，气至有快有慢，所以岁运太过的气候在时令之前到来，岁运不及的气候在时令之后到来。

黄帝道：我想了解气行的逆顺、快慢是怎样的情况。

岐伯说：春气由东向西而行，夏气由南向北而行，秋气由西向东而行，冬气由北向南而行。所以春气从下开始运行；秋气从上开始运行；夏气从中开始运行，长成旺盛；冬气从外开始运行，伏藏入里。春气开始于东，秋气开始于西，冬气开始于北，夏气开始于南，这是四时正常的气化情况。所以冬气，常存在极高的地方；春气，常存在极低的地方，必须仔细进行观察。

六气的十二种变化

黄帝说：五运六气按照所属之运表现于外，那么六气的常态和变异有怎样的规律呢？

岐伯回答说：六气的运行，有正常的变化，有反常的变异；有胜气，有复气；有正常的作用，有异常的灾害。它们的表现都不相同，您要问的是哪一方面呢？

四时之气的到来

四时之气的到来，有早晚、高下、左右的区别。气行有顺有逆，气至有快有慢，所以岁运太过的气候在时令之前到来，岁运不及的气候在时令之后到来。

四时之气应于四方

春气	始于东，向西而行
夏气	始于南，向北而行
秋气	始于西，向东而行
冬气	始于北，向南而行

四时之气应于上下内外

春气	始于下，自下而升
夏气	始于中，从内而外
秋气	始于上，从上而降
冬气	始于外，从外而内

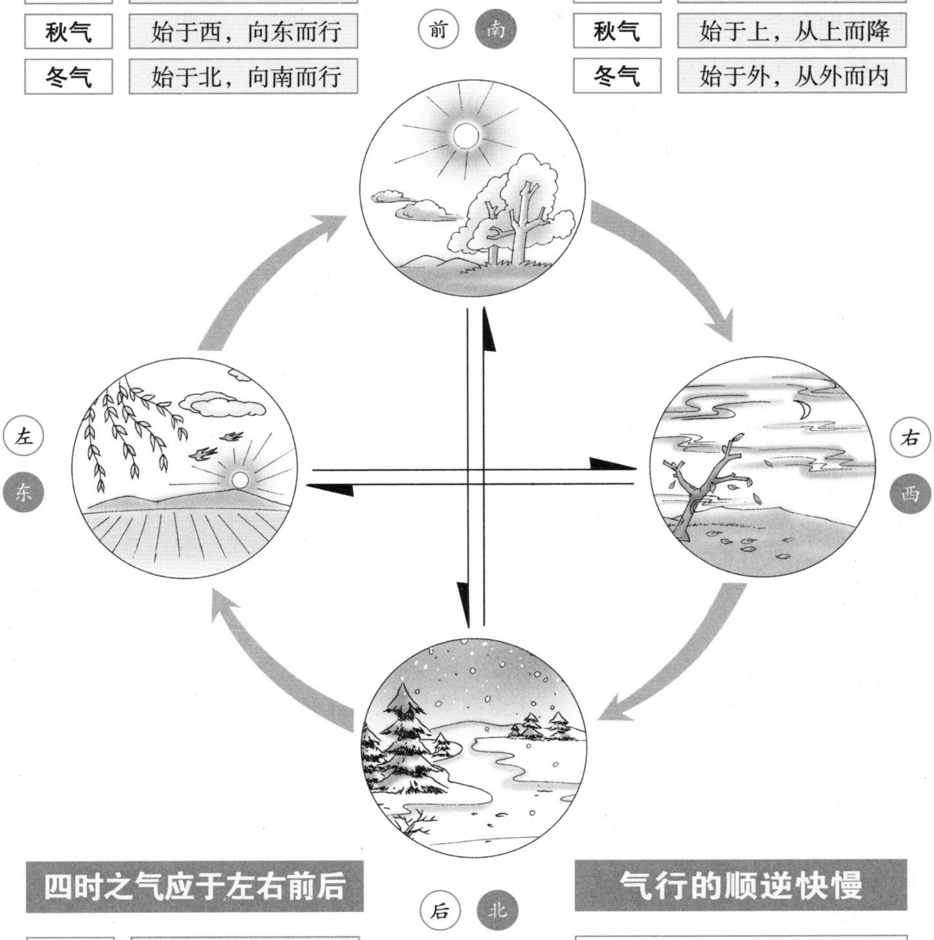

前 南

左 东

右 西

后 北

四时之气应于左右前后

春气	始于左
夏气	始于前
秋气	始于右
冬气	始于后

气行的顺逆快慢

顺行则快，主太过，气化先天时而至

逆行则慢，主不及，气化后天时而至

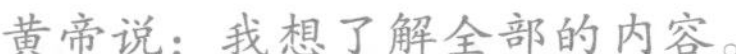
黄帝说：我想了解全部的内容。

岐伯说：那我就详细地介绍一下吧！

六气到来时，厥阴风木之气是和煦的，少阴君火之气是温和的，太阴湿土之气是湿润的，少阳相火之气是炎热的，阳明燥金之气是清凉劲急的，太阳寒水之气是寒冷的，这是四时气化的正常现象。

六气所主，万物变化的正常现象为，厥阴之气的到来，为风之所聚，象征草木萌芽；少阴之气的到来，为火之所聚，象征万物繁荣秀美；太阴之气的到来，为雨之所聚，象征万物充实丰满；少阳之气的到来，为热之所聚，象征万物生长茂盛；阳明之气的到来，为肃杀之气所聚，象征万物变得苍老成熟；太阳之气的到来，为寒之所聚，象征万物潜藏于内。

六气正常变化的现象为，厥阴之气到来，表现为万物生发，风气摇动；少阴之气的到来，表现为万物繁荣秀美，形态显现；太阴之气的到来，表现为万物化生，

六气运行的十二种常态和变异现象（一）

六气的运行，其变化有正常、有反常，有胜气、有复气，有正常作用、有异常的灾害。随着六气的十二种变化，万物也做出相应的回应。

六气	厥阴风木	少阴君火	太阴湿土	少阳相火	阳明燥金	太阳寒水
四时现象	和煦	温和	湿润	炎热	清凉劲急	寒冷
六气所主	风之所聚，象征草木萌芽	火之所聚，象征万物繁荣秀美	雨之所聚，象征万物充实丰满	热之所聚，象征万物生长茂盛	肃杀气聚，象征万物苍老成熟	寒之所聚，象征万物潜藏于内
正常变化	万物生发，风气摇动	万物繁荣，形态显现	万物化生，云雨润泽	万物生长，繁茂鲜艳	万物收敛，雾露下降	万物闭藏，阳气固密
自然变化	产生风气，终由肃杀之气制约	产生热气，但中气为寒	产生湿气，最终会发生暴雨	产生火气，最终会蒸发为湿热	产生燥气，最终转变为清凉	产生寒气，但中气为温
化育万物	有毛的动物化育	有翅膀的动物化育	倮虫化育	有翼的虫类化育	有甲的动物化育	有鳞的动物化育
万物顺应	始生	向荣	润化	茂盛	坚实	闭藏
异常现象	狂风怒吼，气候大凉	气候大热，温热转寒	雷霆震动，大风暴雨	风热如炙，露水凝霜	草木散落，气候温暖	寒雪冰雹，白尘弥漫

云雨润泽；少阳之气的到来，表现为万物生长，繁茂鲜艳；阳明之气的到来，表现为万物收敛，雾露下降；太阳之气的到来，表现为万物闭藏，阳气固密。

六气自然变化的一般现象为，厥阴之气到来，产生风气，最终由肃杀之气进行制约；少阴之气到来，产生热气，但中气为寒；太阴之气到来，产生湿气，最终会发生暴雨；少阳之气到来，产生火气，最终会蒸发为湿热；阳明之气到来，产生燥气，最终转变为清凉；太阳之气到来，产生寒气，但中气为温。

六气化育万物的正常现象为，厥阴之气到来，有毛的动物化育；少阴之气到来，有翅膀的动物化育；太阴之气到来，倮虫化育；少阳之气到来，有翼的虫类化育；阳明之气到来，有甲的动物化育；太阳之气到来，有鳞的动物化育。

六气敷布，万物顺其变化的一般规律为，厥阴之气到来，风气散布，万物始生；少阴之气到来，热气散布，万物向荣；太阴之气到来，湿气散布，万物润化；少阳之气到来，火气散布，万物茂盛；阳明之气到来，燥气散布，万物坚实；太阳之气到来，寒气散布，万物闭藏。

六气出现异常变动的现象为，厥阴之气到来，狂风怒吼，气候大凉；少阴之气到来，气候大热，由大热转为大寒；太阴之气到来，雷霆震动，大风暴雨；少阳之气到来，风热好像炙烤一样，露水凝结成霜；阳明之气到来，草木散落，气候温暖；太阳之气到来，出现寒雪冰雹，白色尘埃弥漫。

六气主令时的一般规律为，厥阴之气到来，万物扰动，随风往来；少阴之气到来，火焰高涨，热气熏蒸；太阴之气到来，天气阴沉，白色尘埃弥漫，昏暗不明；少阳之气到来，光明闪耀，红云满天，热气蒸腾；阳明之气到来，白露化霜，烟飞尘净，西风劲切，凄厉悲鸣；太阳之气到来，寒凝冰坚，冷风刺骨，万物成熟。

在六气影响下所引起的常见病证为，厥阴之气到来，易患筋脉拘急的病证；少阴之气到来，易患疡疹发热的病证；太阴之气到来，易患水饮积滞、痞塞阻隔的病证；少阳之气到来，易患打喷嚏、呕吐、疮疡的病证；阳明之气到来，易患肌肤浮肿的病证；太阳之气到来，易患关节屈伸不利的病证。

六气致病的一般情况为，厥阴之气到来，易患两胁支撑作痛的病证；少阴之气到来，易患惊骇疑惑、恶寒战栗、胡言乱动的病证；太阴之气到来，易患腹中胀满的病证；少阳之气到来，易患惊躁、烦闷、昏昧的病证；阳明之气到来，易患鼻塞流涕，脊尾、会阴、大腿、股膝、髋、胫部肌肉、小腿骨、足等部位疼痛的病证；太阳之气到来，会引起腰痛。

六气到来所产生的疾病为，厥阴之气到来，会引起肢体挛缩、屈曲不便的病证；少阴之气到来，会产生无故悲伤流泪、鼻出血的病证；太阴之气到来，会产生霍乱、呕吐下泻的病证；少阳之气到来，会产生喉痹、耳鸣、呕逆的病证；阳明之

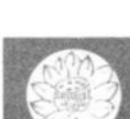

六气运行的十二种常态和变异现象（二）

六气	厥阴风木	少阴君火	太阴湿土	少阳相火	阳明燥金	太阳寒水
主令	万物扰动，随风往来	火焰高涨，热气熏蒸	天气阴沉，白尘弥漫，昏暗不明	光明闪耀，红云满天，热气蒸腾	白露化霜，烟飞尘净，西风劲切	寒凝冰坚，冷风刺骨，万物成熟
致病	筋脉拘急	疡疹发热	水饮积滞、痞塞阻隔	打喷嚏、呕吐、疮疡	肌肤浮肿	关节屈伸不利
受病	两胁支撑作痛	惊骇疑惑，恶寒战栗，胡言乱动	腹中胀满	惊躁、烦闷、昏昧	鼻塞流涕，脊尾、会阴、大腿、胫部肌肉等处疼	腰痛
病变生病	肢体挛缩，屈曲不便	无故悲伤，鼻出血	霍乱、呕吐下泻	喉痹、耳鸣、呕逆	肌肤粗糙	盗汗、痉病
其他	胁痛、呕吐、泄泻	语笑不休	身体沉重、浮肿	严重痢疾、眼角跳动、筋脉抽搐，突然死亡	鼻塞流涕、打喷嚏	大小便失禁或者秘结不通

六气偏胜

躁动不宁　肿胀　濡泻　干枯　虚浮

六气与五脏调养

风气通于肝　火气通于心　湿气通于脾　燥气通于肺　寒气通于肾

春季调养肝　夏季调养神　长夏调养脾　秋天养肺生津　冬天调养肾

气到来，会引起肌肤粗糙；太阳之气到来，会引起盗汗、痉病。

六气到来所引起的其他常见病的症状为，厥阴之气到来，会出现胁痛、呕吐、泄泻的症状；少阴之气到来，会出现语笑不休的病状；太阴之气到来，会出现身体沉重、浮肿的症状；少阳之气到来，会出现严重痢疾、眼角跳动、筋脉抽搐的症状，有的病人还会突然死亡；阳明之气到来，会出现鼻塞流涕、打喷嚏的症状；太阳之气到来，会出现大小便失禁或者秘结不通的症状。

综合以上十二种变化，可以看出六气赋予万物"德化政令"，万物都有相应的回应。六气所到的位置，有高下、前后、内外的不同，在人体上，相应也有高下、前后、内外之分。所以风气偏盛，就会躁动不宁；热气偏盛，就会肿胀；燥气偏盛，就会干枯；寒气偏盛，就会虚浮；湿气偏盛，就会濡泻，甚至小便不通、脚浮肿。总之，依据六气所在的位置，就可以知道它所引起的变化和病证。

六气的制化与方位

黄帝说：我想了解六气的气化作用。

岐伯说：六气的作用，都是源于被它克制之气而产生的：太阴湿气，加于太阳而变化；太阳寒气，加于少阴而变化；少阴热气，加于阳明而变化；阳明燥气，加于厥阴而变化；厥阴风气，加于太阴而变化。这要各随六气的所在方位而显示出来。

黄帝问：六气在本位上是怎样的情况呢?

岐伯说：这就是气化的常态了。

黄帝说：我想弄清楚六气的位置。

岐伯说：确定了六气所在的位置，那么就可以知道它们的方位和所主月份了。

黄帝问：六气有余和不足会出现怎样的情况?

岐伯说：太过和不及，两者是不同的，太过之气到来缓慢却能持久，不及之气到来迅速但很快会消失。

司天在泉之气的有余和不足

黄帝问：司天、在泉之气的有余和不足又会出现怎样的情况呢?

岐伯说：司天之气不足，那么在泉之气随之上升；在泉之气不足，那么司天之气就随之下降；岁运之气居于气交之中，它的升降，常在天气地气的前面，它对所不胜之气就厌恶，而对归属天地之气相同的就和谐，但同和就会助长其气，所以随之就产生病变。司天之气偏盛，天气就下降，在泉之气偏盛，地气就上升。根据胜气的多少可以决定升降的差别，胜气微的差别就小，胜气大的差别就大。如果相差太大，则气交的位置改变，疾病也就产生了。《大要》上说，胜气差别大的有五分，

小的差别为七分，由此可以看出其间的差别。所指的道理就在这里。

用药的寒热禁忌

黄帝说：阐述得很清楚。前面提到，用热性药时要避开炎热的气候，用寒性药时要避开寒冷的气候。我想既不忌寒，也不忌热，怎么才能做到呢？

岐伯说：您问得很全面啊。当发表散寒时，就不必忌热；在攻泻里热时，也不必忌寒。

黄帝道：如果不是发表，也不是攻里，而触犯了寒天不能用寒性药，热天不能用热性药的禁忌，这又会出现怎样的情况？

岐伯说：假设发生了这样的疏忽，寒热之气就会内伤脏腑，病情就更加严重。

黄帝道：对于没病的人来说，会有什么情况出现？

用药的寒热禁忌

药性的寒热与气候寒热有相对应的禁忌，即用热性药要避开炎热的气候；用寒性药，要避开寒冷的气候。只有在发表散寒时不必忌热；攻泻里热时不必忌寒。

触犯禁忌的后果

热天用热药 → 生热病 → 症状：发烧、霍乱、痈疽疮疡、昏昧郁闷、泄泻、抽搐肿胀、呕吐、流涕血、头痛、肌肉痛、吐血、便血、小便淋漓或癃闭不通等症状。 → 治疗：热病用寒性药

寒天用寒药 → 生寒病 → 症状：胸部坚硬痞塞、腹部胀满、急剧疼痛、下痢等症状。 → 治疗：寒病用热性药

无病因而生病，有病因而加重。

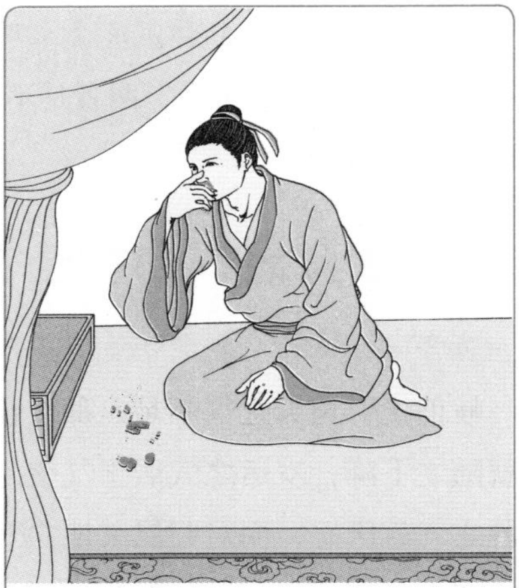

热天用热药而引发吐血等症状

岐伯说：无病的人，会因此而生病；有病的人，病情会因此加重。

黄帝道：无病的人因此生病了，会出现什么样的病证？

岐伯说：不避热就会生热病，不避寒就会生寒病。寒气过重，会引发胸部坚硬痞塞、腹部胀满、急剧疼痛、下痢等病证。热气过重，会出现发热、吐下、霍乱、痈疽疮疡、昏昧郁闷、泄泻、身体抽搐、肿胀、呕吐、流鼻涕、出鼻血、头痛、骨节改变、肌肉痛、吐血、便血、小便淋漓或癃闭不通等症状。

黄帝问：那么应当如何治疗呢？

岐伯说：必须顺应四时的时序。假如触犯了禁忌，在治疗时，就应该采用热病用寒性药、寒病用热性药的方法。

其他特殊情况

黄帝问：对于怀孕的妇人患病的情况，应怎样使用性质猛烈的药物呢？

岐伯说：针对疾病使用相应的药物，既不会伤害母体，也不会伤害胎儿。

黄帝道：那怎样针对疾病用药呢？我希望了解。

岐伯说：对于大积大聚的病，就可以使用猛药，因为这主要的目的是治病。如果病邪已减大半，就必须停药，如果用药过量，就会致人死亡。

黄帝问：讲得很有道理。五气抑郁过甚的，治疗方法是怎样的？

岐伯说：木气抑郁的，就运用疏泻法；火气抑郁的，就运用发散法；土气抑郁的，就采用消导、泻下法；金气抑郁的，就采用宣泄法；水气抑郁的，就运用调理制约法，使肾气平衡。这就是治疗的基本方法。总之，对太过的要用相克制的药物来抑制其旺盛之势，这些都属于泻法。

黄帝问：假借之气致病，应当运用什么治疗方法呢？

岐伯说：对于有假借之气的情况，就不必依照避寒避热的禁忌，这是由于主气不足而客气胜的缘故。

黄帝说：这门学问实在太精深了！这样珍贵的学说，关于天地气化的道理、五运运行的规律、六气加临的准则、阴阳变化的表现、寒暑时令的往来，除了先生您以外，谁还能够真正精通呢？我就把它藏在灵兰的密室吧，再署名《六元正纪》，不经斋戒沐浴，不随便供人翻阅，以表达对传授的慎重。

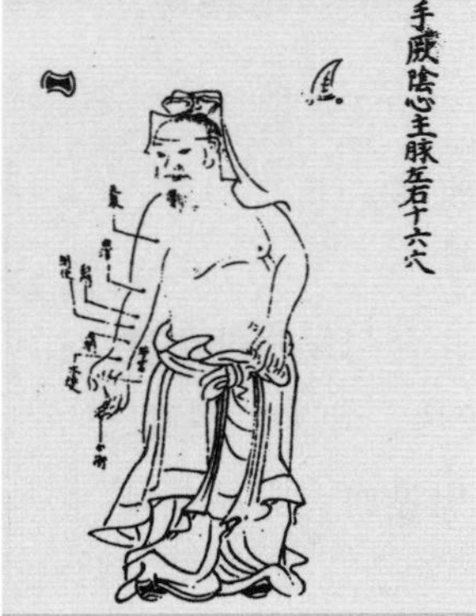

篇七十二

刺法论篇（亡佚）

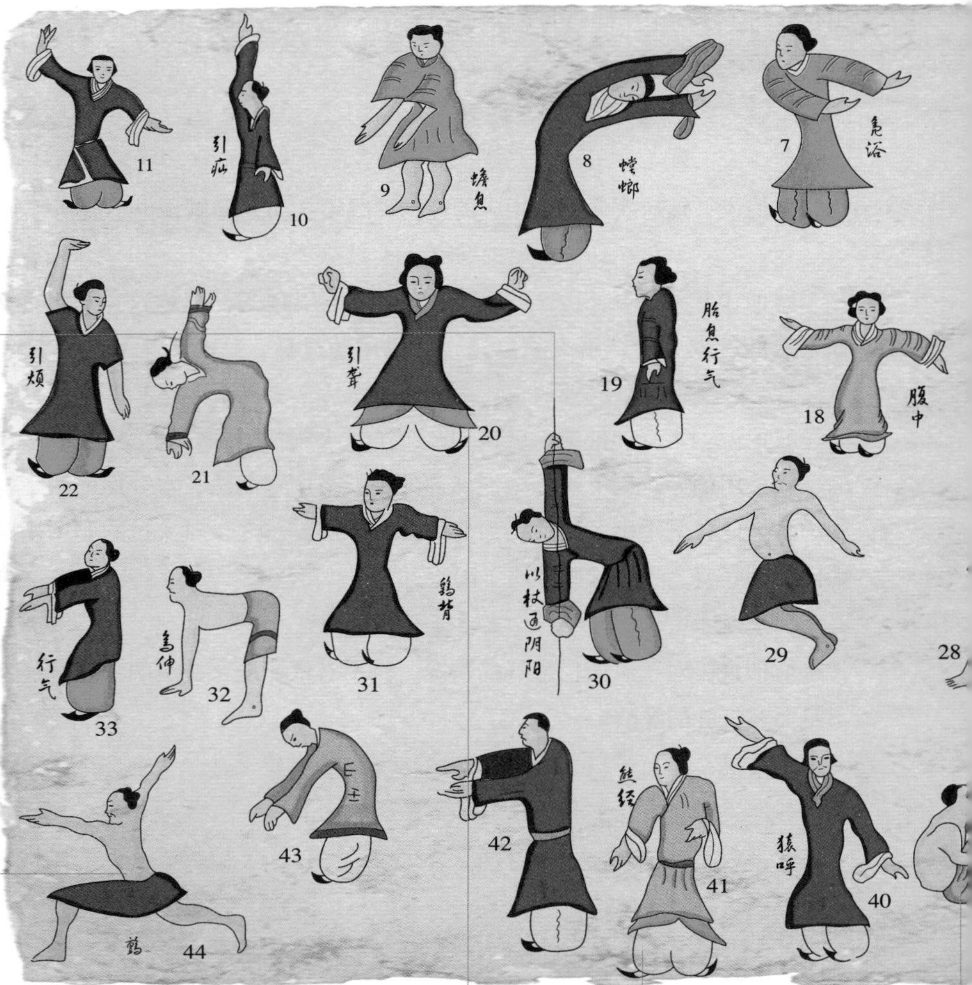

器械运动

图中除了徒手操以外，还有使用棍杖、圆球状、盘形与袋形状等辅助锻炼身体的器械功，如以杖通阴阳（图30）、螳螂（图8）、引肱积（图24）。

鹞

两足前后交错，两臂随转腰之势分举。

引聋

两手心按耳门数下，再突然把手松开，使耳鼓勃勃有声。

熊经

直立，以腰为轴，颠晃全身，两臂一伸一屈。两手在胸腹前画连环圆圈。

引痹痛

团身抱膝深蹲，向后翻身滚倒，借运动惯性向前还原如初。

本病论篇（亡佚）

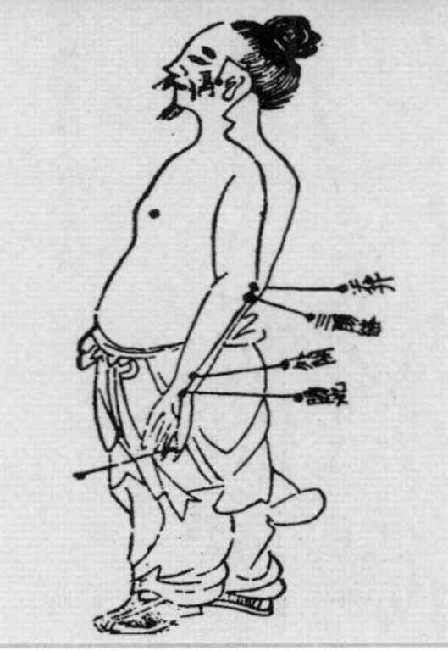

篇七十三

呼吸运动

图中的呼吸法很有特色，包括闭息、吐气、呼气，如痛明（图13）、引颓（图15）、引膝痛（图23）、引温病（图36）、引痹痛（图39）、猿呼（图40）。

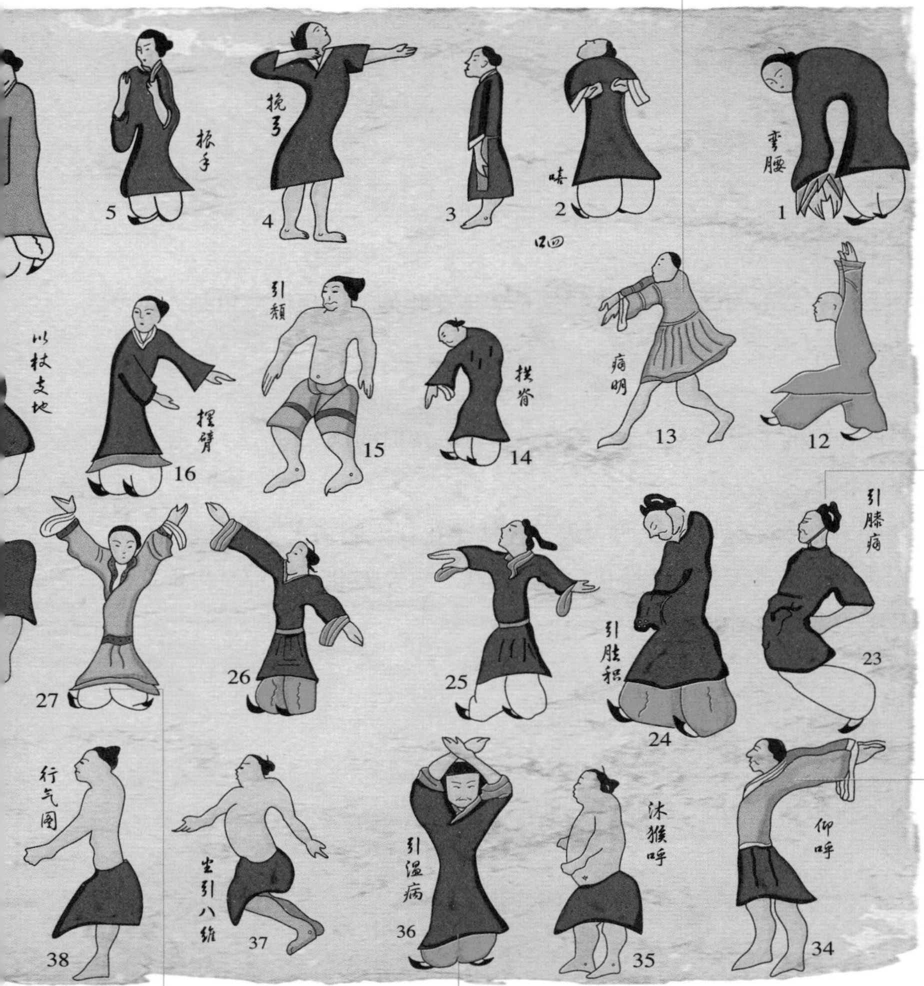

治疗功

图中直接关系到疾病治疗的项目有12处，如引聋（图20）、引膝痛（图23）、引痹痛（图39）、引温病（图36）等，说明导引不仅对面部、四肢、消化系统起保健作用，甚至与某些传染性疾病的治疗有密切关系。

仰呼

直立，两臂由下垂至前平举，含胸鼓腹吸气，两臂继续上举向后伸展，昂胸收腹呼气。

肢体运动

除个别蹲跪式外，其余全部为立式运动，基本包括现代广播体操的八种基本动作：上肢运动（图27）、冲击运动（图44）、扩胸运动（图34）、踢腿运动（图12）、体侧运动（图8）、体转运动（图21）、腹背运动（图28）、跳跃运动（图37）。还有不少动作是模仿动物的。

引温病

直立，双臂在腹前交错，徐向头顶高举，然后向两侧分手还原。

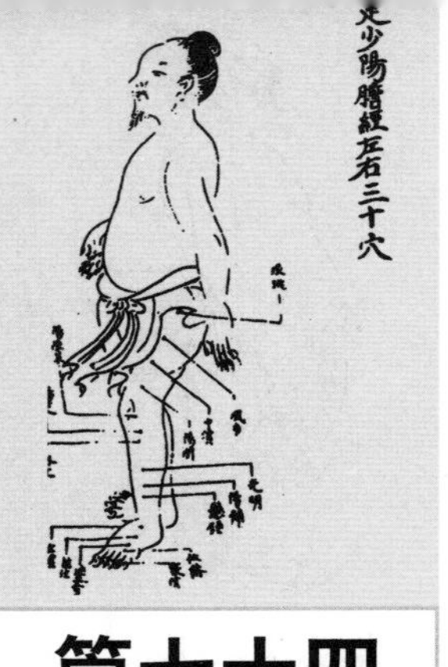

篇七十四

至真要大论篇

人体与天地变化

本篇论述了六气司天、在泉、胜气、复气、标本寒热等病理变化时所出现的病证，诊断及其治疗原则；正治法与反治法的含义及作用；病机十九条的具体内容；制方法则，药物服法，禁忌等。

六气的司天情况

黄帝问道：对于五运之气交相配合，太过与不及互相更替，我已经非常理解这些道理了。那么六气分时主治，其司天、在泉之气到来时各引起什么样的变化？

岐伯行礼后回答说：您的问题特别具体！这是天地变化的基本规律，也是人体与天地变化相应的规律。

黄帝道：我想要知道司天之气与天气、在泉之气与地气是怎样相应的。

岐伯说：这是医理中的主要部分，也是一般医生难以掌握的。

黄帝道：请您阐释其中的道理吧。

岐伯说：厥阴司天，气从风化；少阴司天，气从热化；太阴司天，气从湿化；少阳司天，气从火化；阳明司天，气从燥化；太阳司天，气从寒化。这都是根据客气所临的脏位来对疾病进行命名的。

黄帝道：六气在泉的气化的情况是怎样的呢？

岐伯说：与司天是相同的，间气也是如此。

黄帝道：什么是间气呢？

岐伯说：在司天和在泉左右的，就叫作“间气”。

黄帝道：它与司天在泉的区别是什么呢？

岐伯说：司天在泉为主岁之气，主管一年的气化。间气，主一步，即六十多天的气化。

黄帝道：讲得很正确。那么一年中岁主的情况是怎样呢？

岐伯说：厥阴司天为风化，在泉为酸化，它所主的岁运属木，与之相应的为青苍的颜色，其间气为动化；少阴司天为热化，在泉为苦化，它不司岁运之化，其居间之气为灼化；太阴司天为湿化，在泉为甘化，它所主的岁运属土，与之相应的为

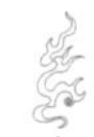

黄色，其间气为柔化；少阳司天为火化，在泉为苦化，它所主的岁运属火，与之相应的为红色，其间气为明化；阳明司天为燥化，在泉为辛化，它所主的岁运属金，与之相应的为白色，其间气为清化；太阳司天为寒化，在泉为咸化，它所主的岁运属水，与之相应的为黑色，其间气为藏化。所以治病的医生，必须理解六气的不同气化作用、五味五色所产生的变化作用和五脏所适宜的情况，然后才可以探讨气化的太过和不及，懂得这些对疾病的产生所起的关键作用。

黄帝道：关于厥阴在泉会产生酸味，我很早就有所了解，那么请问风气是如何运行的呢？

五运六气

五运指木、火、土、金、水五个阶段的相互推移，六气指风、火、热、湿、燥、寒六种气候的转变。古代医家根据天干定五运，根据地支定六气，结合五行生克理论，推断每年气候变化与疾病的关系。

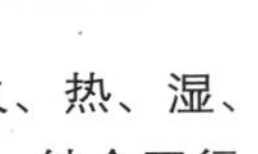

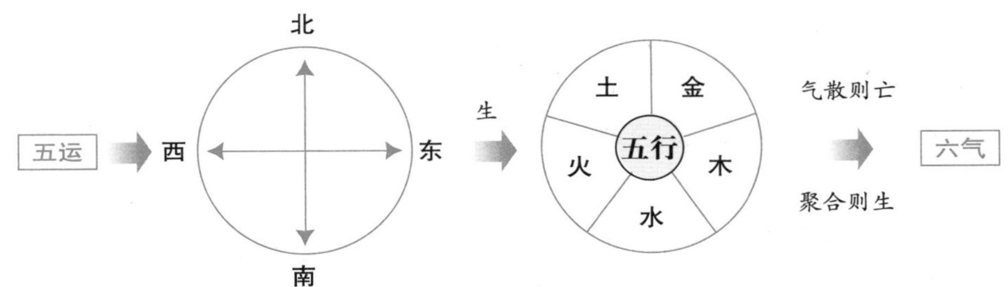

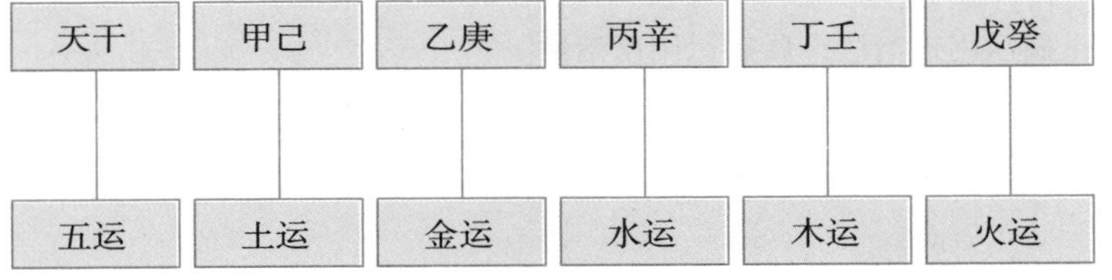

天干	甲己	乙庚	丙辛	丁壬	戊癸
五运	土运	金运	水运	木运	火运

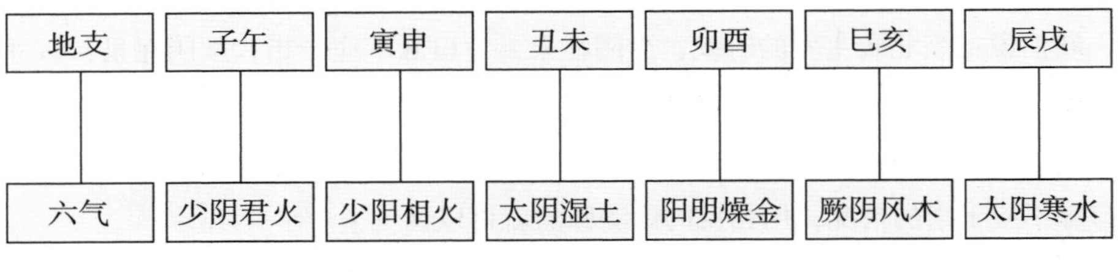

地支	子午	寅申	丑未	卯酉	巳亥	辰戌
六气	少阴君火	少阳相火	太阴湿土	阳明燥金	厥阴风木	太阳寒水

岐伯说：风气行于地，这是本于地之气而叫作“风化”，其他的诸气也是同样的道理。因为本属于天的，就为天之气；本属于地的，就为地之气，天地之气相合，就有了六节之气的划分，于是万物才能化生。所以，要特别注意观察气候的变化，不要延误治病的时机，指的就是这个道理。

黄帝道：如何选择主治疾病的药物呢？

岐伯说：依据各年的气候特点来采备药物，就不会有遗漏。

黄帝道：为什么要依据气候特点采备药物呢？

岐伯说：因为这样才能得天地之气，而且药物的气味纯厚，药力精专。

黄帝道：与五运相应的药物怎么样呢？

岐伯说：按五运采集的药物与主岁的药物相同，不过，要了解有余和不足的分别。

黄帝道：对于不根据气候特点采集的药物，会怎么样？

岐伯说：其气散而不纯。本质虽然相同，但等次却是有差异的，例如，气味有厚和薄之别，性能有静和躁之分，治疗效果有多与少的不同，药力有深与浅的变化。这就是不根据气候特点采集药物，然后可能出现的情况。

黄帝道：六气分别掌管各年的气候，为什么会损伤五脏呢？

岐伯说：因为自然界的六气和人体的五脏息息相通，它们之间有胜负克制的关系，五脏受到它所不胜之气的克制就会引发疾病，这就是问题的关键。

黄帝道：应当如何治疗呢？

岐伯说：司天之气过胜而引发六经生病的，那就采用所胜之气的药物进行调治；在泉之气过胜而引发五脏生病的，那就采用所胜之气的药物进行治疗。

黄帝道：讲得非常好！但也有在岁气平和时生病的情况，这又应当怎样治疗呢？

岐伯说：这需要细心观察三阴三阳司天在泉的所在位置，而加以调治，以达到平衡为目的；正病运用正治法，反病运用反治法。

黄帝道：您谈到要观察疾病阴阳所在而进行调治，但有的理论指出：人迎和寸口的脉象要相应，像互相牵引的绳索一样，大小相等的才是正常现象，那么阴脉所在的寸口脉会如何反应呢？

岐伯说：看主岁的是南政还是北政，就可以清楚了。

黄帝道：我希望全面地弄懂这个问题。

岐伯说：当北政主岁的时候，少阴在泉，寸口脉不应于指；厥阴在泉，右寸口脉不应于指；太阴在泉，左寸口脉不应于指。当南政主岁的时候，少阴司天，寸口脉不应于指；厥阴司天，右寸口脉不应于指；太阴司天，左寸口脉不应于指。对于寸口脉不应于指的情况，用相反的诊法脉象就可以诊见了。

黄帝道：尺部的脉候又怎么样呢？

岐伯说：当北政主岁的时候，三阴在泉，那么寸口脉不应于指；三阴司天，那么尺部脉不应于指。当南政主岁的时候，三阴司天，寸口脉不应于指；三阴在泉，那么尺部脉不应于指。左右尺部脉不应于指的，与上述情况相同。所以掌握了其要领，一句话就可以概括，不知其要领，就会散乱无章，茫无头绪，指的就是这个道理。

在泉之气过胜的疾病与治疗

黄帝道：阐述得很好，那么司天、在泉之气过胜侵入人体内部，会产生什么样的疾病呢？

岐伯说：处于厥阴在泉的年份，风气偏胜，地气就会不明，原野昏暗，草禾提前成熟。人们容易患上的病证为恶寒发冷、善伸腰、不住地打哈欠、心痛并感觉撑满、两胁拘急不舒、饮食不消化、咽喉胸膈不通畅、食后呕吐、肚腹发胀、多嗳气，但大便或者矢气后，却觉得轻快，好像病情减轻了，还有全身沉重等。

处于少阴在泉的年份，热气偏胜，火气就蒸胜于川泽，阴暗处也显得明亮。人们容易患上的病证为腹中经常鸣响、逆气上冲胸腔、气喘不能久立、恶寒发热、皮肤痛、眼睛模糊、牙痛、颈肿、寒热交替发作好像疟疾、少腹中痛、腹部胀大等。由于气候温热，蛰虫也推迟冬眠。

处于太阴在泉的年份，百草提早生发，湿气偏胜，使山岩峡谷之中雾气弥漫而昏暗，黄土变为黑色，这是湿土之气相合的现象。人们容易患上的病证为水饮积聚、心痛、耳聋、头目不清、咽肿、喉痛、尿血和便血、少腹痛肿、小便涩滞不通、气上冲而头痛、眼睛胀痛好像要脱出、颈项痛好像将要拔出、腰痛好像要折断、髋关节疼痛不能运动、膝关节好像凝滞而不灵活、小腿肚转筋痛得像要开裂一样等。

处于少阳在泉的年份，火气偏胜，郊野光焰明亮，天气时寒时热。人们容易患上的病证为泄泻如注、下痢赤白、少腹痛、小便赤色等，严重的还会出现便血，其余的症候和少阴在泉时相同。

处于阳明在泉的年份，燥气偏胜，所以雾气迷蒙昏暗不清。人们容易患上的病证为呕吐、吐苦水、经常叹气、心与胁部疼痛不能转身，严重的会出现咽喉干燥、面似尘土般晦暗、身体清瘦而不润泽、足外侧发热等。

处于太阳在泉的年份，寒气偏胜，天地之间出现寒气凝结、肃杀惨栗的景象。人们容易患上的病证为少腹疼痛连及睾丸痛，并且牵连腰脊，寒气上冲而心痛，以及出血、咽喉痛、颔部肿痛等。

黄帝道：讲得非常好！那么应当采取的治疗方法是什么呢？

岐伯说：对于在泉之气，当风气太过而伤害人体时，采用辛凉药主治，用苦性药辅佐，用甘味药缓解，用辛性药来散去风邪；当热气太过而伤害人体时，采用

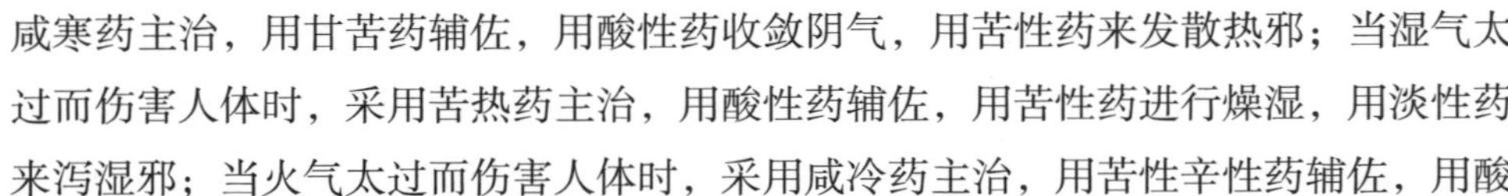

咸寒药主治，用甘苦药辅佐，用酸性药收敛阴气，用苦性药来发散热邪；当湿气太过而伤害人体时，采用苦热药主治，用酸性药辅佐，用苦性药进行燥湿，用淡性药来泻湿邪；当火气太过而伤害人体时，采用咸冷药主治，用苦性辛性药辅佐，用酸

六气在泉的症状

在泉	症状	治法
厥阴在泉	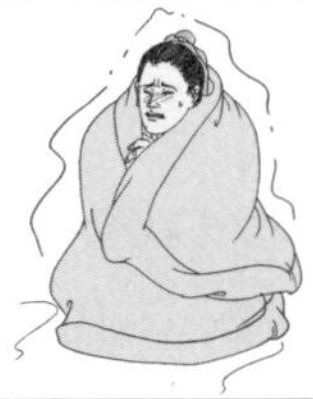 恶寒发冷、哈欠不断、两胁拘急、胸膈胀满等。	治以辛凉，佐以苦，以甘缓之，以辛散之。
少阴在泉	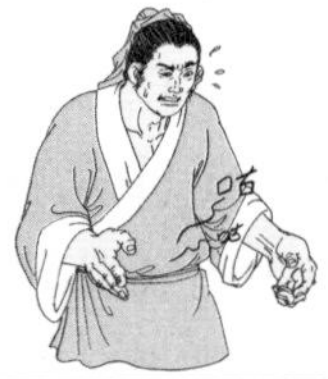 腹中肠鸣、逆气上冲、恶寒发热、腹部胀大等。	治以咸寒，佐以甘苦，以酸收之，以苦发之。
太阴在泉	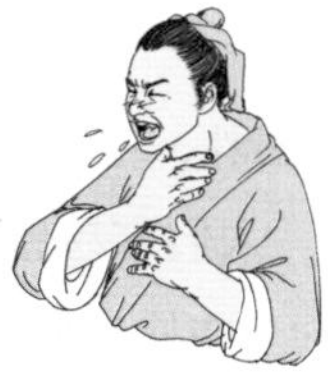 咽肿喉痛、尿血便血、小腹痛肿、小便不通等。	治以苦热，佐以酸淡，以苦燥之，以淡泻之。
少阳在泉	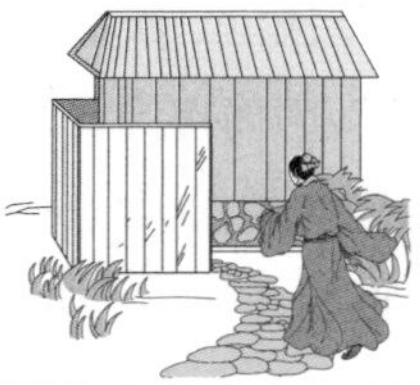 泄泻如注、下痢赤白、小腹痛、便血等。	治以咸冷，佐以苦辛，以酸收之，以苦发之。
阳明在泉	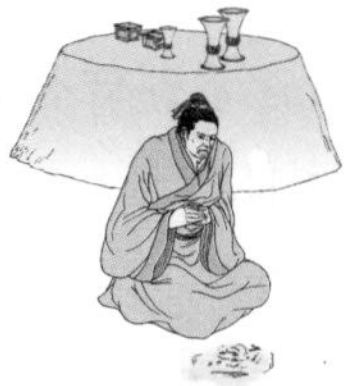 呕吐、吐苦水、心胁疼痛、咽喉干燥等。	治以苦温，佐以甘辛，以苦泻之。
太阳在泉	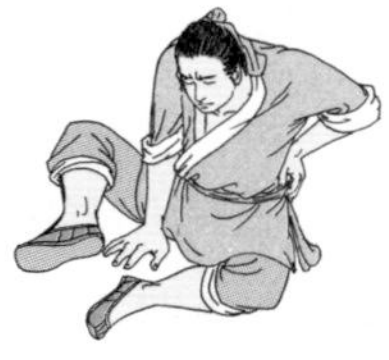 小腹疼痛连及睾丸和腰脊，寒气上冲而心痛等。	治以甘热，佐以苦辛，以咸泻之，以辛润之。

性药来收敛阴气，用苦性药来发散火邪；当燥气太过而伤害人体时，采用苦温药主治，用甘性辛性药辅佐，用苦性药泻热；当寒气太过而伤害人体时，采用甘热药主治，用苦性辛性药辅佐，用咸性药来泄泻，用辛性药来温润，用苦性药来坚实。

司天之气过胜的疾病与治疗

黄帝道：阐释得很详细！司天之气过胜会出现什么情况呢？

岐伯说：在厥阴司天的年份，风气偏胜，天空就会昏暗，尘埃遍布，云被风气吹拂而飘浮不定，在寒冷的季节反而温暖如春，流水不能结冰，蛰虫也不能遵循时令进行冬眠。人们容易出现的病证为胃脘及心口疼痛、向上支撑两胁、胸膈咽部阻塞不通、饮食不下、舌根强硬、食后呕吐、冷泄腹胀、溏泄、腹病、小便不通等。病的根源在于脾脏。如果足背的冲阳脉搏断绝，表明脾脏衰败，属于不治之症。

在少阴司天的年份，热气偏胜，天气闷热，天降大雨，君火发挥其作用。人们容易出现的病证为胸中烦躁而热、咽喉干燥、右胁胀满、皮肤疼痛、寒热咳喘、唾血、便血、鼻出血、打喷嚏、呕吐、小便变色，如果病情严重，还会引起疮疡浮肿，肩、背、臂、上臂及缺盆等处疼痛，心痛，肺胀，腹大而满，气喘咳嗽，病的根源在于肺脏。如果肘部的尺泽脉搏断绝，表明肺气衰败，属于不治之症。

在太阴司天的年份，湿气偏胜，所以天空阴沉，乌云密布，雨水过多，反而使草木枯萎。人们容易出现的病证为浮肿、骨痛阴痹等。如果对于阴痹这种病，按之不知痛在何处，腰脊头项都疼痛，经常眩晕、大便困难、阳痿不举、饥饿却不想进食、咳嗽唾血、心有空悬的感觉，病的根源在于肾脏。如果足内踝的太溪脉搏断绝，表明肾气衰败，属于不治之症。

在少阳司天的年份，火气偏胜，所以湿热之气盛行，金气不能发挥其作用。人们容易出现的病证为头痛，发热恶寒而发展成为疟疾，热气在上，皮肤疼痛，色变黄赤，如果进一步发展就会成为水病，身面浮肿、腹胀满、仰面喘息，泄泻如注，赤白下痢，疮疡、咳嗽唾血，心烦，胸中热，甚至鼻中流血，病的根源在于肺脏。如果天府脉搏断绝，表明肺气衰败，属于不治之症。

在阳明司天的年份，燥气偏胜，所以草木回春的时间推迟。人体的筋骨发生病变。大凉之气使天气反常，金气收敛，草木枝梢萎缩枯黄，蛰虫不伏藏反而出来活动。人们容易出现的病证为左侧胁肋部疼痛，这是侵入人体的清凉之气所引起的，如果再感受寒凉邪气，就会发展为疟疾。人们还容易患上咳嗽、腹中鸣响、泄泻如注、大便溏稀，并引发心胁剧痛、不能转侧、咽喉发干、面色如蒙上尘埃般晦暗、腰痛、男子疝病、妇人少腹疼痛、眼睛视物模糊、疮疡痈痤等病证。病的根源在于肝脏。如果太冲脉搏断绝，说明肝气衰败，属于不治之症。

在太阳司天的年份，寒气偏胜，寒冷的季节不在其时令而到来，水凝结为冰。逢火运太过之年，就会发生暴雨冰雹俱下。人体内血液发生病变，会引起痈疡、厥逆心痛、呕血、下血、鼻塞流涕、鼻流血、善悲、经常眩晕仆倒、胸腹满、手热、肘挛急、腋部肿、心悸不安、胸胁胃腔不舒、面赤、目黄、善嗳气、咽喉干燥，甚至面黑晦暗、口渴想饮水等病证，病的根源在于心脏。如果手腕部的神门脉搏断绝，说明心气衰败，属于不治之症。

所以说，由脉气的搏动情况，就可以测知五脏之气的存亡。

黄帝道：讲得非常细致。那么应当如何治疗呢？

岐伯说：对于司天之气所胜而引发的疾病，如果属于风气过胜，用辛凉药调治，用苦甘药辅佐，用甘味药缓其急，用酸味药泻其邪气；如果属于热气过胜，用咸寒药调治，用苦甘药辅佐，用酸味药收敛阴气；如果属于湿气过胜，用苦味热性药调治，用酸辛药辅佐，用苦味药燥湿，用淡性药渗泻湿邪；如果湿邪盛于上部而且有热，就要用苦味温性药治疗，用甘辛药辅佐，用汗解法恢复其常态；如果属于火气过胜，用酸味冷性药调治，用苦甘药辅佐，用酸味药收敛阴气，用苦味药泻其火邪，用咸味药恢复津液，热气过胜的与此相同；如果属于燥气过胜，用苦味温性药调治，用酸辛药辅佐，用苦味药下其燥结；如果属于寒气过胜，用辛味热性药调治，用甘苦药辅佐，用咸味药泻其寒邪。

司天太过、不及的治疗

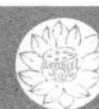

司天	太过				不及			
	胜气	治	佐	用药法则	胜气	治	佐	用药法则
厥阴	风	辛凉	苦甘	以甘缓之，以酸泻之	清气	酸温	甘苦	以辛平之
少阴	热	咸寒	苦甘	以酸收之	寒气	甘温	苦酸辛	以咸平之
太阴	湿	苦热	酸辛	以苦燥之，以淡泻之	热气	苦寒	苦酸	以苦平之
少阳	火	酸冷	苦甘	以酸收之，以苦发之，以咸复之	寒气	甘热	苦辛	以咸平之
阳明	燥	苦温	酸辛	以苦下之	热气	辛寒	苦甘	以酸平之
太阳	寒	辛热	甘苦	以咸泻之	热气	咸冷	苦辛	以苦平之

司天过胜的症状和治疗

少阴司天易患之病：

胸中烦热、咽喉干燥、皮肤疼痛、寒热咳喘、唾血、便血，严重时还会引起疮疡浮肿。

治以咸寒之药，佐以苦甘之药，以酸药收敛阴气。

厥阴司天易患之病：

心口疼痛、胸膈咽部阻塞不通、饮食不下、食后呕吐、冷泄腹胀、小便不通等。

治以辛凉之药，佐以苦甘之药，以甘药缓之，以酸药泻之。

太阴司天易患之病：

浮肿、骨痛阴痹、腰脊头项疼痛、眩晕、大便困难、阳痿不举、咳嗽唾血的阴痹。

治以苦味热性之药，佐以酸淡之药，以苦味药燥湿，以淡味药渗湿。

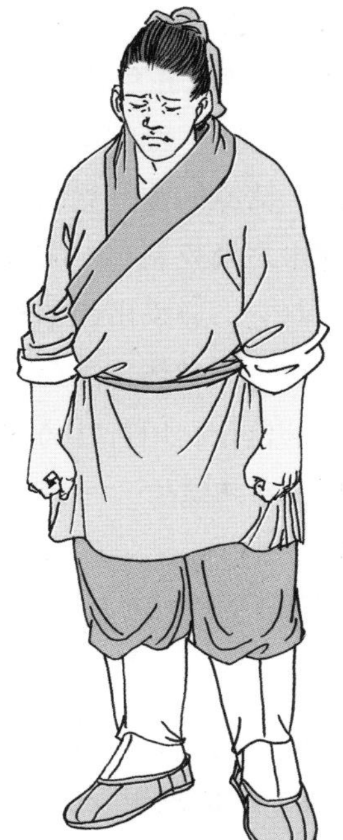

太阳司天易患之病：

痈疡、厥逆心痛、呕血、下血、眩晕、胸腹满、心悸不安、胸胁不舒、面赤目黄等。

治以辛热之药，佐以甘苦之药，以咸味药泻之。

少阳司天易患之病：

头痛、发热恶寒而成疟疾，严重时还会成为水病，身面浮肿、腹胀满、仰面喘息等。

治以酸冷之药，佐以苦甘之药，以酸药收敛阴气，以苦药泻其火邪。

阳明司天易患之病：

咳嗽、腹中鸣响、泄泻，并引发心胁剧痛、咽喉发干、男子疝病、妇人小腹疼痛等。

治以苦温之药，佐以酸辛之药，以苦味药下其燥结。

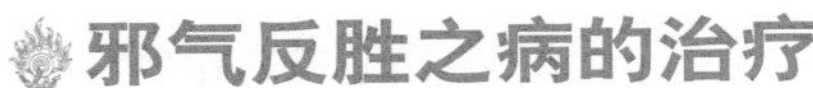

邪气反胜之病的治疗

黄帝道：讲得相当精彩。如果本气不足而邪气反胜所引发的疾病，应当如何治疗呢？

岐伯说：厥阴风木在泉，反被清肃之金气所克制，应当用酸温药治疗，用苦甘药辅佐，用辛味药平其正气，疏散抑郁的风木之气；少阴君火之气在泉，反被寒水之气所克制，就用甘味热性药治疗，用苦辛药辅佐，用咸味药平其正气，平和体内的火热之气；太阴湿土之气在泉，反被火热之气所克制，就用苦味冷性药治疗，用咸甘药辅佐，用苦味药平其正气，气运土气；少阳相火之气在泉，反被寒水之气所克制，就用甘味热性药治疗，用苦辛药辅佐，用咸味药平其正气，平和柔软火气；阳明燥金之气在泉，反被火热之气所克制，就用辛味寒性药治疗，用苦甘药辅佐，用酸味药平其正气，平静燥气。太阳寒水之气在泉，反被热气所克制，就用咸味冷性药治疗，用甘辛药辅佐，用苦味药平其正气，潜藏水气。

黄帝问：司天之气反被邪气所克制，应当采取怎样的治疗方法呢？

岐伯说：厥阴风木之气司天，清凉的金气克制它，应采用酸温药治疗，用甘苦药辅佐；少阴君火之气司天，寒水之气克制它，应采用甘温药治疗，用苦酸辛药辅佐；太阴湿土之气司天，热气克制它，应采用苦寒药治疗，用苦酸药辅佐；少阳相火之气司天，寒水之气克制它，应采用甘热药治疗，用苦辛药辅佐；阳明燥金之气司天，热气克制它，应采用辛寒药治疗，用苦甘药辅佐；太阳寒水之气司天，热气克制它，应采用咸冷药治疗，用苦辛药辅佐。

六气相胜的疾病与治疗

黄帝道：六气相胜，会出现怎样的情况？

岐伯说：当厥阴风气偏胜时，就会出现耳鸣头眩、烦乱欲吐、胃腔横膈有寒气等病证。大风经常刮起，倮虫类不能滋生。人们容易患上的病证为胁肋之气积聚不散，化而成热，小便黄赤，胃腔当心之处疼痛，上肢两胁胀满，肠鸣泄泻，少腹疼痛，下痢赤白，甚至呕吐及咽膈之间阻塞不通。

当少阴热气偏胜时，会发生心下热，常感觉饥饿，脐下悸动，热气游走于三焦。炎暑到来，树木被灼，汁液外溢，草木枯萎。人们容易患上的病证为呕逆、烦躁、腹部胀满而痛，大便溏泄，转变成为尿血。

当太阴湿气偏胜时，火气郁结在人体，就会发展为疮疡。火热流散在外，那么病生在胁肋，甚至心痛，热气阻隔于上，头痛，喉痹，项强。如果湿气独胜，郁结于内，湿寒之气迫于下焦，就会引发头顶痛，并牵扯眉间也痛、胃中闷满等病证。

天经常降大雨，雨后出现湿气偏重的现象，人们容易患上的病证为少腹满胀、腰椎沉重而强直不便房事、时常泄泻、足下温暖、头部沉重、足胫浮肿、水饮发于内而上部出现浮肿等。

当少阳火气偏胜时，会发生热邪侵入胃中，引发心烦、心痛、目赤、欲呕、呕酸、常感饥饿、耳痛、尿赤色、惊恐、胡言乱语等病证。暴热之气消烁万物，草木枯萎，水流干涸，介虫类屈伏不动；人们容易患上少腹疼痛、下痢赤白等病证。

当阳明燥气偏胜时，那么清凉之气就发于内，左胁疼痛，泄泻，在内部就出现咽喉窒塞，在外部就出现阴囊肿大。大凉之气肃杀遍布，草木变色枯萎，毛虫类死亡。人们容易出现胸中不舒、咽喉窒塞而且咳嗽等症状。

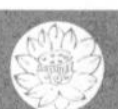

邪气反胜的病机和疗法

六气	病因	病机	疗法
厥阴风木之气	在泉	反被清肃之金气克制	治以酸温药，佐以苦甘药，用辛味药平其正气
	司天	清凉的金气克制它	治以酸温药，佐以甘苦药
少阴君火之气	在泉	被寒水之气克制	治以甘热药，佐以苦辛药，用咸味药平其正气
	司天	寒水之气克制它	治以甘温药，佐以苦酸辛药
太阴湿土之气	在泉	被火热之气克制	治以苦冷药，佐以咸甘药，用苦味药平其正气
	司天	热气克制它	治以苦寒药，佐以苦酸药
少阳相火之气	在泉	被寒水之气克制	治以甘热药，佐以苦辛药，用咸味药平其正气
	司天	寒水之气克制它	治以甘热药，佐以苦辛药
阳明燥金之气	在泉	被火热之气克制	治以辛寒药，佐以苦甘药，用酸味药平其正气
	司天	热气克制它	治以辛寒药，佐以苦甘药
太阳寒水之气	在泉	被热气克制	治以咸冷药，佐以甘辛药，用苦味药平其正气
	司天	热气克制它	治以咸冷药，佐以苦辛药

当太阳寒气偏胜时，凝肃凛冽之气到来，不到结冰的时候，水就已经结冰了，羽虫类延迟发育。人们容易患上的病证为痔疮、疟疾、寒气入胃，气逆上冲就会出现心痛、阴部生疮疡、小便不利，阴部与大腿内侧牵引疼痛、筋肉拘急麻木，血脉凝滞、络脉充血而颜色改变，或者发生便血、皮肤因水气郁积而肿胀、腹中痞满、饮食减少，热气上逆，因而头项巅顶脑户等处都觉得疼痛，眼睛肿胀像要脱出，寒气入于下焦，转变成为水泻病。

黄帝道：应当如何治疗呢？

岐伯说：对于厥阴风气所胜的疾病，用甘凉药物主治，用苦辛药辅佐，用酸味药泻其胜气；对于少阴热气所胜的疾病，用辛寒药物主治，用苦咸药辅佐，用甘味药泻其胜气；对于太阴湿气所胜的疾病，用咸热药物主治，用辛甘药辅佐，用苦味药泻其胜气；对于少阳火气所胜的疾病，用辛寒药物主治，用甘咸药辅佐，用甘味药泻其胜气；对于阳明燥气所胜的疾病，用酸温药物主治，用辛甘药辅佐，用苦味药泻其胜气；对于太阳寒气所胜的疾病，用甘热药物主治，用辛酸药辅佐，用咸味药泻其胜气。

六气为复气引起的疾病与治疗

黄帝道：六气互为复气的，引起的疾病情况是怎样的？

岐伯说：您问得实在太详细了！当厥阴风木为复气时，就会出现小腹部坚满、腹胁里拘急、突然疼痛的症状。在自然界就发生树木倒伏、沙土飞扬、倮虫类不能发育等现象。在病变上就引发气厥心痛、出汗、呕吐、饮食不下、食入而又吐出、筋骨抽搐疼痛、眩晕、手足逆冷，严重的还会风邪入脾，成为食后吐出的食痹。如果冲阳脉断绝，表明脾脏已经败坏，属于不治之症。

当少阴君火为复气时，烦热从心里发作，引发烦躁、鼻塞流鼻涕、打喷嚏、少腹绞痛、身热如灼烧、咽喉干燥、大小便时下时止、气动于左而向上逆行于右、咳嗽、皮肤痛、突然失音、心痛、神志昏聩不识人、寒战打抖、妄言乱语、寒战后又发热、口渴想饮水、少气、骨软萎弱、肠道梗塞而大便不通、外现浮肿、呃逆嗳气等病证。这是阳明燥金先胜，而后少阴君火之气进行抑制所致。在自然界表现为流水不能结冰，热气因之大行，介虫类不能繁育。这时人们容易患上的病证为痱疹、疮疡、痈疽、痤痔等。如果热邪过盛，还会进入肺脏，发展成为咳嗽、鼻渊。如果天府脉断绝，表明肺脏已经败坏，属于不治之症。

当太阴湿土为复气时，湿气发作太过，人们容易出现身体沉重、胸腹满闷、饮食不消化，寒湿之气上逆，引起胸中不爽，水饮发于内，不断地咳嗽。如果经常下大雨，鱼类游上陆地，人们就会头颈痛而沉重，震颤抽搐的症状特别严重，呕吐，

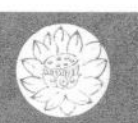

六气相胜的疾病

风、热、湿、火、燥、寒这六气，在一般情况下，是自然界的六种气候变化。正常的六气有利于万物的生长变化，但当六气太胜或不及时，就会使人体的抵抗力下降而生病。

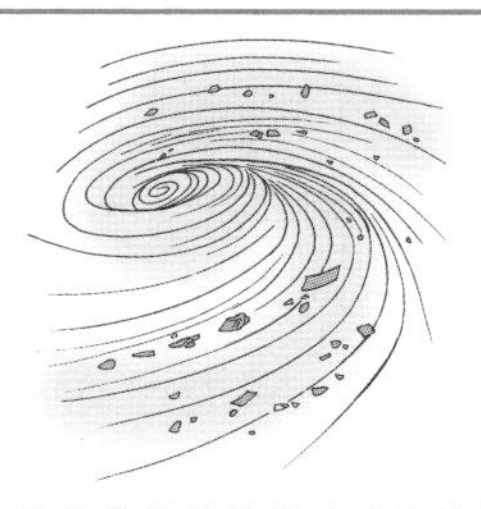

厥阴风气偏胜时，大风经常刮起。人们易患的病症为：胁肋之气积聚化热，小便黄赤，心口疼痛，两胁胀满，小腹疼痛，泄泻赤白等。

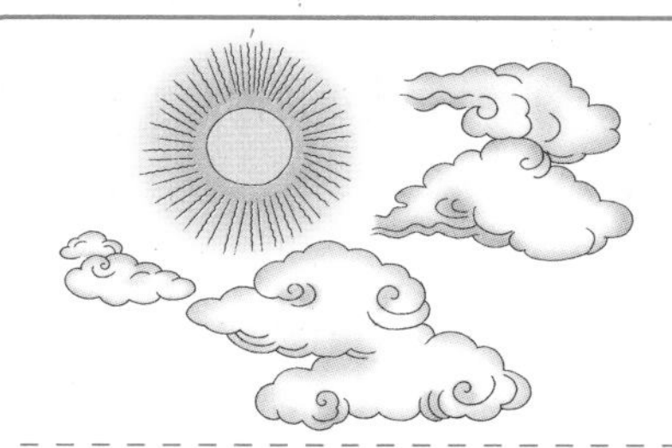

少阴热气偏胜时，炎暑到来，树木被灼，汁液外溢。人们易患的病证为：呕逆，烦躁，腹部胀满而痛，大便溏泄，转变成为尿血。

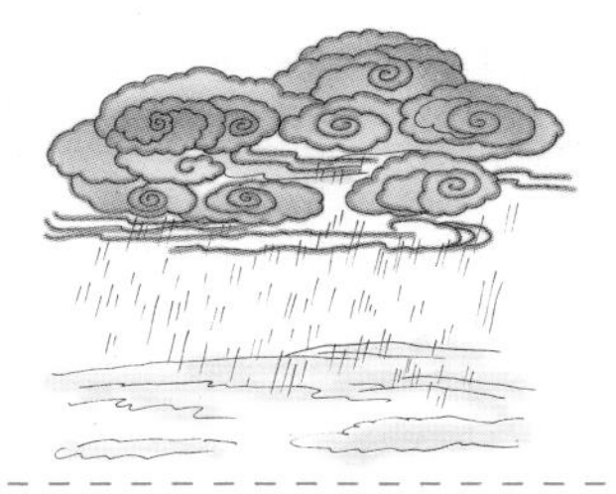

太阴湿气偏胜时，天经常降大雨。人们易患的病证为：小腹胀满、腰椎沉重而强直不便房事、时常泄泻、头部沉重、足胫浮肿等。

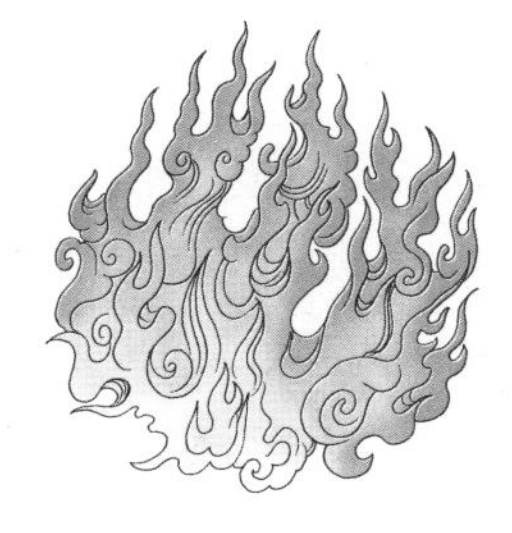

当少阳火气偏胜时，暴热之气消烁万物，草木枯萎，水流干涸。人们易患小腹疼痛、下痢赤白等病证。

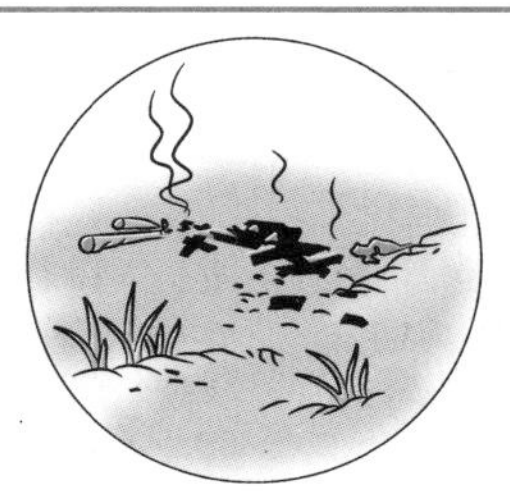

当阳明燥气偏胜时，大凉之气肃杀遍布，草木变色枯萎，毛虫类死亡。人们易出现胸中不舒、咽喉窒塞而且咳嗽等症状。

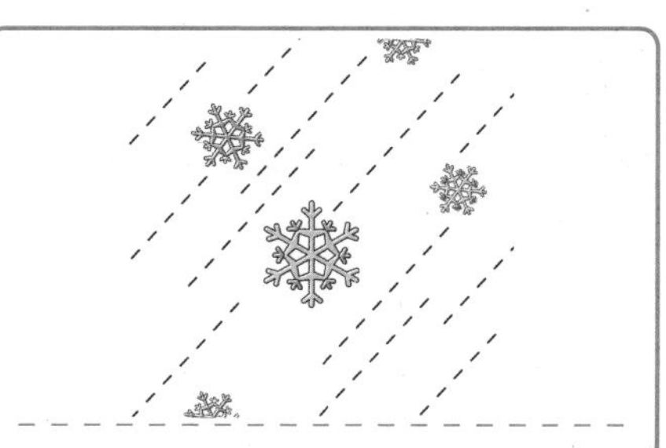

当太阳寒气偏胜时，凝肃凛冽之气到来。人们易患的病证为：痔疮、疟疾、寒气入胃、气逆上冲而心痛、阴部生疮疡、小便不利等。

神情默默，闭门独居，懒于行动，口吐清水。如果湿邪入肾，泄泻而没有进行有效的控制，等到太溪脉断绝的时候，表明肾脏已经败坏，属于不治之症。

当少阳相火为复气时，炎热的气候到来，万物被灼热枯焦，介虫类死亡。人们容易出现惊厥抽搐、咳嗽、流鼻血、心热烦躁、小便频数、怕风、火热之气上行、面色晦暗如同蒙上浮尘、两眼跳动抽搐的症状。火气入内，在上表现为口舌糜烂、呕逆、吐血，在下表现为便血，还会转为疟疾，出现恶寒战栗的现象。寒极转热，咽部干燥，口渴欲饮水，面色变为黄赤，少阳脉萎弱。气蒸热化，就会成为水病，转变成为浮肿。如果邪气入肺，就会咳而出血。等到尺泽脉断绝，表明肺脏已经败坏，属于不治之症。

当阳明燥金为复气时，清肃之气盛行，树木苍老干枯，兽类多发生疫病。人们的疾病生于胁肋，其气偏于左侧，时常叹息，严重的就会产生心痛、痞满、腹胀、泄泻、呕吐苦水、咳嗽、呃逆、烦心。病变在横膈的部位，头痛，情况没有得到缓解的话，邪气就会入肝，出现惊骇、筋挛等病证。等到太冲脉断绝，表明肝脏已经败坏，属于不治之症。

当太阳寒水为复气时，寒气盛行，流水结成冰，天降大雪，禽类因此死亡。人们的病证多为心胃生寒、胸膈不通利、心痛、痞满、头痛、容易悲伤、经常眩晕摔倒、饮食减少、腰椎疼痛屈伸不便等。在自然界表现为地冻裂、冰厚而坚、阳光不温暖，人们就出现少腹疼痛，连及睾丸，并牵引到腰脊，寒气上冲于心，唾出清水，呃逆嗳气等症状。如果情况严重，邪气侵入心脏，会发生善忘善悲的现象。等到神门脉断绝，表明心脏已经败坏，属于不治之症。

黄帝道：阐述得很清晰！那么对于上述情况，应当如何治疗呢？

岐伯说：厥阴风木为复气所引起的疾病，用酸寒药主治，用甘辛药辅佐，用酸药泻其邪，用甘药缓其急；少阴君火为复气所引起的疾病，用咸寒药主治，用苦辛药辅佐，用甘药泻其邪，用酸味药收敛，用辛苦药发散，用咸药软坚；太阴湿土为复气所引起的疾病，用苦热药主治，用酸辛药辅佐，用苦药泻其邪、燥其湿，或者泻其湿邪；少阳相火为复气所引起的疾病，用咸冷药主治，用苦辛药辅佐，用咸药软坚，用酸药收敛，用辛苦药发汗，发汗的药不用避开热天，但不要触犯温凉药，少阴君火为复气所引发的疾病，用发汗药时与此法相同；阳明燥金为复气所引起的疾病，用辛温药主治，用苦甘药辅佐，用苦药渗泄，用苦药发散，用酸药补虚；太阳寒水为复气所引起的疾病，用咸热药主治，用甘辛药辅佐，用苦药以坚其气。

关于各种胜气复气所引起的疾病，性质属于寒的用热药，性质属于热的用寒药，性质属于温的用清凉药，性质属于凉的用温性药。元气耗散的用收敛药，气抑郁的用疏散药，气燥的用滋润药，气急的用缓和药。病邪坚实的用软坚药，气脆弱的用固本药，衰弱的用补药。亢盛的用泻药，运用各种方法使五脏之气安定，清静不受扰乱，病气自然就会消退，那么其余也就各归其类属，无所偏胜，恢复到正常状态。这就是治疗的基本方法。

人体的胜复之气

黄帝道：人体的上下之气是指什么呢？

岐伯说：人体的上半身有三气，属于人体对应天的部分，由司天之气主管；人体的下半身有三气，属于人体对应地的部分，由在泉之气主管。用三阴三阳来命名

六气为复的治疗

少阴君火为复之病
治以咸寒药，佐以苦辛药，用甘药泻邪，用酸药收敛，用辛苦药发散。
太阴湿土为复之病
治以苦热药，佐以酸辛药，用苦药泻其邪、燥其湿，或者泻其湿邪。
厥阴风木为复之病
治以酸寒药，佐以甘辛药，用酸药泻其邪，用甘药缓其急。
少阳相火为复之病
治以咸冷药，佐以苦辛药，用咸药软坚，用酸药收敛，用辛苦药发汗。
太阳寒水为复之病
治以咸热药，佐以甘辛药，用苦药坚其气。
阳明燥金为复之疾病
治以辛温药，佐以苦甘药，用苦药渗泄、发散，用酸药补虚。

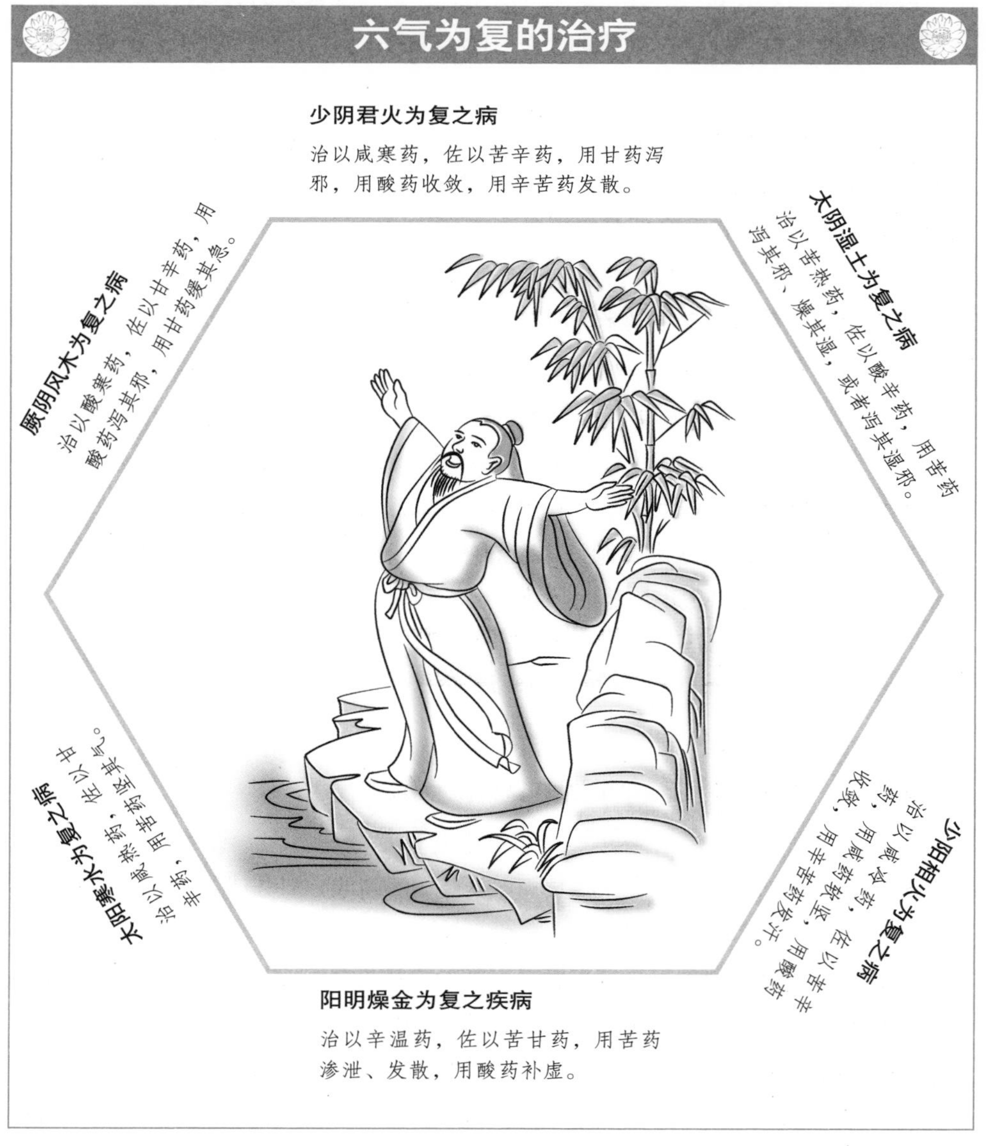

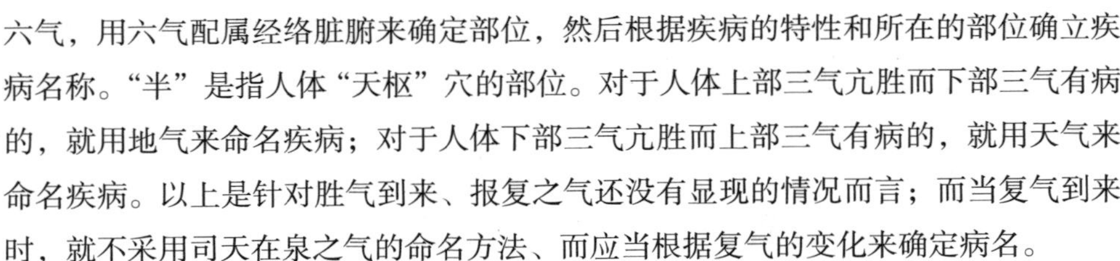

六气，用六气配属经络脏腑来确定部位，然后根据疾病的特性和所在的部位确立疾病名称。“半”是指人体“天枢”穴的部位。对于人体上部三气亢胜而下部三气有病的，就用地气来命名疾病；对于人体下部三气亢胜而上部三气有病的，就用天气来命名疾病。以上是针对胜气到来、报复之气还没有显现的情况而言；而当复气到来时，就不采用司天在泉之气的命名方法、而应当根据复气的变化来确定病名。

黄帝问道：胜气复气的变化，有一定的规律吗？胜复之气能够准时到来吗？

岐伯说：四时都有一定的固定位置，但胜复之气来与不来，并不是必然的。

黄帝道：请您阐明其中的道理。

岐伯说：初之气到三之气，是天气所主管，是胜气常见的时位；四之气到终之气，是地气所主管，是复气常见的时位。有胜气才有复气，没有胜气就没有复气。

黄帝道：有时复气过去后胜气又产生，这是为什么呢？

岐伯说：胜气到来，就会有复气，这本来就没有一定的次数限制，直到气衰才会停止。复气之后又出现了胜气，就会再度引出复气。如果没有复气出现，那么胜气就会成为灾害，会伤及自然界的生命。

黄帝道：复气本身反而致病的，是什么道理呢？

岐伯说：这是因为复气到来的时节，不是其时令的正位，其气与其主令之气不相合。如果想要大复其胜气，那么复气本身就虚，而主时之气又胜它，所以复气反而自身生病，这是指火、燥、热三气来说的。

黄帝道：应当采用怎样的治疗方法？

岐伯说：胜气所导致的疾病，轻微的，就顺着它；严重的，就制止它。复气所导致的疾病，和缓的，就进行调治；暴烈的，就进行削弱。总之，要随顺其胜气，安定被抑伏之气，不必考虑用药的次数，以平和为止，这就是治疗的原则。

主客之气的顺逆致病与治疗

黄帝问：那么，客气和主气的胜复怎么样？

岐伯说：客气与主气这两者之间，只有胜而没有复。

黄帝又问：怎样区别其逆和顺呢？

岐伯说：主气胜是逆，客气胜是顺，这是天地间的一般规律。

黄帝道：其所引起的疾病是怎样的？

岐伯说：当厥阴司天时，客气胜，引发的疾病为耳鸣、掉眩，病重时甚至会咳嗽；主气胜，引发的疾病为胸胁疼痛，舌僵硬难以说话。

当少阴司天时，客气胜，引发的疾病就为鼻塞流涕、打喷嚏、颈项僵硬、肩背闷热、头痛、少气、身热、耳聋、视物不清，甚至浮肿、出血、疮疡、咳嗽气喘；

主气胜，出现的症状为心热烦躁，甚至胁痛胀满。

当太阴司天时，客气胜，出现的症状为头面浮肿，呼吸气喘；主气胜，出现的症状为胸腹胀满，进食之后，胸腹闷乱。

当少阳司天时，客气胜，出现的症状为丹疹发于皮肤，也许发展成为丹毒疮疡，伴随呕逆、喉痛、头痛、咽肿、耳聋、血溢，或是手足抽搐；主气胜，出现的症状为胸部胀满、咳嗽、仰面喘息，病情严重时甚至咳而有血、双手发热。

当阳明司天时，客气胜，清凉之气有余于内，引发的疾病为咳嗽、流鼻血、咽喉阻塞；主气胜，可能引起心膈中热、咳嗽不止、面白、血出不止而有死亡的危险。

当太阳司天时，客气胜，出现的症状为胸闷不畅、流清涕、感寒就咳嗽；主气胜，出现的症状为咽喉中鸣响。

当厥阴在泉时，客气胜，出现的症状为大关节不利，在内就发生痉挛强直抽搐，在外就出现动作不便的现象；主气胜，出现的症状为筋骨摇动强直，腰腹经常疼痛。

当少阴在泉时，客气胜，出现的症状为腰痛，臀、大腿、膝、髋、小腿肚、小腿骨、足等部位生病，无规律地闷热而酸，浮肿不能久立，大小便失常；主气胜，出现的症状为逆气上冲，心痛发热，膈部诸痹都可出现，病发于胁肋，汗多不藏，四肢厥冷。

当太阴在泉时，客气胜，出现的症状为足痿，下肢沉重，二便失常，湿邪停留于下焦，转为濡泻以及浮肿隐曲之疾；主气胜，出现的症状为寒气上逆、痞满、饮食不下，甚至发生疝痛之病。

当少阳在泉时，客气胜，出现的症状为腰腹痛、恶寒，甚至二便色白；主气胜，出现的症状为热反上行而侵犯到心部、心痛发热，格拒于中，呕吐，其他各种症候与少阴在泉时出现的症状相同。

当阳明在泉时，客气胜，清凉之气扰动于下，少腹坚满，常常腹泻；主气胜，出现的症状为腰重腹痛，少腹部生寒气，大便溏泄，寒气逆于肠胃，上冲胸中，气喘不能久立。

当太阳在泉时，客气寒水加于主气寒水位置之上，就会出现腰、臀部疼痛，屈伸感到不便；主气胜，则出现股、胫、足、膝中疼痛的症状。

黄帝道：怎样进行治疗呢？

岐伯说：上冲的采用抑法，使下降；陷下的采用举法，使上升。有余的泻其实，不足的补其虚，再辅以适宜的药物，调配恰当的饮食，使主客之气相合安泰，并适应其寒温。客主同气的，可采用逆治法；如果客气主气相反，根据偏强偏弱之

主客之气致病表

六气	配属	病因	症状
厥阴之气	司天	客气胜	耳鸣、眩晕，严重时还会咳嗽
		主气胜	胸胁疼痛、舌头僵硬难以说话
	在泉	客气胜	关节不利，在内会痉挛强直抽搐，在外则动作不便
		主气胜	筋骨摇动强直，腰腹经常疼痛
少阴之气	司天	客气胜	鼻塞流涕、颈项僵硬、头痛、少气、耳聋、视物不清等
		主气胜	心热烦躁，甚至胁痛胀满
	在泉	客气胜	腰痛，臀、大腿、膝、小腿肚、小腿骨、足等部位生病
		主气胜	逆气上冲，心痛发热，膈部诸痹都可出现，病发于胁肋
太阴之气	司天	客气胜	头面浮肿、呼吸气喘等
		主气胜	胸腹胀满，进食之后胸腹闷乱
	在泉	客气胜	足痿，下肢沉重，二便失常，湿邪停留下焦，转为濡泻及浮肿病
		主气胜	寒气上逆、痞满，饮食不下，甚至发生疝痛之病
少阳之气	司天	客气胜	丹疹，严重的会成丹毒疮疡，伴随呕逆、喉痛、头痛、咽肿等症
		主气胜	胸部胀满、咳嗽、仰面喘息，严重时咳而有血、双手发热
	在泉	客气胜	腰腹痛、恶寒，甚至二便色白
		主气胜	热上犯心、心痛发热、呕吐等
阳明之气	司天	客气胜	咳嗽、流鼻血、咽喉阻塞等
		主气胜	心膈中热、咳嗽不止、面白、血出不止而死等
	在泉	客气胜	小腹坚满、常常腹泻
		主气胜	腰重腹痛、小腹生寒、大便溏泄、寒气上逆、气喘不能久立
太阳之气	司天	客气胜	胸闷不畅、流清涕、感寒就咳嗽
		主气胜	咽喉中鸣响
	在泉	客气胜	腰、臀部疼痛，屈伸感到不便
		主气胜	股、胫、足、膝中疼痛

气，采用顺从治法。

五行补泻之法

黄帝道：关于治寒用热、治热用寒、主客气相同的用逆治法，相反的用从治法，我已经完全掌握了。对于五行补泻，对应的正味是什么？

岐伯说：由厥阴风木主气所引起的，泻法用酸味，补法用辛味；由少阴君火与少阳相火所引起的，泻法用甘味，补法用咸味；由太阴湿土主气所引起的，泻法用苦味，补法用甘味；由阳明燥金主气所引起的，泻法用辛味，补法用酸味；由太阳寒水主气所引起的，泻法用咸味，补法用苦味。当厥阴客气发病时，补用辛味，泻用酸味，缓用甘味；当少阴客气发病时，补用咸味，泻用甘味，收用咸味；当太阴客气发病时，补用甘味，泻用苦味，缓用甘味；当少阳客气发病时，补用咸味，泻用甘味，软坚用咸味；当阳明客气发病时，补用酸味，泻用辛味，泄下用苦味；当太阳客气发病时，补用苦味，泻用咸味，坚用苦味，润用辛味。治病的法则在于疏通腠理，引致津液，宣通阳气。

黄帝道：阴阳各分为三指的是什么？

岐伯说：这是因为阴阳之气有多有少，其作用也各有不同。

黄帝道：什么是阳明？

岐伯说：太阳、少阳两阳相合而明，所以叫作“阳明”。

黄帝道：什么是厥阴？

岐伯说：太阴、少阴两阴之气交尽，所以叫作“厥阴”。

疾病与治疗的划分

黄帝道：气有多少的不同，病有盛衰之分，治疗方法也应有缓急的差别，方剂有大小的区别，希望了解它们的划分标准是什么。

岐伯说：邪气有居高与居下，病可以分为远近，症状在里在外的表现不同，所以治疗方法就有缓急之分，总之，以药效达到病变所在部位为准则。

《大要》上写道，

君药一味，臣药二味，是奇方之法。

君药二味，臣药四味，是偶方之法。

君药二味，臣药三味，是奇方之法。

君药二味，臣药六味，是偶方之法。

所以说，病在近用奇方，病在远用偶方；发汗药剂不用奇方，攻下药剂不用偶

五行五脏补泻法

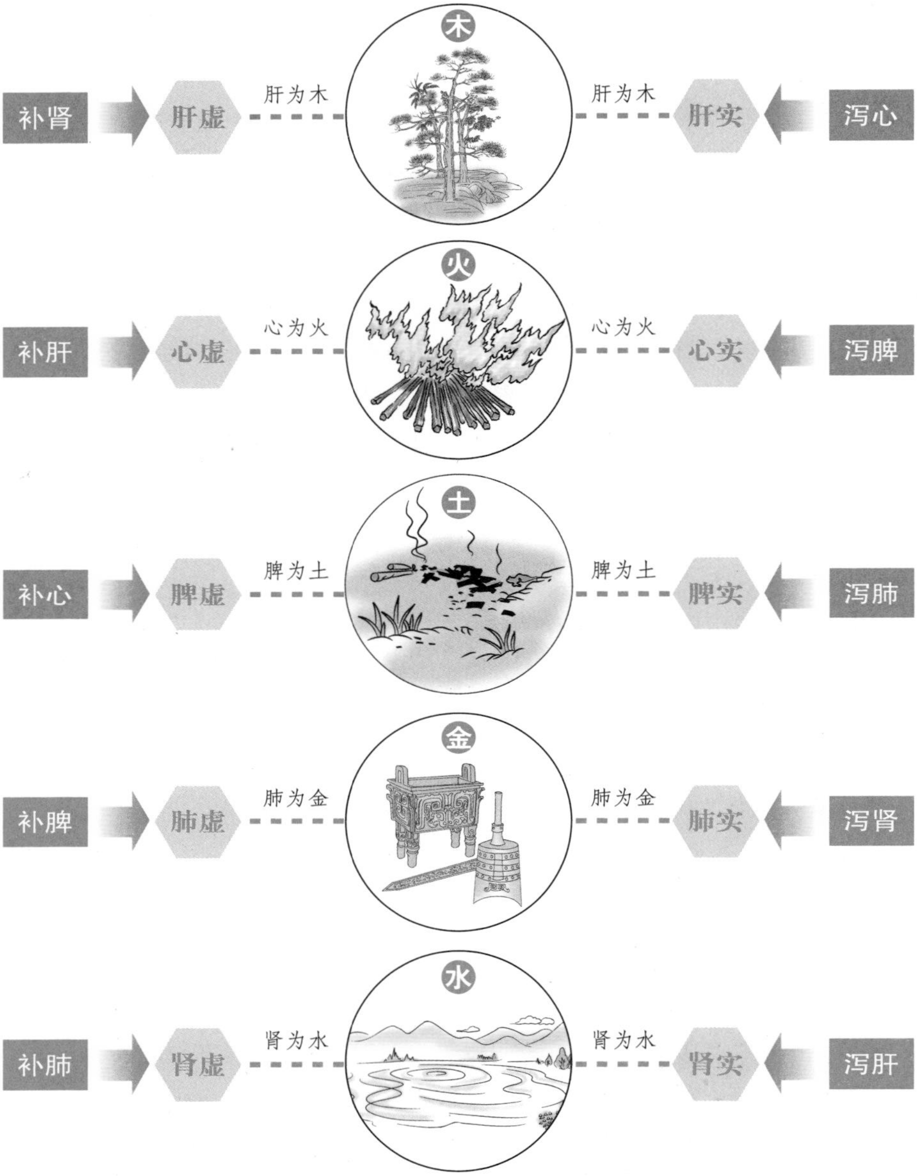

五行五脏补泻歌

肝虚补肾，木虚补火；肝实泻心，木实泻火。
心虚补肝，火虚补木；心实泻脾，火实泻土。
脾虚补心，土虚补火；脾实泻肺，土实泻火。
肺虚补脾，金虚补土；肺实泻肾，金实泻水。
肾虚补肺，水虚补金；肾实泻肝，水实泻木。

方。补上部、治上部的药方宜缓，补下部、治下部的药方宜急；气味迅急的药物其味多厚，性缓的药物其味多薄。药方治病要恰到好处，指的就是这个意思。

如果病变所在的部位远，服药后药力未到达病所便在中途发挥了作用，就应当考虑饭前或饭后服药，以使药力达到病所，不要违反这个规律。

因此平调病气的原理是，若病变所在的部位近，不论用奇方或偶方，其制方服量要小；若病变所在的部位较远，不论用奇方或偶方，其制方服量要大。方剂量大的，是指药的味数少而量重；方剂量小的，是指药的味数多而量轻。味数多的可达九味，味数少的只用到两味。用奇方而病不好，就用偶方，这叫作"重方"；用偶方而病还没有除去，就用反佐之药以顺其病情来治疗。用寒、热、温、凉的药来治疗，就属于反其病情而治疗的方法。

黄帝道：我已经学习了关于六气之本引起的疾病的治疗方法，那么因三阴三阳之标引起的疾病，又当如何治疗呢？

岐伯说：与本病相反的，就为标病。在治疗时不从本病着手，就获得了治标的方法。

黄帝道：怎样对六气中的偏胜之气进行观察呢？

岐伯说：这要趁六气到来的时候观察。清气大来，为燥气之胜，这时风木受病邪，就引发肝病。热气大来，为火气之胜，这时燥金受邪，就引发肺病。寒气大来，为水气之胜，这时火热受邪，就引发心病。湿气大来，为土气之胜，这时寒水受邪，就引发肾病。风气大来，为木气之胜，这时土湿受邪，就引发脾病。这些都是感受胜气的病邪而生病的情况。如果正当岁气不足之年，那么邪气会更甚；假如主时之气不和，也会使邪气更重；在月亮亏缺的时候，邪气也更严重。如果反复受到邪气的侵袭，病就很危险了。只要有了胜气，其后必定有复气来制约。

黄帝道：六气到来时的脉象是怎样的？

岐伯说：脉象呈现为弦，是厥阴之气到来的特征；脉象呈现为钩，是少阴之气到来的特征；脉象呈现为沉，是太阴之气到来的特征；脉象呈现为大而浮，是少阳之气到来的特征；脉象呈现为短而涩，是阳明之气到来的特征；脉象呈现为大而长，是太阳之气到来的特征。气至而脉象和缓为正常，气至而脉太盛的为病态，气至而脉相反的为病态，气至而脉不至的为病态，气未至而脉已至的也是病态。如果遇到阴阳之气互换，脉象交错的情况，病就很危重了。

六气的标和本

黄帝道：六气有标和本的区分，变化所从也不相同，这是为什么？

岐伯说：六气的所从分为三种情况，有从本化的，有从标本的，也有不从标本的。

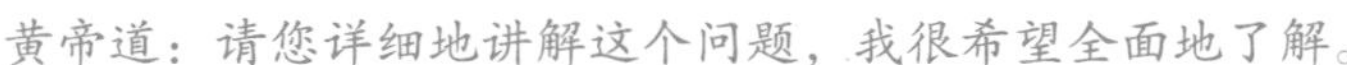

黄帝道：请您详细地讲解这个问题，我很希望全面地了解。

岐伯说：少阳和太阴从本化，少阴和太阳既从本又从标，阳明和厥阴不从标本而从其中气。从本的是因为病邪生于本气。从标从本的，是因为病的发生有从本的，也有从标的。从中气的，是因为疾病化生于中气。

黄帝道：对于脉与病相同而实相反的情况，怎样诊断呢？

岐伯说：脉至与病证相一致，但按之不鼓动而无力的，这就不是真正的阳证，各种阳证阳脉都是这样的情况。

黄帝道：对于各种阴证而相反的情况，其脉象怎样？

岐伯说：脉至与病证相一致，但按之鼓指而强盛有力的，这就不是正阴证。

所以疾病的产生，有生于本气的，有生于标气的，有生于中气的。在治疗上有治其本气而治愈的，有治其标气而治愈的，有治其中气而治愈的，也有标气本气兼治而治愈的。有逆治而治好的，有从治而治好的。所谓逆治，是指逆病气，在治疗上实际为正治顺治。所谓顺治，表面看起来好像顺病气，其实却是逆治。因此说，懂得标与本的理论，在临床治疗时，就很得心应手；掌握逆治顺治的原理，就能进行正确的治疗而不至于产生疑问。不知道这些道理，就对正确的诊断没有充分的发言权，相反却会扰乱正常的诊断和治疗。

所以《大要》上说，庸医沾沾自喜，自以为知道任何病证，但一结合实际，对于他认为是热证的情况，话还没说完，寒证的征象就开始显露出来。作为医生，一

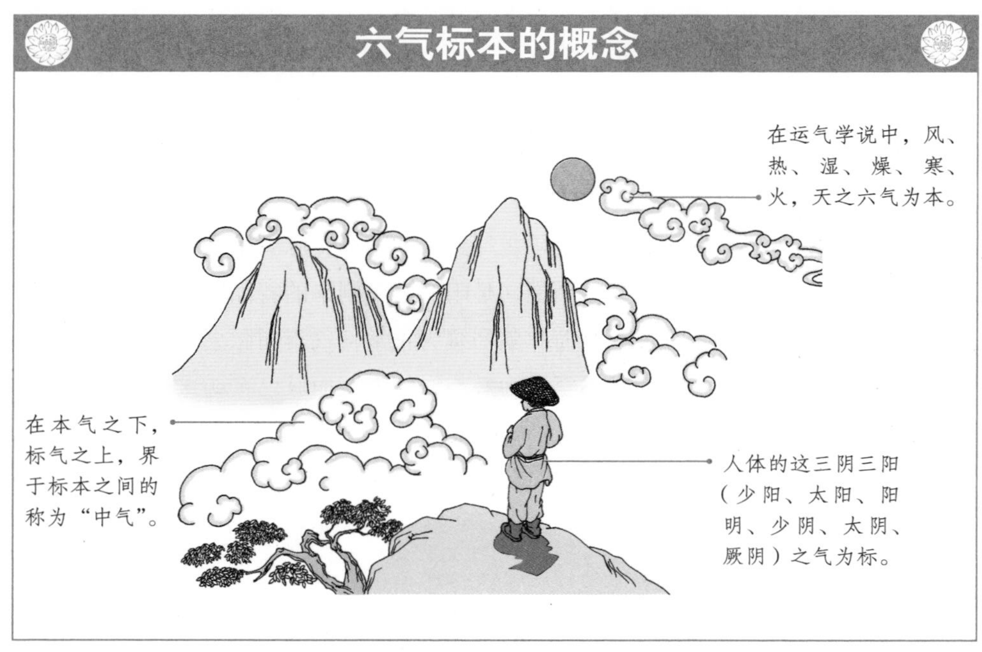

定要清楚虽然感染同一种邪气，却可以引起完全不同的证候。如果不明白这个道理，就必然对诊断的疾病迷惑不清，从而干扰正常治疗。标和本的理论，简明扼要且应用极广，从小可以知大，通过一个例子可以了解许多疾病的变化。所以理解了标与本，就容易掌握病情而不会产生误治的后果；观察疾病属于本还是属于标，就可以调和病气。明确懂得六气胜复的道理，就可以在养生、治疗方面为百姓做出示范。这就是掌握天地变化规律的根本目的和意义所在。

胜复二气的发作

黄帝道：胜气复气的发生时间有早晚之分，其具体情况是怎样的？

岐伯说：胜气的情况是这样的，胜气到来，人就生病，而当病气蓄积的时候，复气就开始萌发。复气的情况是这样的，它在胜气终了时才开始发作，复气的发生，如果正当其时令，其势会更盛。胜气有轻有重，复气有少有多。胜气平和，复气也就平和；胜气虚，复气也虚，这是自然变化的一般规律。

黄帝道：胜复二气的发作，有时并不正合时令，有的后于时令而至，这是什么原因？

岐伯说：这是由于六气发生变化，都有盛衰的差异。寒暑温凉盛衰的作用，表现在春、夏、秋、冬的最后一个月，即四维月。所以阳气的发动，开始于温暖而盛于暑热；阴气的发动，开始于清凉而盛于寒冽，因而形成了四时气候的差异。所以《大要》上说，春天的温暖，发展为夏天的暑热，秋天的清肃，发展为冬天的凛冽。仔细观察四维的变化，就可以了解阴阳之气盛衰开始与终止的时间，从而知道该年四季气候的变化。

四时变迁与脉象

黄帝道：四时气候的变迁，在时间间隔上有一定的规律吗？

岐伯说：大约三十天。

黄帝道：那么在脉象上有什么反应呢？

岐伯说：时差脉象，与正常的相同，只不过在诊断时，要将所差的时数减掉。《脉要》说，当春脉没有沉象、夏脉没有弦象、冬脉没有涩象、秋脉没有数象时，这就叫作“四时的生气闭塞”。沉而太过的为病脉，弦而太过的为病脉，涩而太过的为病脉，数而太过的也为病脉。脉气乱而参差的为病脉，气已去而脉又出现的为病脉，气未去而脉先去的为病脉，气去而脉不去的为病脉，脉与气相反的就是死脉。所以说，四时之气相互联系，各有所守，各有所司，像权衡之器互相制约，缺一不可。阴阳之气，清静时就会生化安宁，扰动时人们就会产生疾病。

黄帝道：幽和明分别指什么？

岐伯说：太阴和少阴，两阴交尽，叫作“幽”；太阳和少阳，两阳之气相合，叫作“明”。幽明的交替配合形成了自然界气候的寒暑往来变迁。

黄帝道：分和至是指什么？

岐伯说：气来叫作“至”，气平分叫作“分”；气至之时其气是相同的，气分之时其气是不相同的。冬至、夏至、春分、秋分是区分天地阴阳之气盛衰的标准。

四时之脉

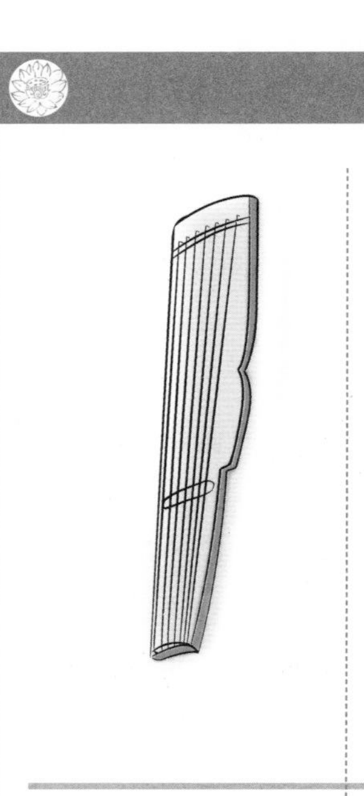

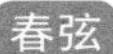

春弦

春天是阳气初生阴气未尽之际，万物开始生长，树木正待抽条，因此脉气来时，柔软而直长，状如琴弦，称为“弦脉”。

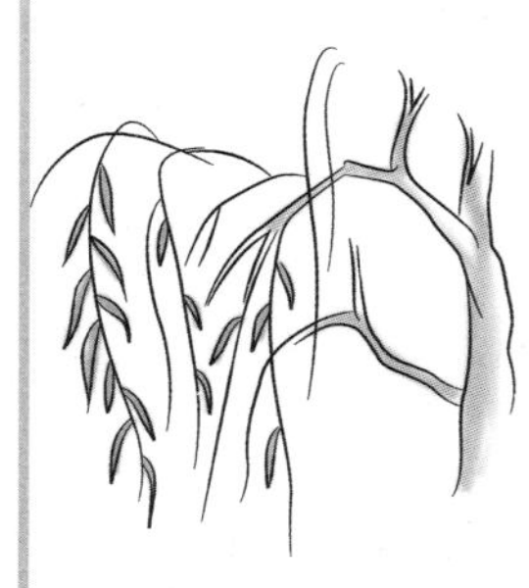

夏钩

夏天阳热之气亢盛，树木茂盛，枝叶如同向下弯曲的钩子，故脉气来时略快有力，去时略慢无力，称为“钩脉”。

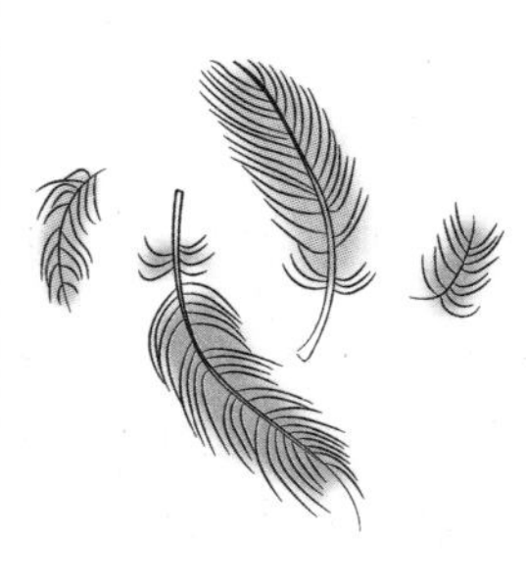

秋毛

秋天阳气乍衰，草木花叶将要枯萎脱落，只有枝条还单独存在，好像风吹羽毛一样散乱无根，所以脉气来时，显得轻虚带有浮象，称为“毛脉”。

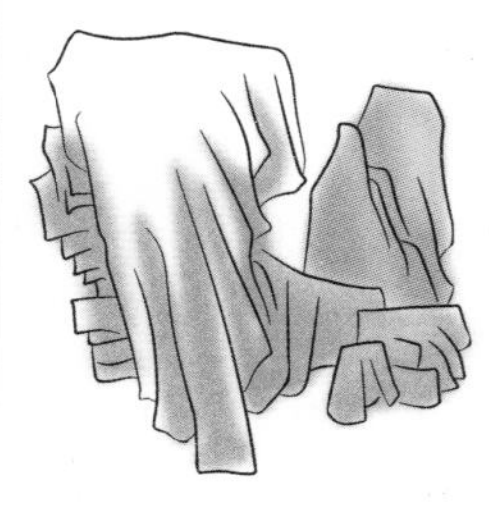

冬石

冬天阳气收敛，万物潜藏，好比水凝结成冰，如石块一样，故脉来沉伏，但应指有力，称为“石脉”。

六气变化的补泻之法

黄帝道：您提到，春秋之气，开始在前；冬夏之气，开始在后，我已经明白了。但是六气司天、在泉往复运动，主时之气变换无常，其补泻的方法如何？

岐伯说：根据司天在泉所主的时令，应该随其所利而用补泻，考虑适宜的药物就是治疗疾病的关键。左右间气的治疗方法与此相同。《大要》说，少阳主岁，先用甘味药，后用咸味药；阳明主岁，先用辛味药，后用酸味药；太阳主岁，先用咸味药，后用苦味药；厥阴主岁，先用酸味药，后用辛味药；少阴主岁，先用甘味药，后用咸味药；太阴主岁，先用苦味药，后用甘味药。辅以有效的药物，资助其生化之气，就叫作"得气"。

黄帝道：各种疾病，都是由风、寒、暑、湿、燥、火六气引起的，医书里说，实证就应当采用泻法治疗，虚证就应当采用补法治疗。我把这些方法教给医生，但他们运用后还不能达到完美的效果。我想把这些医学理论进行推广，并在医疗实践中收到卓越的成效，就好像鼓槌敲击到鼓上立刻发出声响，又像拔除肉中的刺、洗去衣物上的污浊那样立竿见影，让所有的医生都能达到工巧神圣的程度，您能给我谈一谈怎样才能达到吗？

岐伯说：要仔细观察疾病发展变化的内在规律，也就是疾病的机理，叫作"病机"。在治疗时不违背六气主时的原则，就可以达到这个目的了。

病机十九条

黄帝道：那么"病机"是指什么？

岐伯说：因风气所引起的颤动眩晕，都属于肝；因寒气所引起的筋脉拘急，都属于肾；因气病所引起的烦满郁闷，都属于肺；因湿气所引起的浮肿胀满，都属于脾；因热气所引起的视物不清、肢体抽搐，都属于肝；疼痛、瘙痒、疮疡的情况，都属于心；厥逆，二便不通或失禁的情况，都属于下焦；喘逆呕吐的情况，都属于上焦。口噤不开、寒战、神志不安的情况，都属于火；痉病颈项强直的情况，都属于湿；气逆上冲的情况，都属于火；胀满腹大的情况，都属于热；躁动不安、发狂而举动失常的情况，都属于火；突然发生强直的症状，都属于风；病而有声（如肠鸣的情况），在脉诊时，叩之如鼓声的病证，都属于热；对于浮肿、疼痛、酸楚、惊骇不安的症状，都属于火；对于转筋挛急，排出的水液混浊的症状，都属于热；对于排出的水液感觉清亮、寒冷的症状，都属于寒；呕吐酸水，或者突然急泻而有窘迫的感觉，都属于热。所以《大要》说，要谨慎地注意病机，掌握各种症状的所属，要分析它出现的原因。对于应当出现而没有出现的症状，要分析它没出现的原

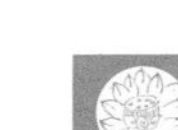

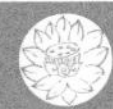

病机十九条

	症状	病机		症状	病机
1	风气引起的颤动眩晕	肝病变	11	寒冷、排出的水液清亮	寒证
2	寒气引起的筋脉拘急	肾病变	12	气逆上冲	火证
3	气病引起的烦满郁闷	肺病变	13	胀满腹大	热证
4	湿气引起的浮肿胀满	脾病变	14	躁动不安、发狂而举动失常	火证
5	疼痛、瘙痒、疮疡	心病变	15	浮肿、疼痛、酸楚、惊骇不安	火证
6	厥逆、二便不通	下焦病变	16	突然发生强直	风证
7	喘逆呕吐	上焦病变	17	肠鸣，叩之如鼓声	热证
8	视物不清、肢体抽搐	火证	18	转筋挛急、排出的水液浑浊	热证
9	口噤不开、神志不安	火证	19	呕吐酸水或突然急泻	热证
10	痉病、颈项强直	湿证			

因；对于表现过盛的病证，要分析过盛的原因；对于表现虚弱的病证，要分析虚弱的原因。首先要了解五脏之气的偏盛偏衰，治疗时要根据病情疏通血气，使其调和畅达，从而恢复协调平衡的正常状态。

药物的阴阳与配制

黄帝道：药物五味阴阳各有什么作用？

岐伯说：辛、甘味的药性是发散的，属于阳；酸、苦味的药性是涌泄的，属于阴；咸味的药性也是涌泄的，属阴；淡味的药性是渗泄的，所以属于阳。这六种性味的药物，其作用有的是收敛，有的是发散；有的缓和，有的迅急；有的干燥，有的濡润；有的柔软，有的坚实。要根据它们的不同作用来使用，从而调理气机，使阴阳归于和谐平衡。

黄帝道：有些病用调气的方法不能治好，怎么解决呢？有毒的药和无毒的药，服用的顺序是怎样的？我想听听其中的秘诀。

岐伯说：不论使用有毒的药，还是使用无毒的药，要以能治病为准则，然后根据病情的轻重来规定剂量的大小。

黄帝道：请您讲述一下药方的配制原则吧。

岐伯说：君药一味，臣药二味，这是小方剂的组成法；君药一味，臣药三味，佐药五味，这是中等方剂的组成法；君药一味，臣药三味，佐药九味，这是大方剂的组成法。病属于寒的，要用热药；病属于热的，要用寒药。病轻的，就逆着病情来治疗；病重的，就顺着病情来治疗。病邪坚实的，就削弱它；病邪停留在体内的，就驱除它；因疲劳所致的病，就温养它；病属气血郁结的，就加以舒散；病邪滞留的，就进行攻击；病属枯燥的，就加以滋润；病属拘急的，就加以缓和；病属气血耗散的，就加以收敛；病属虚损的，就加以补益；病属安逸停滞的，要使其畅通；病属惊悸的，就要使之平静。无论是上升法、下降法，按摩法、汤浴法，迫邪外出法、截邪发作法，开导法还是发散法，都以适合病情为前提。

逆从正反治法

黄帝道：什么叫作“逆从”？

岐伯说：所谓逆，就是逆其病证而治疗，即正治法；所谓从，就是顺从病证而治疗，即反治法。至于顺从法治疗药物用量的多少，要根据病情来确定。

黄帝道：反治的情况是怎样的呢？

岐伯说：以热治热，服药宜凉；以寒治寒，服药宜温；补药治中满，攻药治下泻。这样做的目的，就是要从根本上制伏其主病。关于反治法，开始时药性与病情的寒热似乎相同，但是它所得的结果并不相同。使用这种疗法，可以用来破除积滞、消散坚块、调和气血，然后疾病就可以痊愈了。

黄帝道：即使六气调和，人们也难免不会生病，那么应当运用什么样的治疗方法呢？

岐伯说：有的采用逆治法，有的采用从治法；或者主药逆治而佐药从治，或者主药从治而佐药逆治。治疗的原理就是疏通气机，使之调和。

黄帝道：病有内外相互影响的，这时应当采用的治疗方法是什么？

岐伯说：病从内生而后至于外的，应先调治其内；病从外生而后至于内的，应先调治其外。病从内生，影响到外部而偏重于外部的，先调治内部，而后治其外部；病从外生，影响到内部而偏重于内部的，先调治外部，然后调治内部；既不从内，又不从外，内外没有联系的，只要治疗主要的病证就可以了。

病之热寒与药之寒热

黄帝道：讲得不错！火热之气盛，反得恶寒发热，好像疟疾的症状，有时一天一发，有时间隔数天一发，这是什么原因？

岐伯说：这是胜复之气相遇的时候有多少不同的缘故。阴气多而阳气少，那

药物的阴阳

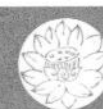

药物的性质，一般靠它的性、味和升降浮沉来决定；而药物的气、味和升降沉浮，又都可以用阴阳来归纳。

就药性而言

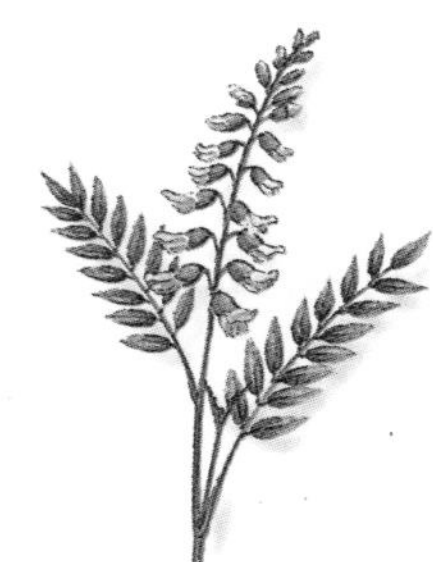

寒凉性药属阴，能清热泻火，减轻或消除机体的热象，阳热证多用之。

常用寒性药——苦参

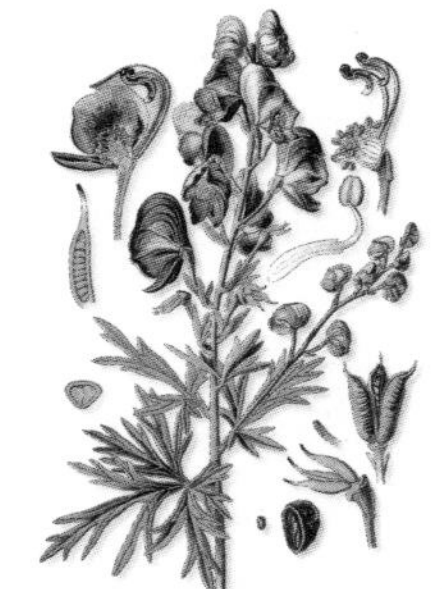

温热性药属阳，能散寒温里，减轻或消除机体的寒象，阴寒证多用之。

常用热性药——附子

就气味而言

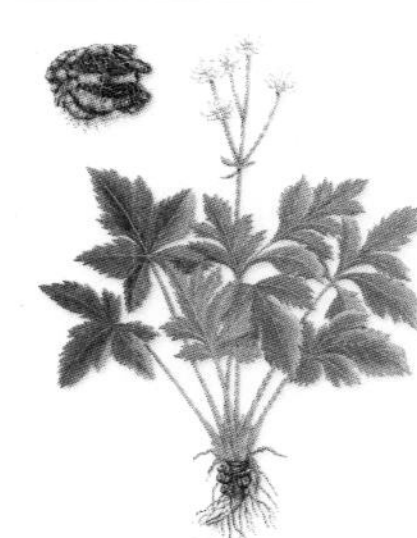

酸、苦、咸味药属阴；酸味能收敛，苦味能泻火、坚阴，咸味能软坚、泻下。

常用苦性药——黄连

辛、甘、淡味药属阳；辛味能发散，甘味能滋补、缓急，淡味能渗泄。

常用甘味药——甘草

就药物功效而言

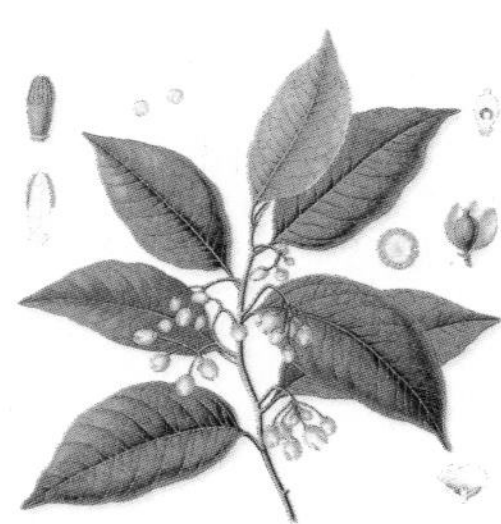

具有收敛、沉降功效的药，多有收涩、泻下、重镇的特点，属阴。

常用收敛药——肉豆蔻

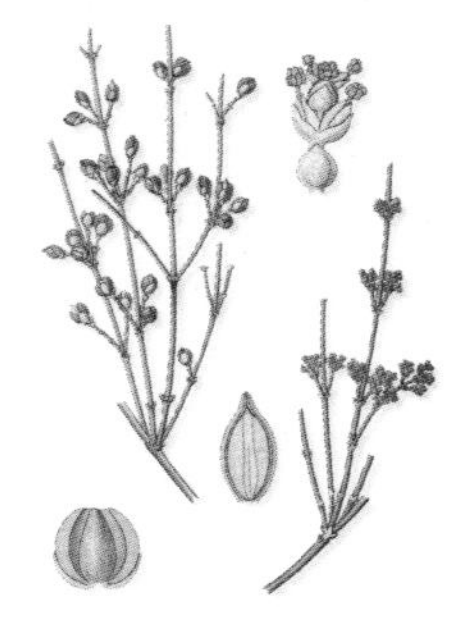

具有发散、升浮功效的药，多有上升发散的特点，属阳。

常用发散药——麻黄

么发作的间隔天数就长；阳气多而阴气少，那么发作的间隔天数就少。这是胜气与复气相互逼迫，盛衰互为节制的道理。疟疾的情况也是如此。

黄帝道：医学论著中曾指出，治寒病用热性药，治热病用寒性药，医生不能违背这个原则而改变治疗方法。但是有些热病服寒性药而更热，有些寒病服热性药而更寒，不仅原来的寒热病没有除去，反而又引起新病，这种情况如何治疗呢？

岐伯说：对于用寒性药泻热而热不除的情况，其本质是阴虚，应当用补阴的方法来治疗；对于用热性药散寒而寒不去的，其本质是阳虚，应当用补阳的方法治疗。这是根据疾病的阴阳属性来进行治疗的原则。

黄帝道：讲得好极了。服用寒性药反而出现热象，服用热性药反而出现寒象，为什么呢？

岐伯说：没有抓住疾病的本质进行治疗，就会出现这样的情况，纯粹地治疗虚假的旺盛之气，所以引出了相反的结果。

黄帝说：有的并不是虚假旺盛之气，也有这种情况出现，那又是什么缘故呢？

岐伯说：您问得很全面啊！这是对药物及食物的五味使用不当造成的。五味入胃以后，各归其所属的脏器，酸味先入肝，苦味先入心，甘味先入脾，辛味先入肺，咸味先入肾，服用时间长了，便能增加各脏的正气，这是药物在人体内气化作用的一般规律。脏气增强过久就会偏胜，这便是引起死亡的原因。

黄帝道：方剂的组成为什么会有君臣之别呢？

岐伯说：所谓君，就是主治疾病的药物；所谓臣，就是辅助君药的药物；所谓使，是供应臣药的药物，这和把药物分成上、中、下三品并不是一回事。

黄帝道：什么叫作“三品”？

岐伯说：所谓三品，是用来说明药物有毒无毒及其功效的理论。

黄帝道：说得很对。疾病分为内部和外部，治疗方法是什么？

岐伯说：调治病气的方法，必须区分阴阳，确定其属内部还是属外部，各按其病之所在，在内的治其内，在外的治其外；病轻的调理它，病重的平治它，病势盛的就攻夺它。有的采用发汗法，有的采用泻下法。总之，要依据病邪的寒、热、温、凉的各种不同属性，降低消退其所属的病情。应根据天时气候、人体体质、疾病性质，采用适宜的治疗方法。谨慎地遵守以上法则，就可以屡试不爽，使气血平正，健康长寿。

黄帝说：讲得非常好。

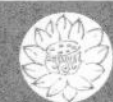

疾病的正治与反治

正治

正治，即采用与疾病性质相反的药物来治疗，是逆其病证性质而治，故又称为“逆治”。适用于疾病的本质和现象相一致的病证。

热之，治以温法。
寒证
实证
泻之，治以攻法。
好冷啊！
好热啊！
寒之，治以清法。
热证
虚证
补之，治以补法。

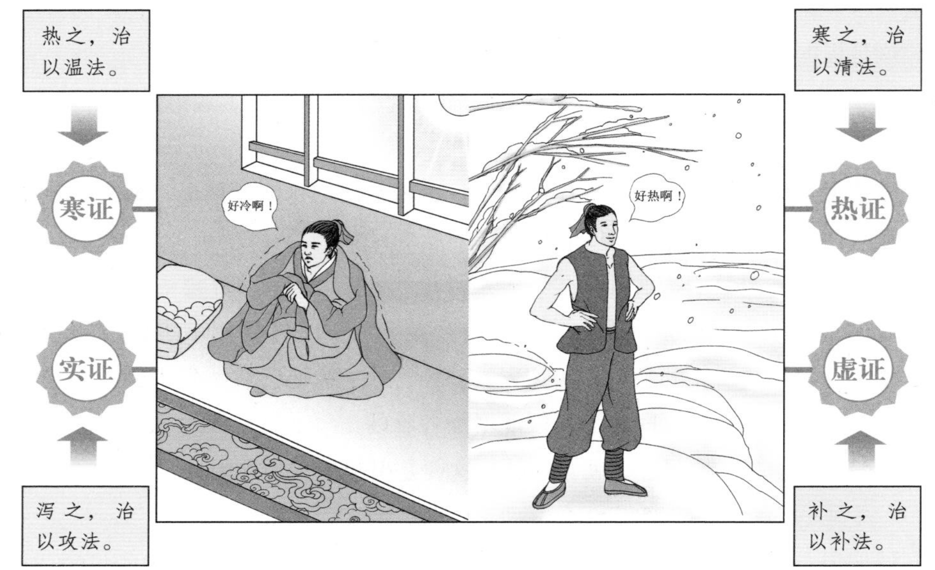

反治

用于疾病的临床表现与其本质不相一致情况下的治法，采用的方法和药物与疾病的症状是相顺从的，又称为“从治”。

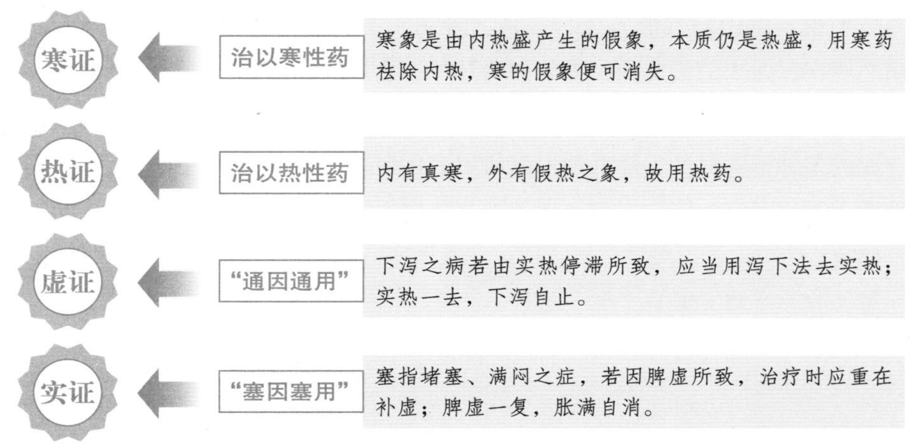

卷八

论治

本卷延续“病能论”对疾病的治法观点，辨证论治，阐述了针对不同证候制定具体的治疗方法的原则，强调人与外在环境的统一，“因时而宜”“因地而宜”，重视人体的整体性，“因人施治”。同时，也点明了医者必须具备的素质与知识储备，以及医者常犯的过失。

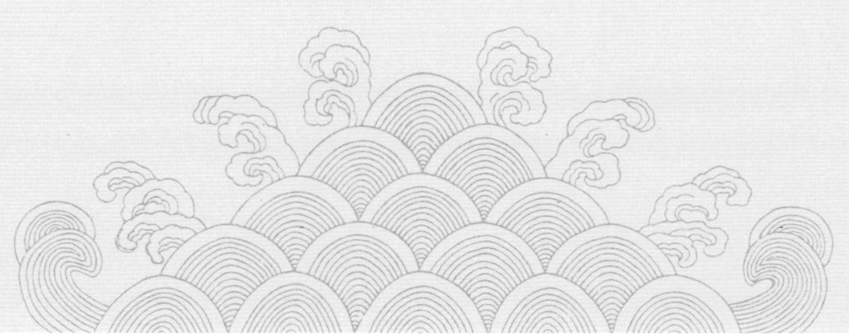

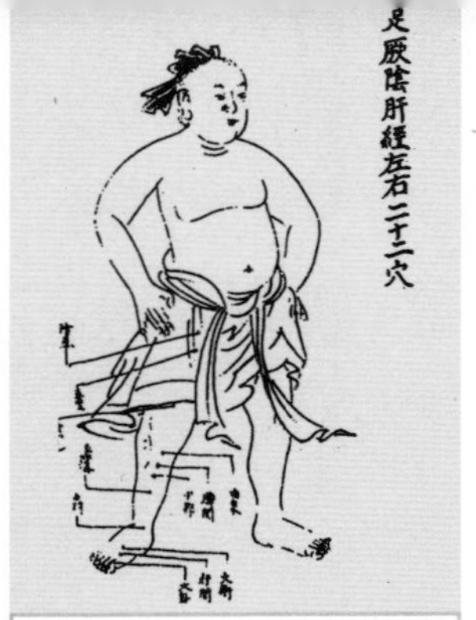

篇七十五

著至教论篇

学医之道

本篇的主要内容是黄帝授医于雷公，论述了医学上至真至确的道理，强调学习医学必须上通天文，下知地理，中晓人事；并指出三阳并至的发病情况及其对人的危害。

医学理论的涉猎广泛

黄帝坐在明堂中，召来雷公问他说：你懂得医学治病的道理吗？

雷公回答说：我读过一些医学书籍，但不能够全面理解；即使能够理解一些，对于高深的医理也还不能分辨清楚。有的虽然能进行一些浅显的分析，但还不能明白其形成的基本原理；有的虽然明白了其中的原理，但在临床上还不能广泛地运用。因此，我的医道，仅仅能够治疗同僚和百姓的疾病，还达不到给王侯治病的资格。我愿意听您讲授天地运行的法则，并结合四时阴阳和星辰日月运动变化的规律，阐明其中深刻精微的道理，从而使医术得以发扬光大，对后世影响更加深远。这种功德，完全是可以与神农、伏羲二皇相媲美的。

黄帝道：太好了！这些都是和阴阳、表里、上下、雌雄相互联系、相互呼应的道理，千万不要失传。医学理论涉及的范围非常广泛，医者必须上通天文、下晓地理、中知人事。只有包含了这许多方面知识的医学理论才可以长久留存，才能够使人们受到教益，而不致产生疑惑。把这些医学理论写成书籍，传于后世，可以成为宝贵的文献。

雷公说：请您传授这些医学原理，以便我进一步诵读、理解。

黄帝道：你没有听过《阴阳传》这部书吗？

雷公说：没有。

黄帝道：三阳的经脉之气护卫着人身体的表层，它的功能相当于天上的阳气，如果上下经脉的运行失常，就会使体内和体外的邪气相合而生病，并使人体阴阳过盛危害身体。

上古三皇

内经的医学理论

《黄帝内经》借黄帝之口，表述了医学理论涉及的范围非常广泛，要求医者上通天文、下晓地理、中知人事，明白阴阳、表里、上下、虚实、寒热等的相互联系和呼应。同时，认为医术对后世影响深远，功德媲美神农、伏羲。神农、伏羲，算上黄帝，三者被后世称为“上古三皇”。

上古三皇

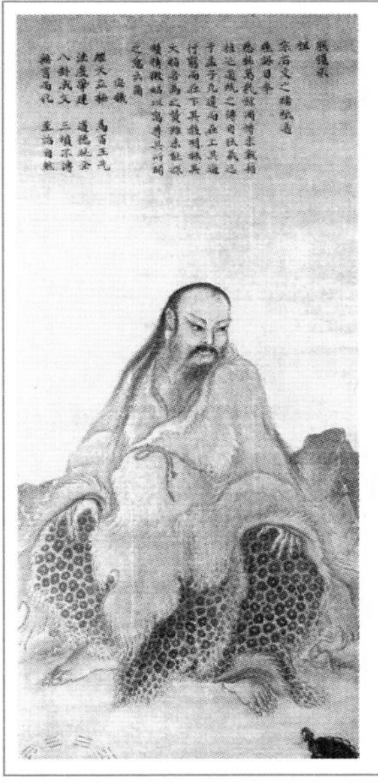

伏羲

传说是人类始祖，为上古三皇之首。根据古书记载，伏羲仰观天文、俯观地理，从日月运行、四季变化、昼夜交替、草木荣衰等现象中发现了自然界的变化规律，由此创造了先天八卦，成为《易经》的正式起源。

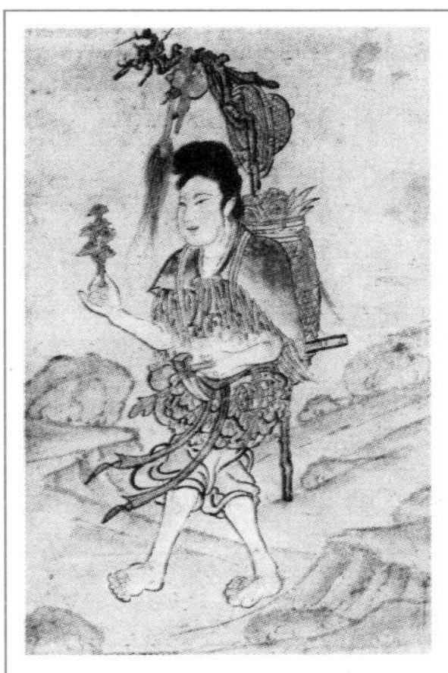

神农

上古三皇之一，传说中农业和医药的发明者。传说他根据天时之宜，分地之利，创制了木耒、木耜等农具，教民耕作，使人民获得很大的好处。同时他遍尝百草，发现药材，教会人民医治疾病，《神农本草经》即假托其名而著。图中的神农负竹篓，举灵药，行走于山石间，一副收获颇丰的表情。

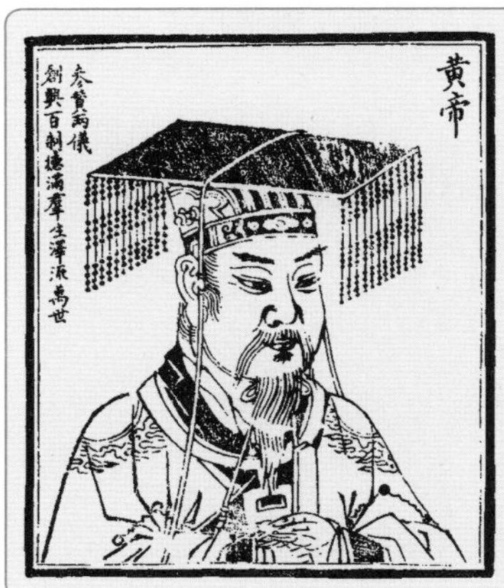

黄帝

以他首先统一中华民族的伟绩而载入史册。同时，他的功绩在于播百谷草木，大力发展生产，建造舟车，发明指南车，定历数、天文、阴阳五行、十二生肖、甲子纪年、算术，制音律，创医学等。

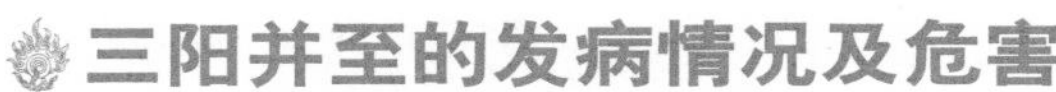

三阳并至的发病情况及危害

雷公说：三阳之气并至，不可阻挡，请问这是什么道理？

黄帝道：三阳并至，实际上是指少阳经、阳明经、太阳经三条阳经之气合并而至，其势来时如急风骤雨，侵犯到人体上部，就发生头顶疾病，侵犯到下部就为二便失禁的疾病。它所引起的疾病，在外没有看到明显的征象，在内没有什么规律可循。其病变不符合一般规律，所以诊断就无法确定其病属上属下，应依据《阴阳传》加以理解识别。

雷公说：对于这类病，我极少能够治愈，请您阐明其中的道理，以解除我的疑惑。

黄帝道：三阳是至盛之阳，积聚到一起，就会引发为令人惊骇的病变。病起时如风一样迅速，如霹雳一样猛烈，九窍都为之闭塞，阳气盈溢于外，因而就咽干喉塞。如果并入于阴，就会上下失常，下迫于肠，发生肠澼。如果过盛的三阳之气上冲到心膈，影响经脉，就会使人坐下而不能站立，躺下才觉得全身舒服，这就是三阳积并的病证。想要通晓天与人相应的关系，就要知道如何区别阴阳，以及向上顺应四时、向下与五行相配合的道理。

雷公说：这些道理，即使您讲得十分详尽，我都不一定能全部理解，更何况您隐约委婉地讲，我就更不能领会了。让我站起来聆听您的教诲，以便清醒深刻领悟其中精妙的道理。

黄帝道：你尽管接受了老师的传授，但没有领会其精神实质，因此对老师所教的内容还存在疑惑。现在，我告诉你这些深刻道理的关键之处吧。如果病邪侵入五脏，筋骨就会日渐消耗。对于这样的基本道理都不能明白、不能领会，那世上的医学理论可真要失传了。例如肾脉即将断绝时，病人表现为整天心中郁闷，早晚的情况更严重，总想在安静的地方待着，不想出门，也没有精神应酬交往。

示从容论篇

从容治病是良医

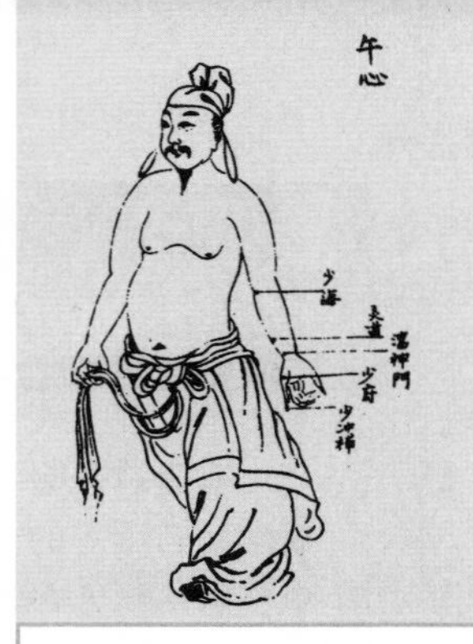

篇七十六

本篇指出医生在诊断疾病时，应当遵循法则，从容不迫地分析病证，阐述了肝虚、肾虚、脾虚的脉象以及脾病、肾病的病例。

取象比类

黄帝安闲地坐着休息，召来雷公问他说：你学习医术，诵读过医书，还能博览群书，掌握了取象比类的方法，可以说把医学原理融会贯通了。那么，就对我谈谈你个人的心得吧。例如五脏、六腑、胆、胃、大小肠、脾、胞、膀胱和脑髓、涕、唾、哭泣、悲哀以及水液的运行，这些都是人体所赖以生存的，也是在治疗时容易产生错误的，所以你一定要弄清楚这些道理，诊断、治疗疾病时才不会出差错，否则就会遭到世人的埋怨。

雷公说：我读了《脉经》上下篇的许多内容，但在取类比象、诊治疾病上，还不能做到完全正确，怎么谈得上是完全明白呢？

黄帝道：那请你在《脉经》上下篇之外，根据你所掌握的理论知识，试着描述有关五脏的病变，六腑的不和，针刺砭石的副作用，药物的适宜，汤液的滋味等，要叙说得详尽一些。你也可以把自己所不了解的问题提出来，我也会认真地回答你。

雷公说：肝虚、肾虚、脾虚，都能够使人身体沉重、心情烦闷，我曾经运用药物、针灸、砭石、汤液进行治疗，有的病能够治愈，有的却没有明显的效果，希望听听您对这个问题的解释。

黄帝道：你的年纪这样大，怎么还提出这样幼稚肤浅的问题呢？如此看来，我前面所提的问题，也可能不太恰当了。我问你有关深奥的医理，可你只是引用《脉经》上下篇的话来回答，这是为什么呢？关于脾脉虚浮如同肺脉，肾脉小浮像脾脉，肝脉急沉而散类似肾脉，这些都是一般医生常常容易搞错的。但如果能够从容沉着、细致地分析诊察，还是可以一一辨别清楚的。脾脏属土，肾脏属水，肝脏属木，并且彼此部位很接近，都位于横膈以下，连小孩子都知道的事情，你为什么还要问呢？

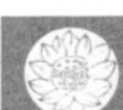

中医取象比类的类比方法

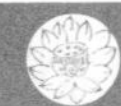

取象比类的定义

取自然界的一些现象、生物的动象和社会现象以类比于人体，从而解释生理、病理、药理等的一种思维和方法。同类事物之间具有较多的共性，可根据相似之象，由一物具有某种属性推知另一物也具有这一属性，此即为“取象比类”。

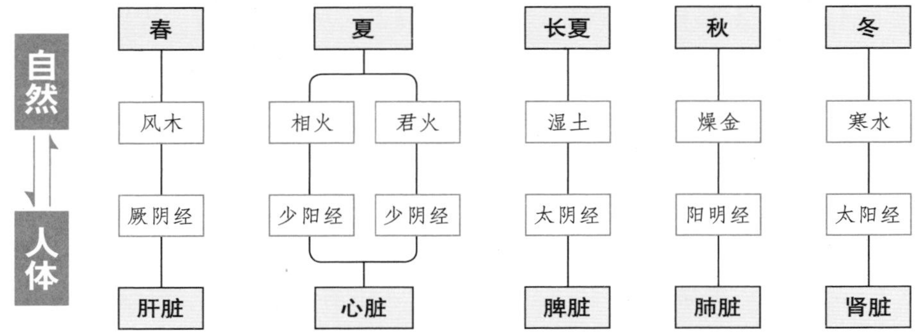

取象比类的渊源——《周易》

《周易》卦辞、爻辞是中医取象比类的渊源，特点在于虽包罗万象，却系统归类，故可触类旁通，举一反三。每一爻、每一卦皆可代入许多事物，亦即每一个卦，都代表一个范畴；每条爻都代表一个公式，都包含一个原则在内。

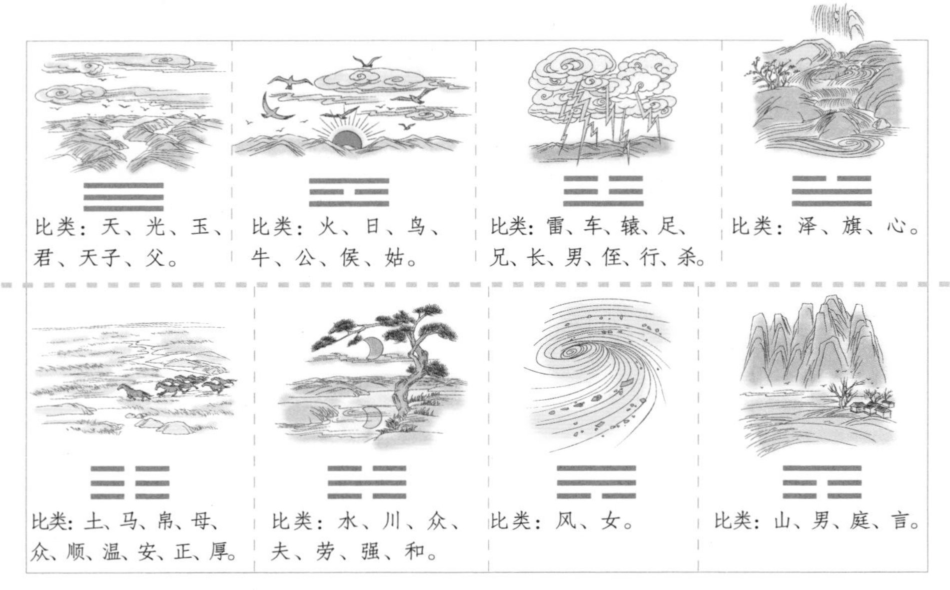

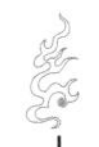

雷公说：有一个病人的症状表现为头痛、筋脉拘挛、骨节沉重、虚弱气短、呕哕嗳气、腹部胀满、时常惊恐、不想睡觉，这是哪一个脏器产生的病变？他的脉象是浮而弦，按之坚硬如石，我不知道这种脉象如何解释，所以提出肝、脾、肾的问题，就是为了知道怎样进行类比区别。

取象比类的诊病方法

黄帝道：类比区别就是在诊病时需要深入细密地分析。一般来说，对于年纪大的病人，应从六腑去探求；对于年少的病人，应从经络去探求；对于壮年的病人，应从五脏去探求。现在你只用三脏之脉进行说明，自然就错了。自然界的病邪侵入人体，郁结滞留不去，化而为热损伤五脏的阴精。病邪在体内流传，就会引起各种病理变化。脉浮而弦，说明是肾气不足；重按如石坚，为肾中阳气不足、阴气滞留的表现；虚弱气短，说明水液和气通行的道路不畅，以致形气消散；咳嗽烦闷，则是肾气上逆的缘故。因此说，针对这个病人的症状，其病变在肾脏；如果认为肝、脾、肾三脏都有病，那是不符合医学原理和临床实践的。

雷公说：有一个病人的症状为四肢怠惰无力，喘息咳嗽，便血。我认为是肺脏之气受伤，可是切其脉浮大而虚，我不敢贸然治疗。但有草率的医生用砭石治疗，病人出血更多；待血止后，却全身立感轻快，这是什么病呢？

黄帝道：你所能治疗的和所知道的病，已经很多了，可是就此病来说，错误在你。鸿雁平时飞得很低，可有时也会飞到高空。至于那个医生能治愈此病，不过是碰巧罢了。高明的医生治病，一定要遵循基本的法度，引物比类，通过思考分析，灵活地加以运用。察上而知下，不必拘守经脉。病人的脉象是浮大而虚，为脾气注胃，以致津液独归于阳，二火制不住三水，所以经脉就乱而无常了。四肢懈惰无力，是脾精不能输布的关系。喘息咳嗽，是水气并走阳明所引起的。大便带血，是因脉气并急，血不畅行而旁溢的缘故。所以脾脏受伤和肺脏受伤不是类似的病变。不能明白这个道理，就如同要规划天空的形状，寻找大地的边际一样，从而颠倒是非，混淆黑白。你诊断的错误，也是我的过错。我以为你已经知道了，所以没告诉你，没有使你懂得引物比类或者说灵活运用这一法则，而这正是诊断方法的精髓，是最至深精华的理论啊！

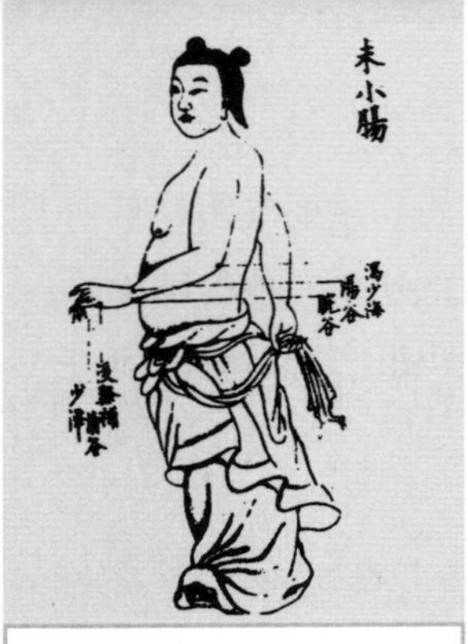

篇七十七

疏五过论篇

面面俱到治病最合理

本篇论述了医生在诊治上的五种过失，强调在诊治疾病时必须结合四时阴阳变化、病人的生活环境、病人的身体状况等多方面情况进行综合分析。

诊病五过

黄帝道：啊！医学理论真是太深奥了！研究医学的理论既像探视深渊，又像仰看空中的浮云。深渊还可以测量，飘游不定的浮云却无法知道它的边际。圣人的医术是百姓的典范，但研讨诊断疾病，必然有一定的法则。只有遵守这些医学上的常规和法则，才能给百姓造福。所以在医学上有“五过”与“四德”，你知道吗？

雷公离开座位再拜说：我愚钝无知，不曾听过有关“五过”与“四德”的事情，只能在疾病的类型和名称上进行比较区别，如果只是空洞地引用医书论述，则心中茫然无底，不知怎样回答。

黄帝道：一般来说，在诊病之前，必须询问病人有关的生活情况，是不是以前高贵的后来卑贱了。如果是这样，那么虽然受外邪，疾病也会由内而生，这种病称为“脱营”。如果是先富裕后贫困而引发的疾病，就称为“失精”。这两种病都是源于情志不舒，气血郁结，逐渐积累成的。当医生诊病时，因病的部位不在脏腑，躯体形态也没有变化，所以会产生疑惑，不知道是什么病。但病人的身体日渐消瘦，精气虚耗；等到病情加重，就阳气消散，怕冷且时常惊恐不安。病情日益严重的原因是病人情志抑郁，外耗卫气，内夺营气。医生一时疏忽，不注意了解病情就随意治疗，这是诊治上的第一种过错。

在诊察病人时，一定要问他饮食起居的情况，精神上有没有突然的欢乐，突然的痛苦，或者先欢乐后痛苦的情况，这些都能损伤精气，使精气衰竭，形体败坏。暴怒会损伤阴气，大喜会损伤阳气。伤害了阴气阳气，厥逆之气会上行，使经脉胀满，形体消瘦。愚医诊治这些疾病时，不知道用补法还是用泻法，也不清楚病情，从而使病人五脏的精气日渐耗损，邪气却增加，这是诊治上的第二种过错。

善于诊脉的医生，一定能够先比较分析脏腑气脉的正常与否，所以能从容细致地掌握病情。作为医生，如果不懂得这个道理，那么这种诊法就不值得提倡。这是诊治上的第三种过错。

诊病时，对于病人的贵贱、贫富、苦乐三种情况，必须先问清楚。如果原来是高官权贵，突然失去权势，虽然没有外邪侵袭，精神上也会受伤，身体就一定会衰败，甚至死亡。如果富有的人，后来贫穷了，虽然没被外邪所伤，也会出现皮毛枯焦、筋脉拘挛，甚至两腿拘挛软弱而不能行走的症状。针对这类病人，医生若不认真劝导，不能改变患者的精神状态，而只是按照病人的表象，敷衍诊治，就会混乱而违背治病的一般原则；病不能治好，也就谈不上什么疗效了。这是诊治上的第四种过错。

对于诊治疾病，必须了解发病的全过程，同时还要做到察本而能知末。在切脉问症的时候，应考虑到男女性别的不同，以及生离死别、情怀郁结、忧愁恐惧喜怒等因素，这些都能引起五脏空虚，血气难以持守。如果医生连这些都不懂得，就没什么医术可言！例如，有富有的病人，失去财富，身心大伤，以致筋脉断绝，身体虽能行动，但津液不能滋生润泽，所以形体衰败，血气内结，伤迫阳神，日久积

由精神状态引起的疾病

《黄帝内经》提及了一些特殊的、精神受到损伤的病证，病的部位不在脏腑，躯体形态也没有变化，但病人却日渐消瘦，精气虚耗，病情加重直至死亡，令一些不知道改变患者精神状态的医者无所适从。

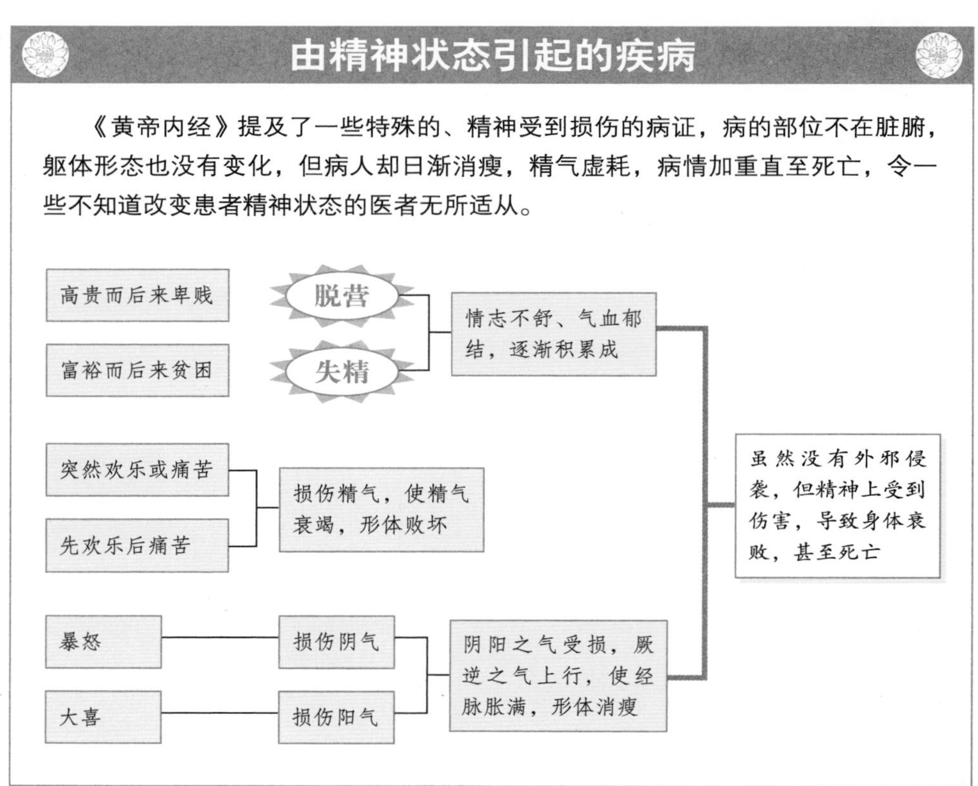

诊病之过与八正九候

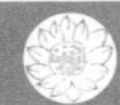

黄帝通过分析一些学医不精的医生在诊治七情导致的疾病时所犯的五种过失，总结出治病所要遵循的规律、原则，即要知道天地阴阳、四时经络、五脏六腑的关系，明白左右表里、针灸砭石、药物所主的病证，并根据人事七情的变化，掌握诊治的规律。

诊病中的五种过失

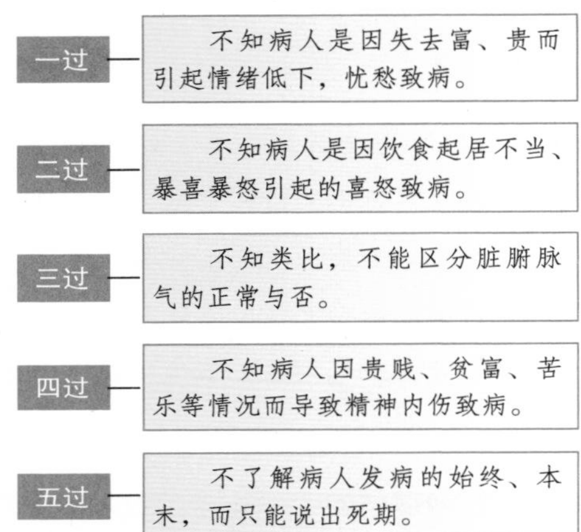

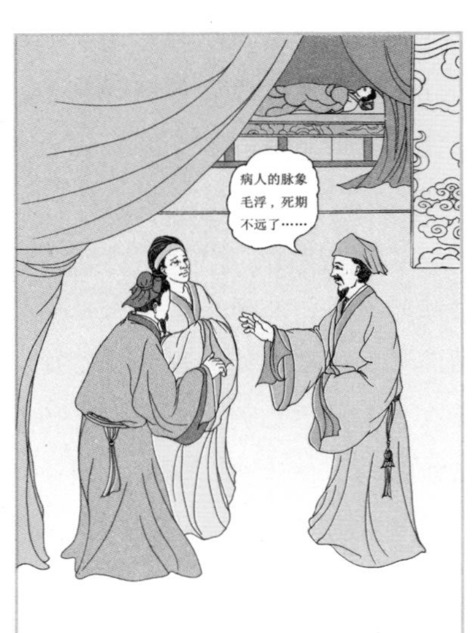

八正九候

针对医者常犯的五种过失，黄帝提出了“八正九候”的诊治之法，即区分品性、性别、年龄、勇怯的不同，知道病的本末始终，察知三部九候的脉象等，再根据病人的情况调理阴阳平衡。

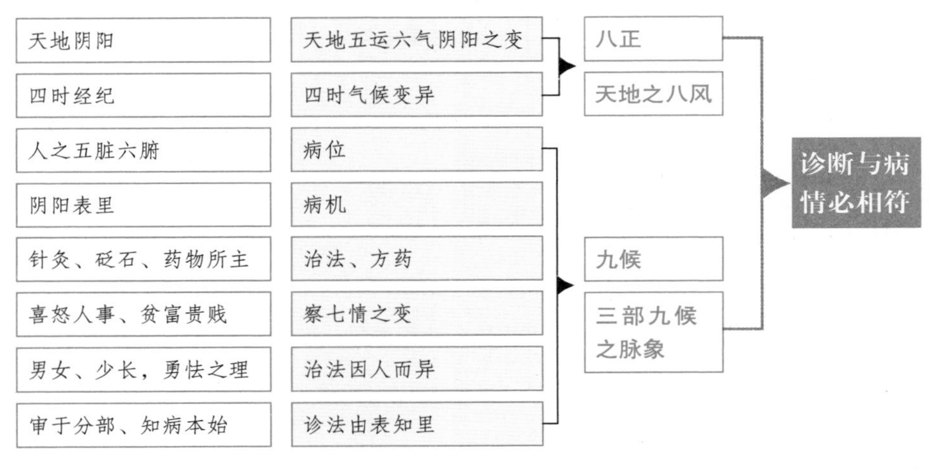

脓，发生寒热。草率的医生治疗时，就急取阴阳经脉进行针刺，结果造成病人的身体日渐消瘦，行动不便，四肢拘挛转筋，离死期已经不远了。而那种自己都不能明辨，又不询问发病原因的医生，只能说出患者的死期，这也是庸医。这是诊治上的第五种过错。

以上所说的五种过错，原因都在于不精通所学的医术，又不懂得贵贱、贫富、苦乐等人情事理。因此说，高明的医生诊治疾病，必须知道天地阴阳、四时规律、五脏六腑的相互关系，经脉的阴阳表里，针灸、砭石、药物所能治疗的主要病证，根据人事的变迁，掌握诊治的常规。人的贵贱贫富、品性修养各有不同，问明年龄的大小，分析个性的勇怯，再审查疾病的所在部位，就可以知道患病的根本原因；然后参照八正的时节、九候的脉象，诊治疾病才能奏效。

治病的途径，首先应当从内气的营卫运行来探求正邪变化的原因。假如不能找到原因，那么过失就在于对表里关系的认识了。治疗时，应该以正气作为依据，不要弄错取穴的法则。如果能按一定的准则进行诊治，就很少出现差错。倘若不知取穴的理法，妄施刺灸，就会使五脏郁热，六腑形成痈疡。诊病不能审慎，就会违背常规。谨守常规来治疗，遵循《上经》《下经》中的有关理论，推断疾病发生在阴还是在阳，并通过观察鼻部及面部的色泽变化来辨明五脏的病变。只有仔细观察研究了疾病的全过程，才可能在治疗上得心应手，畅行天下。

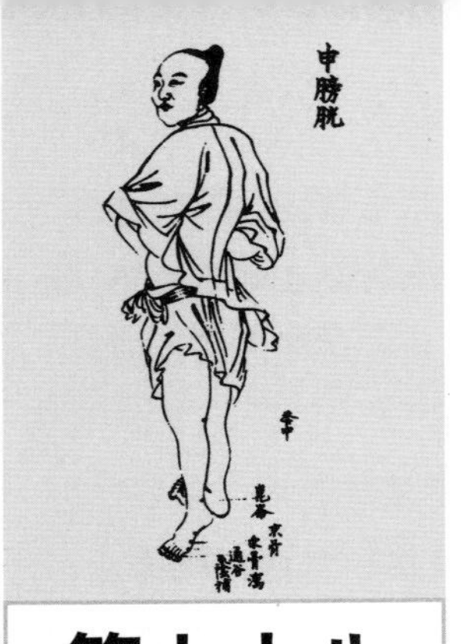

篇七十八

征四失论篇

医生诊治疾病时最易犯的四种错误

本篇论述了医生在诊治疾病过程中的四种过失，并分析了这些过失产生的原因。

诊治四失

黄帝坐在明堂里，雷公在一旁侍候。

黄帝道：你读书和从事医生行业已经很久了，试着谈谈你对治病成败得失的看法。怎样才能成功？失败的原因是什么呢？

雷公回答说：在我学习医学和治疗疾病的过程中，大家都说遵循医经上的理论和先师传授的技术，就可以达到十全十美的疗效，我也正是这样做的，却仍然难免有失误，这是为什么呢？

黄帝道：你是因为年轻知识不够全面，还是对阴阳离合的学说无法融会贯通呢？人体的十二经脉、三百六十五络脉，是人人都知道的，也是医生们所经常遵循应用的。你之所以不能取得十全的疗效，是由于精神不集中，思想上不加分析，又不能参照色脉，因此经常产生疑问和失误。在诊治时不懂得阴阳逆从的道理，这是治疗的一个过失。

从师学习尚未学成，学术未精，妄自使用旁门杂术，把荒谬的东西当作真理，巧立名目，好大喜功，乱用砭石，就会损害病人身体。这是治疗的第二个过失。

不了解贫困贵贱的治法区别，以及水土气候、居住环境等对人体的影响；不能区别病人形体的强弱；不能用对比异同的方法进行分析，就会造成头脑混乱，不能有清醒的认识。这是治疗的第三个过失。

诊治疾病时，不问明疾病发作的原因，究竟是精神因素的刺激引起的，还是饮食不当造成的，或者是生活起居没有规律造成的，在这样的情况下，贸然去诊治，怎么能做出正确的判断呢？只好信口胡言。这种因粗心大意而陷于困境，就是治疗的第四个过失。

世间的医生，有的说起话来，可以夸大到千里之外，却不明白尺部诊法和寸部诊法；诊治疾病，也不考虑人事的方面。关于诊治之道，必定以从容镇静为原则，只知道诊察寸口脉的办法，不能精确地诊治五脏之脉，也就不会知道百病起因；遇到医疗失误，开始自怨所学不精，继而归罪于老师传授得不好。所以治病如果不能依据医理，就开业行医，炫耀于市，只能是胡乱治疗。偶有治愈的，就夸耀己功。唉，医学是奥妙高深的，有谁能尽知其中的道理！医学理论的广博和深奥，就好像天地之大不可度量，四海之深难以探测，如果不明白这个道理，即使受到了老师的英明教导，也是个糊涂的医生。

医者四失

黄帝通过分析医者自身在治疗过程中的四种过失，指出当世众多医者不明白脉之论术，不知道诊断以安定为贵的原则，不知道五脏的病脉、百病的起因，自怨而至抱怨老师所教，胡乱治疗，偶有治愈就得意等种种不足。

一失　调和阴阳平衡不知道用逆法还是从法，一时诊断不明。

二失　乱用诸家学说，杂以自立病名，乱用针灸砭石。

三失　不了解病家环境，不能辨别病人的勇怯，不知类比，而导致诊断紊乱。

四失　不进行问诊，不知本末始终，而迷信切诊。

通过《疏五过论》《征四失论》两篇，可以看出，古人特别强调医者的诊治态度和品德。

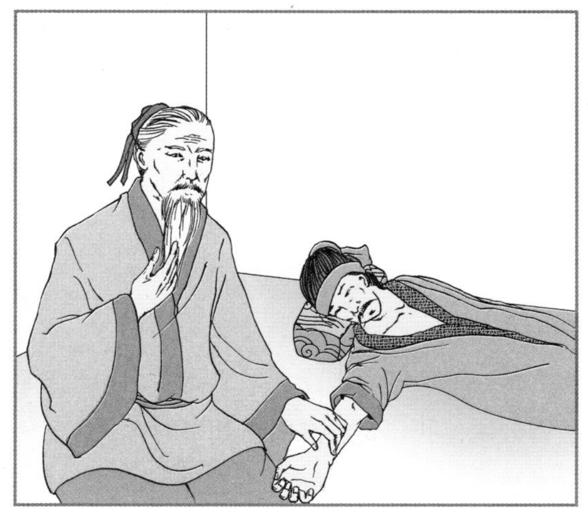

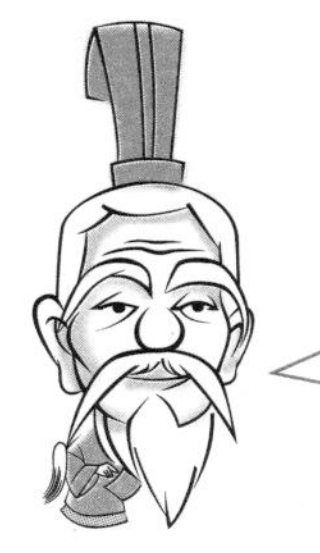

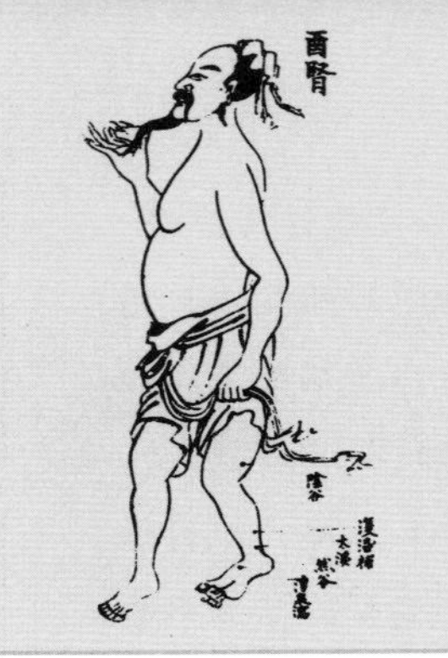

阴阳类论篇

阴阳与疾病的关系

篇七十九

本篇用阴阳类比的方法论述了三阴三阳的含义、作用、脉象、病证等内容，故名为“阴阳类论”。

三阴与三阳

立春的这一天，黄帝安然而坐，观看着天下八方的远景，察看八风所至的动态，一边对雷公说：按照阴阳的分析方法和关于经脉的理论，以及五脏主时的规律，你认为哪一脏最重要？

雷公回答说：春季属甲乙木，其色青，在五脏中主肝，肝木之气旺于春季七十二日，也是肝脉当令的时候，我认为肝脏是最重要的。

黄帝道：如果按照上下经阴阳对比分析的理论来分析，你认为最重要的，实际上却是最不重要的。

雷公斋戒了七天，早晨又侍坐在黄帝身边。

黄帝道：在人体中，三阳为“经”，二阳为“络”，一阳为“游部”，从这里可了解五脏之气的运行终始。三阴为“表”，二阴为“里”，一阴是阴气的最终，也是阳气的开始，就像月亮朔晦交接由暗变明一样。人体阴阳经脉的循环交接是有一定规律和次序的，与消长变化的自然界阴阳之气的规律是相符合的。

雷公说：我还是没有明白其中的含义。

黄帝道：所谓三阳，就是以太阳为经。如果其脉至于手太阴寸口，呈现出弦浮不沉的脉象，就要用四时的规律来分析，并用心体察，再依据阴阳的理论来确定诊断。二阳就是阳明经。如果其脉至于手太阴寸口，呈现出弦而沉急的脉象且没有鼓动之象，说明热邪耗伤津液，这种病有死亡的危险。一阳就是少阳，其脉至于手太阴寸口，上连人迎。如见弦急悬而不绝，这是少阳经的病脉；如果只看见有阴而没有阳的脉象，便是有死亡征兆的脉象。

三阴就是指手太阴肺经，这是六经的主宰。其气往来交会于寸口，脉象沉伏，鼓动不浮，上连心部之脉。二阴是少阴，其脉到达肺，其气归于膀胱，外与脾胃相连。一阴之气如独至于太阴寸口，这时经气已绝，所以脉气浮而不能鼓动，脉象如钩而滑。以上六种脉象，忽阴忽阳，互相交错，连属在一起，与五脏交错贯通，与阴阳相应合。一般来说，出现这种脉象，先见于寸口的为主，后见于寸口的为次。

雷公说：我已经完全理解您所阐述的内容了。以前您传授给我的经脉之学和我自己诵读到的从容诊治法则，与您今天所讲的都是一致的，但我还不了解其中阴阳雌雄的含义。

黄帝道：三阳为六经之首，相当于尊贵的父亲；二阳的作用好像是一个护卫；一阳相当于枢纽。三阴就像母亲，输送精华，荣养全身；二阴像雌性那样内守；一阴为阴尽阳生处，其作用就像一个使者，使阴阳相互流通。

二阳一阴是阳明主病。二阳不胜一阴，阳明脉软而动，九窍之气就会沉滞而不通利。三阳一阴为病，表现为太阳脉胜，一阴之气不能抑制寒水，因而内乱五脏，在外表现为惊骇。二阴二阳的病在肺。少阴脉沉，少阴之气偏盛，肺伤脾，在外伤及四肢。二阴二阳交互为患，其病变在肾。它表现的症状，是随意骂人，癫疾狂乱。二阴一阳，其病变出现在肾，阴气上逆心胞，下控小腹膀胱，以致闭塞不通，四肢就像分开一样。一阴一阳发病，其脉代绝，这是厥阴之气上至于心所发生的病变，或者在上部，或者在下部，而没有固定的位置；饮食无味，二便失控，咽喉干燥，其病在脾。二阳三阴为病，至阴脾脏也在内，阴气不能超越阳，阳气也不能约束阴，当阴阳互相隔绝时，阳浮于外时就会内成血瘕，阴沉于里时就会外部出现脓烂。如果阴阳之气都盛壮，那么病变趋向于下，在男子则阳道生病，女子则阴器生病。上配合天，下配合地，必须运用阴阳理论，诊断患者死生之期，还要参照一年之中的气首。

疾病大限的死亡日期

雷公说：您能谈一谈疾病大限的死亡日期吗？

黄帝没有回答。雷公又问了一次，黄帝才说道：古医经里对此有说明。

雷公又说：如果疾病在极短的时间内就会致人死亡，想请教您，我们怎样才能知道呢？

黄帝道：冬季三月的病，如果脉象属于阳盛，到春季正月而脉有死的征象，病人就会死在春天。冬季三月的病，按照道理来讲，势已将尽，草和柳叶都枯死了，阴阳之气都绝，所以死期就在正月。春季三月的病，也叫作“阳杀”。阴阳之气都绝，死期在秋天草枯的时候。夏季三月的病，如果没有治愈而又与至阴相交会的，那么死期不超过十天；如果脉见阴阳交错的，那么死期当在初冬结冰的时候。秋季三月的病，如果三阳都见起色，不治疗也会自己痊愈的。如果阴阳交互而发病，就出现只能站立而不能坐下的症状；如果三阳脉并至，只有阳而没有阴，那么死期当在冰冻如坚石的时候。二阴脉并至，只有阴而无阳，死期当在夏天的雨季。

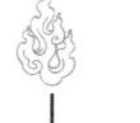

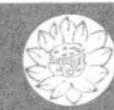

四时病死之期

人体的三阴三阳，上与天之厥阴风木、少阴君火等六气相合，下与地之阴阳相合。所以，六经的病脉也随着六气变化所产生的四季寒暑变迁而改变。因此，结合节令气候特征来观察脉象变化，可作为推断疾病死期的依据。

冬季三月的病

脉象阳盛，春季正月而脉有死象者 → 死在春天

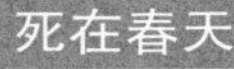

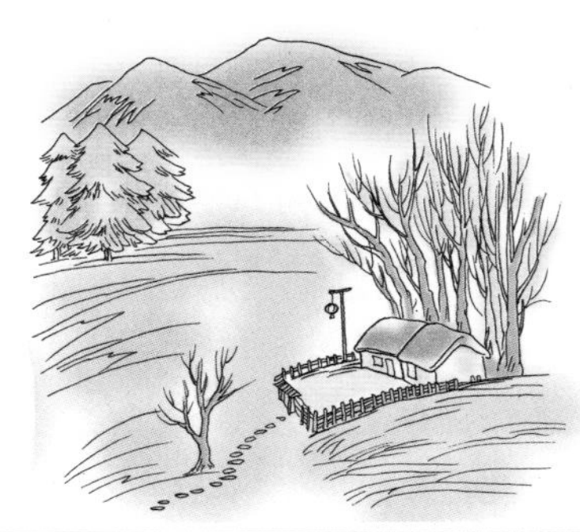

春季三月的病

也叫“阳杀”

阴阳之气绝者 → 死期在深秋草枯时

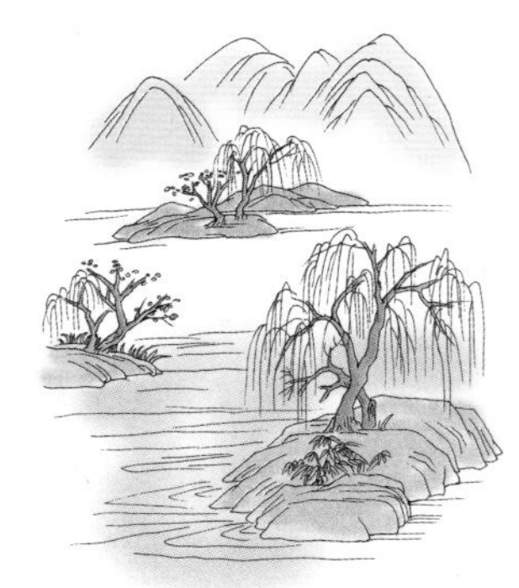

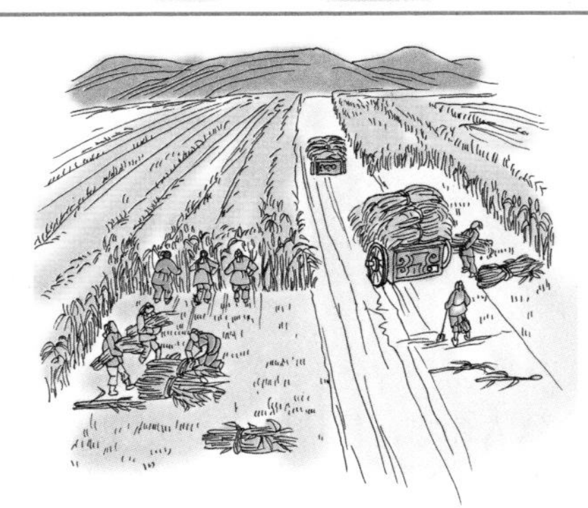

夏季三月的病

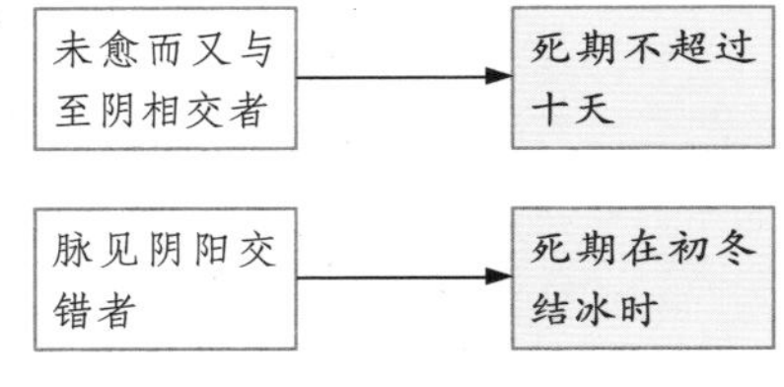

未愈而又与至阴相交者	死期不超过十天
脉见阴阳交错者	死期在初冬结冰时

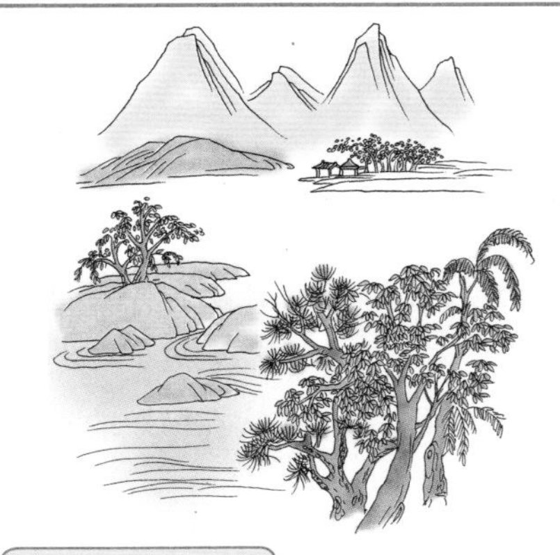

秋季三月的病

三阳都见起色	自行痊愈
阴阳交互发病者	出现站而不能坐的症状
三阳脉并至，有阳无阴	死期当在冰冻时
二阴脉并至，有阴无阳	死期当在夏天的雨季

方盛衰论篇

梦境所反映的盛衰

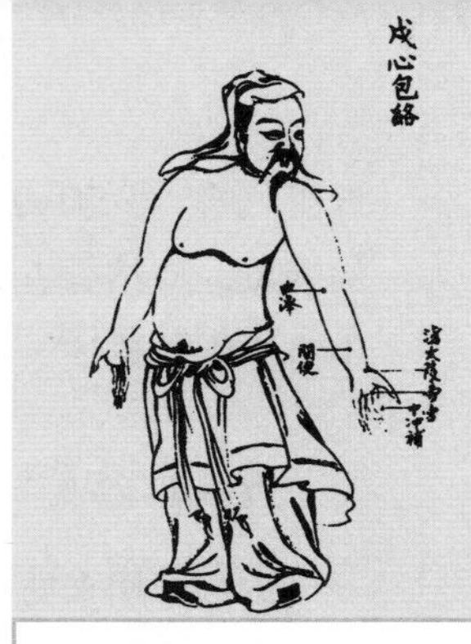

篇八十

本篇采用比较的方法论述了阴阳气的多少、厥证的产生原因、梦的形成，以及全面诊断的重要意义。

气之阴阳从逆

雷公请教道：气的盛衰，什么是逆，什么是顺呢？

黄帝答道：阳气从左而右，阴气从右而左；老年之气从上而下，少年之气从下而上。所以阳归春夏则为顺、为生，阳归秋冬则为逆、为死。反之，阴归春夏则为逆、为死，阴归秋冬则为顺、为生。所以不管气的盛衰，只要不顺就都会成为厥证。

雷公又问道：气有余也能形成厥证吗？

黄帝答道：阳气一直上行而不下，那么足部会厥冷到膝。如果是年少的人，在秋冬出现这样的症状就会死，但是，年老的人在秋冬可以幸免。阳气上而不下，会发展成为头痛或巅顶疾患。这种厥证，把它归为阳类，又找不出阳热；把它归为阴类，却辨不清阴寒。五脏部分又隔得远，没有显著特征可作为验证。病人好像置身旷野，又像独居空室，视物不清，看不见听不到。其病势已奄奄一息，生命的期限不会超过一天了。

气虚之梦

气虚弱的厥证，病人多出现荒诞的梦，严重的甚至产生神志迷乱的现象。三阳脉气悬绝，三阴脉气细微，这都是少气形成厥证的脉象。

肺气虚弱的病人，就会梦见白色的东西，或者梦见有人被杀流血、血肉狼藉的场面；当金旺的时候，就会梦见战争。肾气虚弱的病人就会梦见船翻淹死人；当水旺的时候，就会梦见自己潜伏在水里，似乎遇见了很让人恐惧的事。肝气虚弱的病人就会梦见菌香草木；当木旺的时候，就会梦见伏在树下不敢起来。心气虚弱的病人就会梦见救火和看到雷电；当火旺的时候，就会梦见大火焚烧。脾气虚弱的病人就会梦见饮食不足；在其当旺的时候，就会梦见筑墙盖房。这些都是

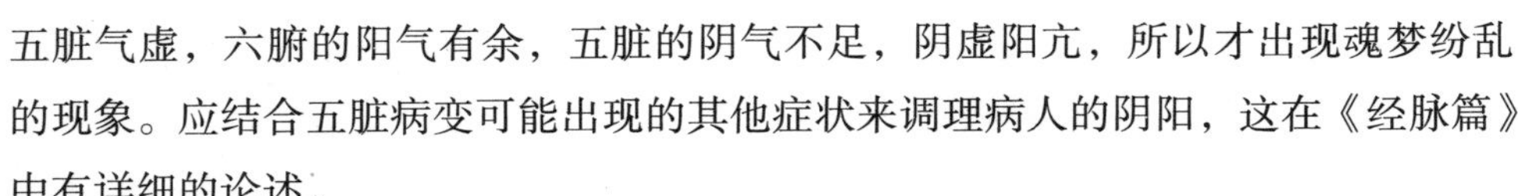

五脏气虚，六腑的阳气有余，五脏的阴气不足，阴虚阳亢，所以才出现魂梦纷乱的现象。应结合五脏病变可能出现的其他症状来调理病人的阴阳，这在《经脉篇》中有详细的论述。

全面诊断

诊法中用来衡量病人的情况有五种度法，那就是脉度、脏度、肉度、筋度、俞度。如果将五者再分为阴阳则为十度，那么对病情就可以得到全面了解。脉息之动本来没有一定规律，有的偏阴，有的偏阳，有的搏动并不明显，所以诊法也没有固定的方法。诊治时必须从各方面进行仔细的观察，又必须考虑到病人地位的高低、形志的苦乐。如果对所学的内容没有全部掌握，医术也没有达到高明的地步，面临病证不能辨别顺逆，不是补阴伐阳，就是补阳耗阴。不遵循阴阳平衡的道理，在诊断上造成混乱，这样的诊断方法如果流传后世，一定会在其错误的地方暴露无遗。

至阴虚，则阳气绝而不降；至阳盛，则地气感到不足。能使人体阴阳融合流通，这是高明医生的本领。阴阳之气融合流通，为阳气先至，阴气后至。所以精明的医生治病、诊脉，知道掌握阴阳的先后，参考“奇恒之势六十首”，综合各种细微的情况，推究阴阳的变化，清楚了解五脏的病情，领会其中的道理和虚实的准则，再用五种度法加以判断。了解这些知识后，才可以诊病。所以只了解其阴而不能了解其阳，这种诊法是行不通的；只了解其阳而不能了解其阴，说明所学的医道，也是不高明的。知左而不知其右，知右而不知其左；知上而不知其下，知先而不知其后，这样的医道就不能长久。既要了解坏的，也要了解好的；既要了解有病的，也要了解无病的；既了解高，也了解低；既了解坐，也了解立；既了解行，也了解止。这样就能做到有条不紊，诊断的方法和步骤才算齐备，能够经受住万代的考验。

了解其有余的一面，就可以知道不足的一面；考虑到病人的上下各部，诊脉就可探究其病理。因此形弱气虚的，主死；形气太盛，脉气不足的，也主死；脉气太盛，形气不足的，主生。所以诊病有一定的原则，医生应该起居有规律，一举一动，一出一入，都要有良好的品行；头脑灵活，而且一定冷静地上下观察，来划分四时八节，观察邪气侵袭五脏的具体部位；按其脉息的动静，深切尺肤滑涩寒温的情况；观察其大小便的变化，结合症状，从而判断是逆是顺，同时知道了病名。这样诊视疾病，可以十无失一，也不会违背人情世理。所以诊病的时候，或者观察其呼吸，或者察看其精神，都不能没有条理。医术高明，自然长久保持不出差错。假如不明白这些，违反了原则和原理，对病情胡说一气，乱下结论，就违背了治病救人的宗旨和方法。

医者诊断之道

高明的医生，能使人体阴阳融合流通。他们综合各种细微的情况，掌握阴阳的先后，推究阴阳的变化，清楚了解五脏的病情，领会其中的道理和虚实的准则，再用五种度法加以判断，自然不会出错，这就是医者诊断之道。

五度法

脉度	人合天地而有三部九候，脉的大小、浮沉、迟数。
脏度	五脏的奇恒、虚实，气的逆从。
肉度	人的形与气的对应。
筋度	体力的盛衰。
俞度	经俞的上下出入。

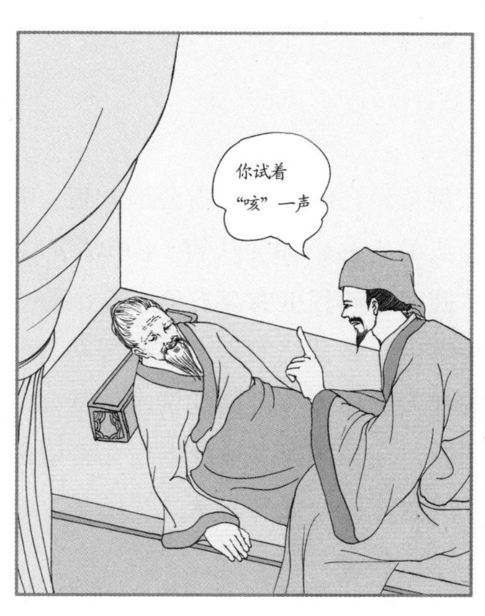

诊法之道

知阴阳之气	阳气先至，阴气后至。
察奇恒之势	奇恒之脉气，六十日改变一次。
诊合微之事	脉合五行，时合六气。
追阴阳之变	阴虚则阳盛，阳盛则阴不足。
掌五中之情	五脏的阴阳虚实。

→ 领会其中的道理和虚实的准则。→ 再用五种度法加以判断。

医者诊病要遵循的原则

1. 起居有规律，举动出入都要有良好的品行。
2. 头脑灵活冷静，划分四时八节，观察邪气侵袭五脏的具体部位。
3. 按其脉息的动静，深切尺肤滑涩寒温的情况。
4. 观察其大小便的变化，结合症状，从而判断是逆是顺，知道其病名。

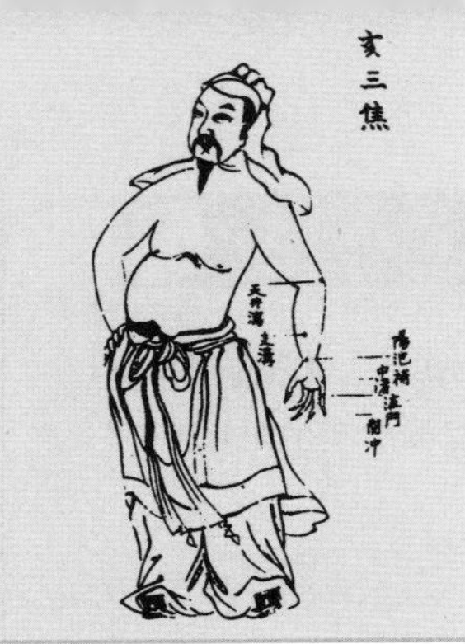

解精微论篇

为什么会迎风流泪

篇八十一

本篇论述了流泪、流涕与精神情绪关系的病理，阐释了迎风流泪的原因。

黄帝坐在明堂上，雷公请教道：我学习了您传给我的医道，再教给我的学生医学经典的内容，如《从容》《形法》《阴阳》《刺灸》《汤液》《药滋》等。但这些学生掌握医术的程度有高有低，在治疗疾病时，有的也不能取得很好的疗效。我首先教给学生悲哀喜怒的六志，燥湿寒暑的六气，以及女性的生理病理理论。对于贫贱富贵和人的形体等方面的情况，就要具体结合病人讲解。现在我还有一些粗浅愚陋的问题，在经典医书里找不到，希望得到您的指教。

黄帝道：你提的问题太宽泛了。

流泪、流涕与精神情绪的关系

雷公问道：哭泣而鼻涕眼泪不流出来，或者泪水很少而有鼻涕，这是为什么？

黄帝道：这在医经里有所记载。

雷公又问：不知道眼泪如何产生？鼻涕从哪里来？

黄帝道：你问这些问题，虽于治疗无益，但是医生应该知道，因为它也是医理的内容。心脏是五脏和人体的总管，两目是它的通窍，所以人有得意的事，则神气集中在双眼；假如有失意的事，就表现出忧郁之色。所以悲哀就会哭泣，泣下的泪是由水所产生的。水的来源，是体内的津液，而津液至阴，至阴就是肾脏之精。来源于精的水液，是肾中的阴精固摄着它，平时不外溢，所以泪水不会自行流出。

水的精气是志，火的精气是神，水火相互交感，神志都感到悲哀，因而流泪。俗语说：心悲叫作“志悲”。因为肾志与心精，同时聚合于目。所以心肾都感到悲的，神气就传到心精，而不下传于肾志；肾志独悲，水失去精的制约，所以泪水就流出来了。鼻涕属于脑，脑属阴，脑髓是充于骨而藏于脑的，所以脑髓渗漏而成涕。肾志主骨主水，所以落泪同时鼻涕也随着出来，这是因为涕、泪同类的关系。两者好像兄弟一样，危急则同死，生乐则共存。如果肾志悲哀，那么鼻涕、眼泪就会一起涌出。涕泪所以俱出而相随，在于涕泪同属于水的缘故。

雷公说：这些理论太深奥广博了。

雷公又问道：有些人哭泣而哭不出泪来，或者泪少而且涕也不随着出来，这是什么道理呢？

黄帝道：哭而不流出眼泪的，因为内心里并不悲伤；不哭的是由于心神没有感动，神不感动，心就不悲伤，阴阳相持而不能相互交感，眼泪怎么能流出来呢？假如心情悲哀，就会有凄惨的感觉；心意凄惨，就会冲动阴气；阴气受到了冲动，肾志就会离开眼睛；肾志离开了眼睛，就会神不守精。如果精和神都离开了眼睛，泪水和鼻涕就会一起流出来了。

目盲和迎风流泪的病因

况且，你难道没有读过医经上的话吗？医经上说，厥则眼睛一无所见。人患了厥证，阳气向上部聚集，阴气向下部聚集。阳聚于上，则上部阳盛；阴聚于下，就会出现足冷，进而发生胀满。一水不胜两火，因此眼睛就看不见东西了。

迎风流泪不止，是因为风邪侵袭眼睛的时候，阳气内守于精，火气燔目，所以出现遇风就会流泪的现象。这就类似于自然界中火热达到极点就要生风，疾风过后常常要下雨一样。

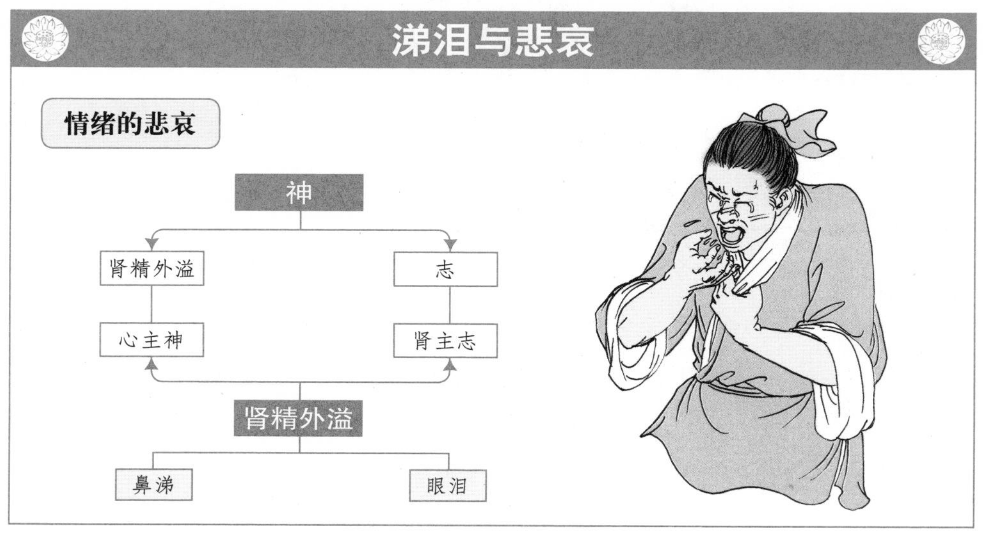

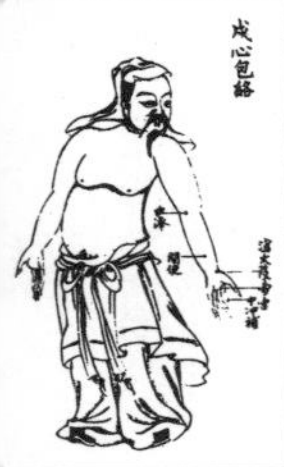

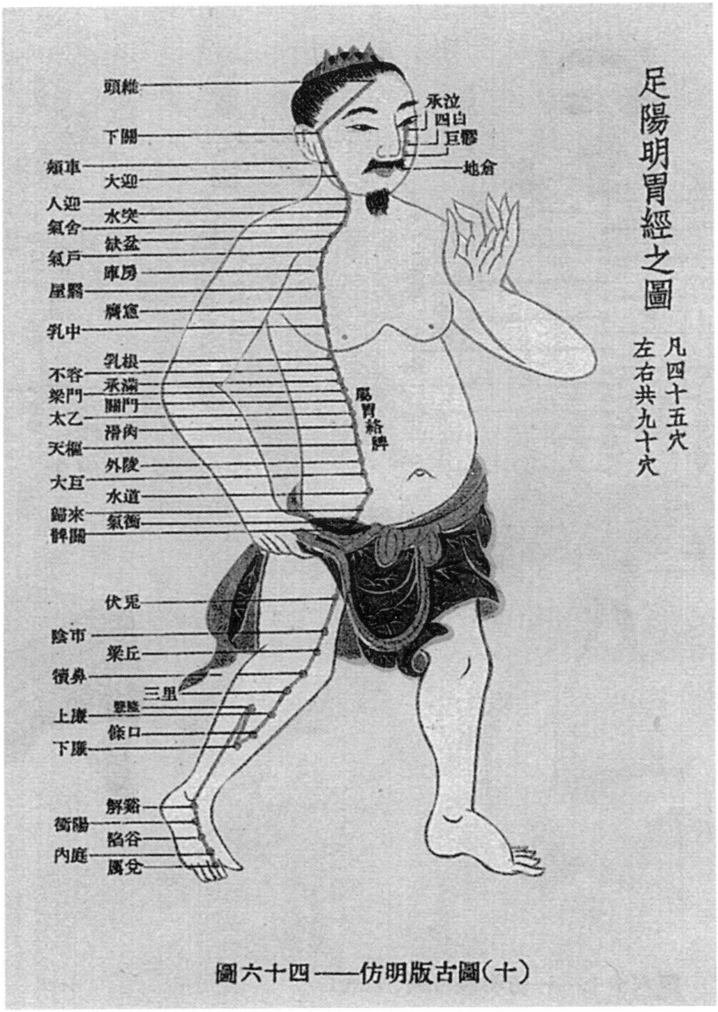

足陽明胃經之圖

凡四十五穴
左右共九十穴

頭維
下關
頰車
大迎
人迎
水突
氣舍
缺盆
氣戶
庫房
屋翳
膺窗
乳中
乳根
不容
承滿
梁門
關門
太乙
滑肉
天樞
外陵
大巨
水道
歸來
氣衝
髀關
伏兎
陰市
梁丘
犢鼻
三里
豐隆
上廉
條口
下廉
解谿
衝陽
陷谷
內庭
厲兌
承泣
四白
巨髎
地倉
屬胃絡脾

圖六十四——仿明版古圖(十)

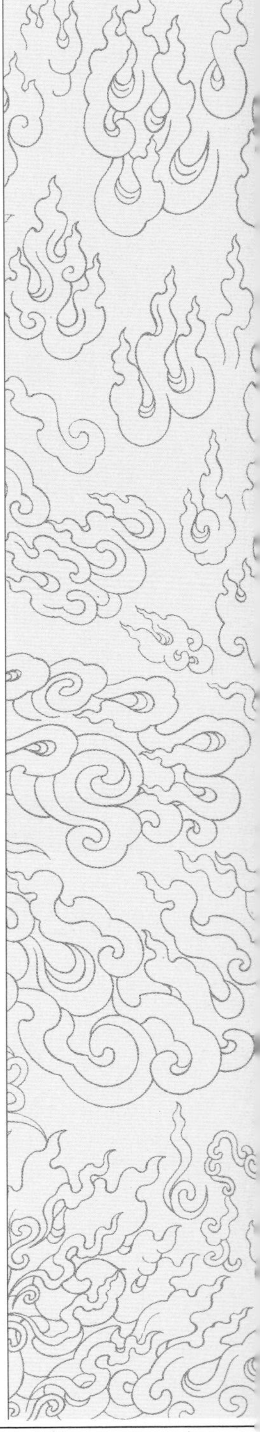

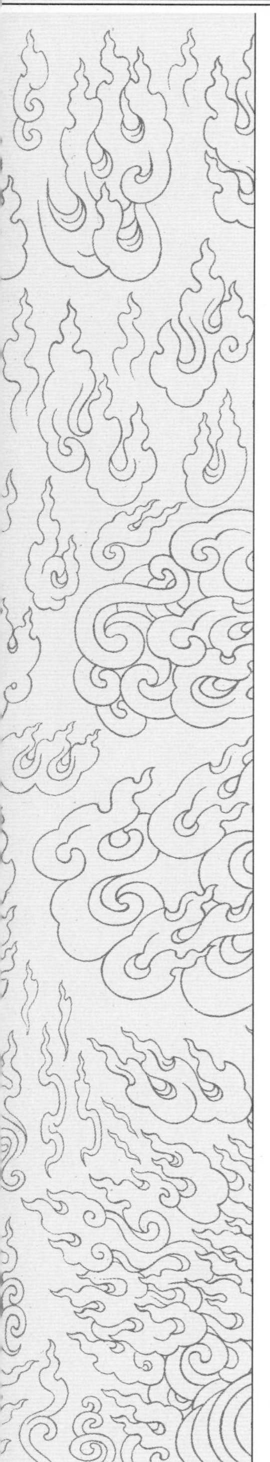

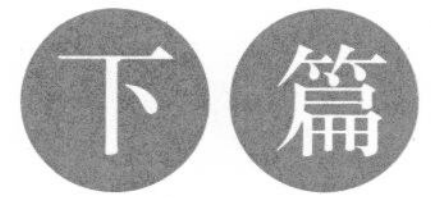

黄帝内经·灵枢

相对《素问》而言,《灵枢》卷更偏重于理论的实践与运用，以经络与针灸为核心内容，是我国现存最早的对经络进行较多论述的医学理论著作。除了论述脏腑功能、病因、病机之外，还重点阐述了经络腧穴、针具、刺法及治疗原则等。

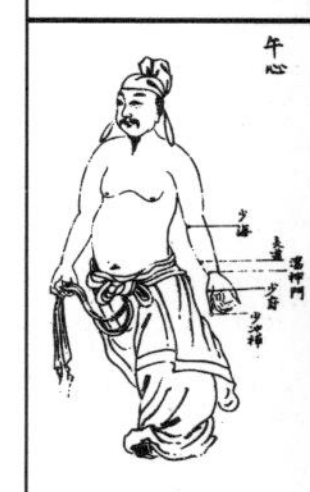

本篇内容提要

卷一　针刺

卷二　经脉

卷三　论治

卷四　脏象（一）

卷五　脏象（二）

卷六　摄生

卷七　色诊

卷八　运气

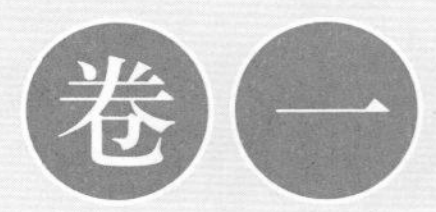

卷一

针刺

本卷介绍了九针的用法，论述了不同疾病、部位针刺时所必须遵循的一般规律和法则，重点介绍了皮肤、经络、穴位和骨髓孔窍的不同刺法和根据疾病虚实的补泻之法等。

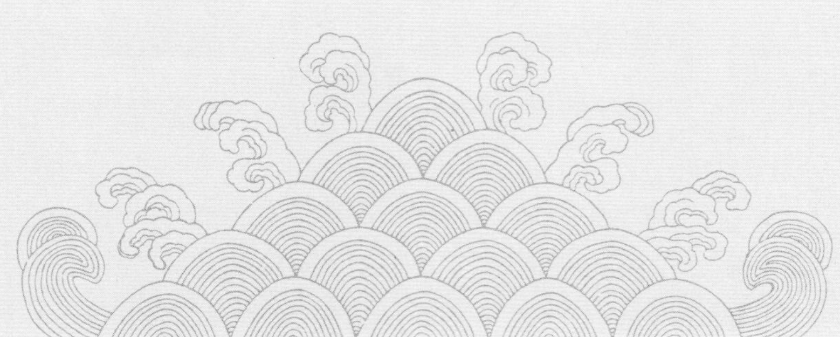

九针十二原

针刺的一般规律

本篇介绍了九针的形状及其用途，论述了针刺的急、徐、迎、随、开、阖等手法和补泻的技巧，并解说了十二原穴及其主治脏腑的病状。

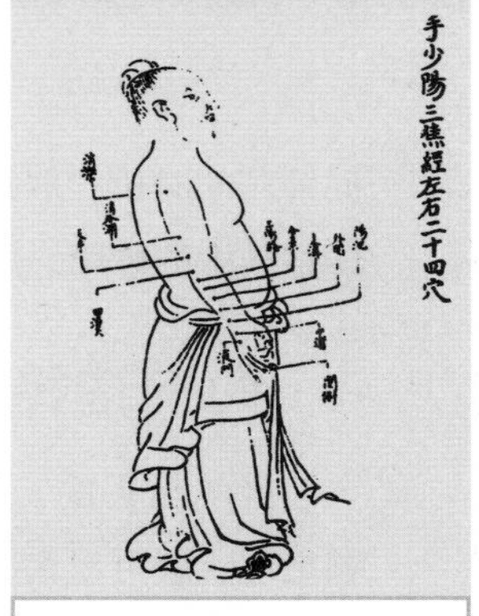

篇一

九针的缘起

黄帝问岐伯说：我怜爱万民，视百姓为自己的子女，为养育他们而向他们征收钱粮赋税。我怜悯他们日常生活不能自给，并不时为疾病所苦。我想使他们远离药物、砭石，而是用细小的针，以疏通其经脉，调理其气血，使其血气在经脉中往返会合，从而来治疗他们的疾病。但是，要想使这种疗法流传后世，就必须明确提出针刺的使用法则，从而使其永不埋没，长久相传。若要便于运用而又不会失传，就必须建立条理清晰的体系，分出不同的篇章，区别表里，以明确气血周而复始运行的规律，而所用针具的形状及相应的用途也要一一加以说明。综上所述，我认为应首先著一部《针经》。现在，我想听听您对这个问题的意见。

岐伯答道：让我从小针开始，依次述说九针的道理，使之条理分明，就像万物始于一而终于九的规律般清晰明了。小针的要点，说起来容易，但要达到精妙的地步很困难。医术粗浅的医生，只拘泥于观察病人的形体，仅从外表上来辨别病情，高明的医生却能根据病人的精神活动及气血的盛衰来加以治疗。很神奇呀！气血循行于经脉，出入有一定的门户，病邪也可从这些门户侵入体内。如果医师没有认清疾病的性质，又怎么能了解疾病产生的根源呢?

针刺时机的把握

针刺的奥妙，关键在于下针的快慢。医术低劣的医生仅会依据发病的症状来死守与之相对应的穴位，医术高明的医生却能通过观察人体经络中气机的变化来进行治疗。人体经气的循行，离不开穴位孔窍，这些孔窍所反映的气血的盛衰虚实，极其精密微妙。当邪气充盛时，切不可用补法；当邪气衰减时，切不可用泻法。懂得气机变化的机要而施治，便不会有丝毫的差失；不懂得气机变化的道理，就像扣在弦上而不能及时准确射出的箭一样。所以只有掌握了气机的往返会合变化，才能把

握针刺的时机，取得良好的医疗效果。庸医对此昏昧无知，唯有高明的医生，才能体察其中的妙用。

如何选择补泻

经气已去的，脉虚而小，是为逆；经气已来的，脉平而和，是为顺。明白逆顺之理，就可以大胆施行针法而不必犹豫不决。正气已虚，反用泻法，怎么会不更虚呢？邪气正盛，反用补法，怎么会不更实呢？正确掌握迎随的补泻方法，用心体察其中的奥妙，针刺的道理，也就尽在其中了。大凡在实施具体治疗时，属于虚证

初识九针

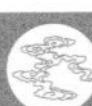

九针是针灸的基础工具，所以全书以九针为第一篇。

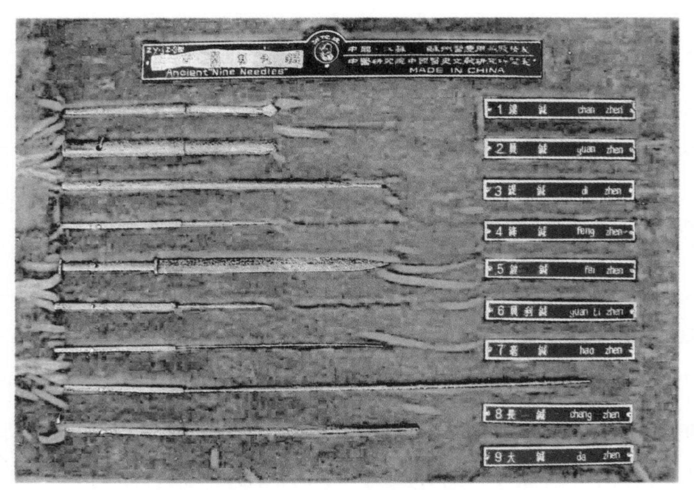

仿古摹制九针

中国中医研究院医史文献所监制

九针之所以叫“九针”，而不叫“八针”或“十针”，恐怕与古人对“九”这个数字的情有独钟有很大关系。九是最大的数字，在古人的观念里，万物始于一而终于九，九象征着全面和完备。

针刺医术的优劣

诊断
- **优** 高明的医生善于观察病人的精神面貌及气血的盛衰。
- **劣** 庸医则拘泥于病人的形体，只会从外表上来辨别病情。

治疗
- **优** 高明的医生治疗时懂得根据气机变化的机要来施治。
- **劣** 庸医治疗时只看病人的症状，死守与之相对应的穴位。

的，当用补法，使正气充实；属于实证的，当用泻法，以疏泄病邪。气血郁结日久的，当用破除法；邪气亢盛的，则用攻邪法。古经《大要》说，进针慢而出针快，使正气充实，为补法；进针快而出针慢，使邪气外泄，为泻法。气本无形，在于有无之间。针刺得气的后与先，可以体现出正气的虚或实、邪气的存或亡，应该给以相应的治疗。然而无论是用补法还是用泻法，都要使患者感到补之有所得，泻之有所失。

九针的方法

补或泻都可用针刺实现。

泻法：持针刺入要很快，待得气慢慢出后，摇大针孔，转而出针，使针刺在属于阳的体表部分打开一条出路，让邪气外泄。如果出针时按闭针孔，就会使邪气闭于内，血气不得疏散，邪气不得而出。

补法：顺着经脉循行的方向施针，使病人心中若无所觉，轻轻入。行针导气，按穴下针，就像蚊子叮在皮肤上一般似有若无。出针要像箭离弓一样迅速，用右手取出针，左手急按针孔，经气会因此而留止；针孔已闭，中气仍然会充实，也不会有瘀血停留，若有瘀血应及时除去。

持针的方法，以坚牢有力为贵。进针时用右手拇、食、中三指夹持针具，对准穴位，端正直刺，针体不可偏左偏右。持针者要将精神集中到针端，并留意观察病人。同时仔细审察血脉走向，并在进针时避开它，才不会发生危险。将要针刺的时候，要注意病人的双目和面部神色的变化，以体察其气血的盛衰，对此不可疏忽。如血脉横布在穴位周围，看起来很清楚，用手按起来也坚实的，就是由于外邪聚集所引起的有病部位，刺时就应该避开它。

九针的区分

九针的名称各有不同：第一种叫作“镵针”，长一寸六分；第二种叫“员针”，长一寸六分；第三种叫“鍉针”，长三寸半；第四种叫“锋针”，长一寸六分；第五种叫“铍针”，长四寸，宽二分半；第六种叫“员利针”，长一寸六分；第七种叫“毫针”，长三寸六分；第八种叫“长针”，长七寸；第九种叫“大针”，长四寸。镵针，头大而针尖锐利，适用于浅刺，可泻肌表邪热；员针，针形如卵，用于按摩肌肉之间，能疏泄肌肉间的邪气；鍉针，其锋如小米粒一样微圆而尖，用于按摩经脉，流通气血，但不得陷入皮肤内，所以可引正气祛邪气；锋针，三面有刃，可以用来治疗顽固的旧疾；铍针，针尖像剑锋一样锐利，可刺痈排脓；员利针，针尖像长毛，圆而锐利，针的中部稍粗，可治疗急性病；毫针，针形像蚊虻的嘴，可以轻

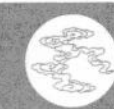

针灸的运用

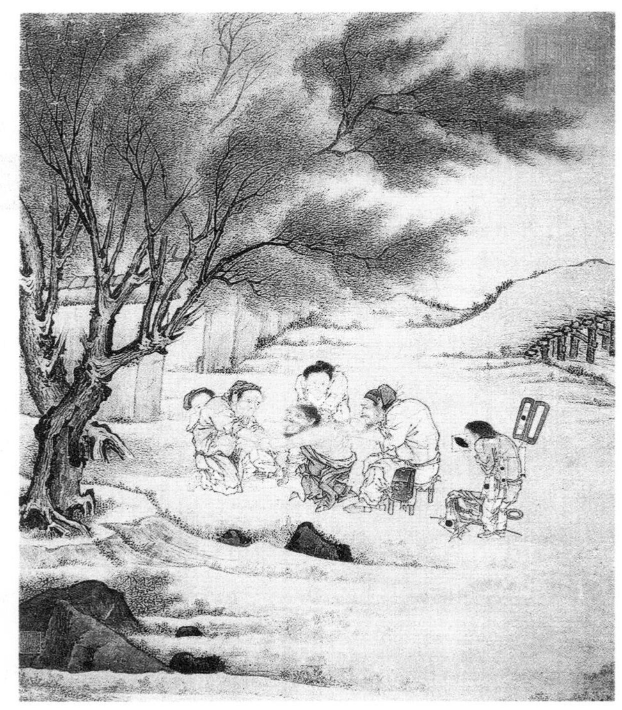

村医疗疾图

宋代 李唐 绢本设色

针灸是一门古老而神奇的科学，要想熟练运用则需要一定的训练，例如图中这位经验丰富的老村医，正在聚精会神地持针诊治。握针的手法也有一定的讲究，必须用右手拇、食、中三指夹持针具，对准穴位，端正直刺。

缓地刺入皮肉，轻微提插而留针，充养正气，驱散邪气，出针养神，可治疗痛痹；长针，针尖锐利，针身细长，可用来治疗日月久积的痹证；大针，针尖像折断后的竹茬，其锋稍圆，可用来泻导关节积水。九针的形状及用途，大致如此了。

补泻的技巧

邪气侵入人体经脉时，贼风邪气，常由头部侵入，所以说邪气在上；由于饮食不周而积滞的浊气，往往驻留在中部，所以说浊气在中；清冷寒邪之气，大都由足部侵入，所以说清气在下。因此，针刺上部筋骨陷中的各经腧穴，贼风邪气就能得以排出；针刺足阳明胃经，浊气就能得以排出。但病在浅表的，都不宜深刺，如果针刺太深，就会引邪入内而加重病情。所以说，皮肉筋脉，各有其所在的部位，针刺或深或浅，也各有其适宜的治疗方法。九针的形状不同，各有其施治的病证，应根据不同的病情而适当选用。不可实证用补法，也不可虚证用泻法，那样会损不足而益有余，反而加重病情。精气虚弱的病人，误泻五脏阴经的经气，可致阴虚而死；阳气不足的病人，误泻六腑阳经的经气，可致正气衰弱而精神错乱。误泻了阴经，则耗竭脏气，导致死亡；损伤阳经，则会使人发狂，这些都是误用补泻的害处。

经气

如果刺后未能得其气，就说明气还未至，应该耐心等待，而不必拘泥于次数；如果进针之后，便有得气的感觉，就可以出针而不必再刺。九针各有其适用的病证，针形也不一样，必须根据病情的不同加以选用。针刺的要领在于气至，气至即为有效；疗效显著的，就如同风吹云散，像见到青天那样。针刺的主要道理，就是这样。

黄帝说：我想听您谈谈五脏六腑的经气所出的情况。

岐伯回答说：五脏经脉，每脏各有井、荥、输、经、合五个腧穴，五五共有二十五个腧穴。六腑经脉，每腑各有井、荥、输、原、经、合六个腧穴，六六共三十六个腧穴。人体共有十二条经脉，每经又各有一络，加上任、督脉二络和脾之大络，便有十五络了，由此便有二十七脉之气在全身循环往复。脉气所发出的地方，如泉水的源头，叫“井”；脉气所流过的地方，像刚涌出泉眼的细小水流，叫“荥”；脉气所灌注的地方，如同汇聚的水流，其气逐渐盛大，叫“输”；脉气所行走的地方，像迅速涌过的大股水流，气势强盛，叫“经”；脉气所进入的地方，像百川归海，气势磅礴，叫“合”。这十五经脉和十二络脉，出入于井、荥、输、经、合五腧穴之中。人体关节空隙交接部位，共有三百六十五个腧穴。明白了它们的要领，就可以用一句话将其说清楚。否则，就不能把握头绪。这里所说的关节空隙之处，是指神气游行出入的地方，不是指皮、肉、筋、骨的部位。

用针前的观察

观察病人的面部气色，留意他的眼神变化，有助于了解正气的消散和复还的情况；辨别病人形态，听他的声音，可以诊断邪正虚实的病况。而后用右手进针，左手以两指夹持住针身，待针下有得气感后，方可出针。凡要用针时，必先诊察脉象，明白了脏气的虚实，才可以进行治疗。五脏之气在内已经虚绝，是阴虚证，而用针补在外的阳经，则阳愈盛而阴愈虚，这叫“重竭”。脏气重竭的病人必死，但死时表现安静，这是医者违反了精气补泻的原则，误取腋部和胸部的腧穴，从而使脏气尽泄于外而造成的。

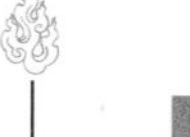
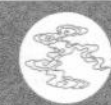

形态各异的九针

九针的用途用一个成语形容最为贴切，那就是八仙过海，各显神通。

九针形状用途表

名称	形状	用途
❶镵针	长一寸六分，头大而针尖锐利	泻肌表邪热
❷员针	长一寸六分，针形如卵	疏泄肌肉间的邪气
❸鍉针	长三寸半，其锋如小米粒一样微圆而尖	按摩经脉，流通气血
❹锋针	长一寸六分，三面有刃	治疗顽固的旧疾
❺铍针	长四寸，针尖像剑锋一样锐利	可刺痈排脓
❻员利针	长一寸六分，针尖像长毛，针的中部稍粗	治疗急性病
❼毫针	长三寸六分，针形像蚊虻的嘴	治疗痛痹
❽长针	长七寸，针尖锐利，针身细长	治疗日月久积的痹证
❾大针	长四寸，针尖像折断后的竹茬，其锋稍圆	泻导关节积水

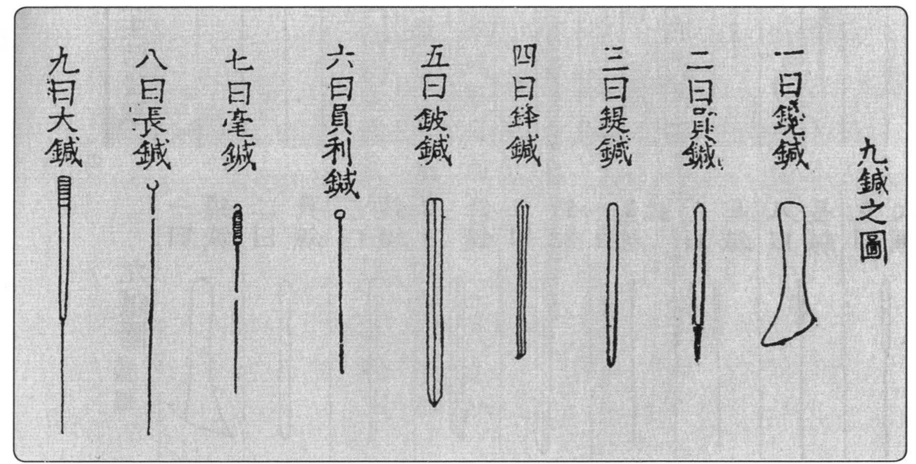

九针图

明代 杨继洲 素描

九针的长度和形状都各不相同，其用途也区别很大，各有其施治的病证，应根据不同的病情而适当选用。例如，病在浅表的，都不宜深刺，如果针刺太深，就会引邪入内而加重病情，可以选择一寸六分长的锋针。

逆厥

五脏之气在外面已经虚绝，是阳虚证，而用针补在内的阴经，则阴愈盛阳愈虚，这叫“逆厥”。逆厥也必然导致死亡，但病者临死表现极为烦躁，这是误取四肢末端的穴位，违反了阳气已虚应补阳的原则，导致阳气渐趋虚竭造成的。如果已刺中病邪要害，而不出针，会使精气耗损；未刺中要害，而即行出针，又会使邪气滞留不散。如果出针就会发生痈疡。

十二原穴

五脏有六腑，六腑有十二原穴，十二原穴的经气出于四肢肘、膝关节以下的部位。四肢关节的原穴，能够主治五脏的疾病。所以，如果五脏有病，应取十二原穴来治疗。十二原穴，是五脏接受水谷食物的精气以渗注全身三百六十五节的地方，所以，如果五脏有病，就会反映到十二原穴，而十二原穴也各有所属的脏腑。明白了原穴的构成及特性，观察它们的反应，就可以明了五脏的病变情况。肺是阳部的阴脏，故为阳中之少阴。其原穴出于太渊，太渊左右共两穴。心为阳部的阳脏，所以是阳中之太阳，其原穴是大陵，大陵左右共两穴。肝是阴部的阳脏，为阴中少阳，其原穴是太冲，太冲左右共两穴。脾是阴部的阴脏，为阴中至阴，其原穴是太白，太白左右共两穴。肾是阴部的阴脏，是阴中太阴，其原穴是太溪，太溪左右共两穴。膏的原穴是鸠尾，鸠尾只有一穴。肓的原穴是气海，气海也只有一穴。以上十二原穴，是输注脏腑之气的地方，所以能治五脏六腑的病。腹胀当刺取足三阳经，腹泻病当刺取足三阴经。

久病亦可治

五脏有病，就如同身上被刺、物体有污垢、绳索被打结、江河淤塞一样。刺扎的时日虽久，但仍可拔除；污染的时间虽久，但仍可涤尽；绳子打结虽久，但仍可破解；江河淤塞虽久，却仍可以疏浚。有人认为病久不能治愈，这是不正确的。善于用针的医师治疗疾病，就像拔刺、洗涤污点、解开绳结、疏通淤塞一样。病的日子虽久，仍然可以治愈，说久病不可治，那是因为没有掌握针灸的技术。

针刺治疗热病，适宜用浅刺法，如同用手试探沸汤，一触即返。针刺治疗阴寒的病，适宜用深刺留针法，像人不愿离开一样。在治疗阴分证的过程中，若出现阳邪热象，应取足三里穴，准确刺入而不能懈怠；气至邪退就应出针，如果邪气不退，便应当复刺。若病证在上而属于内脏的，当刺取阴陵泉穴；证候在上而属于外脏的，则应当刺取阳陵泉穴。

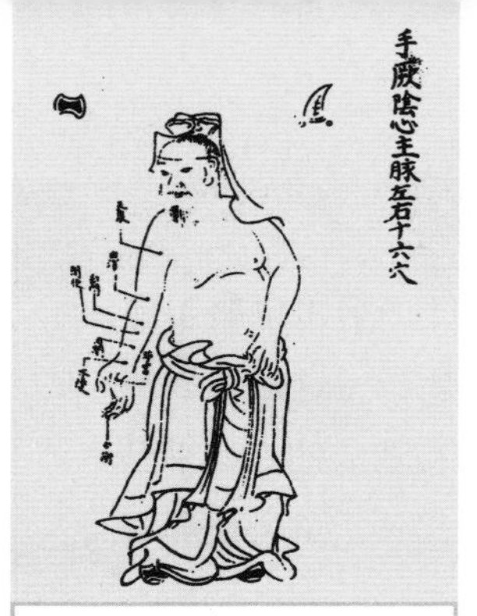

篇二

本输

人体的重要输穴

本篇叙述了十二经脉的重要输穴，包括井、荥、输、经、合的名称与部位，同时也论述了脏腑相和及六腑的功能。

五输穴与十二经脉

黄帝问岐伯说：凡是运用针刺，必须精通十二经脉和络脉循行的起点和终点；十五络脉从正经所别出的循行；井、荥、输、经、合五输穴所在的部位；六腑阳经与五脏阴经的表里相合关系，四时变化对经气出入的影响；五脏之气在体表内的流注聚结的部位；经络的宽窄程度、浅深情况，以及上自头面、下至肢末的联系。对于这些问题，我希望能听您解说。

手太阴肺经

岐伯说：让我按照次序来说吧！肺脏所属的脉气开始于少商穴，少商位于手大指端内侧，就是“井穴”，在五行属木；脉气由井穴出发，流入鱼际穴，鱼际在手掌大鱼际的中后方，称为“荥穴”；脉气渐由此灌于太渊穴，太渊在手掌大鱼际后下一寸处的凹陷中，称为“输穴”；脉气由此行至经渠穴，经渠在寸口后方的凹陷处，也就是搭脉时中指所在之处，称为“经穴”；脉气由此入归尺泽穴，尺泽在肘横纹中央的动脉应手处，称为“合穴”。以上即手太阴肺经所属的五输穴。

手厥阴心包经

心脏的脉气出于中冲穴，中冲穴在手中指尖端，称为“井穴”，在五行属木；脉气由井穴出发，流入劳宫穴，劳宫穴在手掌中央中指本节的内间，称为“荥穴”；脉气由此注入大陵穴，大陵穴位于手掌后腕与臂两骨之间的凹陷处，称为“输穴”；脉气经行于间使穴，间使穴在手掌后三寸，两筋之间的凹陷中，当本经有病时，间使穴会有脉气变化，无病时脉气就平静，因此被称为“经穴”。脉气由此汇入曲泽穴，曲泽穴在肱二头肌内侧，当肘窝横纹中央，屈肘时能得此穴，它被称为“合穴”。以上就是手少阴心经所属的五输穴。

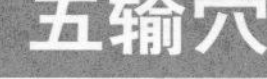

五大输穴的位置和作用各不相同。

井

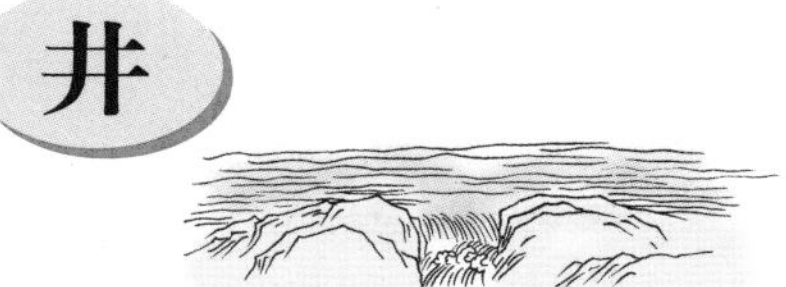

“井”如泉水的源头，例如手太阴肺经所属的少商穴。

荥

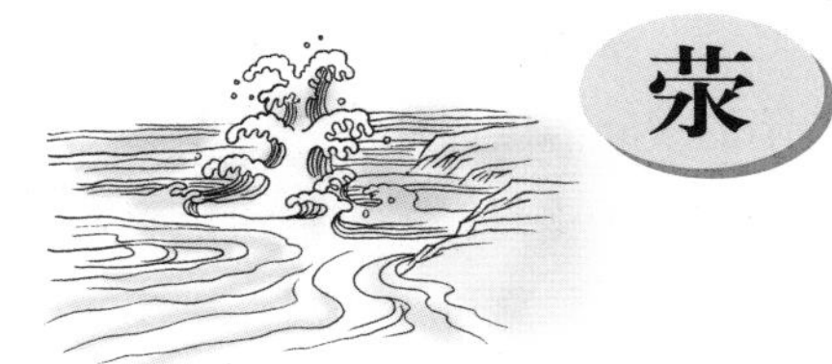

“荥”像刚涌出泉眼的细小水流，例如手太阴肺经所属的鱼际穴。

输

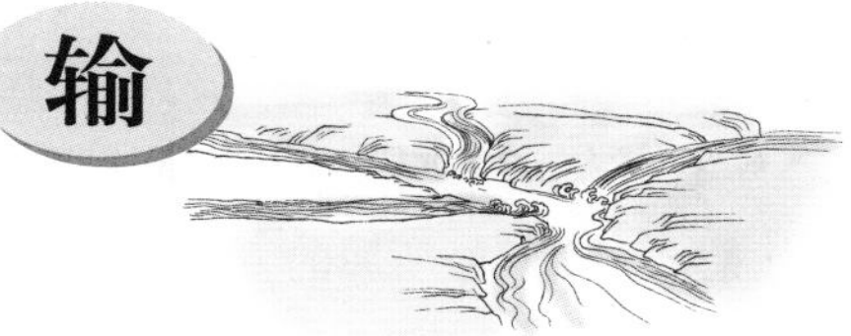

“输”如同汇聚的水流，其气逐渐盛大，例如手太阴肺经所属的太渊穴。

经

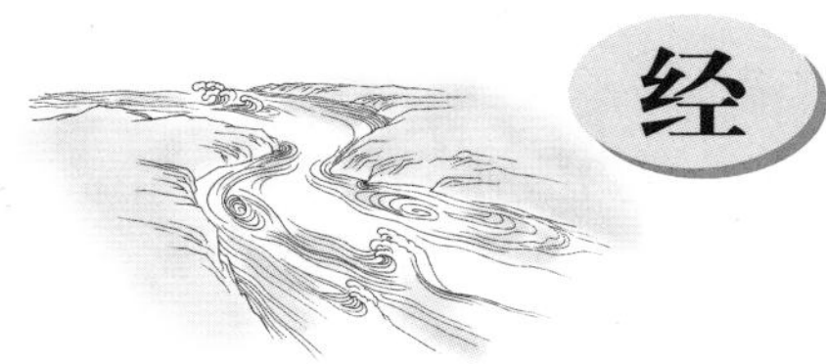

“经”像迅速涌过的大股水流，气势强盛，例如手太阴肺经所属的经渠穴。

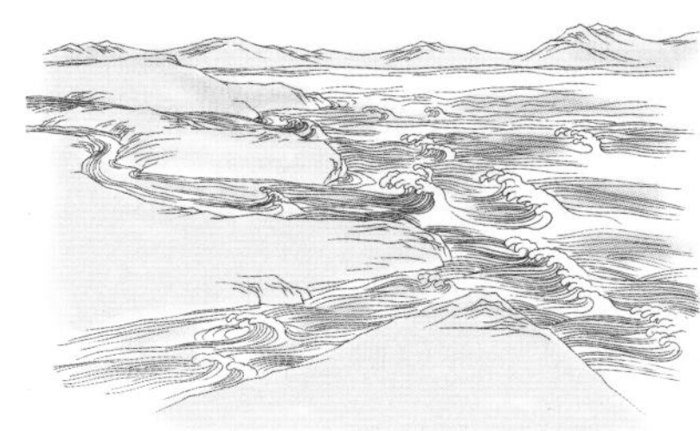

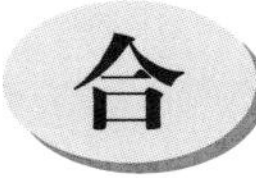

“合”像百川归海，气势磅礴，例如手太阴肺经所属的尺泽穴。

手少阴心经

手少阴心经起始于心中，少冲在小指末节桡侧，距指甲角0.1寸，称为“井穴”，在五行属木；少府在手掌面，第4、5掌骨之间，握拳时，当小指尖处，称为“荥穴”；神门在腕部，腕掌侧横纹尺侧端，尺侧腕屈肌腱的桡侧凹陷处，称为“输穴”；灵道在前臂掌侧，当尺侧腕屈肌腱的桡侧缘，腕横纹上1.5寸，称为“经穴”；少海，屈肘，当肘横纹内侧端与肱骨内上髁连线的中点处，称为“合穴”。以上就是手少阴心经所属的五输穴。

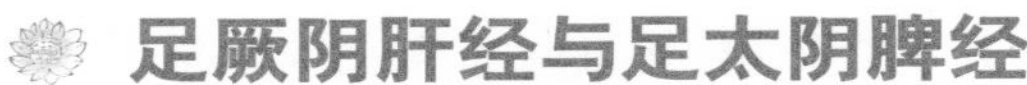

足厥阴肝经与足太阴脾经

肝脏的脉气开始于大敦穴，大敦穴位于足大趾顶端，即大趾背侧的三毛穴，被称为“井穴”，在五行属木；脉气由井穴出发后，流入行间穴，行间穴位于足大趾、次趾之间，称为“荥穴”；脉气由此灌注于太冲穴的位置，太冲穴位于行间穴上二寸凹陷的中间部位，称为“输穴”。

而后行于中封穴，中封穴位于足内踝前一寸半的凹陷中，针刺该穴时，让病患足跟向上抬起，就可见陷窝，再让病患恢复自如，则针刺可通到此穴，另外，微摇患者足即可见此穴，因而它被称为“经穴”；脉气由此汇入曲泉穴，曲泉位于膝内的辅骨下、大筋上，屈膝取穴，此为“合穴”。以上就是足厥阴肝经所属的五输穴。

脾脏的脉气出于隐白穴，隐白穴位于足大趾内侧，称为“井穴”，在五行属木；脉气从井穴出发后，流于大都穴，大都穴在足大趾本节后凹陷中，称为“荥穴”；脉气沿此注于太白穴，太白穴在足内侧核骨下，称为“输穴”；脉气行于商丘穴，商丘穴在足内踝前下方的凹陷中，称为“经穴”；脉气汇入阴陵泉穴，阴陵泉穴在内踝凹陷中，伸足可得，称为“合穴”。以上就是足太阴脾经所属的五输穴。

足少阴肾经与足太阳膀胱经

肾脏的脉气发源于涌泉穴，涌泉穴在足心凹陷处，被称为“井穴”，在五行属木；脉气由井穴出发，流于然谷穴，然谷穴在足内踝前大骨下的凹陷中，被称为“荥穴”；脉气注于太溪穴，太溪穴在足内踝骨后跟骨上的凹陷中，被称为“输穴”；脉气行于复溜穴，复溜穴在足内踝上二寸，被称为“经穴”；脉气由此归于阴谷穴，阴谷穴在内侧辅骨后方，大筋之下，小筋之上，按之有动脉搏动，屈膝可取，它被称为“合穴”。以上就是足少阴肾经所属的五输穴。

膀胱经脉的血气，开始于至阴穴，至阴穴在足小趾外侧，称为“井穴”，在五行属金；脉气由井穴出发，流入通谷穴，通谷穴位于足小趾外侧，称为“荥穴”；脉气由此注于束骨穴，束骨穴在足小趾外侧本节后的凹陷中，称为“输穴”；脉气流至京骨穴，京骨穴在足外侧大骨下凹陷中，称为“原穴”；脉气行于昆仑穴，昆仑穴在足外踝处，跟骨之上，称为“经穴”；脉气由此入委中穴，委中穴在膝部腘横纹中央，屈膝可取，称为“合穴”。以上就是足太阳膀胱经所属的五输穴和原穴。

足少阳胆经

胆的脉气，始于窍阴穴，窍阴穴在第四足趾末端外侧，称为“井穴”，在五行属金；脉气由井穴出发，流入侠溪穴，侠溪穴位于足小趾与四趾之间，本节前的凹陷中，称为“荥穴”；脉气注入临泣穴，临泣穴位于侠溪穴上行一寸五分，足小趾、次趾本节后的凹陷中，称为“输穴”；脉气通过丘墟穴，丘墟穴在足外踝微前下的凹陷处，称为“原穴”；脉气由此行于阳辅穴，阳辅穴在足外踝上四寸多处，辅骨前，绝骨上，称为“经穴”；脉气由此入阳陵泉穴，阳陵泉穴在膝下一寸外侧的凹陷中，称为“合穴”，屈膝伸足可取本穴。以上就是足少阳胆经所属的五输穴和原穴。

足阳明胃经

胃腑的脉气，始于厉兑穴，厉兑穴在足第二趾的前端，称为“井穴”，在五行属金；脉气由井穴出发，流于内庭穴，内庭穴在足第二趾外侧和中趾之间，称为“荥穴”；脉气由此注于陷谷穴，陷谷穴在足中趾和次趾间，内庭上二寸，称为“输穴”；脉气通过冲阳穴，冲阳穴在脚面上五寸的凹陷中，称为“原穴”，摇动足部

十二经脉包括的五输穴表

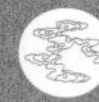

十二经脉中的每一条经脉都拥有自己的五大输穴。

经脉名称	井	荥	输	经	合
手太阴肺经	少商	鱼际	太渊	经渠	尺泽
手厥阴心包经	中冲	劳宫	大陵	间使	曲泽
手少阴心经	少冲	少府	神门	灵道	少海
足厥阴肝经	大敦	行间	太冲	中封	曲泉
足太阴脾经	隐白	大都	太白	商丘	阴陵泉
足少阴肾经	涌泉	然谷	太溪	复溜	阴谷
足太阳膀胱经	至阴	通谷	束骨	昆仑	委中
足少阳胆经	窍阴	侠溪	临泣	阳辅	阳陵泉
足阳明胃经	厉兑	内庭	陷谷	解溪	足三里
手少阳三焦经	关冲	液门	中渚	支沟	天井
手太阳小肠经	少泽	前谷	后溪	阳谷	小海
手阳明大肠经	商阳	二间	三间	阳溪	曲池

《凌门传授铜人指穴》五输穴图

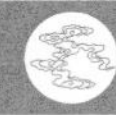

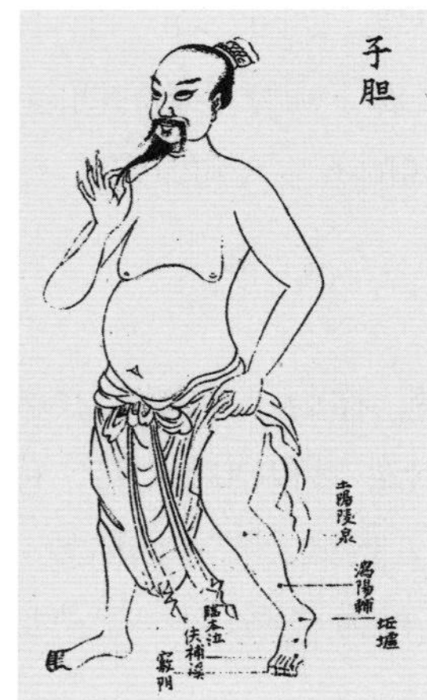

足少阳胆经

窍阴
侠溪
临泣
阳辅
阳陵泉

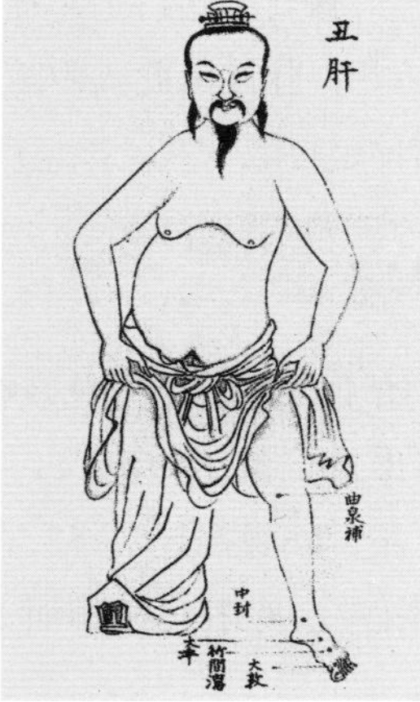

足厥阴肝经

大敦
行间
太冲
中封
曲泉

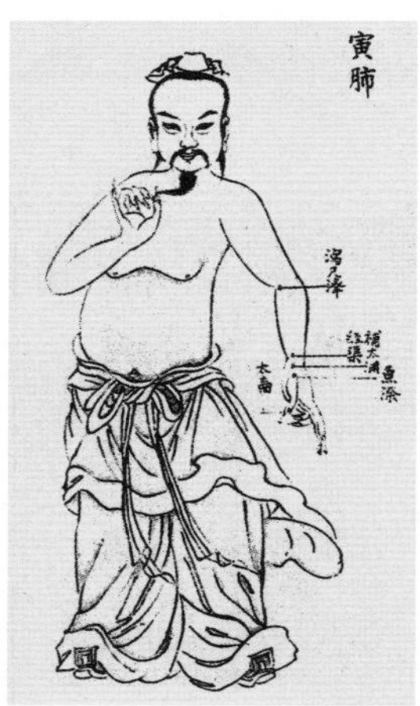

手太阴肺经

少商
鱼际
太渊
经渠
尺泽

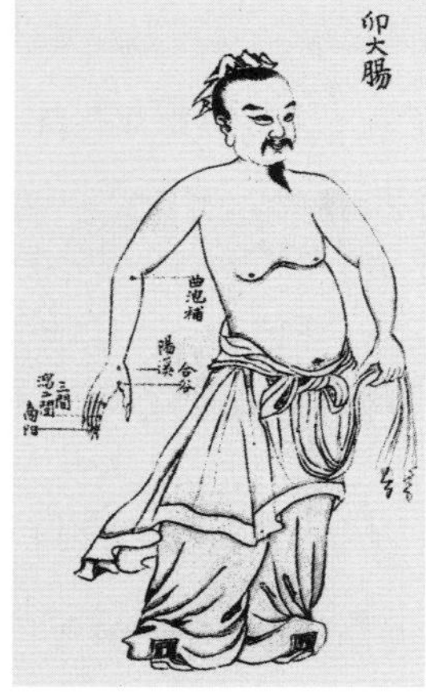

手阳明大肠经

商阳
二间
三间
阳溪
曲池

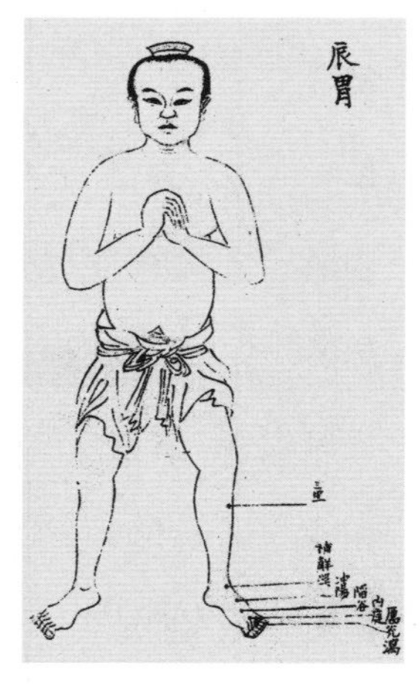

足阳明胃经

厉兑
内庭
陷谷
解溪
足三里

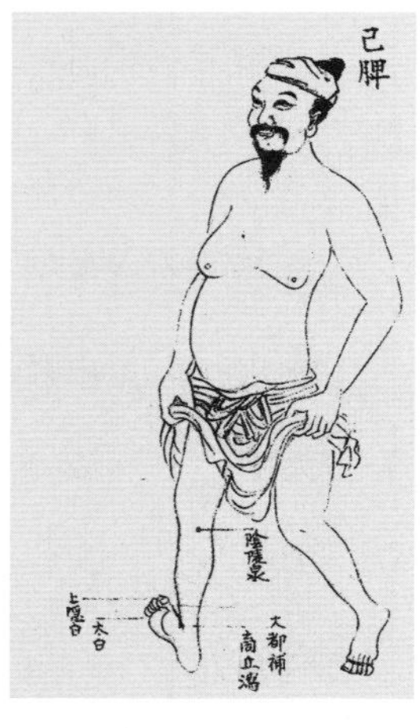

足太阴脾经

隐白
大都
太白
商丘
阴陵泉

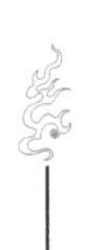

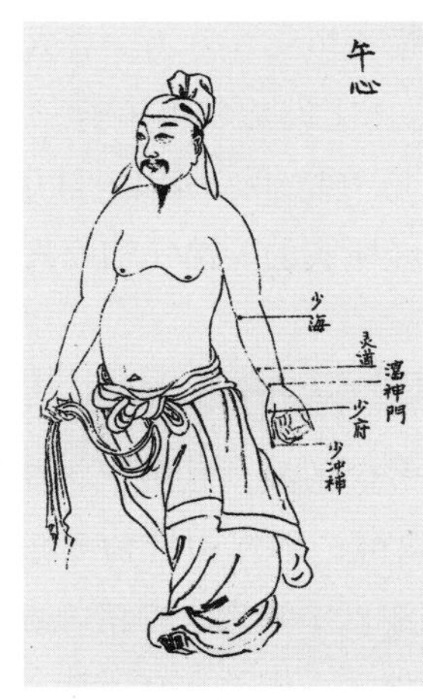

手少阴心经

少冲
少府
神门
灵道
少海

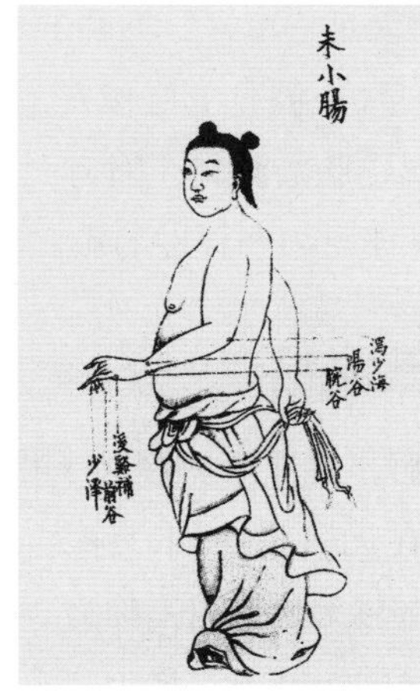

手太阳小肠经

少泽
前谷
后溪
阳谷
小海

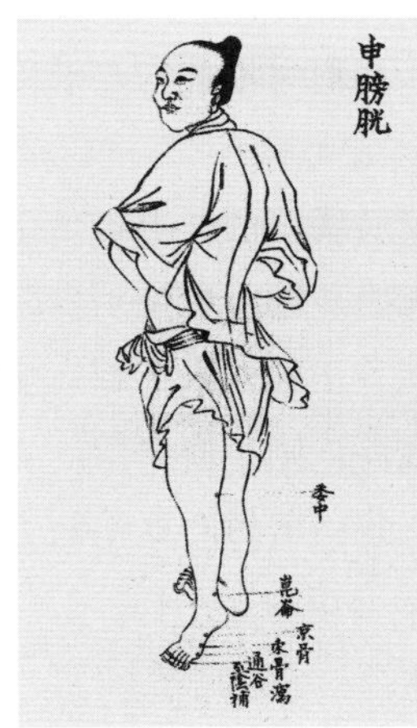

足太阳膀胱经

至阴
通谷
束骨
昆仑
委中

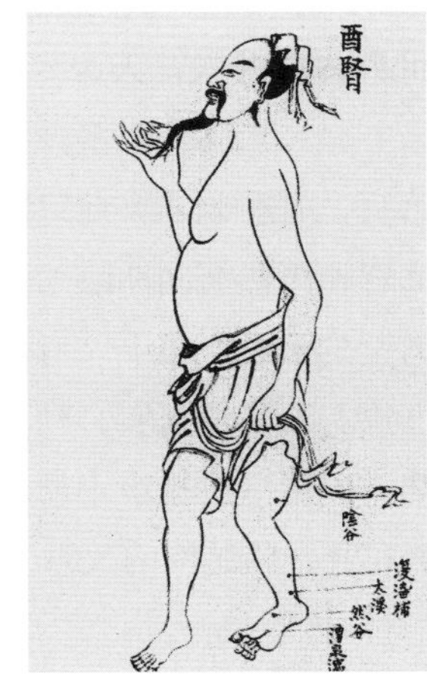

足少阴肾经

涌泉
然谷
太溪
复溜
阴谷

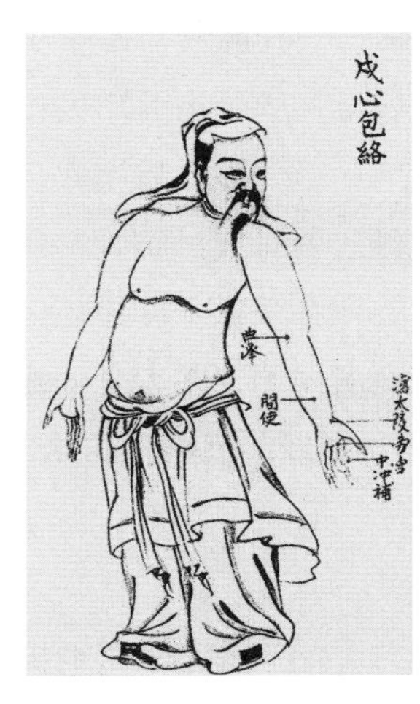

手厥阴心包经

中冲
劳宫
大陵
间使
曲泽

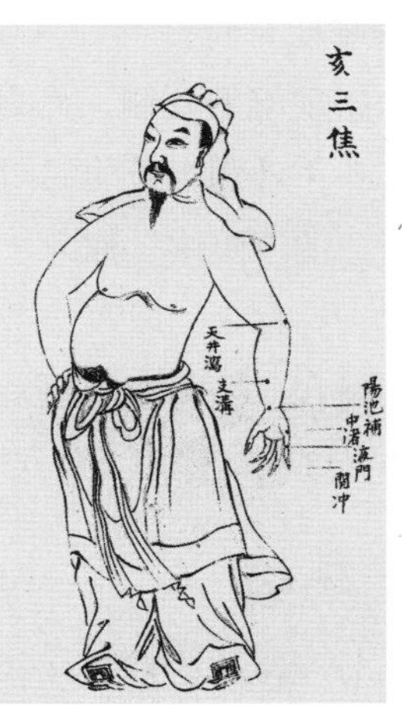

手少阳三焦经

关冲
液门
中渚
支沟
天井

即可取此穴；脉气行入解溪穴，解溪穴在冲阳上一寸半脚面上的凹陷中，称为“经穴”；脉气由此归入足三里穴，即膝下三寸处，胫骨外缘足三里穴，称为“合穴”；从足三里穴下行三寸，就是上巨虚穴，寄属大肠的脉气，由上巨虚穴再下行三寸，即下巨虚穴，寄属小肠的脉气，因为大小肠皆与胃相连，脉气相通，所以上巨虚穴与下巨虚穴都是属于足阳明胃经的输穴。这就是足阳明胃经所属的五输穴和原穴。

手少阳三焦经

上中下三焦腑，贯穿于胸腹腔上中下三部，上合于手少阳经，其脉气，始于关冲穴，关冲穴在无名指前端，称为“井穴”，在五行属金；脉气由此流于液门穴，液门穴在小指与无名指间，称为“荥穴”；脉气由此注入中渚穴，中渚穴在无名指本节后两骨间的凹陷中，称为“输穴”；脉气通过阳池穴，阳池穴在手腕的凹陷中，称为“原穴”；脉气流经支沟穴，支沟穴在腕后三寸，两骨的凹陷中，称为“经穴”；脉气由此归入天井穴，天井穴在肘外大骨凹陷中，屈肘可取此穴，被称为“合穴”。

三焦之气向下行，有委阳穴，此穴脉气下行于足太阳膀胱经之前，上行足少阳胆经之后，出于膝腘外侧两筋间凹陷处，这是足太阳经的大络，同时也是手少阳的经脉。三焦虽然属于少阳经，在下又有足少阳、太阳二经相并正脉，入于腹内与膀胱相连，制约着下焦。若其气充实，则小便不通；若其气虚浮，则小便失禁。当用补法治疗小便失禁，而用泻法排泄小便。以上就是手少阳三焦经所属的五输穴、原穴及下输穴，三焦和肾、膀胱间的关系。

手太阳小肠经

手太阳小肠经居于腹部，其经气循行，上合于手太阳经，其脉气，始于少泽穴，少泽穴在手小指前端的外侧，称为“井穴”，在五行属金；脉气由此出发，流经前谷穴，前谷穴在手外侧本节前的凹陷中，称为“荥穴”；脉气注入后溪穴，后溪穴在手外侧本节后的凹陷中，称为“输穴”；脉气由此经过腕骨穴，腕骨穴在手外侧腕骨前的凹陷中，称为“原穴”；脉气至阳谷穴，阳谷穴在手掌外侧锐骨下方的凹陷中，称为“经穴”；脉气由此归入小海穴，小海穴在肘内侧，距大骨外缘五分处的凹陷中，伸臂可取，称为“合穴”。以上就是手太阳小肠经的五输穴和原穴。

手阳明大肠经

大肠经居于其下，其经气在上与手阳明经相合，其脉气，始于商阳穴，商阳穴在手大拇指内侧，食指前端外侧，称为“井穴”，在五行属金；脉气由此注于二间穴，二间穴在食指内侧本节前的凹陷中，称为“荥穴”；脉气由此过合谷穴，合谷穴在手大拇指和食指间，称为“原穴”；脉气由此行经阳溪穴，阳溪穴在手腕上侧横纹前的凹陷中，称为“经穴”；脉气由此归入曲池穴，曲池穴在肘外辅骨，曲肘时的横纹头处，屈肘可取此穴，称为“合穴”。以上就是手阳明大肠经所属的五输穴和原穴。

上述都是五脏六腑的输穴，五脏各有井、荥、输、经、合五穴，共有五五二十五个输穴；六腑各有井、荥、输、原、经、合六穴，共有六六三十六个输穴，六腑的脉气都始于足三阳经，又上合于手三阳经。

穴位的分布

在左右缺盆的正中央，是任脉所行之处，叫作“天突穴”。位于任脉旁第一行列的动脉，是足阳明经所流经之处，叫作“人迎穴”。人迎穴外的第二行经脉上的穴位，是手阳明大肠经所流经之处，叫作“扶突穴”。扶突穴外的第三行经脉上的

五脏六腑

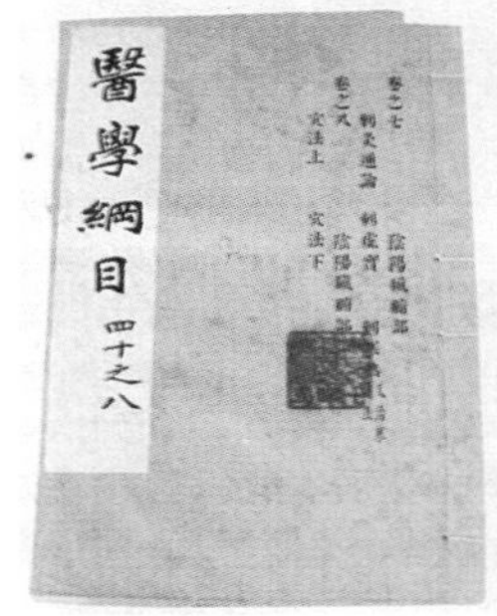

医学纲目 中国中医研究院图书馆藏

这部《医学纲目》的第八卷残缺，附有一套明堂图。

脏腑图 中国中医研究院图书馆藏

本图高63厘米，人形高49厘米。“五脏六腑”的说法尽人皆知，但是这些脏腑的准确位置却没有几个人能记住，这幅图对于不熟悉五脏六腑的人来说是极好的入门教材，不但线条流畅，文字清晰，更重要的是脏腑之间的连接也一览无余。

穴位，是手太阳小肠经所流经之处，叫作“天窗穴”。天窗穴后的第四行经脉上的穴位，是足少阳胆经所流经之处，叫作“天容穴”。天容穴后的第五行经脉上的穴位，是手少阳三焦经所流经之处，叫作“天牖穴”。天牖穴后的第六行经脉上的穴位，是足太阳膀胱经所流经之处，叫作“天柱穴”。天柱穴后位于颈中央的第七行经脉上的穴位，是督脉所流经之处，叫作“风府穴”。另外在腋下动脉搏动处的穴位，是手太阴肺经所流经之处，叫作“天府穴”。在腋下三寸处，是手厥阴心包经所流经之处，叫作“天池穴”。

针刺上关穴，应张口取之而不能闭口；刺下关穴，则应闭口取之而不能张口。针刺犊鼻穴，则应屈膝取之而不能伸开。针刺内关、外关两关穴时，应伸手而不能弯曲。

足阳明经是挟喉而行的经脉，人迎穴位于喉结两旁动脉搏动处，与该脉气相通的输穴分布在胸壁之中。手阳明大肠经的扶突穴，在足阳明经人迎穴之外，距离曲颊一寸。手太阳小肠经的天窗穴，就在曲颊处。足少阳胆经的天冲穴，在耳朵下曲颊的后面。手少阳三焦经的天牖穴，在耳后完骨的上部。足太阳膀胱经的天柱穴，在项后大筋两旁发际的凹陷中。手阳明经的五里穴，位于手太阴尺泽穴上三寸，有动脉搏动的地方，此穴不可针刺，以防五输的血气尽泄，当禁针。

脏腑之间的联系

肺和大肠相合，大肠是传导小肠已经消化的食物的器官。心和小肠相合，小肠是盛放由胃部消化后的食物的器官。肝和胆相合，胆是清虚而未受秽浊的器官。脾和胃相合，胃是容纳并消化食物的器官。肾和膀胱相合，膀胱是贮留津液小便的器官。少阴属于肾，向上与肺相连，所以肾的经气可运行于膀胱和肺两脏。三焦则像沟渠，有疏调水道的作用，在下和膀胱相连，但它不与其他器官相连，所以又被称为“孤独之腑”。以上讲的是六腑与五脏的配合关系。

针刺方法

春天针刺，应取络脉和各经的荥穴以及大筋与肌肉的间隙，病重的应深刺，病轻的应浅刺。夏天针刺，应取输穴，并针刺肌肉、皮肤上的浅表层。秋天针刺，应取合穴，其余则参照春天针刺法。冬天针刺，应取井穴和脏腑的输穴或背腧穴，并应深刺留针。这是根据四时气候变化、气血运行盛衰、疾病发作部位等与五脏相应的关系来决定的。治疗转筋，应令病患站立而取穴针刺，这样可以很快治愈。治疗四肢偏废的痿厥，应让患者安卧，张开四肢，而后针刺，这样可使他立即有轻快感。

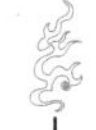

四季的针刺策略

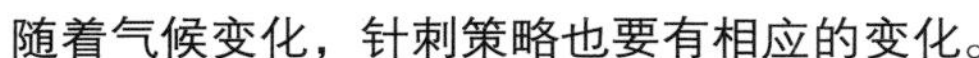

随着气候变化，针刺策略也要有相应的变化。

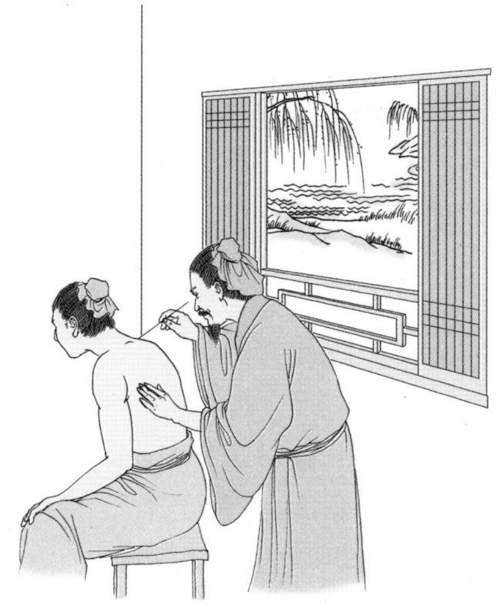

春天应选择络脉和各经的荥穴以及大筋与肌肉的间隙施行针刺，然后再根据病的轻重来决定是深刺还是浅刺。

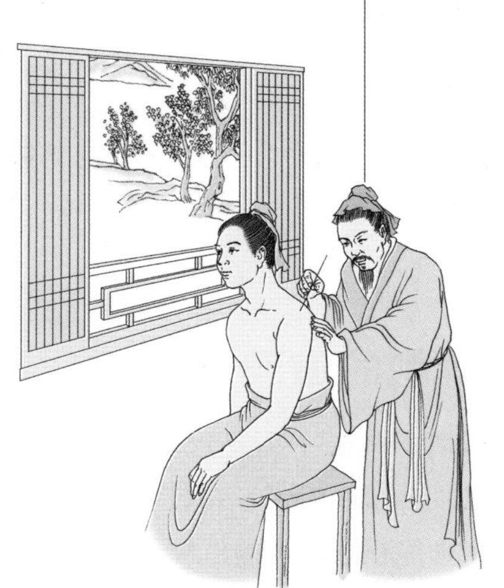

夏天针刺，应选择输穴，并针刺肌肉、皮肤上的浅表层，不可深刺。

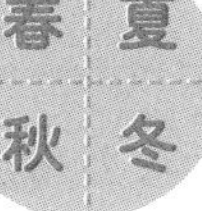

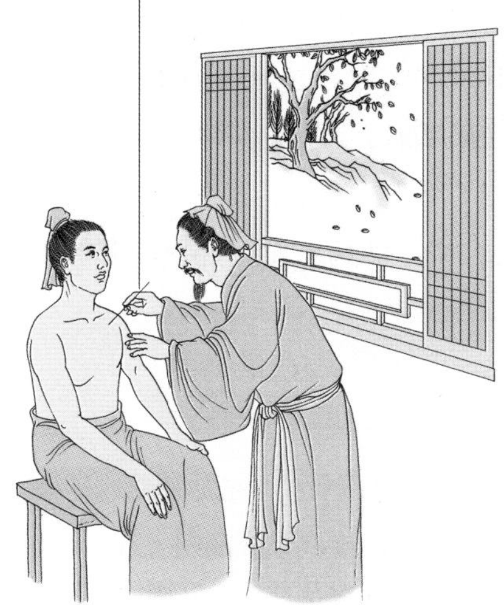

秋天则应该选择合穴来针刺，深浅的选择与春天是一样的，病重的应深刺，病轻的应浅刺。

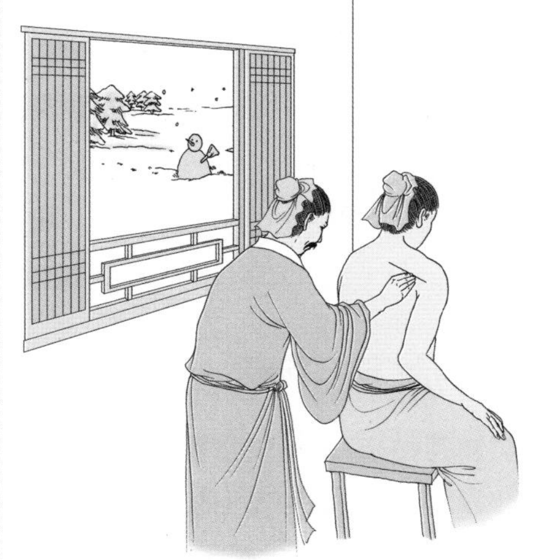

冬天应选择井穴和脏腑的输穴，并应深刺留针，与夏天的方式截然相反。

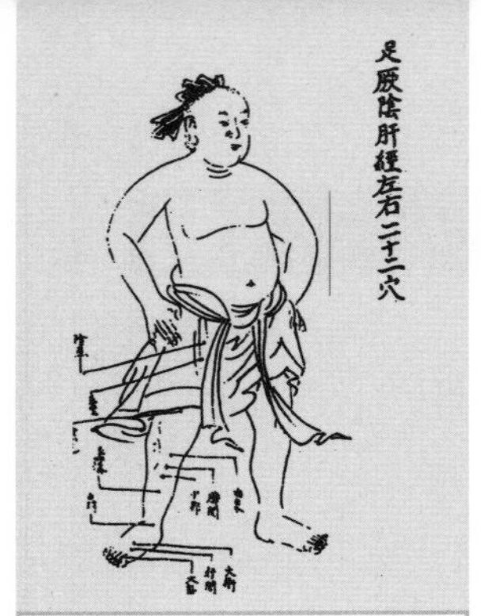

篇三

小针解

针刺的艺术

本篇说明了正邪之气的出入往来，血气的逆顺盛衰，以及针刺的迎随补泻、出针急徐等方法。

针刺的道理

所谓“易陈”，是指针刺的道理说起来容易。“难入”，是指着落于人体就有一定的难度。“粗守形”，指技术粗浅的医师只知道拘守刺法。“上守神”，指技术高超的医师能根据病人的血气虚实来考虑补或泻。“神客”，指正气与邪气交相侵犯。“神”，指人体的正气，“客”，指人体的邪气。“在门”，指邪气循着正气虚弱的门户出入。“未睹其疾”，指预先未弄清病在何经。“恶知其原”，指怎么能轻易知道何经有病和应取的穴位呢？“刺之微在数迟”，指针刺的微妙在于掌握进针手法的快慢。“粗守关”，指技术粗浅的医师施针时仅仅拘守四肢关节的穴位，而不知血气盛衰和正邪对抗的情况。“上守机”，指技术高超的医师施针时能掌握气机的变化规律。“机之动不离其空中”，指气机的变化都反映在腧穴之中，要根据这种变化来决定用针的快慢。“空中之机，清净以微”，指针下得气之后，必须仔细体察气之往来，而不能错失补泻时机。“其来不可逢”，指邪气正盛时，不能运用补法。“其往不可追”，指正气已虚时，不可妄用泻法。“不可挂以发”，指很容易失去得气的时机。“扣之不发”，指不知道补泻的手法，就会错失良机，使病患血气耗损而邪气不能被祛除。

对症下“针”

“知其往来”，指应掌握气机变化的时机以便及时用针。“粗之暗”，指技术粗浅的医师，不能体察气机的变化。“妙哉！工独有之”，指高明的医生，能完全掌握施针的原理。“往者为逆”，指邪去正衰，脉象虚小，是逆证。“来者为顺”，指正气来时，形气阴阳平衡，是顺证。“明知逆顺，正行无间”，指明了疾病的顺逆，就可果断地选穴施针了。“迎而夺之”，指迎着经气循行的方向下针，是泻法。“追而济之”，指顺着经气循行的方向下针，是补法。所谓“虚则实之”，是指寸口脉虚当用补法。“满则泄之”，是指寸口脉盛当用泻法。

手法的选择

“宛陈则除之”，指去除络脉中的瘀血。“邪胜则虚之”，指邪气盛时，当用泻法，使邪气外泄。“徐而疾则实”，指慢进针而快出针，是补法。“疾而徐则虚”，指快进针而慢出针，是泻法。“言实与虚，若有若无”，指用补法可以恢复正气，用泻法可以消除邪气。“察后与先，若亡若存”，指气的虚实决定补泻手法的先后，并由此辨别气机的去留。“为虚为实，若得若失”，指用补法要使患者感觉充实，像得到什么东西一样；用泻法则要使患者感觉空虚，像失去什么东西一般。

三气的侵入

“气之在脉，邪气在上”，指外在的邪气多从头部入侵人体。“浊气在中”，指水谷入胃后，其精气向上流注于肺，浊气则滞留于肠胃；如果寒温不适，饮食不加以调节，肠胃就会发病，浊气也就不能下行了，因而说“浊气在中”。“清气在下”，指清冷潮湿之气多从足部入侵人体。“针陷脉则邪气出”，指风热等邪气伤了人的上部，应取头部的腧穴进行治疗。“针中脉则浊气出”，指由肠胃的浊气引发的疾病，应取足阳明胃经的合穴足三里加以治疗。“针太深则邪气反沉”，指浅表之病，不宜深刺；若刺得太深，反而会使邪气随针入内。“皮肉筋脉，各有所处”，指皮肉筋脉各有一定的部位，也各有主管的范围。

“取五脉者死”，指病在内脏而真气已亏的，如用大针尽泻五脏的腧穴，会致人死亡。“取三阳之脉”，指病人真气已虚而用大针尽泻手足三阳六腑的腧穴，会使其精神怯弱而难以恢复。“夺阴者死”，指屡屡施刺本属禁刺的五里穴，会使阴气被夺尽而死。“夺阳者狂”，指大泻三阳之气，会使病人狂躁不安。“睹其色，察其目，知其散复，一其形，听其动静”，指高超的医师，可以通过观察病人眼睛的五色变化，以及脉象大小、缓急、滑涩探寻到病因。“知其邪正”，指辨别病人所患的是虚邪还是正邪。

阴气与阳气

“右主推之，左持而御之”，指针刺时左右手进出针的要领，即用右手推进针，用左手护持针身而进退针。“气至而去之者”，指运用补泻手法，待气机调和后，就可去针。“调气在于终始一者”，指运针调气时，要始终专心致志。“节之交三百六十五会”，指周身三百六十五穴，都是由络脉气血渗灌到全身各个穴位的。

所谓“五脏之气，已绝于内”，是指寸口所主内部的血气已断绝，而反取患者外表的病处和阳经的合穴，并用留针法来补充阳气，使得阳气过盛而阴气更加衰竭。阴气衰竭，则人必死。寸口的经脉无气，所以死时十分安静。所谓“五脏之气，已绝于外”，是指寸口所主外部的气机已经断绝，反而取用四肢的腧穴，并用留针法来补充阴气，使得阴气过盛而阳气陷入，阳气陷入会发生厥逆，厥逆则会导致死亡。由于阴气有余，所以临死时有烦躁现象。之所以察目，是因为五脏精气充足，就会使眼睛和面部五色明朗，而五色明朗则发出的声音就会洪亮。声音洪亮，听起来就会与平常不同。

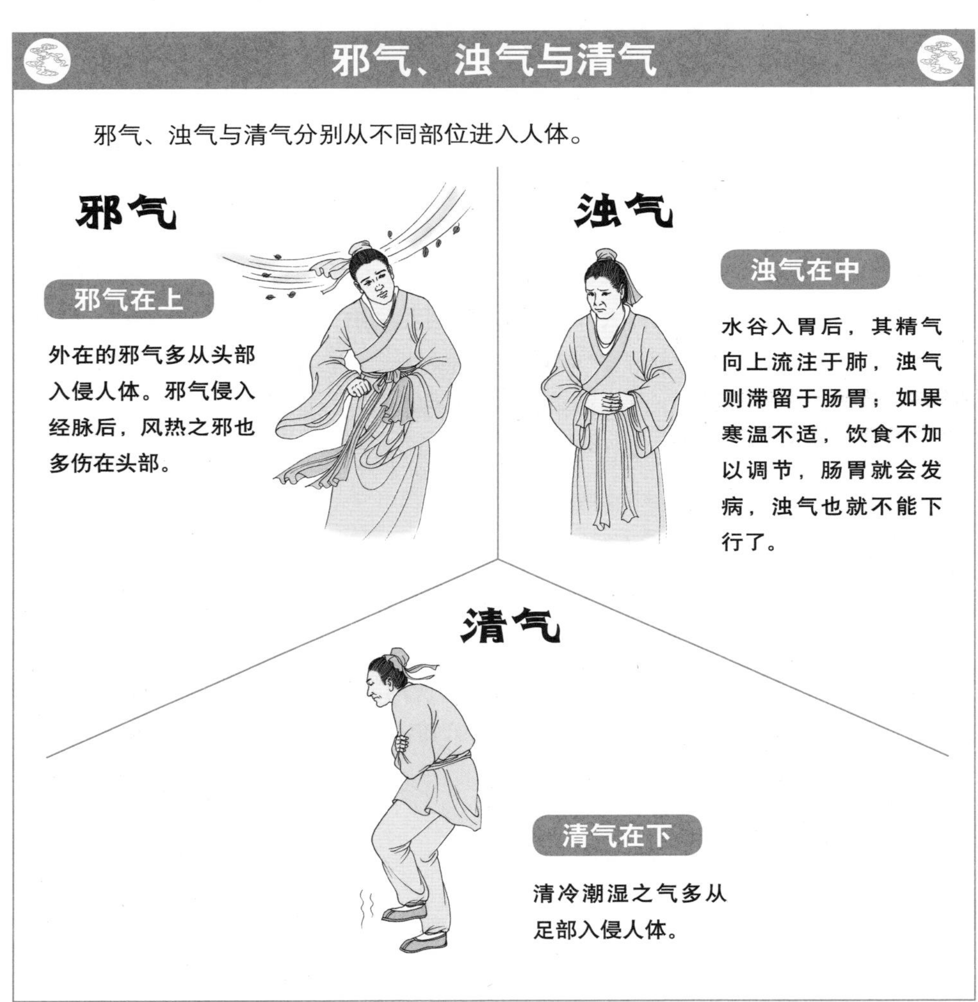

邪气脏腑病形

邪气对脏腑的侵袭

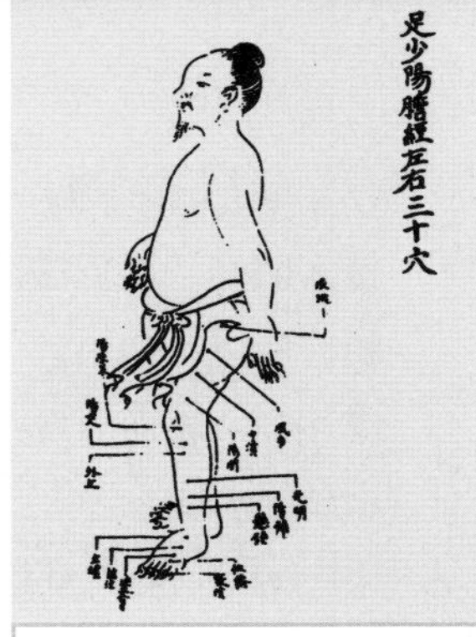

篇四

本篇论述邪气侵入人体的不同部位，列举了五脏病变的缓、急、大、小、滑、涩六脉及其症状和针刺治疗的方法，也叙述了六腑病变的症状以及治疗方法的应用。

邪气的侵袭

黄帝问岐伯说：邪气是怎样侵犯人体的呢？

岐伯答道：邪气大多侵犯人体的上部。

黄帝说：部位的上下，有一定的常态吗？

岐伯说：上半身发病是受了风寒等外邪的侵袭；下半身发病是受了湿邪的攻击。所以说，邪气侵犯人体，没有一成不变的规律。邪气侵犯阴经，就会流传到六腑；邪气侵犯阳经，就会流传到本经而发病。

黄帝说：经脉的阴阳，名称虽不同，但均属同类，上下相会通，经络相连贯，就好像圆环一样无两端。而邪气伤人，有的侵犯阴经，有的袭入阳经，或上或下，或左或右，没有常规，这是什么原因呢？

岐伯说：手足的三阳经都会聚于头面。邪气伤人，往往在人正气虚弱的时候，或劳累用力后，或饮食后出汗、腠理开通之时，以上种种情况都容易被邪气侵袭。邪气侵袭面部，就沿着阳明经传下；邪气侵袭项部，就沿足太阳膀胱经传下；邪气侵犯颊部，就沿着足少阳胆经传下；邪气侵犯胸背及两胁，就会传入它们各自分属的阳明经。

邪气侵入阴经

黄帝说：邪气侵入阴经后又有什么状况呢？

岐伯回答说：邪气通常由手臂和足胫开始侵入阴经。那是因为手臂和足胫内侧的皮肤较薄，肌肉柔嫩，所以当身体各部同样受风时，唯独阴经部位最容易受邪气而发病。

黄帝又问道：邪气会伤害五脏吗？

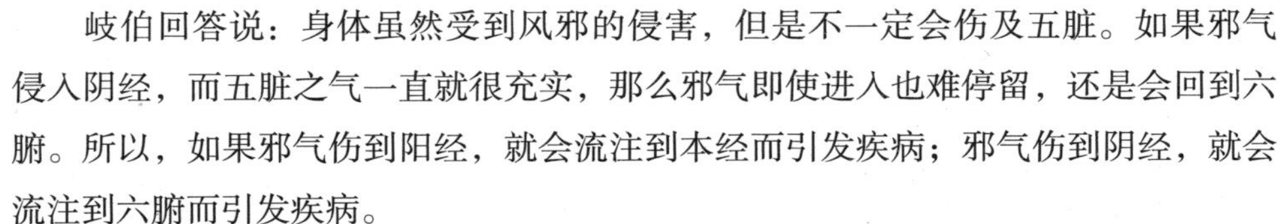
岐伯回答说：身体虽然受到风邪的侵害，但是不一定会伤及五脏。如果邪气侵入阴经，而五脏之气一直就很充实，那么邪气即使进入也难停留，还是会回到六腑。所以，如果邪气伤到阳经，就会流注到本经而引发疾病；邪气伤到阴经，就会流注到六腑而引发疾病。

邪气对五脏的伤害

黄帝问：邪气又是怎样伤害人体五脏的呢？

岐伯回答说：愁忧恐惧等都会使身心受到伤害。身体受寒和吃寒冷的食物，都会使肺脏受伤。因为同时感受到两种寒冷之气，会使肺脏内外都受伤害，所以会引发肺气上逆的疾病。如果从高处跌落，瘀血滞留在体内，同时又大发雷霆，气上冲而不下，从而使血气郁结在胁下，就会伤害肝脏。如果受到击打跌倒之类的损伤，或酒醉后同房，再一出汗，就会当风受凉而导致脾脏受伤。如果提举重物用力过度，或房事过度，出汗后又洗澡，就会伤害肾脏。

黄帝又问：五脏是怎样被风邪伤害的呢？

岐伯说：五脏先在内里受伤，再感受外在的风邪。只有当内外俱伤之时，才会侵入内脏。

黄帝说：说得非常好！

黄帝问岐伯说：人的头面和身体，与筋骨相连接，血气的运行同样如此。天气寒冷时，大地冰冻干裂，滴水成冰。如果天气突然变冷，手足会冻得麻木不听使唤，可是面部不用通过覆盖衣物来御寒，这是什么原因呢？

岐伯回答说：人体共有十二条经脉，三百六十条络脉，其血气的运行，都会上注到头面，而后又分别流入各个孔窍。它的精阳之气上注到目，能使眼睛看到物体；它的旁行之气上行到耳，能使耳朵听到声音；它的宗气上通到鼻，能使鼻子嗅到气味；它的谷气在胃中产生，又上行到唇舌，就使唇舌有了味觉。各种气的津液，均上行蒸腾到面部，况且面部皮肤较厚，肌肉也更坚实，所以，虽然天气非常寒冷，但也不能使面部受寒。

病状

黄帝说：邪气侵入人体后，有怎样的病状呢？

岐伯说：虚邪伤人，患者会感到恶寒而战栗。四时正邪伤人，发病较轻，首先是气色略有变化，身上却没有感觉；像有病，又像无病；像病已消散于体外，又像病还存在于体内，这种病情不好把握。

黄帝说：说得很正确！

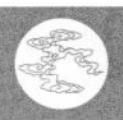

邪气与五脏

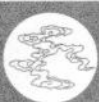

愁忧恐惧等负面情绪都会使心脏受到伤害。

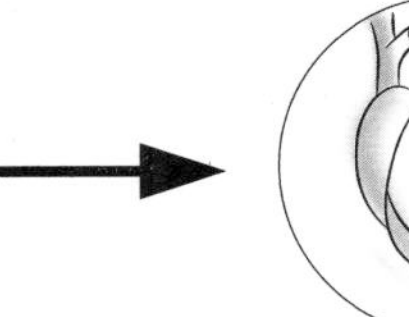

心脏受伤

身体受寒和吃寒冷的食物，都会使肺脏受伤。

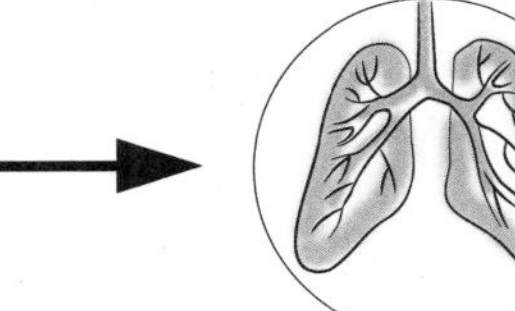

肺脏受伤

如果从高处跌落，瘀血滞留在体内，或者大发雷霆，气上冲而不下，从而使血气郁结在胁下，就会伤害肝脏。

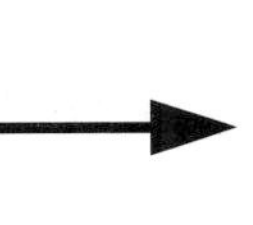

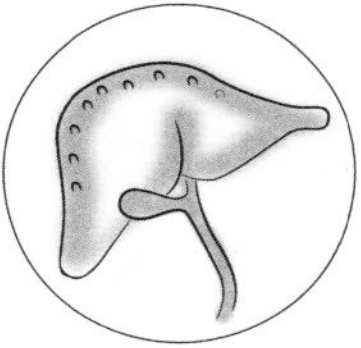

肝脏受伤

如果是跌倒之类的损伤、酒醉后同房或者出汗后当风受凉，就会导致脾脏受伤。

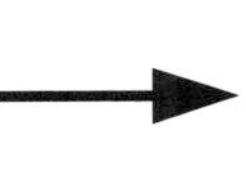

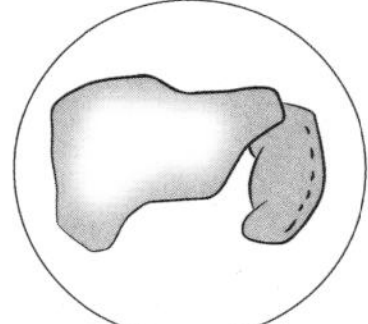

脾脏受伤

如果提举重物用力过度，或房事过度，出汗后又洗澡，就会伤害肾脏。

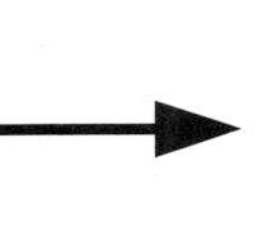

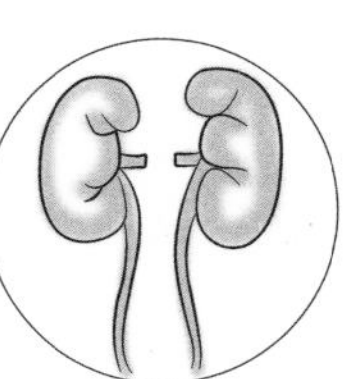

肾脏受伤

脸为什么不怕冷

面部之所以不易受寒

- 精阳之气上注到目
- 旁行之气上行到耳
- 宗气上通到鼻
- 谷气上行到唇舌
- 气的津液上行蒸腾到面部

对病人的诊察

黄帝问岐伯说：我听说，通过观察病人的气色，就知道病情的，叫作“明”；通过切按脉而知道病情的，叫作“神”；通过询问病情就能知道病的部位的，叫作“工”。那么，望色能知病情，切按脉能知病变，问病就彻底了解病痛所在，其中蕴含着怎样的道理呢？

岐伯回答说：人的气色、脉象、尺肤都与疾病有相应的联系。好似用鼓槌击鼓，声音相和而不相失一样。又如同根和叶的关系一样，树根死了，树叶也会随之枯萎。因为要从神色、脉象及肌肉骨骼的状态，全面考察病人的状态，而不能有所偏颇，所以，如果能做到其中的一项，可以称为“掌握一定技术的普通医师”；能做到两项，可以称为“技术较为高超的医师”；能做到全部三项的，就是最高明的医师，简直可以称得上是神医了。

黄帝说：我愿听您全面地阐述其中的道理。

岐伯回答说：气色出现青色的，是弦脉；出现红色的，是钩脉；出现黄色的，是代脉；出现白色的，是毛脉；出现黑色的，就是石脉。如果发现气色和脉象不相合，或者反得到相克的脉，这就是死的征兆。倘若诊得相合的脉象，则是消除疾病的表现。

脉象与皮肤

黄帝问岐伯说：五脏所产生的疾病，有怎样的内变和表征呢？

岐伯回答说：首先要确定五色和五脉的作用、相应的疾病变化，然后才能辨别五脏的疾病。

黄帝说：气色和脉象确定之后，怎样辨别不同的病情呢？

岐伯说：只要诊察出脉象的缓、急、大、小、滑、涩等情况，那么病变就能确定了。

黄帝说：怎样诊断这些变化呢？

岐伯说：脉搏急的，尺部的皮肤也紧密；脉搏缓的，尺部的皮肤也松弛；脉象滑的，尺部的皮肤也相应柔滑；脉象涩的，尺部的皮肤也会粗糙、枯涩。以上几种变化，有的表现明显，有的却不明显。所以擅长诊察尺肤的人，不必等待诊察寸口的脉象。

擅长诊察脉象的人，也不必等待观察病患的气色，就能洞察病情。而能够将察色、诊脉、观尺肤三者结合起来诊断的，称为“上等医师”，能治愈十分之九的病人；能运用两种诊察方法的，称为“医术中等的医生”，能治愈十分之七的病人；只会用一种诊察方法的，称为“下等的医生”，十个病人中只能治好六个。

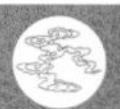

诊察方法

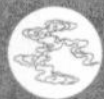

人的气色、脉象、尺肤都与疾病有相应的联系。好似用鼓槌击鼓，又如同根和叶的关系一样。因此要从神色、脉象及肌肉骨骼的状态，全面考察病人的状态，而不能有所偏颇。

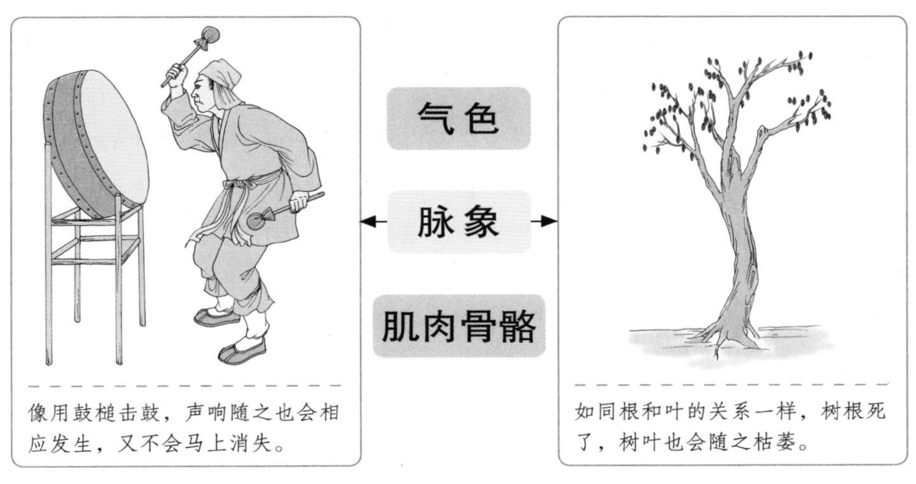

像用鼓槌击鼓，声响随之也会相应发生，又不会马上消失。

如同根和叶的关系一样，树根死了，树叶也会随之枯萎。

脉象与皮肤的关系

急	脉搏急的，尺部的皮肤也紧密。
缓	脉搏缓的，尺部的皮肤也松弛。
滑	脉象滑的，尺部的皮肤也相应柔滑。
涩	脉象涩的，尺部的皮肤也会粗糙、枯涩。

有的病变表现明显，有的却不明显，擅长诊察尺肤的人，不必等待诊察寸口的脉象，从尺部就能轻松观察出来。

五脏的病变

黄帝说：请问缓、急、小、大、滑、涩这几种脉象所主的病况是怎样的？

岐伯说：请让我先说明五脏的病变。心脉很急促的，会产生手足抽搐；稍微急促的，会有心痛的表现，并且这种疼痛会牵引到脊背，令病患不能进食。心脉很缓慢的，会表现为不安和狂躁的状态；稍微缓慢的，会产生伏梁，病部在心下方，其病痛也会上下走动，有时还会吐血。心脉大甚的，会感觉喉咙里有硬物梗阻；稍微大的，会产生心痹，而且心痛牵引着脊背，令病患时常流泪。心脉很小的，会出现

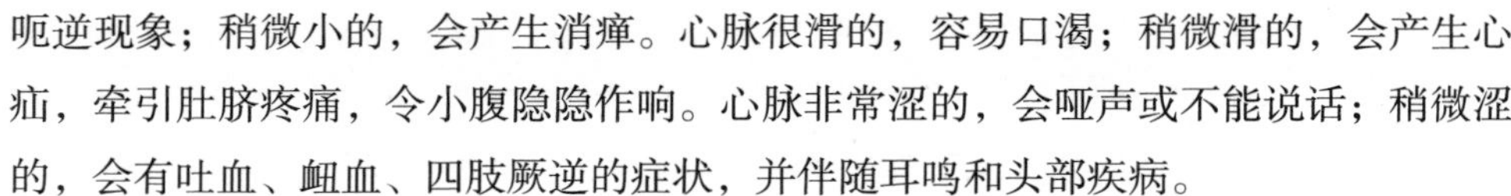

呃逆现象；稍微小的，会产生消瘅。心脉很滑的，容易口渴；稍微滑的，会产生心疝，牵引肚脐疼痛，令小腹隐隐作响。心脉非常涩的，会哑声或不能说话；稍微涩的，会有吐血、衄血、四肢厥逆的症状，并伴随耳鸣和头部疾病。

肺脉

肺脉很急促的，是癫疾；稍微急促的，是肺寒热，表现为倦怠慵懒，咳嗽时会唾血，并牵引着腰背及胸部作痛，就像鼻中有赘肉阻塞通气不畅一样。肺脉很缓慢的，会多汗；微缓的，将会半身不遂，头部以下汗出不止。肺脉很大的，足胫肿；稍大的，为肺痹，并牵引着胸背作痛，怕见亮光。肺脉很小的，会泻泄；微小的，会生消瘅。肺脉很滑的，会咳喘；微滑的，口鼻及前后阴部会出血。肺脉很涩的，会吐血；微涩的，会出现鼠瘘，由于病部在颈腋旁，将导致下肢无力，难以支撑身体，所以下肢常觉酸软麻木。

肝脉

肝脉很急促的，会口出狂言伤人；稍急促的，是肥气病，其病部在胁下，像覆盖着杯子一样。肝脉很缓慢的，时常呕吐；微缓的，是水瘕痹。

肝脉很大的，内部会出现痈肿，也会时时呕吐，出鼻血；稍大的，是肝痹，阴囊收缩，咳嗽时会牵引小腹作痛。肝脉很小的，会经常口渴，饮水较多；稍小的，即使吃得再多，也总感到饥饿，会出现消瘅。肝脉很滑的，阴囊会肿大；稍滑的，会遗尿。肝脉很涩的，容易溢饮；稍涩的，会抽搐或挛急，得筋痹。

脾脉

脾脉特别急促的，四肢抽搐；稍急促的，会出现膈中，进食后又会将食物吐出，大便多有沫。脾脉很慢的，常常感觉四肢疲软无力，怕冷；稍缓的，会出现风痿，四肢不能挪动，但心神清晰，好像没有病一样。脾脉很大的，会忽然昏倒；稍大的，会出现痞气，常有脓血积存在腹中，而不存于肠胃里。脾脉很小的，表现为忽冷忽热；微小的，是内热消瘅。脾脉很滑的，阴囊会肿大，小便不通；微滑的，肠中会得寄生虫病，腹内也有热感。脾脉很涩的，会得肠疝；微涩的，肠内溃烂，大便带脓血。

肾脉

肾脉特别急促的，是骨癫病；稍急促的，表现为下肢沉重，奔豚发作，两足不能屈伸自如，大小便不畅。肾脉特别缓慢的，会感觉脊背疼痛，如同折了一般；微

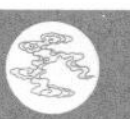

心脏和肺的病变

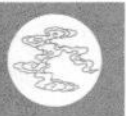

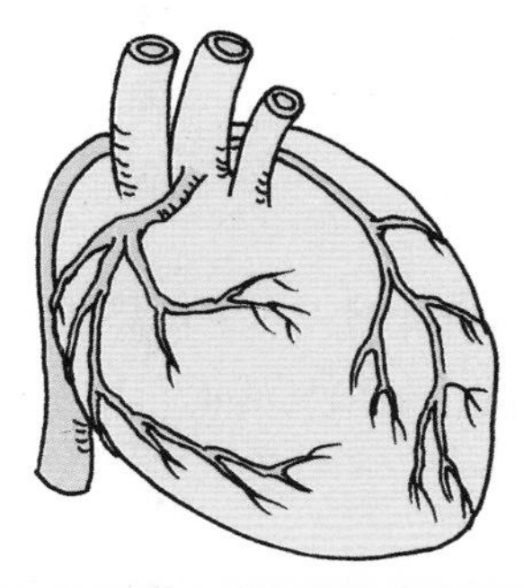

心脏的病变

心脉很急促的，会产生手足抽搐；稍微急促的，会有心痛的表现，并且这种疼痛会牵引到脊背，令病患不能进食。

心脉很缓慢的，会表现为不安和狂躁的状态；稍微缓慢的，会产生伏梁，病部在心下方，其病痛也会上下走动，有时还会吐血。

心脉大甚的，会感觉喉咙里有硬物梗阻；稍微大的，会产生心痹，而且心痛牵引着脊背，令病患时常流泪。

心脉很小的，会出现呃逆现象；稍微小的，会产生消瘅。

心脉很滑的，容易口渴；稍微滑的，会产生心疝，牵引肚脐疼痛，令小腹隐隐作响。

心脉非常涩的，会哑声或不能说话；稍微涩的，会有吐血、衄血、四肢厥逆的症状，并伴随耳鸣和头部疾病。

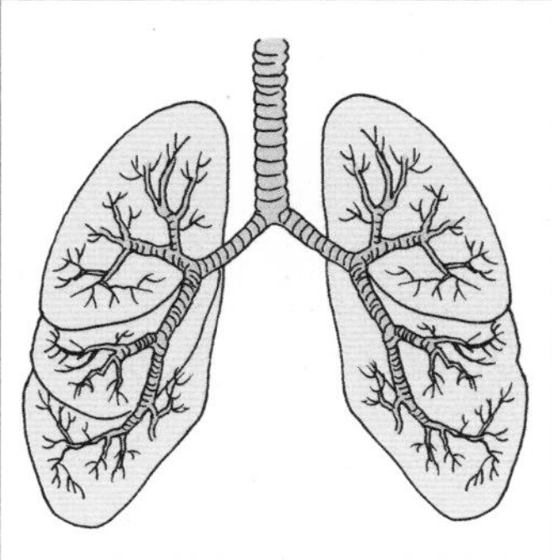

肺脏的病变

肺脉很急促的，是癫疾；稍微急促的，是肺寒热，表现为倦怠慵懒，咳嗽时会唾血，并牵引着腰背及胸部作痛，就像鼻中有赘肉阻塞通气不畅一样。

肺脉很缓慢的，会多汗；微缓的，将会半身不遂，头部以下汗出不止。

肺脉很大的，足胫肿；稍大的，为肺痹，并牵引着胸背作痛，怕见亮光。

肺脉很小的，会泻泄；微小的，会生消瘅。

肺脉很滑的，会咳喘；微滑的，口鼻及前后阴部会出血。

肺脉很涩的，会吐血；微涩的，会出现鼠瘘，由于病部在颈腋旁，将导致下肢无力，难以支撑身体，所以下肢常觉酸软麻木。

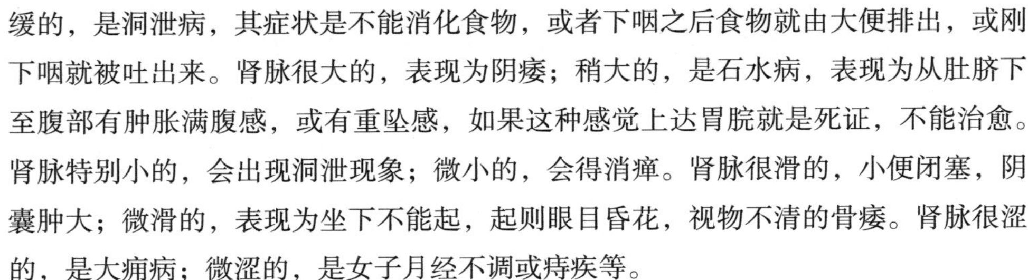

缓的，是洞泄病，其症状是不能消化食物，或者下咽之后食物就由大便排出，或刚下咽就被吐出来。肾脉很大的，表现为阴痿；稍大的，是石水病，表现为从肚脐下至腹部有肿胀满腹感，或有重坠感，如果这种感觉上达胃脘就是死证，不能治愈。肾脉特别小的，会出现洞泄现象；微小的，会得消瘅。肾脉很滑的，小便闭塞，阴囊肿大；微滑的，表现为坐下不能起，起则眼目昏花，视物不清的骨痿。肾脉很涩的，是大痈病；微涩的，是女子月经不调或痔疾等。

六种脉象变化

黄帝说：对于五脏病变的六种脉象变化，针刺时应该怎样解决呢？

岐伯回答说：凡是脉象紧急的，大多是寒证；脉象缓慢的，大多是热证。脉象大的，气多而血少；脉象小的，血气都不足。脉象滑的，是阳气盛而稍微有热证；脉象涩的，气虚而多血，并有微寒证。

针刺的变化

因此，对于急脉的病变，要深刺，同时适当延长留针时间。对于缓脉的病变，要浅刺，同时快速出针，以便达到散内热的目的。对于大脉的病变，不能令病患出血，只要稍微泻气就可以了。对于滑脉的病变，要浅刺，并保证出针快，从而达到泻阳气及排除热邪的目的。

对于涩脉的病变，施针前应先按摩肌肉，以导引脉气。施针时必须刺中经脉，沿着经脉运行的顺逆方向行针，同时要长时间留针。出针后，要立即按住针孔，以防出血，从而达到调和经脉气血的效果。对于脉象小的病患而言，他们的阴阳形气都不足，应服用甘味药调节，而不宜用针刺治疗。

穴位的选取

黄帝说：我听说五脏六腑的脉气，都发端于井穴，流经荥、输穴，最后归于合穴。那么它是经由哪条通道注入合穴的，进入后又与哪些经脉有联系呢？我想听您谈谈其中的缘由。

岐伯回答说：这就是手足阳经，通过别络进入，而后又与六腑相连接的过程。

黄帝说：荥、输与合穴，各自有什么作用呢？

岐伯回答说：荥、输主治外部经脉疾病，合穴主治体内脏腑疾病。

黄帝说：如何治疗内腑的病变呢？

岐伯说：应该取用阳经的合穴。

黄帝说：合穴各自有不同的名称吗？

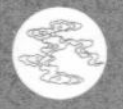

肝脏与脾脏的病变

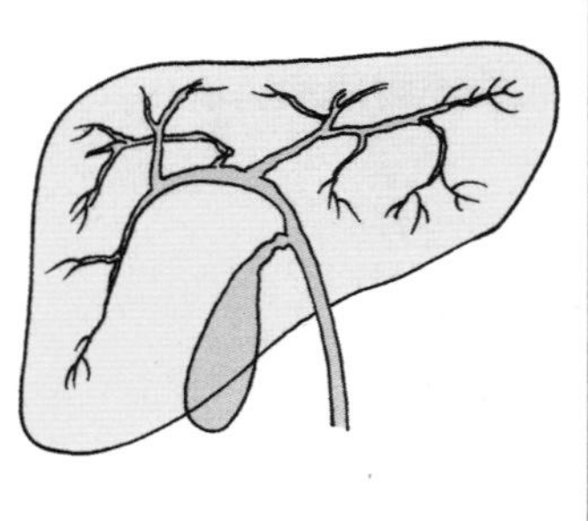
肝脏的病变

肝脉很急促的，会口出狂言伤人；稍急促的，是肥气病，其病部在胁下，像覆盖着杯子一样。

肝脉很缓慢的，时常呕吐；微缓的，是水瘕痹。

肝脉很大的，内部会出现痈肿，也会时时呕吐，出鼻血；稍大的，是肝痹，阴囊收缩，咳嗽时会牵引小腹作痛。

肝脉很小的，会经常口渴，饮水较多；稍小的，即使吃得再多，也总感到饥饿，会出现消瘅。

肝脉很滑的，阴囊会肿大；稍滑的，会遗尿。

肝脉很涩的，容易溢饮；稍涩的，会抽搐或挛急，得筋痹。

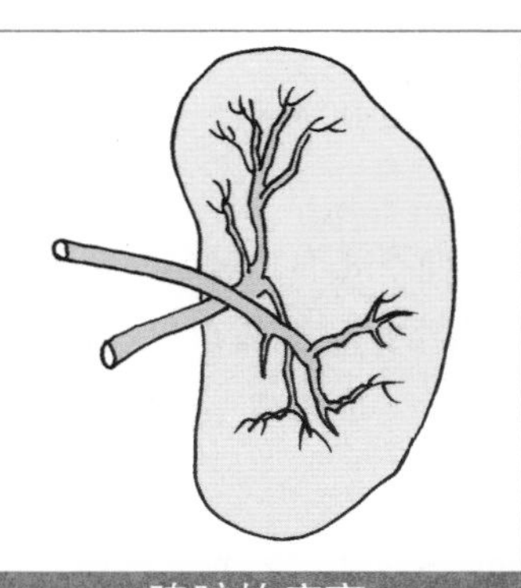
脾脏的病变

脾脉特别急促的，四肢抽搐；稍急促的，出现膈中，进食后又会将食物吐出，大便多有沫。

脾脉很慢的，常常感觉四肢疲软无力，怕冷；稍缓的，会出现风痿，四肢不能挪动，但心神清晰，好像没有病一样。

脾脉很大的，会忽然昏倒；稍大的，会出现痞气，常有脓血积存在腹中，而不存于肠胃里。

脾脉很小的，表现为忽冷忽热；微小的，是内热消瘅。

脾脉很滑的，阴囊会肿大，小便不通；微滑的，肠中会得寄生虫病，腹内也有热感。

脾脉很涩的，会得肠疝；微涩的，肠内溃烂，大便带脓血。

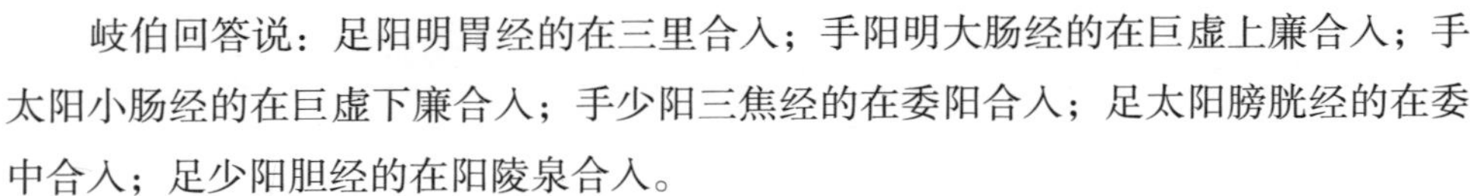

岐伯回答说：足阳明胃经的在三里合入；手阳明大肠经的在巨虚上廉合入；手太阳小肠经的在巨虚下廉合入；手少阳三焦经的在委阳合入；足太阳膀胱经的在委中合入；足少阳胆经的在阳陵泉合入。

黄帝说：那么，在取用以上合穴时应注意哪些事项呢？

岐伯回答说：取用足三里穴时，要使足背保持低平；取用巨虚穴时，应抬脚；取用委阳穴时，要屈伸下肢而得；取用委中穴时，应屈膝；取用阳陵泉穴时，应正直站立，同时竖膝，使两膝保持齐平，就可以在委阳穴的外侧找到。取用外部经脉各穴，应牵拉伸展病患四肢。

六腑的病变

黄帝说：我想了解六腑病变的情况。

岐伯回答说：面部发热的，是足阳明病变；病患出现手鱼际血脉郁滞或有瘀斑的，是手阳明经病变；位于两足背的冲阳脉，带有坚挺或虚软下陷现象的，也是足阳明经病变，这是胃部疾病的征兆。

大肠症状表现为，肠中有急切疼痛，并发出濯濯的响声，万一冬天再受到寒邪的侵袭，就会引起腹泻，而使脐部隐隐作痛，不能长久站立。由于大肠与胃部同候，因此，可以取胃经的巨虚上廉来治疗大肠病变。

胃病可使腹部有满胀感，同时，胃脘部的心窝处产生疼痛，且痛感向上传达而导致胸胁作痛，胸膈和咽部不通畅，使病患无法进食。治疗此种疾病，应取足三里穴。

小肠症状表现为，小腹作痛，并牵引腰脊和睾丸疼痛，大小便急切，又有耳前或热或冷，又或有肩部灼热感，手小指和无名指间发热，或脉络虚浮不起，可以取巨虚下廉治疗。

三焦症状表现为，腹部胀气，小腹胀更加坚硬，小便不通而感窘急，水渗透在皮下形成水肿，滞留在腹部成为水胀。足太阳外侧的大络，也能体现出三焦症状，由于大络位于太阳经与少阳经之间，因此，只要三焦有病，足太阳外侧的大络必定呈现赤红色，应取委阳穴治疗。

膀胱症状表现为，小腹部肿胀、疼痛，用手抚摸按压痛处，会产生尿意，却排不出，肩部发热。如果脉搏下陷，足小趾外侧、足踝后和胫骨都存在热象，就应取委中穴施治。

胆病症状表现为，常叹气，口苦，呕吐苦水，心跳加快，心慌不安，像害怕被别人抓到一样。喉中有梗阻感，咽不下去，也吐不出来，因而时时吐唾沫。对这种疾病，应从足少阳经脉的整条通道上选穴治疗。若络脉下陷，用灸法治疗；若有寒

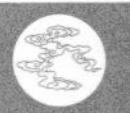

针刺的手法

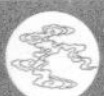

不同的脉象要选择不同的针刺方式。

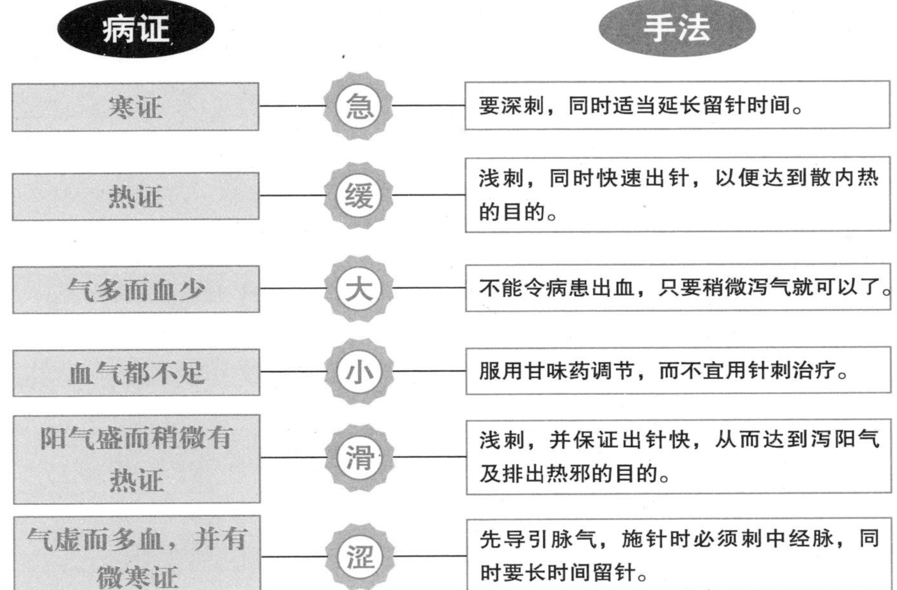

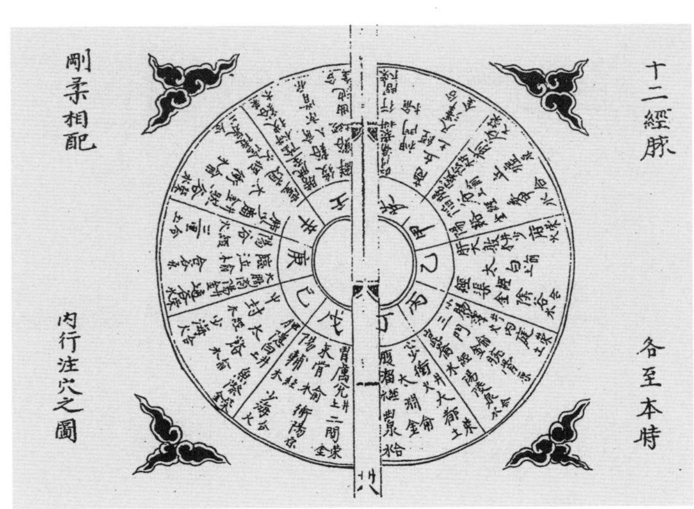

《子午流注针经》针法图 北京图书馆藏

针刺的手法主要在于实践中的掌握，难以图说，所以古代关于刺法的图不多。这幅图来自明抄本的《普济方》，之前也见于金代阎明广《子午流注针经》一书，台湾“故宫博物院”所藏成化九年（1473年）新刊本《针灸四书》也保留有此图。现代书籍中的“子午流注针法”转盘大多从此图化裁而成。

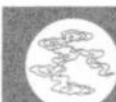

六腑的病变

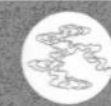

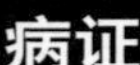

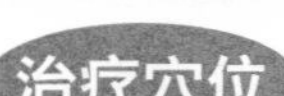

六腑	病证	治疗穴位
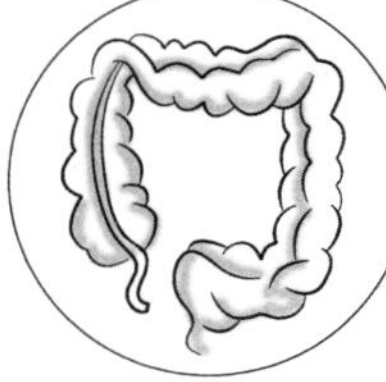 大肠	大肠中有急切疼痛，并发出濯濯的响声，受到寒邪的侵袭，就会引起腹泻，而使脐部隐隐作痛，不能长久站立。	取胃经的上巨虚、上廉治疗。
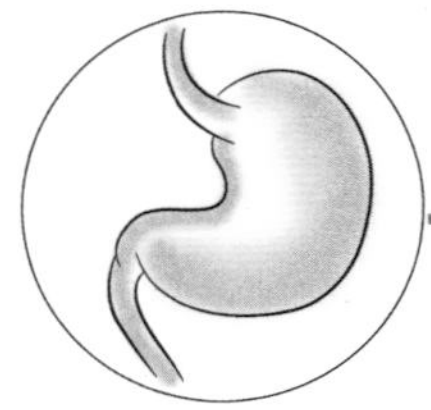 胃	胃病可使腹部有满胀感，同时，胃脘部的心窝处产生疼痛，且痛感向上传达而导致胸胁作痛，胸膈和咽部不通畅，使病患无法进食。	应取足三里治疗。
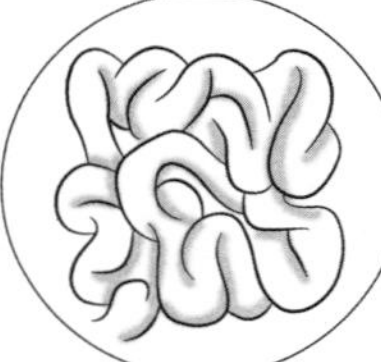 小肠	小腹作痛，并牵引腰脊和睾丸疼痛，又或有肩部灼热感，手小指和无名指间发热，或脉络虚浮不起。	可取下巨虚、下廉治疗。
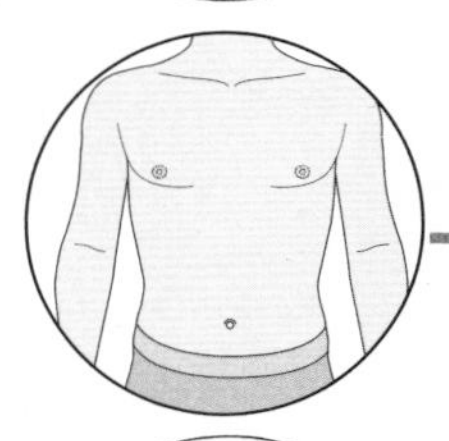 三焦	腹部胀气，小腹胀更加坚硬，小便不通而感窘急，水渗透在皮下形成水肿。	只要三焦有病，足太阳外侧的大络必定呈现赤红色，应取委阳治疗。
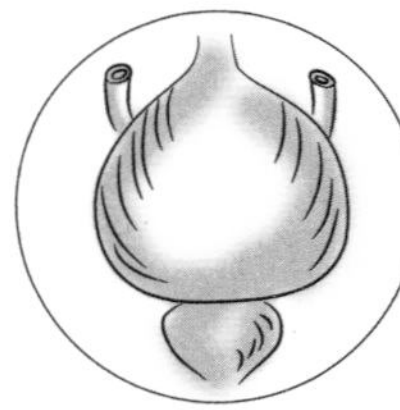 膀胱	小腹部肿胀、疼痛，用手抚摸按压痛处，会产生尿意，却排不出。	应取委中施治。
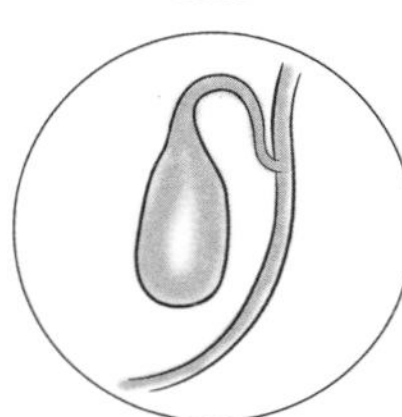 胆	常叹气，口苦，呕吐苦水，心慌不安。	应取阳陵泉施治。

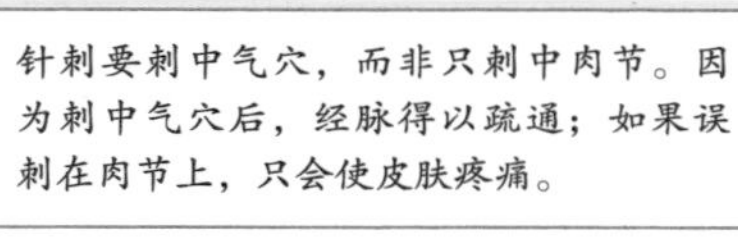

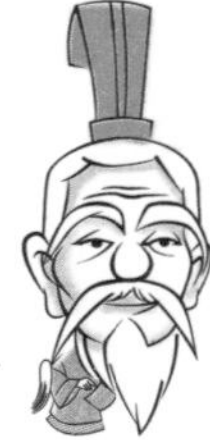

热证状，应取阳陵泉施治。

针刺的技巧

黄帝说：针刺有固定的规律吗？

岐伯说：针刺定要刺中气穴，而非只刺中肉节。那是因为刺中气穴后，经脉得以疏通，针就像在空巷中悠游一样；如果误刺在肉节上，会使皮肤疼痛。

补泻之道

而该用补法反用泻法，或该用泻法反用补法，就会加重病情。万一误刺在筋上，则会造成筋受伤而变得弛缓，不但不能排出邪气，反而会使它与真气相抗衡；非但不能改变人体气机混乱的病证，反而会使邪气内陷，滞留在体内。这都是用针不慎、违反针刺之道而造成的后果。

补法与泻法

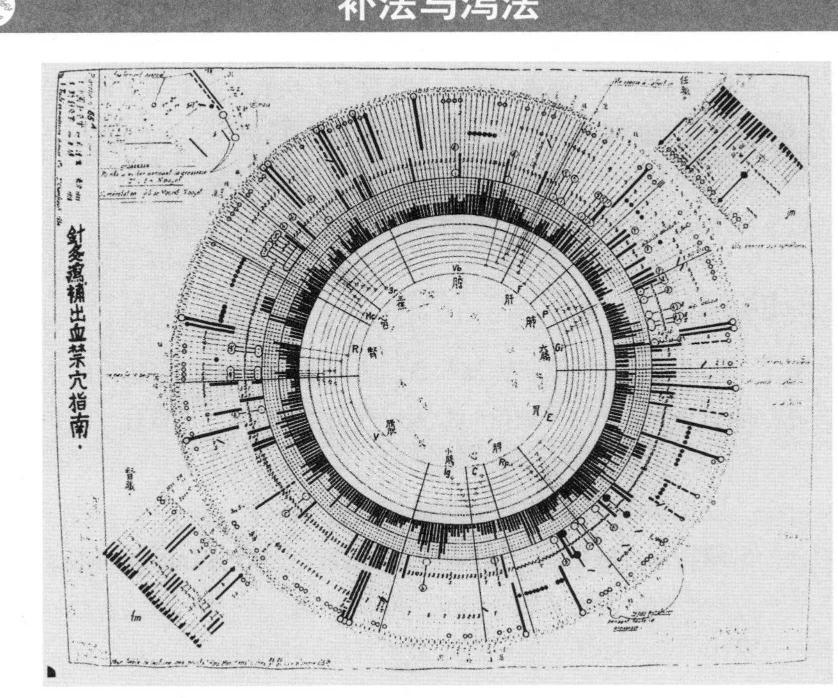

针灸补泻图

绘图纸 中国针灸博物馆藏

此图的左侧写着“针灸泻补出血禁穴指南”，图片的中心分布着五脏六腑，图的外侧写着任脉与督脉。整图绘制得非常精细而严谨，同时也具有很高的专业性。

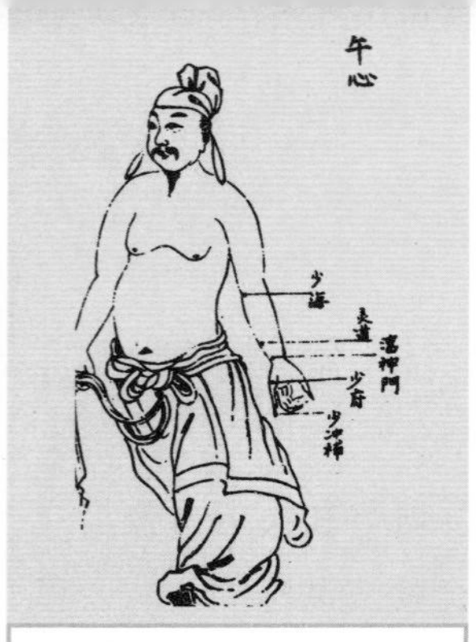

根结

经脉的根结部位

本篇说明三阴三阳经脉之根结部位与其穴名，以及其治疗之部位和方法。

篇五

阴阳之道

岐伯说：天地相感应，天地也会冷热交替。那么阴阳之道，谁多谁少呢？阴道为偶数，阳道为奇数。在春夏时节患病，阴气少而阳气多。对阴阳不能调和的病，应如何采用补法和泻法？在秋冬季节患病，此时阳气少而阴气多。因为阳气衰微而阴气充盛，所以草木的茎叶枯萎凋落，水分渗透到根部，哪里该用补法，哪里该用泻法治疗呢？不同寻常的邪气侵入经络，会导致诸多疾病，如果不了解根结，当疾病来袭时，体内的关节枢纽就会失去作用，从而导致真气外泄，元气大伤，就无法再用针刺施治。九针的玄妙，关键在于通晓经脉的起始情况。所以了解了经脉起始，针刺的道理就可以一言以蔽之。反之，针刺的道理就晦涩难懂了。

经脉的起始

足太阳经，起于至阴穴，归于面部的命门。所谓“命门”，是指内眼角的睛明穴。足阳明经起于厉兑穴，归入额角的颡大。所谓“颡大”，是指耳、额角处的头维穴。

足少阳经，起于窍阴穴，归于耳部的窗笼。“窗笼”就是听会穴。太阳掌管开，阳明掌管合，少阳是开合的枢纽。如果“开”失常，肉节就会混乱而生暴疾。因此，对于暴疾，要针刺足太阳膀胱经，或泻或补。“合”失常，血气无处停止，就会导致痿证。因此，对于痿证，要针刺足阳明胃经，或补或泻。“枢”失常，会引发骨繇而站立不稳。所以，治疗骨繇要针刺足少阳胆经，或补或泻。“骨繇”，是指骨节松缓不起作用。可见，只有探寻疾病的本源，才能正确施治。

足太阴经起于隐白穴，归于太仓穴。足少阴经起于涌泉穴，归于廉泉穴。足厥阴肝经起于大敦穴，归于玉英穴，并有脉络围绕在膻中穴。

太阴掌管“开”，厥阴掌管“合”，少阴是枢纽。“开”失常，就会降低脾脏运

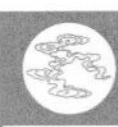 阴阳之道 

人体阴阳与自然界阴阳的运动变化相通相应。

一天的阴阳变化

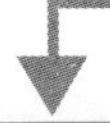

人体

人体的阳气，白天主司体表。清晨的时候，阳气开始活跃，并趋向于外；中午时，阳气达到最旺盛的阶段；太阳偏西时，体表的阳气逐渐虚少，汗孔也开始闭合；到了晚上，阳气便会收敛拒守于内了。

自然

自然界阴阳的转变也是如此，清晨万物复苏，阳气开始蠢蠢欲动，并趋向升腾；中午时，阳光普照，阳气也达到最高潮；傍晚太阳偏西时，地表的阳气逐渐消减；到了晚上，阳气收敛，阴气升腾。

如何采吸阳气

大自然既然给我们恩赐，不停地给我们带来阳和阴，那么我们阳虚的人和阴虚的人就应该利用大自然的阴阳气化的规律来养阳和养阴。

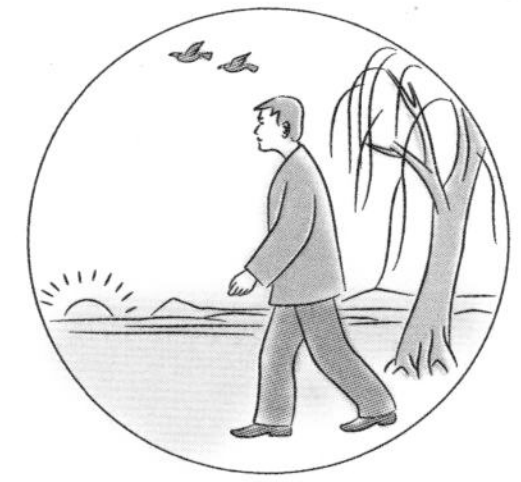

早晨

早上日出的时候，面向东方做深呼吸，阳气可以从鼻孔及人体的皮肤腠理、毛孔进入人体。

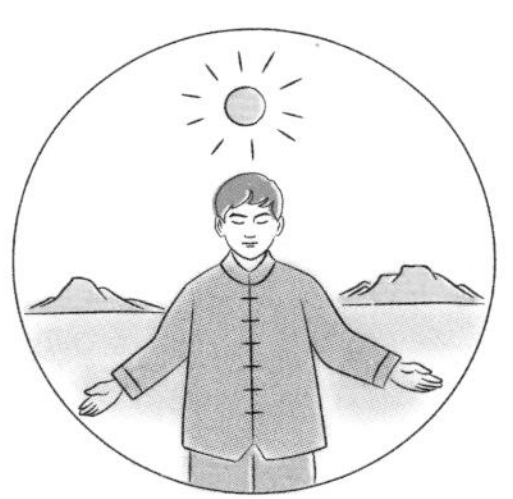

正午

正午的时候，日头当顶，我们到户外后，让太阳的日精从我们的百会穴进入我们的身体。

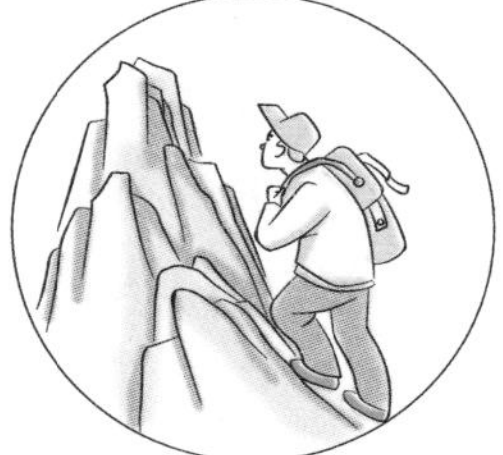

高处

在山川丘陵高处，可以面向南方，这样会使阳气更快地进到我们的身体。

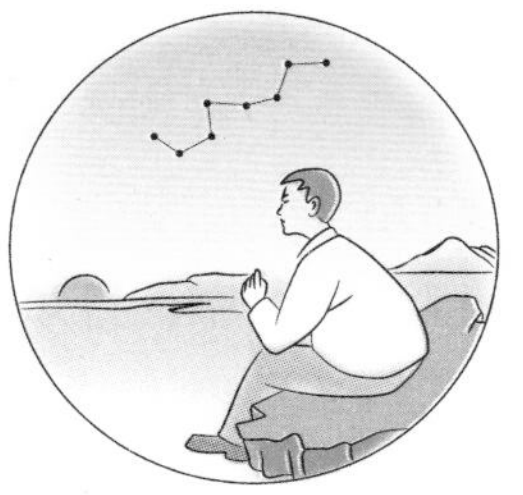

傍晚

傍晚日落红霞起的时候，可以到户外，尽量地采吸太阳给我们这一天提供的最后的阳气。

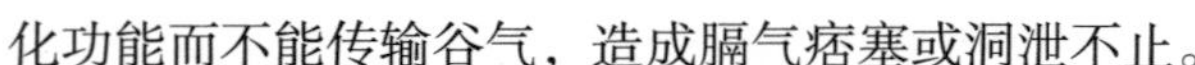

化功能而不能传输谷气，造成膈气痞塞或洞泄不止。

足部经脉

因而，治疗膈塞洞泄，应针刺足太阴经穴，或补或泻。脾气不足引发“合”失常，“合”失常导致肝气弛缓，时常哀伤。对这种病，应针刺足厥阴经穴，视具体情况，或补或泻。“枢”失常，会堵塞肾经脉气，治疗这种疾病，应取用足少阴肾经穴，根据病的情况，或补或泻。凡是经脉郁结不通的，都应采用以上方法施针。

足太阳经起于至阴穴，流注于京骨穴，而后注入昆仑穴，向上流入颈部的天柱穴，向下行至足部的飞扬穴。足少阳经起于窍阴穴，流经丘墟穴，注入阳辅穴，向上流入颈部的天容穴，向下灌注到光明穴。足阳明经根源于厉兑穴，经冲阳穴，入解溪穴，向上注入颈部的人迎穴，向下流注到足部的丰隆穴。

手太阳经根源于少泽穴，经阳谷穴，入小海穴，向上流至头部的天窗穴，向下灌注到臂部的支正穴。手少阳经源于关冲穴，流经阳池穴，注入支沟穴，向上进入头部的天牖穴，向下注入外关穴。手阳明经源于商阳穴，而后经合谷穴，注入阳溪穴，向上注入颈部的扶突穴，向下灌注于偏历穴。这就是所谓的十二条经脉，当用泻法刺以上穴位，以期解决经络之气过盛问题。

经脉的运行

人体内经脉的气，一昼夜运行五十周，以营运循环五脏的精气。凡是与此数不符的情况，都叫作“狂生”。“五十营”，是指五脏都能得到血气的营养浇灌，以求正常循环运作。通过这项数据，可以诊断寸口的脉象，计算脉搏跳动的次数，以便观察脏气的盛衰。如果脉搏无中止地跳动五十次，表明五脏都能接受精气的滋养，是健康的；四十次中有一次中止的，表明其中有一脏气衰；三十次中有一次中止的，表明有两脏气衰；二十次中有一次中止的，是三脏气衰；十次中有一次中止的，表明有四脏气衰；脉跳不满十次就中止的，表明五脏精气皆衰。关于预知一个人短期内死亡的论断，主要收录在《终始篇》中。脉搏跳动五十次而不中止的，说明五脏在正常运作，可借此得知五脏的盛衰。而断定某人短期内会死亡，依据的是其脉象的忽快忽慢或骤停。

病人的差异

黄帝说：五体的顺逆差异有诸多情况，即其骨节大小，肌肉坚脆，皮肤薄厚，血液清浊，气脉的运行有滑有涩，经脉有长有短，精血有多有少，以及经络的数目

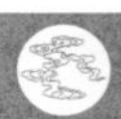

经脉的运行

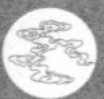

经脉运行的顺畅程度能反映人体器官的状况。

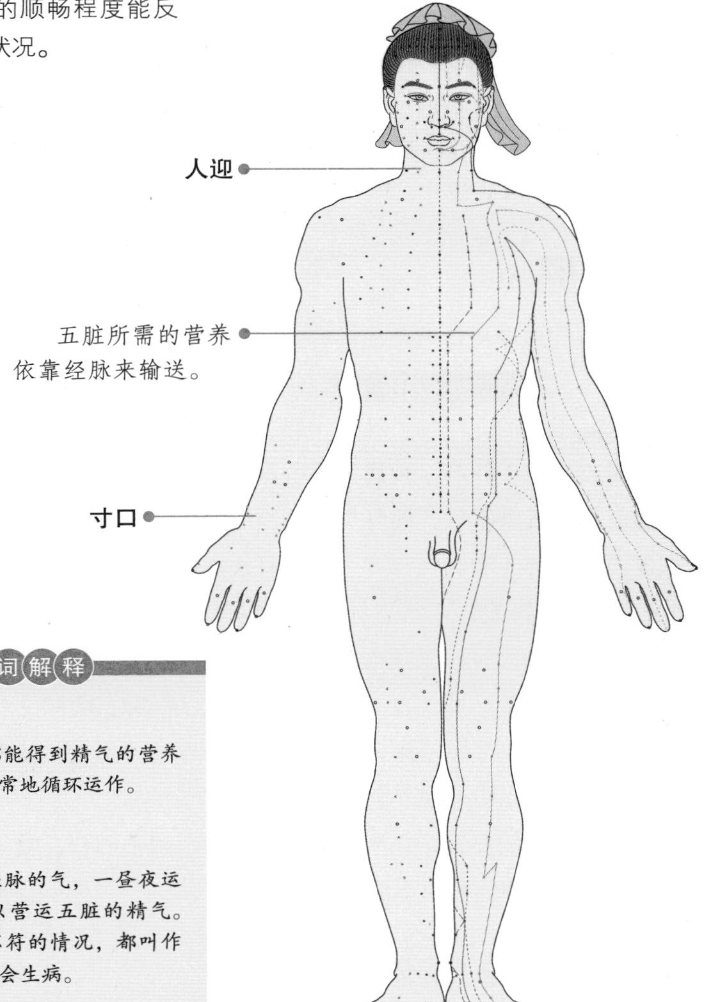

名词解释

五十营

指五脏都能得到精气的营养浇灌，可以正常地循环运作。

狂生

人体内经脉的气，一昼夜运行五十周，以营运五脏的精气。凡是与此数不符的情况，都叫作“狂生”，人就会生病。

脉搏与生死

如果脉搏不停止地跳动五十次，表明五脏都能很好地接受精气的滋养，身体是健康的。

如果脉搏五十次中有中止的现象，就说明五脏有气衰的问题，中止频率越高，则气衰部位的数量越多，例如十次脉搏中有一次中止的，表明有四脏气衰。

如果脉象变得忽快忽慢或有骤停的情况，那么这个人短期内将会死亡。

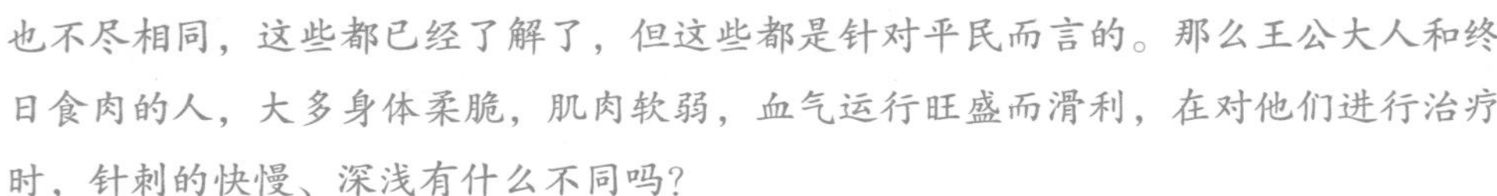
也不尽相同，这些都已经了解了，但这些都是针对平民而言的。那么王公大人和终日食肉的人，大多身体柔脆，肌肉软弱，血气运行旺盛而滑利，在对他们进行治疗时，针刺的快慢、深浅有什么不同吗？

岐伯回答说：吃珍馐佳肴的人与吃粗茶淡饭的人，在用针刺治疗时怎么会一样呢？对气滑的人应快出针，而对气涩的人应慢出针；用小针浅刺气滑的人，用大针深刺气涩的人，深刺的应留针，浅刺的要快出针。可见，因贵族的血气剽悍滑利，所以针刺平民应深刺且要留针，针刺贵族应浅刺且要慢进针。

补泻逆顺

黄帝说：形气的顺逆情况是怎样的呢？

岐伯说：形气不足而病气有余的，是邪气旺盛，应当马上用泻法导去其邪；若形气有余而病气不足的，应马上补充。假若形气和病气都缺乏的，就表明阴阳两气都不足，此时，不能用针刺这种病人，否则会使两气更加亏空，从而导致阴阳同时衰竭，气血耗尽，五脏空虚，筋骨失去精髓而枯槁，因此，老年人将要死亡，壮年人也难恢复。如果形气和病气都有余，应赶快用泻法去邪，从而达到调节虚实的目的。因此，“有余者泻之，不足者补之”说的就是这个道理。故而，如果不懂得补泻逆顺的道理，在施针时，就会致使正邪两气相互抗争。若气实而误用补法，将导致阴阳气血过多而四溢，邪气也会充斥肠胃，鼓胀肝肺，阴阳之气也因而紊乱。若气虚反用泻法，将导致经脉空虚，气血耗尽，肠胃动力不足，使人干瘦如柴，毛色枯黄脱落，可以说离死期不远了。

可见，运用针法的要旨，在于懂得调和阴阳。阴阳调和，精气自然充足，会使形体与神气和合，精神内藏而不泄漏。

诊断是施针的基础

技术高超的医师能调和阴阳之气，使之平衡。平庸的医师常扰乱脉象，低劣的医师则有可能耗尽病人精气而致其死亡。因而，运用补泻手法施针不可不审慎，必须仔细审察五脏的变化、五脏的脉象所反映的病情，以及经络虚实、皮肤纹理，才能够进行正确的治疗。

寿夭刚柔

寿命与体质

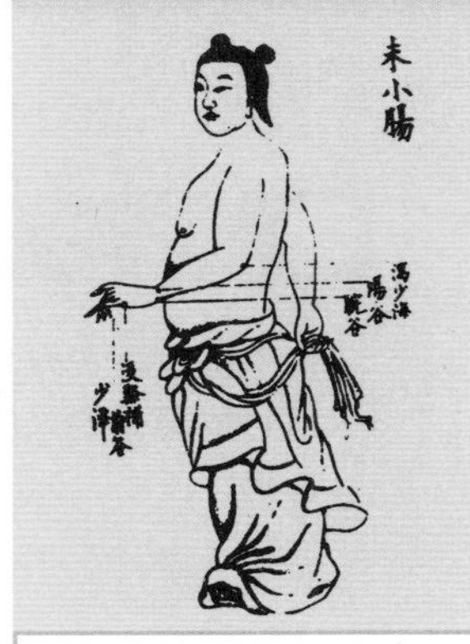

篇六

本篇说明人体素质与寿命的长短有密切的关联，用阴阳学说分析人体内外和脏腑组织之属性，提出三种针治法，并且详细说明其用法及疗效。

阴阳之分

黄帝问少师：我听说人从一出生，就有男女性别的不同、性情刚柔之分、体质强弱的不同，以及身体高矮的差别，我想了解其中的道理。

少师答道：阴中蕴含着阳，阳中包藏着阴，只有清楚地辨别阴阳的不同属性，针刺时才有可以遵循的尺度。懂得了疾病的起因，针刺才有合理的依据。同时还要考虑发病时季节的变化，因为四时变化在内与人的五脏六腑相呼应，在外与筋骨皮肤相协调，所以天地、人体都有阴阳之分。对于人体内部而言，五脏为阴，六腑为阳；在外部，筋骨为阴，皮肤为阳。在治疗过程中，病在阴中之阳的六腑，应当刺阳经的合穴；病在阴中之阴的五脏，应当刺阴经的荥穴和输穴；病在阳中之阴的筋骨，就应当刺阴经的经穴；病在阴中之阳的皮肤，仅刺表层的络脉就可以了。因此，病在阴经的称为“痹”，病在阳经的称为“风”，病在阴阳两经的称为“风痹”。具有外在症状而不疼痛的疾病，只是阳经有病，应立即在阳经取穴治疗，切不可针刺阴经。没有外在症状而内部疼痛的，只是阴经有病，应立即在阴经取穴施针，切不可刺其阳经。如果内外同时发病，症状忽而表现在外，忽而表现在内，并且心中烦躁的，叫作“阴胜于阳”，也就是非表非里，其性命也不能久存了。

因病施针

黄帝问伯高说：听说形体和脏气在发病时有先有后，那么情况是怎样的呢？

伯高回答说：风寒伤形体，忧恐怨愤伤脏气。气伤五脏，会使五脏发病。寒邪伤害了形体，就表现在形体上。风邪伤了筋脉，就表现在筋脉上。以上种种内外相应的关系，就是人的形体、脏气遭遇病变时的反映。

黄帝说：那么该怎样施针呢？

伯高回答说：对病了九天的人来说，要针刺三次。病了一个月的，针刺十次。

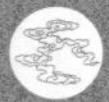

阴阳之分

阴中蕴含着阳，阳中包藏着阴，只有清楚地辨别阴阳的不同属性，针刺时才有可以遵循的尺度。而四时变化在内与人的五脏六腑相呼应，在外与筋骨皮肤相协调，所以，天地、人体都有阴阳之分。

阴

- 五脏为阴，病在五脏，应当刺阴经的荥穴和输穴。
- 筋骨为阴，病在筋骨，就应当刺阴经的经穴。

阳

- 六腑为阳，病在六腑，应当刺阳经的合穴。
- 皮肤为阳，病在皮肤，仅刺表层的络脉就可以了。

形体和脏气发病的原因

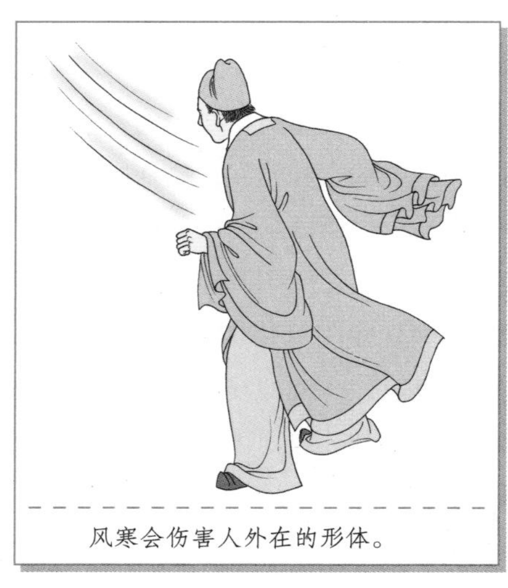

风寒会伤害人外在的形体。

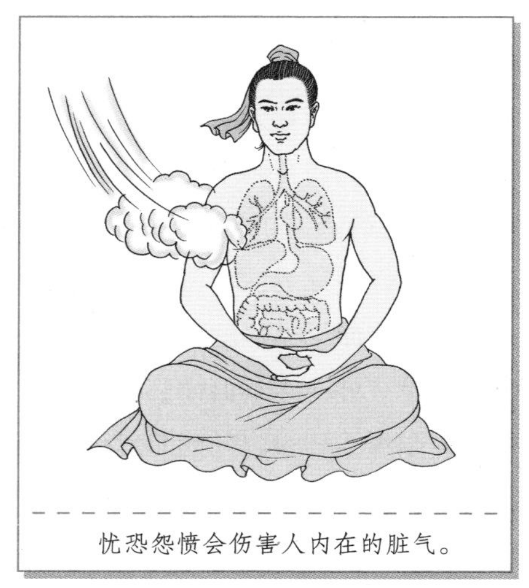

忧恐忿愤会伤害人内在的脏气。

要根据得病时间的长短，来决定针刺的多少。如果邪气内塞而久滞不去的，就应该观察他的血络，用针尽去污血。

形体的区别

黄帝说：在针刺时，体外疾病的难治和易治有什么区别呢？

伯高回答说：形体先病但尚未传入内脏的，针刺的时间可以减少一半；内脏先病而后形体才有病的，针刺的时间应当增加一倍。在难易方面，内病与外病就有这些相应的不同。

黄帝问伯高说：人的骨骼有大小的差异，肌肉有坚脆的不同，皮肤有厚薄的分别，形体也有缓有急，气有盛有衰，这与人的寿夭有怎样的关系呢？

伯高回答说：皮肤与肌肉相称的会长寿，反之则会夭亡。形体与元气相称的人会长寿，不相称的就会夭亡。内在血气经络胜过形体的会长寿，反之会夭亡。

黄帝说：什么叫“形体的缓急”？

伯高回答说：形体充实而且皮肤柔滑的人能长寿，形体充实但皮肤又硬又紧的会夭亡。形体充实而脉象有力的人，身体健康；形体充实而脉象无力弱小的人，表明气已衰弱，生命就存在危险。形体充实但颧骨下陷的人，骨骼一定偏小，骨骼小的人短寿。形体充实而结实，且肌肉纹理分明的人，他们的肉质就会坚固，这种人就会长寿。形体充实却肥胖而且肉脆的人，会因为肉脆而短寿。这是上天所决定的，因此通过形气的不同，来判断人寿命的长短，首先要懂得立形定气的道理，然后才能治疗病人，以决定其死生。

寿夭的判断

黄帝问：我听说人的寿夭，难以预料。

伯高回答说：就面部来说，如果肌肉下陷，而面部骨骼突出，这样的人活不到三十岁。如若得病，他的寿命就不会超过二十岁。

黄帝问：形气的相胜，怎样确定人寿呢？

伯高回答说：形体消瘦，然而气超过了形体，必死无疑；没病的人，如果气胜于形体，就可以长寿；形体胜过了元气的人，也存在生命危险。

黄帝说：针刺有哪三种变化呢？

伯高回答说：有刺营、刺卫、刺寒痹留于经络之中等三种刺法变化。

黄帝问：怎样运用这三种刺法呢？

伯高回答说：为了发散瘀血，刺营用出血法；为了疏泻卫气，要刺卫；刺寒痹是要让热气留存在体内。

药熨的方法

黄帝说：营、卫、寒痹三病有什么特征呢？

伯高回答说：营病表现为寒热、气短、血上下乱行。卫病有气痛，时有时无，忽痛忽止，腹中胀满的症状，这是风寒侵入了肠胃造成的。寒痹，则表现为筋骨疼

痛，或皮肤麻木无感，是邪气凝滞不行所致。

黄帝问：刺寒痹时，怎样运用纳热法？

伯高回答说：给平民施针，刺完必须用火熨或艾灸；对于养尊处优的贵族，刺针后要用药熨。

黄帝问：药熨的方法如何？

伯高说：用二十升醇酒，蜀椒、干姜、桂心各一斤，将药捣碎后浸泡在酒中，再将一斤棉絮、四丈细白布都浸泡在酒中，而后用泥封盖，以防泄气，再放在燃烧的干马粪上面去煨烤，五天五夜之后，取出酒器中的白布及棉絮并晒干，再次浸入酒中，直到酒被用完。要保证每浸一次的时间是一天一夜，然后才能取出晒干。同时还要准备一种白布袋，它是用布做的双层夹布袋，长六七尺，共六七个。以上工序完成之后，将药渣和白布、棉絮放在布袋内。使用时，先在桑木炭上烤热夹布袋，再将其紧贴在给寒痹施针的穴位上，使热气达到病部，布袋冷了再烤，再熨，要连续做三十次。汗出后，用干布擦干身体，同样做三十次。热熨后在室内走动，不要吹风。每针刺一次必须热熨一次，方可治愈，这就是纳热法。

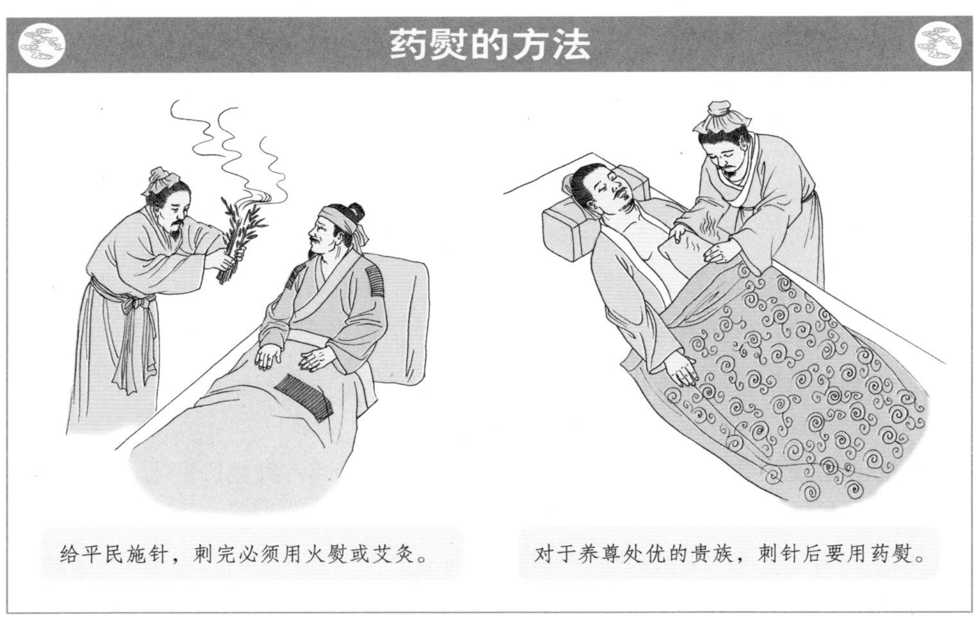

给平民施针，刺完必须用火熨或艾灸。

对于养尊处优的贵族，刺针后要用药熨。

官针

九种重要的刺法

本篇详述九针九种不同的刺法及其相适应的九类不同的病变，也介绍了适应邪气深浅程度的三刺法以及治疗五脏病证的五刺法。

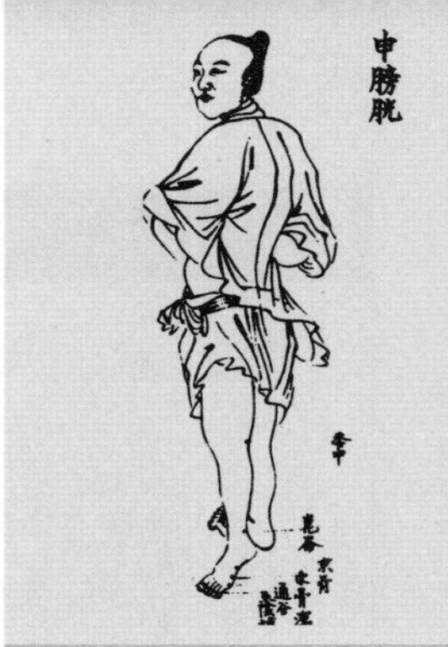

篇七

针具的选择

针刺的关键，在于正确选用适合的针具。九针的功用各不相同，各自的长短大小，决定了它们不同的用法。如果用法不当，就不能祛除疾病。如果疾病在浅表，而针刺过深，就会刺伤肌肉，发生痈肿。对于深部的疾病，针刺过浅，非但不能治愈，反而会形成脓肿。对病情较轻且存在于浅表的疾病，却采用大针刺法，会外泄元气而加重病情；而用小针治疗重病，当然不能排出邪气，也就达不到治疗的目的了。该用小针却用大针而泻去正气，该用大针却用小针而使邪气不能外排，这往往是不正确的用针法。既然已谈到了错误的针法，就来谈谈怎样正确地施针吧。病在皮肤而又无固定之处的，要用镵针刺病位，但对于皮肤苍白的人就不能刺了；病在肌肉间的，可用员针刺病位；病在经络，积病已久的，可用锋针施治；对于病在经脉而气又不足的人，当用补法，以鍉针刺其井、荥、输等穴位；对患有大脓包的人，当用铍针排脓；急性发作的痹证，应当用员利针治疗；已患痹证而长期疼痛的，可用毫针。针刺深部的病位，当用长针；刺治水肿且关节不通利的病位，当用大针；五脏中有顽疾的，可用锋针施治；要用泻法刺治井、荥、输等穴位，并依照四时不同的取穴法施治。

九种针刺方法

一般来说，针刺有九种方法，以刺治九种不同的病情。第一种叫作“腧刺”，腧刺是针刺十二经四肢的井、荥、输、合穴，以及足太阳经上的五脏六腑的背俞穴。第二种叫作“远道刺”，对于上部疾病，要从下部取穴，对足三阳经的腑腧穴施针。第三种叫作“经刺”，是针刺在深部经脉触到的不通之处。第四种叫作“络刺”，是对皮下浅部的小络脉进行针刺。第五种叫作“分刺”，就是针刺相离的肌

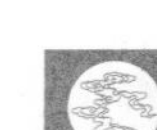

针刺的各种方法

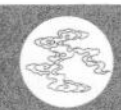

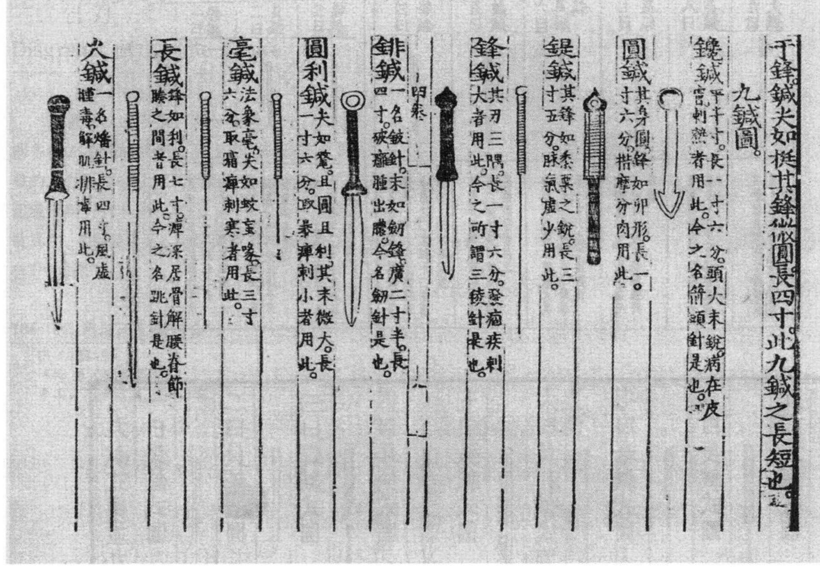

《针灸大成》九针图 明代 杨继洲

这幅图不仅逼真地描画了九针的形状大小，而且简要地介绍了各种针的用途。例如，病在皮肤而又无固定之处的，要用镵针刺病位，但对于皮肤苍白的人就不能刺了；病在肌肉间的，可用员针刺病位；病在经络、积病已久的，可用锋针施治；对于病在经脉而气又不足的人，当用补法，以鍉针刺其井、荥、输等穴位。

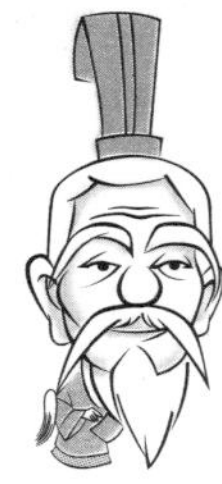

九种刺法表

腧刺	针刺十二经四肢的井、荥、输、合穴，以及足太阳经上的五脏六腑的背俞穴
远道刺	对于上部疾病，要从下部取穴，对足三阳经的腑腧穴施针
经刺	针刺在深部经脉触到的不通之处
络刺	对皮下浅部的小络脉进行针刺
分刺	针刺相离的肌肉
大泻刺	用铍针刺破脓肿
毛刺	针刺皮肤表层的痹证
巨刺	刺右侧的穴来治疗左侧的病，刺左侧的穴来治疗右侧的病
焠刺	将针烧热治痹证

肉。第六种叫作“大泻刺”，就是用铍针刺破脓肿。

第七种叫作“毛刺”，就是针刺皮肤表层的痹证。第八种叫作“巨刺”，就是刺右侧的穴来治疗左侧的病，刺左侧的穴来治疗右侧的病。第九种叫作“焠刺”，焠刺就是将针烧热治痹证。

治疗十二经病变的针法

针刺方法还有十二种，用来治疗十二经的不同病变。一叫“偶刺”，偶刺用来治疗心痹的疾病，先用手比量胸前或背部的痛处，再用一针刺前胸，一针刺后背；施针时，针尖要向两旁倾斜。二叫“恢刺”，恢刺用来治疗筋痹，其手法是直刺筋脉的旁边，向前向后提插运捻。三叫“报刺”，报刺用来治疗痛无定处、上下游走的疾病。其方法是垂直行针，先用左手寻找痛处，然后将针拔出，再重新进针。四叫“直针刺”，直针刺就是用手提拉皮肤，将针沿着皮肤刺入，以治寒气侵入较浅的病。五叫“齐刺”，齐刺用以治疗寒邪侵入范围较小但部位较深的疾病，施针时，先对准病处正中直刺一针，而后在左右两旁各刺一针。这种刺法也被称为“三刺”，可以治疗痹气小而深的病。六叫“扬刺”，扬刺是治疗寒气侵入范围较广，但部位较浅的疾病，施针时，先在病处正中刺一针，再用浅刺法，在病变周围刺四针，这样就可以治疗由寒气的大面积侵入所带来的疾病了。七叫“腧刺”，腧刺用来治疗气盛而有热证的病，其手法是直入直出地插针，少取穴而深刺入。八叫“浮刺”，浮刺治疗肌肉拘急而寒的病，要在病点旁浮浅地斜插入针。九叫“阴刺”，阴刺用来治寒厥，其手法是左右入针，针刺寒厥的，应刺足内踝后面的太溪穴。十叫“短刺”，短刺的方法是慢慢地进针；稍微摇动针体以使针体渐入骨的旁边，而后上下摩擦骨部，此法用来治疗骨痹。十一叫“傍针刺”，傍针刺用来治疗久治不愈的痹证，先在病点直刺一针，而后在旁边也刺一针。十二叫“赞刺”，赞刺用来治疗痈肿，就是直入直出地插针，但进出针要迅速并浅刺出血。

经脉隐藏在深处而不显露于外的，针刺时，要轻轻进针而长时间留针，以达到引导穴位中的脉气正常运行的目的。

浅刺与深刺

经脉分散在浅表层的，为了只排出邪气而不使精气外泄，就不能直接针刺，而要先用指切隔绝脉管，才可以进针。所谓三刺就是使谷气出的针法，是先浅刺皮肤，以泄阳邪；再稍深刺到肌肉而未到分肉间的部位，从而使阴邪泄出；最后再深刺分肉，谷气就会流通了。所以《刺法》说：“开始应当浅刺，以驱逐浅表的邪气，使血气流通；再深刺，使阴邪泄出；最后刺极深处，以疏导谷气。”这就是三刺法。

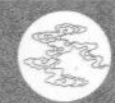

十二种针法

十二经的病变不同，施针的手法也不同。

十二种针法表

名称	用途	方法
偶刺	治疗心痹的疾病	先用手比量胸前或背部的痛处，再用一针刺前胸，一针刺后背；施针时，针尖要向两旁倾斜
恢刺	治疗筋痹	直刺筋脉的旁边，向前向后提插运捻
报刺	治疗痛无定处、上下游走的疾病	垂直行针，先用左手寻找痛处，然后将针拔出，再重新进针
直针刺	治寒气侵入较浅的病	用手提拉皮肤，将针沿着皮肤刺入
齐刺	治疗寒邪侵入范围较小但部位较深的疾病	施针时，先对准病处正中直刺一针，而后在左右两旁各刺一针
扬刺	治疗寒气侵入范围较广，但部位较浅的疾病	施针时，先在病处正中刺一针，再用浅刺法，在病变周围刺四针
腧刺	用来治疗气盛而有热证的病	直入直出地插针，少取穴而深刺入
浮刺	治疗肌肉拘急而寒的病	要在病点旁浮浅地斜插入针
阴刺	治寒厥	手法是左右入针
短刺	治疗骨痹	慢慢地进针，稍微摇动针体以使针体渐入骨的旁边，而后上下摩擦骨部
傍针刺	治疗久治不愈的痹证	先在病点直刺一针，而后在旁边也刺一针
赞刺	治疗痈肿	直入直出地插针，但进出针要迅速并浅刺出血

经脉隐藏在深处的时候，要轻轻进针而长时间留针，以引导穴位中的脉气正常运行。

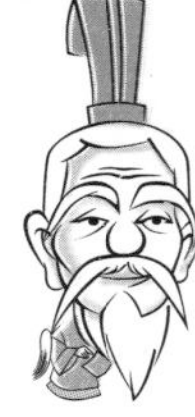

所以用针刺法的医师，如果不知道每年天气寒暑湿热等变化、气的盛衰及虚实状况，就不能成为良医。

治疗五脏病变的针法

还有五种针刺法，用来治疗与五脏有关的病变。第一种叫“半刺”，半刺是适用于肺脏的刺法，施针时，下针浅而迅速出针，以使不刺伤肌肉，只祛除皮肤间的邪气，就像拔除毫毛。第二种叫“合谷刺”，合谷刺用来治疗肌痹，是与脾脏相应的刺法，应将针深刺到分肉间，又在左右各斜刺一针，好似分立的鸡足。第三种叫“关刺”，关刺用来治疗筋痹，是与肝脏相应的刺法，应直刺四肢关节附近，但刺时不能出血，又叫“渊刺”，也叫“岂刺”。第四种叫“腧刺”，输刺用来治疗骨痹，是与肾脏相应的刺法，应直接进针和出针，并将针深刺到骨部。第五种叫“豹文刺”，豹文刺是与心脏相应的刺法，应在病变部位的左右前后都下针，同时，为了消散经络间的瘀血，应刺至病变部位出血为止。

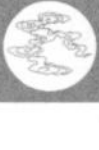
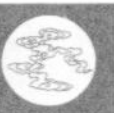

五脏对应针法表

名称	对应的五脏	方法	目的
半刺	肺脏	下针浅而迅速出针	祛除皮肤间的邪气
合谷刺	脾脏	将针深刺到分肉间，又在左右各斜刺一针	治疗肌痹
关刺	肝脏	直刺四肢关节附近，但刺时不能出血	治疗筋痹
腧刺	肾脏	直接进针和出针，并将针深刺到骨部	治疗骨痹
豹文刺	心脏	在病变部位的左右前后都下针	消散经络间的瘀血

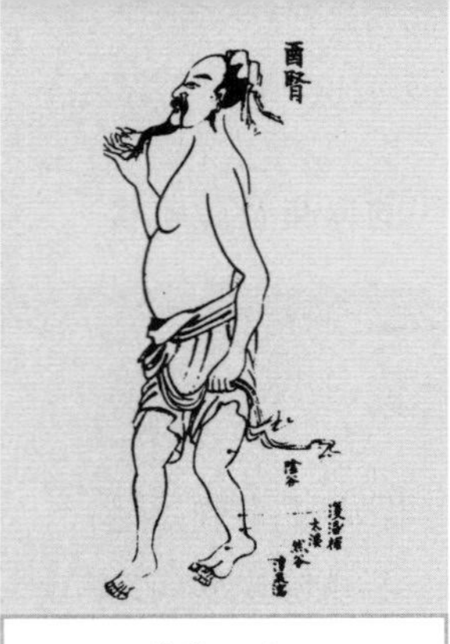

篇八

本神

“神”是人体的根本

本篇主要分析神气意志与阴阳虚实所生的病状，指出“神”是针灸与中医诊断的基础，所以篇名叫“本神”。本篇的内容对于普通人的调摄修炼也有重要意义。

“神”是根本

黄帝问岐伯说：针刺的原则，首先必须以神为根本。血、脉、营、气、精、神，都包藏在五脏中，是其正常运作的力量之源，如果嗜欲过度，这些精气就会游离出内脏，以致意识恍惚，精神错乱，魂魄飞扬，并丧失理智。这是什么原因造成的，是天生的灾难，还是人为的过失呢？什么叫作“德、气、生、精、神、魂、魄、心、意、志、思、智、虑”？愿闻其详。

岐伯回答说：上天赋予人德，大地赋予人气，天德下沉地气升腾，从而使阴阳结合，万物生成变化。所以，生命的本源叫“精”；男女交感，叫作“神”；跟随神往来活动的，叫作“魂”；随同精同时出入的，叫作“魄”；支配它们活动的，叫作“心”；当心中有所回忆时，叫作“意”；意存留在心中，令人心生回忆的，叫作“志”；为实现志而求变的，叫作“思”；用思想来考虑未来的，叫作“虑”；因虑而认真思考，以求正确地处理事务的，叫作“智”。所以，智者的养生之道，在于顺应四时变化，和合喜怒哀乐，以适应寒暑之变，而安于不同的时令及生活环境，调节阴阳刚柔。这样内外邪气就不会侵袭，人的身体健康而不易衰老。

情绪的生理影响

恐惧和思虑过度，就会伤神；神气受到了损伤，就会惊恐畏惧不止。因为悲伤过度，就会损害内脏，致使神气枯竭而丧失生命。喜乐过度，会使神气涣散而难以集中。忧愁过度，会使神气闭塞而不能流通。勃然大怒，会使神气迷狂而不能自已。极度恐惧，会使神气动荡而不能收藏。

心惊恐或思虑过度，就会伤神；神伤，就会经常感到恐惧，从而失去自我调节能力。天长日久，肌肉就会遭到破坏，肌肉消瘦，毛发枯槁，导致人在冬天死亡。

脾忧愁而难以化解就会伤害意识；意识被破坏，就会胸中闷乱，四肢不能举动，毛发枯槁，从而致使人在春季死亡。

情志会致病

肝悲哀过度，牵动内脏，就会伤魂；魂被伤，人就会狂躁善忘，萎靡不振，阴囊收缩，筋脉痉挛，两胁无法活动，毛发枯槁，导致人在秋季死亡。肺喜乐无度就会伤魄，魄遭到伤害，会使人狂妄自满，无法与人相处，皮肤极度粗糙干枯，毛发枯槁，人就会在夏季死亡。肾大怒不止就会伤害志；志受伤，人就会健忘，从而使腰脊无法俯仰屈伸，而后毛发憔悴，死在夏季。恐惧而无法解除，就会伤精；精被伤，骨节就会酸痛、痿厥，并有遗精症状。因此，五脏是藏纳精气的，不能受到伤害，万一受伤就会导致阴虚，阴虚则正气就会消失，人也无法存活了。因而给病人施针时，要注意观察病者的情况，以明了精、神、魂、魄的存亡得失；如果五脏精气已被损伤，那么就不能施针了。

气实与气虚

肝脏藏血，血藏纳魂，肝气虚弱，人就会产生恐惧；肝气盛壮，就容易发怒。脾藏营气，意被收纳在营气之中，脾气虚，四肢就无法运动，五脏也会安定；脾气太实，就会导致腹胀，大小便不利。心脏藏脉，脉收纳神，心气虚弱了，就易产生悲哀情绪；心气过实，人就会常常大笑不止。肺脏藏气，气收纳魄，肺气虚弱了，就会鼻塞；肺气太实，就会导致哮喘、胸部满实，只能仰面呼吸。肾脏藏精，精收纳志，肾气虚弱，手足会厥冷；肾气太实，就会腹胀。以上情形都会使五脏不能正常运行，所以必须审察五脏病情变化及虚实，再谨慎地加以调节。

五脏病情变化

名称	气虚	气实
肝脏	会产生恐惧	容易发怒
脾脏	四肢无法运动	会导致腹胀，大小便不利
心脏	易产生悲哀情绪	会常常大笑不止
肺脏	会鼻塞，不利于呼吸	导致哮喘、胸部满实，只能仰面呼吸
肾脏	手足会厥冷	会腹胀

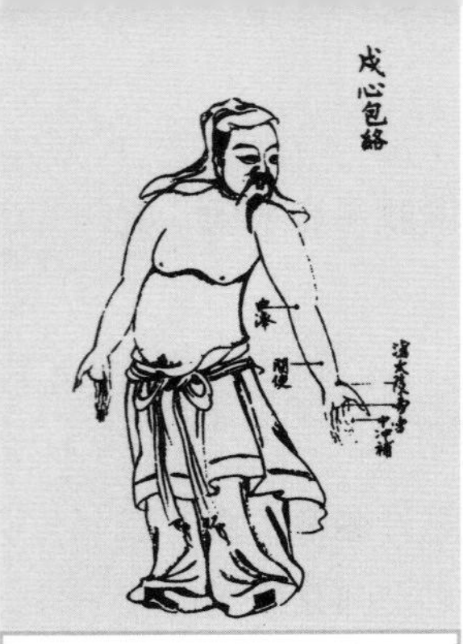

终始

两处脉象的诊察

篇九

本篇指出针刺治法要先明白脏腑经络阴阳变化的规律，然后根据脉象与症状，制定虚补实泻的治法去施治，还指明了循经近刺、远刺，针刺深浅的原则。

终始的含义

针刺治病的道理，完全体现在《终始》篇中。掌握了“终始”的真正含义，再以五脏为纲纪，就可以确定阴经阳经的具体部位及不同的针法了。阴经主管五脏，阳经主管六腑。阳经吸纳四肢中运行的脉气，阴经吸纳五脏中运行的脉气。所以，采用补法针刺时，要随着脉气的去向；而用泻法时，要迎着脉气的来向。只有懂得了何时迎何时随，才能调和脉气。而调和脉气的关键，就在精通阴阳规律，五脏为阴，六腑为阳。若想将这些道理传授给后世，造福百姓，就必须歃血盟誓，用虔诚的态度对待它。敬重这门学问，严格按照其中的法度行医的人，就会将其发扬光大；反之，轻视这门学问，不遵循相应法度而行医的人，必然导致其消亡。如一意孤行，不守法度，那么必定危及患者的生命，造成严重的后果。我谨慎地顺应天地阴阳的道理，下面就来说说“终始”的真正含义。所谓终始，就是以十二经脉为纲纪，诊察寸口和人迎两处的脉象，从而考察阴阳的虚实及平衡与否，阴阳盛衰的规律就可以掌握了。

什么是平人

所谓平人，就是没有得病的正常人。没病的人，其寸口和人迎两处的脉象，与四时的阴阳变化相协调，脉气也上下相应，回环往复；六经的脉搏既无涩结，也无不足；内在的脏气和外在的躯体，在四时交替时，都能保持协调一致，形、肉、血、气也是相称的，这就叫作“平人”。正气缺乏的病人，其寸口和人迎都存在气量短小，气血不足的状况，内脏与身体等各部分也是不合乎标准的。这种情况，表明患者阴阳都不足，如果施针时偏重于阳，那么就会耗尽阴气；如果泻导阴气，就会使阳气外脱。在这种情况下，只能给患者服用甘味的药剂，而不能饮用刺激强烈的药剂。像这种病，也不能用艾灸治疗，如果疾病尚未消退，就采用泻法，那么就会损害五藏的精气。

有病变的脉象

人迎脉大于寸口脉一倍的，病在足少阳胆经，又同时出现躁动症状的，病在少阳三焦经。人迎脉大于寸口脉两倍的，病在足太阳膀胱经，同时又有躁动症状的，病在手太阳小肠经。人迎脉大于寸口脉三倍的，病在足阳明胃经，又同时有躁动症状的，病在手阳明大肠经。人迎脉大于寸口脉四倍，并且脉象又大又快的，叫“溢阳”，溢阳是因为六阳偏盛，而将阴气排斥在外，所以又称“外格”。寸口脉大于人迎脉一倍的，病位在足厥阴肝经，大一倍而又同时有躁动症状的，病位在手厥阴心包经。寸口脉大于人迎脉两倍的，病在足少阴肾经，同时又有躁动症状的，病在手少阴心经。寸口脉大于人迎脉三倍的，病在足太阴脾经，同时又有躁动症状的，病在手太阴肺经。寸口脉大于人迎脉四倍，并且脉象又大又快的，叫作“溢阴”。溢阴是因为六阴极盛，而将阳气排斥在外，所以又称“内关”；内关导致阴阳隔绝，闭塞不通，因而是不治的死证。人迎与寸口两处的脉象都比平常的大四倍以上的，叫作“关格”。万一出现关格，就说明人的死期将要来临。

相应的施治方法

以上病变的施治方法分别是：人迎脉大于寸口脉一倍的，病在足少阳胆经，治疗时，当泻足少阳胆经，而补足厥阴肝经。采用二泻一补法，每日针刺一次，对于需要估测阴阳之气虚实变化的，还必须对肝胆两经上的穴位进行切脉，直到脉气调和为止。人迎脉大于寸口脉两倍的，病在足太阳膀胱经，治疗时，当泻足太阳膀胱经，补足少阴肾经。采用二泻一补法，每两日针刺一次，对于需要估测阴阳之气虚实变化的，还应对肾与膀胱两经上的穴位进行切脉，直至脉气调和为止。人迎脉大于寸口脉三倍的，病在足阳明胃经，治疗时，当泻足阳明胃经，补足太阴脾经，用二泻一补法，每日针刺二次，对于需要估测阴阳之气虚实变化的，就取脾胃上部的穴位进行切脉，直到脉气调和了，才能停止针刺。寸口脉大于人迎脉一倍的，是病在足厥阴肝经，治疗时，当泻足厥阴肝经，而补足少阳胆经，用二补一泻法，每日针刺一次。

切脉考察脉气的变化

对于需要估测阴阳之气虚实变化的，应取肝胆两经的穴位进行切脉，以考察病患体内脉气的变化，直到脉气调和为止。寸口脉大于人迎脉两倍的，是病在足少阴

脉象与诊断

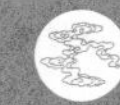

脉象病情表

脉象	发病部位
人迎脉大于寸口脉一倍的	病在足少阳胆经，又同时出现躁动症状的，病在少阳三焦经
人迎脉大于寸口脉两倍的	病在足太阳膀胱经上，同时又有躁动症状的，病在手太阳小肠经
人迎脉大于寸口脉三倍的	病在足阳明胃经，又同时有躁动症状的，病在手阳明大肠经
人迎脉大于寸口脉四倍，并且脉象又大又快的	这叫“溢阳”，溢阳是因为六阳偏盛，而将阴气排斥在外，所以又称“外格”
寸口脉大于人迎脉一倍的	病位在足厥阴肝经，大一倍而又同时有躁动症状的，病位在手厥阴心包络经
寸口脉大于人迎脉两倍的	病在足少阴肾经，同时又有躁动症状的，病在手少阴心经
寸口脉大于人迎脉三倍的	病在足太阴脾经，同时又有躁动症状的，病在手太阴肺经
寸口脉大于人迎脉四倍，并且脉象又大又快的	这叫作“溢阴”。溢阴是因为六阴极盛，而将阳气排斥在外，所以又称“内关”，内关导致阴阳隔绝，闭塞不通，因而是不治的死证
人迎与寸口两处的脉象都比平常的大四倍以上的	这叫作“关格”。万一出现关格，就说明人的死期将要来临

肾经，治疗时，当泻足少阴肾经，而补足太阳膀胱经，用二补一泻法，每两日针刺一次，对于需要估测阴阳之气虚实变化的，应取肾与膀胱两经上的穴位进行切脉，考察病患体内脉气的变化，直到脉气调和为止。寸口脉大于人迎脉三倍的，是病在足太阴脾经，治疗时，当泻足太阴脾经，而补足阳明胃经，用二补一泻法，每日针刺两次，对于需要估测阴阳之气虚实变化的，应取脾胃两经上的穴位进行切脉，直到脉气调和才能停止。

每日针刺两次的原因，是因为太阴主胃，谷气丰富，所以可以每日针刺两次。人迎和寸口的脉象都比平常大三倍以上的，叫作“阴阳俱溢”。对于这种病，如果不加疏导，就会闭塞血脉，造成气血不流通，流转并损伤五脏。在这种情况下，如果误用了灸法，就易引发其他疾病。

补正泻邪

针刺的目的，是达到阴阳调和。补阴泻阳，人的声音才能清朗，才能耳聪目明；反之，如果泻阴补阳，就会导致气血衰弱，无法流通。针下得气而有了疗效，是指用了泻法后，实证能由实转虚，这种虚的脉象虽然与原来的差别不大，但已变得不那么坚实了；假如这样治疗之后，脉象仍然坚实如初，这说明病人虽然已经感觉到身体轻松、轻快，但并未消除疾病。如果虚证误用了补法，证候就会由虚转实，这种实的脉象虽然与原来相同，却比先前更坚实有力。针刺之后，如果脉象仍像以前那样大，但已不坚实，患者虽然感觉身体舒畅，但仍未祛除疾病，所以应正确运用补泻的手法，以便补充正气，泻导邪气，虽不能立即除去病痛，但必然会减轻病势。要做到这些，就必须先了解十二经脉产生的病证，而后才能有步骤地施针，才能领会《终始》篇的深刻含义。所以，切记不能混淆阴阳病证，也不能颠倒虚实病证，只有这样才能正确取穴施治。

三种刺法

针刺疾病，应当用三种不同的刺法，以便引导针下获得谷气流通的感觉。同时，由于邪气侵入经脉后会与正气相混合，使阴阳之气交换位置，颠倒经脉血气的正常流通顺序，使脉象的沉浮出现异常，与四时不协调，邪气就会滞留体内而任意流散，从而引发疾病的产生，必须用针刺治疗。因此，初刺使阳邪排出；再刺使阴邪排出；三刺使谷气流通而能得气，得气后就可以结束了。所谓谷气至，是指用了泻法之后，邪气被排出，有了衰退的现象；用了补法之后，正气得到补充，有了充实的现象，这就是谷气已到了。

经过施针治疗之后，邪气虽然已被消除，阴阳血气尚未完全调和，但已察觉会慢慢痊愈。所以说："正确使用泻法，可以消退邪气；正确使用补法，可以充实正气。病痛虽然不会随着出针而立即痊愈，但必定会减轻病势。"

对于阴经过盛，而阳经虚弱的病，应该先补充阳经的正气，再泻导阴经的邪气，以调和阴经有余而阳经不足的状况。如果阴经虚弱，而阳经过盛，应该先补充阴经的正气，再泻去阳经的邪气，以调和阳经不足而阴经有余的状况。

经脉的虚实

足阳明经、足厥阴经、足少阴经三脉，都在足大趾与三趾之间跳动，施针时，应审慎地观察此三经的虚实情况。虚证误用泻法，叫"重虚"，虚上加虚，病情肯定会加重。对于这类病证，针刺时，应该先切脉，对于脉搏迅速而坚实的，应马上运用泻法治疗；而对于脉搏缓慢而虚弱的，当用补法治疗。万一误用了相反的针法，就会加重病情。三脉跳动的部位是这样的：足阳明经在足跗之上，足厥阴经在足跗之中，足少阴经在足跗之下。

背俞是背部的阳经穴位，所以对于阳经有病的人，应刺其背部的俞穴；而膺腧是胸部的阴经穴位，所以对于阴经有病的，应刺其胸部的腧穴；凡是肩部出现虚证的，应当取与上肢经脉相连的胸背的腧穴进行针刺。治疗重舌患者，当用铍针刺舌下的筋脉，使其排出恶血。手只能伸直而不能弯曲的，是骨病；手指只能弯曲而不能伸直的，是筋病。病在骨的当治骨，病在筋的当治筋。

针刺的注意事项

用针刺的方法补泻时，必须注意：对于脉象坚实有力的，要用深刺的方法，为了尽量泻去邪气，出针后不要立即按住针孔；对于脉象虚弱无力的，要用浅刺的方法，出针时，应迅速按住针孔，以达到养护所取的经脉，并防止邪气入侵的目的。邪气来侵时，针下会有坚实紧凑而迅疾的感觉；而谷气来时，针下有舒缓柔和感。脉气充实的，应当用深刺法，向外排泄邪气；脉气虚弱的，应当用浅刺法，仅将邪气泄出而不使精气外泄，以养护经脉。用针刺各种痛症，因为疼痛病证的脉象都坚实有力，所以大多用深刺法。针刺腰以上的病，可以取手太阴、手阳明二经的穴位施针；针刺腰以下的病，可以取足太阴、足阳明二经的穴位施针。病在头部的，会觉得头很沉重；病在手部的，会觉得手臂很沉重；病在足部的，会觉得足很沉重。病患部位在上部的，当取下部的穴位；病患部位在下部的，当取上部的穴位。病患部位在头部的，当取足部的穴位；病患部位在足部的，当取膝腘窝部的穴位。因此，在取穴针刺时，应先找出最先发病的部位，而后才能施针。

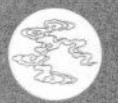

三种刺法的运用

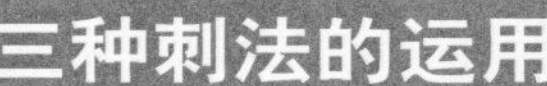

施针的目的是为了清除邪气，调和阴阳。

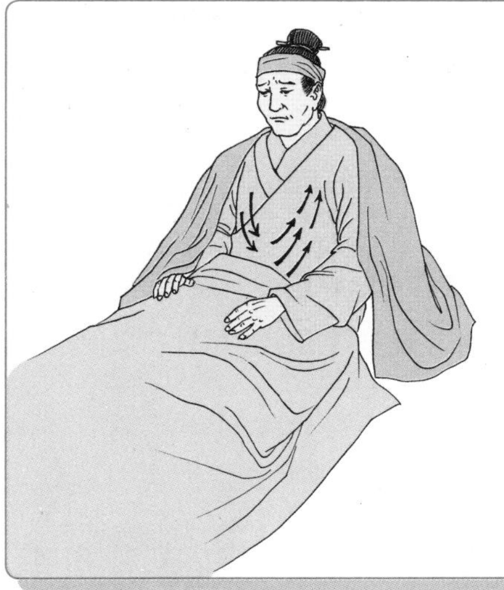

疾病产生的原理

1. 邪气侵入经脉后会与正气相混合，使阴阳之气交换位置，颠倒经脉血气的正常流通顺序。

2. 脉象的沉浮出现异常，与四时不协调，邪气就会滞留体内而任意窜动，从而引发疾病的产生。

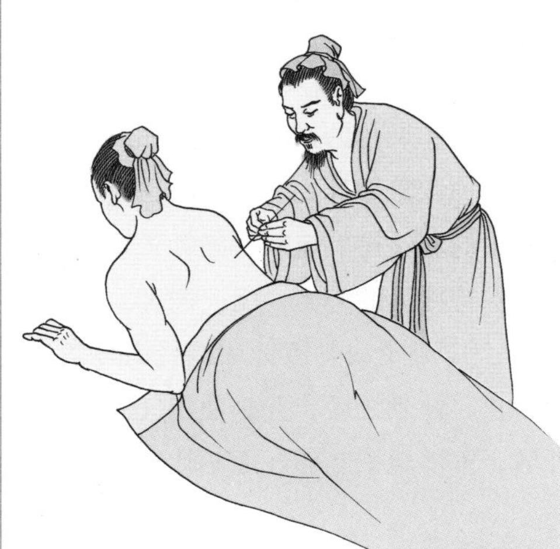

针刺三法

1. 初刺皮部使阳邪排出。
2. 再刺肌肉使阴邪排出。
3. 三刺分肉使谷气流通而能得气，“谷气至”就可以结束了。

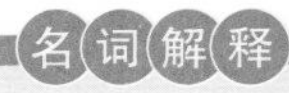

名词解释

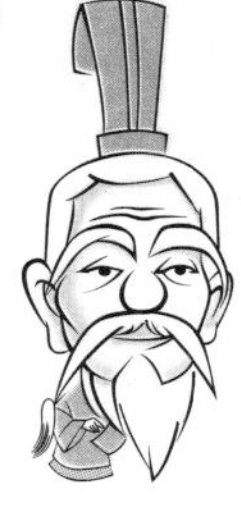

谷气至

“谷气至”，是指用了泻法之后，邪气有了衰退的现象；用了补法之后，正气有了充实的现象。病痛虽然不会随针而立即痊愈，但必定会减轻病势，高明的医生能够感应到这一点，知道病会被治好。

深浅的选择

春天致病的邪气，多先伤害人的毫毛；夏天致病的邪气，多先伤害人的皮肤；秋天致病的邪气，多先伤害人的肌肉；冬天致病的邪气，多先伤害人的筋骨。治疗与时令相关的病，应该因季节的变化，来决定针刺深浅的不同。针刺瘦弱的人，应按春夏所用的浅刺法；针刺肥胖的人，应按秋冬所用的深刺法。有疼痛症状的病人，多患阴证，而那些疼痛但又按压不到的疾病，也属于阴证，都应当用深刺的方法治疗。病患部位在上部的是阳证，病患部位在下部的是阴证。身体发痒的人，病在皮肤，是阳证，应采用浅刺法。

病先产生于阳经的，应当先治疗阳经，然后再治疗阴经；病先产生于阴经的，应当先治疗阴经，然后再治阳经。针刺热厥证，在进针后应当留针，以便使热脉转寒；针刺寒厥证，进针后应当留针，以便使寒脉转热。

诊察是施针的前提

刺治热厥证，应当“二阴一阳”；刺治寒厥证，应当“二阳一阴”。所谓二阴，是指针刺两次阴经部位；所谓一阳，是指针刺一次阳经部位。久病之人，已经被病邪侵入很深了，针刺这类疾病，必须深刺而且长时间留针，并且每隔一日还要再针刺一次。由于经脉之气是左右贯通的，因而必须先确定病邪偏盛情况，再用针刺法调和，以便清除其中的瘀血。针刺的道理就是这样了。

运用针刺的方法，必须诊察病患元气盛衰和形体的强弱情况。如果形体肌肉并不消瘦，只是元气衰少而脉象又躁动的，这种脉象被称为“躁厥”，必须用“缪刺”法治疗，以确保虚散的真气得以收敛，积聚的邪气得以疏散。施针者要像在幽静的处所深居一样，用心体察病人的症状，要保持冷静的心态，闭门谢客，杜绝外界干扰，从而使自己的意志力全部集中在施针上。或用浅刺留针法，或用轻微浮刺法，用来转移病人的注意力，直到针下得气为止。针刺之后，务必使阳气向内收敛，阴气往外疏散；坚持守住正气而不让其外散，审慎地抵制邪气而不让其入侵，这就是得气的迹象。

针刺的禁忌

凡是针刺，必须牢记以下禁忌：行完房事不久的不可针刺，针刺后不久的不可行房事；不可给正醉酒的人针刺，已针刺的，不能紧接着就醉酒；不能给刚劳作完的人针刺，针刺后，不能过度劳累；吃饱后，不针刺，已经针刺的人也不能饱食；不可以给饥饿的人针刺，已经针刺的人不能挨饿；不能给口渴的人针刺，针刺

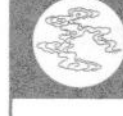

针刺注意事项

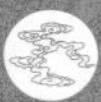

施针的部位以及深浅选择都需要经验的积累。

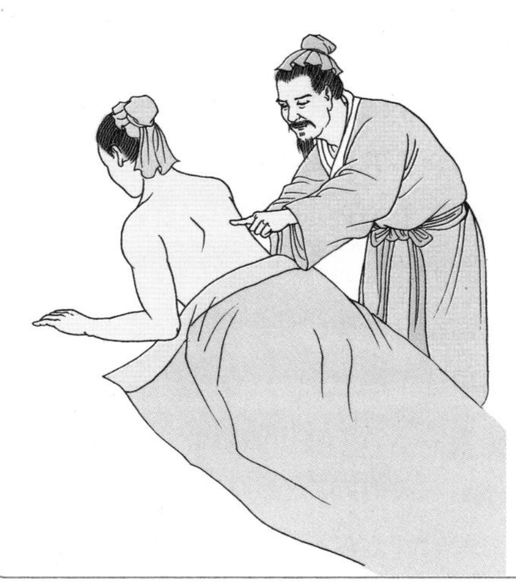

针刺注意事项一：脉象

1. 对于脉象坚实有力的，要用深刺的方法，为了尽量泻去邪气，出针后不要立即按住针孔。

2. 对于脉象虚弱无力的，要用浅刺的方法，出针时，应迅速按住针孔，以保护脉气，防止邪气的入侵。

针刺注意事项二：季节

治疗与时令相关的病，应该按季节的变化来决定针刺深浅的不同。

春夏

春天致病的邪气，多先伤害人的毫毛；夏天致病的邪气，多先伤害人的皮肤。所以春夏季节施针应当刺浅一些。治疗瘦弱肉薄的病人也应当浅刺。

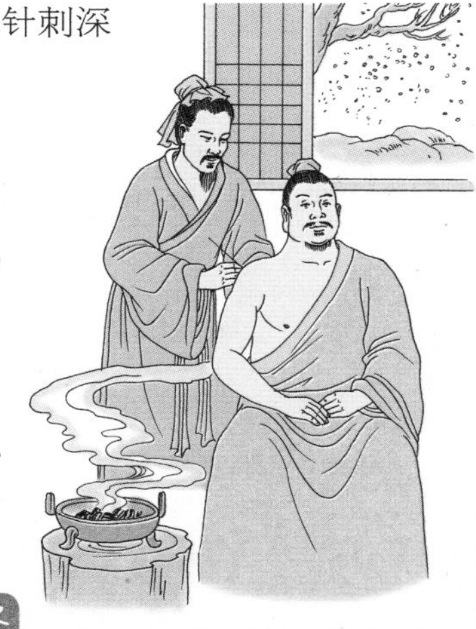

秋冬

秋天致病的邪气，多先伤害人的肌肉；冬天致病的邪气，多先伤害人的筋骨。所以秋冬季节施针应当刺深一些。治疗肥胖肉厚的病人也应当深刺。

针刺的禁忌

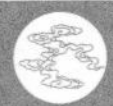

针刺禁忌表

施针有许多禁忌，不遵守的话对病人有害。

1	行完房事不久的不可针刺，针刺后不久的不可行房事。
2	不可给正醉酒的人针刺，已针刺的，不能紧接着就醉酒。
3	不能给刚劳作完的人针刺，针刺后，不能过度劳累。
4	吃饱后，不针刺，已经针刺的人也不能饱食。
5	不可以给饥饿的人针刺，已经针刺的人不能挨饿。
6	不能给口渴的人针刺，针刺后，也不能受渴。
7	不可以给正发怒的人针刺，针刺后，不能发怒。
8	对于异常惊恐的人，应等其情绪稳定之后，才可施针。
9	坐车前来就诊的病人，应卧床休息一段时间后，才可以针刺。
10	从远处步行而来的人，应等待一段时间之后，才可以针刺。

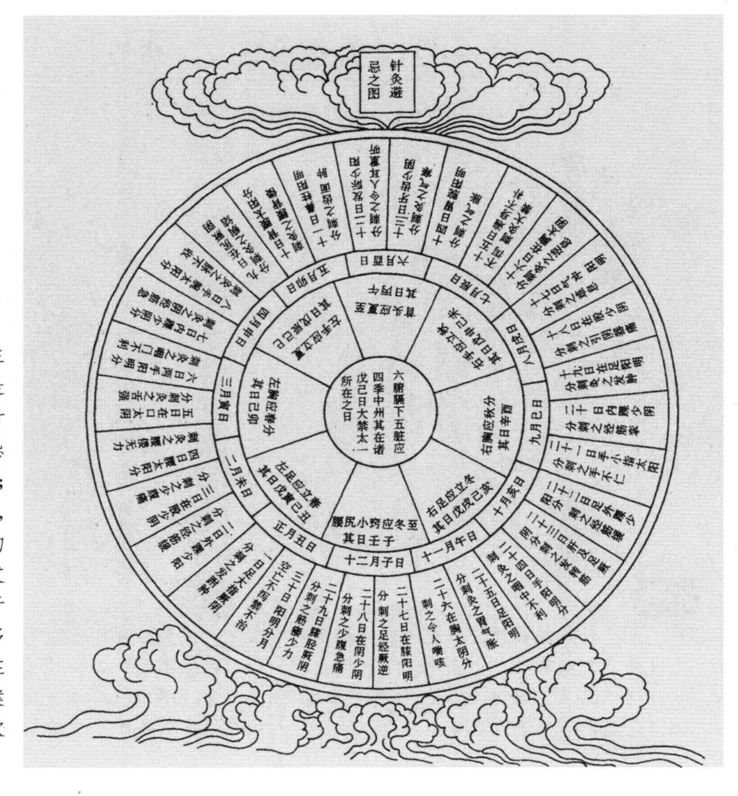

针灸避忌之图

摹绘图

针灸禁忌内容主要包括三方面：一是禁刺的腧穴；二是针灸后的饮食行为禁忌等，如上表所列的；三是时、日、月忌，本图就是一幅详尽的日忌图。在科学不发达的古代社会，关于针灸日忌的内容虽多见于古代医书，但在历代针灸处方、医案中，却鲜有依此选穴施针的。

后，也不能受渴；不可以给正发怒的人针刺，针刺后，不能发怒；对于异常惊恐的人，应等其情绪稳定之后，才可施针；坐车前来就诊的病人，应卧床休息一段时间后，才可以针刺；从远处步行而来的人，应等待大约像走十里路所需的时间之后，才可以针刺。以上十种针刺的禁忌，是由脉气紊乱，正气外散，营卫运行失常，经脉气血不能运行于全身所造成的。如果医师此时草率施针，就会导致阳经的病侵入内脏，阴经的病传导至阳经，使邪气重新滋生。

违反禁忌的严重后果

医技粗浅的医生，对这些禁忌不加审察就直接施针，会摧残病人的身体，这种情况叫作“伐身”，会严重损害病人的正气和体力，消耗脑髓，使津液不能化生，甚至不能吸收营养成分，而最终导致其真气消亡，这就是所谓的“失气”。

太阳经脉气将绝时，病人的眼睛只能上视而不能转动，角弓反张，手足抽搐，面色苍白，皮肤没有血色，虚汗如注，不断流出，被称为“绝汗”。只要一出现绝汗，人很快就会死亡。少阳经脉气将绝时，病人会出现耳聋，全身骨节松弛，连接眼球的脉络尽绝的病证，这种现象被称为“目系绝”。如果目系绝一天，那么人也就快死亡了。太阴脉气将绝时，病人会出现呼吸不利，腹部胀闷，嗳气，多呕吐等症状。呕吐时由于气机上窜而导致面色发赤。倘若气机不上窜，就证明上下不通；上下不能交通会使病人面色发黑，皮毛焦枯而亡。阳明经脉气将绝时，病人会口眼抽搐，易惊恐，胡言乱语，面色发黄，还会导致手足二阳明经出现充盛而不能正常循行的情况，从而促使病人死亡。少阴经脉气将绝时，病人会出现面色发黑，牙龈萎缩，牙齿露出部分过长且多污垢，气脉闭塞，腹部胀满，上下不通等症而死亡。厥阴经脉气将绝之时，病人会伴随胸中闷热，咽喉干燥，尿频，心烦意乱，甚至出现舌卷、睾丸上缩等症而死亡。

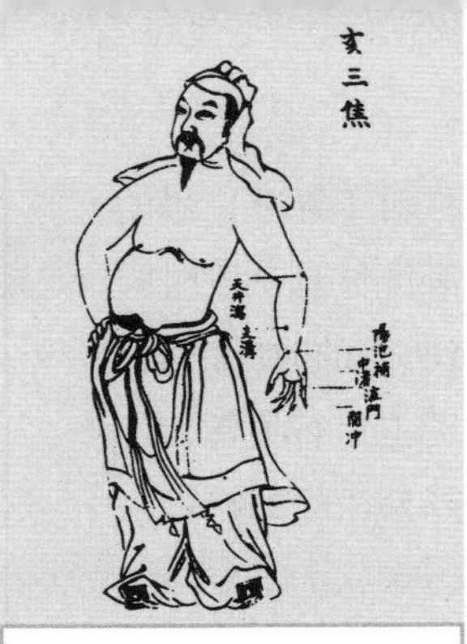

经脉

主要经脉的介绍

篇十

本篇详尽说明了十二经脉的起止点、循行部位、发病的症候、治疗的方法。叙述了五阴经气绝的特征与防范治疗，脉络颜色的变化及其诊断疾病的方法。

经脉的重要性

雷公问黄帝说:《禁服篇》中说，要掌握针刺治病的方法，必须先了解经脉，推测它在体内的运行路线，从而揣测它的长短，并懂得它在内和五脏的联系，在外与六腑相贯通的原理。我想请您阐述其中的道理。

黄帝说：人在母体中发育，先生成元精，再由元精生成脑髓，然后才逐渐形成人体。其间以骨骼为支撑，以经脉做输送全身营养的管道，以筋为钢架，以肌肉做隔绝外界的防护墙，从而使皮肤变得坚实，毛发变长。人又将食物吸收到胃中，脉道也因此而被打通了，血气才得以正常运行。

雷公说：我想听您讲讲经脉从开始至最终的循行情况。

黄帝说：经脉的重要性在于，可以通过观察经脉来判断人的生死，使医师正确地处理百病，帮助病患调养身体的虚实。因此，为医者不可不通晓经脉本身所蕴含的道理。

手太阴肺经

肺的经脉，为手太阴经。它起于中焦中脘部，下连大肠，向上贯通横膈膜，入属于本经所属的脏腑肺脏，再从气管、喉咙横出自腋窝部，沿着上臂内侧，到达手少阴经与手厥阴心包经的前面后，向下行，至肘部内侧，再沿着前臂的内侧，经过掌后高骨的下缘，注入寸口，而后再前行至手大指掌肌肉隆起处的鱼际，并沿其边缘，从拇指尖端流出。它的另一条支脉，从手腕后分出，沿着食指内侧边缘到达顶部，与手阳明大肠经相接。这就是手太阴肺经的路线。如果手太阴肺经受外邪侵犯，就会发生以下病变，肺部胀满，剧烈咳嗽，缺盆里面疼痛，更严重的会两手抱胸、视物模糊不清，这就是臂厥。

这是肺脏所发生的疾病，具有咳嗽，气机上逆而喘，心慌意乱，胸部又闷又胀，上臂内侧前缘疼痛，手掌心发热的症状。如果手太阴肺经脉气有余时，就会出现肩背痛、出汗中风、小便频繁而量少的症状；本经气虚时，则会表现出肩背遇寒而痛，呼吸不均衡气短，小便变色等症状。

以上病症，属于经气亢盛的，当用泻法；反之，属于经气不足的，应用补法。属热证的，用疾刺法；反之，属寒证的，用留针法。对于脉虚下陷的病症，用灸法

手太阴肺经

此经脉主要分布于上肢内侧前缘。

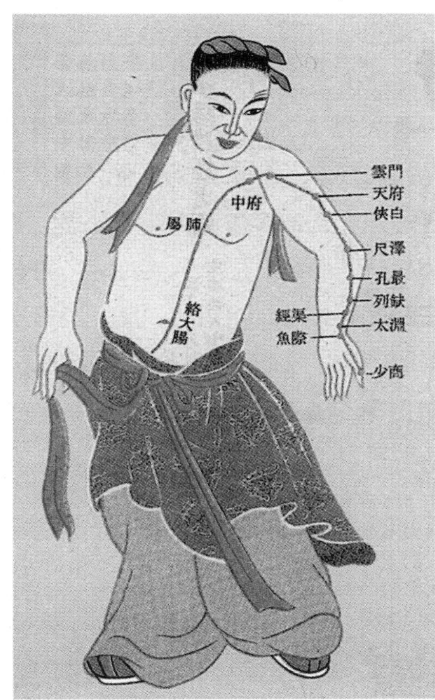

手太阴肺经循行路线

它起于中焦中脘部，下连大肠，向上贯通横膈膜，入属于本经所属的脏腑肺脏，再从气管、喉咙横出自腋窝部，沿着上臂内侧，到达手少阴经与手厥阴心包经的前面后，向下行，至肘部内侧，再沿着前臂的内侧，经过掌后高骨的下缘，注入寸口，而后再前行至手大指掌肌肉隆起处的鱼际，并沿其边缘，从拇指尖端流出。

手太阴肺经歌谣

一手太阴是肺经，臂内拇侧上下循，
中府乳上数三肋，云门锁骨窝里寻，
二穴相差隔一肋，距腹中行六寸平，
天府腋下三寸取，侠白肘上五寸擒，
尺泽肘中横纹处，孔最腕上七寸凭，
列缺交叉食指尽，经渠寸口动脉行，
太渊掌后纹头是，鱼际节后散脉索，
少商穴在大指内，去指甲角韭叶明。

肺经与病变

外邪病症

肺部胀满，剧烈咳嗽，缺盆里面疼痛，更严重的会两手抱胸、视物模糊不清，这就是臂厥。

该经主治的病变

咳嗽，呼吸紧张，气机上逆而喘，心慌意乱，胸部又闷又胀，上臂内侧前缘疼痛，手掌心发热等。

以上病症，属于经气亢盛的，当用泻法；反之，属于经气不足的，应用补法。属热证的，用疾刺法；反之，属寒证的，用留针法。对于脉虚下陷的病症，用灸法更合适。

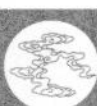

更合适。对于那些既不属于经气亢盛，又不属于经气不足，而仅仅是经气失调的，当从本经取治。若是手太阴经气虚所引起的病症，诊脉时可发现寸口脉要比人迎脉小；本经气盛所致的病症，寸口脉比人迎脉大三倍。

手阳明大肠经

大肠的经脉，为手阳明经。这一经脉起于食指偏于大指的尖端，沿食指上缘，经过拇指、食指间的合谷穴，进入腕上拇指后两筋凹陷处的阳溪穴，而后向上行走，沿着前臂上缘行至肘外侧，再沿上臂外侧前缘，向上至肩，出于肩胛骨与锁骨交接处的前缘，向上流出，在大椎穴会合，而后向下注入缺盆，与肺脏下的横膈膜相连，最终归属于本经所属的大肠。它的另一条支脉，从缺盆流过，经过颊部后，分成两脉进入下齿龈，再绕至上唇，在人中穴交会，而后，其左脉向右行，右脉向左行，分别上挟于鼻孔的两侧，最后与足阳明胃经相连。

手阳明大肠经的脉气异常，就会导致颈部肿大、牙痛等。津液不足的疾病，正是手阳明大肠经上的腧穴所主治的，其症状是眼睛发黄、鼻塞或流鼻血、口干、咽喉肿痛，更有甚者，会出现闭气，肩前及上臂疼痛，食指疼痛而不能活动等。手阳明大肠经脉气有余时，在本经循行部位会出现发热、肿痛的症状；不足时，就会引起身体怕冷、战栗。治疗以上病症时，对属于经气亢盛的，用泻法；属于经气不足的，用补法。属寒证的用留针法，属热证的用疾刺法。对于脉虚下陷不起的病症，应当用灸法治疗。对于那些既不属于经气亢盛，也不属于经气不足，而只是经气失调的，就从本经取治。由手阳明大肠经引起的各种病症，如果本经经气亢盛，人迎脉会比寸口脉大三倍；本经经气虚弱，人迎脉就比寸口脉小。

足阳明胃经

胃的经脉，为足阳明经。这条经脉起于鼻孔两旁，向上行，在鼻梁的凹陷处相交。再分别缠束旁侧的足太阳经，下沿鼻外侧，进入上齿龈，复环绕口唇，下交于承浆穴，然后退出，沿腮的下方运行，在大迎穴流出，再沿颊车穴，行至耳前，经过客主人穴，沿着发际上行至额颅部。另有一条支脉，由大迎穴的前方，向下至人迎穴，再沿喉咙进入缺盆，向下贯穿横膈膜，与本经所属的胃腑相连，最后与本经脾脏相接。其直行的经脉，从缺盆开始，沿乳房内侧下行，再继续向下行至脐的两侧，最后汇入阴毛两侧的气冲部。另一条支脉，从胃的下口处开始，沿腹内侧下行，下行至气冲部，与前面所讲的直行经脉相合，再向下沿大腿外侧的前缘到达髀关穴处，行至伏兔穴，下入膝盖，循胫骨前外侧直至足背部，到足中趾内侧。另一支脉，起于背部冲阳穴，从足厥阴经的外侧斜出，入足大趾，从足大趾的尖端直出，最终与足太阴脾经相衔接；还有一条支脉，从膝下三寸处分出后，下行至足中趾外侧。

足阳明胃经的脉气异常，会引起以下病症，出现全身战栗发冷，好像被凉水冲洗一样，频频呻吟，不停地打呵欠、伸腰，额头皮肤黑暗阴沉，且发病时怕见人和

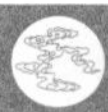

手阳明大肠经

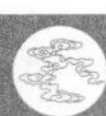

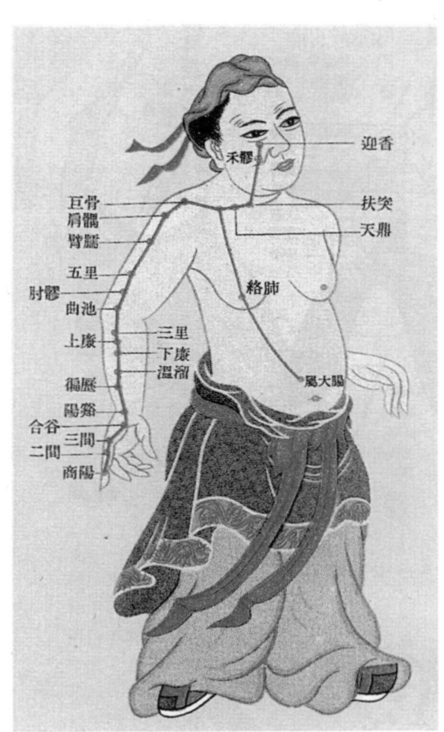

手阳明大肠经循行路线

此经脉主要分布于上肢外侧前缘。起于食指偏于大指的尖端，沿食指上缘，经过拇指、食指间的合谷穴，进入腕上拇指后两筋凹陷处的阳溪穴，而后向上行走，沿着前臂上缘行至肘外侧，再沿上臂外侧前缘，向上至肩，出于肩胛骨与锁骨交接处的前缘，向上流出，在大椎穴会合，而后向下注入缺盆，与肺脏下的横膈膜相连，最终归属于本经所属的大肠。

手阳明大肠经歌谣

二手阳明属大肠，臂前外侧须审量，
商阳食指内侧取，二间握拳节前方，
三间握拳节后取，合谷虎口歧骨当，
阳溪腕上两筋肉，偏历腕上三寸量，
温溜腕后上五寸，池前四寸下廉乡，
池下三寸上廉穴，三里池下二寸长，
曲池屈肘纹头是，肘髎大骨外廉旁，
肘上三寸寻五里，臂臑髃下䐃端详，
肩髃肩峰举臂取，巨骨肩尖骨陷藏，
天鼎扶下一寸取，扶突鼎上结喉旁，
禾髎水沟旁半寸，鼻旁五分是迎香。

大肠经与病变

外邪病症

1. 手阳明大肠经的脉气异常，就会导致颈部肿大、牙痛等。

2. 手阳明大肠经脉气有余时，在本经循行部位会出现发热、肿痛的症状；不足时，就会引起身体怕冷、战栗。

该经主治的病变

津液不足的疾病，正是手阳明大肠经上的腧穴所主治的，其症状是眼睛发黄、鼻塞或流鼻血、口干、咽喉肿痛，更有甚者，会出现闭气，肩前及上臂疼痛，食指疼痛而不能活动等。

治疗以上病症时，对属于经气亢盛的，用泻法；属于经气不足的，用补法。属寒证的用留针法，属热证的用疾刺法。

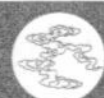

足阳明胃经

此经脉主要分布于胸腹和下肢外侧前缘。

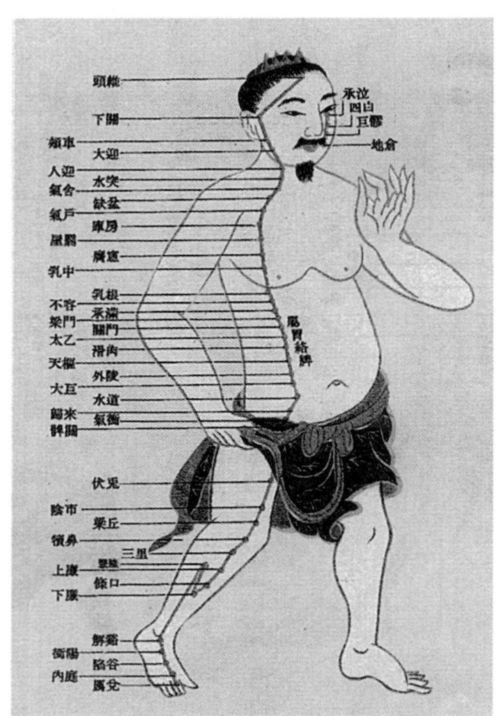

足阳明胃经循行路线

这条经脉起于鼻孔两旁，向上行，在鼻的凹陷处相交。再分别缠束旁侧的足太阳经，下沿鼻外侧，进入上齿龈，复环绕口唇，下交于承浆穴，然后退出，沿腮的下方运行，在大迎穴流出，再沿颊车穴，行至耳前，经过客主人穴，沿着发际上行至额颅部。

足阳明胃经歌谣

三足阳明是胃经，起于头面向下行，
承泣眼眶边缘下，四白目下一寸匀，
巨髎鼻旁直瞳子，地仓吻旁四分零，
大迎领前寸三陷，颊车耳下曲颊临，
下关耳前扪动脉，头维四五傍神庭，
人迎结喉旁寸五，水突迎下大筋凭，
直下气舍平天突，缺盆锁骨陷凹寻，
气户锁下一肋上，相去中行四寸评，
库房屋翳膺窗接，都隔一肋乳中停，
乳根乳下一肋处，胸部诧穴君顺明，
不容巨阙旁二寸，其下承满与梁门，
关门太乙滑肉门，天枢脐旁二寸平，
外陵大巨水道穴，归来气冲曲骨临，
诸穴相隔皆一寸，俱距中行二寸程，
髀关膝上交分取，伏兔膝上起肉形，
阴市膝上方三寸，梁丘膝上二寸呈，
膑外下陷是犊鼻，膝下三寸三里迎，
膝下六寸上巨虚，膝下八寸条口行，
再下一寸下巨虚，踝上八寸丰隆盈，
解溪跗上系鞋处，冲阳跗上五寸明，
陷骨庭后二寸取，次趾外侧是内庭，
厉兑次趾外甲角，四十五穴顺记清。

胃经与病变

外邪病症

出现全身战栗发冷，好像被凉水冲洗一样，频频呻吟，不停地打呵欠、伸腰，额头皮肤黑暗阴沉，且发病时怕见人和火光，听到木器发出的声音就心惊肉跳，喜欢自我封闭，常独居室内。

该经主治的病变

汗自出，发狂，流鼻涕或鼻血，口唇生疮，咽喉疼痛，颈肿，水肿腹脾大，膝盖肿痛等。

治疗以上病症，属热证的，用疾刺法；属寒证的，宜用留针法。对于经气过盛的，用泻法；经气不足的，用补法。脉虚而陷下的，用灸法。

火光，听到木器发出的声音就心惊肉跳，喜欢自我封闭，常独居室内。更有甚者，会出现登高而唱，裸身而跑，腹胀肠鸣的症状，这就是“骭厥”。足阳明胃经上的腧穴，主治由血所引发的疾病，如温病、汗自出、发狂、流鼻涕或鼻血、口唇生疮、咽喉疼痛、颈肿、水肿腹脾大、膝盖肿痛等，足阳明胃经沿着胸部、气冲、大腿前缘、伏兔、足胫外侧、足背等处都依次发生疼痛，直至足中趾不能屈伸。

足阳明胃经的经气过盛所致的实证，表现为，胸腹部发热，胃热有余则消谷善饥，小便色黄，经气不足所致的虚证，表现为，胸腹部怕冷，导致胃受寒胀满。治疗以上病症，属热证的，用疾刺法；属寒证的，宜用留针法。对于经气过盛的，用泻法；经气不足的，用补法。脉虚而陷下的，用灸法。至于既不属于经气过盛，也不属于经气不足，而只是经气失调的，应据本经而治。由足阳明经引起的病症中，若人迎脉比寸口脉小，表明其经气不足；如人迎脉比寸口脉大三倍，则是经气亢盛。

足太阴脾经

脾的经脉，为足太阴经。此经脉起于足大趾末端，沿足大拇趾内侧白肉处，过大拇趾根节后的核骨，向上至内踝的前缘，再至小腿内侧，沿胫骨后缘，交会于足厥阴肝经，此后再上行过膝部、大腿，直达腹内，归属到脾脏，再与胃腑相连，而后上穿横膈膜，在咽喉两侧挟行，最后与舌根相连，散布在舌下；其支脉，在胃腑分出，上行至膈膜，入于心，与手少阴心经相接。这就是足太阴脾经的脉络。

足太阴脾经的经气异常，会出现以下症状，舌根僵直，一进食便呕吐，腹内发胀，胃脘疼痛，常有嗳气等。在排出大便或放屁后，就会感到脘腹轻快舒服，就像没病一样。此外，全身上下均感沉重是脾经所主的脾脏病变，如饮食不下，心烦气躁，胸部作痛，舌根痛，身体沉重不能转动，大小便不通，或大便稀溏下痢，全身泛黄，失眠，坐立不安，勉强站立时股膝内侧的经脉肿胀而怕冷，足大趾不能动作。治疗以上病症，属热证的用疾刺法，属寒证的用留针法；属经气盛的用泻法，经气不足的用补法；对于阳气内衰，脉道虚陷不起的病症，当用灸法。而对于既不属于经气过盛，也不属于经气不足，只是经气失调的，应从本经取治。在足太阴经所致的病症中，如果本经经气虚弱，寸口脉就比人迎脉小；如本经经气过盛，则寸口脉比人迎脉大三倍。

手少阴心经

手少阴心经的脉络，起源于心脏，由心中涌出，向下过横膈膜，联络于小肠脏腑。另一条支脉，从心系的脉络向上，沿咽喉两旁挟行，上行至目系，与眼睛内联络于脑的脉络相连；还有一直行经脉，由心中涌出，上行至肺，从腋下行出，循臂

内侧的后缘，到手太阴经和手厥阴经的后面，行至肘内，再沿着前臂内侧的后缘，到掌后小指内侧的高骨端，进入手掌内侧后缘，再沿小拇指内侧到达小指的前端，与手太阳小肠经相接。这就是手太阴心经的脉络。

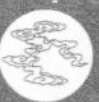

足太阴脾经

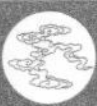

此经脉主要分布于胸腹和下肢内侧前缘。

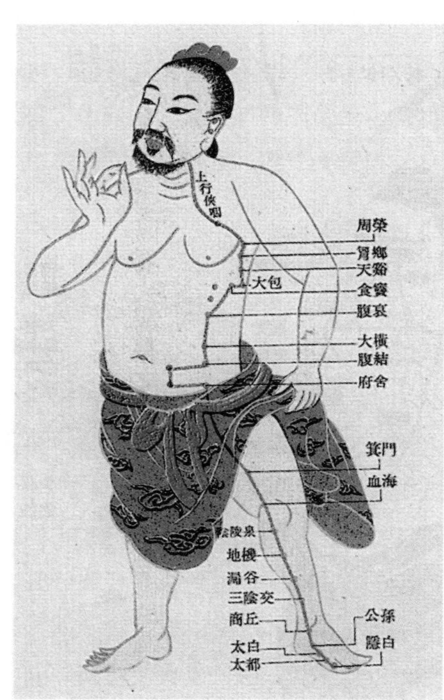

足太阴脾经循行路线

此经脉起于足大趾末端，沿足大拇趾内侧白肉处，过大趾根节后的核骨，向上至内踝的前缘，再至小腿内侧，沿胫骨后缘，交会于足厥阴肝经，此后再上行过膝部、大腿，直达腹内，归属到脾脏，再与胃腑相连，而后上穿横膈膜，在咽喉两侧挟行，最后与舌根相连，散布在舌下。

足太阴脾经歌谣

四是脾经足太阴，下肢内侧向上循，
隐白大趾内甲角，大都节前陷中寻，
太白核骨白肉际，节后一寸公孙明，
商丘踝前陷中线，踝上三寸散阴交，
踝商六寸漏谷是，膝下五寸地机朝，
膝内辅下阴陵泉，血海膝髌上内廉，
箕门鱼腹大筋内，冲门耻骨上边缘，
冲上七分求府舍，再上三寸腹结连，
结上寸三大横穴，适当脐旁四寸骈，
腹哀建里旁四寸，中庭旁六食窦全，
天溪胸乡周荣上，每隔一肋陷中洇，
大包腋下方六寸，上直渊腋三寸悬。

脾经与病变

外邪病症

会出现以下症状：舌根僵直，一进食便呕吐，腹内发胀，胃脘疼痛，常有嗳气等。在排出大便或放屁后，就会感到脘腹轻快舒服，就像没病一样。

该经主治的病变

饮食不下，心烦气躁，胸部作痛，舌根痛，身体沉重不能转动，大小便不通，或大便稀溏下痢，全身泛黄，失眠，坐立不安，勉强站立时，股膝内侧的经脉肿胀而怕冷，足大趾不能动作。

治疗以上病症，属热证的用疾刺法，属寒证的用留针法；属经气盛的用泻法，经气不足的用补法；对于阳气内衰，脉道虚陷不起的病症，当用灸法。

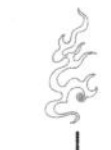

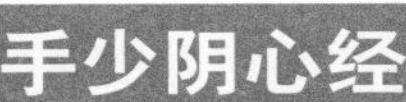

手少阴心经

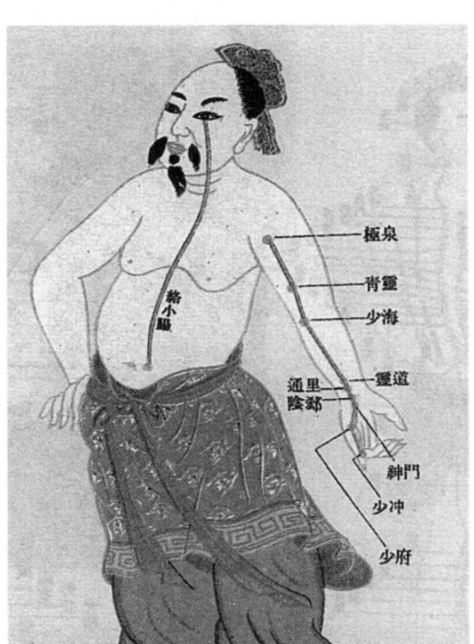

手少阴心经循行路线

此经脉主要分布于上肢内侧后缘。起源于心脏，由心中涌出，向下过横膈膜，联络于小肠脏腑。另一条支脉，从心系的脉络向上，沿咽喉两旁挟行，上行至目系，与眼睛内联络于脑的脉络相连；还有一直行经脉，由心中涌出，上行至肺，从腋下行出，循臂内侧的后缘，到手太阴经和手厥阴经的后面，行至肘内，再沿着前臂内侧的后缘，到掌后小指内侧的高骨端，进入手掌内侧后缘，再沿小拇指内侧到达小指的前端，与手太阳小肠经相接。

心经与病变

外邪病症

会出现心痛、喉咙干燥、口渴难忍的症状。

该经主治的病变

主治由脉所引发的疾病，如目黄，上下臂的内侧后缘处疼痛、寒冷，掌心发热、灼痛等。

对于以上病症，凡是属寒证的用留针法，属热证的用疾刺法；属经气不足的用补法，属经气亢盛的用泻法；用灸法治疗脉虚而下陷的病症。

手少阴心经歌谣

五是心经手少阴，极泉腋窝动脉牵，
青灵肘上三寸觅，少海肘后五分连，
灵道长后一寸半，通里腕后一寸间，
阴郄去腕五分是，神门锐骨端内缘，
少府小指本节后，少冲小指内侧边。

手少阴心经被外邪侵入，会出现心痛、喉咙干燥、口渴难忍的症状，这就是臂厥。手少阴心经上的腧穴，主治由心脏所引发的病变。

如目黄，上下臂的内侧后缘疼痛、寒冷，胁肋作痛，掌心发热、灼痛等。治疗以上病症，属寒证的用留针法，属热证的用疾刺法；属经气不足的用补法，属经气亢盛的用泻法；对于脉虚而下陷的病症，当用灸法。而治疗既不属于经气过盛，也不属于经气不足，只是经气失调的，应从本经取治。以上各种病症中，如经气虚弱，寸口脉就比人迎脉小；如经气亢盛，则寸口脉比人迎脉大两倍。

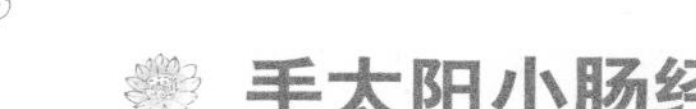

手太阳小肠经

小肠的经脉，为手太阳经。此经脉起于手小拇指的末端，沿手外侧的后缘运行，向上至腕部，而后出于腕后小拇指侧的高骨，再沿前臂骨的下缘，从肘后内侧两筋的中间流出，再沿上臂外侧后缘，从肩后骨缝中流出，又从肩胛后绕出，在肩上部位交会并进入缺盆，深入体内与心脏相联络，而后沿食管下行，穿过横膈膜，到达胃部，最后下行联络于小肠；另一条支脉，由缺盆沿头颈向上，抵达面颊，流至眼外角，再回到耳内；还有一条支脉，由面颊别入眼眶下方到达鼻部，再至内眼角，斜行并络于颧骨，与足太阳膀胱经连接。

此处外邪侵入，就会导致下颌部肿大头颈不能转动，咽喉痛，肩痛像裂开一样，臂痛好似折断一样等症状。手太阳小肠经上的腧穴，主治由水液所引发的疾病，如目黄，耳聋，面颊肿胀，颈、颔肩、臑肘、臂后端疼痛。对于以上病症的治疗，属寒证的用留针法，属热证的用疾刺法；属经气过盛的用泻法，属经气缺乏的用补法；脉虚并下陷的用灸法。至于既不属于经气过盛，也不属于经气缺乏，仅是经气失调的，应从本经取治。此经受邪的病症中，如有经气亢盛，就说明人迎脉比寸口脉大两倍；如经气虚弱，就表明人迎脉比寸口脉小。

足太阳膀胱经

膀胱的经脉，为足太阳经，起于眼的内角，向上经过额部，交会于头顶；它的一条支脉，由头顶至耳上角；其直行经脉，由头顶深入脑髓，而后复出，向下行至颈项后面，至沿肩胛内侧，在脊柱两旁挟行，直达腰部，再沿脊柱旁深入腹内，与肾脏相联络，最后合并于本经所属的膀胱腑。

另有一条支脉，从左右肩胛骨各自分出，向下穿过肩胛骨，再沿脊柱两侧，下行至髀枢部，而后沿大腿外侧后缘，继续下行，在膝弯内会合，然后通过小腿肚，从外踝骨后方流出，沿着京骨，流至小趾外侧的尖端，最后与足少阴肾经相接；还有一支，从腰部分出，沿脊柱两侧下行，穿过臀部，直入膝部的腘窝中。这是足太阳膀胱经的循行路线。

足太阳膀胱经经气异常的，会出现以下症状：气上冲，头痛，眼球疼痛得好像要脱出，颈项好像被牵拔似的僵硬疼痛，脊柱和腰部疼痛，就像折断了一样，髋关节无法屈曲，膝腘部麻木，如同被捆扎一般，小腿肚疼痛欲裂，这是患了踝厥。足太阳膀胱经上的腧穴，主治由于筋的异常所引发的疾病，如疟疾、痔疮、癫病、狂病、囟与颈项疼痛，鼻流清涕或出血，目黄、流泪，项、背、腰、尾骶、腘、腨脚都疼痛，足小趾僵直无法活动。治疗以上病症，用疾刺法治疗热证，用留针法治疗寒证；用泻法治疗经气亢盛，用补法治疗经气不足；用灸法治疗脉虚而下陷的病

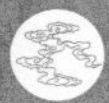

手太阳小肠经

此经脉主要分布于上肢外侧后缘。

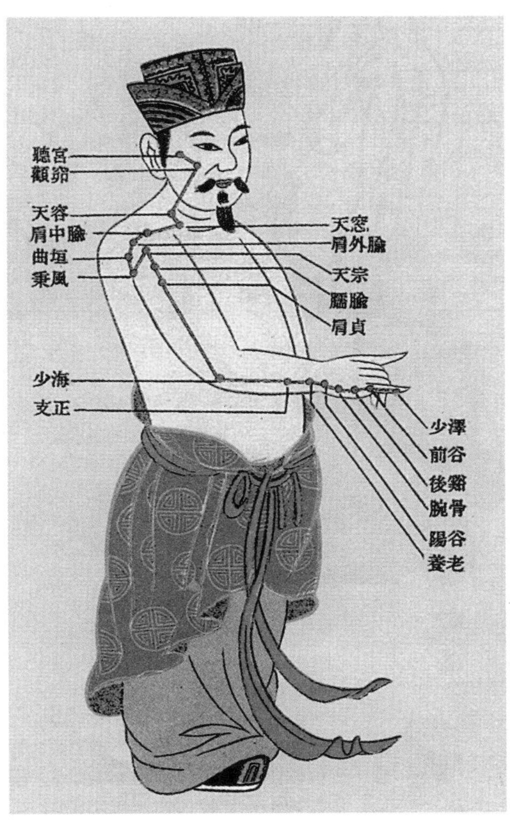

手太阳小肠经循行路线

此经脉起于手小拇指的末端，沿手外侧的后缘运行，向上至腕部，而后出于腕后小拇指侧的高骨，再沿前臂骨的下缘，从肘后内侧两筋的中间流出，再沿上臂外侧后缘，从肩后骨缝中流出，又从肩胛后绕出，在肩上部位交会并进入缺盆，深入体内与心脏相联络，而后沿食管下行，穿过横膈膜，到达胃部，最后下行联络于小肠。

手太阳小肠经歌谣

六小肠经手太阳，臂外后缘尺内详，
少泽小指外甲角，前谷泽后节前扬，
后溪握拳节后取，腕骨腕前骨陷当，
阳谷锐骨下陷取，养老转手髁空藏，
支正腕后上丘寸，小海肘内纹头裹，
肩贞胛下两筋解，臑俞臑后骨下方。
天宗大骨下陷取，秉风胛上骨边量，
曲垣胛上曲胛陷，陶道傍三外俞章，
大椎旁二中俞穴，天窗扶后大筋厢，
天容耳下曲颊后，颧髎面颊下廉乡，
听宫二穴归何处，耳小瓣前陷中央。

小肠经与病变

外邪病症

此处外邪侵入，就会导致下颌部肿大，头颈不能转动，咽喉痛，肩痛像裂开一样，臂痛好似折断一样等症状。

该经主治的病变

主治由水液所引发的疾病，如目黄，耳聋，面颊肿胀，颈、颌肩、臑肘臂后端疼痛。

治疗这些病症，属寒证的用留针法，属热证的用疾刺法；属经气过盛的用泻法，属经气缺乏的用补法；脉虚并下陷的用灸法。

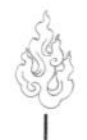

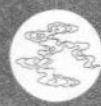

足太阳膀胱经

此经脉主要分布于腰背部及下肢外侧后缘。

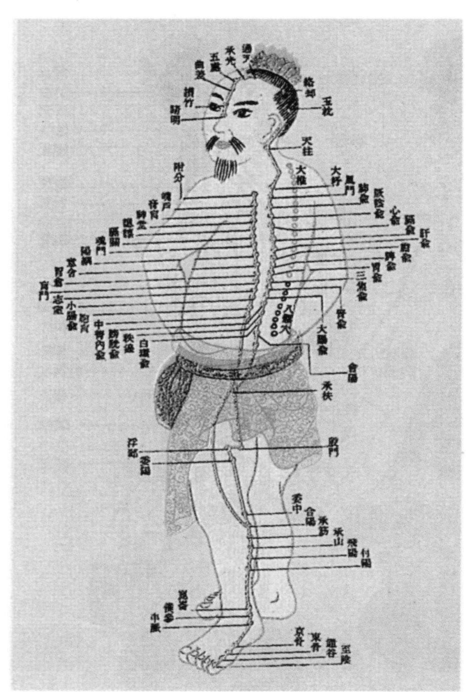

足太阳膀胱经循行路线

起于眼的内角，向上经过额部，交会于头顶；它的一条支脉，由头顶至耳上角；其直行经脉，由头顶深入脑髓，而后复出，向下行至颈项后面，沿肩胛内侧，在脊柱两旁挟行，直达腰部，再沿脊柱旁深入腹内，与肾脏相联络，最后合并于本经所属的膀胱腑。

足太阳膀胱经歌谣

七足太阳膀胱经，目内眦角是睛明，
眉头陷中攒竹取，眉冲直上傍神庭，
曲差庭旁一寸半，五处直后上星平，
承光通天络却穴，后行俱是寸半程，
玉枕脑产旁寸三，入发三寸枕骨凭，
天柱项后大筋外，再下脊旁寸半循。
第一大杼二风门，三椎肺俞四厥阴，
心五督六膈俞七，九肝十胆仔细寻，
十一脾俞十二胃，十三三焦十四肾，
气海十五大肠六，七八关元小肠分，
十九膀胱廿中膂，廿一椎旁白环生，
上次中下四髎穴，荐骨两旁骨陷盈，
尾骨之旁会阴穴，第二侧线再细详，
以下夹脊开三寸，二三附分魄户当，
四椎膏肓神堂五，六譩譆七膈关藏，
第九魂门阳纲十，十一意舍二胃仓，
十三肓门四志室，十九胞肓廿秩边。
承扶臀下横纹取，殷门扶下六寸当，
委阳腘窝沿外侧，浮郄委阳一寸上，
委中膝腘纹中处，纹下二寸寻合阳，
承筋合下腓肠中，承山腨下分肉藏，
飞扬外踝上七寸，跗阳踝上三寸量，
昆仑外踝骨后陷，仆参跟下骨陷方，
踝下五分申脉是，墟后申前金门乡，
大骨外侧寻京骨，小趾本节束骨良，
通谷节前陷中好，至阴小趾不角巧，
六十七穴分三段，头后中外穴第找。

膀胱经与病变

外邪病症

足太阳膀胱经的经气异常的，会出现以下症状：气上冲，头痛，眼球疼痛得好像要脱出，颈项好像被牵拔似的僵硬疼痛，脊柱和腰部疼痛，就像折断了一样，髋关节无法屈曲，膝腘部麻木，如同被捆扎一般，小腿肚疼痛欲裂。

该经主治的病变

由于筋的异常所引发的疾病，如痔疾、痔疮、癫病、狂病、颈项疼痛，鼻流清涕或出血，目黄、流泪，项、背、腰、尾骶、腘、腨脚都疼痛，足小趾僵直无法活动。

治疗这些病症，用疾刺法治疗热证，用留针法治疗寒证；应用泻法治疗经气亢盛，用补法治疗经气不足；用灸法治疗脉虚而下陷的病症。

症。对于既不属于经气亢盛，也不属于经气缺乏，而是经气失调的，要从本经取治。若人迎脉比寸口脉大两倍，就是本经经气亢盛；若人迎脉比寸口脉小，则经气虚弱。

足少阴肾经

肾的经脉，为足少阴经，发源于足小趾下，斜行至足心部，从内踝前大骨的然谷穴流出，沿足内踝骨的后方下行，注入足跟，再上至小腿肚内侧，从腘窝内侧流出，上行至股部内侧后缘，贯穿脊柱，归属于肾脏，与膀胱腑相联络。另一条直行的经脉，由肾脏向上行，穿过肝和横膈膜，到达肺脏内，再沿喉咙上行，最终归于舌根部；其支脉，从肺脏出发，与心脏相联络，而后注入胸内，与手厥阴经相连接。

足少阴肾经异常，就会出现虽然饥饿却不想进食，容颜憔悴，面色黝黑而无光泽，喘息有声，咳唾带血，视物模糊，腹鸣如鼓，心绪不定，就好像被饥饿所困扰一样，坐下去就想站起，气虚不足，因而会时常心生恐惧；病发时，患者极度紧张畏惧，就好像有人来逮捕他似的，这被称为“骨厥”。

足少阴肾经上的腧穴，主治肾脏所引生的疾病，如舌干、口热、咽喉肿，气息上窜，喉咙干燥疼痛，心痛、心烦、下痢、黄疸，脊骨内侧后疼痛，脚软寒冷，身体疲倦、嗜睡，足心发热疼痛等。治疗以上病症，寒证的用留针法，热证的用疾刺法；属经气缺乏的用补法，属经气过盛的用泻法；宜用灸法治疗脉虚而下陷的疾病。对于那些既不属于经气过盛，也不属于经气缺乏，只是经气失调的，要从本经取治。用灸法治疗时，要让患者多吃生肉和营养丰富的食物，还要令病患散披着头发，拄着粗大的拐杖，足穿重履散步。如寸口脉比人迎脉小，就是经气虚弱；若寸口脉比人迎脉大两倍，就是本经经气亢盛。

手厥阴心包经

心包经脉，是手厥阴的经络。它缘起于胸中，从心包络出发，向下穿过膈膜，而后依次经过并联络胸腹的上中下三部分；另有一条支脉，从胸中出发，横出于胁下，当腋中下三寸处上行到腋窝，再沿着上臂内侧下行，从手太阴经与手少阴经的中间进入肘中，然后沿前臂两筋之间进入掌中，经中指到尖端。它的另一条支脉，从掌内沿无名指直达尖端，与手少阳经相连接。

手厥阴心包经异常，就会出现手心发热，肘、臂拘急，腋肿，甚至胸胁胀满，心悸，面赤目黄，喜笑不休。手厥阴心包经上的腧穴，主治由脉所引发的疾病，如心痛、心烦、掌心发热等。对于以上病症，凡是属寒证的用留针法，属热证的用

足少阴肾经

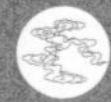

此经脉主要分布于胸腹和下肢内侧后缘。

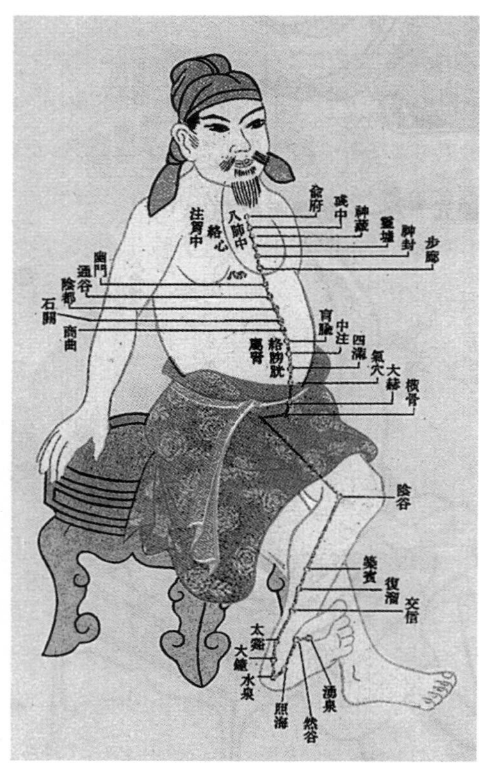

足少阴肾经循行路线

发源于足小趾下，斜行至足心部，从内踝前大骨的然谷穴流出，沿足内踝骨的后方下行，注入足跟，再上至小腿肚内侧，从腘窝内侧流出，上行至股部内侧后缘，贯穿脊柱，归属于肾脏，与膀胱腑相联络。另一条直行的经脉，由肾脏向上行，穿过肝和横膈膜，到达肺脏内，再沿喉咙上行，最终归于舌根部。

肾经与病变

外邪病症

虽然饥饿却不想进食，容颜憔悴。面色黝黑而无光泽，喘息有声，咳嗽带血，视物模糊，腹鸣如鼓，心绪不定，就好像被饥饿所困扰一样，坐下去就想站起，气虚不足，因而会时常心生恐惧。病发时，患者极度紧张畏惧，就好像有人来逮捕他似的。

该经主治的病变

舌干、口热、咽喉肿，气息上窜，喉咙干燥疼痛，心痛、心烦、下痢、黄疸，脊骨内侧后疼痛，脚软寒冷，身体疲倦、嗜睡，足心发热疼痛等。

足太阴肾经歌谣

八足少阴肾经属，内侧后缘足走腹，
足心凹陷是涌泉，大骨之下取然谷，
太溪内踝后陷中，照海踝下四分逐，
水泉跟下内侧边，大钟溪泉踵筋间，
复溜踝上二寸取，交信溜前五分骈，
踝上五寸寻筑宾，阴骨溪内两筋安，
上从中行开半寸，横骨平取曲骨沿，
大赫气穴并四满，中注肓俞亦相牵，
商曲又凭下脘取，后关阳都通谷言，
幽门适当巨阙侧，诸穴相距一寸连，
再从中行开二寸，六穴均在肋间隙，
步廊却近中庭中，神风灵墟神藏兼，
或中俞府平璇玑，相隔一肋仔细研。

治疗以上病症，寒证的用留针法，热证的用疾刺法；属经气缺乏的用补法，属经气过盛的用泻法；宜用灸法治疗脉虚而下陷的病症。

疾刺法；属经气不足的用补法，属经气亢盛的用泻法；用灸法治疗脉虚而下陷的病症。对于既不属于经气亢盛，也不属于经气不足，而是经气失调的，要从本经取治。寸口脉比人迎脉大一倍的，是本经经气亢盛；寸口脉比人迎脉小，是本经经气虚弱。

手少阳三焦经

三焦的经脉，为手少阳经，它从无名指的指端出发，沿无名指的外侧上行，经过手背，行至手腕，并从前臂外侧两骨的中间流出，向上穿过肘部，沿着上臂外侧到达肩部，交出足少阳胆经后，入缺盆，分布在两乳之间的膻中穴，与心包络相连，再向下穿过横膈膜，依次归属于上、中、下三焦；其支脉，从膻中上行，出于缺盆，绕过颈项，连接到耳后，直出于耳上角，再环曲下行，绕颊部到眼眶下。

它的另一条支脉，由耳后进入耳中，再出耳前，经客主人穴前，与上条支脉会合于面颊，再通过眼外角，与足少阳胆经相接。

手少阳三焦经异常，会出现耳聋、失聪、喉咙肿痛、喉痹。手少阳三焦经上的腧穴，主治由气所引发的疾病，如眼外角痛，颊痛，汗自出，耳后、肩、上臂、臂、肘的外缘等处疼痛，无名指不能活动等。

这些病症，属寒证的用留针法，属热证的用疾刺法；属经气不足的用补法，属经气亢盛的用泻法；对于脉虚而陷下的病症，宜用灸法。对于既不属于经气亢盛，也不属于经气不足，而只是经气失调的疾病，应从本经取治。由本经所致的各种病症中，如经气虚弱，则人迎脉比寸口脉小；如经气亢盛，则人迎脉比寸口脉大一倍。

足少阳胆经

胆的经脉，为足少阳经，起于眼外角，上至头角，再向下至耳后，沿着颈部，流到手少阳三焦经的前面，再行至肩上，而后交叉到手少阳三焦经后，进入缺盆；其支脉，由耳后进入耳内，再流出，行至耳前，最终到达眼外角的后方；它的另一条支脉，由眼外角分出，向下行至大迎穴处，与手少阳三焦经相合，行至眼眶下部，再从颊车下行至颈，与前一支脉在缺盆相会合，而后下行到胸中，穿过横膈膜，再与本经互为表里的肝脏相联络，同时，与胆腑相连接，此后再沿胁部之中，经过气冲，绕过阴毛，横入大腿环跳部；它的直行经脉，由缺盆往下，向腋部行走，再沿胸部经过季肋，与前一条支脉在大腿的环跳部会合，再沿大腿外侧，下至膝外，入外辅骨之前，然后一直向下注入外踝上骨的凹陷处，又在外踝前涌出，而后沿着足背，入足小趾与第四趾中间；另一支脉，由足背别行而出，进入足之大趾与次趾的骨缝，到足大趾外侧的前端，再回环，穿过足大趾的趾甲后的毫毛部分，

手厥阴心包经

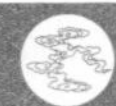

此经脉主要分布于上肢内侧中线。

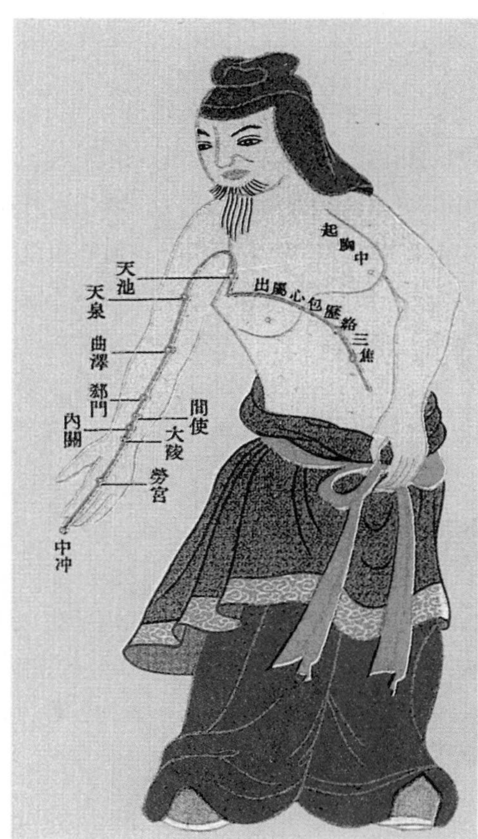

手厥阴心包经循行路线

它缘起于胸中，从心包络出发，向下穿过膈膜，而后依次经过并联络胸腹的上中下三部分；另有一条支脉，从胸中出发，横出于胁下，当腋中下三寸处上行到腋窝，再沿着上臂内侧下行，从手太阴经与手少阴经的中间进入肘中，然后沿前臂两筋之间进入掌中，经中指到尖端。

手厥阴心包经歌谣

九心包经手厥阴，臂内中线诸穴匀。
天池乳后旁一寸，天泉腋下二寸循，
曲泽肘内横纹上，郄门去腕五寸寻，
间使腕后方三寸，内关掌后二寸停。
掌后横纹大陵在，两骨之间陷中扪，
劳宫屈指掌心取，中指末端中冲生。

心包经与病变

外邪病症

腋部肿，胸肋胀满，心动过速，面赤，眼黄等。

该经主治的病变

1. 手厥阴心包经上的腧穴，主治由脉所引发的疾病，如心痛、心烦、掌心发热等。

2. 对于既不属于经气亢盛，也不属于经气不足，而是经气失调的，要从本经取治。

对于以上病症，凡是属寒证的用留针法，属热证的用疾刺法；属经气不足的用补法，属经气亢盛的用泻法；用灸法治疗脉虚而下陷的病症。

与足厥阴经相接。

此处若有外邪侵入，就会出现时常叹息，口中苦，胸肋疼痛，身体僵直，甚至面色发灰黯淡，肌肤没有光泽，足外侧发热等症状，这被称为“阳厥”。

足少阳胆经上的腧穴，主治由骨所引发的病症，如额角、眼外角、下颌疼痛，缺盆中又肿又痛，腋下肿胀，颈腋部淋巴结结核，出汗，寒战，疟疾，胸、胁、大腿、膝等部位的外侧，直到胫骨、绝骨、外踝前以及诸关节都痛，足第四趾无法伸展。对于以上病症的治疗，属于寒证的用留针法，属热证的用疾刺法；属于经气不足的用补法，属于经气亢盛用泻法；用灸法治疗脉虚而陷下的疾病。对于那些既不属于经气亢盛，也不属于经气不足，而只是经气失调的，可从本经取治。如果人迎脉反比寸口脉小，是本经经气虚弱；若人迎脉比寸口脉大一倍，就是本经经气亢盛。

足厥阴肝经

肝的经脉，为足厥阴经，它起源于足大趾趾甲后方的毫毛的边缘，上沿足背，到达内踝前一寸，至踝骨上八寸，交会于足太阴脾经之后，上行至膝盖弯曲处的内侧，又沿大腿的内侧，进入阴毛中，而后再环绕阴器上至小腹，在胃的两旁挟行，联络本经所属的肝脏，而后再与本经相表里的胆腑相联络，向上穿过横膈膜，散布于胁肋部，再沿喉咙后侧，进入鼻后孔；再上行，与眼球联络于脑的脉络相联系，再与督脉在头顶的百会穴相合；另一条支脉，由肝脏别出，过横膈膜，再向上行，注入肺脏，与手太阴肺经相接；还有一支脉，从眼球联络于脑的脉络处别出，向下，至面颊部内侧，在口唇内侧回环。

如果足厥阴肝经的经气异常，就会出现腰痛不能俯仰，男子会阴囊肿大，妇女则小腹肿胀，面色灰暗，容颜憔悴，咽喉发干。足厥阴肝经上的腧穴，主治由肝脏所引发的疾病，如胸闷气满，呕吐气逆，腹泻，小肠坠入阴囊并时上时下，遗尿或小便不通等。给上述病症进行治疗时，对属于寒证的用留针法，属热证的用疾刺法；属于经气不足的用补法，属于经气亢盛的用泻法；那些既不属于经气亢盛，也不属于经气不足，而是经气失调的，可从本经取治。寸口脉比人迎脉小，是本经经气虚弱；寸口脉比人迎脉大一倍，是本经经气亢盛。

脉气衰竭

如果手太阴肺经的经气断绝，就会使人皮毛焦枯。那是因为手太阴肺经是主行气，以滋养皮毛的，所以，如果其经气不顺畅，就会使人皮毛憔悴，这就是津液耗损的表现。津液耗损会伤害肌肤的表层，从而使指甲干枯。如果毛发脱落，就表明

手少阳三焦经

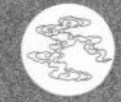

此经脉主要分布于上肢外侧中线。

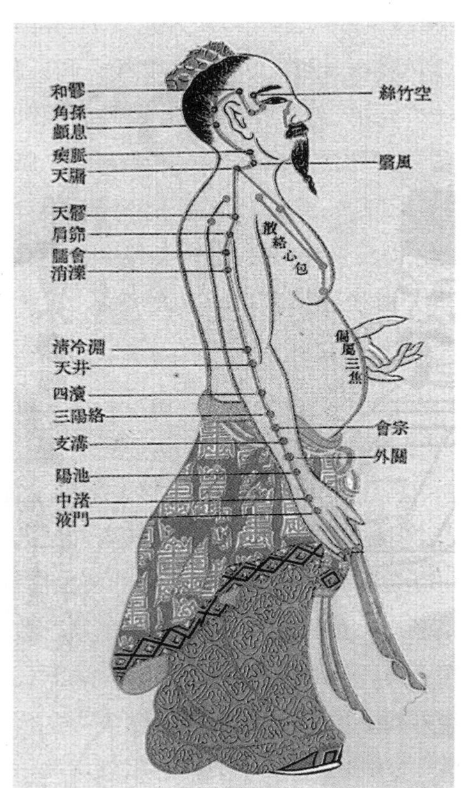

手少阳三焦经循行路线

它从无名指的指端出发，沿无名指的外侧上行，经过手背，行至手腕，并从前臂外侧两骨的中间流出，向上穿过肘部，沿着上臂外侧到达肩部，交出足少阳胆经后，入缺盆，分布在两乳之间的膻中穴，与心包络相连，再向下穿过横膈膜，依次归属于上、中、下三焦；其支脉，从膻中上行，出于缺盆，绕过颈项，连接到耳后，直出于耳上角，再环曲下行，绕颊部到眼眶下。

手少阳三焦经歌谣

十手少阳属三焦，臂外中线头侧绕，
关冲无名指甲外，液门节前指缝邀，
中渚液门上一寸，阳池腕表横纹遭，
腕后二寸取外关，支沟腕后三寸安，
会宗沟外横纹遭，三阳络在四寸间，
肘前三寸称四渎，肘后一寸天井酌，
肘后二寸清冷渊，渊臑之间取消泺，
臑会肩端下三寸，肩髃后一肩髎寻，
天髎肩井后一寸，天牖容后完下扪，
耳重后陷翳风讨，契脉耳后青络找，
颅息亦在青络上，角孙耳上发际标，
耳门耳前缺陷处，和髎耳前锐发交，
欲和丝竹空何在，眼眶外缘上眉稍。

三焦经与病变

外邪病症

手少阳三焦经异常，会出现耳聋、失聪、喉咙肿痛、喉痹。

该经主治的病变

主治由气所引发的疾病，如眼外角痛，颊痛，汗自出，耳后、肩、上臂、肘的外缘等处疼痛，无名指不能活动等。

这些病症，属寒证的用留针法，属热证的用疾刺法；属经气不足的用补法，属经气亢盛的用泻法；对于脉虚而陷下的病症，宜用灸法。

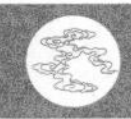

足少阳胆经

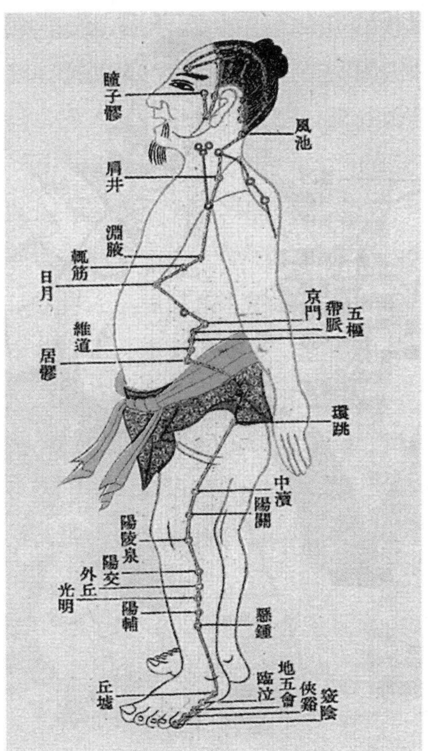

此经脉主要分布于下肢外侧中线、侧胸腹及侧头面。

足少阳胆经循行路线

起于眼外角，上至头角，再向下至耳后，沿着颈部，流到手少阳三焦经的前面，再行至肩上，而后交叉到手少阳三焦经后，进入缺盆；其支脉，由耳后进入耳内，再流出，行至耳前，最终到达眼外角的后方。

足少阳胆经歌谣

十一胆经足少阳，从头走足行身旁。
外眦五分瞳子髎，听会耳前珠陷详，
上关上行一寸是，内斜曲角颔厌当，
悬颅悬厘近头维，相距半寸君勿忘。
曲鬓耳前发际标，入发寸半率谷交，
天冲率后斜五分，浮白冲下一寸绕，
窍阴穴在枕骨上，完骨耳后发际好。
本神神庭三寸旁，阳白眉上一寸量，
入发五分头临泣，庭维之间取之良。
目窗正营及承灵，相距寸半脑空绍，
风池耳后发际陷，颅底筋外有陷凹。
肩井缺盆上寸半，渊腋腋下三寸从，
辄筋腋前横一寸，日月乳下三肋逢。
京门十二肋骨端，带脉髂上腰间现，
五枢髂上上棘前，略下五分维道见，
居髎维后斜三寸，环跳髀枢陷中间，
风市垂手中指等，中渎膝上丘寸陈，
阳关陵上膝髌外，腓骨头前阳陵泉，
阳交外踝上七寸，外丘踝上七寸云，
二穴相平堪比较，交前丘后距五分，
光明踝五阳辅四，踝上三寸悬钟寻，
踝前陷中丘墟闻，临泣四趾本节扪，
临下五分地五会，本节之前侠溪匀，
四趾外端足窍阴，四十四穴仔细吟。

胆经与病变

外邪病症

若有外邪侵入，就会出现时常叹息，口中苦，胸肋疼痛，身体僵直，甚至面色发灰黯淡，肌肤没有光泽，足外侧发热等症状，这被称为“阳厥”。

该经主治的病变

主治由骨所引发的疾病，如额角、眼外角、下颌疼痛，缺盆中又肿又痛，腋下肿胀，出汗，寒战，疟疾，胸、胁、大腿、膝等部位的外侧，直到胫骨、绝骨、外踝前以及诸关节都痛，足第四趾无法伸展。

对于以上病症的治疗，属于寒证的用留针法，属热证的用疾刺法；属于经气不足的用补法，属于经气亢盛的用泻法；用灸法治疗脉虚而陷下的病症。

气已经断绝了。这种病症，每到丙日病情变得笃重，而每逢丁日就会致人死亡。这是肺在五行中属金，丙丁属火，火能胜金的缘故。

如果手少阴心经的脉气衰竭，它的脉道运行就不通畅。脉道运行不通畅，血液就不会在全身上下循环；血不循环，就会导致头发干枯，面部黑瘦没有光泽，这就证明血脉已经先死了。这种病症，逢壬日会病情笃重，每逢癸日就会致人死亡。这是心在五行中属火，壬癸属水，水能胜火所造成的。

如果足太阴脾经的脉气衰竭，经脉就不能滋养润泽肌肉。唇舌又是肌肉的根本，经脉不能滋养肌肉，就会使肌肉松弛，从而导致舌体萎缩、人中部肿胀；而人中部肿胀，会导致口唇外翻，口唇外翻就是肌肉先死的表现。这种病症，逢甲日病情会变危重，逢乙日会致人死亡。这是脾在五行中属土，而甲乙属木，木能胜土所造成的。

如果足少阴肾经的脉气衰竭，就会出现骨骼枯槁的病象。因为足少阴肾经是属于冬的气脉，循行于人体内部而濡润骨髓。如果骨髓得不到濡养，就会使肌肉与骨相分离，从而使肌肉松软短缩而不能依附于骨骼；骨骼和肌肉不相依附，肌肉就会变得松软；肌肉松软萎缩，就会使牙齿变长并积满污垢，头发失去光泽；头发黯淡无光，则说明骨骼已经先行衰败。这种病症，逢戊日就会病情笃重，到了第二天己日便会使人死亡。这是肾在五行中属水，戊己属土，而土能胜水的缘故。

如果足厥阴肝经的脉气衰竭，就会使筋脉挛急。这是因为足厥阴经是属于肝脏的经脉，肝主筋，肝与筋相配合。经筋聚合在阴器，并向上与舌根相联系。如果足厥阴肝经的经气衰竭，就会使筋拘急；筋拘急就会牵引卵、阴囊上缩。所以，口唇发青，舌头上卷，卵及阴囊收缩，就是筋先衰竭致死的征兆。

这种病症，逢庚日生病就危重，逢辛日便会致人死亡。这是肝在五行中属木，庚辛属金，而金能胜木的缘故。

危险症状

如果五脏的阴经脉气都衰竭了，就会转变眼球内连于脑的络脉的功能，从而使眼睛上翻，目晕眩，这是神志先死亡的表现；神志既然败绝，那么人最多会在一天半内死亡。若六腑阳经的脉气都衰竭了，就会使阴阳分离；而阴阳分离，则皮肤腠理松弛，精气外泄，就必然出现大如串珠、凝而不流的绝汗。倘若早上出现这种症状，则当夜必死；在夜间出现，则次日早上必死。

十二经脉，都是隐伏在体内而通行于骨肉之间的，由于其在身体内潜行，所以往往深不可视。只有足太阴脾经在经过外踝之上的部位，无所隐蔽。凡是浮于浅表而经常可以看到的，都是络脉。在手足六经的络脉中，以阳明、少阳二经较大，分

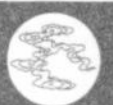

足厥阴肝经

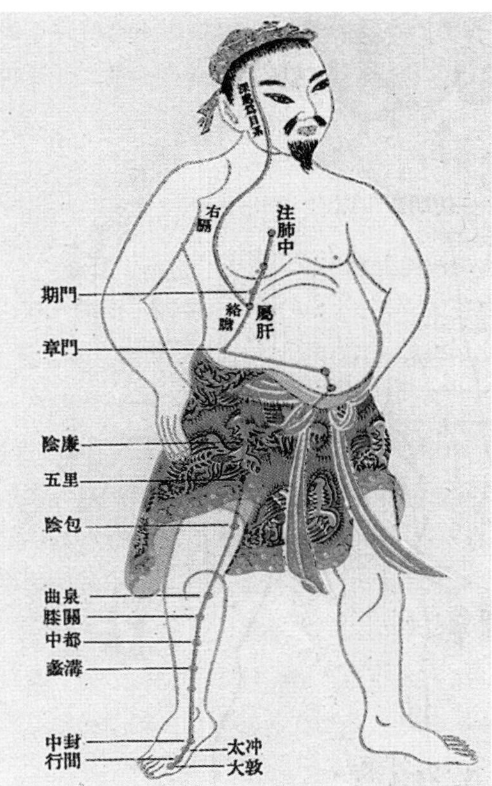

此经脉主要分布于下肢内侧中线和侧胸腹。

足厥阴肝经循行路线

起源于足大趾趾甲后方的毫毛的边缘，上沿足背，到达内踝前一寸，至踝骨上八寸，交会于足太阴脾经之后，上行至膝盖弯曲处的内侧，又沿大腿的内侧，进入阴毛中，而后再环绕阴器上至小腹，在胃的两旁挟行，联络本经所属的肝脏，而后再与本经相表里的胆腑相联络，向上穿过横膈膜，散布于胁肋部，再沿喉咙后侧，进入鼻后孔，再上行，与眼球联络于脑的脉络相联系，再与督脉在头顶的百会穴相合。

足厥阴肝经歌谣

十二肝经足厥阴，前内侧线穴细分，
大敦拇趾三分处，行间大次趾缝寻，
太冲本节后寸半，踝前一寸中封停，
踝上五寸蠡沟是，中都踝上七寸循，
膝关犊鼻下二寸，曲泉曲膝尽横纹，
阴包膝上方四寸，五里股里内动脉，
阴廉恰在鼠蹊下，急脉阴旁二五真，
十一肋端章门是，乳下二肋寻期门。

肝经与病变

外邪病症

如果足厥阴肝经的经气异常，就会出现腰痛不能俯仰，男子会阴囊肿大，妇女则小腹肿胀，面色灰暗，容颜憔悴，咽喉发干。

该经主治的病变

足厥阴肝经上的腧穴，主治由肝脏所引发的疾病，如胸闷气满，呕吐气逆，腹泻，遗尿或小便不通等。

对这些病症进行治疗时，属于寒证的用留针法，属热证的用疾刺法；属于经气不足的用补法，属于经气亢盛的用泻法。

别起于手的五指之间，向上合于肘中。饮酒的人，卫气行于皮肤，先充溢于络脉，使络脉满盛。在卫气平均之后，营气才会满盛，从而使经脉充盛。如果经脉突然充盛，就表明有邪气留在经脉之中，邪气聚而不动，就可以化热；如果络脉不显坚实，就说明邪气已深陷在经脉中，并且经气已虚空，这种情况非同一般。于是也就可知道是哪条经脉受邪而发生异常了。

经脉和络脉

雷公问：怎样才能知道经脉和络脉的差异呢？

黄帝说：因为经脉在通常情况下是看不到的；它有了虚实变化的情况，可以从气口脉诊察得知，所以，凡是能看到的，都是络脉。

雷公说：我还是不明白。

黄帝说：所有的络脉，都不经过大的骨节之间，因此在行走到大骨节部位时，络脉只能在经脉所不到的间隙出入。从皮表出来之后，越过大关节，然后与皮肤的浮络相会合。所以为各络脉进行针灸时，必须刺中它的血脉聚结处。如果血聚很多，即使血没有聚结，也应该急刺，从而泻去邪气，放出瘀血。如果把瘀血留在体内，就会导致麻木之症。

凡是察看络脉病变，如络脉色青，就是寒邪产生的疼痛；如络脉色赤，就是热证。胃里有寒，则手鱼际部的络脉多呈现青色；胃里有热，那么鱼际部的络脉就会出现赤色。

如鱼际部络脉出现黑色，则表明病人患有久治不愈的痹证。如果同时呈现赤、黑、青三色，则是寒热错杂的病证。针刺治疗寒热病时，应多刺血络，且隔日一刺，直至泻尽瘀血，同时，还要审察病证的虚实。如络脉色青而脉象短小，是气虚证。其气甚少的，若用泻法治疗，就会使病人心中烦乱，不能自持而跌倒，以致不能言语。对这种病人，应赶快将他扶起坐下，再施以急救。

别出络脉（一）

手太阴肺经的别出络脉，其起点为列缺穴。它起于手腕上的分肉之间，与手太阴经经脉并行，直入手掌内侧，散布于手的鱼际处。如此络脉发生实证病变，腕上的高骨和手掌就会出现发热的症状；如果是虚证，就会打呵欠，小便失禁或尿频。对于以上病证的治疗，可以取腕后一寸半的列缺穴进行针刺。本络由此另出，与手阳明大肠经的经脉相联系。

手少阴心经的别出络脉，其起点为通里穴。它起于腕上一寸处，别出而向上行，沿本经进入心中，然后再向上联系于舌根，并连属于目系。如果通里穴发生实证病变，胸膈就会支撑不舒；是虚证的，就不能言语。对于这种疾病的治疗，应取腕后一寸的通里穴。这条脉络是手少阴联络于手太阳小肠经的主要通道。

手厥阴心包经的别出络脉，其起点为内关穴。它起于腕上二寸处，由两筋中间别出，并沿本经经脉向上运行，系于心包络，与心系相联络。如内关穴发生病变，属实证的，会出现心痛症状；属虚证的，会有心烦意乱的现象。治疗这些疾病，应取腕上二寸处两筋间的内关穴。

手太阳小肠经的别出络脉，其起点为支正穴。它起于腕上五寸处，入内注于手少阴经心经；其一条别出络脉，向上过肘部，联络于肩髃穴处。倘若支正穴发生病变，是实证的，会出现骨节弛缓的症状，且肘部麻痹不能转侧；是虚证的，会生赘疣，小的就像手指间的痂疥一样。治疗这些疾病，应取本经的支正穴针治之。

手阳明大肠经的别出络脉，其起点为偏历穴。它起于腕上三寸处，别行注入手太阳经。

其别出脉络，沿臂上行肩髃，再上行至曲颊，而后斜行至牙根部；还有一别出脉络，向上行入耳中，与主要脉络相会合。如果发生病变，是实证的，会出现龋齿、耳聋的病变；是虚证的，就会牙齿发冷，膈间闭塞不通。治疗以上疾病，应取治本经别出的宫穴、偏历穴。

别出络脉（二）

手少阳三焦经的别出络脉，其起点为外关穴。它缘起于腕上二寸处，向外绕行于臂部，向上行注于胸中，与心包经相会合。如果本经络病变，是实证的，会出现肘关节拘挛的症状；是虚证的，肘关节会有弛缓不收的情况。治疗以上疾病，应取治本经别出的外关穴进行治疗。

足太阳膀胱经的别出络脉，其起点为飞扬。它起于外踝上七寸处，分行入足少阴肾经。如果飞扬穴发生病变，是实证的，就会出现头背部疼痛，鼻塞不通的症状；是虚证的，会鼻流清涕或出鼻血。治疗以上疾病，应取治本经别出的飞扬穴。

足少阳胆经的别出络脉，其起点为光明穴。它起于外踝上五寸处，别行入足厥阴肝经的经络，下络于足背。如光明穴发生病变，是实证的，会出现厥逆症状；是虚证的，就会下肢痿软无力，不能行走，坐而不能站立。治疗以上疾病，应取治本经别出的光明穴。

足阳明胃经的别出络脉，其起点为丰隆穴。它起于外踝上八寸处，别行入足太阴脾经的经络；它的别出之脉，向上而行，沿着胫骨的外缘，上行而与头项相联络，在此处与其他诸经的经气相会合，下绕络于咽喉。如本经络发生病变，其病气就会上逆，进而导致喉中肿胀闭塞，突然失音。在各种病情中，属于实证的，会神

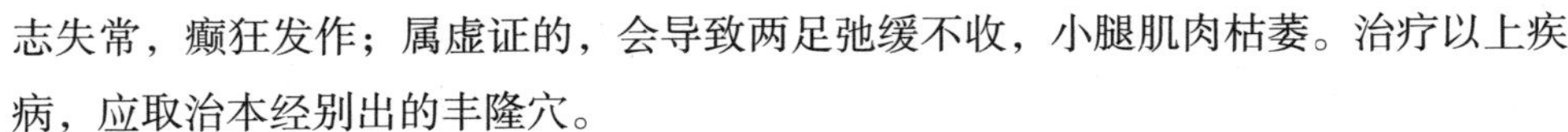

志失常，癫狂发作；属虚证的，会导致两足弛缓不收，小腿肌肉枯萎。治疗以上疾病，应取治本经别出的丰隆穴。

足太阴脾经的别出络脉，其起点为公孙穴。它起于足大趾节后一寸处，分别进入足阳明胃经的经络。它的一条别行脉，上行后入腹络于肠胃。如本经络病变，就会出现厥气上逆，从而导致霍乱。是实证的，腹中痛如刀割一般；是虚证的，就会腹胀如鼓。治疗以上疾病，应取治本经别出的公孙穴。

别出络脉（三）

足少阴肾经的别出络脉，其起点为大钟穴。它起于内踝之后，围绕足跟，流至足外踝侧，再别行进入足太阳膀胱经。其别出络，与本经向上的经脉相合并，行于心包络下，然后向外贯穿于腰脊之间。如本经络发生病变，会出现气逆烦闷的症状。是实证的，大小便不通；是虚证的，则会腰痛。治疗以上疾病，应取治本经的络穴大钟。

足厥阴肝经的别出络脉，其起点为蠡沟穴。它起于内踝上五寸处，分别进入足少阳胆经的络脉；它的一条别行脉络，经过胫部，向上行至睾丸处，在阴茎处聚集。如果蠡沟穴发生病变，则经气上逆，从而导致睾丸肿大，突发疝痛。是实证的，则阴茎易于勃起；是虚证的，阴部奇痒。治疗以上疾病，应取治本经别出的蠡沟穴。

任脉和督脉的别出络脉

任脉的别出络脉，其起点为尾翳穴。它起于鸠尾骨尖下，沿此穴下行，散布于腹部。如本经络发生病变，是实证的，会感到腹部皮肤疼痛；是虚证的，会感到腹部皮肤作痒。治疗以上疾病，应取治本经别出的尾翳穴。

督脉的别出络脉，其起点为长强穴。沿此穴挟脊上行到颈部，散布在头顶之上，又向下行于肩胛两旁，别行进足太阳膀胱经的经络，并深入贯穿脊膂。此经络发病时，是实证的，会出现脊柱强直而不能俯仰的症状；是虚证的，头部沉重。如果摇动患者头顶部，就能判断出挟脊之脉是否有病，应取治本经的长强穴进行治疗。

足太阴脾经别出的最大脉络，是大包穴。它起源于渊腋穴下三寸处，散布于胸胁部。本经络发病时，是实证的，全身疼痛；是虚证的，全身关节松缓无力。这条络脉包藏所有经络的血，如有瘀血，应取治本经别出的大包穴。

以上十五络脉，属实证的，则血会壅塞于脉中而明显可见；属虚证的，则脉络下陷而不易见。如果不易观察到脉络，就应该在络脉的上下诸穴中寻找。因为每个人的经脉不同，所以络脉也有差异。

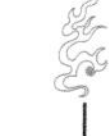

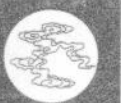

别出络脉

主要经脉还有一些别出络脉，也可以治疗相关疾病。

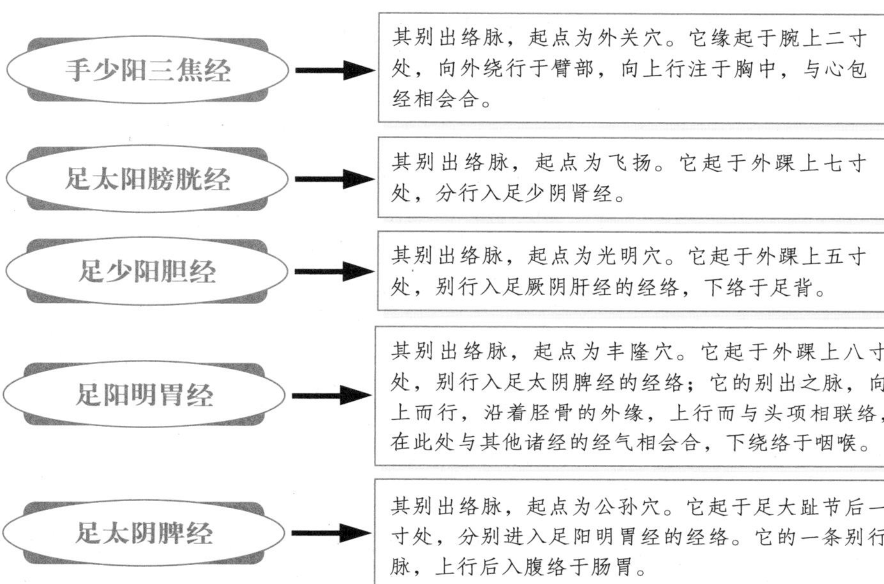

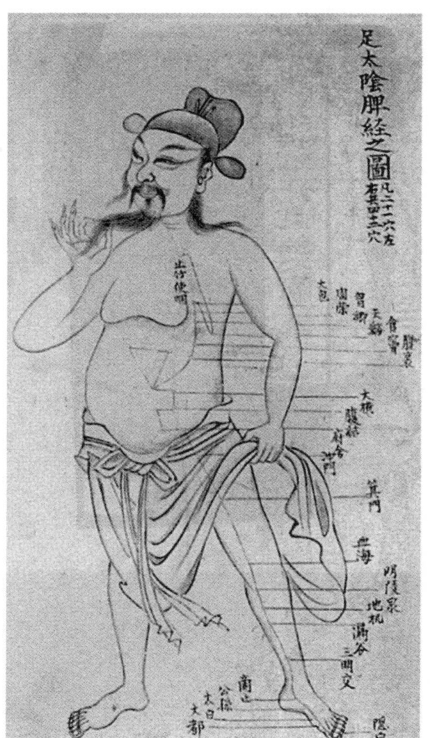

这些别出络脉，属实证的，血会壅塞于脉中而明显可见；属虚证的，则脉络下陷而不易见。

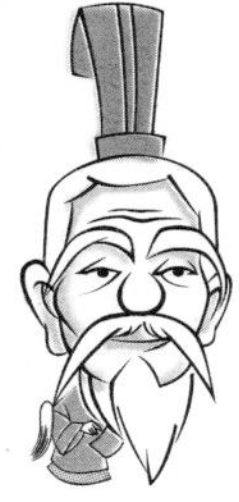

凌门传授铜人指穴

清乾隆年间　佚名　中国中医研究院图书馆藏

此图是手绘十四经穴图中的一张，十四经穴图实际上是一种以表现经穴为主，兼及经络内容的综合图。十四经穴图如果按传承关系分，主要可分为《十四经发挥》系统、《针灸聚英》系统和《类经图翼》系统。

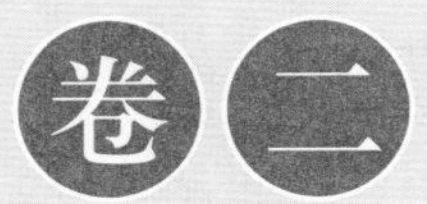

卷二 经脉

本卷介绍了人体的主要经脉，论述了人体经络的概念，并以阴阳理论划分经脉为手足三阴三阳，宏观上阐述了四时阴阳与脉之虚实的关系，微观上论述了气血运行与脉象关系，以及脉象与疾病、经脉针刺的要领等内容，同时讲述了诊脉的各种方法。

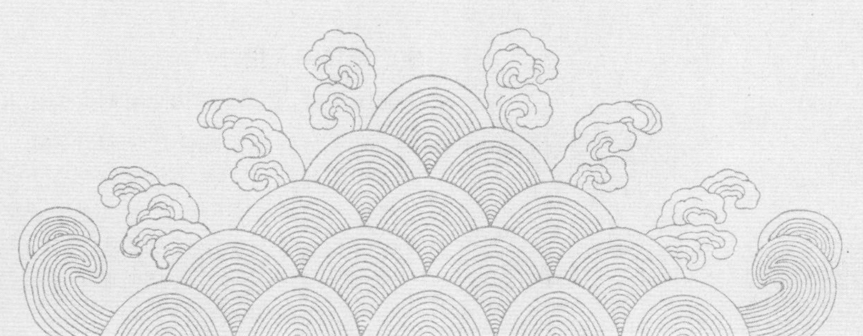

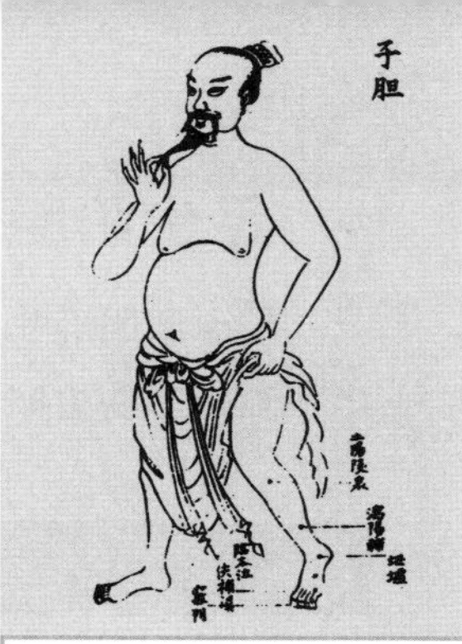

经别

十二支脉的循行

本篇说明了人体的五脏六腑、十二经脉的阴阳属性，指出十二经脉在医学、临床应用的重要性，具体说明了十二经脉正行、别行的出入离合情况。

篇十一

五脏六腑与天道

黄帝问岐伯：我听说人之所以配合天道，是因为人体内属阴的有五脏，分别对应着五音、五色、五时、五味、五位；外有属阳的六腑，分别对应着六律，六律分六阴六阳，合于人体十二经，以对应时令的十二月、十二时辰、十二节、十二经水、十二时和十二经脉。这就是五脏六腑与天道相合的情况。十二经脉是人之所以生成，疾病之所以成形，人的疾病之所以痊愈的重要原因。因此，初学医者必须从十二经脉学起，这也是学习者止于至善的地方。粗心的医生觉得经脉易学懂，所以往往忽视它；高明的医生却认为经脉难懂，从而更加重视对它的学习。请问，经脉在人体内的分流及会合是怎样的？

岐伯恭敬地行礼后说：您的发问很高明！这是平庸的医生容易忽略的地方，也是高明的医生潜心研究的问题，让我详尽地说给您吧。

足太阳膀胱经的别行经脉

足太阳膀胱经的正经，还存在别行经脉，别行进入膝腘窝中；其一条至尾骨尽头下五寸处，再向上另行进入肛门，连属于本经所属的膀胱腑，再散行于两旁的肾脏，后沿脊柱内侧上行，至心脏分散而行；其直行的部分，沿着脊柱两旁的肌肉上行至项部，又联络于足太阳膀胱经本经经脉，从而使内外合为一经。

足少阴肾经别行的正经，到达膝腘窝中；别行一脉，与足太阳膀胱经相会合，又上行，到达肾脏，当十四椎处联络于带脉；其直行的从肾脏上行而行系于舌根部；又向外沿颈部运行，与足太阳膀胱经相合，这是阴阳表里相配合，或者是诸多阴经的别经，然而也可以称为“正经”。

足少阳胆经的别行经脉

足少阳胆经别行的正经，绕大腿后进入阴毛，与足厥阴肝经相会合；其别出一脉入季肋之间，再沿着胸腔的内侧，在肝脏处分散而行，向上贯穿于心部，

五脏六腑与天道

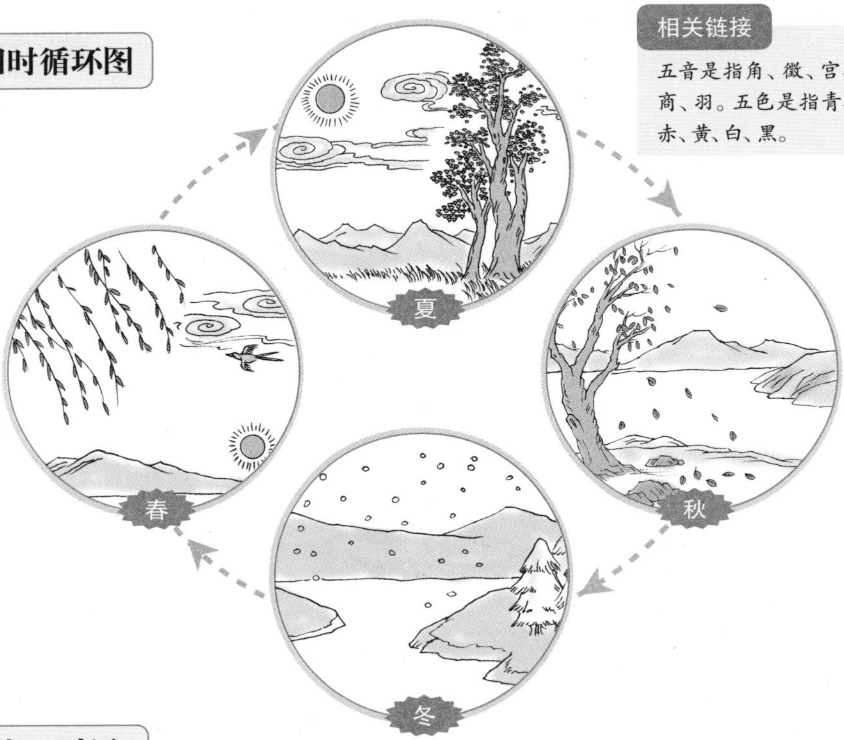

相关链接

五音是指角、徵、宫、商、羽。五色是指青、赤、黄、白、黑。

四时循环图

夏

秋

冬

春

十二时辰

人体十二经对应时令的十二月、十二时辰、十二节、十二经水、十二时和十二经脉。这就是五脏六腑与天道相合的情况。

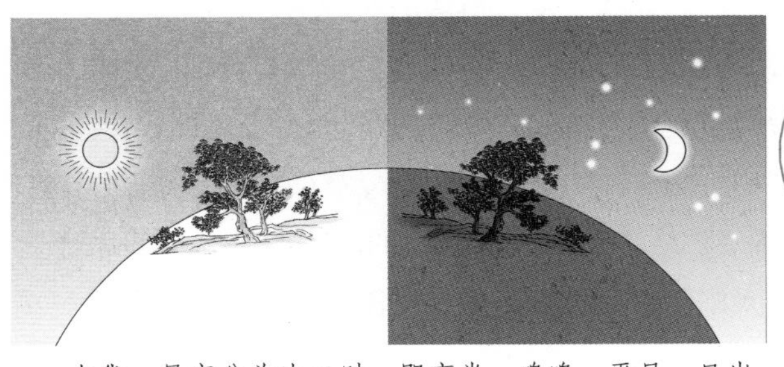

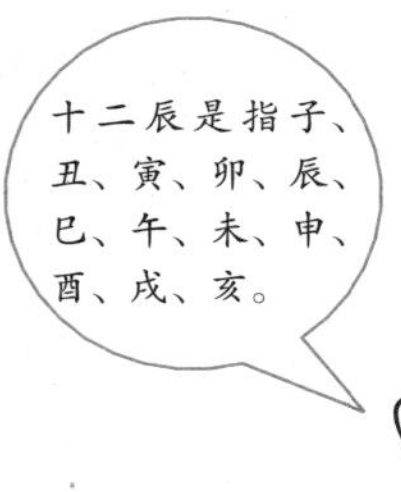

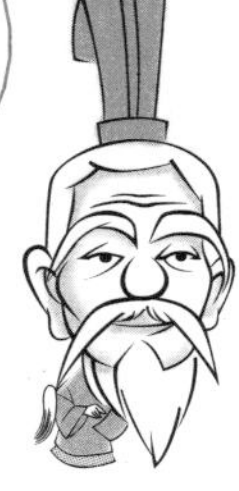

古代一昼夜分为十二时，即夜半、鸡鸣、平旦、日出、食时、隅中、日中、日昳、晡时、日入、黄昏、人定。

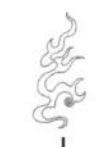

再向上挟行于咽喉的两侧，出于腮部面颊，到达下巴，又在面部分散开来，与眼球内连于脑的脉络相连，最后与足少阳胆经的本经在眼外角处会合。

其他经脉的别行经脉

足厥阴肝经别行的正经，由足背别行而出，向上至阴毛处，与足少阳胆经正经相合，与其另行的正经一起循行，这就是阴阳表里相配的第二会合。

足阳明胃经别行的正经，向上行至髀部，进入腹中，与本经所属的胃腑相联络，布散于脾脏，上通于心，再沿咽喉而行，从口部流出，然后上行至鼻梁和面骨的部位，与眼球内连于脑的脉络相联系，再与足阳明本经相会合。

足太阴脾经别行的正经，上行至髀部，与足阳明胃经及其别行的正经相会合并一同上行，在咽喉部集结，贯入舌中，这是阴阳表里相配的第三会合。

手太阳小肠经别行的正经，就像大地，属阴，自上而下循行，从肩后骨缝处别行于腋下，注入心脏，下行与本经所属的脏腑小肠腑相联系。

手少阴心经别行的正经，另行而入腋下渊腋穴的两筋之间，与本经所属的脏腑心脏相连，再上行至喉咙，出于面部，与手太阳小肠经的一条支脉在眼内角会合，这是阴阳表里相配的第四会合。

手少阳三焦经别行的正经，起始于人体的最高处，属天，属阳的巅部，从巅部别行入缺盆，向下行入三焦腑，再布散于胸中。

手厥阴心包经别行的正经，从本经别行后，下行至腋下三寸处，进入胸中，别行并联系于三焦，再上沿喉咙，从耳后出行，与手少阳三焦经的经脉会合于完骨下方，这是阴阳表里相配的第五会合。

手阳明大肠经别行的正经，从手上部分上行，至侧胸与乳部中间，别行出于肩髃穴，再向上进入大椎，然后向下行至大肠腑，向上归属于肺脏，再向上沿喉咙而行，由缺盆中出，与手阳明的本经相会合。

手太阴肺经别行的正经，从本经别出，行入渊腋穴手少阴经之前，进入肺脏，散行于大肠，上行出于缺盆，沿喉咙而行，再与手阳明大肠经相会合，这是阴阳表里相配的第六会合。

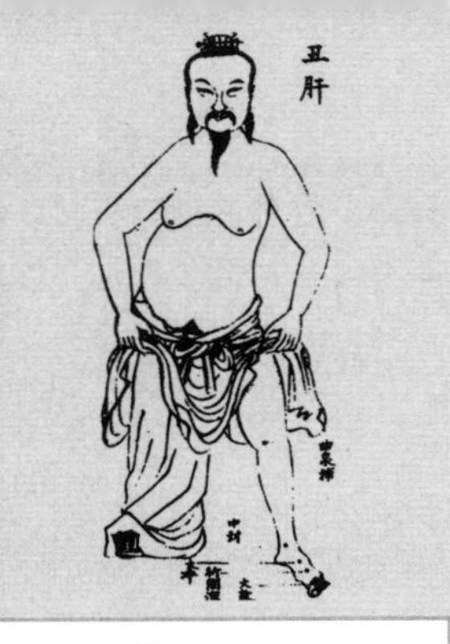

篇十二

经水

经脉与河流

本篇概述中国的十二条河流与人体十二经脉、五脏六腑相配合的情况，说明了天人相应的中医原理，指出各经针刺浅深与留针时间要根据病人情况来变化。

经脉与河流

黄帝问岐伯道：人体的十二经脉，在外与大地的十二条河流相合，在内与人体的五脏六腑相连。十二条河流有大小、宽窄、深浅、远近的不同，五脏六腑也有形体大小、位置上下和容纳饮食多少的不同，那么这两者之间是如何配合的呢？另外，十二条河流吸收地面上的水流而后又在各处流通，五脏汇集神、气、魂、魄等而加以保藏。六腑吸收水谷而后自上向下传导运送，吸取水谷精气并散布于全身内外，因此，经脉受纳血液，从而营运全身。如果将二者相应地结合起来，对治疗具有怎样的作用呢？另外，您能具体谈谈治疗时，针刺的深浅，施灸次数的多少吗？

岐伯回答说：您问得非常好。天至高，而难以计算；地至广，而难以测量。人生活在天地间，六合之内，天的高度、地的广度，不是人力所能度量出来的。人的八尺之身，有皮有肉，其高矮广狭，从外部可测量计算，通过切脉可获知其详细情况，即使死亡后，也可以通过解剖尸体来观察其内部情况。其五脏的坚脆、六腑的大小，每一脏腑受纳水谷的多少，脉道的长短，血液的清浊，精气的多少，以及十二经脉是多血少气，还是多气少血；是气血皆多，还是气血皆少等，都有一定的参照标准。以针灸治疗，使各自调和各经的经气，本来就存在固定的常规，是与以上情况相对应的。

对应关系

黄帝说：您的话，听起来很畅快于耳，但仍是不明了，希望您全面解读其中的道理。

岐伯回答说：这就是人之所以能够与天地阴阳相适应的原因，不可不明察。足太阳膀胱经在外与清水相配合，在内与膀胱本腑相连属，并与全身的水液运行经脉相通。足少阳胆经在外与渭水相配合，在内与胆腑相连属。足阳明胃经在外与海水相配合，在内连属于胃腑。足太阴脾经在外与湖水相呼应，在内与脾脏相配合。足少阴肾经在外配合于汝水，在内又与肾脏相连属。足厥阴肝经在外与渑水相呼应，在内与肝脏相配合。手太阳小肠经在外与淮水相应，在内又与小肠相联系。手少阳三焦经在外与漯水相应，在内与三焦本腑相连属。手阳明大肠经在外与江水相应，在内与大肠本腑相连属。手太阴肺经在外与河水相呼应，在内与肺脏相连属。手少阴心经在外与济水相呼应，在内与心脏相连属。手厥阴心包经在外与漳水相呼应，在内与心包络相配合。

以上所说的五脏六腑，就像十二条河流一样，外有源泉，内有所禀，且内外贯通，像圆环一样没有两端，人的经脉也是如此。所以天为阳，地为阴；人的腰部以上为天，属阳；腰部以下为地，属阴。故而，海水以北的称为“阴”，湖水以北称为“阴中之阴”；漳水以南称为“阳”，河水以北至漳水的部位称为“阳中之阴”；漯水以南至江水的部位称为“阳中之太阳”。在这里，仅仅举一部分河流的阴阳属性，说明人与天地交相感应的道理。

针刺的深浅和时间

黄帝说：自然界的十二条河流与人体的十二条经脉相对应，其远近、深浅，以及水汽的多少，都各有不同。如果将它们相结合，运用在针刺治疗中，怎样做呢？

岐伯回答说：因为足阳明胃经是五脏六腑的海洋，它的经脉最大而又多气血。如果它的气盛，那么发病时热势必然很强，所以对这一经脉进行针刺时，如果入针不深，那么邪气就不能散，不留针则邪不能泻。足阳明胃经，针刺应六分深，留针时间为呼吸十次所消耗的时间。足太阳膀胱经，针刺应五分深，留针时间为呼吸七次的时间。足少阳胆经，针刺应四分深，留针时间为呼吸五次的时间。足太阴脾经，针刺应三分深，留针时间为呼吸四次的时间。对于足少阴肾经，针刺应二分深，留针时间为呼吸三次的时间。足厥阴肝经，针刺应一分深，留针时间为呼吸两次的时间。

至于手三阴经和手三阳经，因为它们接受脏气的通道较短，气的运行快，所以针刺的深度一般不超过二分，留针不超过呼吸一次的时间。但就人而言，又有年龄长幼，体形大小、胖瘦的不同，因此，必须用心审察，才能使针刺合乎自然之理，这就是效法天道。施用灸法时也是如此。如果施灸过度，就会损害人体，称为“恶火”，从而导致骨髓枯槁，血脉凝涩；如果施针过度，就会发生虚脱、损伤正气的情况。

因人制宜

黄帝说：血气的多少，经脉的大小，肌肉的坚脆，皮肤的厚薄，以及肉块的大小等，可以测量吗？

岐伯回答说：可以根据那些身材适中，肌肉不消瘦，血气不衰败的人来测量。如果身体消瘦，形肉脱削，怎么能够根据这种人来制定针刺的标准呢？必须通过切、循、扪、按，观察他们的寒热虚实情况，给予适当的调治，才是因人制宜，这样才是真正掌握了治病的真谛。

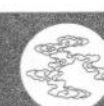

针刺要因人制宜

阴阳五行思维方式直接影响着对治疗用穴的选择和确定。《黄帝内经》非常强调针道必须合于天道，天道即自然之道。符合自然之道的行事方法是因势利导，用针也是如此，针刺方法要与人的气血状态相合，才能有效。

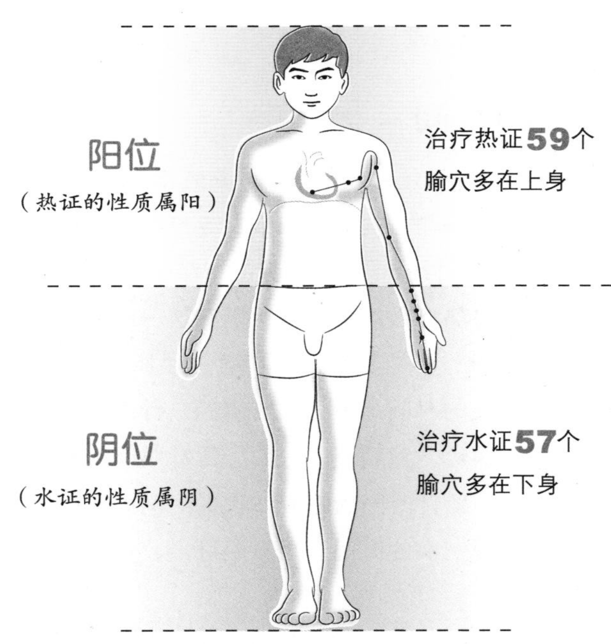

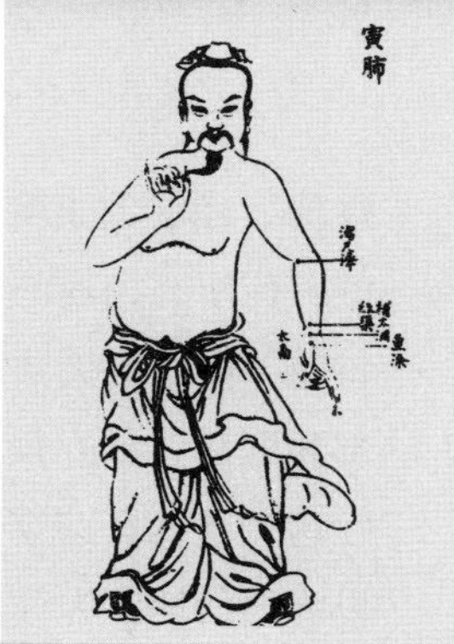

经筋

经筋的路线

本篇阐述了十二经的筋脉，以及一年十二月的阴阳寒暑所感发的不正之气，从而说明其治疗方法和循行部位。

篇十三

足太阳经的经筋

足太阳经的经筋，起于足小趾，上结聚于足两边突起的足外踝骨，而后斜行向上结于膝，它在下的筋沿着足外侧，集结于足跟，又沿足跟上行至膝腘窝内。它别行而出的一条别筋，在腿肚外侧相集结，又向上行至腘窝内，与前一支并行，上结于臀部，又上行挟脊柱两侧，至颈项部；由颈部分出的一支，别行入舌根。从项部直行集结的，从枕骨开始，向上到达头顶，向下沿着颜面行走，结聚于鼻部；下行经筋分出的一支，网络于上眼睑部，又向下集结于颧骨处；另有一条分支，由挟脊上行的经筋别出，从腋后外侧，上行结聚于肩髃处；又一支从腋窝下，向上行至缺盆，再上行集结于耳后完骨；另一支从缺盆分出，斜行向上进入颧骨。其症状表现为：足小趾牵引足跟肿痛，膝部挛急，脊柱反张，项筋拘紧，肩臂不能抬举，腋窝处的分支还牵引缺盆中扭结作痛，左右不能摇动。治疗此种病证，应用火针速刺疾出，以病情好转为度来决定针刺的次数，以痛处为针刺的腧穴。这叫作“仲春痹”。

足少阳经的经筋

足少阳经的经筋，起于足第四趾端，沿足背上行而在足跟外踝处集结，而后，沿胫骨外端，集结于膝部外缘；另一条分支，从外辅骨处分出，上行至髀部，又在此分成两支，前者集结于伏兔之上，后者集结于尻部；其一直行筋，上行至季肋下空软处及季肋部位，再向上行至腋部前缘，与侧胸及乳部相连，向上集结于缺盆；还有一直行支线，从腋部流出，经过缺盆，从足太阳经筋的前面，沿着耳后，向上到达额面，在头顶上相交，再下行到颔部，然后又向上结于颧部；另有一分支，集结于眼外角，成为眼的外维。本经异常时，会使足第四趾抽筋，并牵引膝部外侧抽筋，膝关节僵直而不能屈伸。膝窝中筋脉挛急，向前牵引到髀部，向后引发尻部的疼痛，还会向上导致肋下空软处和软肋部疼痛，再向上牵引缺盆、乳部、颈部等处，使所有相连的筋都感到拘急。再从左右相交，上至面部，如果从左侧向右侧筋拘急，则右眼无法睁开，此时筋脉上至右额角，与跷脉并行，而由于左侧的筋与右部相联络，如左筋受伤，就会导致右脚不能活动，这种现象称为“维筋相交”。治疗这种疾病，应采取火针速刺疾出的方法，以病情好转的程度来决定针刺的次数，以疼痛的地方为针刺的穴位。此病被称为“孟春痹”。

足阳明经的经筋

足阳明经的经筋，起于足中趾，在足背集结，并沿着足背外侧斜行而上，至辅骨，集结于膝外侧，再次直上，结于髀枢，而后沿胁部，与脊柱相连属；它的一条直行支筋，向上沿胫骨而行，后集结于膝部；由此分出一支筋，在外集结于辅骨，

经筋的循行路线（一）

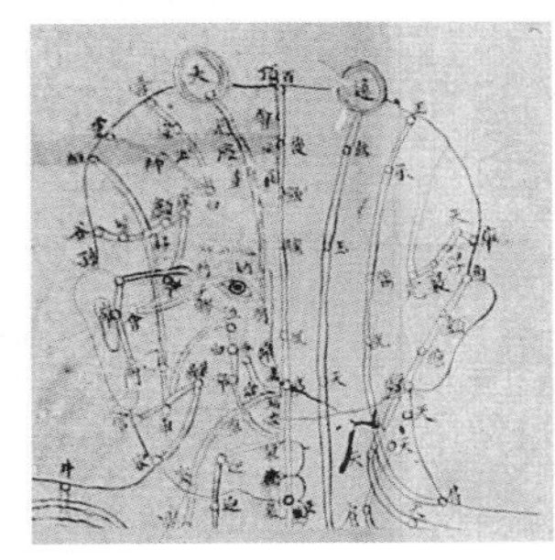

乾隆重校刊明堂图

清 魏玉麟 北京图书馆藏

此图精细地描画了足太阳经和足少阳经等的循行路线，线条清晰流畅，字体也很容易识别。足太阳经的经筋，起于足小趾，上结聚于足两边突起的足外踝骨，而后斜行向上结于膝。而足少阳经的经筋，则起于足第四趾端，沿足背上行而在足跟外踝处集结，而后沿胫骨外端集结于膝部外缘。

正文里所说的仲春是指农历二月，而孟春是指农历正月。

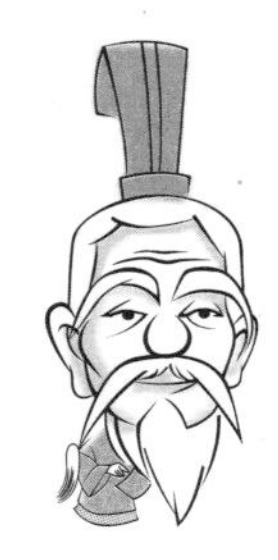

并与足少阳经筋相合；其直行的筋，上循伏兔穴，而后结于髀，在阴器部位相会合，又向上散布于腹部，至缺盆部聚集，向上沿颈部行走，又在口的周围回环，随后会合于颧部，再向下结于鼻，最后从鼻旁上行与足太阳经的筋相合。太阳经的筋网维系于上眼皮，阳明经的筋网维系于下眼皮；另一条支筋从颧部发出，经过颊部在耳前集结。足阳明经的经筋发病，可导致足中趾及胫部抽筋、足部筋肉跳动而坚硬、伏兔部抽筋、大腿髀前部肿、疝气、腹筋拘急，并向上牵引缺盆及颊部疼痛，使口角突然歪斜。

因受寒而导致的筋拘急，会令眼睛不能闭合；因受热而引起的筋弛缓，会使眼睛无法张开。如果颊筋受热，会使筋弛缓舒张、收缩无力，以致口角歪斜而不能自已；颊筋受寒，就会牵引颊部，使口张开而不能闭合。应该用马油药治疗以上病证，一边用白酒调和桂末涂抹弛缓的面颊，用桑钩钩住口角，再将桑柴的炭火，放置在小壶中，小壶所放置的高度，要与病人座位及能感受到热气的高度相一致。一边用马膏熨烫拘急的面颊，同时令患者喝酒，吃烤肉之类的美味，即使不会喝酒的人，也要勉强喝一点，并在患处再三按摩。至于治疗患筋病，应采取火针快刺快出的方法。针刺的次数，由见效的程度决定，并将疼痛部位作为针刺的穴位。这叫作“季春痹”。

足太阴经的经筋

足太阴经的经筋，起于足大趾内侧尖端，上行集结于内踝；其一条直行的支筋，向上在膝内辅骨集结，再沿大腿内侧边缘，在髀部交结后聚会于阴器，再上行到腹部，在脐部相集结，而后又循腹部上行，于胁肋结聚，并散布于胸中；其内部的支筋，依附于脊柱两旁。足太阴经的经筋异常，可导致足大趾疼痛并牵引内踝作痛，或抽筋痛、膝内辅骨痛、大腿内侧及髀部作痛，阴器有扭转痛感，并向上牵引脐部和两胁作痛，甚而引起胸两旁和脊内痛。治疗此病，应采取火针快刺疾出的方法。以见效的程度，决定针刺的次数，并将痛处作为针刺的穴位。此病为“孟秋痹”。

足少阴经的经筋

足少阴经的经筋，起于足小趾下方，与足太阴脾经的筋合并，再沿内踝骨下方斜行，在足跟处集结，再与足太阳膀胱经的筋相合并上行，又在内辅骨下相连接，并在此处与足太阴经的筋结合，沿大腿内侧上行，在阴器集结，后沿脊内并挟脊柱骨上行至项，在枕骨处集结，最后与足太阳膀胱经的筋相合并。足少阴经的经筋发病，可导致足下抽筋，本经筋所到之处都疼痛、抽筋。主要有拘挛、痫证、痉证。病在外及背侧的，不能前俯；病在内胸腹侧的，不能后仰。因此，患阴病，则腹部拘急，身体不能后仰；患阳病，则腰向后反折，身体不能前俯。在对此病进行治疗时，应用火针速刺疾出。以见效的程度，决定针刺的次数，并将痛处作为针刺的穴位。可用熨法、导引、汤药，治疗病在胸腹内的疾病。如果抽筋发作次数过多而强烈，往往是不治之症。这种病称为“仲秋痹”。

足厥阴经的经筋

足厥阴经的经筋，起于足大趾上，向上运行，并在内踝之前相集结，又向上沿胫骨而行，在膝内辅骨的前方汇集，而后沿大腿内侧，在阴器部位相结，并与其他经筋相联络。足厥阴经的经筋发病，可导致足大趾疼痛，牵引内踝前、内辅骨、大腿内侧疼痛并且抽筋、前阴功能发生障碍。如果是因为感染寒邪之气，就会导致阴器缩入；如果在行房事的过程中受伤，就会导致阳痿；如果为热证所伤，则阴器挺长不能收缩，治疗应通行肾脏而疏调足厥阴之气。对属于抽筋疼痛之类的病证，应用火针速刺疾出法，以见效的程度，决定针刺的次数，并将痛处作为针刺的穴位。此种病证被称为“季秋痹”。

经筋的循行路线（二）

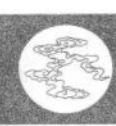

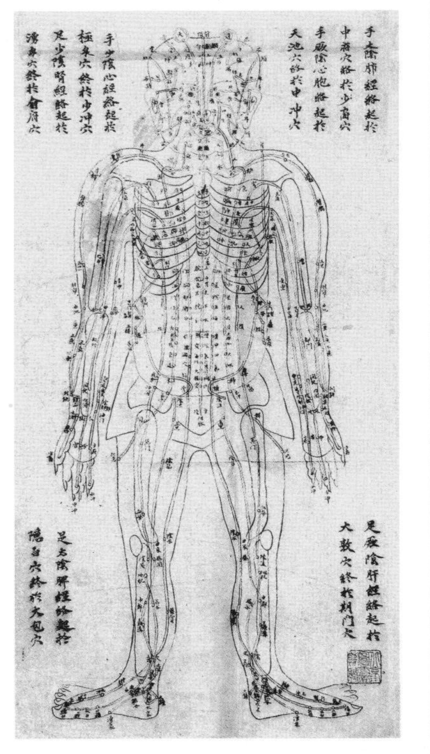

乾隆重校刊明堂图

清 魏玉麟 北京图书馆藏

足阳明经的经筋，起于足中趾，在足背集结，并沿着足背外侧斜行而上，至辅骨，集结于膝外侧，再次直上，又结于髀枢，而后沿胁部，与脊柱相连属。而足太阴经的经筋，则起于足大趾内侧尖端，上行集结于内踝。

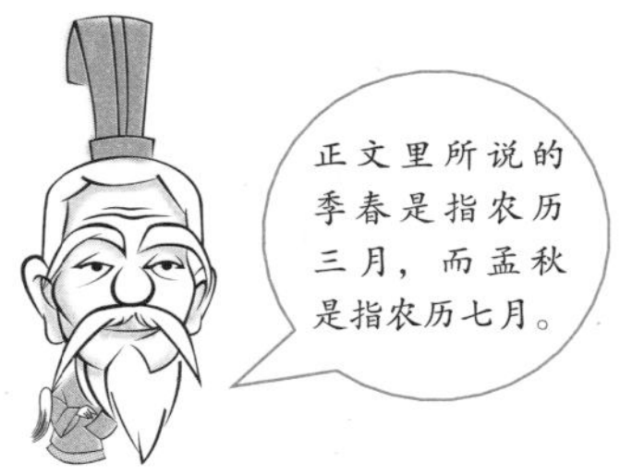

手太阳经的经筋

手太阳经的经筋，起于手小拇指上端，在手腕部集结，再向上沿前臂内侧行，在肘内高骨的后方集结，如用手指弹之，小指就会有酸麻感。这条筋又向上行，进入内侧，集结于腋下；它的一条支筋，由腋窝后缘，上行绕过肩胛，通过颈部，在足太阳经筋之前行出，最后在耳后完骨处集结；由此处分出的支筋，进入耳中；其直行的筋，从耳中穿出，向下在颔部集结，又向上与眼外角相连属。手太阳经的经筋发病，可导致小拇指疼痛，牵引肘内锐骨后缘疼痛、此筋沿臂的内侧至腋下、腋后缘都疼痛，颈部及肩胛周围疼痛，并引起耳鸣及隐痛，这种疼痛又牵引颔部，很久之后，才能睁眼视物；此外，还会导致筋拘急、颈肿等症。颈部如有寒热，当用火针速刺疾出法。以见效的程度，决定针刺的次数，并将痛处作为针刺的穴位。如针刺后肿胀仍不消失，就再用锐针法施治。此病为“仲夏痹”。

手少阳经的经筋

手少阳经的经筋，起于手无名指的一节，在手腕部集结，沿臂上行，而后又结于肘部，再向上围绕着大臂外侧，经过肩部而上行至颈部，之后与手太阳的经筋相合。其支筋，由曲颊部深入，与舌根相连属；另有一支筋，向上行于曲牙，沿着耳前循行，在眼外角相连属，复向上经过额部，在额角处集结。手少阳经的经筋发病时，经筋所过之处，皆出现疼痛、抽筋和舌卷等现象。治疗此症，应采取火针速刺疾出的方法。以见效的程度，决定针刺的次数，并将痛处作为针刺的穴位。这就是“季夏痹”。

手阳明经的经筋

手阳明经的经筋，起于手食指末端，在手腕部相集结，沿臂上行，而后结于肘部的外侧，又经过大臂而结于肩髃并上行至颈；它的又一分支，绕于肩胛部，挟脊柱两侧而行；其直行的筋，由肩髃上行，达到颈部；另一条支筋，上行于颊部，在颧骨部集结，其直行的经筋，在手太阳经筋的前方行出，至左额角，在头部相联络，而后下行至右额。其症状为：沿循行部位都出现疼痛、抽筋，肩不能上举，脖颈不能转动。应采取火针速刺疾出的方法进行治疗，以见效的程度，决定针刺的次数，并将痛处作为针刺的穴位。这就是“孟夏痹”。

手太阴经的经筋

手太阴经的经筋，起于手大拇指末端，沿手指上行，至鱼际部之后相集结，经过寸口外侧，沿臂内运行，在肘中集结。而后上行至肘部内侧，汇入腋下，经由缺盆流出，又结于肩之前。复上行结于缺盆部位，而后分散于胃之上口贲门部，穿过贲门，下行至软肋胁。手太阴经的经筋发病时，凡是本经筋循行部位，都会出现抽筋、疼痛的症状，更有甚者，会导致息贲、两胁拘急而吐血。应采取火针速刺疾出法进行治疗，见效时方可停止针刺，要以痛处作为针刺的穴位。这就是“仲冬痹”。

手厥阴经的经筋

手厥阴心包经的经筋，起于手中指端，沿手指上行，与手太阴肺经的筋同行，在肘的内侧集结，又向上沿臂的内侧而行，集结于腋下，然后分散下行，前后分挟于胁肋；它的一条分支，进入腋下，在胸中分散开来，又在贲门相集结。此部位发病时，经筋循行所过的部位，都会出现抽筋和胸部作痛的现象，被称为“息贲”。治疗这种病证，应采取火针速刺疾出法。针刺见效时方可停针，要以痛处作为针刺的穴位。这叫作“孟冬痹”。

经筋的循行路线（三）

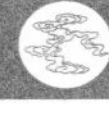

《医学纲目》附明堂图

中国中医研究院图书馆藏

手太阳经的经筋，起于手小拇指上端，在手腕部集结，再向上沿前臂内侧行，在肘内高骨的后方集结，这条筋又向上行，进入内侧，集结于腋下。而手少阳经的经筋，则起于手无名指靠近小指的一节，在手腕部集结，沿臂上行，而后又结于肘部，再向上围绕着大臂外侧，经过肩部而上行至颈部，之后与手太阳的经筋相合。另外，手阳明经的经筋，起于手食指之端，在手腕部相集结，沿臂上行，而后结于肘部的外侧，又经过大臂而结于肩髃并上行至颈。

正文里所说的仲夏是指农历五月，季夏是指农历六月，孟夏是指农历四月。

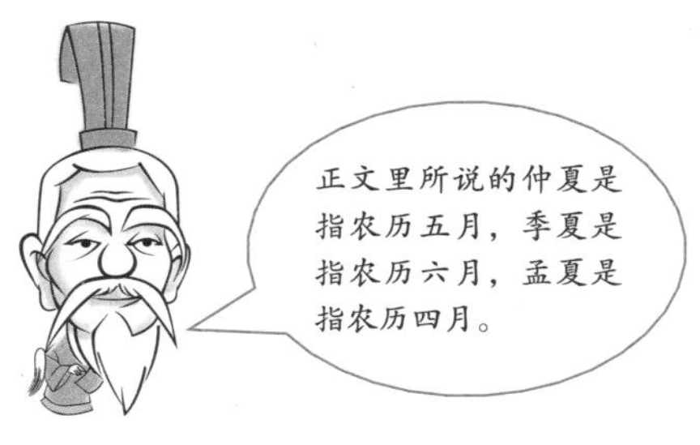

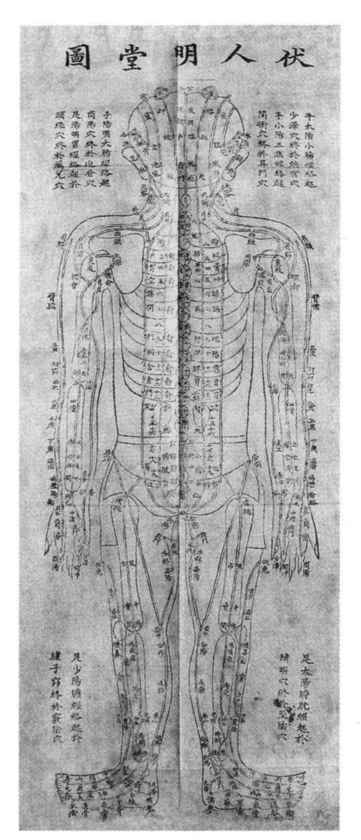

手少阴经的经筋

手少阴心经的经筋，起于手小拇指的内侧，在手掌后高骨集结，而后上行，又结于肘部内侧，进入腋下，再与手太阴肺经的筋相交，流向胸部，在乳内潜伏而行，在胸中集结，然后沿贲门向下，与脐部相连。手少阴心经的经筋发病时，可导致在胸内拘急时，心下有积块坚伏而成伏梁证，在上肢就像网一样牵制于肘部，其循行部位会造成抽筋而疼痛的症状。治疗时，应采取火针速刺疾出法。针刺至见效方止，将痛处作为针刺的穴位。如果已经形成伏梁之证而吐脓血的，就是不治之症，这种病被称为“季冬痹”。

凡是经筋所发生的病证，遇热，使筋松弛不收敛；遇寒，就会曲折而筋拘急。如果背部的筋拘急，属阳，就会导致身体向后反张；腹部的筋拘急，属阴，就会使身体前俯伏不能伸直。治疗上述疾病，要采用燔焠针刺法，如果因热而致筋弛缓不收，就不能用燔针。而足阳明经和手太阳经筋拘急时，会出现眼角拘急、视物模糊、口眼㖞斜的症状，治疗时可采用上述方法。

经筋的循行路线（四）

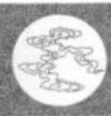

《传悟灵济录》十四经穴图

清 张衍恩　中国中医研究院图书馆藏

手太阴经的经筋，起于手大拇指末端，沿手指上行，至鱼际部之后相集结，经过寸口外侧，沿臂内运行，在肘中集结。而后上行至肘部内侧，汇入腋下，经由缺盆流出，又结于肩之前。手厥阴心包经的经筋，起于手中指端，沿手指上行，与手太阴肺经的筋同行，在肘的内侧集结，又向上沿臂的内侧而行，集结于腋下。而手少阴心经的经筋，起于手小拇指的内侧，在手掌后高骨集结，而后上行，又结于肘部内侧，进入腋下，再与手太阴肺经的筋相交，流向胸部。

正文里所说的仲冬是指农历十一月，孟冬是指农历十月，季冬是指农历十二月。

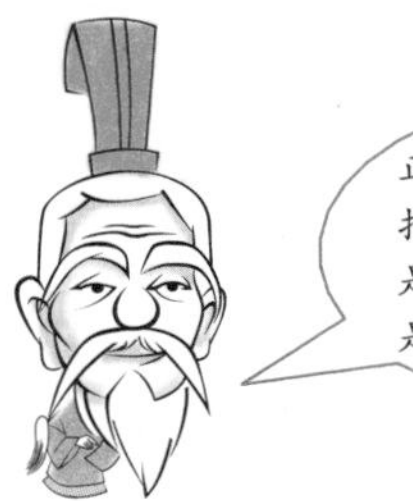

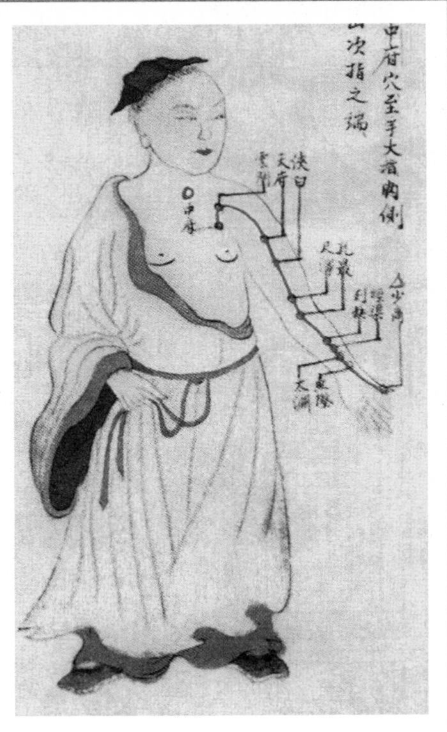

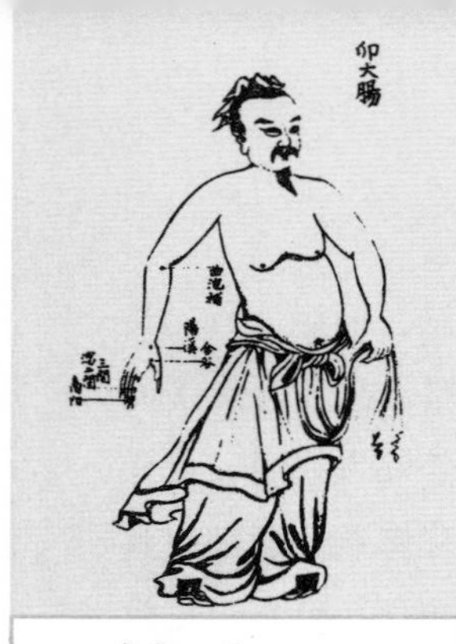

篇十四

骨度

各骨节的长度

本篇以古尺七尺五寸的人为标准，详细地记录了众人各部骨骼的长短尺寸。由此尺寸比例，可以测经脉的长度，由此可知各骨节的长短、大小与内脏有关。

各骨节的长度

黄帝问伯高道：《脉度篇》中所说的经脉的长短，是怎样确定的呢？

伯高说：先量出各处骨节的大小、宽窄和长短，就可以确定经脉的长度了。

黄帝说：我想听听一般人的骨度。比如身长七尺五寸的成人全身骨节的长短、大小分别是多少？

伯高说：头颅最大的骨头周长有二尺六寸，胸围有四尺五寸，腰围有四尺二寸。头发所覆盖的部位从头颅到颈项有一尺二寸长，从前发际至下巴长一尺，最长也就是一尺一寸。从结喉以下至缺盆中长四寸，从缺盆以下到剑骨突长九寸，如果超过九寸，就说明肺脏大；不满九寸，则表明肺脏小。剑骨突下至天枢穴长八寸，超过八寸的，则胃大；不满八寸的，则是胃小的人。从天枢向下至耻骨长六寸半，超过六寸半的，表明其回肠宽而且长，不满六寸半的，说明回肠窄而且短。趾骨的横长六寸半，从横骨上端向下至膝内辅骨上端长一尺八寸；从内辅骨上端向下至内辅骨下端的长度为三寸半，内辅骨下缘至足内踝骨尖长一尺三寸，足内踝骨尖至地面的长度为三寸；由膝部的腘窝向下到足跗长一尺六寸，足跗至地长三寸。这是平常人的骨骼长度，骨骼粗大的人，就会超过此度数。而骨骼细小的人，达不到此度数。从额角向下至柱骨长一尺，肩骨至腋窝处的长度为四寸，腋部以下至季胁长一尺二寸，从季胁到髀枢长六寸，从髀枢以下到膝中长一尺九寸，从膝下到外踝骨尖长一尺六寸，从外踝到京骨的长度为三寸，从京骨以下到地的长度为一寸。两耳之后到耳宽为九寸，耳前至两耳门宽的长度为一尺三寸，两颧骨之间宽七寸，两乳之间宽九寸半，两髀之间宽六寸半。足长一尺二寸，宽四寸半。从肩端至肘长一尺七寸，从肘至腕关节的长度为一尺二寸半，手腕至中指本节长四寸，中指本节至中指端的长度为四寸半。从项后发际至背部第一节椎骨长三寸半，从大椎到尾骶骨，共有二十一根，总长度为三尺。上部七节椎骨，每节长一寸四分一厘，奇零分数在下节计算，所以上七节至背膂总长为九寸八分七厘。这是一般人的骨长。因此，可以确定经脉的长度。所以，观察病人时只要考察经脉在人体中的浮隐状况就可以了。如果浮浅而坚固，背膂粗大，就表明他是多血的人；反之，隐藏于内，则表明是多气的人。

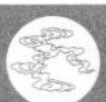

骨骼的介绍

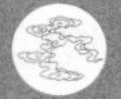

经脉的长度与骨骼的长短密切相关。

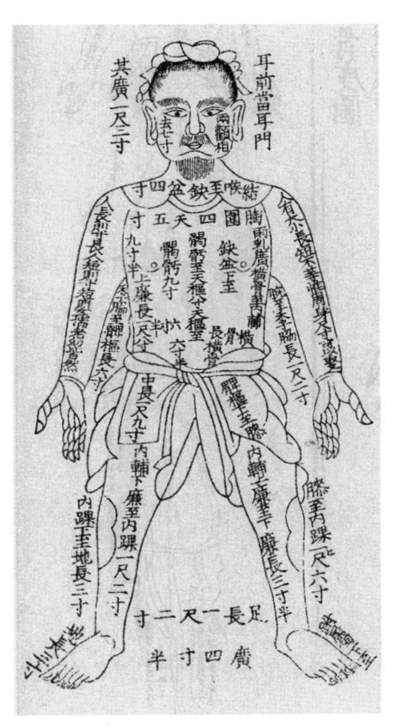

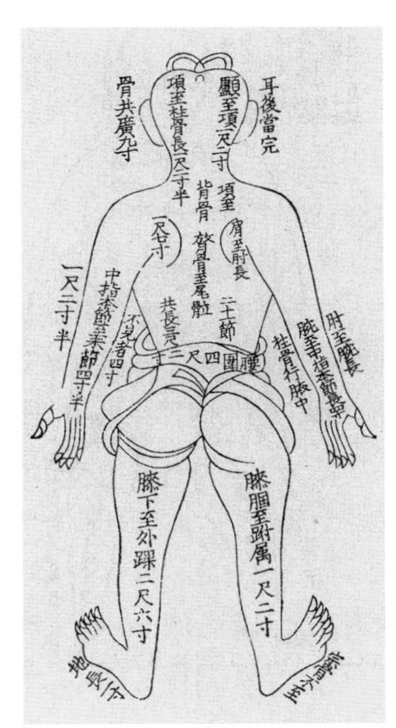

《十四经发挥》骨度图　元　滑寿

本篇以平均身长七尺五寸为标准，即各种身长的人均为七十五份，一寸即等于身长的七十五分之一，这就是“骨度折量法”的实质。值得注意的是，不同区域的“一寸”的长度是不等的，不能用四肢之“寸”量胸腹头面之穴。周身腧穴也不是在同一时期、同一地域，由同一人发现的，也就是说不同时期医家所描述的不同腧穴定位的计量尺度可能是不同的。

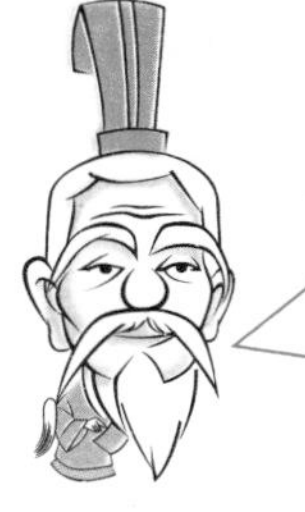

观察病人时只要考察经脉在人体中的浮隐状况就可以了，如果浮浅而坚固，背膂粗大，就表明他是多血的人；反之，隐藏于内，则表明是多气的人。

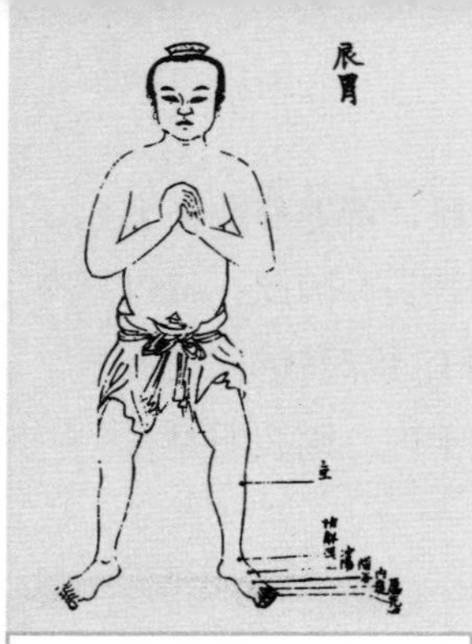

篇十五

五十营

营气运行的循环

本篇阐述了天人相应的原理，以周天二十八星宿的度数比拟人体周身二十八气脉，指出一昼夜营气运行五十次循环，指出呼吸与脉搏、天体运行、营气运行的密切关联。

黄帝问：五十营具体是怎样的呢？

岐伯回答说：天空中有二十八个星宿，每个宿的距离为三十六分。人体的脉气在一昼夜中运行五十周，共计一千零八分。太阳在一昼夜中运行周历二十八宿，合一千零八分，而人体经脉在上下、左右、前后共二十八脉，经气在全身运转一周共十六丈二尺，正与天空中二十八星宿相对应。铜壶以一百刻计算时间，以便用来区分昼夜。因此，人的一呼，脉搏就跳动二次，经气在人体中运行三寸；人的一吸，脉搏也跳动二次，经气同样在人体中运行三寸。一呼一吸，称为“一息”，脉气运行六寸。十息，经气运行六尺，太阳运行二分。二百七十次呼吸，经气就运行十六丈二尺。在这个过程中，脉气行上下交通，行遍全身。与之相对应，铜壶滴漏降下二刻，太阳运行二十五分，相当于人呼吸五百四十次，经气在全身运行两周；铜壶滴漏降下四刻，太阳运行四十分，人呼吸二千七百次，经气在全身运行十周；铜壶滴漏降下二十刻，太阳运行五宿又二十分，人呼吸一万三千五百次，脉气在全身运行五十周；铜壶滴漏降下一百刻，太阳围绕二十八宿运行一周。当漏水滴尽时，脉气正好营运五十周。前面所谓的“交通”，是指经气在二十八脉通行一周所用的时间。因此，如果人的经气能保持一昼夜运营五十个循环，即八百一十丈，那么就能尽享天年，健康长寿了。

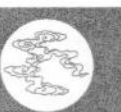

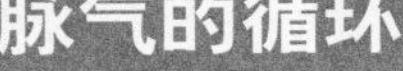

脉气的循环

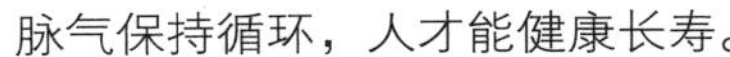

脉气保持循环，人才能健康长寿。

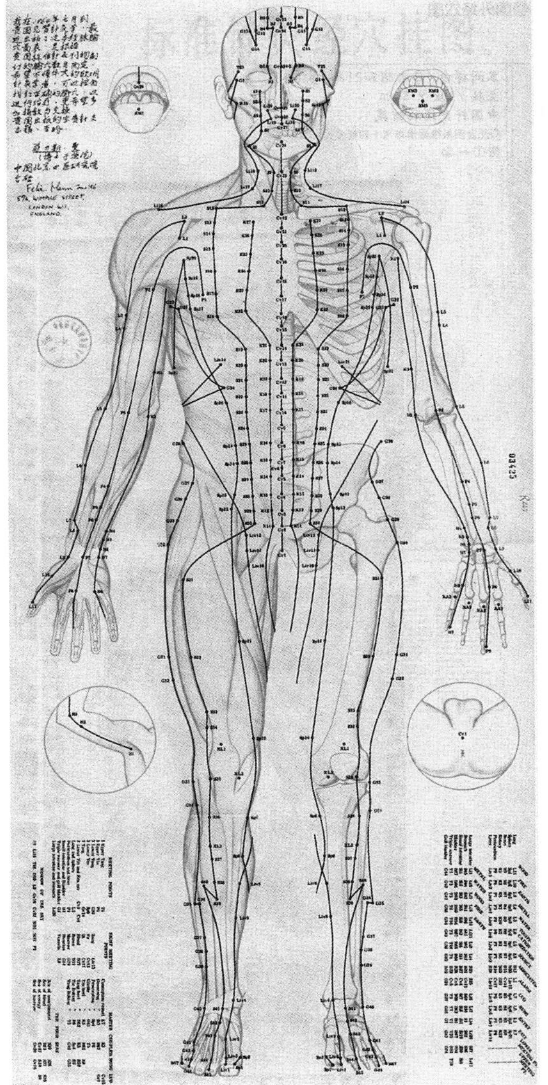

相关链接

中国古代天文学家把天空中可见的星分成二十八组，叫“二十八宿”，东南西北四方各七宿。东方苍龙七宿是角、亢、氐、房、心、尾、箕；北方玄武七宿是斗、牛、女、虚、危、室、壁；西方白虎七宿是奎、娄、胃、昴、毕、觜、参；南方朱雀七宿是井、鬼、柳、星、张、翼、轸。

《英国经穴图》

菲力斯·曼　中国针灸博物馆藏

太阳在一昼夜中运行周历二十八星宿，而人体经脉在上下、左右、前后共二十八脉，正与天空中二十八星宿相对应。在一昼夜的时间里，太阳围绕二十八宿运行一周，而脉气则在二十八脉里循环五十次。

名词解释

一息与交通

“一息”是指一呼一吸，脉气运行了六寸。而“交通”，是指脉气在二十八脉通行一周所用的时间。

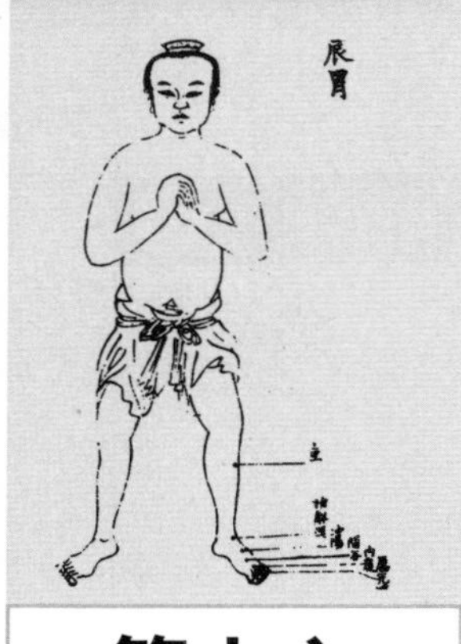

篇十六

营气

营气的运行规律

本篇陈述营气之生成源流及运行规律，也论述了十四经脉的循行次序和交会的部位。

黄帝说：营气的至真之道，在于收纳水谷为珍宝。水谷入胃，经过脾化生精微，其气先上升到肺脏，后在五脏中流溢，又布散到六腑。化生后的精纯部分，在经脉之中不停地营运，周而复始，这正是所谓的天、地、人的纲纪。

其营气从手太阴经出发，注入手阳明经，而后上行注入足阳明经脉，又向下行至脚跟足跗，流注在足大趾之间，并与足太阴经脉会合。上行至股髀，进入腹内，又从脾上流出，灌注于心，而后沿手少阴心经脉，从腋窝中流出，与手太阳经脉相会合，然后再沿手太阳经向上行，经过腋部，向上从面骨中流出，注入眼睛内眼角，再上行至头顶，而后转下行至项颈，与足太阳膀胱经相合，之后沿着脊柱向下行走，到达尾骶部，下行注入足小趾之端，循足心，流注于足少阴经脉。再沿足少阴经上行，至肾脏，再从肾脏注入心包络，而布散于胸中，再沿心包经运行，从腋窝中出，向下行，通过前臂，在两筋之间流出，注入手掌中，从中指尖端直出，复注入无名指尖端，与手少阳经相会合。而后由此上行，注入膻中，散布于三焦，又经过三焦注入胆腑，在胁部流出，灌注于足少阳经，向下行至跗上，再由跗注入足大趾，从而与足厥阴经相会合，又上行至肝脏，再从肝脏入肺脏，而后又向上沿着喉咙运行，入鼻内窍，在鼻的外孔结束。它的一条分支，向上行至额部，沿着头顶运行，进入项中，然后沿脊柱营运，下注于尾骶部，这是督脉运行的路线；它络绕阴器，穿过阴毛，注入脐中，并向上沿腹中注入缺盆，而后向下行，流入肺中，再从手太阴经出发，开始新的循环。这就是营气运行的路线，顺行、逆行都依照此规律而运行。

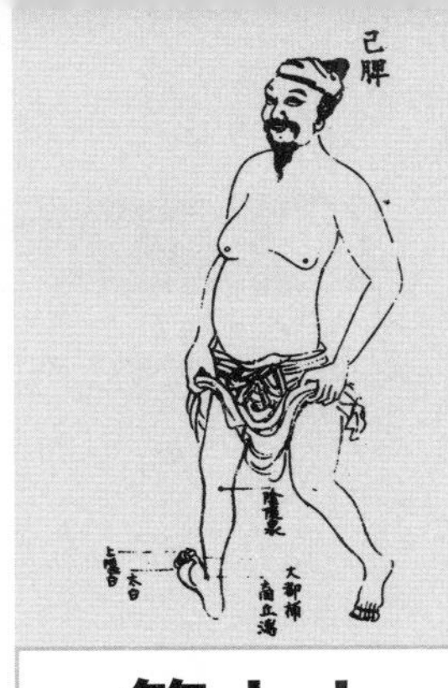

脉度

经脉的长度

篇十七

本篇以骨度为标准，衡量二十八经脉的起止，长度都用实数来说明，二十八经脉的长度，总计为古尺的十六丈二尺。同时也说明了经与络的区别，以及五脏和七窍在生理上的联系。

经脉的长度

黄帝说：经脉的长度是多少呢？

岐伯回答说：手的六阳经脉，从手至头，每条经脉的长度都是五尺，五六合三丈。手的六阴经脉，从手至胸，每条经脉的长度都是三尺五寸，三六合一丈八尺，五六为三尺，共二丈一尺。足的六阳经脉，从足至头，每条经脉的长度都是八尺，六八合四丈八尺。足的六阴经脉，从足至胸，每条经脉的长度都是六尺五寸，六六合三丈六尺，五六合三尺，共计三丈九尺。跷脉从足到眼部，每条的长度都是七尺五寸，二七合一丈四尺，二五为一尺，共计一丈五尺。督脉、任脉各长四尺五寸，二四合八尺，二五十寸为一尺，两条经脉共长九尺。以上二十八脉，共长十六丈二尺，这就是人体精微之气在大经脉中运行的主要通道。由经脉分出而别行的支脉为络脉，再由络脉分出的是孙络。如果孙络过盛而有瘀血，就应该立即用针释放瘀血。邪气盛的，当用泻法；正气虚当以汤药补养。

五脏和七窍

五脏的情况，可以通过观察七窍来得知：肺气与鼻相通，肺气协和，鼻就能辨别香臭；心气与舌相通，心气协和，舌就能辨别五味；肝气与目相通，肝气协和，目就能辨五色；脾气与口相通，脾气协和，口就能辨别五谷之味；肾气外连于耳，肾气协和，耳就能辨别五音。如果五脏失调，就会导致七窍不通畅；六腑不协和，就会导致气血留滞而不通，发生痈疡。因此，如果六腑受邪气侵扰而不和谐，属阳的经脉就不能畅通，以致阳气囤积而过盛。阳气过盛，会导致属阴的经脉失调，从而引发阴脉不利，又使血留滞而不通利，最终导致阴气过盛。如果阴气太盛，就会阻碍阳气运营，这叫作“关”；如果阳气太盛，就会妨碍阴气运行，这叫作“格”。如果

五脏与七窍

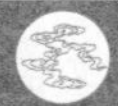

五脏和七窍在生理上有密切的联系。

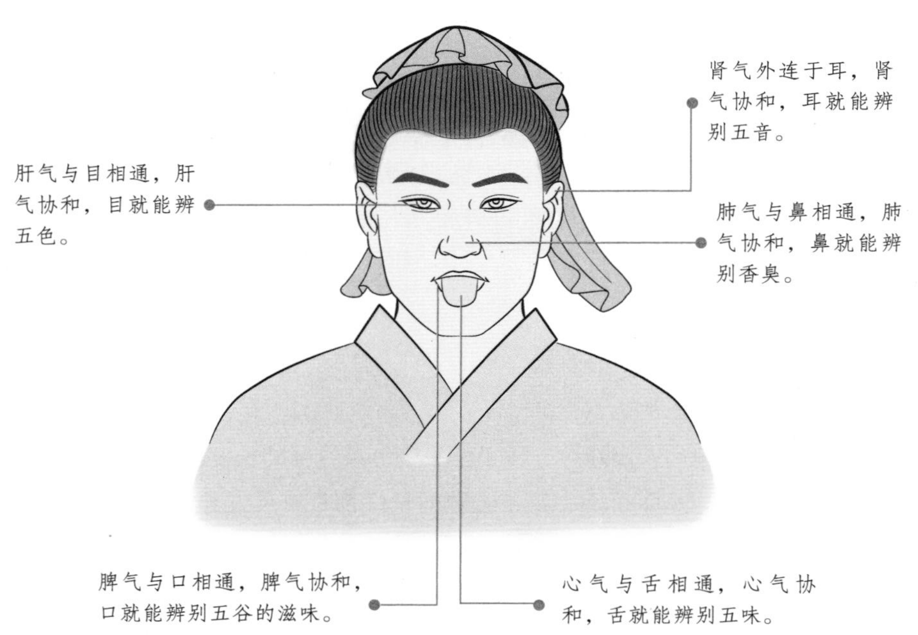

主要穴位与其主治疾病

穴位	主治疾病
百会	头痛、高血压、发热、失眠、目眩、鼻疾、痔疮、耳鸣、健忘、中风
印堂	流鼻血、目眩、头痛、幼儿抽筋
四白	眼睛疲劳、脸部麻痹、三叉神经痛
下关	牙痛、耳痛、脸部麻痹或疼痛
颊车	脸部疼痛、下齿痛、牙床痛
翳风	重听、晕车晕船
大迎	三叉神经痛、脸部抽筋、齿痛
人迎	高血压、咳嗽、慢性支气管炎、扁桃腺发炎、突眼性甲状腺肿、呃逆
扶突	呕吐、打嗝、喉咙痛、心闷、声哑、甲状腺病变、吞咽困难
天柱	后头痛、颈项转侧不利、颈肌强痛、鼻塞咽肿、眼疾、记忆衰退
风池	各种头痛、头晕、失眠、高血压、结膜炎、近视、感冒、颈部疾患
完骨	眼睛充血、目眩、偏头痛、扁桃腺发炎

阴阳之气都偏盛，不能运营，就叫作“关格”。一旦出现关格，人就会早亡。

跷脉的介绍

黄帝说：跷脉的起点和终点在哪里？又是什么气脉滋养它呢？

岐伯回答说：阴跷脉是足少阴肾经的支脉，起源于内踝前的然骨后，向上行到内踝上，再沿大腿内侧进入阴器，又沿胸腹内部，进入缺盆，然后向上从人迎的前面流出，再注入颧部，与眼内角相连，与足太阳经、阳跷脉相合而上行。跷脉的脉气向上行，回还向下而濡润眼目。如果跷脉的脉气不能向上运营，那么眼睛就不能闭合。

黄帝说：阴脉之气在五脏独行，而没有营运到六腑，这是什么原因呢？

岐伯回答说：脉气的运行像流水，又像运行的日月，永无休止。因此，阳脉营运六腑的精气，阴脉营运五脏的精气，就像圆环一样没有首尾，总是周而复始地循环，也就无法得知它的起点。流溢的脉气，在内浇灌五脏六腑，在外濡润肌肤腠理。

黄帝说：跷脉有阴跷、阳跷之分，应该依据哪条脉来计算它的长度呢？

岐伯说：男子计算阳跷脉的长度，女子计算阴跷脉的长度。凡是不作为计数的是络脉，作为计数的是经脉。

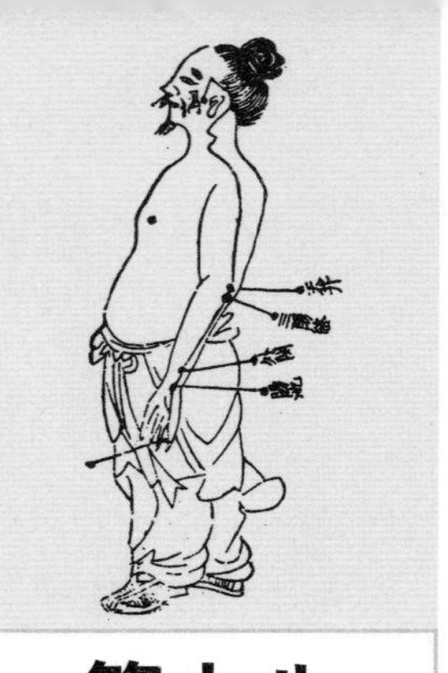

营卫生会

营卫与气血

本篇指出了营卫来源于五谷饮食，生化于脾胃，上输于肺，传布于五脏六腑，发挥营养全身的功能。营卫与三焦以及气血的关系是极其密切的。

篇十八

营气与卫气

黄帝问岐伯：人从哪里接受脉气？阴阳二气怎样交会？什么气叫“营”，什么气叫“卫”？营气是怎样产生的？卫气又怎样与营气交会？老年人和壮年人的脉气盛衰有所不同，阴阳行气，各异其位，我想听您讲讲它们交会的详情。

岐伯回答说：人的精气从水谷化生的精微而来，食物进入胃后，其精微被传注到肺脏，因而，五脏六腑都能接受到精气。在这些精气中，清的叫“营气”，浊的叫“卫气”。营气在脉中营运，卫气在脉外游走。营卫之气在全身无休止地运营，在一昼夜中，各自运行五十周，而后会合一次。阴阳表里的经脉依次相承接，互相贯通，就像圆环一样没有两端。卫气行于阴二十五周次，行于阳二十五周次，这是以白天和黑夜来划分的，所以卫气以阳为起点，至阴为终结。因此说，中午阳气最盛时，叫作“重阳”；夜半阴气最盛时，叫作“重阴”。所以说太阴主管人体内部，太阳主管人体的外表，营卫在其中各运行二十五周，都用日夜区分。夜半是阴气最盛的时候，夜半以后阴气逐渐减弱，直至黎明，阴气消退而阳气开始受气。中午是阳气最盛的时候，日落时阳气已尽而阴气再起。夜半时营卫之气相会合，此时人们都已入睡，叫作“合阴”。次日早晨，阴气已尽，阳气又转盛，如此循环往复，与天地昼夜阴阳的规律相同。

黄帝说：老年人在夜间不能安睡，这是什么原因？年轻人在白天不睡觉，这又是为什么呢？

岐伯回答说：年轻人血气充盛，肌肉滑利营气，气道通畅，卫气运行没有异常，因而，白天精力充沛，夜晚酣然入睡。老年人血气衰微，肌肉枯萎，气道涩滞，五脏之气不相协和，营气衰少，而卫气外卫减少，向内入侵，所以白天精神萎靡，夜晚也无法安然入睡。

黄帝说：营卫二气由何处发出呢？

岐伯回答说：营气出于中焦，卫气出于上焦。

三焦的出发情况

黄帝说：您能谈谈三焦的出发情况吗？

岐伯回答说：上焦之气从胃的上口出发，沿着食道而向上运行，穿过横膈膜，在胸中散布开来，而后在腋下运行，沿手太阴经向手的方向运行，又返回手阳明经，向上至舌，向下沿着足阳明经运行。上焦之气与营气都在阳中运行二十五度，在阴中运行二十五度，一日行五十周，再与营气在手太阴肺经相会。

黄帝说：有的人刚吃下很热的饮食，尚未转化为水谷精气，汗就先出来了。有的出在面部，有的出在背部，有的则出在半身，并不遵循卫气运行的通常之道，是为什么呢？

营气与卫气

老年人在夜间不能安睡，这是什么原因？年轻人在白天不睡觉，这又是为什么呢？

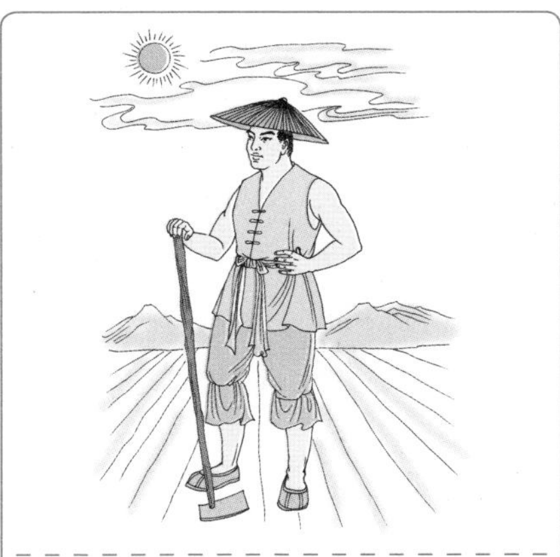

年轻人血气充盛，肌肉滑利，气道通畅，卫气运行没有异常，因而，白天精力充沛，夜晚酣然入睡。

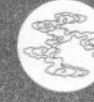

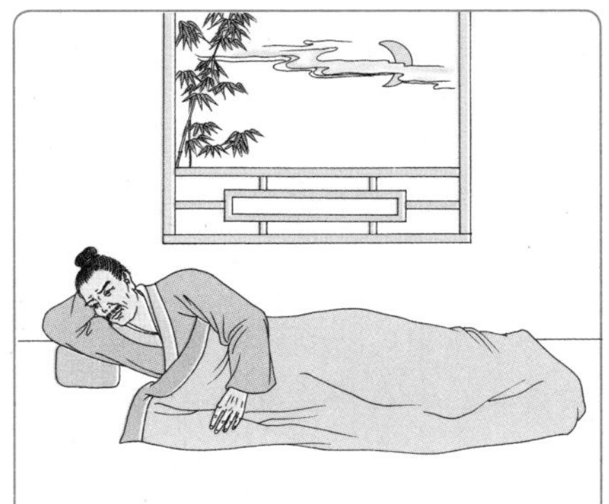

老年人血气衰微，肌肉枯萎，气道涩滞，五脏之气不相协和，营气衰少，而卫气外卫减少，向内入侵，所以白天精神萎靡，夜晚也无法安然入睡。

名词解释

营气与卫气

人的精气从水谷化生的精微而来，食物进入胃后，其精微被传注到肺脏，因而，五脏六腑都能接受到精气。在这些精气中，清的叫“营气”，浊的叫“卫气”。

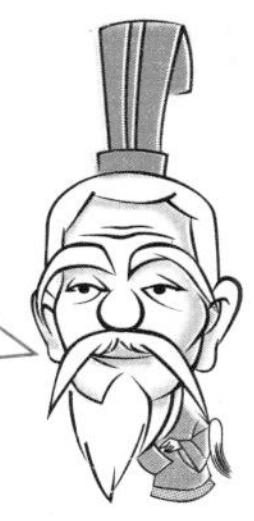

中午阳气最盛时，叫作“重阳”；夜半阴气最盛时，叫作“重阴”。

岐伯说：这是外表虚邪得伤害，导致腠理舒张，加之皮肤腠理打开，毛孔舒张，卫气行至肌表疏松的地方，就不能循常道了，因为卫气彪悍滑利，一遇见舒张之处，就跑掉了，这种症状，叫作“漏泄”。

中焦之气

黄帝说：您能讲讲中焦之气是从哪里发出的吗？

岐伯回答说：中焦之气同样从胃出发，在上焦之后，是受纳水谷之气，别糟粕，蒸化津液而生成的精微之气，而后向上传注于肺，再化为血液，以奉养全身。这是最宝贵的物质，没有什么比它更珍贵的了。所以能独行于经脉之内，称为“营气”。

黄帝说：为什么血和气名称不同，但同属于一类？

岐伯回答说：营气和卫气都化生于水谷精气，血液也生成于水谷精微，因此，血和气名称虽不同，但均自同一来源。所以，血液过度耗损的人，不能发汗；出汗过多的人，也不能再耗血。如果人消耗了过多的血汗，造成阴阳两伤，就会死亡。同样，无论阳存阴绝，还是阴存阳绝，人都不能存活。

下焦之气

黄帝说：那么下焦之气来源于哪里呢？

岐伯回答说：下焦之气沿回肠曲折下行，到达膀胱后，又将水液渗入。因而，水谷食物，通常是在胃中消化，经脾胃的运输之后，其浊者，也就是糟粕部分，被向下输送到大肠；其清者，也就是水液部分，被渗入到下焦的膀胱。

黄帝说：如果将酒与食物一同送入胃中，谷物尚未消化，酒却先通过小便排出了，这是什么原因呢？

岐伯回答说：那是因为，酒是通过谷物发酵而酿成的液体，其气强劲而且滑利，所以即使在谷物之后入胃，也会在食物被消化之前排出。

黄帝说：很好。我听说上焦是用来输布精气的，像雾的蒸腾一样；中焦是腐熟运化水谷的，像沤渍一样；下焦是排泄废料的，像排水渠一样。大概就是这个意思吧。

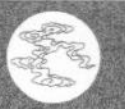
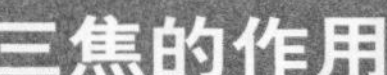

三焦的作用

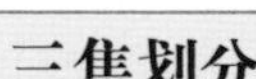

三焦划分

三焦者，中渎之腑也，水道出焉。三焦（气管、食管、输尿管）中空如洞，可以是水液流通的道路。

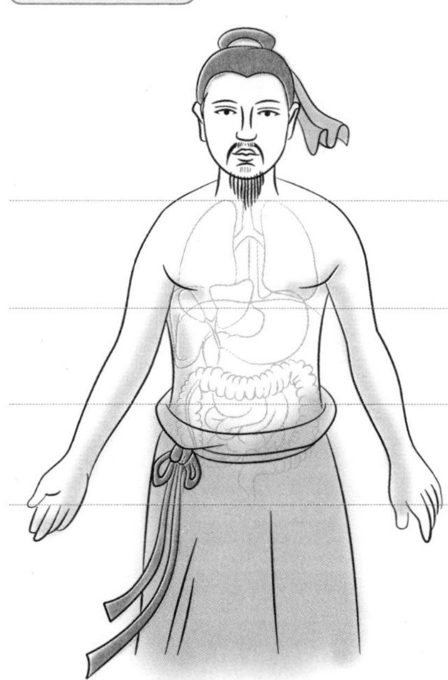

1 上焦 包括心和肺

2 中焦 包括脾、胃、肝、胆

3 下焦 包括肾、膀胱、小肠和大肠

三焦划分详解

❶ 上焦之气从胃的上口出发，沿着食道而向上运行，穿过横膈膜，在胸中散布开来，而后在腋下运行，沿手太阴经向手的方向运行，又返回手阳明经，向上至舌，向下沿着足阳明经运行。

❷ 中焦之气同样从胃出发，在上焦之后，是受纳水谷之气，别糟粕，蒸化津液，而生成的精微之气，而后向上传注于肺，再化为血液，以奉养全身。

❸ 下焦之气沿回肠曲折下行，到达膀胱后，又将水液渗入。因而，水谷食物，通常是在胃中消化，经脾胃的运输之后，其浊者，也就是糟粕部分，被向下输送到大肠；其清者，也就是水液部分，被渗入到下焦的膀胱。

三焦功能

1 上焦如雾	上焦是用来输布精气的，像雾的蒸腾一样。
2 中焦如沤	中焦是腐熟运化水谷的，像沤渍一样。
3 下焦如渎	下焦是排泄废料的，像排水渠一样。

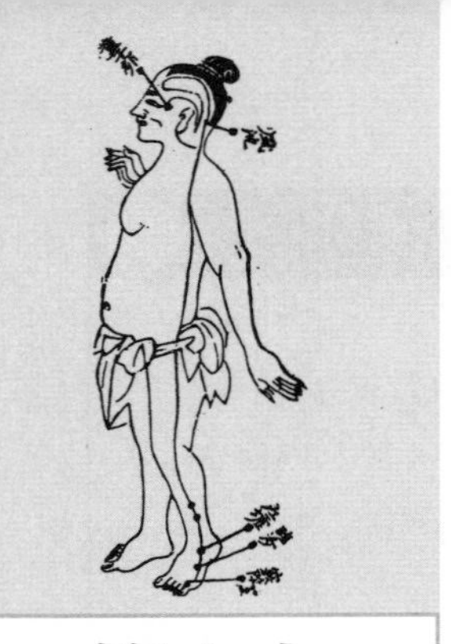

四时气

四季与针灸

篇十九

本篇指出了针刺治疗必须根据时令气候的不同来选择适当穴位，以及确定进针的深浅和施针的手法。

四季与针灸

黄帝问岐伯道：四时气候，各有不同的情况，而百病的产生，也有不同的原因，要根据什么来决定针灸治疗呢？

岐伯回答说：四时的气候，各自具有不同的方位，灸刺的原则，应根据不同季节与穴位的关系来决定。所以春天可以取大经血脉分肉的间隙，病重的深刺，病轻的浅刺；夏天取用阳经、孙络，或分肉之间，透过皮肤浅刺；秋天取用各经的腧穴，如果病邪在六腑，就取用合穴；在冬天取用各经的井穴和荥穴，要深刺且长时间留针。

患温疟而不出汗的，可以取五十九个热病的主要腧穴来治疗。患风水，从而造成皮肤浮肿的，可以取五十七个治疗水病的主要穴位进行治疗。如果皮肤下有瘀血，就应针刺放血。对于脾气虚寒的飧泄病，应取三阴交穴、阴陵泉，用补法治疗，且留针时间较长，要在针下有热感后才能止针。在外侧部位患抽筋的，取三阳经的腧穴施针；在内侧部位抽筋的，取三阴经的腧穴针刺，都应选用火针。治疗水肿而无风邪的，先用铍针刺脐下三寸，针刺之后，用像竹筒一样中空的针刺入针孔，用来排泄腹中的积水。反复这样做，直至把水放尽，使肌肉恢复正常的弹性为止。若水的排泄缓慢，就会使病人有烦躁满闷感；若排泄得较快，病人就会觉得舒适安静。隔一天刺一次，直到积水被排尽为止，同时，在刚进行针刺时还应服用利水的药物。服药后，不能进食，进食后，也不可马上服药，禁食其他可以引发脾气虚寒的食物一百三十五天。患各种痹证且久治不愈的，证明有寒湿久留在体内，应取火针刺足三里；如腹中不适，就应取足三里穴针刺。对于气虚的疾病，用补法治疗；邪气盛的，就用泻法治疗。对于患有麻风病的人，应经常针刺其肿胀部位，再用锐利的针刺其患处，用手按压，排出其恶气，直到肿胀消失为止。患者应经常吃普通食物，忌吃任何禁忌食物。

腹部的疾病

如果腹内时常有鸣响，气上逆而冲向胸部，呼吸急促，身体不能长久站立，就说明邪气在大肠中，应针刺气海、巨虚上廉、足三里三穴。如小腹部牵引睾丸作痛，并连及腰脊作痛，同时还上冲至心而痛，则表明邪气在小肠，是小肠疝病。这是因为，小肠向下连接睾丸脉系，向后附属于脊椎，而向上又与肝肺相通，联络于心系。因此当邪气盛时，就会导致厥气上逆，从而冲犯肠胃，干扰肝脏的正常工作，将病痛散布在肓膜，以集结在肚脐部位。因此，治疗小肠的疾病，应当取脐下的气海穴，以疏散邪气；刺足厥阴经，以泻导肝经之实；刺手太阴经，以补充肺经之虚；取下巨虚穴以祛除小肠的病邪，并且按照邪气所过的经脉取穴治疗。

病人时常呕吐，且呕吐时有苦水，常叹息，心中恐惧不安，就像害怕别人将他抓捕一样，这是病邪在胆，胃气上逆所致。因为胆汁外泄，口中就有苦味；而胃气上逆，就会呕出苦水，所以叫“呕胆”。治疗这种疾病，应取足三里穴，以便减少胃气之逆，针刺足少阳胆经的血络，以阻止其胆气上逆，然后根据虚实，采用补虚泻实的方法进行治疗，调和虚实以去其邪。如饮食停滞不下，胸膈就会闭塞不通，这是胃脘中有邪气所致。如果上脘不通，就说明邪气在上脘，应针刺上脘穴，使气下行；若下脘不通，就说明邪气在下脘，就应针刺下脘穴。如果小腹部出现肿痛，且小便不通，这是有邪气在膀胱，针刺时，应取太阳大络，并审察足厥阴经的小络与足太阳经的络脉，如有瘀血，应用针刺出血；如果小腹部肿痛，并且向上连及胃脘的，应取足三里进行治疗。

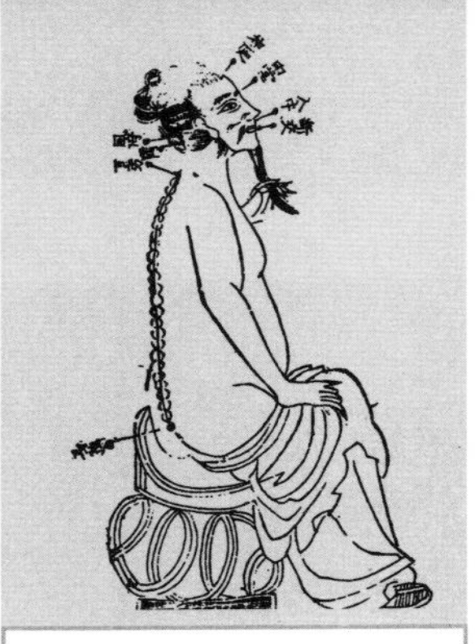

五邪

邪气对五脏的侵犯

篇二十

本篇说明了五邪伤害五脏所引起的病证和其治疗方法。五脏与全身各部位相联系，对于五脏发病的兼症和针刺方法要结合起来，疗效才更好。

邪气侵犯五脏

邪气在肺脏，就会使皮肤疼痛，发热恶寒，气喘不止，汗出、剧烈咳嗽牵引到肩背作痛。治疗这种疾病，应取胸上部的中府、云门穴，以及背部第三椎骨旁的肺俞穴进行针刺。先用手快速按压病处，在病人感觉舒缓后就针刺，接着再取缺盆穴针刺，以使肺中邪气向上流出。邪气在肝脏，就会导致两胁作痛，其寒气存于中，瘀血滞留在内，行走时就会牵引着关节疼痛，并伴有脚肿现象。治疗这种疾病，应取足厥阴肝经的行间穴，以导引胁间气下行，并针刺足阳明胃经的三里穴，以便温暖胃中。再进一步针刺本经血脉，从而驱散脉络中的恶血。再刺取耳根青络，以消除其疼痛的症状。邪气在脾胃，就会导致肌肉疼痛。如果阳气有余而阴气不足，则有热气存于体内，因而会经常感到胃中灼热、饥饿；如果阳气不足而阴气有余，脾气就会虚寒，从而出现肠鸣、腹痛的症状；如果阴阳都有余，或阴阳都不足，那么就会时寒时热。不论寒热，都可针刺足阳明胃经的足三里穴，以求达到治疗效果。邪气在肾脏，就会导致骨痛、阴痹。所谓阴痹，就是指在体表摸不到的病证，但会出现腹胀、腰痛、大便难，肩、背、颈、项疼痛，有时眩晕等症状。治疗以上疾病，可以取涌泉穴和昆仑穴进行针刺，应刺病处以使瘀血出。邪气在心脏，就会导致心痛，易伤，经常会眩晕扑倒。诊治时，应先考察阴阳气血的有余或不足，再针刺本经腧穴进行治疗。

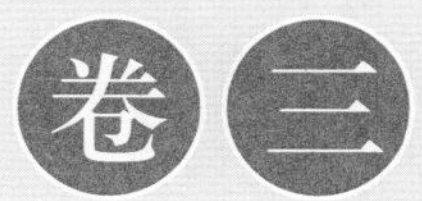

论治

本卷阐述了针对不同病证制定具体的治疗方法的原则，强调人与外在环境的统一，“因时而宜”“因地而宜”，重视人体的整体性，“因人施治”。同时，也点明了医者必须具备的素质与知识储备，以及医者常犯的过失。

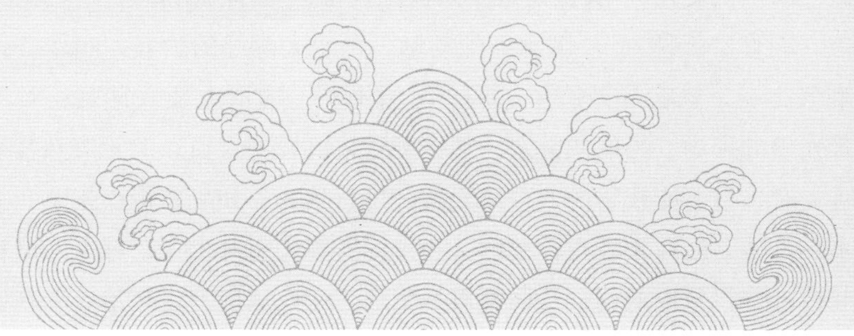

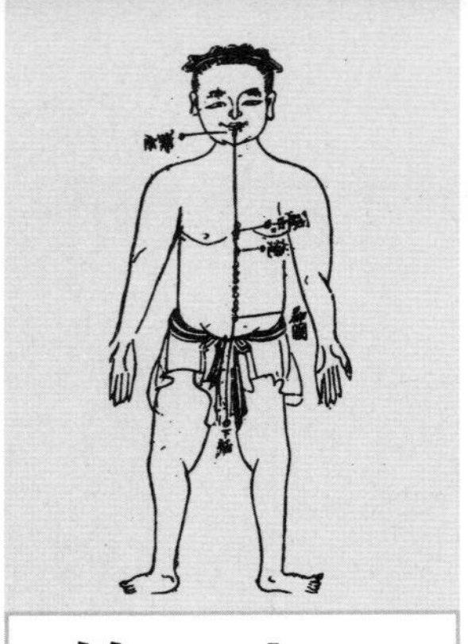

篇二十一

寒热病

寒热病的治疗

本篇说明了寒热病和骨痹等病证的治疗方法，并说明了四时针刺取穴的常识，指出身体五个重要部位患痈疽病的不良后果，并说明了误用针刺的危险。

各种寒热病及其治疗手法

由皮肤所产生的寒热病，会导致肌肤疼痛以至于不能睡在席上，毛发枯燥，鼻内发干，汗液流不出。治疗这种疾病，应取足太阳经的络穴，并补手太阴经进行治疗。由肌肉所引发的寒热病，会导致肌肉疼痛，毛发干枯，唇舌干燥，汗不得出。治疗这种疾病，当取足太阳经在下肢的络穴刺治，以释放瘀血，再补足太阴脾经的穴位，以达到出汗的效果。在骨骼上的寒热病，表现为：病人大汗不止，烦躁不安。如果牙齿尚未枯槁，当取足少阴大腿内侧的络穴大钟；如果牙齿枯槁，就是死证。这种方法同样适用于骨厥证。患有骨痹证的人，周身关节不能自由活动，并疼痛，心中烦乱，汗流浃背。治疗这种疾病，当取三阴经用补法针刺。如果身体被金属刮伤，出血甚多，又受到了风寒，心中会有高处跌落感，四肢懈怠无力，这叫作“体惰”。对这种疾病进行治疗时，取腹脐下的三结交处施针。“三结交”就是足阳明、足太阴在脐下三寸相交的部位，它叫作“关元穴”。患有厥痹的人，腹中有厥逆之气上逆，治疗这种疾病，应取阴经或阳经的络穴施针，但必须诊断出哪一条经脉是主要病位，用泻法治阳经，用补法治阴经。

颈两旁的动脉是人迎脉，属于足阳明经，位置在婴筋之前。婴筋之后是手阳明经的穴位，叫“扶突穴”。其次是足少阳经的穴位，叫作“天牖穴”。再次是足太阳经的穴位，叫作“天柱穴”。腋窝下的动脉，是手太阴经的腧穴，叫作“天府穴”。如果阳邪气上逆，就会导致胸中满闷，呼吸不利，应取人迎穴针刺；对于突然失音，喉舌强硬的疾病，当取扶突穴，并针刺舌根，以便出血；对于突然耳聋，经气蒙蔽，耳失聪，目不能视物的，应取天牖穴进行治疗；如果眩晕、拘挛、癫痫、足软支撑不住身体，应取天柱穴；突然又热又渴，腹中有气上逆，就表明肝肺二经有邪火相互搏击，以致血逆行，从而使口鼻出血，应取天府穴进行治疗。在以上五个穴位中，天牖穴居中，其他四穴聚拢在其周围，因而称为“天牖五部”，也就是天牖等五个穴位所主治的疾病。

手阳明大肠经从颧部进入，向下遍络于齿龈的一支，叫作“大迎穴”，因而，如果下齿龋痛，应取大迎穴治疗。对于手臂害怕寒冷的，用补法治疗；手臂不怕寒的，就用泻法。足太阳膀胱经从颧部进入，向上而后遍络于齿龈的一支，为角孙穴，因而，治疗上齿龋痛，应取角孙穴及鼻和颧骨前面的穴位。刚发病的时候，如果脉气虚空，就要用补法；反之，脉气充盛，则用泻法。还有一种方法，就是取鼻外侧的穴位治疗。

足阳明经脉挟鼻的两侧而进入面部的，叫作“悬颅穴”。此脉下行的属于口，上行的进入眼睛深处，因此如果该处有病变，应取悬颅穴施治。其手法是实证用泻法，虚证用补法。如果方法运用相反，就会加重病情。足太阳经通过颈部进入脑部，直接连属到眼睛深处，叫作“目系”。若头目疼痛，可在项中两筋间取玉枕穴

寒热病的治疗

寒热病有三种类型，分别有不同的治疗方法。

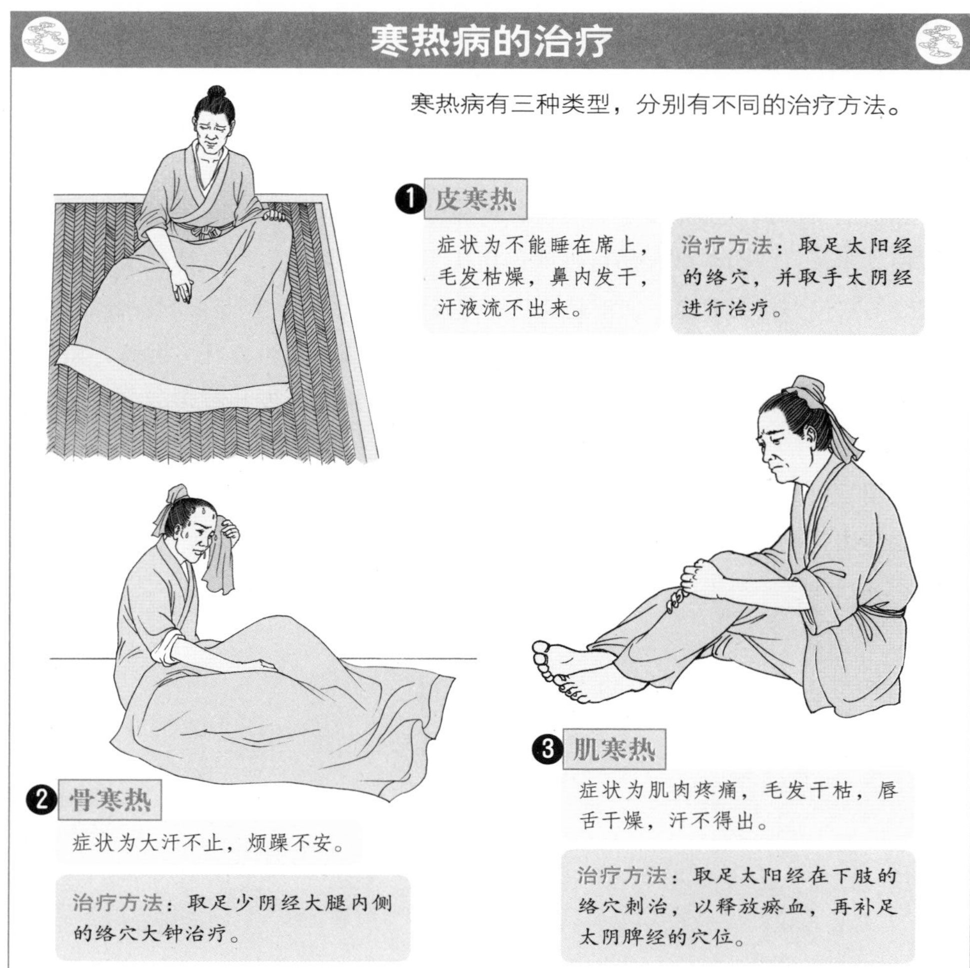

❶ 皮寒热

症状为不能睡在席上，毛发枯燥，鼻内发干，汗液流不出来。

治疗方法：取足太阳经的络穴，并取手太阴经进行治疗。

❷ 骨寒热

症状为大汗不止，烦躁不安。

治疗方法：取足少阴经大腿内侧的络穴大钟治疗。

❸ 肌寒热

症状为肌肉疼痛，毛发干枯，唇舌干燥，汗不得出。

治疗方法：取足太阳经在下肢的络穴刺治，以释放瘀血，再补足太阴脾经的穴位。

进行治疗。此脉入脑后，分别而行。阴阳二跷脉，阴阳交会，阳入于阴，阴出于阳，在眼的内角相交会。如果阴气偏盛，两目就会闭合；如果阳气偏盛，两目就会张开。热厥症，当取足太阴脾经、足少阳肝经进行治疗。寒厥症，当取足阳明胃经、足少阴肾经针刺，施针时都应该留针。出现口角流涎，舌纵缓不收，胸脘烦闷症状的，表明肾阴不足，当针刺足少阴肾经。两颌鼓动，畏寒战栗，汗不得出，胸脘烦闷，腹部胀满，表明其肺气不足。治疗这种病证，当取手太阴肺经。针刺时，属于实证的，应祛除其邪气；属于虚证的，应补养其正气。

四季针刺的规律是：春季刺络脉，夏季刺分肉与腠理间，秋季刺气口，冬季刺经脉。一年四季施针的规律，应与时令特征相适应、相协调。治疗皮肤的病，刺络脉间的穴位；治肌肉的病，刺分腠间的穴位；治筋脉的病，刺气口的穴位；治骨髓和五脏诸病，刺经脉的腧穴。

人身体的五个重要部位：其一是大腿前方的伏兔部；其二是小腿肚部；其三是背部督脉部；其四是背的五脏俞穴所在的位置；其五是项部督脉经穴。此五部患痈疽的，是死证。

痈疽的治疗

痈疽之类的病，如果发生于手臂，可先针刺手阳明大肠经、手太阴肺经的穴位，使其出汗，汗出热散，病可得除；病从头面开始发生，可先针刺项间足太阳膀胱经的穴位，汗出而愈；如果是从足胫部发生的，应先针刺足阳明胃经的腧穴，汗出而愈。手太阴经的穴位可以发汗，足阳明经的诸穴也可发汗。因此，如果取阴经而发汗过多的，可以取阳经穴位来止汗；针刺阳经而发汗过多的，可以取阴经穴位来止汗。

误用针刺的危害有：刺中病邪而留针不去，致使病人精气外泄；尚未刺中病邪就立即出针，使邪气留于体中。前者会加重病情而使身体孱弱，后者则能引起痈疡。

癫狂

癫狂病的治疗

本篇专述癫狂和风逆疾病的症候、临床表现和针灸治疗方法。

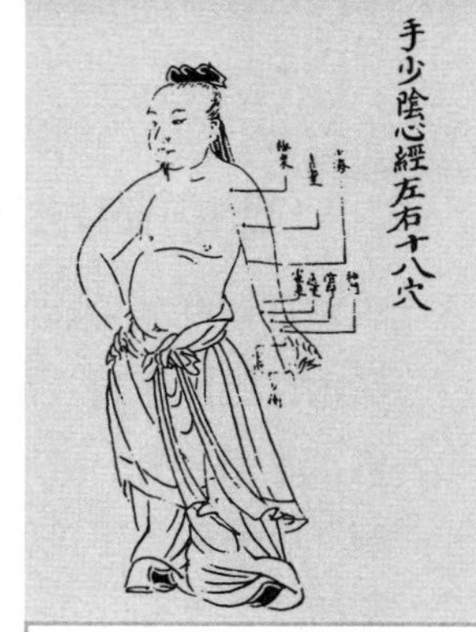

篇二十二

癫病的治疗

眼角向外开裂，凹陷于面颊一侧的，称为“锐眦”；眼角向内凹陷于近鼻一侧的，称为“内眦”。上眼胞属于目外眦，下眼胞属于目内眦。患者初染癫病时，主要症状是：病人先感到闷闷不乐，而后头重而疼痛，两目向上视物，眼睛泛红；病情较重时，会心烦意乱，心绪不宁。医师应审视病人表情及脸色变化，并取手太阳、手阳明、手太阴经诸穴，在其血色正常后就停针。癫病开始发作的时候，口角牵引歪斜，啼哭呼叫、气喘急促、心惊，应在手阳明、手太阳两经取穴并用缪刺法治疗。如果右侧坚硬，就针刺其左侧；反之，如果左侧坚硬，就针刺右侧，等到病人面部变为正常颜色后才停针。癫病发作表现也有角弓反张，而导致脊柱疼痛的。治疗这种病证，当取足太阳、足阳明、足太阴、手太阳各经的腧穴，在面部血色正常后可停针。若想很好地治疗患有癫病的病人，应常与其相处，审察其发病过程中的情况变化，观察应当施针的部位。在病人发病之时，应审察其症状特点，判断病邪的所在，并断定发病时应取何经穴治疗。根据其病脉判断，用泻法使其出血。将泻导出的血装在葫芦里，一旦复发，此血就会变动；如果没有变动，可以灸穷骨二十壮。所谓“穷骨”，就是骶骨，即臀部脊尾的长强穴。

癫病深入骨的骨癫，其颌、齿各腧穴的分肉之间均有胀满感，骨骼僵直不能屈伸，汗出，心烦意乱。假如呕吐了很多白沫，而肾气下泄，就是不治之死证。癫病进入筋的筋癫，身体痉挛拘急，倦屈不伸，脉大。治疗时，应取项后的大杼穴，进行针刺。如果呕吐出很多白沫，而气陷于下的，也是不治之症。癫病入脉的脉癫，会突然晕倒在地，四肢各脉胀慢而放纵弛缓。如果脉出现胀满的情况，应针刺病位，并令血出；如不胀满，应灸在项后两侧挟行的足太阳经的腧穴，并灸带脉穴，以及与腰间相距三寸许之处。还可以灸各经分肉之间及四肢的腧穴。如果呕吐出很多白沫，又气陷于下的，就是不治的死证。癫病发作时，其情状疯狂的，也是死证。

狂病的治疗

狂症开始发病时，患者先自卑自悯，健忘，容易发怒，经常恐惧，大多是过度忧虑、饥饿所致。治疗时，先取手太阴、手阳明两经的穴位，针刺令其出血，待血色正常后停针；还可以取足太阴、足阳明两经的腧穴进行治疗。狂病开始发作时，病人少睡眠，不饥饿，狂妄自大，经常骂人，日夜吵闹不休止。治疗时，可以取手阳明、手太阳、手太阴经的腧穴，以及足少阴肾经在舌下的络脉。但是，只有血脉盛的才可以取穴刺之，否则不可针刺。狂病患者，言语狂妄，容易被惊吓，经常大笑，喜欢唱歌，行为反常日夜不休，多由大惊大恐伤其神志所致，可以取手阳明、手太阳、手太阴经的穴位进行针刺。狂病患者，幻视幻听，经常呼喊，大多由于气衰神怯所致，可在手太阳、手太阴、手阳明、足太阴以及头部两腮的穴位针刺。患狂病的人食量大而不饱，经常疑神疑鬼，无声窃笑而不露于外，这种病证是喜乐没有节度所导致的。治疗时，应取足太阴、足太阳、足阳明经的穴位，以及手太阴、手太阳、手阳明经的穴位针刺。如果是狂病初发，并无上述症候的，先取其左右曲泉穴，针刺血脉过盛之处，并使其出血，这样，不久就可痊愈。如果不能治愈，就用以上治狂病的方法，灸骶骨长强穴二十壮。

风逆

所谓风逆，是指受风邪而厥气内逆的疾病。其症状是四肢突然发肿，全身颤抖，就像被水浸湿而打寒战一样，经常因寒冷而口出唏嘘之声；饥饿时感觉烦闷，饱食后又躁动不安。治疗这种疾病，应取手太阴肺经和手阳明大肠经表里二经，以及足少阴肾经、足阳明胃经的腧穴进行治疗。感觉骨里寒凉的，取井、经穴刺之；肌肉清冷的，取上述四经荥穴针刺之。所谓厥逆成病，是指两足突然发冷，胸痛欲裂，肠中也如刀绞一般疼痛，烦乱而不能进食。凡是这种情况，其脉或大或小都伴涩象症状。如果病人身体还算温暖，就取足少阴肾经的穴位进行治疗；如身体已经冰冷，则取足阳明胃经的穴位。身体温暖的，用泻法治疗；身体寒冷的，则用补法治疗。对于厥气上逆而腹部胀满，肠中有声，胸中满闷，呼吸不利的病证，当取胸下两胁的穴位，咳嗽则应手而动的，就是其穴。另外取背俞穴，用手按压而有舒快之感的，也是穴位。小便不通的，可以取足少阴肾经和足太阳膀胱经的穴位以及骶骨上的腧穴，并以长针刺之。对于气上逆的病人，可以取用其足太阴脾经、足阳明胃经的穴位。厥逆发作严重的，可针刺足少阴肾经、足阳明胃经两经脉的穴位。

如果病人气衰、身体寒冷像浸在水中，言语断断续续，骨节发酸，身体沉重，全身懒惰不愿活动的，可以取足少阴肾经施针。气短，呼吸短促而不能连续，稍一动，就会感到气虚的人，在足少阴肾经上用补法，针刺其血络以出瘀血。

热病

热病的治疗

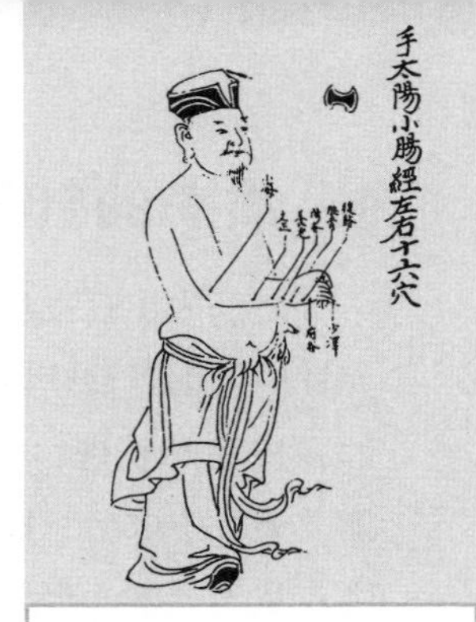

篇二十三

本篇主要论述热病的症候、诊断及治疗的方法，以及九种禁忌刺治的症状，并说明了半身不遂的治疗原则和喉痹、小便闭结等病证的治疗方法。

患有偏枯病的人，表现为：半身不遂并且疼痛，言语无异常，神志也未错乱，这是由病在分肉腠理之间所导致的。治疗这种病证，当用大针施治。如果是虚证，就用补法；实证，则用泻法，这样就可以恢复正常。

患有痱病的人，表现为：身体不疼痛，但四肢松弛不收，意识错乱但并不严重。如果言语还算清楚，就可以治疗；但是对于病情严重而不能说话的，就无法治疗了。对于痱病先从阳分开始，而后转于阴分的，治疗时应当先针刺其阳经，再刺阴经，还要用浅刺法施针。

热病的治疗

患热病已经三日，如果其寸口脉象静而安，而人迎脉象躁动的，应从各阳经取穴治疗。要在治疗热病的五十九穴中选取。用这种方法来泻导其体表的热邪，使邪气随汗排出，充实其阴而补充不足。病人身体发热很厉害，但寸口、人迎的脉象反沉静的，是与脉症不符的坏症，不可针刺治疗。对于可以针刺的疾病，当立即针刺，即使不能使其出汗，但仍可排泄病邪。不可以针刺的人，是指有死亡征兆的人。病人患热病已有七八天，寸口脉象躁动，并伴随有头晕、气喘症状的，如果尽快施针，可以出其汗，只要用浅刺法，针刺手大拇指之间的穴位就可以了。如果患热病已经七八日，但脉象微弱，小便出血，口干的，过一日半就会死亡。若出现代脉，一天内就会死亡。患热病但已经出汗，而脉象仍躁动，且呼吸喘促，并且又发热的，就不应再浅刺其肌表，否则会导致气喘加重而死亡。患热病已经七八日，脉象不躁，或者虽有躁象，但并无“散”象或者“数”象的，其邪气仍在，若三日内能有汗出，则会痊愈；若三日后仍未出汗，那么此人第四天就会死亡。在没有得汗的情况下，是不能对腠理进行针刺的。

热病的针法

热病先出现皮肤痛，鼻塞，面部浮肿的，是热伤皮毛的症候。应用浅刺法，以九针中的镵针治疗，要在治热病的五十九个穴位里选穴。如果鼻部生有小疹子，是邪在皮毛的表现，因肺气与鼻相通，又合皮毛，因此治疗时要从肺经入手，而不能“火”中取治；所谓“火”，就是指心经。如果皮肤肿胀，口唇干燥，冷而出汗，则应从属火的心经穴位入手，而不能取治于“水”；所谓“水”就是指肾经。患有热病的人，会出现咽干而多饮，易受惊，不能安卧的症状，当以针刺肌肉为主，用九针中的员利针，从热病五十九穴中的有关穴位取治。其间若有眼角发青的，则属于脾经病变，因为脾主肌肉，所以治疗时应当针刺至肌肉，而不能取治于“木”；所谓“木”是指肝经。热病，表现为头脑作痛，面色发青，手足躁动等症状，治疗时在筋间取治。用九针中的锋针，在其手足四肢不利的地方施针。如有抽筋拘挛，眼泪不收的症状，则属于肝经的症状，因为肝主筋，所以取治于肝经，而不能从“金”中取治，所谓“金”是指肺经。如果有热病而又有屡发惊悸、手足抽搐而狂乱等症状的，当取治于脉。用九针中的锋针，迅速泻其有余的邪热，如因癫狂而使毛发脱落的，则属于心经疾病，应取心所主的血脉，不能从“水”中取治，所谓“水”是指肾经。

热病的诊断

热病伴随身体沉重，骨节疼痛，耳聋而欲闭目的，应取治于骨。用九针中的锋针，在热病五十九穴中选穴施针。如果病患不思饮食、咬牙、双耳色青，就属于肾经的病患，因为肾主骨，所以应取治于肾经。不可取治于“土”，因为“土”指脾经。凡是患有热病，有痛而不知其处，耳聋，四脚懒惰不收，口发干，时有阳气偏盛而烦热，时有阴气偏盛而畏冷的，这是热邪深入骨髓的症状，是死证。热病表现为头痛，鬓骨部位及眼区筋脉抽掣作痛，经常出鼻血的，是厥热证，应用九针中的针，根据病情虚实，泻有余，补不足。热病表现为身体沉重，胃肠灼热的，应用九针中的锋针治疗。取脾胃二经的腧穴，以及在下部的各足趾间的腧穴，同时还可取胃经的络穴丰隆穴，疏导经气，而后才能得气。热病表现为脐周围按压会突然疼痛，胸胁胀满的，治疗时可以取涌泉穴与阴陵泉穴。用九针中的锋针治疗，并用针刺咽喉部的廉泉穴。热病有汗出，脉象表现为安为顺的，可以用针去汗出热。当取手太阴经穴鱼际、太渊、大都、太白刺之。用泻法退热，用补法出汗。如出汗过多，可针刺内踝上横脉处的三阴穴交治之。热病虽汗已出，但脉象仍躁动的，这是阴气欲绝的症状，为死证；若出汗之后，脉象平静的，还可救治。若热病脉象躁动而不能出汗的，这是阳气欲绝的死证；若脉虽躁动，但汗出后脉象平静的，尚可救治。

热病的死证

热病有九种不可针刺治疗的死证：一是汗不得出，两颧骨色赤而呃逆呕吐的死证；二是泄泻而腹部胀满甚重的死证；三是两眼视物模糊、热而不退的死证；四是老年人和婴儿发热而腹部胀满的死证；五是汗不得出，呕血下血的死证；六是舌根溃烂，发热不退的死证；七是咳嗽，鼻孔出血，汗不得出，或虽有汗出而不到足部的死证；八是热邪已深入骨髓的死证；九是发热并有痉病的死证，痉指腰背角弓反张，手足抽搐，口噤咬牙的现象。凡上述九种症候，均不可以针刺。

热病的死证

不可用针刺治疗的九种死证

1. 汗不得出，两颧骨色赤而呃逆呕吐的死证。
2. 泄泻而腹部胀满甚重的死证。
3. 两眼视物模糊、热而不退的死证。
4. 老年人和婴儿发热而腹部胀满的死证。
5. 汗不得出，呕血下血的死证。
6. 舌根溃烂，发热不退的死证。
7. 咳嗽，鼻孔出血，汗不得出，或虽有汗出而不到足部的死证。
8. 热邪已深入骨髓的死证。
9. 发热并有痉病的死证。

主要穴位与其功能

穴位	主治疾病
膻中	支气管炎、支气管哮喘、胸膜炎、冠心病、心绞痛、妇女乳汁过少
巨阙	胃酸过多、气喘、神经衰弱、心理异常
中脘	慢性胃炎、胃及十二指肠溃疡、胃下垂、脾胃虚弱、消化不良
神阙	慢性肠炎、脱肛、腹胀、虚寒性胃痛、怕冷症
天枢	生殖器疾病、妇女病、容易疲劳、便秘、胃下垂
大巨	不孕症、肾炎、便秘、痢疾、坐骨神经痛、风湿病

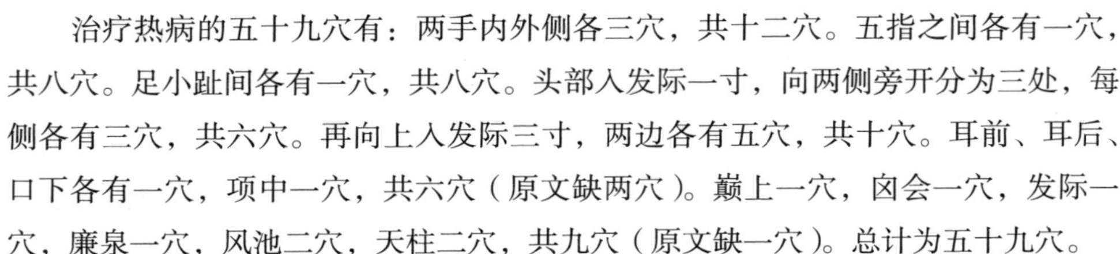

治疗热病的五十九穴有：两手内外侧各三穴，共十二穴。五指之间各有一穴，共八穴。足小趾间各有一穴，共八穴。头部入发际一寸，向两侧旁开分为三处，每侧各有三穴，共六穴。再向上入发际三寸，两边各有五穴，共十穴。耳前、耳后、口下各有一穴，项中一穴，共六穴（原文缺两穴）。巅上一穴，囟会一穴，发际一穴，廉泉一穴，风池二穴，天柱二穴，共九穴（原文缺一穴）。总计为五十九穴。

热病的主治穴位

胸中气满而呼吸短促的，可以取足太阴脾经在足大拇趾之端，距趾甲角像韭叶那样宽处的隐白穴针刺。属寒证的，要留针；属热证的，应快速去针。待逆气下降，呼吸平缓才可止针。心疝病，表现为腹中突发疼痛，可以取足太阴经与足厥阴经施针，在其上针刺血络。喉痹，舌卷，口干，心烦，心痛，手臂内侧作痛且上举不过头，应取无名指指甲端宽度如韭叶处的关冲穴进行针刺。眼球发红疼痛，病从眼内角开始蔓延的，当取阴跷脉的照海穴刺之。因为受风而导致的痉挛，角弓反张症状，当先取足太阳经在腘窝中央的委中穴，并针刺浅表的血络以至出血。如腹中有寒，就兼取足三里穴。如小便不通，治疗时可以取用阴跷脉的照海穴，以及足大趾外侧的大敦穴刺之，并在浮浅的血络上针刺出血。男子腹胀如蛊，女子患了月经阻隔的病，常会腰脊松懈无力，不思饮食。可先取涌泉穴刺之出血，再取脚面上血盛的血络，刺之出血。

厥病

逆乱引发的疼痛

本篇论述了厥头痛与厥心痛的症候与针刺治疗方法，并分析其真头痛和真心痛的症状，同时也论述了寄生虫病的症状和针刺方法。

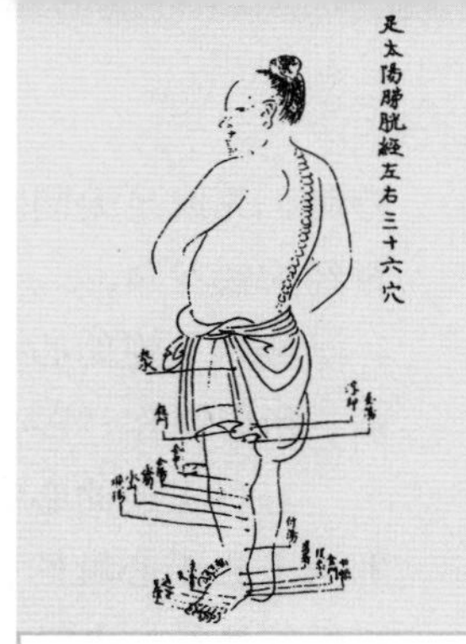

篇二十四

厥头痛

厥头痛，是指由于经气上逆而造成的头痛，如有面部浮肿，心中烦躁不安的，应取足阳明经和足太阴经的腧穴来治疗。厥气上逆的头痛，如果头部脉络部位疼痛，病人心中悲伤，经常哭泣的，可以察看其头部脉络突出而充血之处，先用针在经脉跳动过盛处针刺，以出恶血，再取治于足厥阴肝经。厥气上逆而导致的头痛，如头部疼痛不已且沉重的，应用泻法刺取头部督脉与两旁的足太阳经、足少阳经，共五条经脉，每条经脉上有五个腧穴，共计二十五个穴位。先刺取手少阴经，而后刺足少阴经而治之。

经气上逆的头痛，如果经常健忘，疼痛发病时没有固定部位，那么，可针刺头面部左右的经脉，然后再取足太阴脾经的腧穴加以调理。经气上逆的头痛，若颈项先痛，牵引腰脊疼痛，可先刺足太阳膀胱经的天柱穴，然后再刺足太阳胆经的相应腧穴。经气上逆的头痛；若头痛很严重，并且耳前耳后经脉大张而有热感的，应先泻其充血脉络，至出血止，再针刺足少阳胆经的腧穴。邪气侵入脑部的真头痛，常表现为剧烈疼痛，全脑都痛，手足到膝关节处都冰冷的，是不治的死证。

以下几种头痛，不能针刺腧穴施治：撞击跌伤扑倒之类的外伤，因其瘀血停留在内，所以不能针刺腧穴施治；如果肌肉受伤而疼痛不止，就只能在受伤的局部针刺，不能取远端的腧穴施治。头痛而不宜针刺的，是由严重的痹证所造成的头痛，若是每天都发作，用针刺也只能稍减症状，而不能根除。半侧发凉的偏头痛，可先取手少阳三焦经、手阳明大肠经的腧穴进行针刺，然后再针刺足少阳胆经、足阳明胃经的腧穴。

厥心痛

经气上逆的心痛，如果牵引到背部疼痛，会时常筋脉拘急，像有物体从背后刺痛心脏一样，从而使腰背弯曲不能伸直，这是肾经邪气上犯心脏所导致的疾病。治疗时，先取足太阳膀胱经的京骨、昆仑两穴施针；如果仍疼痛不止，再针刺足少阴肾经的然谷穴。

经气上逆的心痛，其胸腹胀满，而心痛尤其剧烈的，是胃经邪气上犯心脏的疾病，所以叫作“胃心痛”。治疗时，应取足太阴脾经的大都、太白两穴进行针刺。

经气上逆的心痛，就像用锥子刺心一般剧烈的，心痛非常剧烈的，这是脾经的邪气上犯于心脏的病证，所以叫作“脾心痛”。对这种疾病进行治疗，应取足少阴肾经的然谷、太溪两穴针刺。

经气上逆的心痛，面色青灰，整天不能呼吸的，是肝经的邪气上犯于心脏的病证，所以又叫作“肝心痛”。治疗时，应取足厥阴肝经的行间、太冲两穴进行针刺。

经气上逆的心痛，在闲居静养或卧床休息时，稍有缓解，一到活动时，就疼痛加剧，而面色并无变化的，这是肺气上逆犯于心脏所致，叫作“肺心痛”。治疗这种疾病，应针刺手太阴肺经的鱼际、太渊两穴。

邪气在心的真心痛，其症状是手足至肘膝部位冷，心痛异常剧烈，一般是早晨发病，傍晚就死亡；或傍晚发作，第二天早晨死亡。不能使用针刺法治疗心痛病的，是因为其体内有瘀血和实证，因而不能针刺腧穴来治疗。

寄生虫病

肠内有虫聚集或蛔虫所致的心痛，都不应用小针治疗。心腹疼痛导致烦闷难忍，腹部有上下移动的肿块，时痛时止，腹中发热，经常口渴流涎的，是肠中有蛔虫所致。治疗这种疾病，可将手指并拢用力按住肿物或疼痛处，阻止其移动，再用大针刺之，继续按压，直到不动时才出针。凡是腹中满闷、心烦意乱而痛的，并且有肿物上下移动的寄生虫病，都可用此法治疗。

耳朵与四肢的疾病

如果耳聋听不到声音，可针刺耳中的听宫穴；如耳鸣，可针刺耳前动脉旁的耳门穴；耳内疼痛而不能用针刺治疗的，是其耳中有脓，或有耳垢堵塞耳道而导致的失聪。一般的耳聋，可先取无名指指甲上的关冲穴，再针刺足第四趾的窍阴穴。耳鸣，可先取手中指端指甲上的中冲穴，如左耳鸣，刺取右边的穴位，右耳鸣则取左边的穴位，再取足部的大敦穴以治。

治疗大腿抬不起来的病人，应使其侧卧，取大转子部位的环跳穴，用员利针刺之而不能使用大针。因肝不能藏血而使血下流如注的，应针刺曲泉穴以治。风痹证，若发展到不可治愈的程度，有时像用足踏冰块一样寒冷，有时又像将双足浸入沸水中一样热烫，股部和胫部都感到酸痛无力，头痛、心烦，经常呕吐、烦闷，或眩晕以后就出汗，目眩，时而悲伤，时而恐惧，气短，闷闷不乐，凡有上述现象的，不出三年就会死亡。

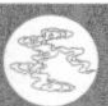

厥病的治疗

厥头痛与厥心痛都有各自对应的治疗方法。

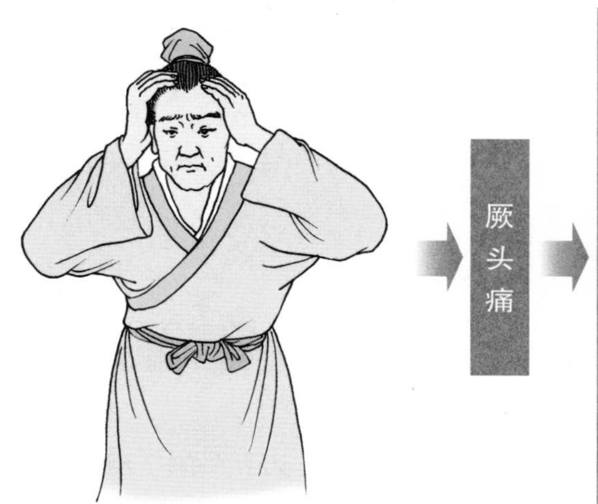

厥头痛

1. 如果病人面部浮肿，心中烦躁不安，应取足阳明和足太阴的腧穴来治疗。

2. 厥气上逆的头痛，如果头部脉络部位疼痛，病人心中悲伤，经常哭泣的，可以察看其头部脉络突出而充血之处，先用针在经脉跳动过盛处针刺，以出恶血，再取治于足厥阴肝经。

3. 厥气上逆而导致的头痛，如头部疼痛不已且沉重的，应用泻法刺取头部督脉与两旁的足太阳、足少阳经来治疗。

厥心痛

病证	疗法
背部疼痛，会时常筋脉拘急，像有物体从背后刺痛心脏一样，从而使腰背弯曲不能伸直，这是由肾经邪气上犯心脏所导致的疾病。	治疗时，先取足太阳膀胱经的京骨、昆仑两穴施针，如果仍疼痛不止，再针刺足少阴肾经的然谷穴。
胸腹胀满，而心痛尤其剧烈的，是胃经邪气上犯心脏的疾病，所以叫作“胃心痛”。	治疗时，应取足太阴脾经的大都、太白两穴进行针刺。
像用锥子刺心一般剧痛，这是脾经的邪气上犯于心脏的疾病，所以叫作“脾心痛”。	对这种疾病进行治疗，应取足少阴肾经的然谷、太溪两穴针刺。
面色青灰，整天不能呼吸的，是肝经的邪气上犯于心脏的疾病，所以又叫作“肝心痛”。	治疗时，应取足厥阴肝经的行间、太冲两穴进行针刺。
在闲居静养或卧床休息时，稍有缓解，一到活动时，就疼痛加剧，而面色并无变化的，这是肺气上逆犯于心脏所致，叫作“肺心痛”。	治疗这种疾病，应针刺手太阴肺经的鱼际、太渊两穴。

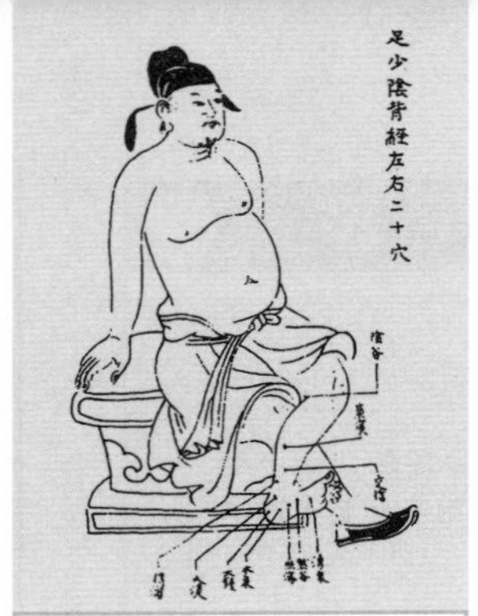

篇二十五

病本

标与本的选择

本篇提出了“标本”理论，并举出了多种病例，说明了标本理论的具体运用。一般疾病都应先治其本，而中满和大小便不利这样标急的病证，则应该先治标。

标与本的先后问题

凡是先患病，而后气血不调和的，应先治疗其本病；如果先有厥逆症状，再患有其他疾病的，应先治其厥逆病。如果先患寒病，然后感染其他疾病的，应以治疗寒病为本，先治疗寒病；如若先患有其他疾病，再感染寒证的，应先治疗原来的疾病。对于先患热证，然后患有其他病证的，应以治疗热病为本，优先治疗热病。对于先患有泄泻，而后感染其他疾病的，应以治疗泄泻为本，优先调理脾胃，而后才可治其他病证；先患其他疾病，而后患有泄泻的，应先治疗原来的疾病。先有中满，而后引发心烦的疾病，应当先治疗其中满的本病；如果先患有其他疾病，而后腹中满闷的，应先治疗腹满。

有的人因为感受到非时令之气的“客气”而发病，也有人因被顺应四时顺序的“固气”所侵袭而发病。凡是出现大小便不利的，应先救治标病；大小便通利的，应先救治其本病。如在疾病发作之后而出现实证，说明邪气变本病为标病，应以祛除邪气为主，先治其本，后治其标；如疾病发作以后出现虚证的，应先救治其正气不足的标病，再治由邪气所引发的本病。总之，必须谨慎地观察病情的轻重缓急，再精心钻研治疗方法。如果病变轻缓，可以标本兼治；如果病情危重，则应分步治疗，或先治标病，或先治本病。如先有大小便不通利，而后发生其他疾病的，就应先治大小便不利的本病。

杂病

杂病的治疗

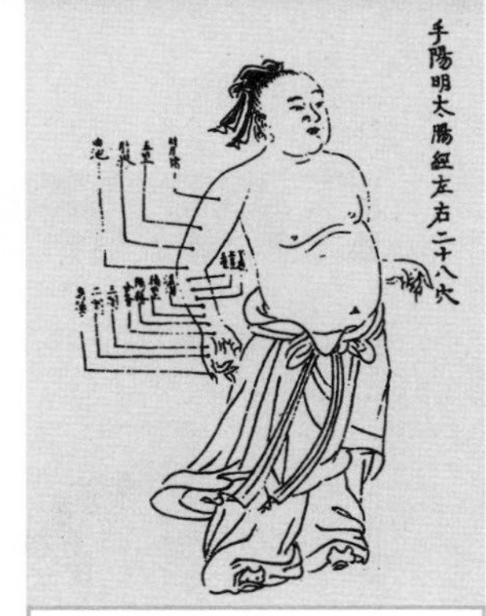

篇二十六

本篇指出应根据经气厥逆所致病证病位的不同，来选取不同的经脉治疗。

经气上逆的一些病变

经气上逆的病变，脊柱两侧作痛，上达头项，头部沉重，目不视物，腰脊强直，可针刺足太阳经的委中穴，直至出血。经气上逆的病变，胸中满闷，面部浮肿，口唇肿胀而流涎，突然说话困难、甚至不能言语的，是由足阳明胃经病变所引发的疾病，应取足阳明胃经的穴位以治。经气上逆的病变，邪气上逆于喉部，致使不能说话，手脚冰冷、大便不通的，是由足少阴肾经所引发的病变，应取足少阴肾经的穴位以治。经气上逆的病变，腹部膨胀，弹之有声，寒气滞留于内，大小便不利的，是由足太阴脾经所导致的病变，应取足太阴脾经的穴位以治。

口腔疾病

凡是咽喉干燥，口中干燥而有唾液如胶的，是足少阴肾经所引发的病变，应取足少阴经的穴位以治。凡是膝关节疼痛的，可以取犊鼻穴，以员利针以治之，出针后，稍停片刻再刺。因为员利针的针身大如牛尾的长毛，所以非常适合治疗膝关节疼痛。

凡是咽喉肿痛阻塞，不能言语的，应针刺足阳明胃经的腧穴；如尚能言语的，应针刺手阳明大肠经。患有疟疾，口不渴，隔日发作一次的，应针刺足阳明胃经的腧穴；如口渴，且每日发作的，应针刺手阳明大肠经的腧穴。

牙齿疼痛，不怕食用冷食的，可针刺足阳明胃经的腧穴；如怕冷食，则针刺手阳明大肠经的腧穴。耳聋而不疼痛的，应针刺足少阳经的腧穴；耳聋并且疼痛的，应针刺手阳明大肠经的腧穴。鼻出血不止，并有黑色积血流出的，应针治足太阳膀胱经的腧穴；出血不多但有血块的，应针刺手太阳小肠经的腧穴。如果血流仍不止，可在手太阳小肠经的腕骨穴施针；再不止的，应取足太阳膀胱经的委中穴针

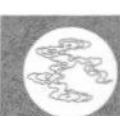

杂病

根据病证的不同来选择治疗穴位。

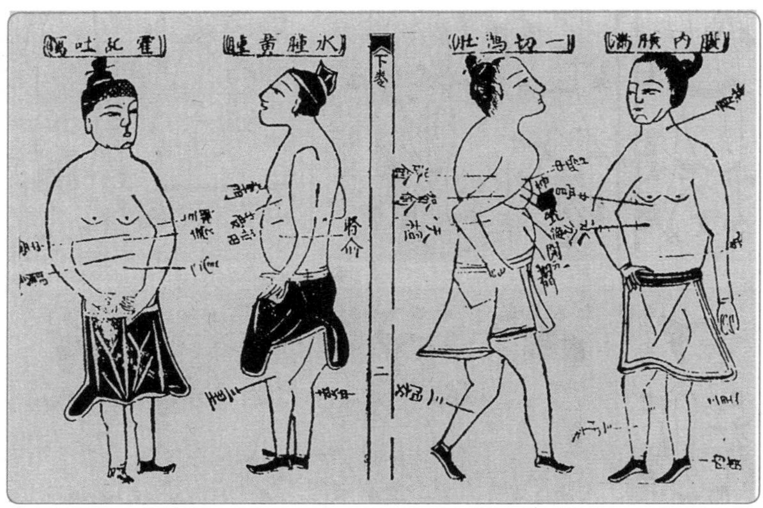

《针灸全书》针灸方图

明万历刊本　日本国立公文书馆内阁文库藏

如果病人腹部胀满，大便不利，腹部膨胀，腹中烦闷并影响胸部及咽喉，以致气喘时呼呼作响的，当针刺足少阴肾经的腧穴。腹部胀满，消化不良，肠鸣有声，大便不利的，应针刺足太阴脾经的腧穴。

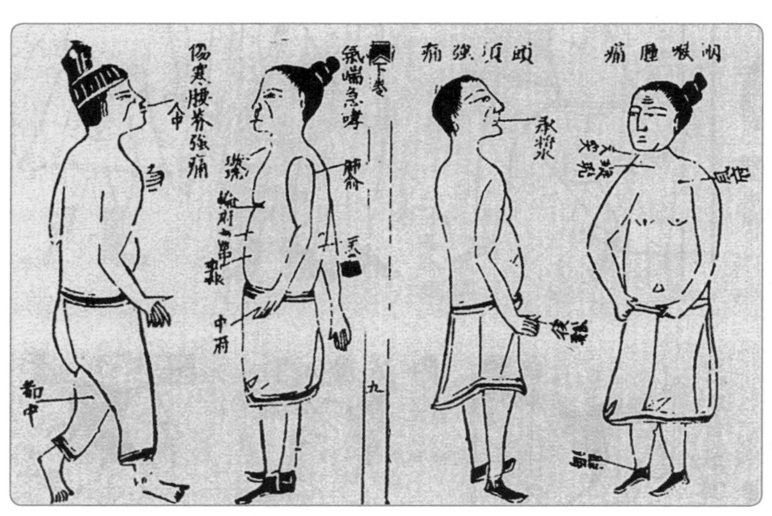

《针灸全书》针灸方图

明万历刊本　日本国立公文书馆内阁文库藏

如果咽喉肿痛，不能言语，应针刺足阴明胃经的腧穴；如尚能言语，应针刺手阳明大肠经。

刺，直至出血。腰痛，兼有热感，应针刺足厥阴肝经的腧穴；若疼痛部位发凉，应针刺足太阳膀胱经和足阳明胃经的腧穴；腰痛且内热气喘的，当针刺足少阴肾经的腧穴，并在委中穴附近的血络处放血；腰痛不能前后俯仰的，应取足少阳胆经的腧穴进行针刺。如果易怒而不思饮食，话少而声音小的，应针刺足太阴脾经的腧穴；如果容易发怒，话多且声音大的，应针刺足少阳胆经的腧穴。

其他部位

如果腮部作痛，应针刺手阳明大肠经的腧穴和下巴上血脉旺盛之处，刺之使出血。项部疼痛而不能俯仰的，应在足太阳经的腧穴针刺；对于项疼而不能左右顾视的，应针刺手太阳经的腧穴。小腹部膨胀，有气上逆，自胃脘以至于心中，身体时冷时热，小便又不利的，应针刺足厥阴经的腧穴。腹部胀满，大便不利，腹部膨胀，腹中烦闷并影响胸部及咽喉，以致气喘时呼呼作响的，当针刺足少阴肾经的腧穴。腹部胀满，消化不良，肠鸣有声，大便不利的，应针刺足太阴脾经的腧穴。

心痛并牵引腰背作痛，欲呕吐的，应针刺足少阴经的腧穴。心痛并伴随腹部胀满，大便不畅的，应针刺足太阴脾经的腧穴。心痛牵引背部作痛，妨碍正常呼吸的，应取足少阴肾经的腧穴进行针刺；如症状不见好转，再针刺手少阳三焦经的腧穴。心痛并伴随气短，呼吸困难的，应取手太阴肺经的腧穴进行治疗。对于心痛病，可以针刺脊椎第九节下的腧穴，先按揉该穴位，针刺之后，再揉按，可立刻止痛；如仍不止，可于此处上行寻取与本病有关的穴位针刺，可立即止痛。

下巴痛、痿厥和呃逆

下巴疼痛的，刺足阳明胃经的颊车穴，直至出血，可立即止痛；如痛不止，再按压本经人迎穴，便可立即止痛。对于腹痛的病证，可针刺脐部左右的天枢穴，刺后再用手按压该处，则可立即止痛；如痛仍不止，再针刺足阳明胃经的气冲穴，刺后用手按压针孔，便可立即止痛。对于气逆上冲的病证，可针刺胸前足阳明胃经的膺窗穴或屋翳穴，以及胸下的经脉处。治疗四肢痿软无力而寒冷的痿厥，应先将患者的四肢绑缚起来，等他有烦闷感时立即解开，每天这样做两次。假若病人起初不感觉烦闷，那么到了十天就会有烦闷感，如此重复不间断，直到病好为止。治疗呃逆，可用草茎刺激鼻孔，使其打喷嚏，喷嚏打出后，呃逆就会停止；或者屏住呼吸，待呃逆上冲时，迅速吸气以迎其逆气，使引而下行，呃逆就可停止；或使呃逆者突然受惊，也能达到治愈效果。

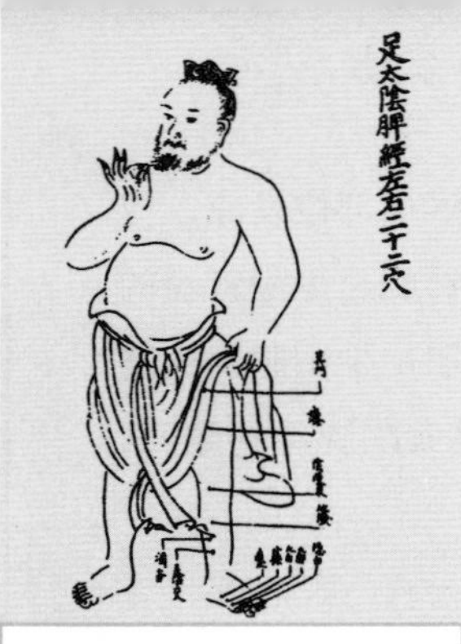

篇二十七

周痹

气滞血瘀的疾病

本篇论述了周痹与众痹这两种病证的鉴别，从而说明了痹证的病因是风、寒、湿三邪的侵犯。

众痹

黄帝问岐伯说：周痹这种病，病邪随血脉在人体中上下移动，其疼痛的症状上下左右相应，遍及全身而又存在于身体的每一部位，我想听听由这种邪气所引发的病证，是在血脉中，还是在分肉间？发端于哪里？由于疼痛部位转移得很快，所以医师经常来不及针刺痛处；疼痛比较集中的时候，尚未想出应对方法，而此时疼痛已经在全身游走了，这是为什么呢？我很想了解其中的原因。

岐伯回答说：这是众痹的特点，而不是周痹。

黄帝说：我希望听闻众痹的情况。

岐伯回答说：众痹的疼痛，各有一定的部位，时发时止，其左右可以相应，但不能遍及全身，而是交互发作或交互停止。

黄帝说：说得很明了。但是对于这种病，怎样针刺呢？

岐伯回答说：针刺这种病，疼痛虽已停止，但仍应在其原来的病处施针，以避免重复发作。

周痹

黄帝说：好极了。您能说说周痹是怎样的情况吗？

岐伯回答说：周痹的邪气在血脉之中，能随血脉上下移动，而不能左右流动，其发病部位是固定的而非移动的。

黄帝说：怎样针刺这种疾病呢？

岐伯回答说：对于疼痛从上部发展到下部的，应先刺其下部，以阻遏病邪，然后刺其上部以除痛根；疼痛从下部发展到上部的，先刺其上部，以阻遏病邪，后刺其下部以解除痛根。

痹证的产生

黄帝说：讲得好。那么这种疼痛是怎样产生的呢？又根据什么来定名为“周痹”呢？

岐伯回答道：风、寒、湿三气，侵入肌肉皮肤之间，将分肉间的津液压迫为汁沫，并在遇到寒气后凝聚，凝聚后的肌肉受到排挤，从而产生分裂，因而会发生疼痛。疼痛发生时，人的注意力都集中在疼痛部位，邪气就会贯注到疼痛部位而发热，发热则寒散而疼痛缓解，而后就会无热而冷。但此处厥冷，其他地方的痹痛又会发作，其情形与以上相同。由于此种痹痛既不发在体表，又不发在内脏，只出现在分肉之间，从而扰乱人的真气正常运转，所以被称为“周痹”。用针刺治疗这种病证，首先要在气脉，逐次检查其病处，再查看虚实，以及大络中血脉涩结不通的状况。如果脉虚而空，就先行调治，采用熨法疏导经脉；如果脉象坚实，就应牵引病人的四肢，帮助加速他的血脉运行。

黄帝接着说：是啊，我明白了其中的意义，也懂得了治疗方法。九针的道理，在医经中已经有了详细的说明，是用来治疗十二经脉的阴阳病证的。

痹证的治疗

风、寒、湿三气，侵入肌肉皮肤之间，将分肉间的津液压迫为汁沫，并在遇到寒气后凝聚，凝聚后的肌肉受到排挤，从而产生分裂，因而会发生疼痛，即痹证。痹证分为周痹与众痹，疗法大不一样。

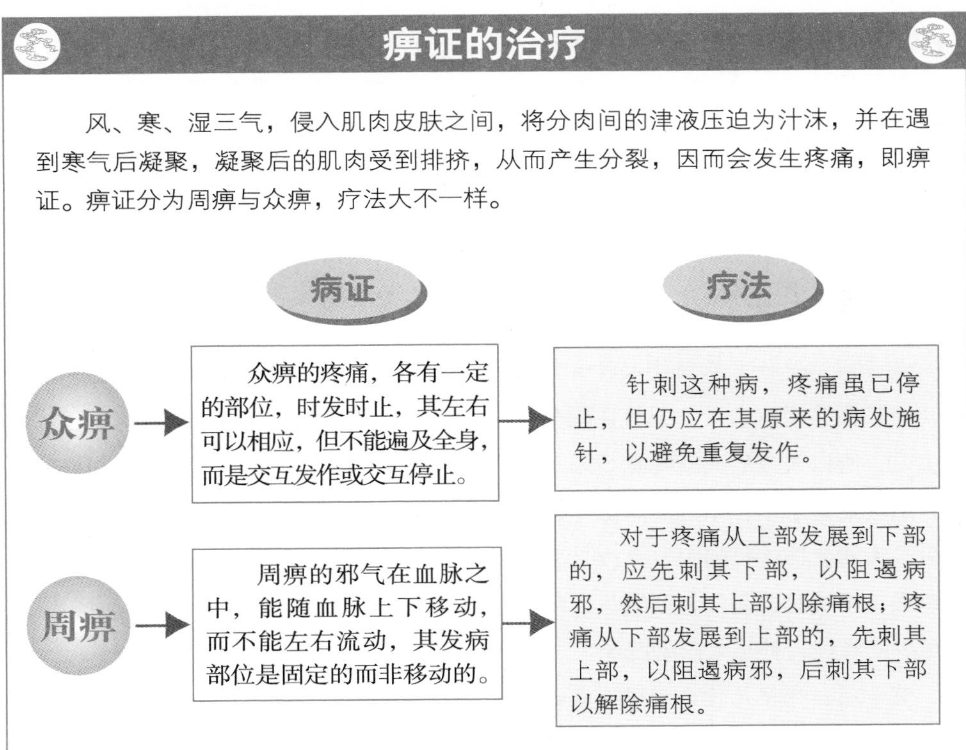

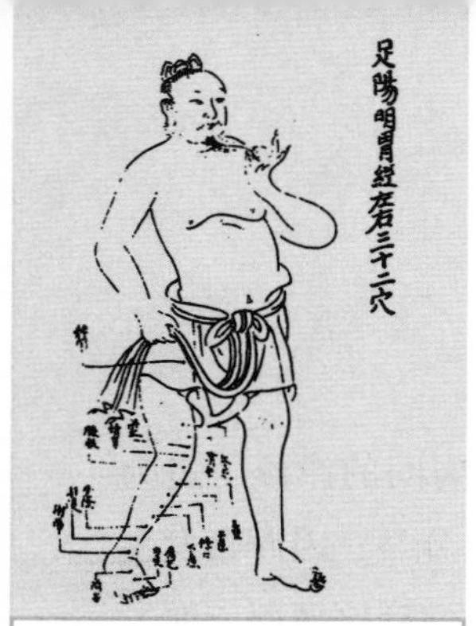

篇二十八

口问

生活小病的治疗

本篇概述了疾病的原因是外感六淫、内伤七情和生活规律失常，叙述了十二种病证的病因和治疗方法。

疾病的产生

有一天，黄帝在悠闲的时候，避开左右而向岐伯问道：我已经听闻了九针的医经，对于其中论述的阴阳的顺逆，六经的种种特点也都了解过了，我还想得到口耳相传的医学真理。

岐伯离座，再拜说：问得太好了，这些都是先师口传给我的秘诀！

黄帝说：我希望听您讲讲口传的秘诀。

岐伯回答说：大凡疾病的产生，都发端于风雨寒暑，阴阳失调，喜怒无常，起居不适，饮食不节，大惊大恐等，以致血气分离，阴阳衰竭，经络闭塞，脉道壅滞，阴阳逆乱，卫气稽留，经脉空虚，血气运行异常，由是人体活动异常。以上所说的，在古代医经中都是没有记载的，请允许我说明其中道理吧。

小病（一）

黄帝问：是什么原因使人打呵欠？

岐伯回答说：白天，卫气在阳分运行；夜半，卫气则在阴分运行。这是因为阴气主夜，所以入夜后人就睡觉。阳气主升上，阴气主降下。因此，人在夜间将睡之时，阴气聚集于下，阳气尚未散尽，阳气引阴气向上，阴气引阳气向下，阴阳上下相引，人就会连连打呵欠。入夜之后，阳气都入于阴分，阴气旺盛，因而就能安静地睡眠；黎明时，阴气将要散尽，阳气逐渐转盛，人就开始清醒了。治疗时，应该泻足少阴肾经，补足太阳膀胱经。

黄帝问：呃逆是什么原因造成的？

岐伯说：饮食五谷进入胃，腐熟化生成胃气，向上传到肺脏，然后在全身运行。若胃中本来就感寒邪，不能调和新入的谷气，二者就会滞留在胃里，新入的谷气和原

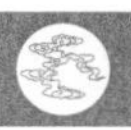

小病的治疗（一）

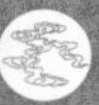

这些小病在古代医经中都是没有记载的。

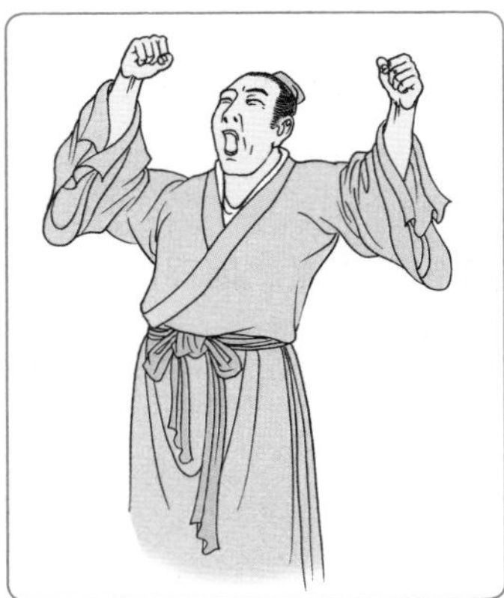

打呵欠

白天，卫气在阳分运行；夜半，卫气则在阴分运行。因为阴气主夜，所以入夜后人就睡觉。阳气主升上，阴气主降下。因此，人在夜间将睡之时，阴气聚集于下，阳气尚未散尽，阳气引阴气向上，阴气引阳气向下，阴阳上下相引，人就会连连打呵欠。

应该泻足少阴肾经，补足太阳膀胱经。

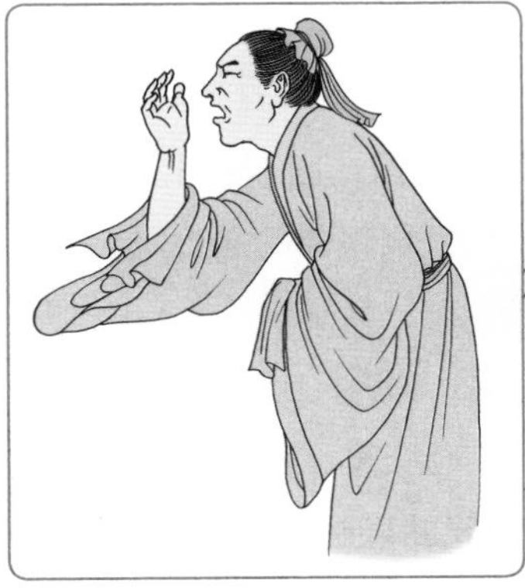

打喷嚏

阳气和利，布满于心胸，又向上从鼻窍中流出，因而会出现打喷嚏的情况。

应针刺足太阳经的荥穴通谷，以及眉根部的攒竹穴。

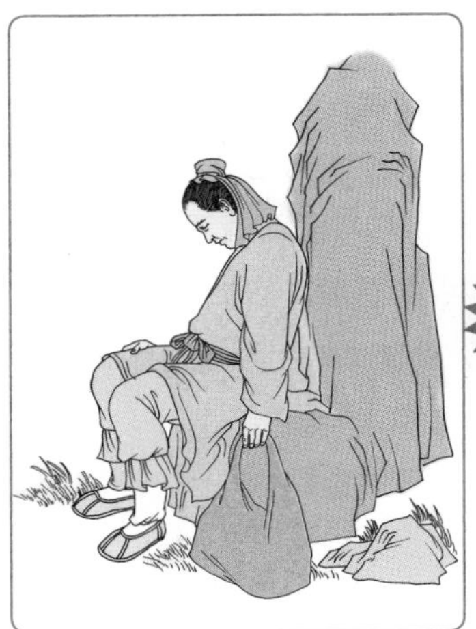

疲劳

胃气虚而不实，就会引发全身经脉空虚；诸脉空虚，就会导致筋骨肌肉懈惰无力；筋脉已经懈惰，真气就不能恢复，所以就产生了这种症状。

应根据其病变所产生的部位，在分肉间施以补法治疗。

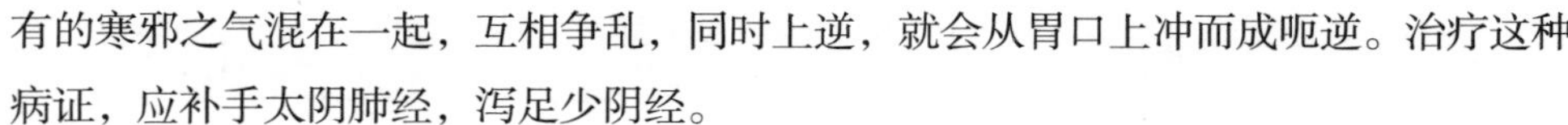

有的寒邪之气混在一起，互相争乱，同时上逆，就会从胃口上冲而成呃逆。治疗这种病证，应补手太阴肺经，泻足少阴经。

黄帝问：唏嘘抽咽，是什么原因造成的？

岐伯说：这是因为阴气盛而阳气虚，阴气运行快，而阳气运行缓慢，阴气强盛而使阳气变得迟缓，进而使阳气断绝，所以就形成了唏嘘哀叹。治疗时，应补足太阳经，泻足少阴经。

黄帝问：人为什么会产生颤抖？

岐伯说：寒气侵入皮肤，阴寒之气过盛，而体表阳气不足，因而产生颤抖现象。应采用温补各阳经的办法来治疗。

小病（二）

黄帝问：产生嗳气的原因是什么？

岐伯说：寒气侵入胃中，从下向上扩散，再从胃中冲口而出，因而产生嗳气。治疗这样的病证，应补足太阴脾经和阳明胃经。

黄帝问：人打喷嚏，是什么原因造成的？

岐伯说：阳气和利，布满于心胸，又向上从鼻窍中流出，因而会出现打喷嚏的情况。治疗这种病证，应针刺足太阳经的荥穴通谷，以及眉根部的攒竹穴。

黄帝问：人全身无力，疲困懈惰，是什么原因所致？

岐伯说：胃气虚而不实，就会引发全身经脉空虚；诸脉空虚，就会导致筋骨肌肉懈惰无力；筋脉已经懈惰，阳气力行，真气就不能恢复，所以就发生了这种症状。治疗时，应根据其病变所产生的部位，在分肉间施以补法治疗。

黄帝问：人在悲伤时，鼻涕眼泪会一起流出，这是什么原因呢？

岐伯说：心脏是五脏六腑的主宰；眼睛是诸多经脉聚集的地方，同时也是眼泪、鼻涕向上外泄的通道；口鼻是气出入的门户。悲哀忧愁等情绪变化，首先使心神不宁，从而导致五脏六腑的不安定；脏腑不安又影响宗脉，使宗脉弛缓，目、口、鼻的液道随之打开，所以涕泪就由此流出。人身体的津液，具有灌注精气濡润空窍的作用，所以上液的道路开放，涕泪不止，则津液耗竭；液竭则精气不能灌注于上，就会使眼睛不能视物，因而叫作“夺精”。治疗这种病证，应补足太阳经在项部的天柱穴。

小病（三）

黄帝问：人有时长叹，这是为什么？

岐伯说：忧愁思虑会导致心脉拘急，心脉拘急就约束气道，气道被约束就不畅通，所以就不时地长呼吸，以便舒解胸中之气。治疗这种病证，应补手少阴经、手

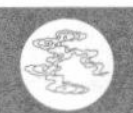 小病的治疗（二） 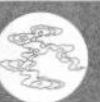

这些病邪需要治疗的部位各不一样。

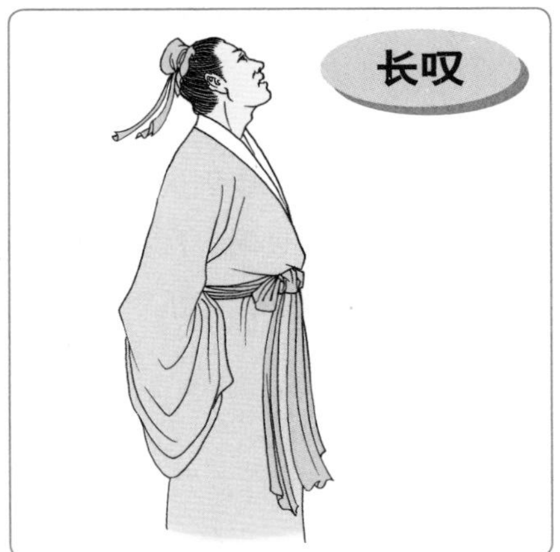

忧愁思虑会导致心脉拘急，就会约束气道，气道被约束就不畅通，所以就不时地长呼吸，以便舒展解中之气。

应该补手少阴经、手厥阴经、足少阳经，并采用留针法。

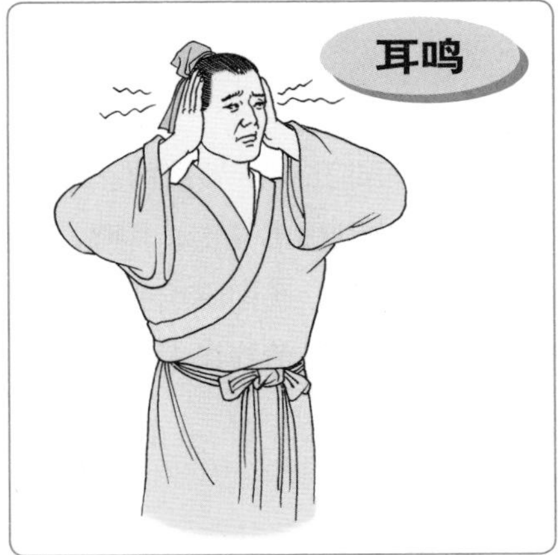

胃中空虚，则宗脉会因失养而虚弱；宗脉虚弱，则阳气不能上升反而下降，导致进入耳的经脉气血衰竭，从而不能向耳提供气血，所以产生耳鸣。

应取足少阳客主人穴以及手大指爪甲角的手太阴肺经的少商穴，并以补法针刺。

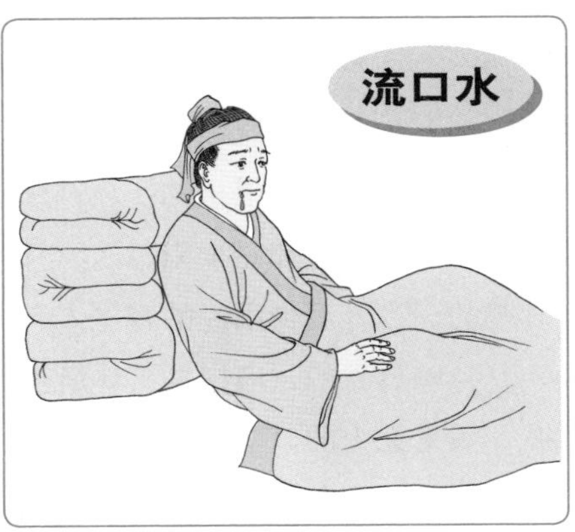

食物进入胃里，胃中就会产生热气，热气会干扰寄生在胃中的寄生虫，促使它们在胃中乱动，从而使胃气弛缓，导致舌下廉泉开张，所以口涎流出。

治疗时，应该补足少阴肾经。

厥阴经、足少阳经，并采用留针法。

黄帝问：人流口水，是什么原因所导致的？

岐伯说：食物进入胃里，胃中就会产生热，热会干扰寄生在胃中的诸虫，促使它们在胃中乱动，从而使胃气弛缓，导致舌下廉泉开张，所以口涎流出。治疗时，应补肾水，补足少阴肾经。

黄帝问：耳鸣，是什么原因所导致的？

岐伯说：耳，是许多经脉聚集的地方，胃中空虚，则宗脉会因失养而虚弱，宗脉虚弱，则阳气不能上升反而下降，导致进入耳的经脉气血衰竭，从而不能向耳提供气血，所以产生耳鸣。施针时，应取足少阳客主人穴以及手大指爪甲角的手太阴肺经的少商穴，并以补法针刺。

黄帝问：人有自己咬舌的，是什么原因造成的呢？

岐伯说：这是由于厥逆之气上行，导致诸经的脉气纷纷上行，如少阴脉行舌根，脉气上逆就会咬舌；阳明之脉环唇口，脉气上逆就会咬唇；少阴脉循耳颊，脉气上逆就会咬颊。治疗这种病证，应根据其具体所咬的部位，确定病脉，采用补法治疗。

十二种病邪的总结

以上所说的十二种病邪，都是由邪气向上侵入面部孔窍所导致的。邪气之所以能侵害，都源于正气。凡是上部正气不足，就会出现脑髓不充实，耳鸣，头重难支，目眩的症状；中部的正气不足，就会出现大小便失常，肠间鸣响的症状；下部的正气不足，就会出现心中烦闷，两足萎软而厥冷的症状。治疗以上病证，都可补足太阳经外踝后的昆仑穴，用留针法治疗。

黄帝问：对于以上十二种病邪，是怎样治疗的？

岐伯说：以肾气虚为主的呵欠，应取足少阴肾经；因胃中水谷精气不能向上传达至肺而引起的呃逆，应取手太阴肺经、足少阴肾经；哀叹是阴盛阳衰所致，因此应补足太阳膀胱经，泻足少阴肾经；发冷颤抖，要在各条阳经上选穴施补；嗳气的，应补足太阴脾经和足阳明胃经；打喷嚏的，当补足太阳膀胱经的攒竹穴；浑身无力，疲困懒惰的，应根据发病部位，补分肉间；哭泣时涕泪俱出的，当补颈后的天柱穴；经常长声叹息的，当补手少阴心经、手厥阴心包经和足少阳胆经，且用留针法施治；口流涎水的，当补足少阴肾经；耳鸣的，当补足少阳经的客主人穴，以及位于手拇指爪甲角部的手太阴肺经的少商穴；自咬其舌的，应根据具体所咬的部位，判断其分布所属的经脉而各施补法；目眩、头重无力的，应补足外踝后的昆仑穴，且用留针法治疗；足软无力而厥冷、心胸烦闷的，应在足第二趾末节后二寸处进行针刺，并用留针法治疗，另外，还可用留针法刺足外踝后的昆仑穴。

师传

问诊的技巧

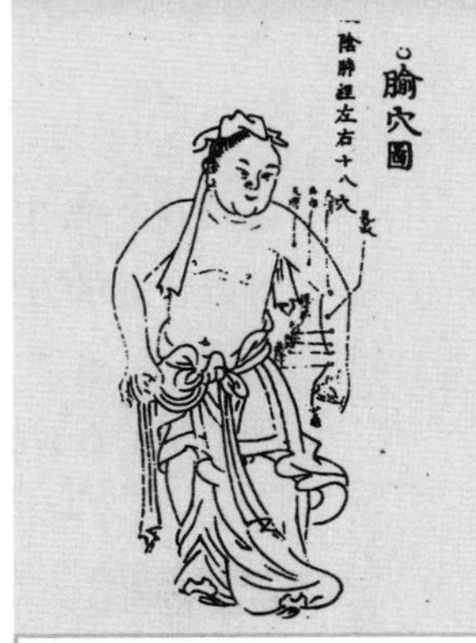

篇二十九

本篇说明了中医望诊和问诊的技巧，根据关节肢体五官外表的望诊可以知道五脏六腑的毛病。

“顺”的道理

黄帝说：我听说先师有很多要术，只藏在心中，而没有在医典中记载下来。我希望听闻并将它们保存下来，效法而行，上可以用来治疗民众，下可以治疗本身。使百姓无病，上下亲善，造福后人，让子子孙孙不为疾病所困扰，并将其世代流传，永无终止。您能将这些要术讲给我听吗？

岐伯说：您的思想真长远啊！不论治民、治身，治彼、治此，治理小事、治理大事，治国还是治家，从来没有能违背规律而能治理好的，只有顺应客观规律，顺应民心才能治理好以上问题。所谓顺，不仅指医学上阴阳、经脉、气血的逆顺，还指顺应民心。

黄帝说：怎样才能做到顺呢？

岐伯说：到达一个国家后，首先要了解当地的风俗习惯；进入别人家，要先问清他家的忌讳；登堂时，更要懂得人家的礼仪；面临病人时，也要问清患者的喜好及方便。

黄帝问：怎样做才能使病人感觉方便呢？

岐伯说：消渴病人，内里热而易饥饿，就适用于寒的治法；内中寒的，就适宜于热的治法。胃里有热，则谷物容易被消化，而使病人有饥饿难忍的感觉，同时脐以上的皮肤会发热；肠中有热，大便就黄如糜粥，脐以下的皮肤寒冷。胃中有寒，会导致腹部胀满；肠中有寒，就会导致泄泻。如果胃有中寒，肠中有热，就会腹胀并泄泻；胃中有热，肠中有寒，就易于饥饿、小腹胀痛。

问诊的技巧

黄帝说：胃中有热而喜爱寒，肠中有寒而喜爱热，两者性质相反，怎样使其方便？况且那些养尊处优的王公大人，骄傲恣纵，看不起别人而又不听劝告，如果强行禁止就会违背他的意愿，如果不加禁止，就会加重他的病情。在这种情况下，如何使其方便、喜欢呢？又应先从哪里着手治疗呢？

岐伯说：贪生怕死是人之常情，先告诉他们哪些对身体有害，哪些对身体有益，再以合适的方法开导他们的苦闷，即便是无道之君，也不会不听劝告的。

黄帝问：接下来怎样治疗呢？

岐伯说：春夏时节，应先治标病，后治本病；秋冬之季，应先治本病，后治标病。

黄帝问：如果医师想让病人方便舒适，病人却相违背，应该怎样做呢？

望诊和问诊

望诊和问诊都有一定的技巧值得学习。

“顺”的道理
顺，不仅指医学上阴阳、经脉、气血的逆顺，还指顺其志，顺应民心。
到达一个国家后，首先要了解当地的风俗习惯。
到别人家，要先问清他家的忌讳。
参加活动，更要懂得礼仪。
诊断病人时，也要问清患者的喜好及习惯。
肝在五脏中就像位将军，具有防御外侮的作用，它健康与否，可以通过观察人的眼睛的大小而得知。
脾脏捍卫全身，吸纳水谷的精微，并将其输送到全身。因此，观察唇舌的色泽，就可知道脾的健康状况。
从胸骨下端的有余或不足的状况，就可以了解心脏的情况了。
根据肩的高低和咽喉的升陷情况，可得知其肺脏健康与否。
肾脏主管体外，通过观察耳对远声的反应，就可得知其听力的强弱，从而测知肾脏的状况。

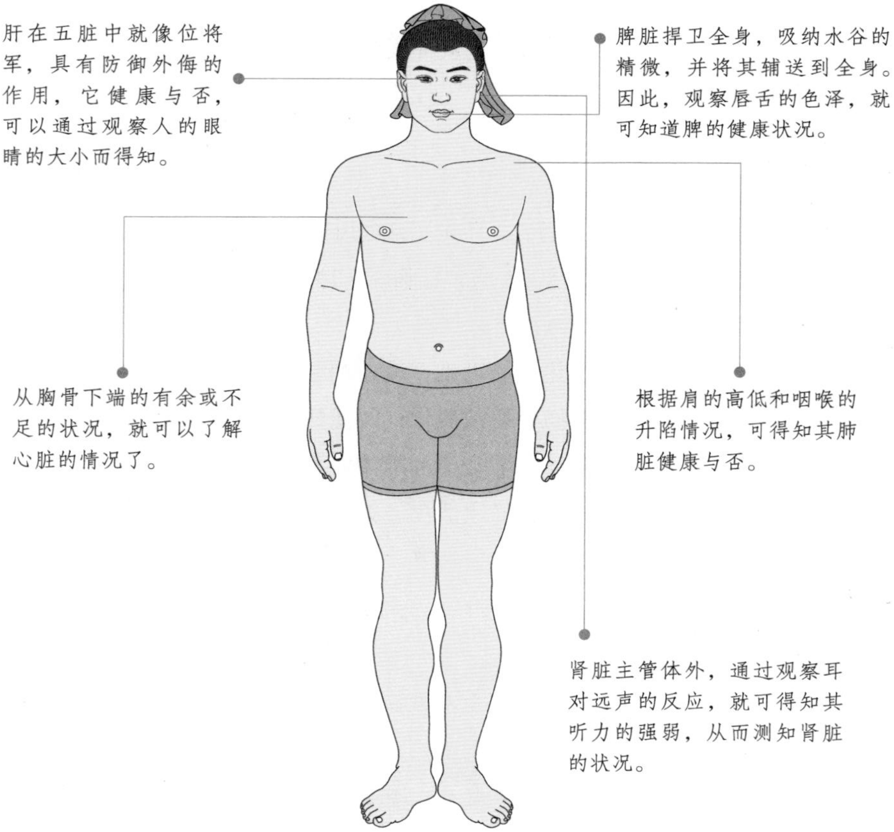

岐伯说：对待这种情况，要使他的饮食、衣服寒温适中。天冷时，不能让他感觉寒冷凄凉；天热时，也不能让他出汗过多。在饮食方面，也不要让他吃过热过凉的食物。这样寒温适中，就能守住真气，邪气也就无法侵入人体了。

对内脏的估测

黄帝说：《本脏篇》中说，根据人的形体、四肢、关节、肌肉情况，可以测量出五脏六腑的大小。但对于王公大人和在朝堂上即位的君王，提及这个问题时，有谁敢抚摸测量呢？

岐伯说：人的形体肢节，是五脏六腑的外盖，但并非仅仅依靠对体表的查阅就可得知的。

黄帝说：五脏精气的情况，可以观察人的面部而得知，这些道理我已经懂得了。但从肢节察知内脏的方法是怎样的呢？

岐伯说：在五脏六腑中，肺所处的位置最高，就像伞盖一样。可以根据肩的高低和咽喉的升陷情况得知其肺脏健康与否。

黄帝说：很有道理。

岐伯接着说：在五脏六腑中，心是主宰。将缺盆作为血脉的通道，从胸骨下端的有余或不足的状况，就可测知缺盆骨的部位，从而了解心脏的情况了。

黄帝说：讲得好。

岐伯说：肝在五脏中就像位将军，具有防御外侮的作用，它的健康与否，可以通过观察人的眼睛的大小而得知。

黄帝说：说得太精妙了。

岐伯说：脾脏捍卫全身，吸纳水谷的精微，并将其输送到全身。因此，观察唇舌的色泽，就可以知道脾的健康状况。

测六腑的方法

黄帝说：是的。

岐伯说：肾脏主管体外，通过观察耳对远声的反应，就可以得知其听力的强弱，从而测知肾脏的状况。

黄帝说：说得好！我想听听怎样通过外在形体，来推测六腑的情况。

岐伯说：六腑之中，胃为饮食之海，凡是两颊肌肉丰满，颈部粗壮，胸廓舒张的，容纳水谷量就大。通过鼻道的长短，就可以测知大肠的状况；唇厚而人中长，就可以测候小肠的情况。下眼胞肥大的，知其胆强；鼻孔掀露于外的，可知其膀胱易于漏泄。鼻柱中央高起的，其三焦固密。这就是用来测六腑的方法。如果他的上中下三部匀称，就说明其脏腑安好。

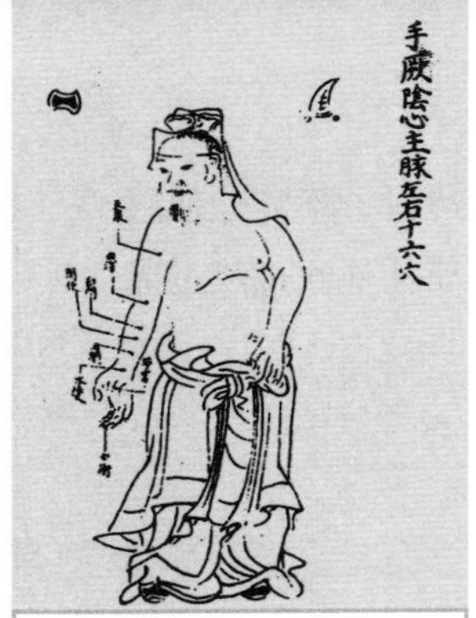

篇三十

决气

六气的功能

本篇总论精、气、津、液、血、脉六者的生成、功用及滋养人体的各脏器组织，此六者的主要症状，都是由于过分耗损而引起虚脱的病证。

六气

黄帝说：我听说人体有精、气、津、液、血、脉六气，我认为只是“一气”而已，而现在又将其分为六种，其中蕴含着怎样的道理呢？

岐伯说：男女交合之后，就会生成新的形体，形体尚未产生之前便存在的，叫作“精”。

黄帝问：什么叫“气”？

岐伯说：五谷所腐熟而生成的精微充满全身，从上焦开始布散，熏养肌肤，充实身体，润泽毛发，就像雾露灌溉大地一样，这就叫作“气”。

黄帝问：什么叫“津”？

岐伯说：肌腠排泄，汗液出如注，这种汗液就叫作“津”。

黄帝问：什么叫“液”？

岐伯说：食物水谷进入胃以后，化生为精微之气在全身充溢开来，又渗透滋润到骨髓，使关节屈伸自如，使脑髓得以补益，皮肤便得润泽，这种精微之气就叫作“液”。

黄帝问：什么叫作“血”呢？

岐伯说：中焦脾胃所收纳的食物精气，变化而成红色的液体，这就叫作“血”。

黄帝问：什么叫作“脉”呢？

岐伯说：约束营血之气，使之不能向外流溢的，就叫作“脉”。

黄帝说：六气在人体中，有充足的，也有不足的。怎样才能得知精气的多少，津液的虚实，血脉的清浊情况呢？

岐伯说：精的大量损耗虚脱，会耳聋；气的大量损耗虚脱，眼睛会视物模糊；津的大量损耗虚脱，会使腠理开泄，汗大泄于外；液的大量损耗虚脱，会使骨节僵硬，面色黯淡无光，脑髓不充足，小腿发酸，耳鸣；血的大量损耗虚脱，会使肤色苍白，暗淡失泽；脉的大量损耗虚脱，会使脉道空虚下陷。以上就是用来观察六气的多少、虚实与清浊的方法。

黄帝问：六气的主次是怎样的呢？

岐伯说：六气各有其所主管的脏器，其主次善恶，各有所主。然而，五谷和脾胃是大海啊！

六气的功能

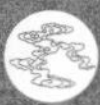

精

精是构成人体和维持生命活动的基本物质。“人生系命于精。”精包括先天之精和后天之精。禀受于父母，充实于水谷之精，而归藏于肾者，谓之先天之精；由饮食物化生的精，称为“水谷之精”。

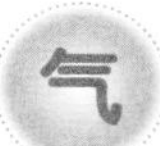

气

气是构成人体的最基本物质。《黄帝内经》认为人和万物一样，都是天地自然的产物。人既然生活在气交之中，就必然和宇宙万物一样，都是由气构成的，都必须是天地形气阴阳相感的产物。

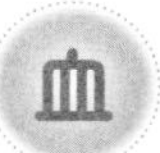

血

血沿脉管循行于全身，为全身各脏腑组织的功能活动提供营养。如鼻能嗅，眼能视，耳能听，喉能发音，手能摄物等都是在血的濡养作用下完成的。

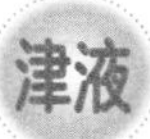

津液

津液以水为主体，具有很强的滋润作用，同时它还富含多种营养物质。它分布于体内，能滋润皮肤、温养肌肉、滋养脏腑、温利关节、充养骨髓和脑髓等。

气血津液分类法

气、血、津液是人体生命活动必需的重要物质，它们的盛衰和代谢情况如何，从另一侧面反映了人的体质。其主要可分为气虚质、血虚质、多痰质和多湿质四种类型。

气虚质的人

各脏腑功能偏低，肢体无力，身体困倦，饮食不多或食物难化，食后思睡，面色萎黄苍白无华。

血虚质的人

各脏腑功能偏低，形体消瘦，面色苍白，妇女月经量少色淡。伴有头昏、眼花、心悸、失眠等症。

多痰质的人

形体肥胖色白，咳痰较多，或因痰致咳。舌苔多厚腻而滑。

多湿质的人

身体困倦，四肢无力，厌食油腻，常便溏，妇女带下量多，口淡，舌胖嫩有齿痕。

以上四种类型的体质，其中气虚质和血虚质往往相兼，可以称为“虚弱质”；多痰质和多湿质又常合并，称为“痰湿质”。

卷四

脏象（一）

本卷论述了人体是以脏腑为中心，以经络相互联系的整体观，同时提出人与自然也是对应统一的“天人相应”的理念，介绍了人体脏腑的功能及相互关系，以及阴阳失调致病的论断，并指出肾为人体生长衰老的根本，保养肾气是延年益寿的重要原则。

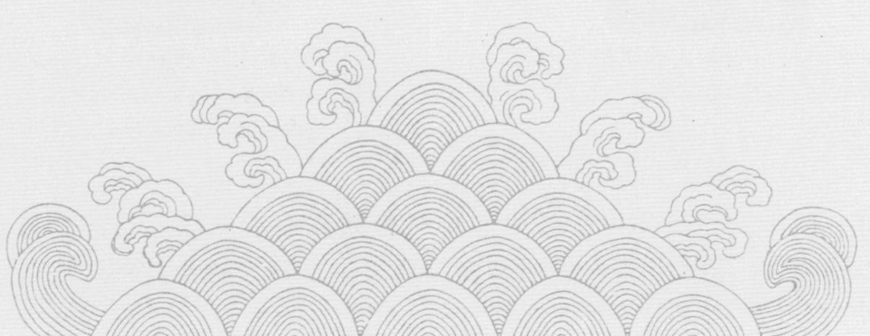

肠胃

消化道的介绍

本篇介绍了人体从口唇到直肠的整个消化道的大体容量，介绍了各部位的长度、宽度、周长、直径、重量、容量等。

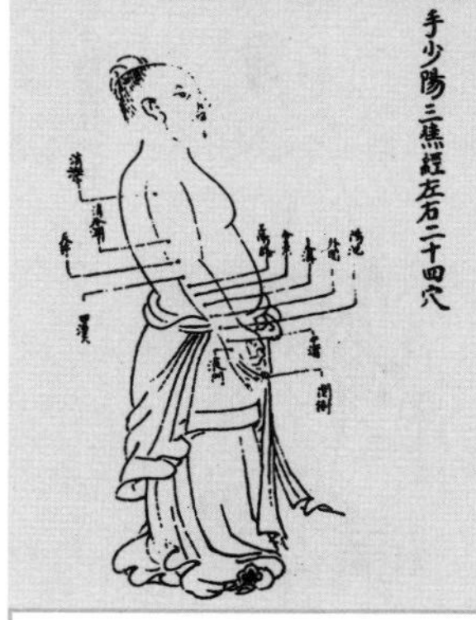

篇三十一

消化道的介绍

黄帝问伯高道：我想知道六腑传化水谷的情况，以及肠胃的大小、长短和受纳水谷的容量。

伯高说：请允许我详细地说明饮食从其入口到变成废物而排出，其间所经过的有关的消化器官的深浅、远近、长短情况。唇与牙齿间长九分，口的宽度为二寸半，从牙齿后到会厌，深三寸半，能容纳食物；舌的重量为十两，长七寸，宽二寸半；咽门重十两，宽一寸半；自咽门到胃长一尺六寸；胃呈弯曲状，伸直了长二尺六寸，周长一尺五寸，直径五寸，能容食物三斗五升；小肠的后部附于脊部，从左向右环绕，层层折叠接回肠，与回肠相接部分的外侧附着于脐的上方，再回运环绕十六曲，周长二寸半，直径不到八分半，长三丈二尺；回肠在脐部向左回屈环绕，像树叶一样重叠而下，回行环绕，也有十六个弯曲，周长四寸，直径接近一寸半，长二丈一尺；广肠附着于脊部，接受来自回肠的内容物，并向左环绕盘叠脊部上下，周长八寸，直径二寸半有余，长二尺八寸。胃肠共长六丈零四寸四分，有三十二个弯曲。

名词解释

消化道

消化道是一条起自口腔，经过咽、食管、胃、小肠、大肠，终于肛门的很长的肌性管道，包括口腔、咽、食管、胃、小肠（十二指肠、空肠、回肠）和大肠（盲肠、结肠、直肠）等部。

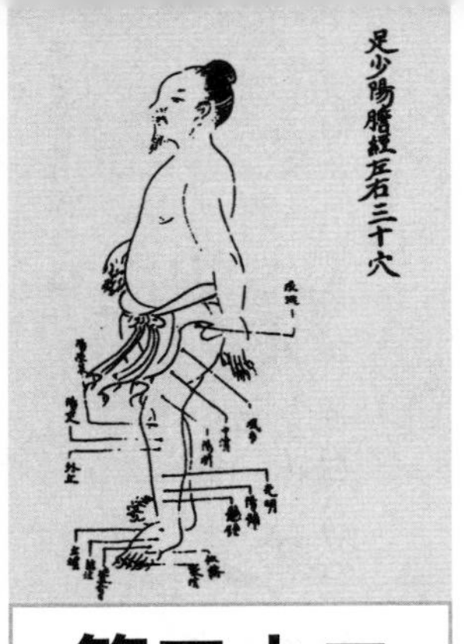

篇三十二

平人绝谷

肠胃的功能

本篇叙述了胃肠的大小、长宽及其生理功能，也指出了一般人绝食七日必死的道理，其死亡原因在于水谷精气津液都耗尽了。

肠胃的功能

黄帝说：正常人如果不进饮食，七天后就会死亡，这是什么原因？

伯高说：胃的周长是一尺五寸，直径为五寸，长度为二尺六寸，呈横状而且有弯曲，可容纳水谷三斗五升。通常情况下，胃中容纳食物二斗，水一斗五升就满了。水谷经过化生后的精微，通过上焦的传运宣泄而布散到全身，其中有一部分转化为剽悍滑利的卫阳之气；所余之物便由下焦渗灌到诸肠中。

小肠的周长为二寸半，直径略小于八分半，长度为三丈二尺，可容纳食物二斗四升、水六升三合半有余。回肠的周长为四寸，直径将近一寸半，长二丈一尺，可容纳食物一斗、水七升半。广肠的周长为八寸，直径为二寸半左右，长度为二尺八寸，能容纳食物九升三合又八分之一合。肠胃的总长度为五丈八尺四寸，共能容纳饮食九斗二升一合半左右，这是肠胃受纳水谷的总量。

正常人在日常生活中并不是这样的，当胃中充满饮食的时候，肠是空虚的；当饮食由胃下到肠，肠满时则胃中空虚。胃满则肠虚，胃虚则肠满，互相交替，使气机升降正常，上下通畅，五脏功能正常，血脉运行通畅和利，精神才能健旺内守，所以说人的神气，是水谷经过精微化生出来的。通常情况下，胃肠中留有食物二斗，水一斗五升，正常人每天大便两次，每次排出两升半，一天中可排出五升，七天共排出五七三十五升，这样，胃肠中所留有的饮食都排完了。因此，正常人七天不进饮食就会死亡，是体内的水谷、精气、津液都消耗竭尽的缘故。

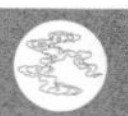

小肠的总览

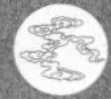

受盛与化物

受盛

❶ 小肠是接受经胃初步消化饮食物的盛器。

❷ 经胃初步消化的饮食物在小肠内必须有相当时间的停留，以利于进一步消化和吸收。

化物

胃初步消化的饮食物 →（停留于）→ 小肠 →（传化为）→ 水谷精微

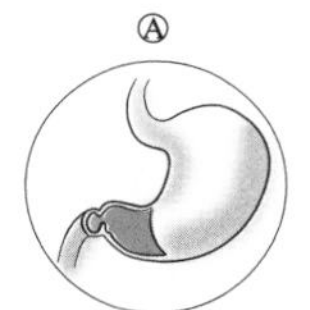

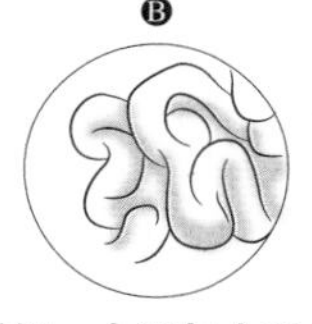

幽门：小肠与胃相连接处称为“幽门”。

阑门：小肠与大肠相连接处称为“阑门”。

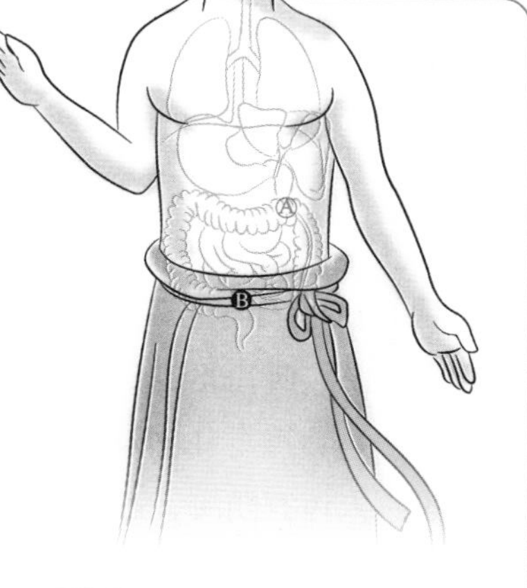

《灵枢·肠胃》说：“小肠，后附脊，左环回周叠积，其注于回肠者，外附于脐上，回运环十六曲，大二寸半，径八分之少半，长三丈二尺。”

泌别清浊

小肠的泌别清浊功能，还与尿液的量有关。如小肠的泌别清浊功能正常，则二便正常；如小肠的泌别清浊异常，则大便变稀薄，而小便短少，也就是说，小肠内的水液量多寡与尿量有关。

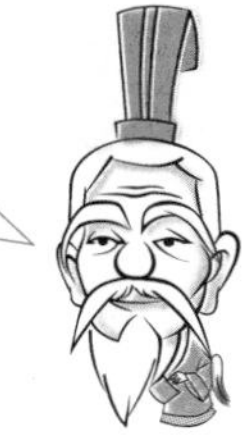

泌别清浊

- 区别：营养、残渣 —— 经过小肠消化后的饮食物，分为水谷精微和食物残渣两个部分。
- 吸收营养、输送残渣 —— 将水谷精微吸收，把食物残渣向大肠输送。
- 吸收营养、吸收水液 —— 小肠在吸收水谷精微的同时，也吸收了大量的水液。

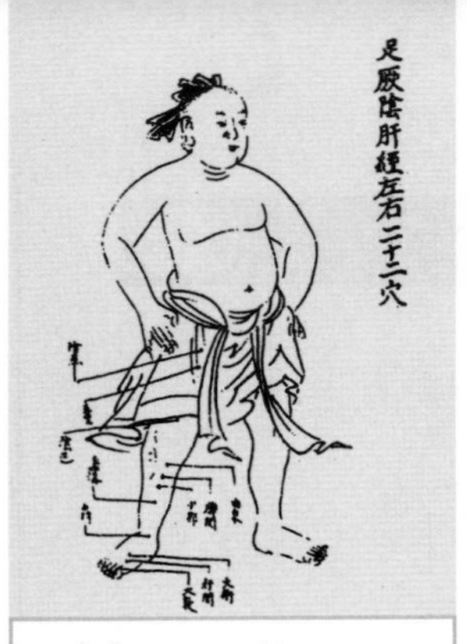

篇三十三

海论

人体中的四海

本篇说明了天人相应的道理，人体的四海对应着天地的四海，叙述了人体四海的分布和四海疾病的治疗。

四海的划分

黄帝问岐伯道：您讲刺法时，总离不开营卫气血。人体中运行营卫气血的十二经脉，在内连属于五脏六腑，在外联络于肢体关节，您能把它们与四海联系起来吗？

岐伯回答说：人体也有四海与十二经脉相应的十二经水，经水都留注于海中，自然界有东、南、西、北四个海，因此称为“四海”。

黄帝说：人体是怎样与四海相应的呢？

岐伯说：人体有髓海、血海、气海、水谷之海，这四海与自然界的四海相应。

黄帝说：这实在是一个很精深的问题，您把人体的四海与自然界的四海联系在一起，它们是怎样相应的呢？

岐伯回答说：必须先明确人体的阴阳表里及经脉中荥、输等穴位的分布情况，才可以确定人体的四海。

人体四海的分布

黄帝说：怎样确定四海及经脉重要穴位的位置呢？

岐伯说：胃受纳水谷，故为水谷之海。胃的气血所输注的重要穴位，在上为气冲穴，在下为足三里穴；冲脉与十二经联系密切，故为十二经之海。冲脉的气血所输注的重要穴位，在上为大杼穴，在下为上巨虚和下巨虚；膻中是宗气汇聚的地方，所以称为“气海”。膻中的气血所输注的重要穴位，在上部为天柱骨上的哑门穴和天柱骨下的大椎穴，在前面的有人迎穴。脑中充满髓液，所以脑为髓海。脑的气血所输注的重要穴位，在上为脑盖中央的百会穴，在下为风府穴。

人体的四海

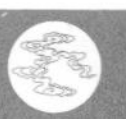
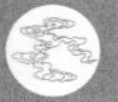

人体的四海与天地的四海有密切的对应关系。

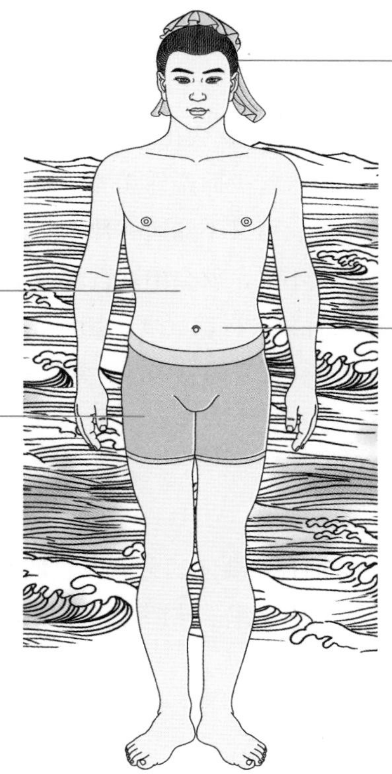

	有余	不足
气海	如果人的气海邪气有余，就会出现胸中满闷，呼吸急促，面色红赤的症状。	如果气海正气不足，就会出现气少而说话无力的症状。
血海	如果人的血海邪气有余，就会常常感到自己身体庞大，郁闷不舒。	如果血海不足，就会觉得身体和心量狭小。
水谷之海	如果人的水谷之海有余，就会得腹满的病。	如果水谷之海正气不足，就会出现饥饿但不欲进食的症状。
髓海	如果髓海有余，动作就会表现为过于轻快有力，行动无度。	髓海正气不足，就会出现头晕眩、耳鸣、目眩、目盲、腿酸软无力、周身懈怠懒动等症状。

黄帝说：这四海的功能，是怎样滋助和损害人体的呢？又是怎样促进和耗败生命活动的呢？

岐伯说：如人体四海功能正常，生命力就旺盛；若四海功能失常，人的生命活动就会减弱。善于调养四海，就有利于身体健康；不善于调养四海，身体就会遭受损害。

黄帝说：四海的正常和反常情况是怎样的呢？

岐伯说：如人的气海邪气有余，就会出现胸中满闷，呼吸急促，面色红赤的症状；如气海正气不足，就会出现气少而说话无力。如人的血海邪气有余，就会常常感到自己身体庞大，郁闷不舒，但又不知道有什么病。若人的水谷之海有余，就会得腹满的病；如水谷之海正气不足，就会出现饥饿但不欲进食的症状。如髓海有余，动作就会表现为过于轻快有力，行动无度；髓海正气不足，就会出现头晕眩、耳鸣、目眩、腿酸软无力、目盲，周身懈怠懒动，常欲安卧等症状。

四海疾病的治疗

黄帝说：怎样治疗四海的疾病？

岐伯说：应诊察四海输注的各个要穴，并调节它们的虚实，但不要违反虚补、实泻的治疗原则，以免造成严重的后果。按照这条原则治疗，就能使身体康复，否则会有死亡的危险。

由于四海在人体中的作用关键，所以治疗时一定要非常谨慎，应先诊察四海输注的各个要穴，并调节它们的虚实，但不要违反虚补、实泻的治疗原则，否则会造成严重的后果，甚至会有死亡的危险。

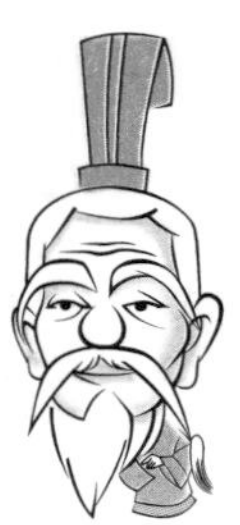

五乱

五乱的治疗

本篇说明了十二经脉之气与四时、五行的变化对应，如果经脉营卫之气受到病邪侵袭就会产生逆乱，从而发生疾病。

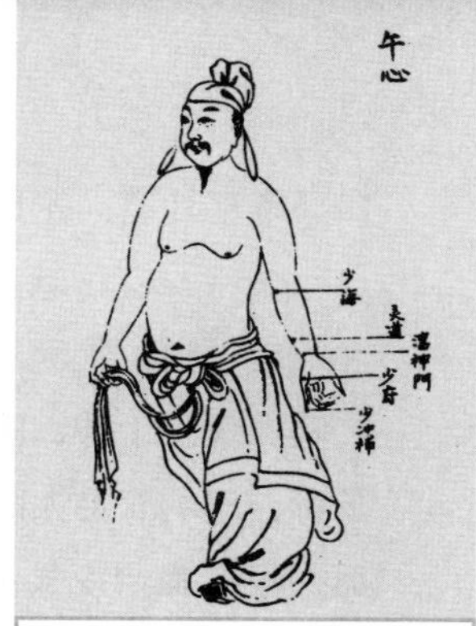

篇三十四

十二经脉的运行

黄帝说：十二经脉，分别与五行四时相对应，是什么原因导致运行逆乱，什么原因促成运行正常呢？

岐伯说：金、木、水、火、土五行有一定秩序，春夏秋冬有其内在区别。如果经脉气血的运行与四时、五行的变化相协调，十二经脉就会正常地发挥作用；反之，如果相违逆，十二经脉就会发生功能紊乱。

黄帝说：什么叫作“顺应而治”？

岐伯说：人体的十二经脉与十二月份相对应。十二个月又分为四时，即春、夏、秋、冬四个季节，其气候各异。人体的营气与卫气内外相随，阴阳相互协调，清升浊降，不相干扰，就叫作“顺应四时而治”。

黄帝说：什么叫“相逆而乱”？

岐伯说：清气不升，反而下行并干扰阴气；浊气不下降，反而上行并干扰阳气。营气在脉内顺脉而行，卫气却在脉外与脉逆行，从而导致清浊气受外在病邪干扰，在胸中乱行，这被称为“大悗”。因此，如果有气在心中作乱，就会心烦气躁，沉默寡言，低头静卧而懒惰；如果有气在肺中作乱，就会使人前俯后仰、呼吸急促；如果有气在肠胃中作乱，则会上吐下泻，发展为霍乱；如果有气在手臂、胫部作乱，就会形成四肢厥冷；如果有气在头中作乱，就会产生气逆上冲，头重眩晕，扑倒的病证。

五乱的治疗

黄帝说：针刺治疗五乱，有规律可循吗？

岐伯说：因为五乱的产生有一定规律，所以，祛除五乱病证也存在一定的规

律。审察其道，才是强身健体的法宝。

黄帝说：很好！我想更深入地了解其中的道理。

岐伯说：气乱于心，应刺取手少阴心经的输穴神门及手厥阴心包经的输穴大陵二穴。气乱于肺，应刺取手太阴肺经的荥穴鱼际和足少阴肾经的输穴太溪。气乱于肠胃，应刺取足太阴、足阳明的太白、陷谷二穴；如不见效，可再取足阳明胃经的足三里穴施治。气乱于头，应取足太阳膀胱经的天柱穴、大杼穴针刺；如不见效，可再取刺足太阳膀胱经的荥穴通谷和输穴束骨。气乱于手臂胫足，先针刺其聚结不通的血脉，再取阳明、少阳的荥输穴位。如果气乱在臂，就在手少阳、阳明液门、中渚、二间、三间取穴针治；若病在下肢，则针刺足阳明、足少阳的侠溪、临泣、内庭、陷谷诸穴。

补泻的手法

黄帝说：补泻的手法是怎样的？

岐伯说：进针和出针都要慢，以恢复正气，排泄邪气，这叫“导气”。这种补泻的方法是无形的，能够起到调和经气的作用，称为“同精”。因为这种病证并非有余而起的实证，也非不足而致的虚证，而是气机逆乱所导致的，因而用此法施治。

黄帝说：真可谓论述精辟，分析详尽呀！请允许我将它刻在玉版上，命名为“治乱”吧！

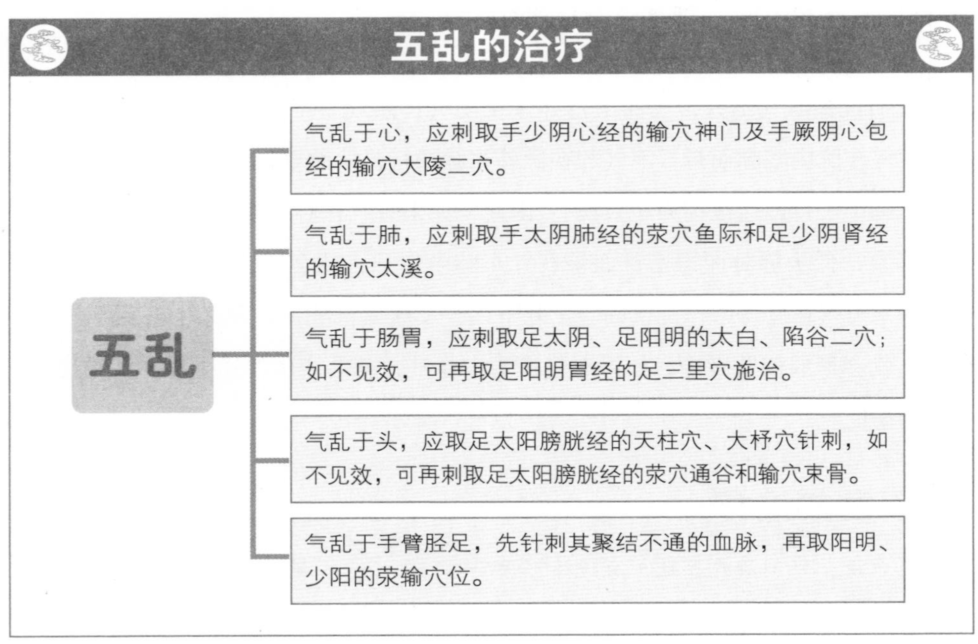

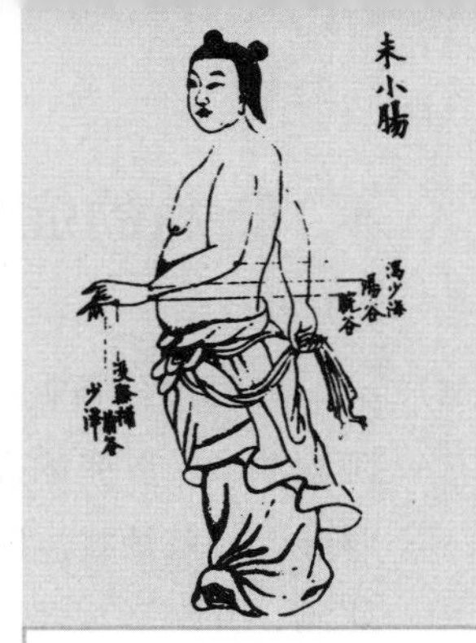

胀论

胀病的治疗

本篇阐述了胀病的病因和病机，根据脏腑所出现的症状来区分五脏六腑不同类型的胀病。

篇三十五

胀病的诊断

黄帝说：患有胀病时，寸口脉的脉象是怎样的？

岐伯说：脉大而坚实并涩滞的，就是胀病的脉象。

黄帝说：怎样区别五脏胀病和六腑胀病呢？

岐伯说：病在阴分的是五脏的胀病，病在阳分的是六腑的胀病。

黄帝说：人患胀病时气机异常，那么病在血脉中，还是在脏腑内？

岐伯说：脏病与血脉、脏、腑三者都有很深的关系，但并不是胀病的部位。

胀病的部位

黄帝说：我想听闻胀病所产生的部位。

岐伯说：胀病都产生在脏腑外，由于其向内压迫脏腑，向外充斥胸胁，使皮肤发胀，因而叫作“胀病”。

黄帝说：五脏六腑在胸腔、腹腔之内，就像宝贝被深藏在匣子中一样，各存在于不同的部位，名字虽不同，却共属一个部位，其功能又各异，我想知道其中的原因。

岐伯说：胸廓、腹廓，是脏腑的外廓；膻中是心脏的宫城；胃是容纳水谷的大仓库；咽喉和小肠，是传送五谷的通路；咽门、贲门、幽门、阑门、魄门五窍，是胃肠道的门户，廉泉、玉英，是津液运行的路径。所以，五脏六腑都有固定的位置和界限，并且它们的症状也各不相同。营气本在脉中循行，如果卫气逆行到脉中，就会导致脉胀；如果卫气和经脉一同在分肉之间运行，就会引起肤胀。应针刺足三里穴，用泻法治之。若病邪近并且稍轻的，针泻一次就可以了；若如果病邪远而严重的，应针泻三次。不论虚证，还是实证，关键在于快速地用泻法去邪。

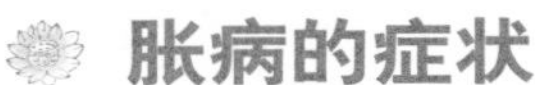

胀病的症状

黄帝说：我想听听胀病的症状。

岐伯说：心胀的症状，是心烦短气，坐卧不安；肺胀的症状，是胸中虚满并伴随着咳嗽；肝胀的症状，是胁下胀满而疼痛，牵引小腹疼痛；脾脏的症状，是呃逆呕吐，四肢烦扰满闷，身体沉重而不能穿衣，不能安然入睡；肾胀的症状，是腹中胀满，并牵引背部闭闷不畅，腰髀部疼痛。六腑中胃胀的症状，是腹部胀满，胃腔作痛，鼻中有焦臭的气味，不思饮食，大便困难；大肠胀的症状，是肠鸣而作痛，可以听到濯濯声，若在冬季再受寒邪侵犯，就会飧泄；小肠胀的症状，是小腹胀满，牵引腰部疼痛；膀胱胀的症状，是小腹胀满而气机闭塞，小便不通；三焦胀的症状，是气充斥于皮肤，轻浮空虚；胆胀的症状，是胁下疼痛胀满，口中发苦，经常叹息。以上这些胀病，在产生和治疗上都有相同的规律，只要把握了营卫气血运行逆顺的情况，运用恰当的针刺方法，就能使疾病痊愈。如果虚证反用泻法，实证反用补法，就会使心神不能内守安定，邪气扰乱正气，真气动摇，这是庸医所致，是折人性命。如果用补法治疗虚证，用泻法治疗实证，就能使神气内守，而后逐步填塞空虚之处，这样的人才被称为“高明的医生”。

胀病的根源

黄帝说：胀病是怎样产生的？其根源是什么？

岐伯说：人体内的卫气，在正常情况下，常随血脉在分肉之间循行，其运行顺序有逆顺的差别，阴阳相随，与自然的规律相协调。五脏之气循环往复，四时更迭也遵循相应的次序，使得水谷得以正常地化生精微。如果阴阳失调，气厥于下，则营卫不能正常循行，从而凝滞，导致寒气上逆，正邪两气相搏，就会形成胀病。

黄帝说：很好！怎样才能消除其中的疑惑呢？

岐伯说：结合人体的真气，认真考察血脉、脏、腑三者的症状，就可以解惑了。

黄帝说：讲得太好了！

胀病的治疗

黄帝问岐伯道：《胀论篇》中说过，胀病刚刚产生之时，不管虚实，都用泻法针刺。离病位较近的针刺一次，离病位较远的针刺三次。而有的胀病，在针刺三次后仍不见减轻，是什么原因呢？

岐伯回答说：治疗这种疾病，必须将针深入到肌肉的空隙，刺中气穴内，因而，针刺一次或三次，就可以使胀病痊愈。如果未刺中气穴，就会使经脉之气不能

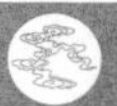

胀病的病证与诊治

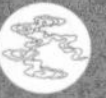

胀病产生的原因是：如果阴阳失调，气厥于下，则营卫不能正常循行，从而产生凝滞，导致寒气上逆，正邪两气相搏，就会形成胀病。其根本原因则是营卫之气不能正常运行。

肺胀的症状是胸中虚满并伴随着咳嗽。
胃胀的症状是腹部胀满，胃腔作痛，不思饮食，大便困难。
心胀的症状是心烦短气，坐卧不安。
肾胀的症状是腹中胀满，并牵引背部闭闷不畅，腰髀部疼痛。
肝胀的症状是胁下胀满而疼痛，牵引小腹疼痛。
大肠胀的症状是肠鸣而作痛，可以听到濯濯声。
脾胀的症状是呃逆呕吐，身体沉重以至于不能穿衣服，不能安然入睡。
小肠胀的症状是小腹胀满，牵引腰部疼痛。
三焦胀的症状是气充斥于皮肤，轻浮空虚。
胆胀的症状是胁下疼痛胀满，口中发苦，经常叹息。
膀胱胀的症状是小腹胀满而气机闭塞，小便不通。
病在阴分的是五脏的胀病，病在阳分的是六腑的胀病。

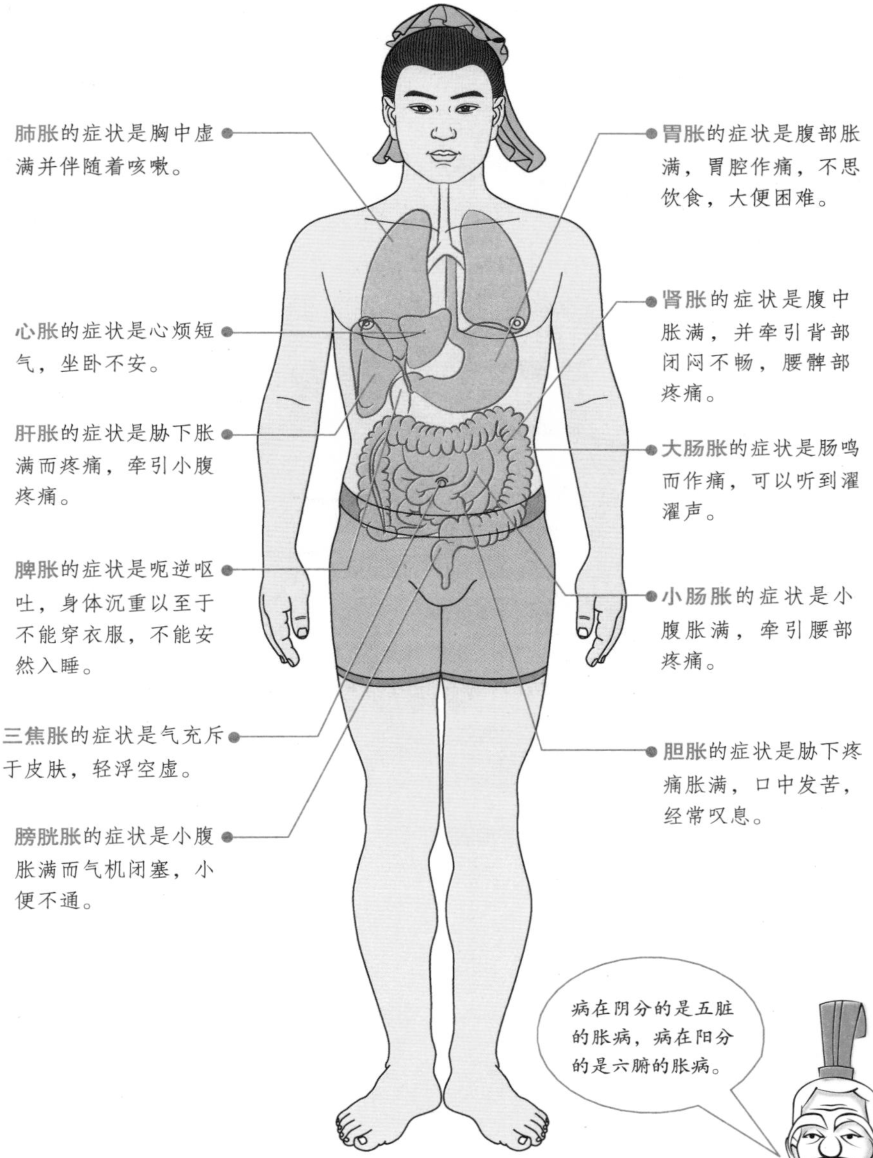

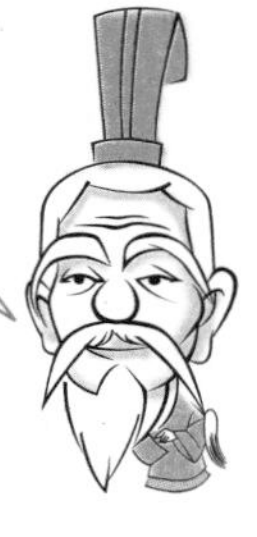

畅行，邪气仍然集聚在内。针不到分肉空隙，则经气不通行，倘若随意刺中皮肉，就会使卫气更加逆乱，导致阴阳营卫之气相互排斥。对于胀病而言，应用针刺泻法治疗，不用的，会导致逆气不能下行。对于针刺三次后气仍不下行的，必须调换其他穴位进行刺治，使上逆之气得以下行，这样就可以消除胀病。如果胀病还没被消除，就要再次更换针刺穴位，直至疾病痊愈。对于慢性胀病，一定要仔细审察其症状，当泻的用泻法，当补的就用补法。如同用槌击鼓，必有响声，胀病哪有不退的道理？

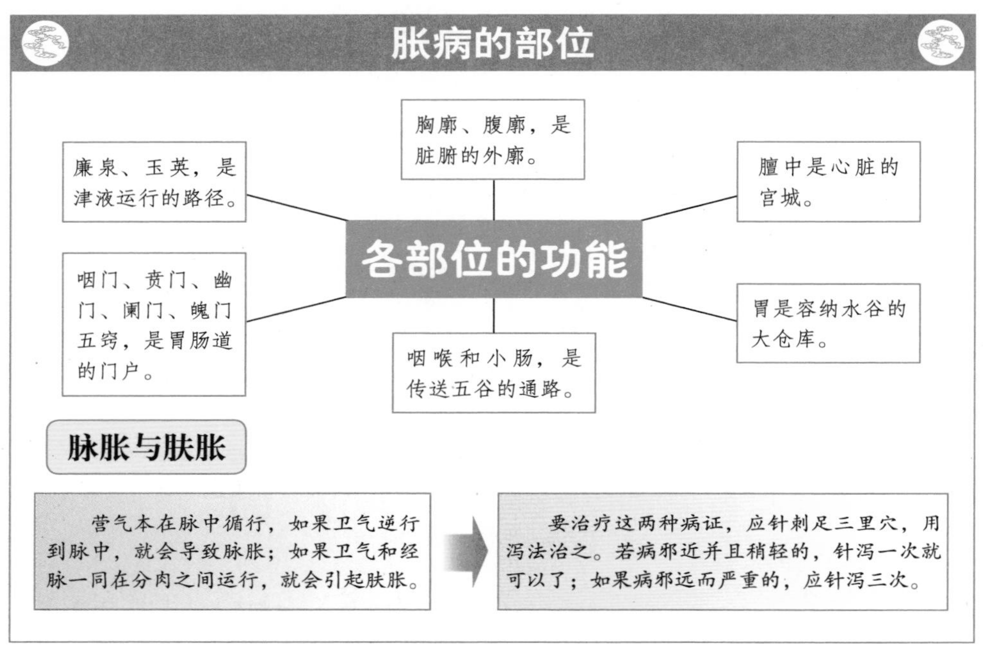

五癃津液别

津液的病理

本篇简述了津液的病理变化和发病部位，说明了津液道变化的详情。

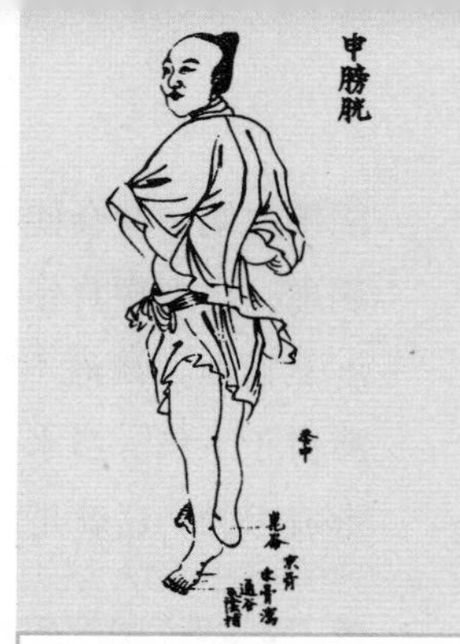

篇三十六

津液的产生

黄帝问岐伯说：水谷被吸纳入口中，再输送到肠胃，由其化生所形成的液体分为五种：天气寒冷的时候，或衣服单薄时，就变成小便与气；天气炎热的时候，或衣服过厚时，就成为汗水；当遇到悲哀之事时，气机合并，就变成泪水；中焦有热，而胃功能弛缓时，就变成唾液。邪气内犯，从而导致阳气闭塞，水气不能通行时，就发展为水胀病。我虽然已经了解了这些情况，但不知其中的原因，请您讲讲其中的道理。

岐伯说：水谷都从口入体内，含有五种味道，分别归入各自的脏器，津液也随着相应的通道运行。由三焦输出血气，用来温养肌肉，充实皮肤，就叫作“津”；留而不行的，就叫作“液”。炎热的夏天，或穿衣过厚，腠理就会打开，因而排泄出汗；如果寒邪滞留于分肉间，津液就会聚集为汁沫，从而引发疼痛。寒冷的冬天，腠理紧闭，湿气不能外泄出来，因而水液就向下流注入膀胱，生成小便与气。在五脏六腑之中，心是主宰，耳是听觉器官，眼司掌视觉，肺充当相傅的角色，肝担任将军的职务，脾主管护卫，肾脏主管骨骼。所以五脏六腑的津液，都向上渗漏于目。每当人感到悲哀时，五脏六腑之气都会向上积聚于心，使心脏的脉络变得紧张焦急。心脏脉络紧张，会迫使肺叶上举，使津液向上泛逆。

反常的情况

如果心脏脉络紧张，肺不能上举，而是时上时下，就会产生咳嗽和眼泪。如果中焦有热，胃中食物消化速度就快，而寄生在肠中的虫类会上下扰动肠胃，使其扩张，从而导致胃功能弛缓；胃功能弛缓又使津气上逆，所以就会产生唾液。由五谷的津液合成的脂膏，向内渗透于骨腔中，向上补益脑髓，向下流于生殖器中。如果阴阳失调，就会使精液下溢于阴窍，且髓液也随之向下而减少。下泄过多就会造成阴虚，出现腰背作疼、足胫酸楚的症状。如阴阳气道闭塞不通，则四海不通，三焦不能输泄，津液不能化生，因而所吸纳的食物就积于肠胃中；其后，复出于回肠，滞留于下焦。当水分不能渗入膀胱时，就会导致下焦胀满，从而使水液四溢，最终形成水肿。这就是津液化分为五路后运行的正常与反常情况。

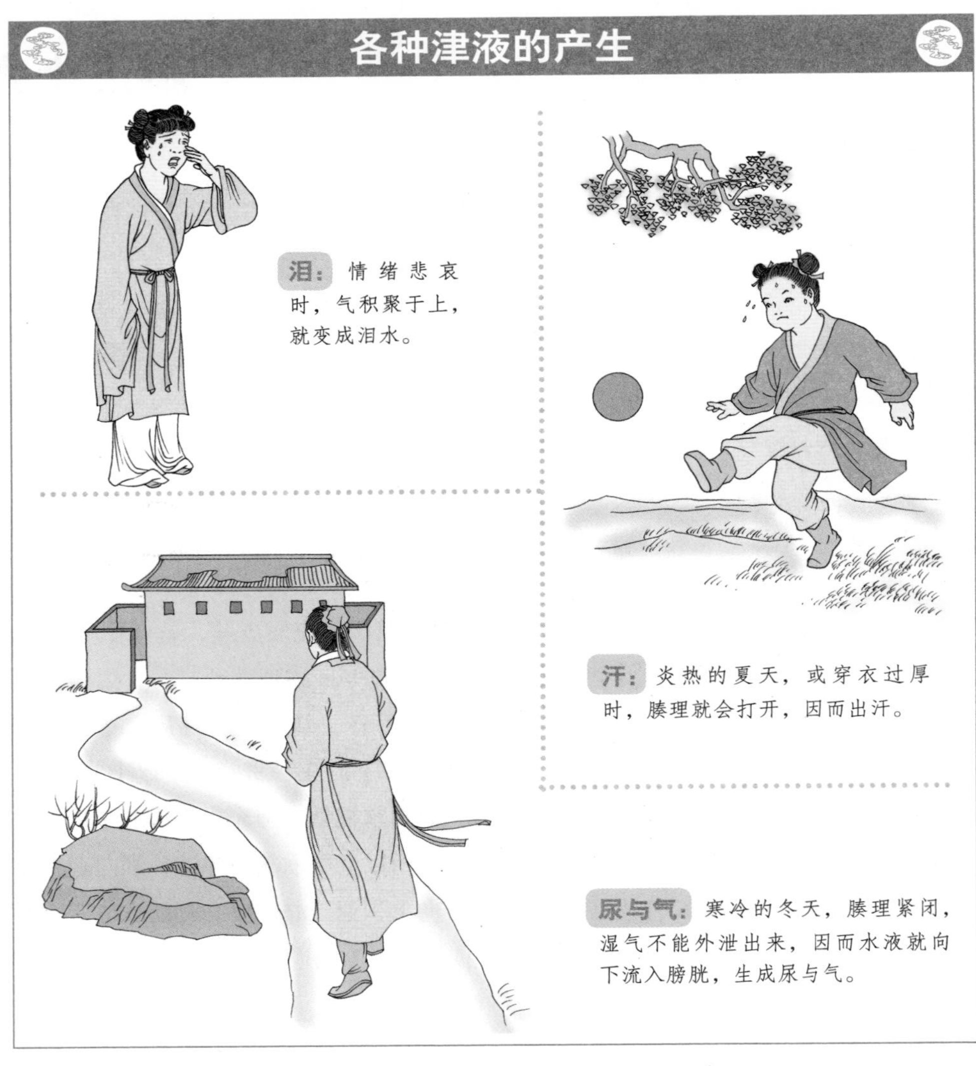

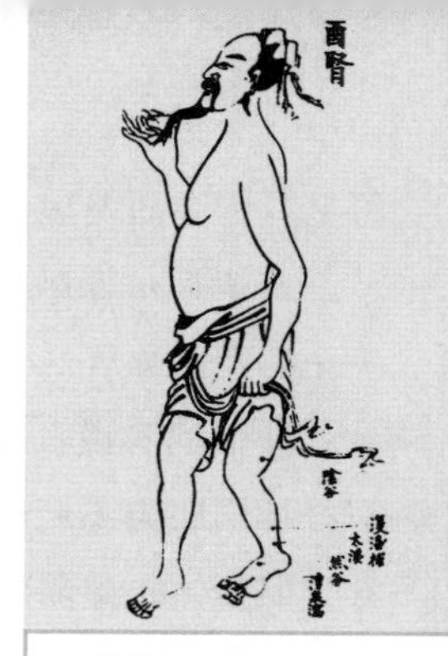

篇三十七

五阅五使

五官与五脏的关系

本篇指出五脏之气与外在五官有密切关系，从五官的形态可以了解人体健康的迹象。五官端正而丰满，体质强壮而少病就能终其天年。

五种气色

黄帝问岐伯说：我听说针刺法有五官五阅法，用来观察内在五脏所反映于五官的五种气色。五气就是五脏的精气反映在体表的气色，是与五时气候相配合的。我想知道五脏的外在表现是怎样的。

岐伯回答说：五官，是用来观察五脏的外部表现。

黄帝说：我想知道五脏所反映出的征兆，并将它作为诊病的常理。

岐伯回答说：脉象出现在气口，气色表现在鼻部明堂，五色的交替出现，与五时相符合，且各有规律。通过经脉传入内脏的，必当对内脏起到调治作用。

黄帝说：很好。五色仅在鼻的明堂反映出来吗？

岐伯回答说：要想知道其中的道理，必须先明白五官的分界；只有明白了眉间、额部所属的区域，才能确定鼻部的明堂的情况。如果鼻部广大，两颊部饱满，耳门部丰满凸起，下颚高厚，耳四周肌肉匀称方正，耳垂凸露在外，面部五色正常，五官的分布平均开朗，这样的容颜，就可以高寿；就算他患病，只要使用针刺就一定能治愈，这是因为其气血充足，肌肉坚实致密，所以可以用针法治疗。

五官与五脏的关系

黄帝说：五官与五脏具有怎样的关系？

岐伯说：鼻是肺脏的主管，眼睛是肝脏的主管，口唇是脾脏的主管，舌是心脏的主管，耳是肾脏的主管。

黄帝说：通过观察五官的情况，可以预测什么病证呢？

岐伯回答说：可以测候五脏的病变。肺脏有病时，可见其喘息急促，鼻翼翕动；肝脏有病时，可见其眼角发青；脾脏有病时，可见其口唇发黄；心脏有病时，

可见其舌卷而缩短，两颧红赤；肾脏有病时，可见其两颧及额部发黑。

黄帝说：五脏的脉象、五色的表现也正常，有的人五气的气色和正常人一样，而一生病则会较严重，这是什么原因呢？

岐伯回答说：如果五官分野不清晰，天庭不开阔，鼻子很小，两颊和耳门部狭窄，耳周肌肉不肥厚，耳垂下，下巴尖得就像被削去一块似的。虽然其平时色脉正常，但身体是虚弱的，一旦得病，怎能不严重呢？

黄帝说：五色表现在鼻部，通过观察它的情况，可推知五脏之气的状况，但在鼻的左右上下各有一定的反映吗？

岐伯说：脏腑在胸腹的里面，各有固定位置，所以反映在面部的五色，也有左右上下的固定尺度。

五官与五脏

从五官可以判断出五脏的健康状况。

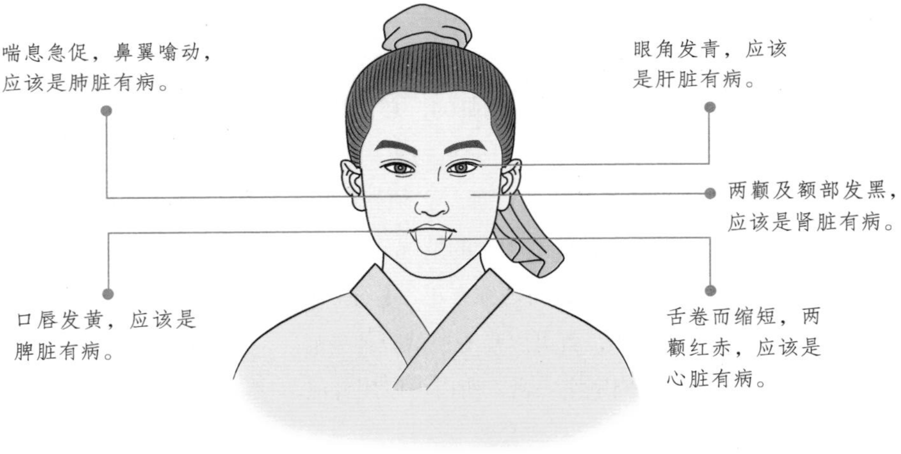

喘息急促，鼻翼噏动，应该是肺脏有病。

眼角发青，应该是肝脏有病。

两颧及额部发黑，应该是肾脏有病。

口唇发黄，应该是脾脏有病。

舌卷而缩短，两颧红赤，应该是心脏有病。

可以高寿的情况： 鼻部广大，颊部饱满，耳门部丰满凸起，下颚高厚，耳四周肌肉匀称方正，耳垂凸露在外，面部五色正常，五官的分布均匀分明。

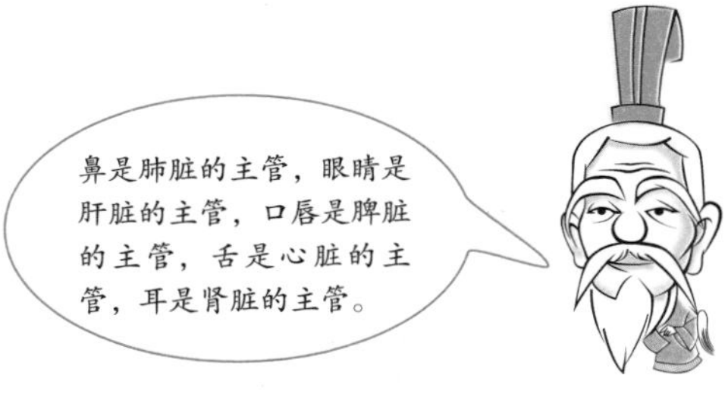

鼻是肺脏的主管，眼睛是肝脏的主管，口唇是脾脏的主管，舌是心脏的主管，耳是肾脏的主管。

逆顺肥瘦

胖瘦对针刺的影响

本篇论述了针刺疗法必须根据人体的黑白、胖瘦、老幼等情况决定针刺的深浅，以及留针用针的要领。

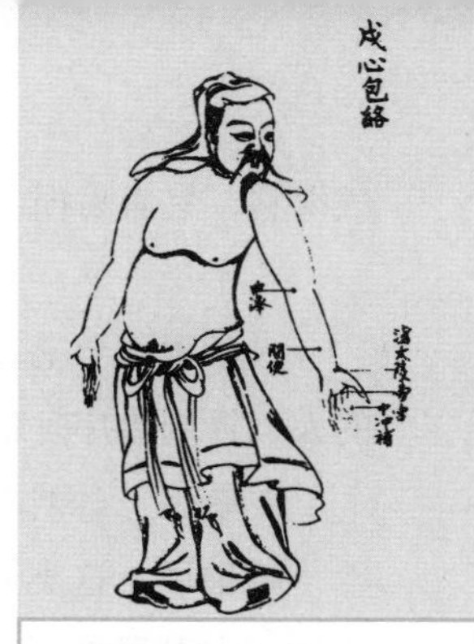

篇三十八

针刺的原则

黄帝问岐伯说：通过您对针道的讲解后，我已经深刻地理解了很多要领，并运用您所传授的方法治疗疾病，全都手到病除，并未出现病邪顽滞不去的情况。您的学问是通过勤学好问得来的，还是通过缜密的观察、深刻的思考得来的？

岐伯说：圣人所作的针刺，上合乎天文，下合乎地理，中合乎人事，所以必然有明确的法度，应该成为人们遵循的原则，成为推理的公式，以流传于后世。正如同匠人不能丢掉尺寸去揣度长度，不能抛弃绳墨去取定平直，工人不能丢弃圆规去绘制圆形，也不能离开矩尺而画出方形一样。只有掌握这些要领，并在实践中正确运用，才能顺应自然，教导人们使用简易的方法，以便衡量逆顺的常规。

黄帝说：您能讲讲怎样才能顺应自然吗？

岐伯说：比如从深处决堤放水，不必花费很多力气，就能使水流尽；沿着地下空洞开挖地道，则很容易就能打通直行的大道。通过以上比喻，就可以说明人体气机的滑涩，血液的清浊，经气运行的逆顺了。

不同的针法

黄帝说：人的肤色、体形、年龄各不相同，在针刺时有一定的度数吗？

岐伯回答说：凡是年轻体壮的人，其气血充盛、皮肤坚固，因感邪而病，在治疗时，应采用深刺留针法。而对于肩腋宽阔，项部肌肉瘦薄，皮肤粗厚而色黑，口唇肥厚，血液色深而浓稠，气行涩而迟滞，性格好胜而勇于进取的人，针刺时，就宜采用深刺留针法，并应适当增加针刺的次数。

黄帝说：怎样针刺瘦人呢？

岐伯回答说：瘦人的皮肤薄而色淡，肌肉消瘦，口唇薄，声音小，血液清稀而气滑利，气血易损，针刺时，宜采用浅刺快出针法治疗。

黄帝说：怎样针刺一般人呢？

岐伯说：要通过辨别皮肤的黑白，分别进行调治。但对于端良敦厚，气血调和的人，针刺治疗时就不能违反常规。

黄帝说：针刺年轻力壮、骨骼坚固的人又该怎样呢？

岐伯说：这类人，如果其肌肉坚实、关节舒缓而有力，说明其气行涩滞，血液浓浊，宜采用深刺留针法，并可适当增加针刺的次数；如果性情好动，则其行气滑利，血液色清，就宜采用浅刺且快出针法进行治疗。

黄帝说：怎样针刺婴儿呢？

岐伯说：婴儿的肌肉柔脆，血少气弱，宜用毫针并采用浅刺法施治，且出针要快，一天可针刺两次。

黄帝说：怎样针刺“临深决水”的情况呢？

岐伯说：对于血清而气行滑利的人，如用疾泻治疗，就会耗竭其真气。

黄帝说：“循掘决冲”的情况是怎样的？

岐伯说：对于血清而气行涩滞的人，只有用疾泻的刺法，才可疏通其经脉。

经脉循行的逆顺

黄帝说：经脉循行的逆顺是怎样的？

岐伯说：手三阴经由内脏循行到手；手三阳经由手循行到头部；足三阳经由头循行到足；足三阴经由足循行到胸腹部。

黄帝说：只有少阴之脉是下行的，这是什么原因呢？

岐伯说：并非如此。冲脉，是五脏六腑气血汇聚的地方，五脏六腑都要禀受它的供养。冲脉的上行部分出于咽后壁的后鼻道，渗透于阳经，灌注于经气中；其下行部分，注入足少阴肾经的大络，从气冲穴浮出，沿着大腿内侧下行，入腘窝中，在胫骨的深部伏行，再下至内踝后跟骨上缘而别行；下行的另一支，与足少阴经脉并行，渗入三阴经；行于前面的分支，在跟骨结节的上缘伏行并浮出，再向下沿行，沿足背进入足大趾间，渗透于该部的诸络脉，从而濡养肌肉。因此，如果该脉的别络有瘀结，就会使足背动脉不跳动，引发气厥逆而足胫畏寒。

黄帝说：怎样才能诊察出经气的顺逆呢？

岐伯说：先问诊，再用手切其跗阳脉，若不是厥逆，那么该处必有脉跳动，就可以据此辨明经脉的逆顺情况。

黄帝说：这些道理对于我这样的凡夫俗子来说，真是窘迫啊！圣人的道理，就像日月照耀大地一样，无微不至。如果不是您，又有谁能将其中的道理讲解得如此清晰呢？

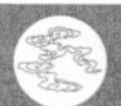

各种针法

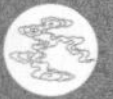

根据病人的具体情况来选择针法。

肥壮的人

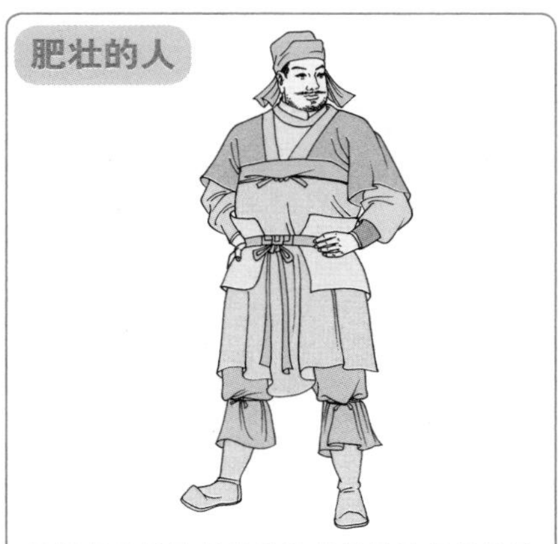

肥壮的人，其气血充盛，皮肤坚固，应采用深刺留针法，并适当增加针刺的次数。

瘦弱的人

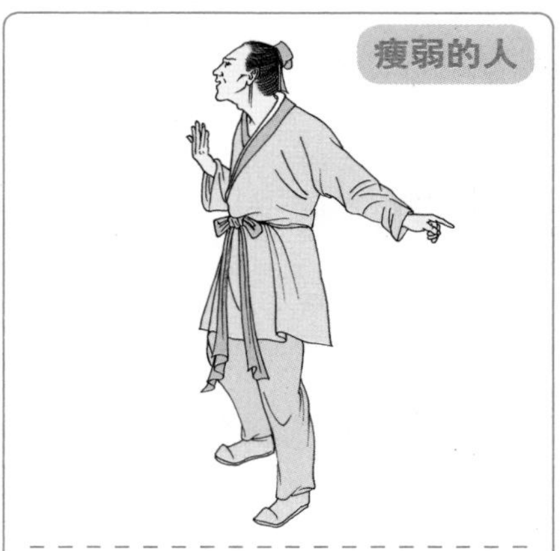

瘦人的皮肤薄，肤色淡，肌肉消瘦，口唇薄，声音小，血液清稀而气滑利，气血易损，针刺时，宜采用浅刺快出针法治疗。

喜静的人

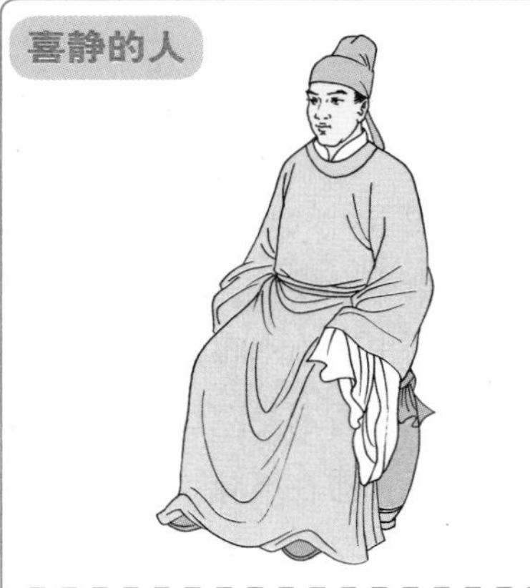

年轻力壮的人，如果稳重不好动，说明气涩血浊，宜采用深刺留针法，并可适当增加针刺的次数。

好动的人

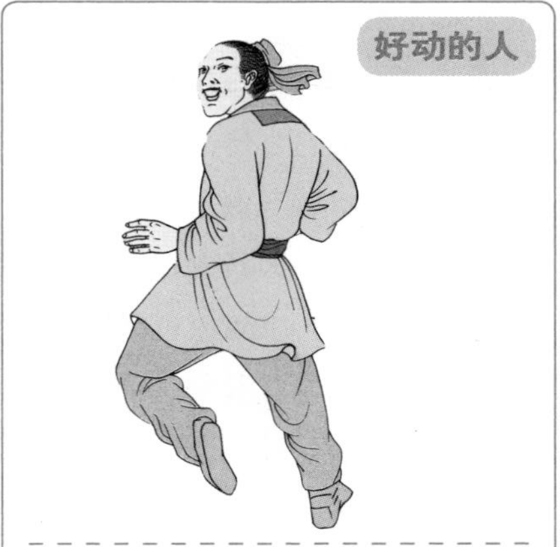

年轻力壮的人，如果活泼好动，则气滑血清，就宜采用浅刺且快出针法进行治疗。

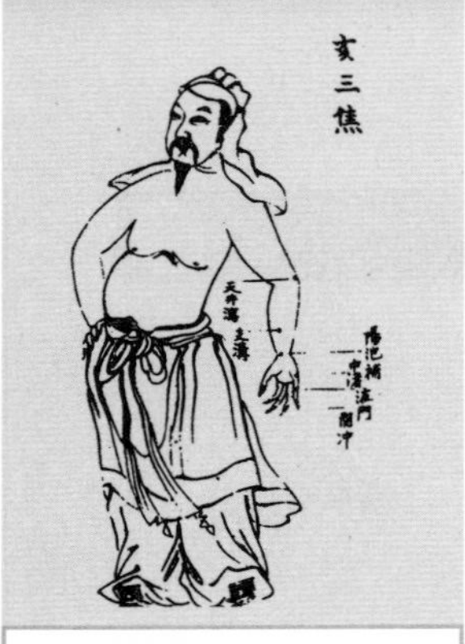

篇三十九

血络论

血络的变化

本篇说明了奇邪在络的时候，因放血而产生的各种反应及其原理，也说明了刺针以后肉黏着针的原因。

放血的各种情况

黄帝说：我想听您讲解病邪致病，却不在经脉中的病变。

岐伯回答说：这是络脉中的病变。

黄帝说：刺血络放血时，病人为什么会昏倒？针刺后，血液为什么会喷射而出？针刺放出的血色黑浓厚是什么原因？针刺放出的血清而稀，有一半像水又是什么原因呢？出针后，局部皮肤会肿起，这是什么原因？放出的血有多有少，而面色苍白的原因是什么？面色没有变化，但心胸烦闷的，是什么原因造成的？出血虽多，却无痛苦，这是为什么？

岐伯回答说：脉气偏盛而血气虚的人，针刺时会脱气，气脱人就会昏倒；血气虽然俱盛但阴气较多，其血行滑利，刺络放血时，就会有血喷出；阳气留存于血络中，长期不能外泄，以致血色黑浓厚，因而不能喷射而出；刚刚喝过水的人，其水液渗入络脉，尚未与血混合时，针刺出的血就有些像水；若不是刚饮过水，那就说明病人体内有积水，日久会形成水肿；阴气积蓄于阳分，滞在络脉，针刺时，血未出而气先行，所以会导致局部肿起；经脉内的阴阳二气刚接触，并未协调，如此时用泻法，就会耗损阴阳两气，使表里相分离，从而出现面色苍白的现象；针刺时血出较多，面色不改而心胸烦闷的，是因为针刺使经脉变虚，经脉空虚所致。如果阴经空虚，就会引发阴脱，从而产生烦闷感。阴分与阳分产生的邪气相结合，就会引发痹症，此时，邪气在内泛溢于经络，向外注入络脉，这样就会导致阴阳都有余，即使放血多也不会产生虚证，因而面色不改。

血络的变化

黄帝说：怎样观察血络的变化？

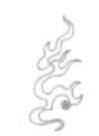

岐伯回答说：瘀血停留在络脉，坚硬结实，颜色发赤，或上或下，无固定的部位，小的像针，大的像筷子。刺络放血，就会万无一失。但针刺时切不可违反针刺的原则，否则，就会导致不良后果。

黄帝说：针刺入肌体后，有肌肉黏着于针身的情况，这是什么原因造成的？

岐伯回答说：这是由于人体的热气使针身发热，因而使肌肉和针黏在一起，难于转动。

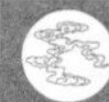

血络相关病变的解析

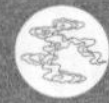

1. 刺血络放血时，病人为什么会昏倒？

脉气偏盛而血气虚的人，针刺时会脱气，气脱人就会昏倒。

2. 针刺后，血液为什么会喷射而出？

血气虽然俱盛但阴气较多，其血行滑利，刺络放血时，就会有血喷出。

3. 针刺放出的血又黑又浓的原因是什么？

阳气留存于血络中，长期不能外泄，就会导致血又黑又浓。

4. 放出的血为什么会清而稀，有一半像水呢？

刚刚喝过水的人，其水液渗入络脉，在尚未与血混合时，针刺出的血就有些像水。

5. 出针后，局部皮肤会肿起，这是什么原因？

说明病人体内有积水，日久会形成水肿；阴气积蓄于阳分，滞在络脉，针刺时，血未出而气先行，所以会导致局部肿起。

6. 放出的血有多有少，而面色苍白的原因是什么？

经脉内的阴阳二气刚接触，并未协调，如此时用泻法，就会耗损阴阳二气，使表里相分离，从而出现面色苍白的现象。

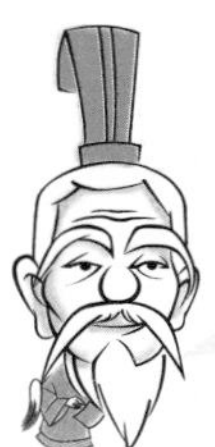

血络的变化需要仔细观察，瘀血一般停留在络脉，坚硬结实，颜色发赤，或上或下，无固定的部位，小的像针，大的像筷子。

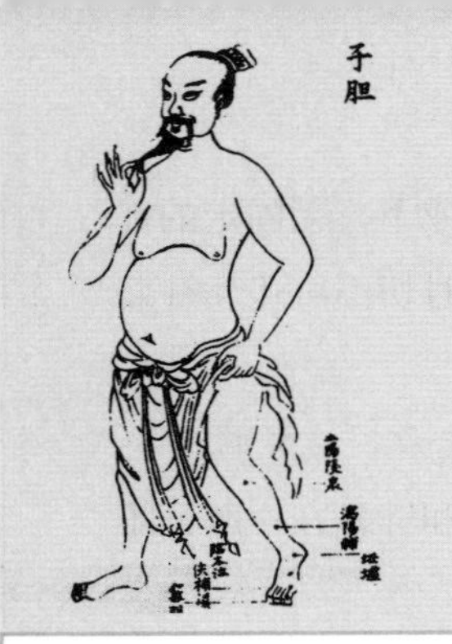

阴阳清浊

清浊之气的介绍

篇四十

本篇说明了人的清气和浊气，以及清浊之气的属性，同时也介绍了所生病证的各种针刺治疗方法。

清浊之气

黄帝说：我听说人体的十二经脉与天地间的十二经水相对应，然而十二经水的五色各异，清浊也不相同，人体十二经脉气血却都是一样的，它们的相应之处体现在哪些地方呢？

岐伯说：人的血气，如果都是一样的，那么天下的一切都相合为一了，哪会有变乱呢？

黄帝说：我问的是一个人，而不是天下所有人的血气情况。

岐伯说：单个人的体内也有乱气，天下众人中也有作乱的人，其道理都是相同的。

黄帝说：我想听听人体的清浊情况。

岐伯说：人受纳谷物之后，化生出浊气，而所吸入的空气是清气。清气注入阴，浊气注于阳。水谷浊气中化生的清气可以上升于咽部，而清气中的浊气也可下行。如果清浊气发生干扰混乱，不能正常升降，就叫作“乱气”。

清浊的分辨

黄帝说：既然阴清而阳浊，浊中有清，清中有浊，那么如何分别其清浊呢？

岐伯说：其区别大致为，清气上行注于肺脏，浊气下行注于胃腑；由胃中化生的清气，向上升，又从口中流出；从肺中化生的浊气，则向下降，注于经脉，内积在气海中。

黄帝说：如果诸阳经都遭遇浊气的侵袭，那么哪一经的情况最严重？

岐伯说：手太阳小肠经的浊气受阳的浊气最多，手太阴肺经的清气所受阳的清气最多。其清气上走于孔窍，其浊气下行于诸经。在诸阴经中都是清气，唯独足太阴脾经受浊气。

黄帝说：如何进行诊治呢？

岐伯说：一般说来，清气滑利，浊气滞涩。所以，针刺阴经的病，应采用深刺而留针法；针刺阳经的病，应采用浅刺而快出针法；如果清浊之气互相侵扰而升降失常，就应根据具体情况采取相应的刺法。

卷五

脏象（二）

本卷继续论述了人体是以脏腑为中心，以经络相互联系的整体观，同时提出人与自然也是对应统一的“天人相应”的理念，介绍了人体脏腑的功能及相互关系，以及阴阳失调致病的论断，并指出肾为人体生长衰老的根本，保养肾气是延年益寿的重要原则。

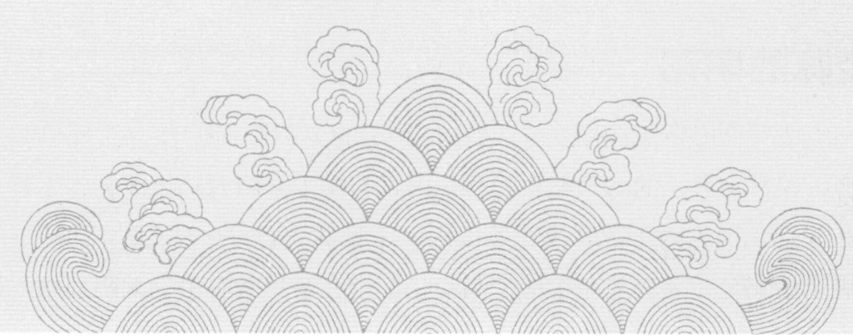

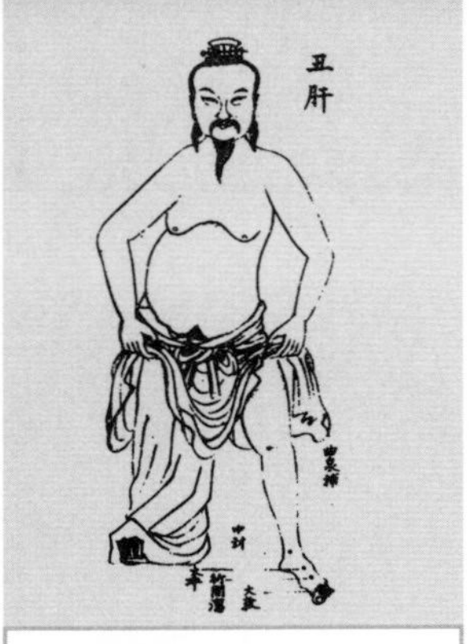

篇四十一

阴阳系日月

人体的阴阳之分

本篇说明了人体手足经脉的真气运行对应着天地阴阳的变化，叙述了一年四时十二月中人体脉、气血的运行与针刺配合的宜忌。

人体的阴阳

黄帝说：我听说天为阳，地为阴，日为阳，月为阴，其合于人体的情况是怎样的呢？

岐伯说：人体腰以上，为天；腰以下，为地，因而天为阳，地为阴。足三阳与足三阴，共十二条经脉，在下为阴，与一年的十二个月相对应。又因为月生于水，为阴，所以在下的属阴；手的十指在上，分别与十日相应，日生于火，为阳，所以在上的为阳。

黄帝说：十二月和十日，怎样与经脉相配合？

岐伯回答说：寅，是正月始生之阳，与左足少阳经相合；未，是六月，与右足的少阳经相合；卯，是二月，与左足的太阳经相合；午，是五月，与右足的太阳经相合；辰，三月，与左足的阳明经相合；巳，四月，与右足的阳明经相合。因为三月、四月相合于太阳、少阳经之间，为两阳合明，所以叫“阳明”。申，是七月，是阴气生发的月份，与右足的少阴经相合；丑，十二月，与左足的少阴经相合；酉，八月，与右足的太阴经相合；子，十一月，与左足的太阴经相合；戌，九月，与右足的厥阴经相合；亥，十月，与左足的厥阴经相合。因为九月、十月在两阴交尽、阴阳交会的时间，所以称为“厥阴”。

经脉的阴阳

甲日与左手的少阳经相配合，己日与右手的少阳经相配合，乙日与左手的太阳经相配合，戊日与右手的太阳经相配合，丙日与左手的阳明经相配合，丁日与右手的阳明经相配合。因为丙丁都属火，所以丙、丁日两火合并，称为“阳明”。庚日与右手的少阴经相配合，癸日与左手的少阴经相配合，辛日与右手的太阴经相配合，壬日

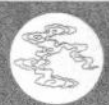

人体的阴阳

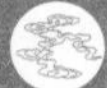

人体疾病的本质是“阴阳失调”

正常情况下，阴阳对立统一运动：有度，有序；适时，和谐。如果阴阳运动“失度”“失时”“失序”“错位”“失去和谐”，这样便是阴阳失调了。

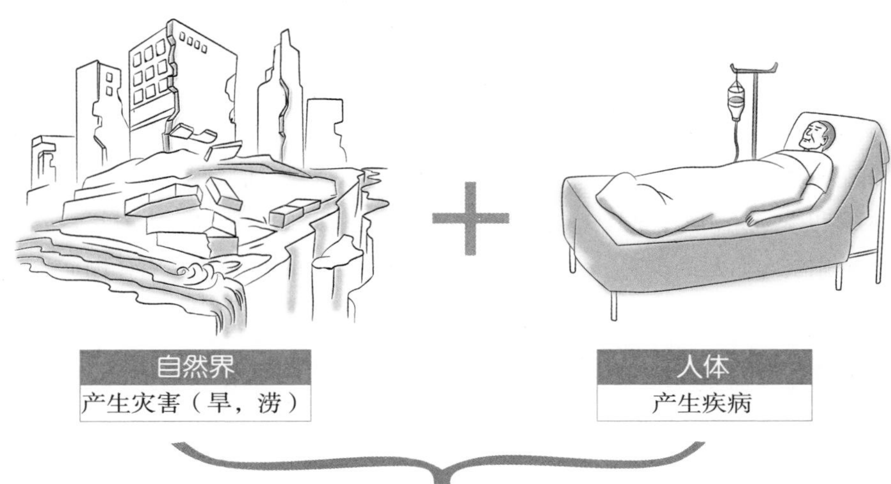

失度 失时 失序 错位

从根本上说，疾病的本质是“阴阳失调”，是阴阳和谐受损害的结果！

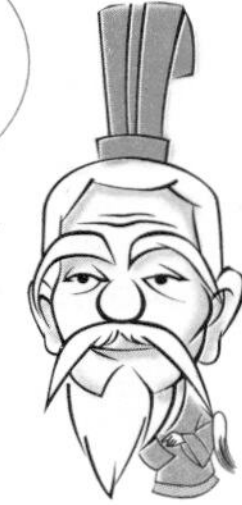

阴阳失调

阴阳失调的基本表现：“寒”“热”。

阴阳失调，主要是指：

● 阴/阳的过剩——阴盛/阳盛；● 阴/阳的不足——阴虚/阳虚

阳过剩 = 阳盛，阴过剩 = 阴盛，阳不足 = 阳虚，阴不足 = 阴虚

阳虚则（外）寒，阴虚则（内）热，阳盛则（外）热，阴盛则（内）寒。

“寒”“热”是阴阳失调的基本特征和表现！

从自然现象和生活体验看：

● 夏天=阳盛,阴相对不足——热；● 冬天=阴盛,阳相对不足——寒。

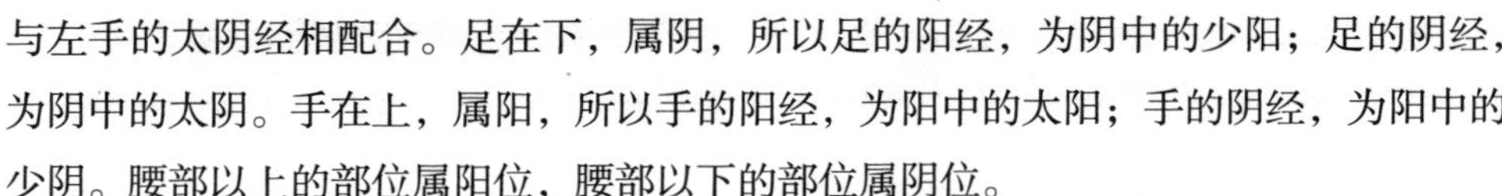

与左手的太阴经相配合。足在下，属阴，所以足的阳经，为阴中的少阳；足的阴经，为阴中的太阴。手在上，属阳，所以手的阳经，为阳中的太阳；手的阴经，为阳中的少阴。腰部以上的部位属阳位，腰部以下的部位属阴位。

在五脏之中，心脏是阳中的太阳，肺脏是阳中的少阴，肝脏是阴中的少阳，脾脏是阴中的至阴，肾脏是阴中的太阴。

阴阳的运用

黄帝说：怎样将这些应用在治疗上呢？

岐伯说：因为正月、二月、三月与左足的少阳、太阳和阳明经相配，人的阳气偏重在左，所以不要针刺左足的三阳经；四月、五月、六月，人的阳气与右足的阳明、太阳和少阳经相配，偏重在右，所以不要针刺右足的三阳经；七月、八月、九月，人的阳气与右足的少阴、太阴和厥阴经相配，人的阴气偏重在右，因而不要针刺右足的三阴经；而十月、十一月、十二月与左足的厥阴、太阴和少阴经相配，人的阴气偏左，所以不要针刺左足的三阴经。

黄帝说：就五行而言，东方甲乙木，属肝，其方位在东方，与春季相应，春季的颜色为青色，在内与肝脏相应。肝的经脉是足厥阴经，现在以甲日来配合左手的少阳经，与五行配天干的道理相悖，这是什么原因呢？

岐伯说：这是按照天地阴阳的变化规律来说明手足经脉的阴阳属性的，不是以四时来配合阴阳次序的。而且阴阳是抽象的概念，有名无形，所以可以由一到十，也可以由百到千，推演至万。

各部位的阴阳所属

五脏的阴阳	手足等部位的阴阳
心脏是阳中的太阳，肺脏是阳中的少阴，肝脏是阴中的少阳，脾是阴中的至阴，肾脏是阴中的太阴。	足在下，属阴，所以足的阳经，为阴中的少阳；足的阴经，为阴中的太阴。手在上，属阳，所以手的阳经，为阳中的太阳；手的阴经，为阳中的少阴。腰部以上的部位属阳位，腰部以下的部位属阴位。

病传

疾病的传变

本篇运用了五行相克的次序原理，说明了病邪侵入五脏的传变及其表里关系。

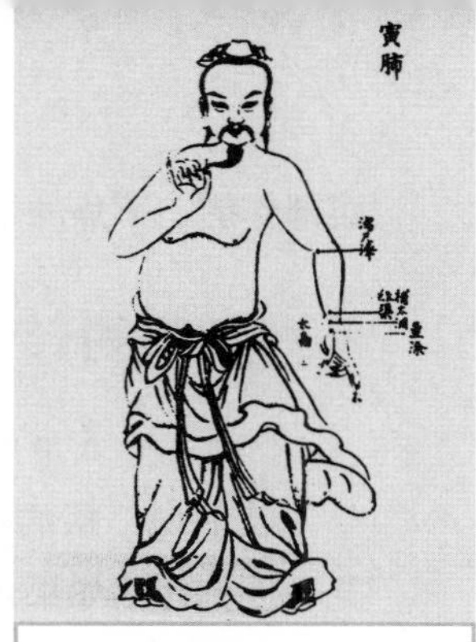

篇四十二

医道

黄帝说：我从先生那里学习了九针的医道，自己又阅读了所有医方的书籍，其中有导引行气、按摩、灸、熨、刺、火针、饮药等。在治疗疾病时，是只用一种方法，还是全部采用呢？

岐伯说：所有医方中谈到的治疗方法，是用来治疗众人的，不是一个病人全部能用的方法。

黄帝说：这就是掌握了大道而不放弃它，就能解决所有的问题吧。现在我已了解了阴阳的要领，虚实的理论，改正谬误，以及可以治愈的疾病范围等。我希望听闻关于疾病变化的理论，病邪侵入体内而使脏气败绝不可医治的道理。

医理的掌握

岐伯说：您的提问都是很重要的。高深的道理，如果把握得清楚明了，就如同白天睁着眼睛一样清醒；不能清楚地把握，就像在夜间闭上眼睛睡觉一样昏昧。能够接受并全面掌握医学知识，在学习和实践中，认真研究，就能全部理解其中的奥秘，运用得得心应手。这些高深的医道，应该记载在竹帛上传于后世，不能仅私传给自己的后代。

黄帝说：什么是像白天睁着眼睛一样清醒呢？

岐伯说：理解阴阳的大道之后，就如同从迷惑中解脱出来，从酣醉中清醒过来一样。

黄帝说：什么是像在夜间闭上眼睛睡觉一样昏昧呢？

岐伯说：不懂医理，就没有声音，也没有痕迹；不明医道而给人治病，会使病人毛发折断，腠理开泄，正气耗散，邪气漫延，流传于血脉中，传输于内脏，导致腹部作痛、下焦的正气逆乱。可以置病人于死地，而不能使其生还。

疾病的传变

黄帝说：亢盛的邪气侵入五脏后，其情况是怎样的？

岐伯说：疾病如果先发生在心，过一日就会传到肺，过三日就会传到肝，过五日传到脾。如果再过三日而病不愈，人就会死亡。冬季的病，死于半夜；夏季的病，死于正午。

疾病如果先发生在肺，过三日就会传到肝，再过一日就会传到脾，经过五日就会传到肾。如果再过十日不愈，就会死亡。冬季的病，死于日落；夏季的病，死于日出。

疾病如果先发生在肝，过三日就会传到脾，过五日就会传到胃，再过三日就会传到肾；如果再过三日不愈，就会死亡。冬季的病，死于日落；夏季的病，死于早饭时。

疾病如果先发生在脾，过一日就会传到胃，过两日就会传到肾，过三日就会传到脊背和膀胱。如果再过十日不愈，就会死亡。冬季的病，死于夜晚刚入睡时；夏季的病，死于晚饭时。

疾病如果先发生在胃，过五日就会传到肾，再过三日就会传到脊背和膀胱，再经过五日就会上传到心。如果再过两日不愈，就会死亡。冬季的病，死于半夜；夏季的病，死于午后。

疾病如果先发生在肾，过三日就会传到脊背和膀胱，再过三日就会上传到心，再过三日就会传到小肠。如果再过三日不愈，就会死亡。冬季的病，死于黎明；夏季的病，死于夜间。

疾病如果先发生在膀胱，五日后就会传到肾，再过一日就会传到小肠，再过一日就会传到心脏；如果再过两日不愈，就会死亡。冬季的病，死于鸡鸣时；夏季的病，死于午后。

所有的病，都是按照一定次序相依相克的，以上传变，都有一定的死亡时间，不可用针刺治疗；只有间隔一脏或三四脏的，才可以采用针刺法治疗。

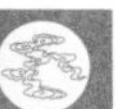

疾病的传变

病邪侵入五脏的传变有一定的顺序。

心

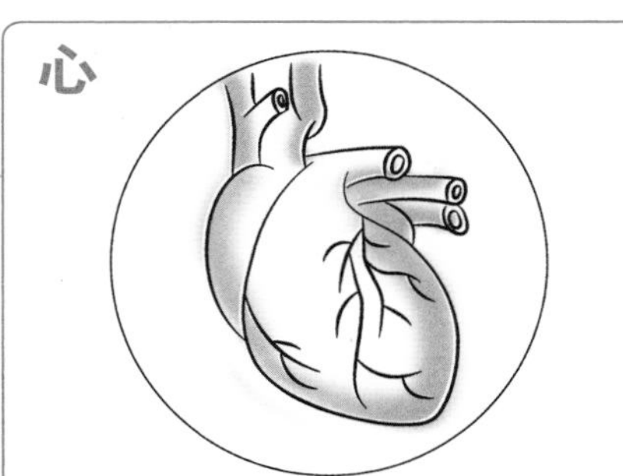

疾病如果先发作在心，过一日就会传到肺，过三日就会传到肝，过五日传到脾；如果再过三日而病不愈，人就会死亡。

肺

疾病如果先发作在肺，过三日就会传到肝，再过一日就会传到脾，经过五日就会传到肾；如果再过十日不愈，就会死亡。

肝

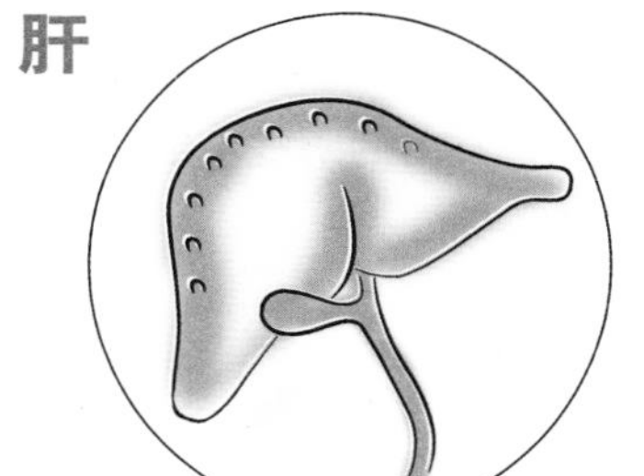

疾病如果先发作在肝，过三日就会传到脾，过五日就会传到胃，再过三日就会传到肾；如果再过三日不愈，就会死亡。

胃

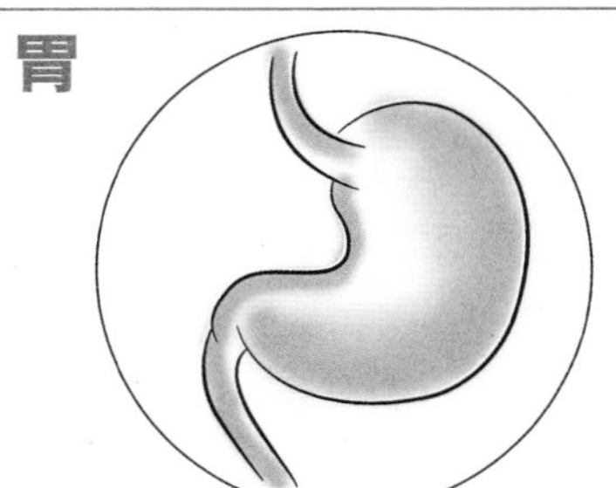

疾病如果先发作在胃，过五日就会传到肾，再过三日就会传到脊背和膀胱，再经过五日就会上传到心；如果再过两日不愈，就会死亡。

肾

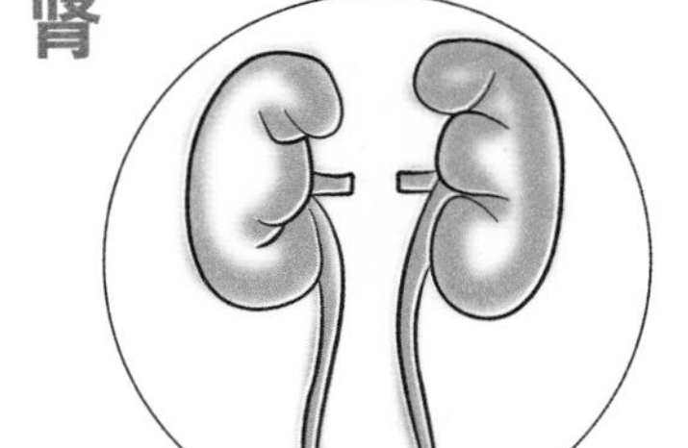

疾病如果先发作在肾，过三日就会传到脊背和膀胱，再过三日就会上传到心，再过三日就会传到小肠；如果再过三日不愈，就会死亡。

膀胱

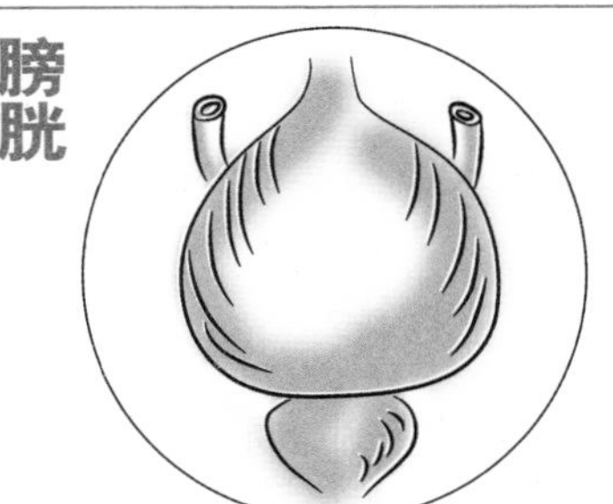

疾病如果先发作在膀胱，五日后就会传到肾，再过一日就会传到小肠，再过一日就会传到心脏；如果再过两日不愈，就会死亡。

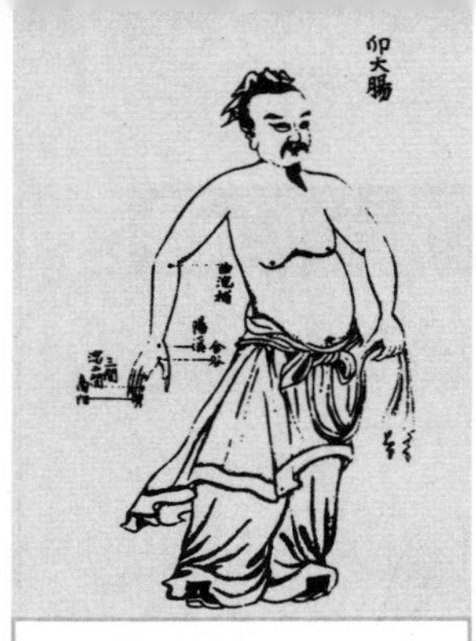

篇四十三

淫邪发梦

梦境产生的原因

本篇叙述了阴阳、上下、饥饱等情况所引起的各种梦境，应该使用泻法来治疗。

梦的产生

黄帝说：我想了解淫邪之气是怎样在体内引发疾病的。

岐伯说：正气从外部侵入人体，并无固定的部位，向内侵入内脏，同样也没有固定的处所，而是与营卫之气一起运行，随着魂魄一起飞扬，使人睡卧不宁而多梦。如果正气侵扰到六腑，就会导致在外的阳气有余，在内的阴气不足；如果它侵入五脏，则会导致在内的阴气有余，在外的阳气不足。

黄帝说：有余与不足，有何表现呢？

岐伯说：如果阴气盛，就会梦到涉大水而心生恐惧；若阳气盛，就会梦见大火而有灼热感；若阴阳二气都盛，就会做杀伐作乱的梦；如上身邪盛，会梦见飞扬向上；如下身邪盛，会梦到自己向下坠落；过度饥饿的人，会做向人索要东西的梦；过饱的人，会梦见给别人东西；肝气过盛的人，会梦见大发脾气；肺气过盛的人，会梦见恐惧、哭泣、飞扬；心气过盛的人，会梦见容易笑或恐惧害怕；脾气过盛的人，会梦见歌唱、身体沉重难举动；肾气过盛的人，会做腰和脊背分离不相连接的梦。治疗这十二种因气盛引起的病，可分析各自的梦境，从而察知病邪的所在；针刺病位，采用泻法。

邪气与梦境

如虚邪的逆气侵犯到心脏，就会梦见山丘烟火；如侵入肺脏，就会做飞扬腾越的梦，或梦到金铁制成的奇怪东西；如邪气侵到肝脏，就会梦见山林树木；如邪气侵袭到脾脏，就会梦到丘陵大泽和被风雨损坏的房屋；如邪气侵犯到肾脏，就会做自己身临深渊，或浸没在水中的梦；如邪气侵入膀胱，就会梦见自己到处游荡；如邪气侵袭到胃，就会梦见饮食；如邪气侵犯到大肠，就会梦到广阔的田野；如邪气侵犯到小肠，就会梦见拥挤的街道；如邪气侵袭到胆，就会梦见与人斗殴、打官司或剖腹自杀；如邪气侵犯到生殖器，就会梦见性交；如邪气侵袭到项部，就会梦见杀头；如邪气侵犯到足胫，就会梦见行而不前，以及被困于地窖、苑囿之中；如邪气侵犯到大腿和肘臂，就会梦见行跪拜之礼；如邪气侵犯到膀胱和直肠，就会梦见自己小便和大便。对于以上十五种因气虚而导致的梦境，应先辨别其症结所在，再用针刺法补之。

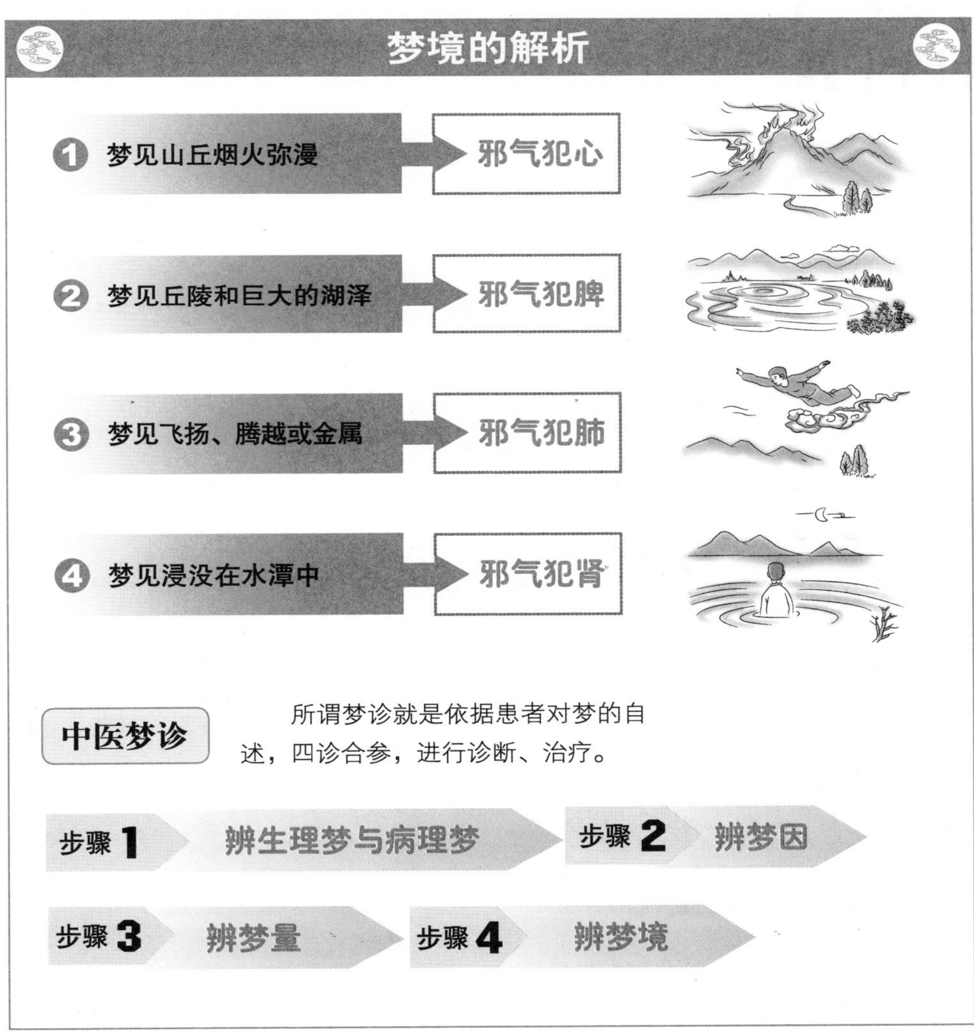

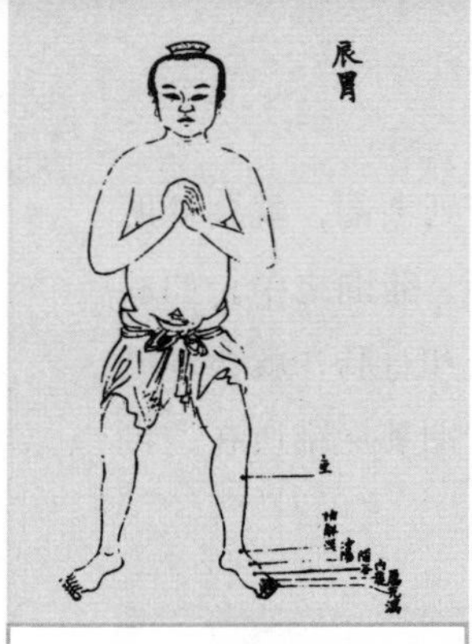

篇四十四

顺气一日分为四时

治疗要顺应四时

本篇将一日分为四时，说明人体阳气影响病情，同时也说明了不应四时的疾病，指出必须适应时令才能达到理想的疗效。

四时的道理

黄帝说：每一种疾病，必然起源于燥湿、寒暑、风雨的感染，阴阳不和、喜怒不节、饮食居处失常。邪气与正气相搏斗，呈现出各种病证；邪气侵入内脏后，也有各自的名称，我已经知道其中的道理了。百病多在早晨减缓，白天安分，傍晚逐渐加重，夜间病势最重，是什么原因导致的呢？

岐伯说：这是由四时气候的变化造成的。

黄帝说：我想听闻四时的医学道理。

岐伯说：春天生成，夏天成长，秋天收敛，冬天储藏，这是四时的规律，人体也与之相呼应。如果将一天分为四时的话，那么早晨为春，中午就为夏，日落为秋，夜半为冬。早晨，正值人体正气生成，邪气衰退之时，所以病情会减缓；中午，正值人体的正气旺盛生长之时，因而正气能胜邪气，使病人安静；日落，正值人体的正气开始收敛，邪气逐渐上升之时，所以病情会加重；夜半，正值人体的正气潜藏入脏，仅有邪气独盛于体内之时，所以病情会严重。

疾病的轻重变化

黄帝说：有一些疾病在一天中的变化，正与以上规律相反，这是什么原因呢？

岐伯说：这是疾病的变化不合乎四时之气，而仅被一脏所主的病。这种疾病，必定在受病的内脏被时日五行所克的时候加重，在受病的内脏能克制时日五行的时候而有起色。

黄帝说：怎样来治疗这种疾病呢？

岐伯说：治疗时，若顺应时日五行与受病五行的关系，就可以达到预期的治疗效果。顺应这个道理，就是良医，否则，就是庸医。

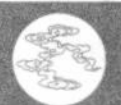
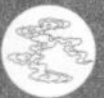

四时的规律

疾病在一天之内会有轻重变化。

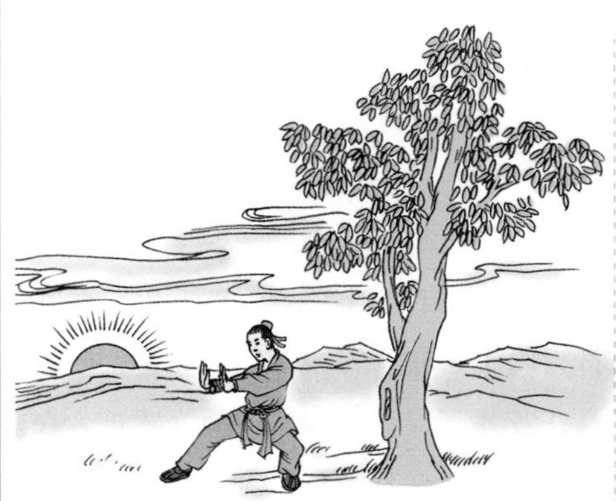

旦慧 早晨，正值人体正气生成、邪气衰退之时，所以病情会减缓。

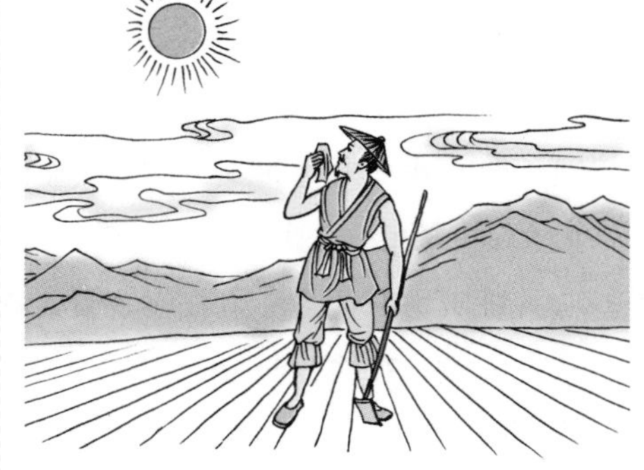

昼安 中午，正值人体的正气旺盛生长之时，因而正气能胜邪气，病人会比较安静。

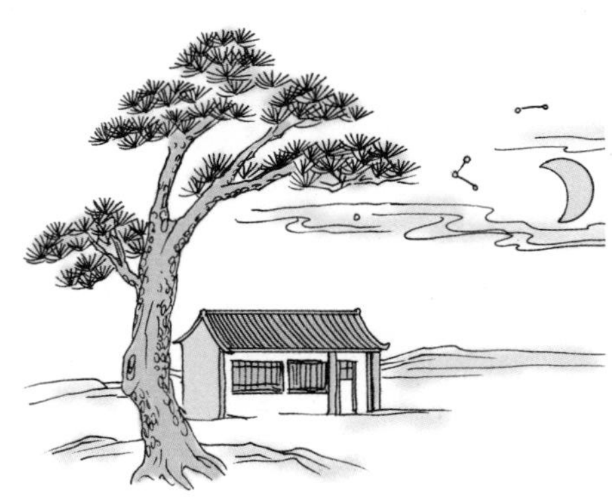

夜甚 夜半，人体的正气潜藏入脏，仅有邪气独盛于体内，所以病情会严重。

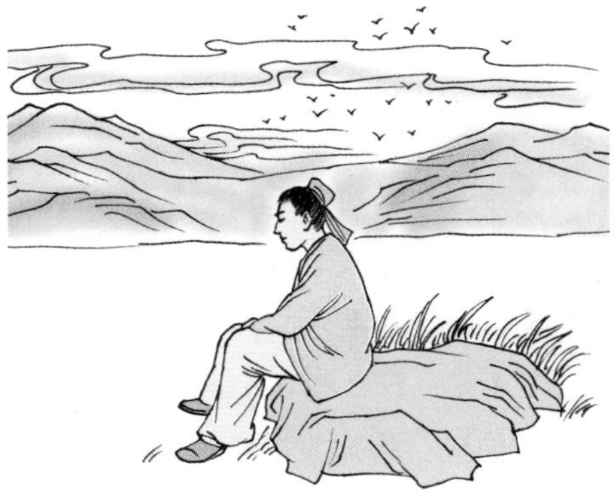

夕加 日落，正值人体的正气开始收敛、邪气逐渐上升之时，所以病情会加重。

五变分主五输的道理

五脏主冬，所以在冬季刺井穴；五色主春，所以在春季刺荥穴；五时主夏，所以在夏季刺输穴；五音主长夏，所以在长夏刺经穴；五味主秋，所以在秋季刺合穴。

黄帝说：好。听说刺法中有五变，以决定针刺五输的技术，我想了解其中的法则。

岐伯说：人体有五脏，五脏各有其色、时、日、音、味五种变化。五变各有与之相应的井、荥、输、经、合五个穴位，所以有二十五个穴位，与一年中的五个时令相应。

五变

黄帝说：我想听您讲讲五变的内容。

岐伯说：肝为牡脏，在色为青，在时为春，在日为甲乙，在音为角，在味为酸；心为牡脏，在色为赤，在时为夏，在日为丙丁，在音为徵，在味为苦；脾为牝脏，在色为黄，在时为长夏，在日为戊己，在音为宫，在味为甘；肺为牝脏，在色为白，在时为秋，在日为庚辛，在音为商，在味为辛；肾为牝脏，在色为黑，在时为冬，在日为壬癸，在音为羽，在味为咸。这就是五变的内容。

黄帝说：五变所主的五个输穴，是怎样的？

岐伯说：五脏主冬，所以在冬季刺井穴；五色主春，所以在春季刺荥穴；五时主夏，所以在夏季刺输穴；五音主长夏，所以在长夏刺经穴；五味主秋，所以在秋季刺合穴。这就是五变分主五输的情况。

针刺法则

黄帝说：六腑的原穴是怎样与六腧穴相配合的？

岐伯说：原穴与五时是不相配合的，只是将其归在经穴之中，以便配合五时六腧之数，所以六乘六，共三十六个腧穴。

黄帝说：什么叫“五脏主冬，五时主夏，五音主长夏，五味主秋，五色主春”？

岐伯说：疾病发在五脏的，应取井穴治疗；病变反映在气色的，应取荥穴治疗；病情时轻时重的，应取输穴治疗；病变表现在声音上的，应取经穴治疗；经脉过盛而有瘀血现象的、病在胃腑的，以及因饮食不节而引起的疾病，都应取合穴治疗，所以说味主合穴。这就是与五变相适应的针刺法则。

外揣

通过声色判断病变

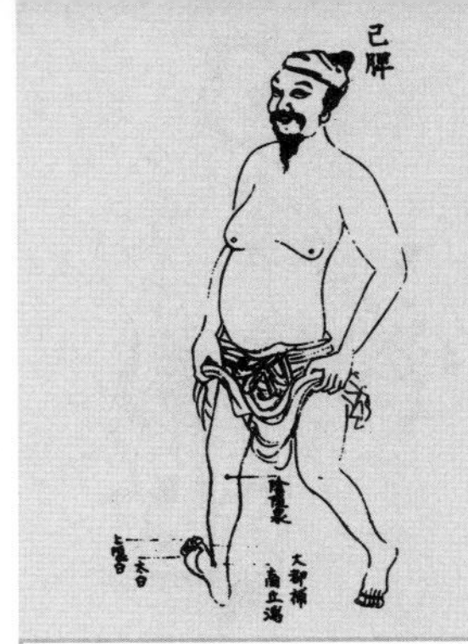

篇四十五

本篇说明了对病人外在的声色进行揣测可以推知内脏的病变，作为诊断治疗的依据。

针刺与系统

黄帝说：我听您讲解了《九针》的九篇书，在实践中亲身领略了它的功效，也领悟了其中的要领。九针的道理，细致精微，高深莫测。我想将这些繁杂的论述，归纳成一个系统的大道，不知道可以吗？

岐伯说：您问得真高明呀！不但针刺的道理如此，就是治理国家，也应该如此。

黄帝说：我知道的是九针的道理，而非国事。

岐伯说：治理国家，就是一个“道”字。没有大道，怎么能将大小深浅的、复杂凌乱的事物统一在一起呢？

黄帝说：希望您从头至尾地阐述其中的道理。

岐伯说：这可用日和月、水和镜、鼓和声响来比喻。日月照耀物体，必定会显现出物体的影子；用水和镜照察事物，可以清楚地反映出物体的形态；击鼓时会发出响声，声音和击鼓的动作几乎是同时发生的。以上说明，每当一种变化出现时，就会引起其他的反应。懂得了这些，也就能完全掌握治国与针刺的道理了。

诊断的方法

黄帝说：这真是个深奥难解，让人困窘的问题。然而其中的道理像日月的光明一样，不可遮蔽。它之所以不可遮蔽，就是因为不失阴阳的道理。在治疗过程中，要将各种手法结合起来运用，通过切脉来检查疾病，通过望诊来获得浮现在外部的病情，就像清水、明镜映射万物，而不失其形一样。如果人的五音不响亮，五色不明亮，就是五脏的功能有了波荡，就如同鼓应和槌的敲击，响声应和声音的发出，影子呼应物体的外形一样。所以，远可以通过观察病人体表的变化，测知内脏的变化；近可以通过内脏变化的检查结果，判断出外表的症候。这就是阴阳理论的极致，是天地间的精华，请让我把它珍藏在灵兰之室，不使其流失。

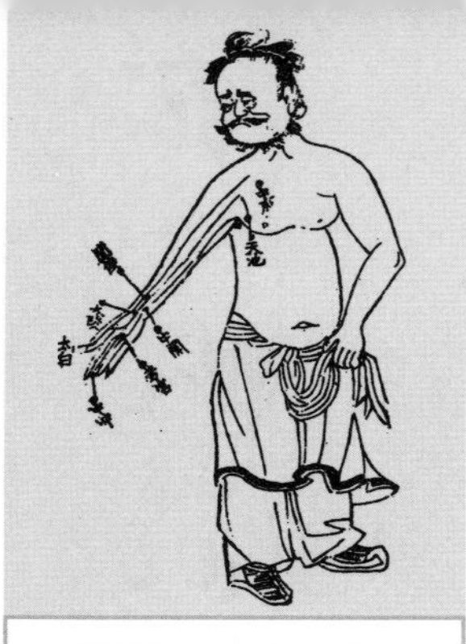

篇四十六

五变

五种特殊的病变

本篇叙述了五种体质所发生的五种病变，由于人的皮肤、肌肉、骨骼和五脏有差异，所发的疾病也有所不同。

不同的病证

黄帝问于少俞说：我听说所有疾病的产生，都是风雨寒暑从身体以外入侵而引起的。病邪之气沿着毫毛进入腠理，有的能够从表皮再散出，有的则滞留在体内；有的发为风肿汗出，有的成为消瘅，有的发为寒热，有的成为留痹，有的成为积聚五变病。各种邪气在体内散发弥漫之后，会导致无数的病证，这其中有什么原因呢？那些人同时得病，但有的人患了这种病，有的人患了那种病，这难道是上天所安排的风邪吗？它们有何不同呢？

少俞说：自然界的风邪，并不是只侵袭某个人，凡是冒犯它的，就会得病；凡是避开它的，就不会患病。不是风邪故意伤人，而是人们触犯了风邪才发病的。

黄帝说：有的人同时遭遇风邪，又同时得病，但病证的表现不相同，我想了解其中的缘由。

少俞说：这个问题很好！我请拿匠人伐木来比喻。匠人拿着很锋利的刀斧，去砍削木材，而木材有阴面、阳面，其坚硬与脆薄也不同。木材坚硬的地方，不易被砍削；脆弱的部分，就松散而易砍削；遇到树木的关节部位，刀斧就容易被损伤而缺口。即使在同一木材中，也有坚脆的不同，脆弱的就易砍伐，坚硬的就不易砍削。何况不同的木材其皮的厚薄，水分的多少肯定不同。树木中开花早先长叶子的，遇到春霜烈风，就会花落叶萎；质脆皮薄的树木，如果久经烈日暴晒或大旱，其枝条树叶就会少汁而枯萎；如果遇到长期阴雨连绵的天气，就会使皮薄、水分多的树木的树皮溃烂渗水；假若突起狂风，就会使刚脆的树木树枝折断；假使秋季严霜而且大风，就会使刚脆的树木根摇叶落。以上五种自然现象对树木造成的伤害程度和原因都各不相同，何况是人？

树木的比喻

黄帝说：将人与树木相比较，两者之间有什么区别呢？

少俞说：树木的损伤，主要在于树枝折伤；对于那些树枝坚实的，就未必会受到损伤。有的人骨节、皮肤、腠理不坚固，才会为虚邪贼风所侵扰而稽留，所以才容易得病。

黄帝说：对于常患风厥，漉漉出汗，医师应该怎样从外表观察呢？

少俞回答说：肌肉不坚固，腠理疏松的人，就容易被贼风侵袭而患风病。

黄帝说：用什么方法来观察肌肉是否坚固呢？

少俞回答说：肉软而且没有肤纹，就说明肌肉不坚实；皮肤粗糙疏松而不致密，那么腠理就松散，这就是其大概的情况。

黄帝说：常患消瘅病的人，怎样候察呢？

少俞回答说：五脏都很脆弱的人，就易患消瘅病。

黄帝说：怎样才能判断人的五脏脆弱呢？

少俞回答说：五脏柔弱的人，性情必定暴躁；性情暴躁就会多怒，这样，本来就柔弱的五脏，更容易受到伤害了。

内脏的推测

黄帝说：又怎样观察内脏的柔弱与刚强呢？

少俞回答说：性情刚烈而五脏柔弱的人，皮肤薄弱，眼珠生得很坚固深入，瞪目竖眉，性格刚暴。这类人多易怒，怒则气上逆，气上逆之后，便积聚于胸中，以致滞留血气，扩张皮肤肌肉，从而使血脉通行不利而生郁热；郁热消灼肌肤，便形成消瘅病。

黄帝说：如何察知常患寒热病的人呢？

少俞回答说：凡是骨骼小而肌肉脆弱的人，容易患寒热病。

黄帝说：怎样观察骨骼的大小、肌肉的坚脆、气色的不同呢？

少俞回答说：面部颧骨是人体骨骼的基本标志。颧骨大的人，骨骼就大；颧骨小的人，骨骼就小。凡是皮肤薄弱，肌肉无隆起，臂膊柔弱无力，下巴部位的气色晦暗无神，与天庭的气色一样，就像蒙了一层污垢，和常人很不同的人，这就是其特征。而臂部肌肉薄弱的人，其骨髓也必不充实，因此常患寒热病。

根据皮肤判断体质

黄帝说：哪种人容易患痹证呢？

体质与疾病

人的体质不同，容易得的疾病也不同。人得病的原理与树木的变化很相似。

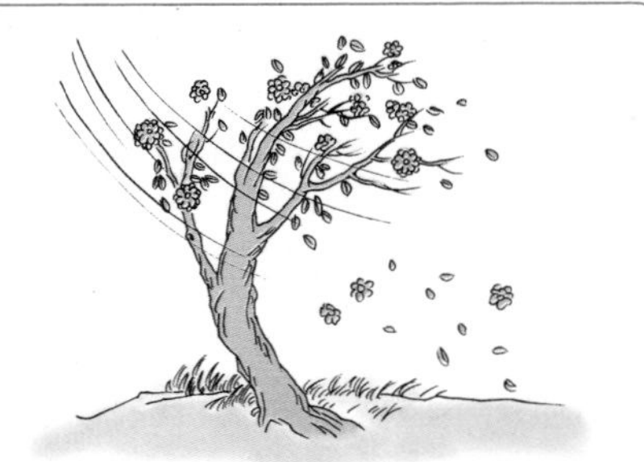

树木中开花早或先长叶子的，遇到春霜烈风，就会花落叶萎。

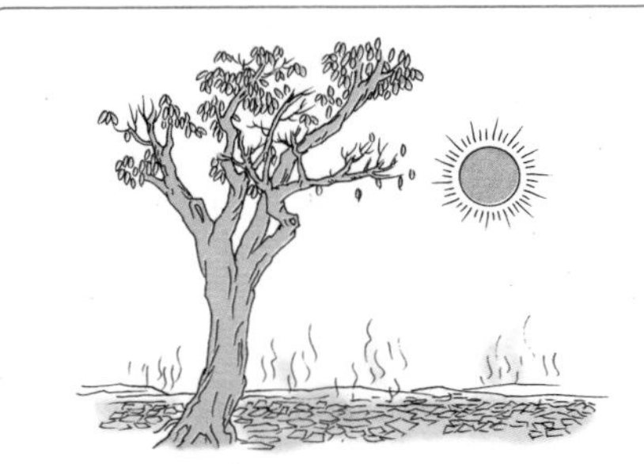

质脆皮薄的树木，如果长期遇到烈日暴晒或大旱，其枝条树叶就会少汁而枯萎。

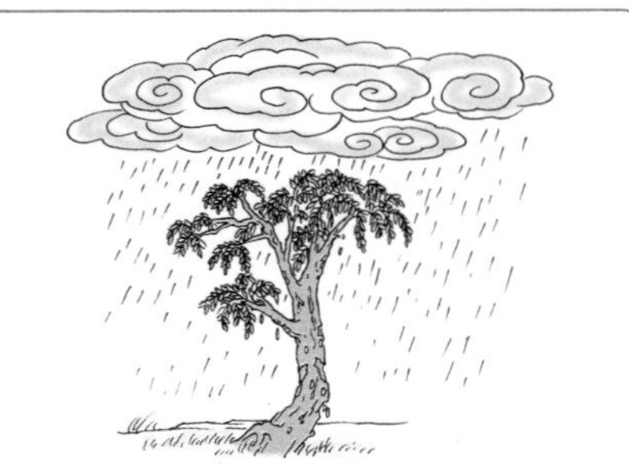

如果遇到长期阴雨连绵的天气，就会使皮薄、水分多的树木的树皮溃烂渗水。

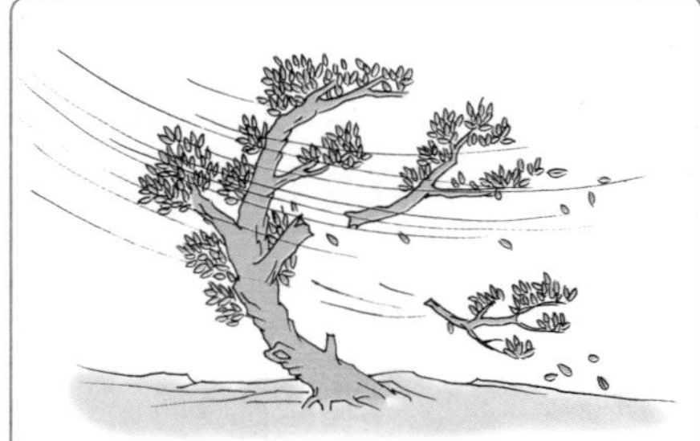

假若突起狂风，就会使刚脆的树木树枝折断。

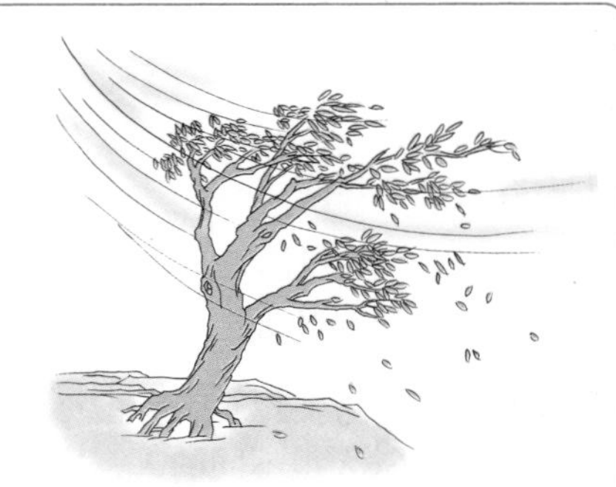

假使秋季严霜而且大风，就会使树木根摇叶落。

风病	肌肉不坚固，腠理疏松的人，就容易被贼风侵袭而患风病。
消瘅病	五脏都很脆弱的人，易患消瘅病。
寒热病	骨骼小而肌肉脆弱的人，容易患寒热病。
痹证	皮肤纹理粗糙而肌肉不坚实的人，容易患痹证。
积聚病	肌肉不坚实而湿润的人，容易使邪气滞留而形成积聚病。

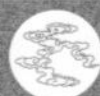

少俞回答说：皮肤纹理粗糙而肌肉不坚实的人，就容易患痹证。

黄帝说：痹证的部位有的高有的低，应怎样候察？

少俞回答说：要知道痹证部位的高低，应观察各部位的虚实情况。

黄帝说：对于常患肠中积聚病的人，应该怎样候察呢？

少俞回答说：皮肤薄弱而不润泽，肌肉不坚实而微湿润的人，肠胃功能就异常，因而容易使邪气滞留而形成积聚病。如果饮食寒温不调，邪气只要稍微侵犯脾胃，就会蓄积停留，从而形成较重的积聚病。

黄帝说：对于如何从外部表现来诊察疾病变化，我已经懂得了，但还想听听疾病与时令的关系。

少俞回答说：首先要确知整年的气候概况，然后再了解各时令的气候。如果气候对治疗疾病有益，那就容易治愈；反之，如果气候变化不利于疾病的治疗，那么疾病就不易治愈。有时时令的气候变化并不强烈，但因该年的气候对人体也有影响，因而可引起发病。这就是因各人的体质不同而引发的不同病变，以上就是五变的纲纪。

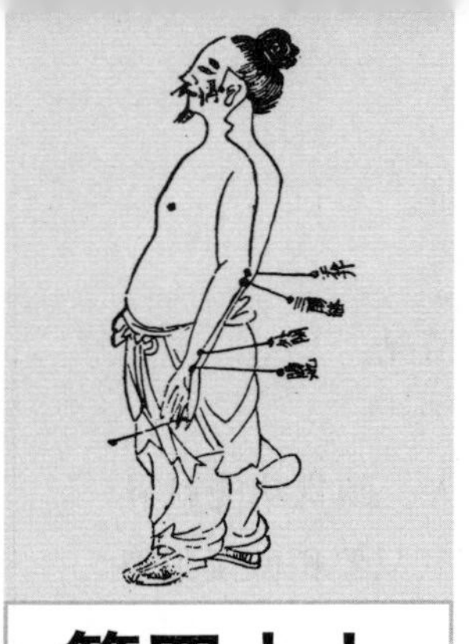

篇四十七

本脏

脏腑的重要性

本篇说明人会不会得病在于内脏功能是否正常，人体外在皮毛组织的强弱，渊源于内在的脏腑。

脏腑的重要性

黄帝问岐伯说：人的气血精神，是奉养生命以维持生命的重要因素。经脉是运行气血的通道，能将气血运行于阴阳表里，以滋养筋骨，润滑关节；卫气是用来温暖肌肉，充养皮肤，营养腠理的，它主宰开合系统；意志，是统驭精神，收拢魂魄的，以应对气候寒温的变化，调节喜怒哀乐的情绪。如果血脉的运行畅通、调和，那么经脉中气血就会畅行，营气循环于阴阳内外，从而使筋骨强劲，关节滑利。如果卫气的功能正常，就会使肌肉之间气行流利通畅，皮肤柔和润泽，腠理细密。如果意志和顺，精神就会集中，魂魄就会团集，不产生懊悔愤怒的情绪变化，因此，五脏也不会被邪气所侵扰。如果寒热调和，六腑就能运化五谷，风病、痹证等也就无从产生，从而使经脉通利，关节灵活。以上就是人体正常的状态。五脏是贮藏精神气血魂魄的器官，六腑是运送津液的器官。这是先天赋予的机能，不论愚笨、聪明，贤能、浅薄，都没有差异。然而有人能享尽天年，不受邪气侵袭，即使感受到风雨、骤寒、暴暑，也不能被伤害；有人即使足不出户，也无担忧和恐惧，但仍免不了生病，这是什么原因呢？我希望知道其中的道理。

内脏的各种情态

岐伯回答说：这个问题很难解答！五脏的生理功能与自然界相适应，符合阴阳规律，与四时变化相联系，与五个季节变化的器官相调和。人体五脏有大小、高低、坚脆、端正及偏斜的差异，六腑也有大小、长短、厚薄、曲直、缓急的不同。这二十五种情态，各有差别，或有善、恶、吉、凶，请允许我详加说明其中的道理。

心脏小则神气安定，邪气不易侵害人，但易忧愁；心脏大则人不易忧愁，而易被邪气所伤。心位偏低，则外离心脏而易受寒邪，也易被言语恐吓；心位偏高，则向上压迫肺至烦闷多忘，不易被语言所开导。心脏坚实，则脏气安定固密；心脏脆弱，则容易患消瘅病、内热病。心脏端正，则气血畅通，不易被邪气所伤；心脏偏斜不正，则操守不坚，神志不定。

肺脏小，则少饮，不病喘；肺脏大，则多饮，邪停滞，易患胸痹、喉痹及气逆病。肺位偏低，则居处接近横膈，以致胃腔上迫，易患胁下疼痛的病；肺位偏高，则气机上逆，而使人喘咳。肺脏坚实，则人不易咳逆上气；肺脏脆弱，则易发生消瘅病。肺脏端正，则肺气调和宣通，不易受伤。肺脏偏斜，则胸中偏痛。

肝脏、脾脏和肾脏

肝脏小，则脏气安宁，令人不患胁下痛；肝脏大，则压迫胃腔与咽喉，而令人患膈中症及胁下疼痛。肝位偏高，则向上支撑膈部，并紧贴着胁部生满闷，成为息贲；肝位偏低，则逼迫胃腔，胁下空虚，易受伤。肝脏坚实，则脏气安宁，不易患病；肝脏脆弱，则易患消瘅病。肝脏端正，则肝气和谐畅通，人不易受邪；肝脏偏斜，则人易患胁下疼痛。

脾脏小，则脏气安和，人不易被邪气所伤；脾脏大，则胁充聚而痛，不能快行。脾位偏高，则胁下空软处牵引季肋作痛；脾位偏低，则向下迫临大肠，易为邪气所伤。脾脏坚实，则脏气安和，不易被伤；脾脏脆弱，则人易患消瘅病。脾位端正，则脾气健旺通利，不易受邪；脾位偏斜，则人易生胀满病。

肾脏小，则脏气安和，难以受伤；肾脏大，则易患腰痛，不能俯仰，人易被邪气所伤。肾位高，则人常患背膂疼痛，不能前俯后仰的病；肾位低，会导致人腰部和尾骶部疼痛，不能俯仰，甚至患狐疝。肾脏坚实，则人不易生腰背痛；肾脏脆弱，则易患消瘅病，易受伤。肾脏端正，则肾气充盛通利，人也不易受邪气的伤害；肾位偏斜，则易患腰和尾骶部疼痛。以上是常见的二十五种病变，是人们常为之所苦的病痛。

五脏的判断

黄帝说：怎样才能得知五脏大小、高下、坚脆、端正、偏斜的情况呢？

岐伯说：皮肤纹理粗糙的人，心脏大；肤色红、纹理细密的人，心脏小。胸骨剑突不明显的人，心脏位高；反之，胸骨剑突短小，高突如鸡胸的人，心位偏低。胸骨剑突长的人，心脏坚实；胸骨剑突薄弱的人，心脏脆弱。胸骨剑突直向下方而没有上举的人，心脏端正；胸骨剑突偏的人，心位偏高。

肤色白皮肤纹理粗疏的人，肺脏大；肤色白、纹理细密的人，肺脏小。两肩高

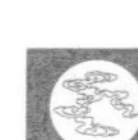

五脏的各种情态

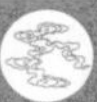

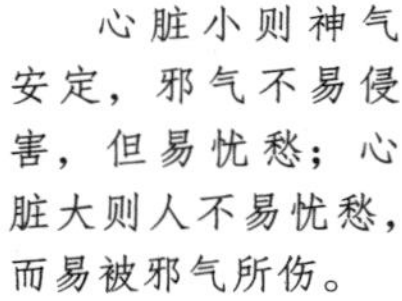

心脏小则神气安定，邪气不易侵害，但易忧愁；心脏大则人不易忧愁，而易被邪气所伤。

肺脏小，则少饮，不病喘；肺脏大，则多饮，邪气停滞，易患胸痹、喉痹及气逆病。

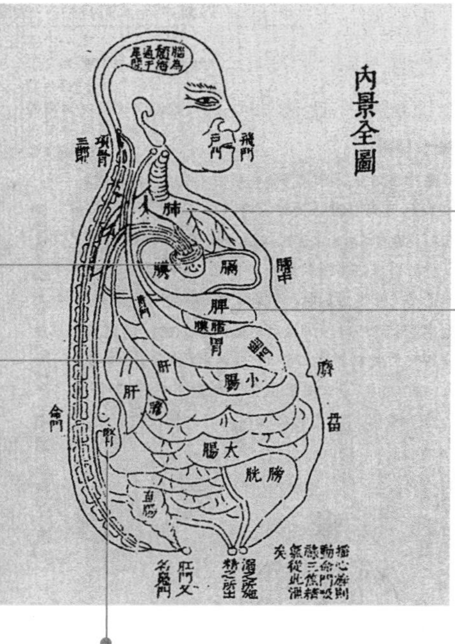

肝脏小，则脏气安宁，不容易胁下痛；肝脏大，则压迫胃腔与咽喉，容易患膈中症及胁下疼痛。

脾脏小，则脏气安和，人不易被邪气所伤；脾脏大，则胁充聚而痛，不能快走。

肾脏小，则脏气安和，难以受伤；肾脏大，则易患腰痛，不能俯仰，人易被邪气所伤。

五脏是贮藏精神气血魂魄的器官，六腑是运送津液的器官。

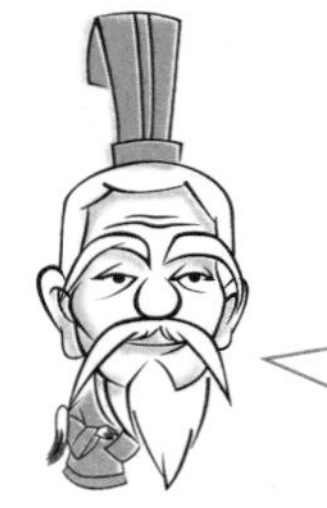

耸，胸膺突出而咽喉下陷的人，肺脏位高；两腋之间宽紧，胸廓上部收敛的人，肺脏位低。肩背部肌肉厚实的人，肺脏坚实；肩背部肌肉薄弱的人，肺脏脆弱。胸背部肌肉匀称厚实的人，肺脏端正；肋骨偏斜而稀疏的人，肺脏偏斜不端正。

肤色青皮肤纹理粗疏的人，肝脏大；肤色青、纹理细密的人，肝脏小。胸部宽阔、肋骨高突并向外扩张的人，肝脏位高；肋骨低而向内收拢的人，肝脏位低。胸胁发育匀称强健的人，肝脏坚实；肋骨发育软弱的人，肝脏脆弱。胸腹部发育好、比例匀称的人，肝脏端正；肋骨偏斜并向外突出的人，肝脏偏斜不正。

肤色黄皮肤纹理粗疏的人，脾脏大；肤色黄、纹理细密的人，脾脏小。口唇上翘的人，脾脏位高；口唇低垂的人，脾脏位低。口唇坚实的人，脾脏坚实；口唇大而不坚实的人，脾脏脆弱。口唇上下匀称好看的人，脾脏端正；口唇一侧偏高的人，脾脏偏斜不正。

肤色黑皮肤纹理粗疏的人，肾脏大；肤色黑、纹理细密的人，肾脏小。双耳位置高的人，肾脏位高；耳向后陷下的人，肾脏位低。双耳坚实的人，肾脏坚实；双耳瘦薄不结实的人，肾脏脆弱。双耳完好而端正，贴近牙床的人，肾脏端正；两耳偏斜，高低不对称的人，肾脏偏斜。凡有以上变化，如果能保持，就会安然无恙；如若受损减弱，就会生病。

五脏对人体的影响

黄帝说：很好！但我想知道的是，有的人很少患病，能享尽天年，虽然有忧愁恐惧、惊悸等极大的精神刺激，也不能使其感染疾病，甚至严寒酷热，也不能伤害他的身体；有的人虽然足不出户，又没有受到惊吓等，仍要生病，这是为什么？我想知道其中的道理。

岐伯说：五脏六腑，是内外邪气潜伏的地方，请让我谈谈其中的缘由。五脏都小的人，较少发病，但经常焦心思虑，多愁善忧。五脏都大的人，做事从容和缓，万事很难使他忧虑。五脏位置都偏高的人，处事多好高骛远；五脏位置都偏低的人，多甘居人下。五脏都坚实的人，不易生病；五脏都脆弱的人，病不离身。五脏都端正的人，性情和顺，易得人心；五脏位置都偏斜不正的人，多有恶意，善于偷盗，不会公正地评论他人，言语反复无常。

六腑与身体的关系

黄帝说：我想听闻六腑与身体相应的关系。

岐伯回答说：肺相合于大肠，大肠外应于皮；心相合于小肠，小肠相应于脉；肝相合于胆，胆相应于筋；脾相合于胃，胃相应于肉；肾与三焦、膀胱相合，三焦、膀胱相应于腠理毫毛。

黄帝说：其相应关系是怎样的？

岐伯说：肺与皮肤相应，皮肤厚的人，大肠就厚；皮肤薄的人，大肠就薄。皮肤紧绷的人，大肠紧而短；皮肤松弛，肚腹大的人，大肠松弛而且长。皮肤滑润的人，大肠通顺；皮肤与肌肉不相附的人，大肠多结涩不通。

心相应于脉，又与小肠相合。皮肤厚的人，脉就厚，脉厚的人小肠也厚；皮肤薄的人，脉就薄，脉薄的人小肠也薄；皮肤松弛的人，脉搏就弛缓，脉弛缓的人，小肠就大而且长；皮肤薄而脉象虚小的人，小肠就小而且短；三阳经脉的部位，多有屈曲血脉的人，小肠就结涩不通。

脾相应于肉，又与胃相合。肌肉隆起坚实而大的，胃就厚；隆起的肌肉瘦薄的，胃就薄。隆起的肌肉瘦小而软弱的，胃就不坚实；隆起的肌肉与身体其他部位不相协调的，胃的位置就偏低，胃偏低，那么就不能正常约束胃下口。隆起的肌肉不坚实，胃体就纵缓；隆起的肉块周围没有颗粒的，胃体就紧缩。隆起的肉块周围有颗粒相连的，胃气郁结，上口紧缩，饮食就不能顺利下行。

胆与爪相应，又与肝相合。爪甲厚实色黄的人，胆厚；爪甲薄红的人，胆薄。爪甲坚实青的人，胆紧敛；爪甲濡软而赤的人，胆弛缓。爪甲直色白而无纹理的人，胆气舒畅；爪甲畸形色黑多纹理的人，胆气郁结。

肾与骨相应，又与膀胱、三焦相合，而膀胱、三焦又与皮毛相应。皮肤纹理细密厚实的人，三焦与膀胱都厚实；皮肤纹理粗疏薄弱的人，三焦与膀胱都薄弱。皮肤纹理疏松的人，三焦与膀胱弛缓；皮肤紧张而无毫毛的人，三焦与膀胱都紧急。毫毛美而粗壮的人，三焦与膀胱之气顺畅；毫毛稀疏的人，三焦与膀胱之气都郁结不畅。

黄帝说：脏腑的厚薄、美恶都有一定的迹象，我想知道其病变。

岐伯回答说：通过观察与之相呼应的外部器官，就可以知道这些内在脏腑的疾病了。

禁服

诊脉的技巧

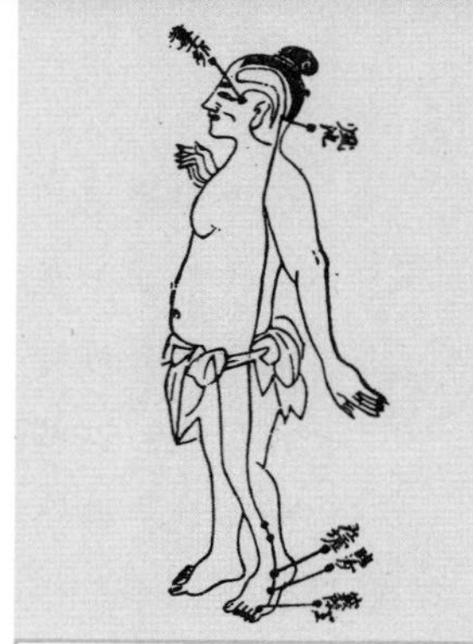

本篇指出治病时先外刺六腑，审查卫气，再根据虚实进行调治。切诊上以人迎、气口的脉象为主。

篇四十八

传授的仪式

雷公向黄帝问道：承蒙您传授《九针》六十篇以后，我从早到晚地努力学习，已达到了韦编三绝的程度。从前看过的竹简，如今虽有了尘垢，但我还阅读背诵不止。尽管如此，我还是尚未完全理解其中的奥秘。我在《外揣篇》中读到，“浑束为一”，但是并不明白其中的含义。九针的道理，既然已经大到无外，小到无内，其范围大小无穷尽，世间的道理没有比它更高，也没有比它更深的，那么，我们应该怎样总结呢？何况人的才智有高有低，见识有浅有薄，即使很勤奋地学习，也未必能领悟其中的道理，恐怕会将这门学问失传，也就不能让子孙后代世代传承，因此，如何才能由博返约呢？

黄帝说：你问得很好！先师再三告诫，禁止轻易传授给不劳而获、不思进取、私相传授的人，如有人想得到这门大道，就必须割臂歃血盟誓。如果你想得到它，何不至诚地斋戒呢？

雷公再拜说：我愿意照您说的去做。于是雷公虔诚地斋戒独宿了三天，然后对黄帝说：恳请您今天中午为我进行盟誓礼。黄帝便与他一同进入斋室，割臂歃血盟誓。

黄帝亲自祝告说：今日正午歃血传授大道，如有违背，必将遭受宰殃。

雷公再次跪拜说：我接受盟誓。

于是黄帝用左手握着雷公的手，用右手把书传授给雷公，并说：慎重啊，慎重！我现在就传授给你。

针刺的原理

黄帝继续说：针刺前，必须先熟悉经脉，因为它是全身气血的通道，还要知道经脉的长度及气血数量。针刺时，内可刺五脏所属的经脉，外可刺六腑所属的经脉。还要观察卫气的正常与否，因为卫气是百病产生的根源。只有调和虚实，补泻得当，才能阻止虚实之病的恶化。若病在血络，就用刺络法泻其血络，以求散去邪血，病情就会好转。

雷公说：这些我都明白了，但还是不知其要点。

黄帝说：归纳医学理论，就像捆扎袋子一样，如口袋满了而不扎紧，袋内的东西就会漏出来。学习了医学原理之后而不会归纳，就不能提纲挈领，更不用说将其运用得出神入化了。

雷公说：恳请您为像我这样才智低下的人，在尚未完全掌握这门大道之前归纳其要点！

黄帝说：尚未完全掌握医学理论和方法就进行归纳的人，只能成为普通医生，而不能成为天下的师表。

雷公说：我只知道成为普通医生所应掌握的内容。

黄帝说：寸口脉主在内的五脏，人迎脉主在外的六腑。两者内外相应，往来不息，其搏动就像牵引绳索一样。但春夏阳气盛，人迎脉略盛大一些；秋冬阴气盛，寸口脉略盛大一些。以上就是平常人的脉象。

诊脉的技巧

人迎脉的脉象比寸口脉大一倍的，说明病在足少阳经；大一倍且躁动不安的，说明病在手少阳经。人迎脉的脉象比寸口脉大两倍的，说明病在足太阳经；大两倍且躁动不安的，说明病在手太阳经。人迎脉的脉象比寸口脉大三倍的，表明病在足阳明经；大三倍且躁动不安的，说明病在手阳明经。如人迎脉的脉象盛大，则为热证；脉象虚，则为寒证；脉象紧，则患痛痹；出现代脉的，则说明病情时轻时重。治疗时，脉盛的用泻法，脉虚的则用补法。脉紧而疼痛的，针刺分肉之间的腧穴；出现代脉的，针刺血络并放血，同时要服用药物；脉虚而陷下的用灸法；脉不盛不虚的，是正经的病，应取治于有病的脏器，这叫作“经刺”。人迎脉的脉象比寸口脉大四倍，且脉跳迅速的，是“溢阳”脉。溢阳是阳气被阴气排斥于外的现象，是不治的死证。除以上情况外，还必须审察疾病的整个过程，辨明疾病的寒热属性，以检查五脏六腑的病变。

各种脉象

寸口脉比人迎脉大一倍的，说明病在足厥阴经；大一倍且躁动不安的，说明病在手厥阴经。寸口脉比人迎脉大两倍的，说明病在足少阴经；大两倍且躁动不安的，说明病在手少阴经。寸口脉比人迎脉大三倍的，说明病在足太阴经；大三倍且

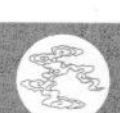
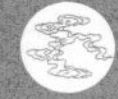

诊脉的方法

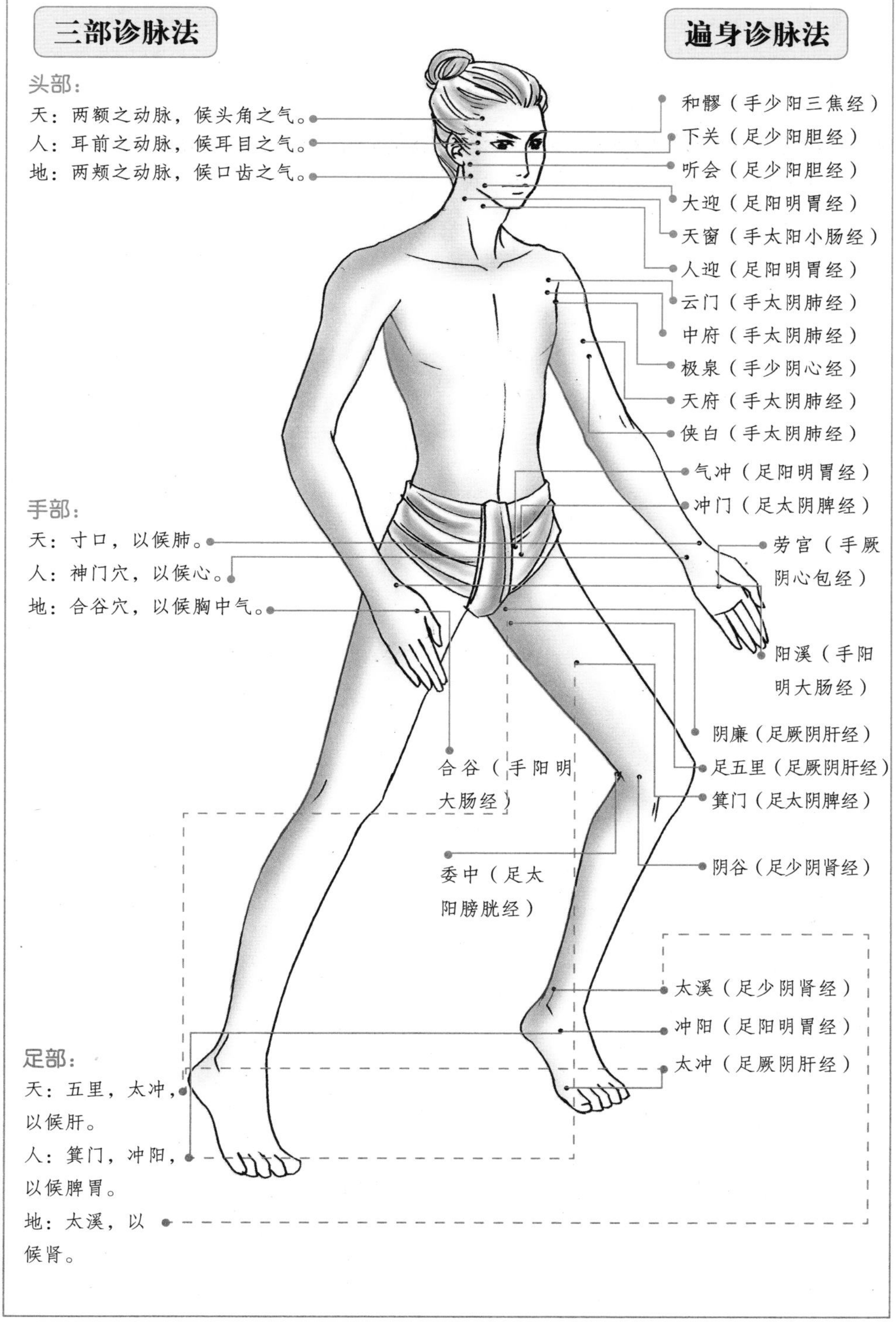

三部诊脉法

头部：

天：两额之动脉，候头角之气。

人：耳前之动脉，候耳目之气。

地：两颊之动脉，候口齿之气。

手部：

天：寸口，以候肺。

人：神门穴，以候心。

地：合谷穴，以候胸中气。

足部：

天：五里，太冲，以候肝。

人：箕门，冲阳，以候脾胃。

地：太溪，以候肾。

遍身诊脉法

和髎（手少阳三焦经）

下关（足少阳胆经）

听会（足少阳胆经）

大迎（足阳明胃经）

天窗（手太阳小肠经）

人迎（足阳明胃经）

云门（手太阴肺经）

中府（手太阴肺经）

极泉（手少阴心经）

天府（手太阴肺经）

侠白（手太阴肺经）

气冲（足阳明胃经）

冲门（足太阴脾经）

劳宫（手厥阴心包经）

阳溪（手阳明大肠经）

阴廉（足厥阴肝经）

足五里（足厥阴肝经）

箕门（足太阴脾经）

阴谷（足少阴肾经）

合谷（手阳明大肠经）

委中（足太阳膀胱经）

太溪（足少阴肾经）

冲阳（足阳明胃经）

太冲（足厥阴肝经）

躁动不安的，说明病在手太阴经。寸口脉盛大，就会出现胀满、寒滞中焦、食不消化等症；脉虚的，就会出现内热、大便如糜、少气、小便色黄等症；脉紧的，就会出现痛痹的症状；出现代脉的，会时痛时止。治疗时，脉盛的用泻法，脉虚的用补法，脉紧的先针刺而后用灸法，出现代脉的先刺血络泻去邪气，再配合药物治疗。脉虚陷不起的只能采用灸法。脉象虚陷，是因为有血瘀积在脉内，有寒气深入血，血受寒而凝滞，宜用灸法以散寒；脉象不盛不虚的本经自病，应取本经穴位治疗。寸口脉比人迎脉大四倍的，叫作“内关”，是由于阳气过盛，不能与阴气相交外越所造成的。如果内关脉象大而且迅速，属于死证而不能救治。必须详查疾病的本末及其寒热差别，才能更好地医治。

只有通晓经脉的运行和输注道理，才能进一步传授针灸治病的大法。《大数》说，“脉盛的用泻法；脉虚的用补法；脉紧的则并用灸法、刺法及汤药；脉虚陷不起的只用灸法；脉不盛不虚的，则取本经针刺。”所谓“经治”，就是既可采用汤药，也可以采用灸法、针刺。脉急促的采用导引法。脉粗大而无力的，要静调，不强用力，避免劳累过度。

五色

面部的五色

本篇阐述了脸的部位，从表现在脸的五色，去了解疾病的性质和病邪传变的情形。

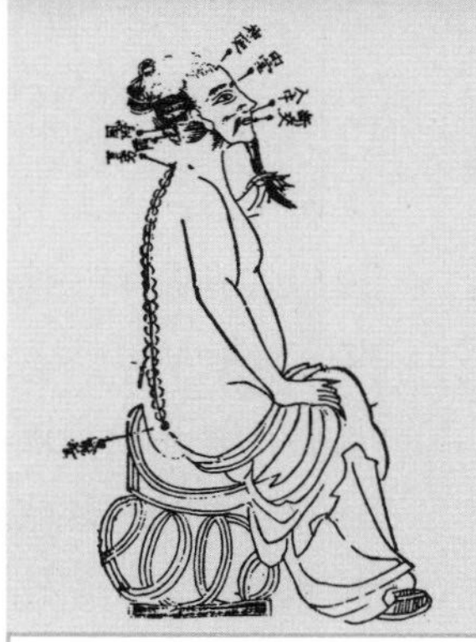

篇四十九

五官的气色

雷公问黄帝道：面部的五色，仅取决于明堂吗？这是为什么呢？

黄帝说：明堂，指鼻，阙指两眉的中间部位，庭是前额，蕃是两颊的外侧，蔽是指耳门前的部位。这些部位，要方大，即使远离十步，还能看得清楚，是百岁的迹象。

雷公说：怎样辨别五官的气色？

黄帝说：居于明堂的鼻骨应高起，平正而端直，五脏所反映的面部部位，依次排列在面部中央。六腑位于五脏部位的两旁，阙中和天庭是头面部位，心在两眉之间的下极部位。若胸腹中的五脏安和，就会出现正常的五色，鼻部的色泽也润泽清明，由此就不难辨别五官的病色了。

雷公说：有不能从五官辨别疾病的情况吗？

黄帝说：五色在面部的表现，各有固定的位置，如果在它所属的部位出现乘袭的颜色，虽然病情很重，但并无死亡的危险。

雷公说：五色所主的疾病是什么呢？

黄帝说：青色和黑色主疼痛，黄色和红色主热，白色主寒，这就是五色所主的疾病。

五色与疾病

雷公说：怎样来判断疾病是加重，还是减轻呢？

黄帝说：疾病在人体的表里内外都可以发生，给病人的寸口脉进行切脉，如果脉象滑、小、紧而沉，就说明病情已加重，且病在内；若人迎脉呈现大、紧而浮的脉象，表明病情已加重，病在外；若寸口脉浮滑，说明病在逐渐加重；若人迎脉

沉而滑，病也日益减轻。若寸口脉滑而沉，说明病情逐渐加重，且病在内脏；若人迎脉滑盛而浮，说明病在日益加重，且病在外腑。若人迎和寸口的脉象浮沉大小相等，就说明病情易于痊愈。疾病发生在五脏，若脉象沉而大，则易于痊愈；若脉象细小，疾病就难以治愈。疾病发生在六腑，若脉象浮大，其病就容易治愈。若见小脉，为正气虚不能抗邪，病难治。人迎脉盛大而坚实，是感受寒邪的外感病；寸口脉盛大坚实，是饮食不节的内伤病。

雷公说：如何以面部色泽，来判断病情的轻重？

黄帝说：面色明朗的病轻，暗淡的病重；五色从下向上蔓延的，说明病情逐渐加重；五色从上向下，如乌云消散的，说明病情逐渐好转。五色在人的面部，分别出现于脏腑所属的部位，有外部和内部的不同，内部属五脏，外部属六腑。如果五色从内部开始，逐渐发展到外部，说明疾病的发生是从五脏开始，逐渐影响到六腑；如果五色由外部开始，逐渐发展到内部，说明疾病从六腑开始发生，逐渐影响到五脏。从内而生的病，应先治其内，后治其外，否则就会加重病情；病由外而生的，应先治其外，后治其内，否则也会加重病情。如脉象滑大或演变为长脉，病邪由外而来，会使人目有幻象，甚至反常。因为是阳邪侵入阳分而使阳气过盛，所以应泻阳，改变阳盛的局面，就可以使病人痊愈了。

观色的技巧

雷公说：听说风邪是百病的起因，而厥逆是由寒湿引起的，怎样从面部来辨别呢？

黄帝说：通常是根据两眉间的气色来辨别。气色浮浅而有光泽的，是风病；气色深沉而混浊的，是痹证；下颏色泽晦暗的，就患有因寒湿引起的厥逆。这是一般情况，是根据各部位所呈现的色泽来判断病变的。

雷公说：人没有病象却突然死亡，这是什么原因？

黄帝说：这是因为正气虚弱，大邪之气侵入脏腑，所以即使没有病象，也可以令人突然死亡。

雷公说：病情稍有好转而突然死亡，又是什么原因呢？

黄帝说：如两颧部呈赤色，且面积大如拇指，那么即使病情有好转，人仍会突然死亡。如果天庭部位出现拇指大小的黑色，即使没有明显的病象，人也会突然死亡。

雷公再拜说：可预知病人的死亡时间吗？

黄帝说：观察病人面部五色出现的位置，再按照五行相生相克的原则进行推论，就可以预知死亡的时间。

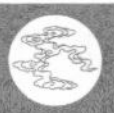

五色与望诊

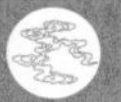

医师的四个级别

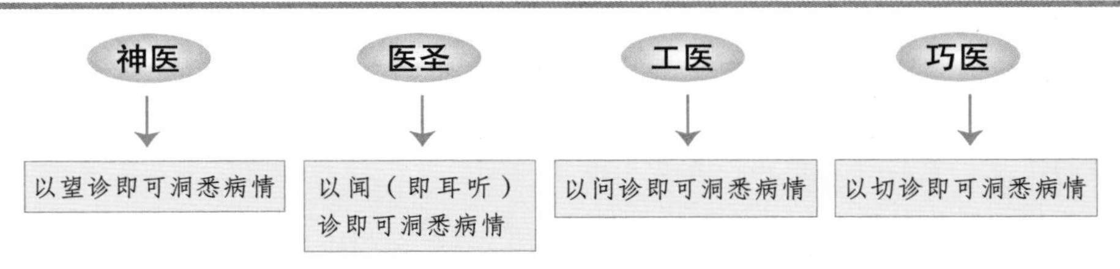

望诊

天庭下、眉心上为阙上，如现病色，则说明咽喉部有病变。

“黑色出于庭，大如拇指，必不病而猝死。”此为元气严重衰微，故主死。

鼻根也称“山根”，为心脏的反映区，心有疾，当见病色。

双眉中间为“阙”，是肺脏的反映区，外感风寒等肺疾，此处当现病色。

“赤色出于两颧，大如拇指者，病虽小愈，必猝死。”两侧颧骨现赤色，也叫“东西两岳现赤霞”，主猝死。

青色和黑色主疼痛，黄色和红色主热，白色主寒，这就是五色所主的疾病。

五色诊断表

五色	必死	不死	健康色
青（主痛）	脸青如草汁	脸青如翠羽	面色白里透绀青色，肝脏旺盛
黄（主热）	脸黄如枳实	脸黄如蟹腹	面色白里透黄，脾脏旺盛
黑（主痛）	脸黑如煤烟子	脸黑如乌羽	面色白里透紫，肾脏旺盛
赤（主热）	脸赤如血瘀	脸赤如鸡冠	面色白里透朱红，心脏旺盛
白（主寒）	脸白如枯骨	脸白如猪脂	面色白里透粉红，肺脏旺盛

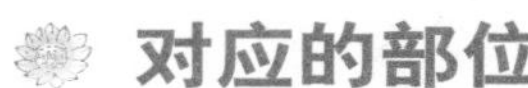

对应的部位

雷公说：好，我想了解全部的情况。

黄帝说：天庭是头面部的反映；眉心的上部是咽喉的反映；眉心是肺脏的反映；两目之间是心脏的反映；由两目之间直下鼻梁的部位，是肝脏的反映；此部位的左边，是胆的反映；鼻头是脾的反映；鼻翼是胃的反映；面颊的中央部位，是大肠的反映；挟大肠所主部位的外侧，是肾的反映；因为肾与脐正相对，所以肾所主部位的下方，是脐部的反映；鼻头上方的两侧，是小肠的反映；鼻头下方的人中穴，是膀胱和子宫的反映；两颧是肩部的反映；两颧的外侧是臂的反映；臂所主部位的下方，是手的反映；内眼角的上方，是胸部和乳房的反映；面颊外侧耳边的上方，是背的反映；沿颊车以下，是大腿的反映；两牙床的中间部位，是膝的反映；膝以下的部位，是小腿的反映；小腿以下的部位，是足的反映；口角两侧的大纹处，是大腿内侧的反映；面颊下的曲骨部，是膝部髌骨的反映。这就是五脏、六腑和肢体在面部所对应的部位。如果五脏、六腑和肢体发生病变，其相应部位的色泽便会异常。在治疗时，阴衰而导致阳盛的，应补阴以配阳。阳衰而导致阴盛的，应助阳以和阴。只要明确了人体各部与面部位置的对应关系、阴阳盛衰的状况，就能运用自如。只要能辨别色泽在面部左右上下的移动，就知道了阴阳盛衰的基本规律。因为男属阳，女属阴，所以男女病色的转移，其位置是不同的，男子左逆右顺，女子右逆左顺。能够根据面色诊断疾病，就是高明的医师了。

各种对应关系

面色沉滞晦暗，主在内脏的疾病；面色浮露润泽，主在外腑的疾病。面色黄赤主风病，色青黑主痛证。白色主寒证，色黄而如脂膏般润泽的，脓已形成。面色过赤的患有血分病，过痛可引起挛急，过寒则可导致肌肤麻木不仁。

五色各表现在一定的部位，可以通过观察它的沉浮，判断病位的深浅；根据它的润泽与晦暗，推测病情的轻重；通过五色的消散或聚集，就可以确知病程的长短；通过观察五色在面部出现的位置，就可以推知病位。全神贯注地分析面部色泽的变化，就可以判断以往和目前的疾病状况。只有细心地观察，才能了解疾病的良恶。只有专心致志，才能知道新病、旧病的变化规律。如面色明亮不显，沉滞枯晦，就说明病情严重；面色无光，不润泽，但无晦暗之象，就说明病情不重；如色散不聚，就说明病势会消减，即使有痛症，也不是积聚已久的病证。

肾脏的邪气之所以侵犯心脏，是因心脏先患了虚证，此时，肾的黑色便相应出现在面部心所主两目间的部位。凡是病色的出现，以此类推即可。

男女的不同病色

男子病色表现在鼻头上，就说明小腹疼痛，并向下牵引睾丸；病色表现在人中上，就说明阴茎作痛。病色出现在人中上半部，说明茎根痛；病色表现在人中下半部，就表明茎头作痛。这些都属于狐疝、阴囊肿大等疾病。女子病色表现在鼻头上，就说明膀胱子宫有病；病色散而不聚，说明有疼痛；病色积聚不散，说明其患有积聚病。积聚病，有的表现为方，有的表现为圆；有的在左，有的在右，都合于病色的表象。如果病色下行到唇，就为淫浊疾患；如果排出润如膏状的污秽之物，则多为暴食或饮食不洁。

病色和病的部位是一致的，病色在左侧，则左侧有病；病色在右侧，则右侧有病。面部有病色，或聚或散而不端正的，只要根据病色所在的部位，就可以知道病变所在。色有青、黑、赤、白、黄，应端正而盈满地显现在相应的部位。如赤色不出现在心位，却出现在鼻准，而且面积大如榆荚，病不日就会痊愈。如病色尖端向上，是正气空虚，病邪会向上发展；如病色尖端向下，病邪会向下发展。向左向右都可依此类推。五色与五脏的相应关系是，青色属肝，赤色属心，白色属肺，黄色属脾，黑色属肾。肝合筋，心合脉，肺合皮，脾合肉，肾合骨。

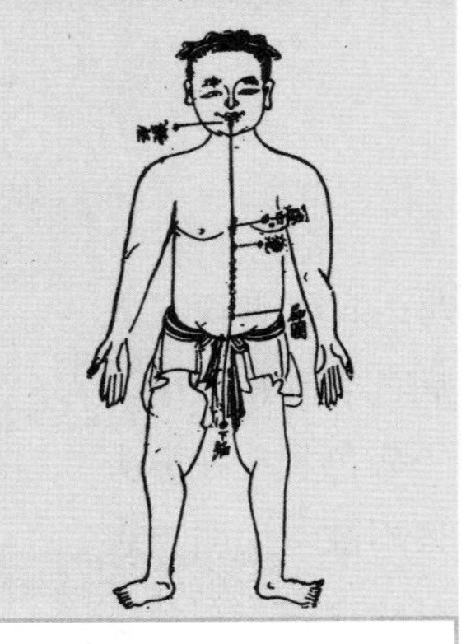

篇五十

论勇

勇怯的区别

本篇说明了忍痛与不忍痛不是勇怯的本质区别，体质的强弱和内脏生理功能强弱的不同导致了勇怯的区别。

四季的风邪

黄帝问少俞说：假使有这样一些人，他们共同行走，共同站立，年龄相同，所穿衣服的厚薄也都一样，突然遭遇暴风骤雨，以致有的生病，有的不生病；或者都生病，或者都不生病，这是什么原因造成的呢？”

少俞说：您想先知道哪一个问题呢？

黄帝说：我想了解全部。

少俞说：春天青色主温风，夏天红色主热风，秋天白色主凉风，冬天黑色主寒风。这四季的风，影响到人体发病的情况是不同的。

黄帝说：四季度风，怎样侵袭人体而发病？

少俞说：面色黄，皮薄而肌肉柔弱的人，就容易被春季的虚邪贼风侵袭；肤色白，皮薄而肌肉柔弱的人，就容易被夏季的虚邪贼风侵袭；肤色青，皮薄而肌肉柔弱的人，就容易被秋季的虚邪贼风侵袭；肤色赤，皮薄而肌肉柔弱的人，就容易被冬季的虚邪贼风侵袭。

黄帝说：肤色黑的人，就不易被虚邪贼风侵袭吗？

少俞说：皮肤色黑，皮厚而肌肉致密坚固的人，就不易被四时邪风所伤。如果皮肤薄而肌肉不坚实，肤色经常变化不定，到了长夏季节，一遇邪风就会生病。如果皮厚而肌肉坚实，那么到了长夏季节，即使遇到了虚邪贼风，也不会有病；这种人，除非反复感受寒邪，内外都受邪，才会生病。

黄帝说：好。

勇敢和胆怯的区分

黄帝说：人能否忍受疼痛，不能以勇敢和怯弱来判定。勇敢的人也有不能忍受疼痛的，虽然遇到困难能勇往直前，但受疼痛时则会退缩不前；怯弱的人有能忍受疼痛的，虽然遇到困难会恐惧，但能忍受疼痛。勇敢的人中也有能忍受疼痛的，遇到危难不恐惧，遭受疼痛也面不畏惧；懦弱的人中也有不能忍受疼痛的，无论遇到困难，还是遭受疼痛，都会慌张，以至于说不出话来，失气惊恐，面部改色，贪生怕死。我就曾见过这样的情况，但不知道是什么原因，想听听其中的道理。

少俞说：忍痛与否，主要取决于皮肤的厚薄，肌肉的坚实、脆弱、松紧的不同，并不是性格的勇敢和怯弱所决定的。

黄帝说：我想知道勇敢和怯懦时，人的不同表现。

勇敢和怯懦的生理区别

少俞说：勇敢的人表现有目光深邃而坚定，两眉粗大长直，皮肤肌肉纹理粗横，心脏端正，肝脏大而坚实，胆囊满盛；发怒时因气势雄壮而使胸廓扩张，肝叶上涨，胆气横溢，眼睛瞪大，目光直视，毛发竖起，面呈青色。怯懦的人表现有眼睛大而无神、阴阳气血不调，皮肤肌肉纹理松弛而不横，胸骨剑突短而小，肝脏薄而软，胆汁不充实，胆囊松弛下垂，肠胃少曲折而直，胁下空虚，肝气不满；即使大怒，其怒气也不能充满胸中；肝肺之气，虽因冲动而上举，但无法充满，怒气也就很快消失了。

黄帝说：怯懦的人喝了酒以后，发起怒来，也不畏惧勇士，而是和勇士差不多，这是哪一脏作用的结果呢？

少俞说：酒是水谷的精华，是谷类经发酵后形成的液体。它的气味迅利而猛烈，进入人的胃后，就会使胃部胀满，气机上逆，充满于胸中，使肝气冲动，胆气横溢。所以喝了酒以后，其言谈举止与勇敢的人一样。但酒气一过，便会怯懦如故。这种醉酒后的状态与勇士同类，不知道避忌，被称为“酒悖”。

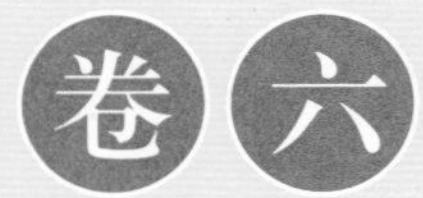

卷六

摄生

本卷首先论述了人的寿命与先天禀赋有关，指出生老病死是自然界的普遍规律，同时也强调了养生的重要性。指出人要想长寿就要调理好营卫之气，因为人的寿夭、血气的盛衰、脏器的强弱等都与营卫的运行有关。

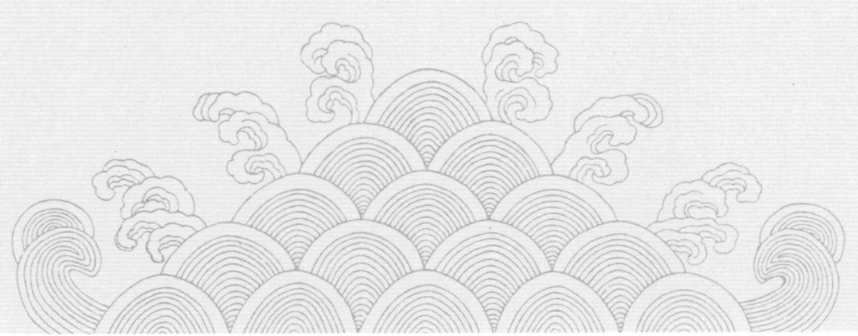

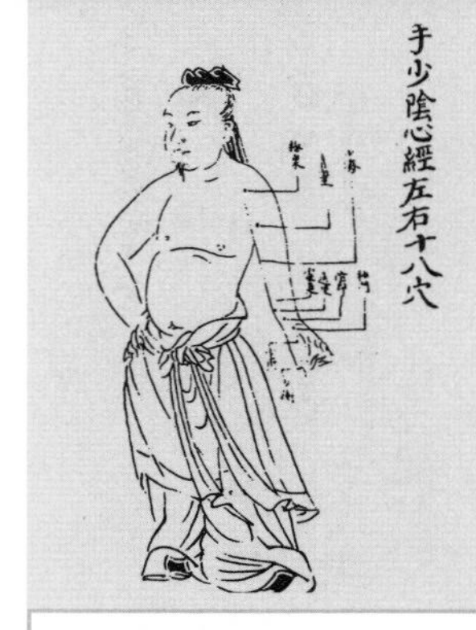

背俞

背部的腧穴

本篇说明了五脏背俞的位置以及取穴验证的方法和治疗，在补泻方法上是宜灸而不宜针。

篇五十一

黄帝向岐伯问道：我想知道五脏对应腧穴的详细情况。

岐伯说：大杼穴在项后脊椎第一椎骨下，肺俞在第三椎下，心俞在第五椎下，膈俞在第七椎下，肝俞在第九椎下，脾俞在第十一椎下，肾俞在第十四椎下。这些腧穴都在椎骨的两边，左右穴位相距三寸。确定这些腧穴的方法是，可以用手按压腧穴，如病人出现麻、酸、胀、痛感，经过疼痛后，得到缓解，就说明正是腧穴的部位。施治这些腧穴时，最好用灸法，不能随便用针刺。在运用灸法时，用泻法治疗邪气盛，用补法治疗正气虚。在用灸法进行补益时，艾火燃着后，不要急着吹灭它，而要等它慢慢熄灭。在用灸法进行泻导时，艾火燃着后，应快速吹旺其火，加上艾炷再灸，让它因快速燃烧而熄灭。

背部的灸法

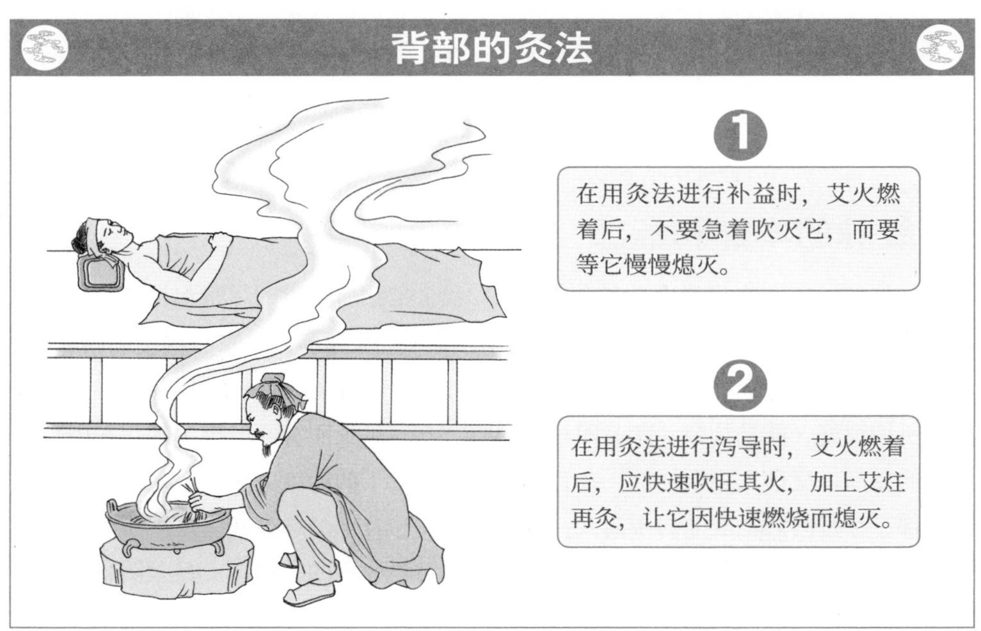

1. 在用灸法进行补益时，艾火燃着后，不要急着吹灭它，而要等它慢慢熄灭。

2. 在用灸法进行泻导时，艾火燃着后，应快速吹旺其火，加上艾炷再灸，让它因快速燃烧而熄灭。

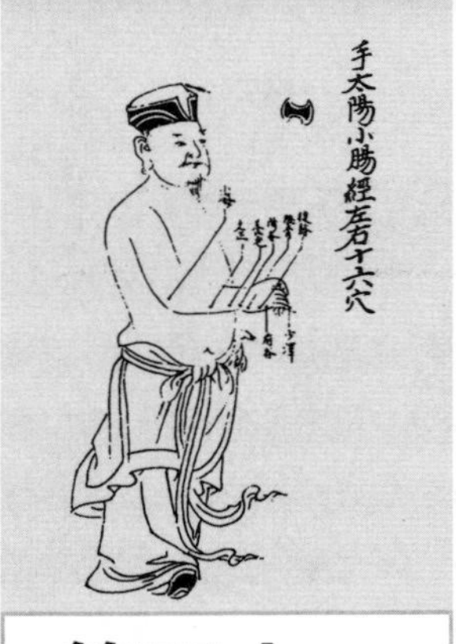

篇五十二

卫气

营卫的运行

营气和卫气是人体两大营运和防卫系统，营气在内营运全身的气血，卫气在外捍卫全身精气神的边疆。营气和卫气的正常运行对人体的健康有着至关重要的意义。另外十二经的“本”和“标”的穴位对于诊断治疗也有相当的实用性。

卫气的产生

黄帝说：五脏是贮藏精神魂魄的；六腑是接受和消化水谷的。由饮食所化生的精微之气，向内传到五脏，向外散布于骨肉、经络和肢节。其中浮在外，而不在脉内运行的气，就是卫气；在经脉之中运行的精气，就是营气。因为卫气运行于脉之外，所以属阳；因为营气运行于脉之内，所以属阴。阴阳相随，内外贯通，如圆环一样在体内运行，永无停止。这么高远的道理，有谁能穷尽它呢？然而它们的运行都有标本、虚实所离之处，因而可以分别其阴阳属性。能分清属阴属阳的十二经的，就能弄清疾病产生于哪一经。能通过诊断，找到经脉虚实所在的，就能弄清疾病所在的高下部位。知道六腑之气往来的通路，就能像解开绳索而开门一样。知道虚者软而气空，实者硬而气聚，就能掌握补泻方法的关键。知道六经标本的人，就能无困惑地治病了。

经脉的本部和标部

岐伯说：您的这些理论是多么高深啊！我会把我所知道的尽量都说出来。足太阳膀胱经的根本部，在足跟以上五寸处的跗阳穴；末标部，在左右两络的睛明穴，就是命门。足少阳经的根本部，在足第四趾外侧端的窍阴穴处；末标部，在窗笼之前，所谓窗笼，就是耳朵，其前即耳前的听宫穴。足少阴肾经的根本部，在内踝上二寸的复溜、交信穴；末标部，在背部的肾俞及舌下的阴维廉泉穴。足厥阴肝经的根本部，在行间穴上五寸的中封穴；其末标部，在背部的肝俞穴。足阳明胃经的根本部，在足次趾端的厉兑穴；末标部，在颊下结喉两旁的人迎穴。足太阴脾经的根本部，在中封穴前向上四寸处的三阴交穴；末标部，在背部的脾俞穴及舌根部。手

营卫与针刺

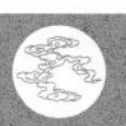
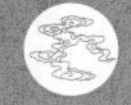

刺卫不伤营

1. 针刺卫气层的腧穴，若直刺而下，极易因进针过度而伤及营气。

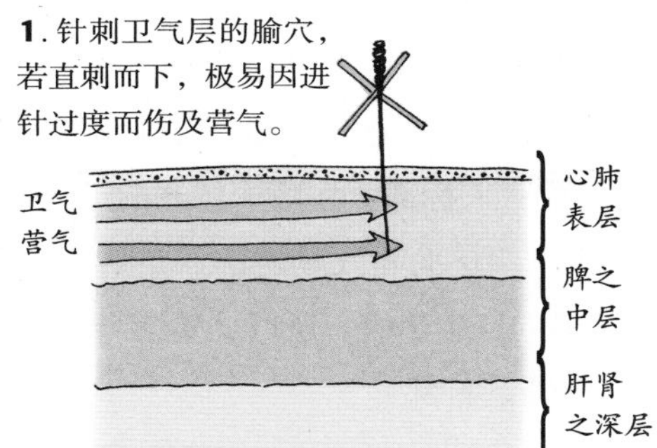

2. 若采用横针刺穴，则不易伤及卫气。

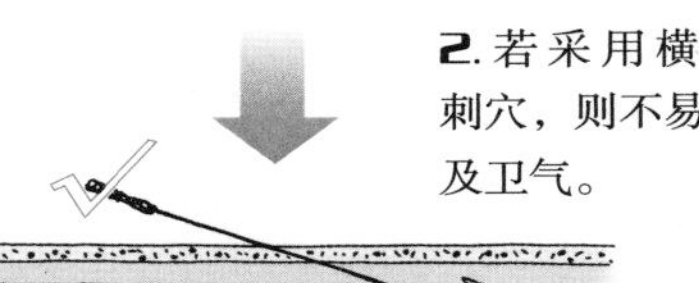
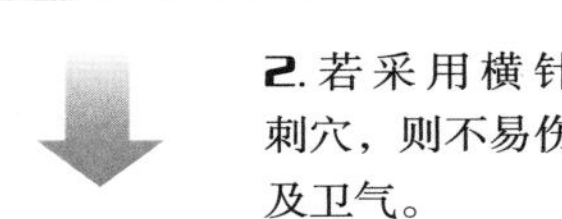

刺卫不伤营

1. 先用手指按压取穴部位。

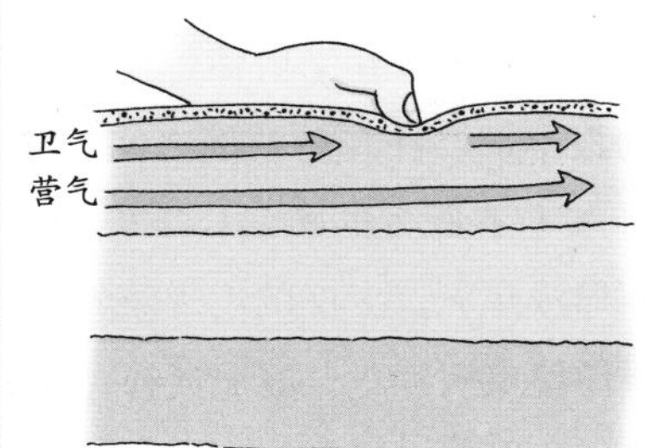

2. 用左手食指和拇指将皮肤提起，使卫气散开，再用右手施针直刺。

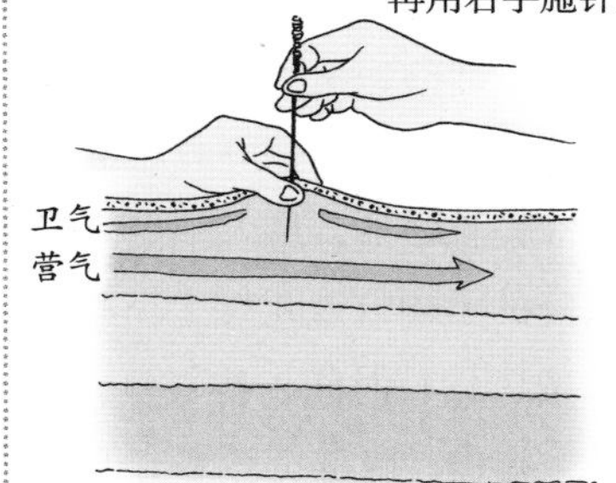

横刺、斜刺与直刺

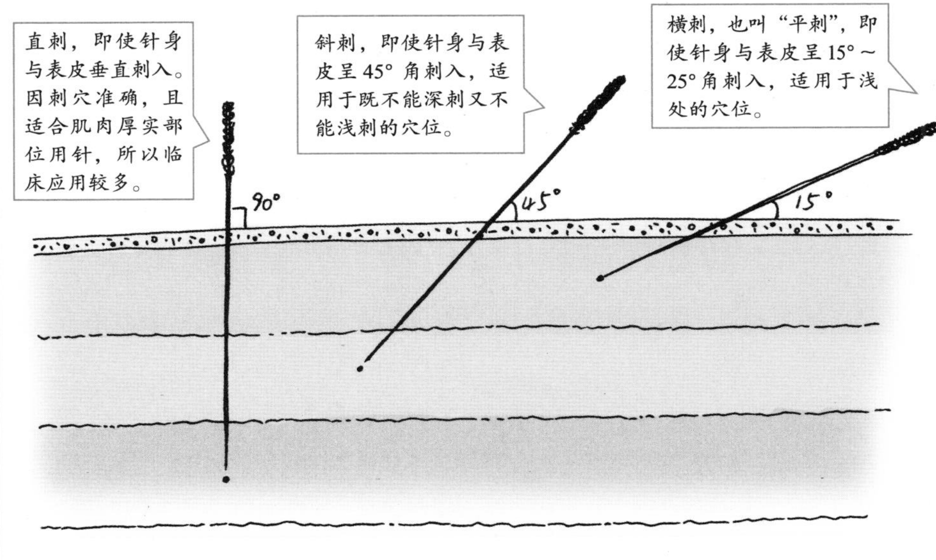

太阳小肠经的根本部，在手外踝之后的养老穴；末标部，在睛明穴上一寸的地方。手少阳三焦经的根本部，在手小拇指和无名指之间上二寸的液门穴；末标部，在耳后上角的角孙穴及下外眦的丝竹空穴。手阳明大肠经的根本部，在肘骨中的曲池穴，在手臂上部还有臂穴；末标部，在额角与耳前交会点的头维穴。手太阴肺经的根本部，在寸口之中的太渊穴；末标部，在腋内动脉，即腋下三寸的天府穴处。手少阴心经的根本部，在掌后锁骨端的神门穴；末标部，在背部的心俞穴处。手厥阴心包经的根本部，在掌后两筋之间二寸内关穴处；末标部，在腋下三寸的天池穴。十二经标本上下所主的疾病，下虚则元阳衰于下，从而导致厥逆；下盛则阳亢于下，从而导致热厥。上虚的出现眩晕现象，上盛的产生热痛。所以，实证当泻，以断绝病根而使疾病停止；虚证当补，以引导正气奋起抗邪。

气通行的路径

允许我再谈谈各部气机所通行的路径。胸气、腹气、头气、胫气各有其运行的路径。气在头部的，聚于脑；气在胸之前部的，气就聚集在胸两旁的膺部；气在胸之后的气冲，聚于十一椎隔膜之上，足太阳经诸脏的腧穴；气在腹部的，聚于背俞，即十一椎膈膜之下，足太阳经诸脏的腧穴；气在腿部的，聚于足阳明经的气冲穴、足太阳经的承山穴及足踝上下等处。对这些部位进行针刺时，一定要用毫针，必须先用手按压较长时间，待气至，迅速针刺。各部气冲的穴位，可以治疗头痛、眩仆、腹满、腹痛、腹部突然变胀及积聚。用手按之，痛处移动的，容易治疗；积聚固定的，不易治疗。

名词解释

营气

由饮食所化生的精微之气，向内传到五脏，外散布于骨肉、经络和肢节。其中浮在外，而不在脉内运行的气，就是卫气；在经脉之中运行的精气，就是营气。

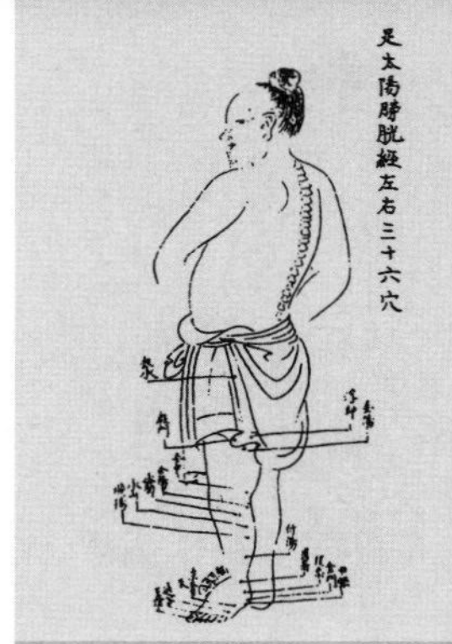

论痛

对疼痛的忍受力

篇五十三

本篇论述了人体的体质、筋骨和肌肉的强弱差异，皮肤腠理也有厚薄疏密之分，所以在针灸的忍受能力上也有分别。而疾病痊愈的难易也与体质的寒热有密切的关系。

体质的区别

黄帝问少俞说：人的筋骨有强有弱，肌肉有坚有脆，皮肤有厚有薄，腠理有疏有密，怎样忍受针刺和灸灼的疼痛呢？人的肠胃厚薄、坚脆不同，对药物的忍受力有什么差别？我想听您全面地讲解。

少俞说：只要是骨骼强健、筋肉柔缓、皮肤厚实的人，就能更好地忍受疼痛，所以能较好地忍受针刺和艾火灸灼的疼痛。

黄帝说：怎样才能知道哪些人能耐受火灼的疼痛呢？

少俞回答说：除了筋弱骨强、肌肉舒缓、皮肤厚实的人之外，还有肤色黑、骨骼健美的人。

对疼痛的忍受力

黄帝说：怎样才能知道哪些人不能忍受针刺所致的疼痛呢？

少俞说：肌肉坚实而皮肤薄脆的人，不能忍受针刺和灸灼引起的疼痛。

黄帝说：同时患病，并且患同样疾病的人，有的容易痊愈，有的则难以痊愈，这是为什么呢？

少俞说：身体多热、阳气充盛的人，容易痊愈；身体多寒、阳气虚的人，难以痊愈。

黄帝说：怎样判断人对药性强的药物的忍受力呢？

少俞说：胃厚、皮肤黑、骨骼粗壮、肥壮的人，对药性强的药物的忍受力强；形体消瘦而胃薄的人，对药物的忍受力就弱。

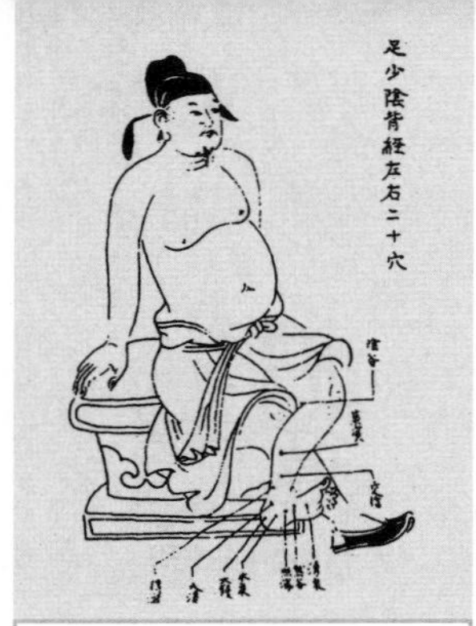

天年

影响寿夭的因素

篇五十四

本篇说明人的寿夭、血气的盛衰、脏器的强弱等都与营卫的运行有关，主旨是教人防止衰老，摄生防病，得终天年。随着年龄的增长，其经脉血气的运行情况都有所差别，导致了外表肌肉皮肤以及器官的老化。

寿命的基础

黄帝问岐伯道：我想知道生命刚开始时，起基础作用的气是什么？起保障的气又是什么？损失了什么便死亡？得到了什么而生存？

岐伯说：以母亲的血为基础，以父亲的精为保障，两者结合生神气；有了神气，才有生命。失去神气就会死亡，保持神气就能存活。

黄帝说：什么是神呢？

岐伯说：当气血调和，营卫通畅，五脏形成后，神气藏于心，三魂七魄也就形成了，才成为人。

黄帝说：人的寿命长短各不相同，有的短命，有的长寿，或突然死亡，或患病很久死亡，我希望听闻其中的道理。

岐伯说：五脏功能健全，血脉调畅，肌肉滋润，皮肤细密，营卫运行正常，呼吸均匀，气血运行有规律，六腑功能健全，从而使精气、津液散布到周身各处，因此，这样的人就能够长寿。

年龄的变化

黄帝说：有的人活到百岁才死亡，这是为什么呢？

岐伯说：长寿的人，鼻孔深且长，面部的骨头高大方正，营卫运行通畅；面部上中下三部均匀，骨骼高耸，肌肉丰满，因而能活到百岁才终尽天年。

黄帝说：您能谈谈人从出生到死亡的气血盛衰情况吗？

岐伯说：人从出生长到十岁，五脏才安定，气血运行已通畅，生气在下，所以喜好跑动。人到二十岁，气血开始充盛，肌肉也在生长，所以喜好疾行。人到三十岁，五脏已经很安定，肌肉坚实，血脉充盛盈满，所以喜欢从容不迫地行走。人到四十岁，五脏六腑的十二经脉，都发育得十分旺盛，到了恒定时期。此后腠理开始疏松，面部开始颓落，鬓发变得花白，精气平和，所以喜欢静坐。到了五十岁，肝气开始衰退，肝叶变得薄弱，胆汁分泌开始减少，眼睛开始变得视物昏花。到了六十岁，心气开始衰退，时常悲苦愁闷，气血已经衰微，形体懈惰，所以好卧。到了七十岁，脾气虚衰，皮肤干枯。到了八十岁，肺气衰弱，不能藏魄，所以言语经常错误。到了九十岁，肾气干涸，其他四脏的经脉都已空虚。到了一百岁，五脏经脉都已空虚，神气不复存在，只留有躯壳等待终了。

无法长寿的原因

黄帝说：有的人没到一百岁就死了，这是为什么呢？

岐伯说：这是因为其人五脏都不坚固，鼻道不深，鼻孔向外张开，呼吸急促，面部骨骼低凹，血脉薄弱，脉中血少而不充盈，肌肉不坚实，加上屡遭风寒侵袭，气血虚弱，血脉不畅，外邪侵犯肌体，使正气紊乱而耗竭，所以中年时便死亡了。

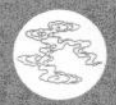

寿夭之分

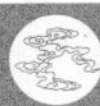

什么样的人容易长寿？

五脏功能健全，血脉调畅，肌肉滋润，皮肤细密，营卫运行正常，呼吸均匀，气血运行有规律，六腑功能健全，从而使精气、津液散布到周身各处，因此，这样的人就能够长寿。

什么样的人不容易长寿？

五脏都不坚固，鼻道不深，鼻孔向外张开，呼吸急促，面部骨骼低凹，血脉薄弱，脉中血少而不充盈，肌肉不坚实。如果屡遭风寒侵袭，气血虚弱，血脉不畅，外邪侵犯肌体，使正气紊乱而耗竭，就不容易长寿。

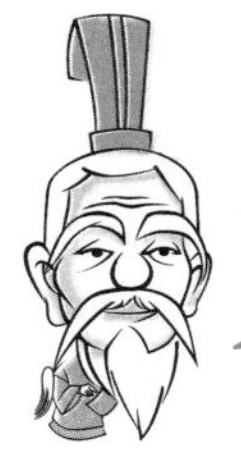

以母亲的血为基础，以父亲的精为保障，两者结合生神气；有了神气，才有生命。失去神气就会死亡，保持神气就能存活。

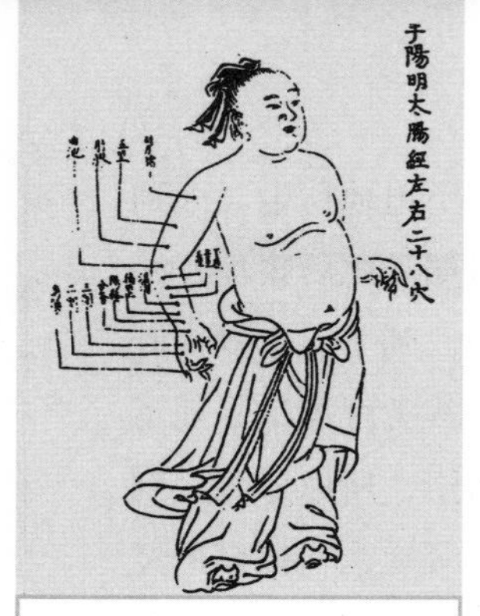

篇五十五

逆顺

经气运行的顺逆

本篇说明刺法与经气运行的顺逆有密切的关系，进行针刺时要明白病机有可刺、尚未可刺和已不可刺三种情况。同时也举“大热”和“大汗”等作为不可轻易针刺的实例来说明。

气的逆顺

黄帝问伯高道：我听说气的运行有逆顺的不同，血脉运行有盛衰的差别，针刺有大法，可以得而听闻吗？

伯高说：气行的或逆或顺，合于天地、阴阳、四时、五行。脉的虚实，是察候气血的有余与不足的重要依据。针刺的关键在于，必须明白疾病何时可用刺法，何时不可用，或何时到了针刺已不能救治的三种程度。

黄帝说：如何判断可刺与不可刺呢？

伯高说：《兵法》中说，作战时，敌方气焰正盛时，不可迎击其锐势，也不能冒昧地冲击敌方严整的阵势。《刺法》中讲，热势炽盛时不可刺，大汗淋漓时不可刺，脉象模糊混乱时不可刺，脉象与病情不相符合时不可刺。

针刺的时机

黄帝说：如何把握可刺的时机呢？

伯高说：高明的医生，在疾病未发之前进行针刺；其次，在病虽发而邪气未盛时针刺；再次，在邪气已衰、正气欲复之时针刺。技术低劣的医生，在邪气正旺时针刺，或刺貌似强盛、实则虚弱的人，或对病情与脉象不相符的人进行针刺。所以，病势正盛时不能针刺，而在邪气开始衰退时进行针刺，必定会收到好的效果。所以高明的医生，在病发之前就进行针刺，而不是等到病发之后才针刺。

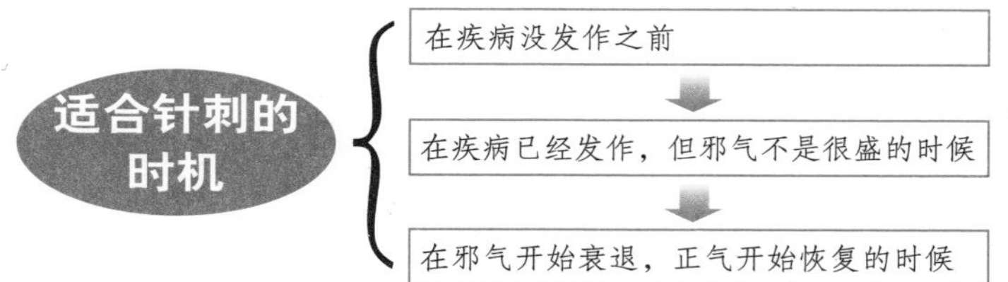

针刺的关键在于要明白三种程度：疾病何时适合用刺法，何时不适合用，或何时到了针刺已不能救治的地步。

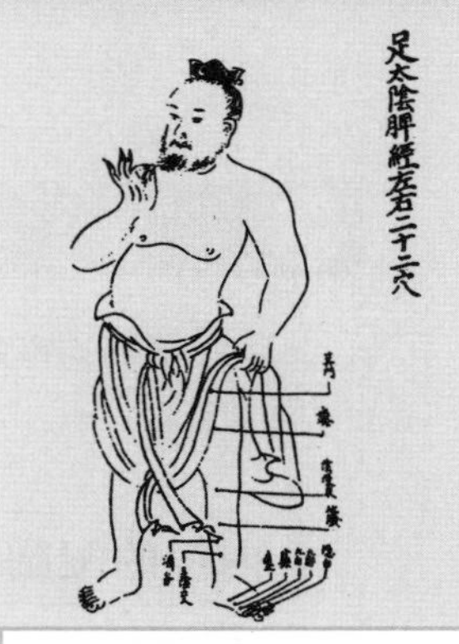

篇五十六

五味

食物的五味

本篇对食物治疗法进行了具体的说明，使人了解五谷、五果、五畜和五菜对于五脏的重要作用。食物是人体营养的主要来源，在选取食材的时候要尽量全面而均衡。

营卫的运行

黄帝说：五谷的气味进入人体后，如何区分呢？

伯高说：胃是五脏六腑的大海，所有的食物都要进入胃，五脏六腑都要接受胃所生成的精华物质。饮食各有归宿，酸味的物质先进入肝；甜味的物质，先进入脾；苦味的物质，先进入心；辛味的物质，先进入肺；咸味的物质先进入肾。水谷的精气、津液已在体内运行，营卫之气大为通畅，其余的物质就变成糟粕，依次向下传到大肠、膀胱，分别化为粪尿，排出体外。

黄帝说：营卫之气是怎样运行的呢？

伯高说：水谷入胃，其化生的精微部分，从胃中流出，到中、上两焦，灌溉五脏。分别成两种路径，正是营气与卫气。水谷精纯部分是营气，在脉中运行。水谷滑利的部分是卫气，在脉外运行。同时所产生的气，积聚于胸中，被称为“气海”。气从肺中流出，沿着咽喉行走，呼则出，吸则入。天地的精气，从营卫、宗气和糟粕三个方面输出，所以人如果半天不进饮食，就会感到气衰；一天不进饮食，就会感到气少。

食物的五味

黄帝说：您能给我讲讲食物的五味是怎样的吗？

伯高说：请让我详细地讲述一下。五谷之中，芝麻味酸，粳米味甘，小麦味苦，黄米味辛，大豆味咸；五果之中，李子味酸，枣子味甘，杏子味苦，桃子味辛，栗子味咸；五畜中，狗肉味酸，牛肉味甘，羊肉味苦，鸡肉味辛，猪肉味咸；五菜中，韭菜味酸，葵菜味甘，薤蒜味苦，大葱味辛，豆叶味咸。人对五味的适应情况，是由五色来决定的，肝木青色，适应酸味；脾土黄色，适应甘味；心火

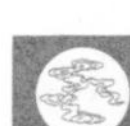

食物的多样化

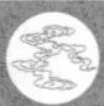

多样而均衡的食物才是最有利于人体的，五谷、五果、五畜和五菜都需要全面食用。

内经的配膳原则

五谷为养

谷类是养育人体之主食，是人体必需的碳水化合物与热量的主要来源。它一般是指黍、秫、麦、稻、豆五种。

五果为助

水果富含维生素、糖和有机酸等。饭后食用可助消化，同时它也是平衡饮食的辅助食物。它一般是指枣、李、杏、栗、桃五种。

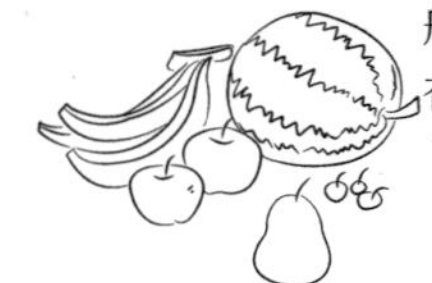

五菜为充

蔬菜富含多种微量元素和营养素，是饮食中不可缺少的辅助食品。它一般是指葵、韭、薤、藿、葱五种。

五畜为益

肉食多含高蛋白、高脂肪、高热量，而且所含人体必需的氨基酸齐全，是人体修补组织与增强抗病能力的重要营养物质。它一般是指牛、狗、羊、猪、鸡五种。

摩腹养生法

先搓热双手，然后双手相重叠，置于腹部，用掌心绕脐沿顺时针方向由小到大转摩36周，再逆时针方向由大到小绕脐转摩36周。此种摩法能增加胃肠蠕动，理气消滞，增强消化功能和防治胃肠疾病。

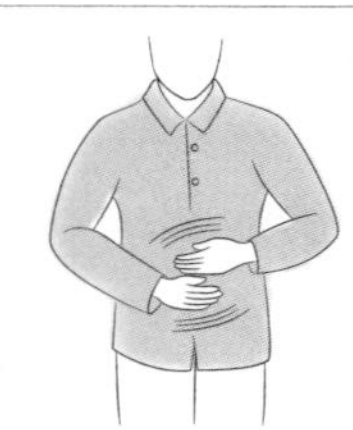

赤色，适应苦味；肺金白色，适应辛味；肾水黑色，适应咸味。以上五种情形，分别是五脏病变时所适宜的食物。肝脏病变，宜食狗肉、芝麻、李子、韭菜；脾脏病变，宜食粳米饭、牛肉、枣子、葵菜；心脏病变，宜食麦、羊肉、杏子、薤蒜；肺脏病变，宜食黄米、鸡肉、桃子、葱；肾脏病变，宜食黄豆芽、猪肉、栗子、豆叶。

食物的禁忌

五脏之病，各有禁忌，脾脏病变忌酸，肾脏病变忌甘，肺脏病变忌苦，肝脏病变忌辛，心脏病变忌咸。脾脏发生病变后，脸色发黄，应选食咸味食物，如大豆、猪肉、栗子、豆叶等；肾脏发生病变后，脸色发黑，宜选食辛味食物，如黄米、鸡肉、桃子、葱等；肺脏发生病变后，脸色发白，苦气向上逆行，应适当食用苦味食物，用以排泄病苦之气，如麦、羊肉、杏子、薤蒜等；肝脏发生病变后，脸色发青，肝病苦急，宜选食甘味食物以缓急，如粳米饭、牛肉、枣子、葵菜等；心脏发生病变后，脸色发红，心病苦缓，宜选食酸味食物以收敛，如狗肉、芝麻、李子、韭菜等。

食物与养生

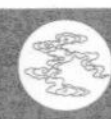

五味是指酸、甘、苦、辛、咸，不同的食物其味道各不相同，所滋补的身体器官也大不一样。掌握下面列出的这些食物的养生知识，对于保持身体健康是大有助益的。

1. 心脏病变，宜食狗肉、芝麻、李子、韭菜。
2. 肝脏病变，宜食粳米饭、牛肉、枣子、葵菜。
3. 肺脏病变，宜食麦、羊肉、杏子、薤蒜。
4. 肾脏病变，宜食黄米、鸡肉、桃子、葱。
5. 脾脏病变，宜食大豆、猪肉、栗子、豆叶。

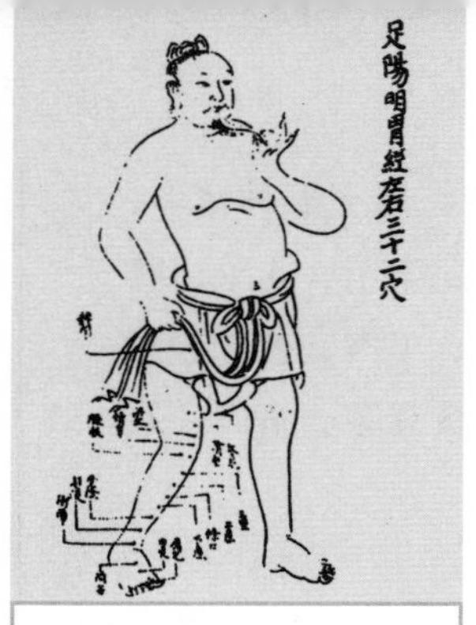

篇五十七

水胀

胀病的治疗

本篇说明了水胀、肤胀、鼓胀、肠覃和石瘕等证的病因和症候，以及诊断治疗。即使到了现代，这些观点对于与水胀相关疾病的防治还是有重要的意义。

胀病的区分

黄帝向岐伯问道：水胀与肤胀、鼓胀、肠覃、石瘕、石水，如何区别呢？

岐伯回答说：患水肿病时，病人的下眼睑微肿，如刚睡醒状，颈部动脉跳动明显，时时咳嗽，大腿内侧寒冷，足胫部显得浮肿，腹部胀大。以手按压病人的腹部，随手而起，就像按在装水的皮袋子上一样，就是水胀病的症候。

黄帝说：如何诊断肤胀病呢？

岐伯说：肤胀病，是由寒邪侵入皮肤而形成的。患肤胀病的人，腹部胀大，皮肤较厚，叩击时就像鼓的中空不实，并有响声发出。按压病人腹部，放手后不能随手而起，但腹部的皮色无变化，这就是肤胀病的症候。

黄帝问：鼓胀病又如何呢？

岐伯说：鼓胀病人的腹部与全身都肿胀，大致情况与肤胀病一样，但患鼓胀病的人皮肤苍黄，腹部青筋暴起，这就是鼓胀病的症候特点。

肠覃病和石瘕病

黄帝问：肠覃病的表现是怎样的呢？

岐伯说：寒邪侵犯人体后，滞留在肠外，与卫气相搏，卫气被阻而不能正常运行，因此淤塞聚集，积久不去而附于肠外，并日渐滋长，产生了息肉，逐渐变大，用手按压患部很坚硬，推动时可移动，但妇女月经仍然按时来潮，这就是肠覃的症候。

黄帝说：石瘕病如何呢？

岐伯说：石瘕病生在胞宫内，寒邪侵犯子宫，使宫颈闭塞，气血凝滞不通。经血不能正常排出，便凝结成块而滞留于宫内而日益增大，使腹部胀大，就像怀孕一样，会导致月经不能按时来潮。此病都发生在妇女身上，治疗时采用通导攻下法，引瘀血下行。

黄帝说：肤胀与鼓胀，可用针刺治疗吗？

岐伯说：先用针刺泻瘀血，再根据病情虚实来调理经脉，主要是刺去瘀血。

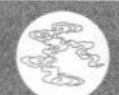

各种胀病的治疗

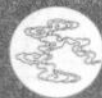

主要穴位与其主治疾病

穴位	主治疾病
脾俞	营养不良、肝脾肿大、胃部疾病、全身乏力、失眠
肝俞	失眠、肝病、视力减退、目眩、中风
三焦俞	肠鸣、腹泻、尿路感染、白带过多、腰痛、尿滞留
膈俞	神经衰弱、失眠、心悸不定、气喘
肺俞	呼吸系统功能失调、颈肩痛、皮肤病、幼儿疳积、肺虚自汗
膏肓	心跳、肋间神经痛、支气管炎、气喘、乏力、晕眩
天宗	肩周炎、胸痛、肋间神经痛、肩胛部疼痛
至室	腰痛、坐骨神经痛、腿肚抽筋，痛捏可增强精力
长强	治痔疮有特效，可增强精力
曲池	感冒、高血压、皮肤病、发热、中暑、上肢痛、眼疾、牙痛
尺泽	支气管炎、支气管哮喘、肺炎、咳嗽、皮肤瘙痒或干燥、肘关节内侧疼痛
手三里	胃脘痛、肠鸣肠炎、腰背疼、牙痛

正文谈到的几种病的共同特点就是腹部会胀大。而对于最常见的肤胀与鼓胀，有一个总的治疗方针，那就是先用针刺泻瘀血，再根据病情虚实来调理经脉。最关键的就是要把瘀血泻除掉。

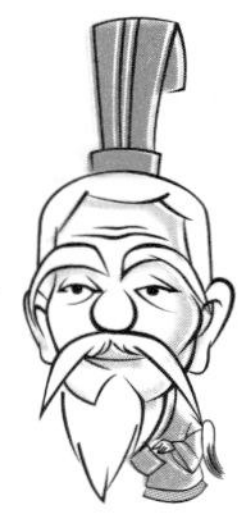

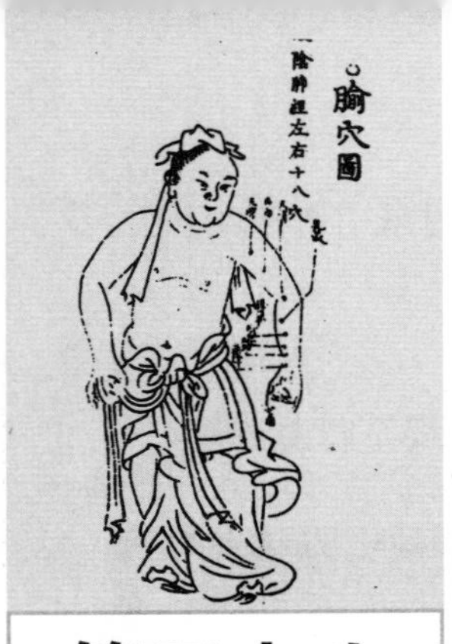

篇五十八

贼风

虚邪贼风的侵袭

本篇说明了突然发病的一些原因，除了贼风邪气外还有一些潜伏较久的因素。对于现代人而言，不要以为足不出户就不会得病，因为一些宿邪已经潜伏在体内，只要饮食不当或者情绪失调就会引发疾病。

潜伏的病因

黄帝说：先生常说虚邪贼风伤害人体，致人生病，但那些足不出户、安居于室内或遮挡严密的人，也会突然生病，这是为什么呢？

岐伯说：这是因为他们平时就已经受到了湿气的侵袭，长久地积存于血脉和分肉之间，长期滞留而没有排出；或者因为从高处坠落，而使瘀血留滞于体内而发病。有时喜怒突发过度，或饮食不节，冷热失常，而导致腠理闭塞而不通。如果正当腠理开泄时，受到虚邪贼风的侵袭，使气血凝结，运行不畅，新感受的风寒与体内宿结的湿邪相互搏结，就形成了寒湿痹证。又有因热而汗出，汗出于肌肤表层则腠理疏松，则易受风邪。所以没有遭受到虚邪贼风侵袭的人，也会因以上病因的积聚而发病。

黄帝说：您所说的这些，是病人都知道的。但有的人，既未遭到邪风侵袭，又无忧愁恐惧，却突然发生疾病，这是何故呢？是因为鬼神作祟吗？

岐伯说：这是因为有宿邪潜伏于体内尚未发作，情志有所厌恶，或倾慕而不遂心，导致体内气血紊乱，与体内潜藏的宿邪相搏，所以突然发病。这种内在变化是极为细微的，没有明显的迹象，看不见，听不到，好像鬼神在作祟一样。

黄帝说：用祝由的方法也能治好病，这又是为什么呢？

岐伯说：从前的巫师，能根据所掌握的疾病的治疗方法，在充分了解病因后，通过祝由法治愈疾病。

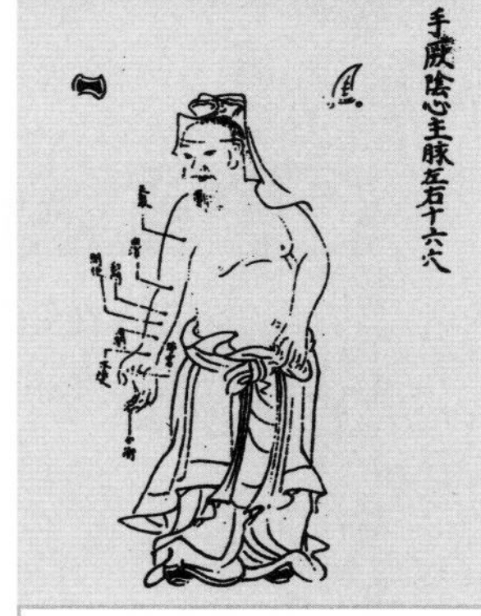

卫气失常

卫气失常的治疗

本篇叙述了卫气失常所产生的病变和针刺的治疗方法，说明诊断皮、肉、气血、筋、骨等病时，必须注意身体各种类别体型的变化。

篇五十九

卫气失常的治疗

黄帝说：卫气在胸腹之中留滞，运行受阻，积聚不通，使人的胸胁与胃脘胀满，发生喘息气逆等症状。应当怎样治疗呢？

伯高说：对于气淤积在胸中的疾病，可以取上部的腧穴进行治疗；对于淤积在腹中的疾病，可以取下部的腧穴进行治疗；对于淤积在胸腹部，使胸腹胀满的，则取上下部及附近的穴位一起治疗。

黄帝说：治疗时，应取哪些穴位呢？

伯高回答说：治疗卫气聚集在胸中的病变，取足阳明胃经的人迎穴，任脉的天突穴和廉泉穴以泻；治疗卫气集结在腹中的病变，当取足阳明胃经的三里穴和气冲穴以泻；治疗卫气聚集胸腹，而使上下都觉胀满的病变，当上取人迎、天突、廉泉等穴，下取三里、气冲穴，以及季肋下一寸的章门穴以泻；对于病情严重的，采取鸡足刺法，正入一针，左右斜入二针。若病人的脉大而弦急，或脉绝不至，以及腹部皮肤快速肿胀紧绷，就不能用针刺治疗。

黄帝说：说得好！

如何诊察皮肉、气血和筋骨疾病

黄帝问伯高说：应该怎样诊察皮肉、气血、筋骨的疾病呢？

伯高说：病色出现在两眉之间，缺少光泽的，则病在皮；口唇呈青、黄、赤、白、黑颜色的，病在肌肉；皮肤多汗而湿润的，则病在血气；目色呈现青、黄、赤、白、黑色的，则病发生在筋；两耳轮焦枯，阴暗不泽，像有尘垢的，则病在骨。

黄帝说：病情的表现如何？应当如何治疗？

伯高说：疾病的变化是多种多样的。但皮有部位，肉有䐃肉隆起的地方，血气有经络输注，骨有附属部位。

古人论肥瘦

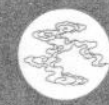

现代人在健身的时候对自己的身材非常重视，不妨考虑一些自己的体质是不是属于脂、膏和肉中的一种，对于安排健身计划有一定的帮助。

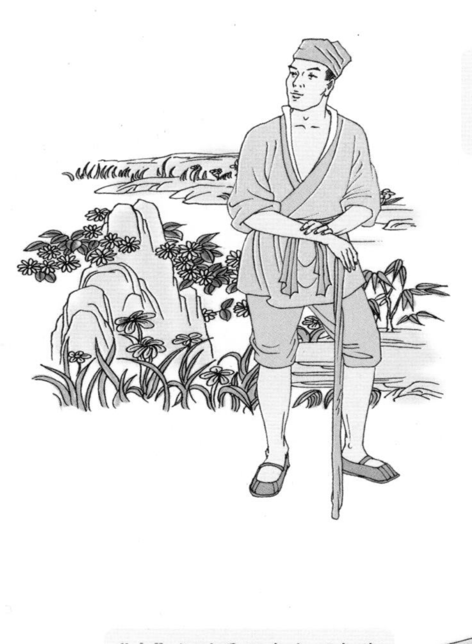

“脂”指的是肌肉肥厚丰满，肌肉坚实而身形较小。

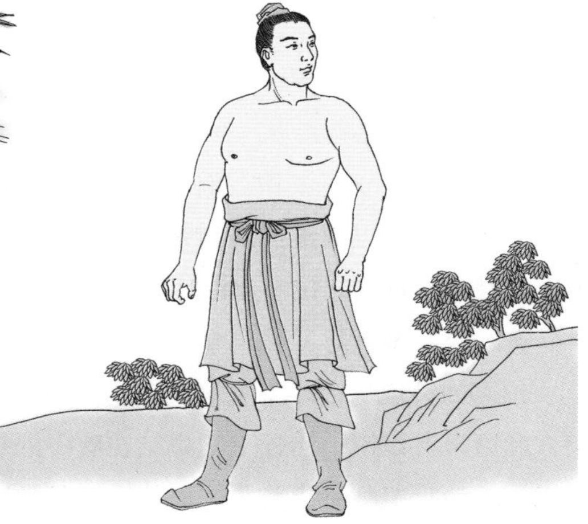

“肉”指的是肌肉上下匀称地相连，身体宽大。

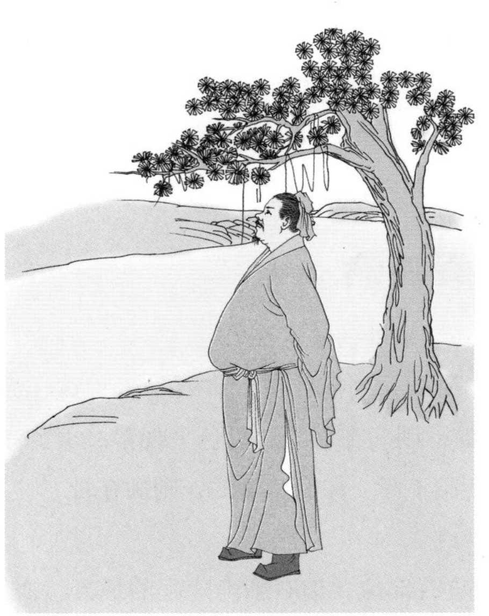

正常的情况下，卫气能够顺畅地循行在人体内，不受阻碍。失常的情况下，卫气在胸腹之中留滞，运行受阻，使人的胸胁胀满，导致喘息气逆等症状。

“膏”指的是肌肉不坚实、皮肤松缓，阳气充盛，腹部肌肉松软下垂。

黄帝说：我想知道其中的道理。

伯高说：皮之部，散布在四肢末端；肉之柱，在上臂、下胫的手足六阳经的分肉之间，以及足少阴经循行通路上的分肉之间。血气的输送，在诸经的络穴，当血气留滞时，则络脉壅塞而高起。病在骨的，当取之于骨的所属，因为骨穴是输注精液的，而又补益脑髓。

黄帝说：应当如何进行治疗呢？

伯高说：由于疾病千变万化，针刺或深或浅，或浮或沉，不可胜数。其主要的原则是：根据病情和发病的部位进行针刺，病轻的浅刺，病重的深刺；病轻的用针少，病重的用针多。能随病情的变化而调理针刺时机，且治疗得当，就是高明的医生。

三种体形

黄帝问伯高道：人体的肥瘦，身形的大小，体表的寒温，以及年龄的老、壮、少、小，是怎样区别的呢？

伯高回答说：年龄在五十岁以上的为老，二十岁以上的为壮，十八岁以下的为少，六岁以下的为小。

黄帝说：以什么标准来评定人体的肥与瘦呢？

伯高说：人体有脂、膏、肉三种不同的类型。

黄帝说：应当如何区别人的脂、膏、肉三种类型呢？

伯高说：肌肉丰厚坚实皮肤润泽是多脂的人，肉不丰厚坚实皮肤松弛是多膏的人，皮肉紧紧粘连在一起是多肉的人。

黄帝说：人的身体有寒温的不同，如何加以区别呢？

伯高说：膏类型的人肌肉濡润，若皮肤腠理粗糙，卫气就易外泄，故身体多寒；若皮肤腠理细腻，卫气就易收藏，故身体多热。脂类型的人肌肉坚实，皮肤腠理致密的，身体多热；皮肤腠理粗疏的，身体多寒。

根据体形来治疗

黄帝说：怎样区分人体的肥瘦呢？

伯高说：膏类型的人，阳气充盛，皮肤弛缓，腹部肌肉松软下垂；肉类型的人，身体宽大；脂类型的人，肌肉坚实而身形较小。

黄帝说：他们气血情况是怎样的呢？

伯高说：膏类型的人，阳气充盛，身体多热，所以能耐寒；肉类型的人，多血，形体充盛；脂类型的人，其血清，气滑利而少，身形不大。这就是脂、膏、肉

三种人气血多少的概况，与一般人有所区别。

黄帝说：一般人的情况如何呢？

伯高说：一般人的皮、肉、脂、膏都比较均匀，血与气也保持平衡，没有偏多偏盛的情况，所以他们的身形不大不小很匀称，这就是一般人的情况。

黄帝说：好。应当如何治疗这三种人呢？

伯高说：首先必须分清三种不同的形体，其气血多少及气的清浊，然后再根据具体病情治疗。所以说，膏类型的人腹肉下垂宽纵；肉类型的四肢都很宽大；脂类型的人，脂肪虽然很多，但体形不大。

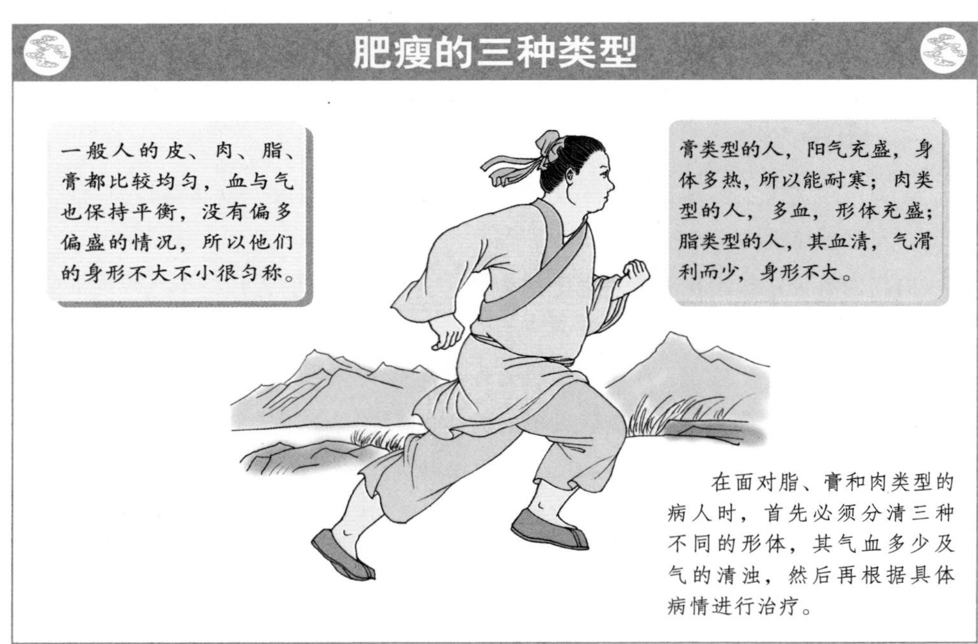

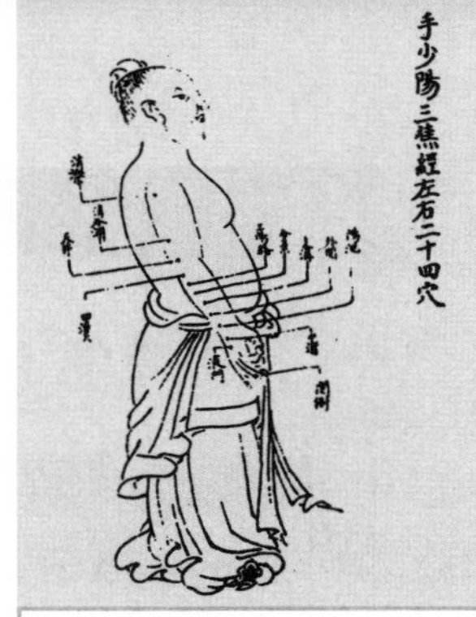

玉版

痈疽等疾病的治疗

篇六十

本篇叙述了痈疽的成因及其刺法的原则，指出了痈毒内陷的十种逆证，这些逆证不宜用针刺治疗。针刺虽然可以治病救人，但是如果妄用针刺，使用不当，就会像兵器一样置人于死地，必须慎重。

痈疽是怎样形成的

黄帝说：我认为小针是细小之物，夫子却说它上合于天，下合于地，中合于人，我认为这有些夸大，我想听闻其中的缘由。

岐伯说：天能包罗万物，有什么比天更大呢？就对人体的作用而言，大于针的，唯有五种兵器。但五种兵器都是在战争中杀人的，并不是治病救人的。况且，人是天地的主人，怎么能不参合天地呢？治疗百姓，只有用针。针和五种兵器，谁的作用更大呢？

黄帝说：疾病刚发生之时，是因喜怒无常、饮食不节引起的，阴气不足，阳气有余，营气运行不畅，导致痈疽。营卫气血郁滞不通，体内的阳热之气与病邪之气相互搏结，令肌肉腐败，化而为脓，这样的病，能用小针治疗吗？

岐伯说：高明的医生及早进行治疗，不使这种病形成，因为一旦形成，想祛除就难了。比如两军交战，旗帜相望，刀光剑影遍布旷野，这必然是长久的策略，绝不是一天的计谋。能使臣民做到有令必行，有禁必止，将士们勇于冲锋陷阵，不畏牺牲，也不是一天的教育成果。如果等到身体已患有痈疽，才想到用针治疗，这不是距离养生防病之道更远了吗？况且痈疽的发生，脓血的形成，非从天而降，从地而生，而是病邪侵犯人体后，未及时祛除，逐渐累积而成的。所以高明的医生，在痈疽没有形成之前，就能够防微杜渐，早期治疗，不使疾病继续发展下去；而愚笨的医生，不懂得早期防治，因而使病人遭受痈疽的痛苦。

黄帝说：如果痈疽已经形成，而事先没有预见到，已经化脓而不能看到，应该怎么办呢？

岐伯说：痈疽脓已形成的，九死一生。所以高明的医生能早期诊断，及时治

痈疽的治疗

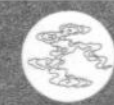

痈疽对人体的危害极大，应该及早治疗，一旦形成了，应该用针挑破。

痈疽的成因

这种疾病是因喜怒无常、饮食不节引起的，阴气不足，阳气有余，营气运行不畅，从而形成了痈疽。

治疗方法

对于已经形成的痈疽，只有用砭石或铍针挑破痈疽，排出脓液来治疗。

小针和大针都不太适合，用小针治疗，其效果不显著；用大针治疗，又会产生不良后果。

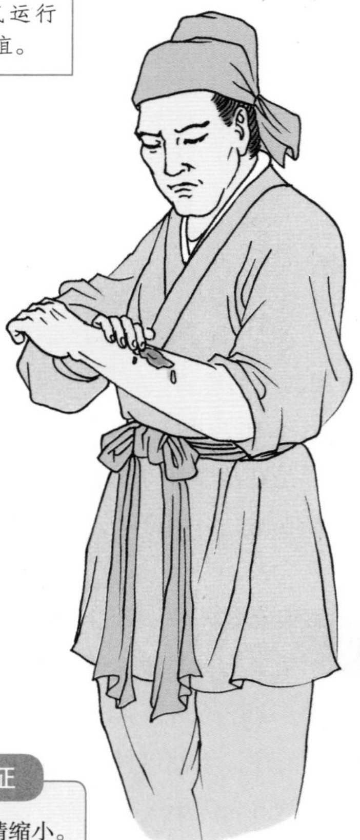

十五天内丧命的五种逆证

1. 腹腔胀满，身体发热，脉象细小。
2. 腹胀而肠鸣，腹泻，四肢逆冷，脉大。
3. 鼻子血流不止，脉大。
4. 咳嗽气喘，肌肉消瘦，小便尿血，脉小而强劲。
5. 咳嗽，身体发热，脉小而急疾。

痈疽的五种逆证

1. 白眼球青黑色，眼睛缩小。
2. 刚服下药就呕吐。
3. 腹痛而且口渴难忍。
4. 肩和颈不能灵活转动。
5. 声音嘶哑，面无血色。

痈疽的预防

痈疽并非从天而降，而是病邪侵犯人体后，未及时祛除，逐渐累积而成的。所以应在痈疽没有形成之前，防微杜渐，尽早治疗，把疾病消灭在萌芽状态。

疗，不等疾病形成就消灭在萌芽状态，又将有效的治疗方法记载在竹帛上，使有才能的人继承下去，并世代相传下去，是为了使人民不再遭受痈疽的痛苦。

怎么治疗痈疽

黄帝说：痈疽已经化脓之后，就一定会危及生命吗？难道不能用小针放脓吗？

岐伯说：用小针治疗，其效果不显著；用大针治疗，又恐产生不良后果。所以对于已经形成的痈疽脓血，只有用砭石或铍针挑破痈疽，排出脓液以治疗。

黄帝说：如果痈疽已经化脓，还能治好吗？

岐伯说：这主要取决于痈疽的顺逆情况。

黄帝说：我想听听是怎样的顺逆情况。

岐伯说：患痈疽病的人，白眼球呈现青黑色，眼睛缩小，这是逆证之一；刚服下药就呕吐，这是逆证之二；腹痛而且口渴难忍，是逆证之三；肩颈不能灵活转动，是逆证之四；声音嘶哑、面无血色，是逆证之五。除了以上五种情况之外，其他的就是顺证了。

疾病的逆证

黄帝说：所有疾病都有逆顺，您能讲讲吗？

岐伯说：腹腔胀满，身体发热，脉象细小，是逆证之一；腹胀满而有肠鸣，腹泻，四肢逆冷，脉大，是逆证之二；鼻子血流不止，脉大，是逆证之三；咳嗽气喘，肌肉消瘦，小便尿血，脉小而强劲，是逆证之四；咳嗽，形肉已脱，身体发热，脉小而急疾，是逆证之五。如果出现以上五种情况，那么不超过十五天人就会死亡。五逆的急证有病人腹部胀大，形体消瘦，四肢逆冷，腹泻不止，是一逆；腹部胀大，大便带血，脉大而时有间歇，是二逆；病人咳嗽、小便尿血，形肉已脱，脉坚搏不止，是三逆；呕血，胸部胀满连及背部，脉小而劲，是四逆；咳嗽，呕吐，腹胀，脉绝不至，这是五逆。凡出现以上五种逆证的，不到一昼夜人就会死亡。如果医生对这些危象，不仔细审察而妄用针刺治疗，就叫作“逆治”。

黄帝说：您曾说过针的作用很大，能与天地相参，上应天文，下合地理，内与五脏相关联，外与六腑相贯通，使人的二十八脉的经气有相会合之处，因而可以疏通经脉，宣导气血。而误用针刺，就会伤害人的性命，却不能将其救活。夫子您能扭转这种局面吗？

不宜针刺的情形

岐伯说：针刺不当，会伤害人的性命；针刺恰当，也不能将死人救活。

黄帝说：我认为这太不仁慈了，我想具体听听其规律，以免用错误的方法施治于人。

岐伯说：这个道理很清楚，结果也很明显，就像刀剑能杀人，饮酒过多能使人醉一样，不用分析，也可以知道。

黄帝说：我愿听听全部的道理。

岐伯说：人所吸纳的精气，源于食物，食物先注入胃，所以胃是容纳食物，化生精微的所在。大海所蒸腾的云气，在天空浮游。胃所化生的气血，则在十二经脉的经隧中流动。所谓经隧，就是联络五脏六腑的大络。如果在这些要害部位，逆着经气运行的方向针刺，就会泻真气而导致死亡。

黄帝说：经脉的要害部位，有多少不能针刺呢？

岐伯说：针刺手阳明大肠经的五里穴，会使脏气运行至中途而停止。每脏的真气，大概误刺五次便会泻尽。所以若连续五次迎而夺之，就会使某一脏器的真气泻尽；连续泻二十五次，则五脏的真气都会耗竭，这就是所谓的劫夺了人的天真之气，所以并不是病人因本身的疾病而自绝其命。

黄帝说：您再更详细地讲讲其中的道理吧。

岐伯说：在气血出入门户的要害部位妄行针刺，若刺得浅，病人回到家中就会死亡；若刺得深，病人就会当场死亡。

黄帝说：您讲解得很完善，道理也很清楚，请允许我将其著录在玉版上，作为珍宝收藏，留传给后世，作为针刺治疗的禁忌，使民不敢违反。

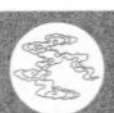

针刺要慎重

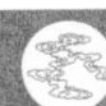

针的作用很大，既可以治病救人，但是使用不当也会导致病人的死亡。

正确地运用针刺

可以疏通经脉，引导气血，保障五脏六腑的正常运行，还可以排泻邪气和脓血。

错误地运用针刺

如果在人体经络的要害部位，逆着经气运行的方向针刺，就会泻掉真气，误刺多次以后就会伤人性命。

卷七

色诊

本卷重点介绍了在治疗之前对病人的观察和判断，例如金、木、水、火、土五种类型的人的划分。通过对人体表面“色”的观察，来确定身体健康与否、推断某一部位病变的诊断，即为色诊。同时，这种“色”并非一成不变，而是会随着外界影响而产生微妙的差异。

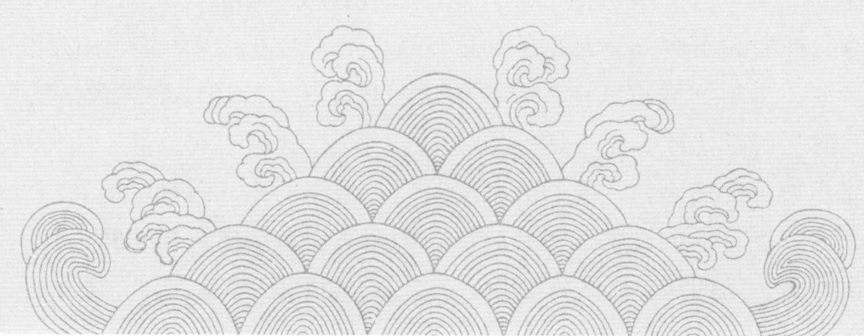

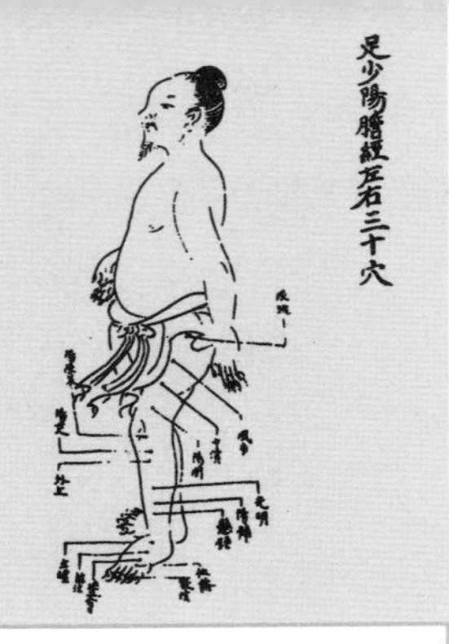

篇六十一

五禁

针刺的禁忌

本篇主要说明了一些针刺的禁忌原则，在禁日不能针刺其对应之位，五种元气大虚的症状禁止用泻法针刺，脉象相反的五逆病证也不能针刺。

针刺的五禁

黄帝问岐伯道：我听说在运用针刺治疗时有五禁，那么什么叫作“五禁”呢？岐伯说：五禁就是凡遇到禁日，对某些部位禁止针刺。黄帝说：我听说针刺的禁忌有五夺。岐伯说：五夺就是指对于气血衰败的人，不能用泻法针刺。黄帝说：我听说针刺的禁忌有五过。岐伯说：五过就是指用针刺补泻，不能超过常度。黄帝说：我听说针刺的禁忌有五逆。岐伯说：五逆就是指疾病与脉象相反。黄帝说：我听说针刺有九宜。岐伯说：九宜是指明确并能恰当地应用九针的原理。黄帝说：什么叫“五禁”？我想具体知道在哪些时日对哪些部位不能进行针刺。

岐伯说：天干与人体相应，甲乙日与头相应，所以遇到甲乙日时，不能对头部的腧穴施针，也不能用发蒙的针法刺耳内；丙丁日与肩、喉相应，所以遇到丙丁日时，不能用振埃法刺肩、喉及廉泉穴；戊己日与手足四肢相应，所以遇到戊己日时，不能深刺腹部，又不能用去爪法泻水；庚辛日与股膝相应，所以遇到庚辛日时，不能对股膝部的穴位进行针刺；壬癸日与足胫相应，所以遇到壬癸日时，不能对足胫部的穴位进行针刺。这就是五禁。

五夺和五逆

黄帝说：什么叫作“五夺”？岐伯说：五夺是指五种大虚的病证。形体消瘦、肌肉下陷，是为一夺；大失血之后，是为二夺；大汗出后，是为三夺；大泄之后，是为四夺；产后大出血，是为五夺。五夺都是元气大虚，因而禁止用泻法治疗。

黄帝说：什么叫作“五逆”？岐伯说：热性病，脉象本应洪大，反见脉象静，汗出后，脉见躁动之象，是一逆；患泄泻的病人，脉象本应沉静，反见脉洪大，是二逆；身患痹证疼痛不移，隆起的肌肉溃烂，身体发热，而难以摸到一手或者两手的脉搏，是三逆；淫欲过度，阴液耗竭，形体消瘦，身体发热，肤色苍白，枯暗无光，出血严重，是四逆；因久发寒热，导致形体消瘦，脉象坚硬，是五逆。

动输

脉搏的介绍

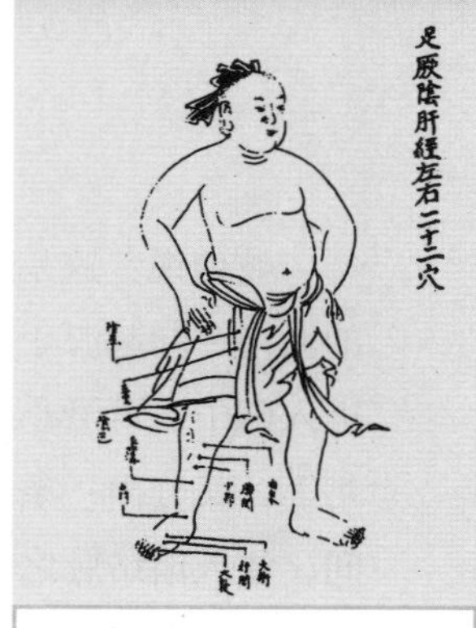

篇六十二

本篇说明了脉候的道理，说明了手太阴肺脉、足阳明胃脉和足少阴肾脉跳动不止的原因，指出胃是五脏六腑之海，是经脉搏动营气的根本来源。

为什么脉搏会跳动不止

黄帝说：手足十二经脉中，手太阴肺经、足少阴肾经、足阳明胃经的脉搏为何搏动不止呢？

岐伯说：这是胃气与脉搏跳动不止的缘故。胃是五脏六腑所需营气的来源，水谷精微在胃中化生为清气，向上传送于肺，肺气又从手太阴肺经出发，到全身十二经脉中循行，肺气的循行与人的呼吸同时进行，所以一呼脉搏跳动两次，一吸脉搏也跳动两次，呼吸不停止，脉搏跳动也不停止。

黄帝说：脉气经过手太阴肺经的寸口，当脉来时，脉气盛；当脉退时，脉气衰，这其中蕴含着怎样的道理呢？

岐伯说：当脉气从内脏中向外流出，而后在经脉中运行的时候，就像弓箭离弦一样迅速，像水冲决堤坝一样迅猛，所以脉气在开始时是强盛的，上行到鱼际后，脉气渐趋弱小，只是借助于这种衰微之势逆而上行，所以此时的脉气就较为衰弱了。

足阳明和足少阴经跳动的原因

黄帝说：是什么原因促使足阳明胃经的脉搏跳动不止呢？

岐伯说：这是因为胃气上传于肺，其强悍之气上冲于头，沿着咽喉，上走空窍，又沿着眼系，入内联络于脑，再从额部流出，下行并会于足少阳胆经的客主人穴，再沿颊车会合于足阳明胃经，向下行于人迎穴，这就是胃气别出阳明而又合于阳明，使阳明脉搏动不止的原因。所以手太阴寸口脉与足阳明人迎脉上下贯通，跳动一致。故阳病而阳明脉反小的为逆证，阴病而太阴脉反大的为逆证。所以在正常情况下，寸口和人迎脉的跳动是协调一致的，静则都静，动则都动，就像牵引一根绳索一样互相牵连，如果任一方偏盛或偏衰，就会发生疾病。

黄帝说：是什么原因使足少阴肾脉跳动不休呢？

岐伯说：这是足少阴脉与冲脉并行的缘故。冲脉，十二经脉之海，与足少阴经的大络一同起源于肾下，从足阳明胃经的气冲穴流出，沿着大腿内侧，向下斜行而进入腘中，再沿小腿内侧运行，与足少阴肾经会合，向下行于内踝的后面，再进入足下。又分出一条支脉，斜入内踝，出而入于足背，散属于足跗上，再沿大小趾之间，注入诸络脉之中，从而对足胫起到温养和保护的作用。这就是足少阴脉经常跳动不止的原因。

营卫之气怎样循行

黄帝说：营气和卫气的运行，是上下相互贯通，不断地循环往复的。如果突然遭遇邪气侵害，或突受严寒侵袭，邪气滞留在四肢，就会使手足懈怠无力。营气、卫气在经脉内外运行，如果其循行道路及会合之处，都因外邪阻滞不通而导致运行失常，那么营卫之气又是怎样往返循环的呢？

岐伯说：四肢的末端是阴阳相会的地方，也是营气、卫气通行的大络。气冲是营卫之气通行的必经路径。所以如邪气阻滞了小络脉，导致络脉不通，那么营卫之气便通过四街大脉络得到贯通，四肢末端的络脉沟通后，则又会使气集合于四肢，周而复始，循环不止。

黄帝说：讲得好。“如环无端，莫知其纪，终而复始”，说的就是这个道理了。

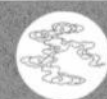

脉候的道理

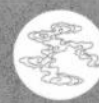

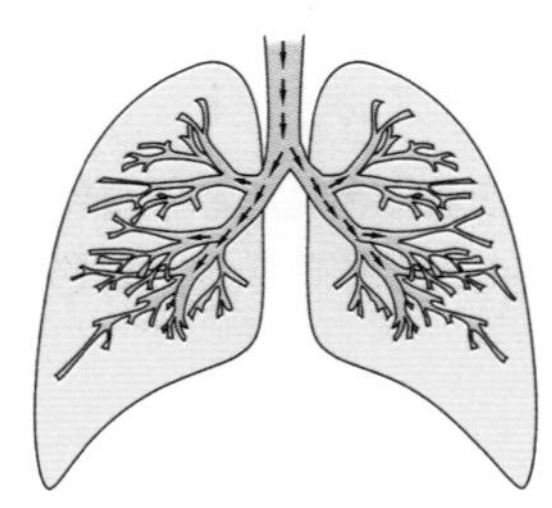

手太阴肺经、足阳明胃脉和足少阴肾脉跳动不止的根本原因是胃。胃是五脏六腑所需营气的来源，水谷精微在胃中化生为清气，向上传送于肺，肺气又从手太阴肺经出发，到全身十二经脉中循行，肺气的循行与人的呼吸同时进行，所以一呼脉搏跳动两次，一吸脉搏也跳动两次，呼吸不停止，脉搏跳动也不会停止。

人体的自动适应功能

如果邪气阻滞了四肢末端的络脉，导致络脉不通，那么营卫之气便会自动通过“四街”这样的径路运行。等络脉疏通后，营卫之气又会集合于四肢，周而复始，循环不止。

五味论

五味对人体的影响

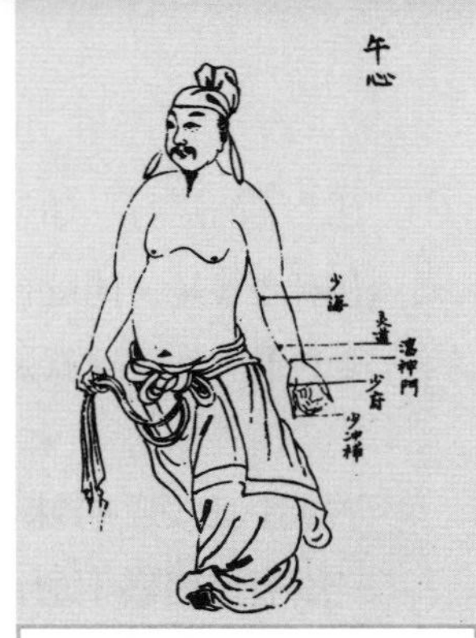

篇六十三

本篇说明了五味影响五脏所产生的病变，饮食的五味对于人体有其有利的一面，但是如果食用过多就会对人体造成不利的影响。

五味同时影响生理和心理

黄帝问少俞道：食物进入人体后，五味也分别进入脏腑中相应的经络，在此过程中也会导致五脏六腑产生病变。如果酸味进入筋，会因过量食用酸味，而导致小便不通；咸味进入血液后，会因过量食用咸味，而使人口渴；辛味进入气分后，会因过量食用辛味，而使人产生空虚感；苦味进入骨骼后，会因过量食用苦味，而使人呕吐；甘味进入肌肉后，会因过量食用甘味，而使人心中烦闷。我只知道这些，但不明白其中的原因，请您讲解一下。

少俞回答说：酸味食物进入胃后，酸性收涩，只在上、中二焦运行，而不能迅速吸收，因而滞留在胃中，如果胃中调和，功能正常，就使酸味向下运行，并注入膀胱，因为膀胱的皮薄而且湿软，所以遇酸后就会卷曲收缩，从而使膀胱口不通，影响尿液通行，导致小便不通。由于前阴是诸筋聚集的地方，所以酸味进入胃后便沿筋运行。

黄帝说：咸味善走血分，为什么多食用带有咸味的东西会使人口渴？

少俞说：咸味入胃后，咸味之气向上运行到中焦，而后输注到血脉，再与血相合，和血一同运行，因而血与咸味相合并，会使血液变得浓稠，如果血液浓稠；就会促使胃中的水液注入血脉之中。如果胃中水液不足，就不能向上滋养咽部，这种缺水的状况，会导致咽部干焦，舌根干燥，所以就会感到口渴。因为血脉是中焦精微输送到周身的道路，血也出于中焦，所以咸味入胃后，出于中焦而走血分。

辛味、苦味和甘味

黄帝说：辛味善走气分，为什么过食辛味的东西，会使人心中空虚？

少俞说：辛味入胃后，辛味之气运行到上焦，而上焦是将来自于中焦的水谷精微布散到体表的，所以过量食用姜、韭菜之类的辛味，就会熏蒸于上焦，从而影响营

卫之气的运行。如果辛味在胃中留存时间过久，就会使人感到心中空虚。因为辛味与卫阳之气是一同运行的，所以辛味入胃后，会促使卫阳之气外出而流汗，辛味也随汗排泄于体外，这就是辛味走气的道理。

黄帝说：苦味善走骨，为什么过食苦味的东西会呕吐呢？

少俞说：苦味入胃后，超过了五谷的气味，所以当苦味进入下脘后，会导致三焦通道闭塞不通。如果三焦不通，那么胃里的食物就不协调，从而使胃气上逆而形成呕吐。由于牙齿是骨的外路，苦味经过牙齿进入人体内，又随呕吐经由牙齿而出，所以说苦味走骨。

黄帝说：甘味善走肌肉，为什么过食甘味会使人烦闷？

少俞说：甘味入胃后，导致胃气小而柔弱，不能向上运行到上焦，而经常与食物共同囤积于胃中，所以导致胃气柔润。如果胃气柔润，就会延缓气的运行，容易化湿而产生寄生虫，虫会随着食物的甘味而在胃中蠕动，所以使人烦闷。甘味可以入脾，而脾主肌肉，甘味外通于肌肉，所以说甘味善走肌肉。

过量食用五味的后果

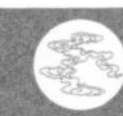

酸

过量食用酸味，会导致小便不通。

原因：膀胱的皮薄而且湿软，所以遇酸后就会卷曲收缩，从而使膀胱口不通，影响尿液通行，导致小便不通。

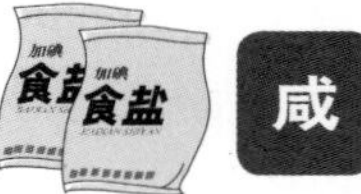

咸

过量食用咸味，会使人口渴。

原因：咸味会导致胃中水液不足，不能向上滋养咽部，导致咽部干焦，舌根干燥，就会感到口渴。

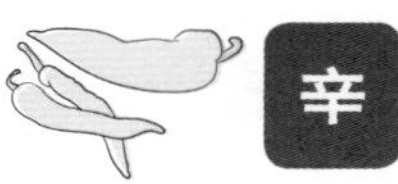

辛

过量食用辛味，会使人产生空虚感。

原因：过量食用姜、韭菜之类的辛味，就会熏蒸于上焦，其气久留于心下，会使人感到心中空虚。

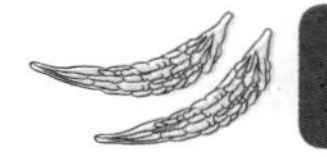

苦

过量食用苦味，会使人呕吐。

原因：苦味进入下脘后，会导致三焦通道闭塞不通。如果三焦不通，那么胃里的食物就不协调，从而使胃气上逆而形成呕吐。

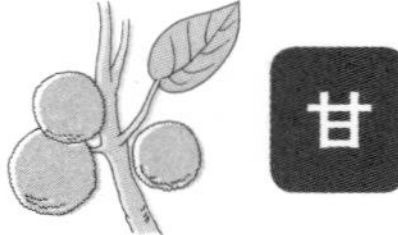

甘

过量食用甘味，会使人心中烦闷。

原因：甘味导致胃气柔润，会延缓气的运行，容易化湿而产生寄生虫，虫会随着食物的甘味而在胃中蠕动，所以使人烦闷。

阴阳二十五人

二十五种类型的人

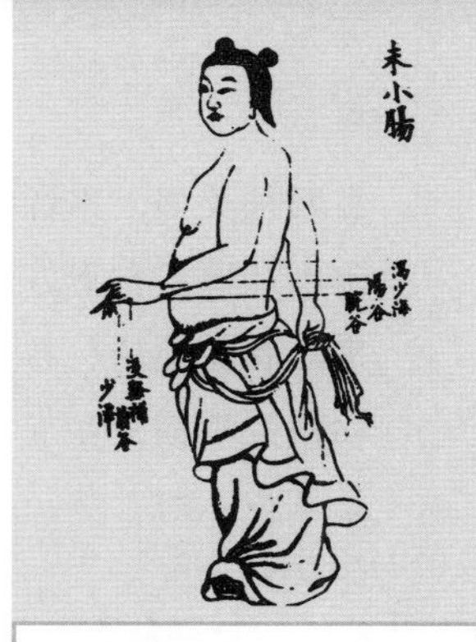

篇六十四

本篇阐述了阴阳五行、五音太少和阴阳属性，二十五种类型的人的特点以及易犯的疾病。叙述了气血盛衰出现在上部或下部的特点，以及如何去测候气血的盛衰和脏腑的内在变化。

五形之人

黄帝说：听说人有阴、阳的不同，这是怎样区别的呢？伯高说天地之间，六合之内，所有事物的变化，都离不开木、火、土、金、水五行，人也与五行相对应。人类的二十五种类型与阴阳之人的五种形态是不同的。我已经知道阴阳五态就是指太阳之人、少阳之人、太阴之人、少阴之人、阴阳和平之人的五种形态，那么二十五种人的具体情况，以及气血的形成，分别候察，从人体表现而得知内部状况的情形是怎样的呢？

岐伯说：您问得详细极了！因为您所问的正是先师秘而不传的至道，即使是伯高，也不能完全明白其中的道理。

黄帝离开座位，向后退几步，而后很恭敬地说：我听说，遇到可以传授的人而不传给他，是严重的损失；而得到了这种至道便随便泄露，将会遭到上天的厌弃。我迫切希望能得到这一至道，透彻地领悟它，而后将其密藏在金柜里，不敢随便宣扬。

岐伯说：首先应探明木、火、土、金、水五种类型的人，然后分辨其五色的不同，再辨别以上五种人的差异，这样二十五种人的形态就具备了。

黄帝说：请您详细地讲解。

岐伯说：慎重啊！慎重！就让我给您详细地讲解吧。

木形人

木形的人，属于木音中的上角，就像东方的苍帝一样。这类人的形态特征是：皮肤呈苍色，头小面长，肩背宽大，身直，手足小，多有才能，好用心机，体力不强，经常烦劳于事物。能忍受春夏的温热，而不能忍受秋冬的寒凉，容易感邪而生病，属于足厥阴肝经。其性格特征是柔美而稳重。另外，禀受木气而不全者有上下左右四种类型，木音中属于大角一类的人，在左上方，属于左足少阳经之上，其性格谦虚和蔼。右下方是在木音中属于左角一类的人，属于右足少阳经之下，其性格处事随和而顺从。右上方是在木音中属于钛角一类的人，属于右足少阳经之上，其性格意气昂扬。左下方是在木音中属于判角一类的人，属于左足少阳经之下，其性格是刚正不阿。

火形人

火形的人，属于火音的上徵，像南方的赤帝。这类人的形态特征是，皮肤呈红色，脊背宽广，颜面瘦小，头小，肩背髀腹各部发育均匀，手足小，步履稳健，心性急躁，走路时肩膀摇晃，肩背部肌肉丰满，有气魄，不看重钱财，缺少信用，常有思虑，分析问题的能力快而且透彻，脸色健康，性情暴躁，不能长寿而暴病死亡。这类人能忍受春夏的温热，不能忍受秋冬的寒凉，易在秋冬季节感受邪气而生病，属于手少阴心经。禀火气之偏而分为上下左右四类，左上方，在火音中属于质徵类型的人，属于左手太阳经之上，其性格为人光明磊落。右下方，在火音中属于少徵类型的人，属于右手太阳经之下，其性格多疑。右上方，在火音中属于右徵类型的人，属于右手太阳经之上，其性格是勇于上进而不甘落后。左下方，在火音中属于质判类型的人，属于左手太阳经之下，其性格是乐观快乐、怡然自得。

土形人

土形的人，属于土音中的上宫，宛如中央的黄帝。这类人的形态特征是，皮肤呈黄色，面圆，头大，肩背部丰满健美，大腹，从大腿至足胫部健壮，手足小，肌肉丰满，全身上下各部位发育都很匀称，步履稳健，脚步落地很轻，人喜好安静，乐于助人，不依附于权势，善于团结人心。这类人对时令的适应是，能忍受秋冬的寒凉，而不能忍受春夏的温热，在春夏季节易感邪而生病。这一类型的人在土音中称为“上宫”，属于足太阳脾经，具有诚实忠厚的性格特征。禀土气不全的人有左右上下四类：左上方，在土音中属于大宫类型的人，类属于左足阳明经之上，其性格平和而温婉柔顺。左下方，在土音中属于加宫类型的人，类属于左足阳明经之下，其性格端庄持重、神情喜悦。右上方，在土音中属于少宫类型的人，类属于右足阳明经之上，其性格言语、做事婉转而无锋芒。右下方，在土音中属于左宫类型的人，类属于右足阳明经之下，其性格勤勉好进。

金形人

金形的人，属于金音中的上商，好比西方的白帝。这类人的形态特征是，皮肤

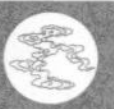

五形之人（一）

人也分为木、火、土、金、水五种类型，不同类型的人外部特点和易得的疾病都各不一样。天地之间，六合之内，所有事物的变化，都离不开木、火、土、金、水五行。

多愁善感的木形人

例如 **林黛玉**

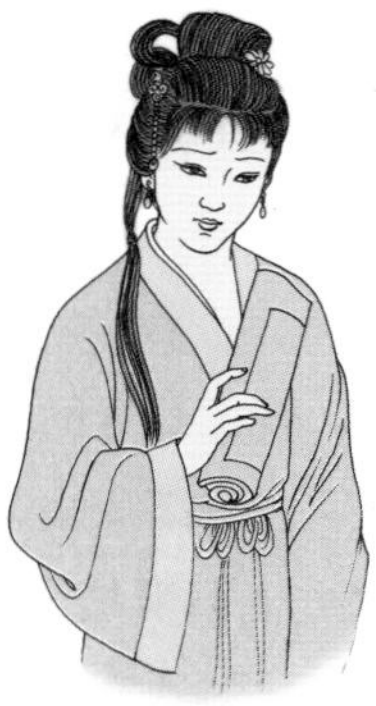

特征

皮肤呈苍色，头小面长，肩背宽大，身直，手足小，多有才能，好用心机，体力不强，经常烦劳于事物。

疾病抵抗力

能忍受春夏的温热，而不能忍受秋冬的寒凉，容易感邪而生病。

充满活力的火形人

例如 **孙悟空**

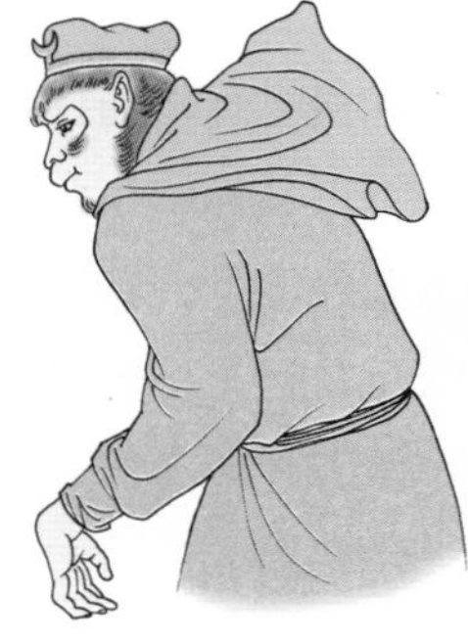

特征

皮肤呈红色，脊背宽广，颜面瘦小，手足小，步履稳健，心性急躁，走路时肩膀摇晃，有气魄，不看重钱财，分析问题的能力快而且透彻，脸色健康，性情暴躁，不能长寿。

疾病抵抗力

这类人能忍受春夏的温热，不能忍受秋冬的寒凉，易在秋冬季节感受邪气而生病，

大智若愚的土形人

例如 **张飞**

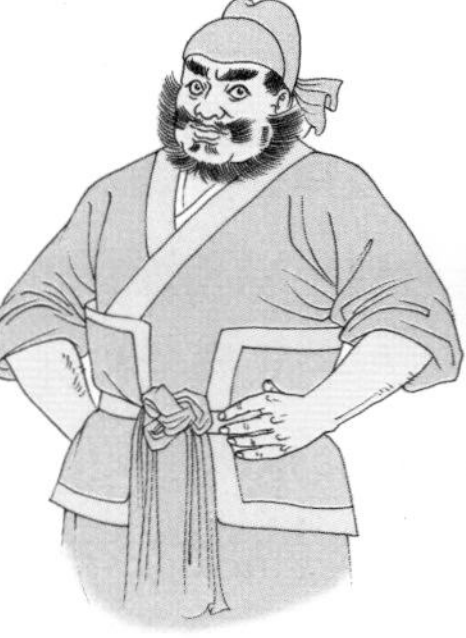

特征

皮肤呈黄色，面圆，头大，肩背部丰满健美，手足小，肌肉丰满，全身上下各部位发育都很匀称，步履稳健，脚步落地很轻，人喜好安静，乐于助人，不依附于权势，善于团结人心。

疾病抵抗力

能忍受秋冬的寒凉，而不能忍受春夏的温热，在春夏季节易感邪而生病。

呈白色，面部呈方形，头小，肩背瘦小，腹小，手足小，足跟坚壮，其骨如同生在足踵外一样，行动轻快，禀性廉洁，情性急躁，能静能动，动则悍猛异常，适合做官吏。这类人对时令的适应是，能忍受秋冬的寒凉，不能忍受春夏的温热，在春夏季节易感邪而生病。这一类型的人，在金音中称为“上商”，属于手太阴肺经，其特征是为人沉稳，办事可靠。禀金气不全的人有上下左右四类：左上方，在金音中属于钛商类型的人，属左手阳明经之上，其性格是洁身自好。左下方，在金音中属于右商类型的人，属左手阳明经之下，其性格潇洒而美好。右上方，在金音中属于左商类型的人，属右手阳明经之上，其性格是善于明辨是非。右下方，在金音中属于少商类型的人，属右手阳明经之下，其性格是庄重严肃。

水形人

水形的人，属于水音中的上羽，就像北方的黑帝。这类人的形态特征是，皮肤呈黑色，面不平，头大，颊部较宽广，肩部瘦小，腹大，手足好动，行走时身体摇晃，尻尾部较长，脊背也长，不敬重也不惧怕人，善于欺诈，容易被人杀戮致死。这类人对时令的适应情况是，能忍受秋冬的寒凉，不能忍受春夏的温热，在春夏季节易感邪而生病。这类人在水音中称为“上羽”，属于足少阴肾经，其性格心胸狭窄，品质卑下。禀水气不全的人有左右上下四类：右上方，在水形中属于大羽类型的人，类属于右足太阳经之上，其性格是神情扬扬自得。右下方，在水形中属于少羽类型的人，类属于左足太阳经之下，其性格是曲折而不直爽。左下方，在水音中属于众羽一类的人，类属于右足太阳经之下，其性格是清白洁净。左上方，在水音中属于桎羽类型的，类属于足太阳经之上，其性格是心境安然。

可见，以上木、火、土、金、水五种形态的人，因各自具有不同的性格及形态特征，所以难于分辨。

形体和肤色相克

黄帝说：有的人已经具备二十五种类型的形体特征，却未显现出相应的肤色，这是为什么呢？

岐伯说：按照五行相生相克的规律，或者形体的五行克制肤色的五行，或者肤色的五行克制形体的五行，每逢遇到年忌相加，再感受了病邪就会生病，如果疏忽了，就会有性命之忧。而如果形体与皮肤颜色相称，则会平安健康。

黄帝说：形体和肤色相互克制时，能够知道年忌吗？

岐伯说：年忌的计算方法是，七岁是大忌之年，以后依次加九年，即十六岁、二十五岁、三十四岁、四十三岁、五十二岁、六十一岁，都是大忌之年，不可不注

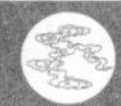

五形之人（二）

坚持原则的金形人
例如 **诸葛亮**

特征

皮肤呈白色，面部呈方形，头小，肩背瘦小，腹小，手足小，足跟坚壮，行动轻快，禀性廉洁，能静能动，动则悍猛异常，适合做官吏。

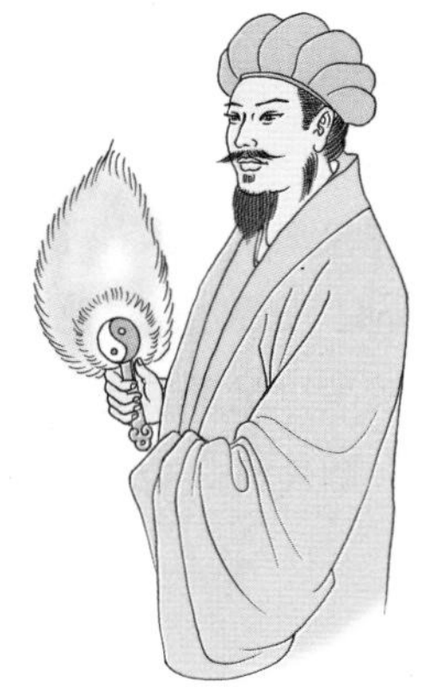

疾病抵抗力

能忍受秋冬的寒凉，不能忍受春夏的温热，在春夏季节易感邪而生病。

高深莫测的水形人
例如 **曹操**

特征

皮肤呈黑色，面不平，头大，颊部较宽广，肩部瘦小，腹大，脊背也长，手足好动，行走时身体摇晃，不敬重也不惧怕人，善于欺诈，容易被人杀戮。

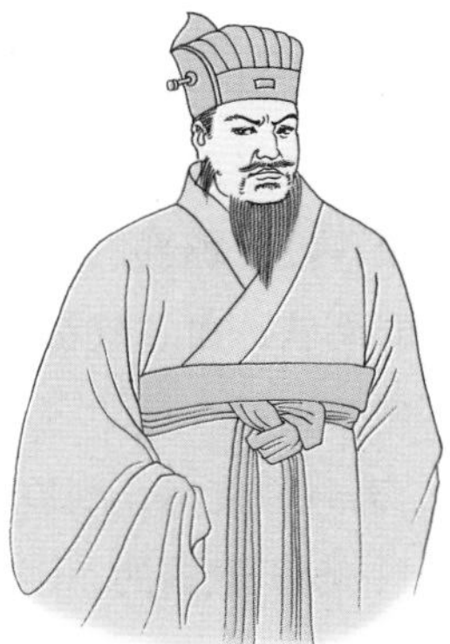

疾病抵抗力

能忍受秋冬的寒凉，不能忍受春夏的温热，在春夏季节易感邪而生病。

五形人与年纪

五形之人如果形体与皮肤颜色不相称的话，要小心年忌。

年忌

按照五行相生相克的规律，或者形体的五行克制肤色的五行，或者肤色的五行克制形体的五行，每逢遇到年忌，再感受了病邪就会生病；如果疏忽了，就可能会有性命之忧。

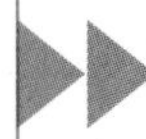

年忌的计算

七岁是大忌之年，以后依次加九年，即十六岁、二十五岁、三十四岁、四十三岁、五十二岁、六十一岁、七十岁都是大忌之年。

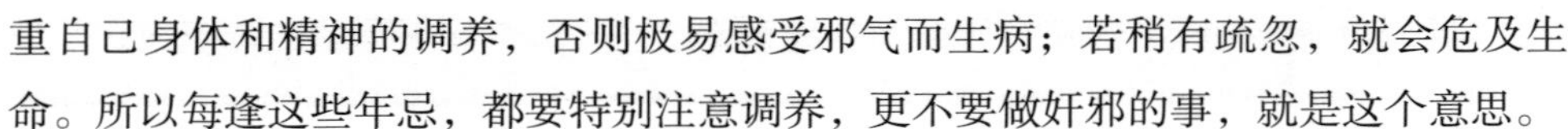

重自己身体和精神的调养，否则极易感受邪气而生病；若稍有疏忽，就会危及生命。所以每逢这些年忌，都要特别注意调养，更不要做奸邪的事，就是这个意思。

黄帝说：先生说过，通过十二经脉在人体的上下循行，气血变化，可以观察到体表的现象，这是为什么呢？

岐伯说：在人体上部运行的足阳明经脉，如果血气充足旺盛，那么两颊的胡须长而美；如果血少而气多，则胡须短；如果气少血多，则胡须少；如果气血都不充盛，则无胡须而且口角两旁的纹理较多。在人体下部运行的足阳明胃经，若血气充盛，则阴毛美而长，并可上至胸部；如果血多气少，则阴毛美而短，可上至脐部，行走时喜好高举两足，足趾肌肉较少，足部常感寒冷。如果血少气多，则容易长冻疮；如果血气皆不足，则无阴毛，即使有，也是稀少干枯的，易患肉软、气逆、麻痹等病。

气血与外表

在人体上部运行的足少阳经脉，若气血充足旺盛，则面颊连鬓美而长；血多气少的，则两颊连鬓美而短；如果血少气多，则少胡须；血、气都不充盛的，则无胡须。这类人感受寒湿之邪后，则易患痹证、骨痛、爪甲干枯等证。在下部运行的足少阳经脉，若气血充盛，则腿胫部的毛美而长，外踝附近的肌肉肥厚；血多气少的，则腿胫部的毛美且短，足外踝部的皮肤坚硬且厚；血少气多的，则腿胫部的毛较少，外踝部皮肤薄弱而软；血、气都少的，则腿胫部无毛，足外踝部瘦弱无肌肉。

在上部运行的足太阳经脉，若气血充盛，则眉毛清秀且长；如果血多气少，则眉毛干枯，面部多有细小的皱纹；血少气多的，则面部肌肉丰满；气血调和，则面色滋润秀丽。在下部运行的足太阳经脉，若血气充盛，则足跟部肌肉丰满、坚实；如果气少血多，则足跟部肌肉瘦弱、软弱无力；如果气血都不充盛的，则容易发生抽筋、足跟骨疼痛的病证。

手阳明经脉循行于上部，若血气充盛，则唇上胡须清秀而美；如果血少气多，则唇上胡须粗疏而没有光彩。血气都少，则唇无胡须。循行于下部的手阳明经脉，若血气充盛，则腋毛秀美，手掌鱼际部的肌肉经常温暖；若气血都虚弱，则手部肌肉消瘦寒凉。

手少阳经脉循行于上部，若血气充盛，则眉毛美而且长，耳部明润；若血气都虚少，则耳部焦干，没有光彩。循行于下部的手少阳经脉，若气血充盛，则手部的肌肉厚实、温暖；如果气血都虚弱，则手部的肌肉瘦削、寒凉；气少血多的，则手部肌肉消瘦，而且脉络多。

手太阳经脉循行于上部，若血气充盛，则胡须多，面部丰满；若血气都不充足，则面部肌肉消瘦，面色发黑，暗淡无光。手太阳经脉循行于下部，若气血充盛，则手掌部肌肉丰满；若气血都少，则手掌部的肌肉消瘦、寒冷。

针刺五形人的法则

黄帝说：在针刺治疗时，针刺以上二十五种不同类型的人，有法则吗？

岐伯说：眉毛清秀美好的人，是足太阳经脉气血充盛；眉毛稀疏无华的人，是足太阳经脉气血虚少；肌肉丰满而且润泽的人，是血气有余；肌肉丰满而无光泽的人，是气有余而血不足；肌肉消瘦而无光泽的人，是气血均不足。根据人体外在形体表现与体内气血的盈亏，便可得知疾病的虚实及病势的顺逆情况，这样就能做出恰当的治疗。

黄帝说：如何针刺三阴三阳十二经所患的病变？

岐伯说：对寸口、人迎脉进行切脉，观察其阴阳气血的盛衰变化，再循按其经络所在的部位，以察有无气血凝涩不通的现象。若气血闭塞不通，则机体多有痛痹，严重时气血不能运行，以致脉道滞涩。此时，应采用针刺温补的方法，在其气血通调后才止针。对于气血凝滞于络道，而导致血脉闭塞不通的，应针刺放血，以消除瘀血。所以说，对于邪气郁结在上的病证，应采取上病下取的取穴方法，引导病气下行；凡是上部正气不足的，要采用推而扬之的针法，促使正气上行；若气迟迟不至没有针感，或是气行迟滞而中途滞留的，应刺其滞留之处，以使气上行。必须明确经脉循行路线，才能施行上述治疗方法。如果有寒热相争的痛证，就应根据阴阳偏盛的不同情况，补其不足，泻其有余，调理气血以达到平衡。若脉中虽有郁滞而尚未凝结的，就应根据不同的情况给予治疗。总之，在熟悉二十五种人的外部特征，经脉上下气血的盛衰、闭塞或畅通等情况的基础之上，才能灵活运用针刺的各种方法和原则。

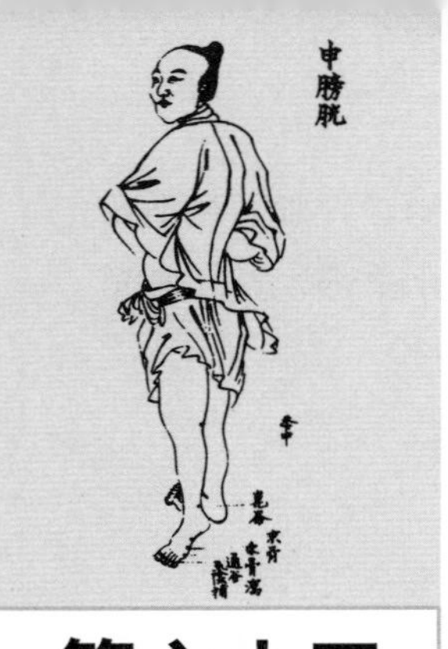

篇六十五

五音五味

五音与气血的联系

本篇说明了手足三阳经与五脏阴经的关系，同时用五味、五谷、五果和五畜来对应五色、五时。论述了须眉和面色与经脉气血的关系，指出了女人、宦官和天阉没有胡须的原因。

五音的区分

凡属火音中右徵、少徵类型的人，遭遇疾病时，应调治右侧手太阳小肠经上部；属金音中左商及火音中左徵类型的人，遭遇疾病时，应调治左侧手阳明大肠经的上部；属火音中少徵与土音中大宫类型的人，遭遇疾病时，应调治左侧手阳明大肠经上部；属木音中右角和大角类型人，遭遇疾病时，应调治右侧足少阳经下部；属火音中大徵和少徵之类的人，遭遇疾病时，应调治左手太阳经上部；属水音中众羽、少羽之类的人，遭遇疾病时，应调治右侧足太阳经下部；属金音中少商、右商之类的人，遭遇疾病时，应调治右侧手太阳经下部，属水音中桎羽和众羽之类的人，遭遇疾病时，应调治右侧足太阳经下部，属土音中少宫、大宫之类的人，遭遇疾病时，应调治右侧足阳明经下部；属木音中判角与少角之类的人，应调治右侧足少明经下部；属金音中钛商和上商类型的人，遭遇疾病时，应调治右侧足阳明胃经的下部，属金音中钛商和木音中上角类型的人，遭遇疾病时，应调治左侧足太阳膀胱经的下部。

五音的对应关系

凡是属于火音中上徵、右徵之类的人，相对应的是五谷中的麦、五畜中的羊、五果中的杏，在经脉为手少阴，五脏为心，五色为赤，五味为苦，在时为夏。凡是属于水音中上羽和大羽之类的人，对应的是五谷中的大豆、五畜中的猪、五果中的栗，在经脉中为足少阴、五脏为肾、五色为黑、五味为咸，在时为冬。凡是属于土音中上宫与大宫之类的人，对应的是五谷中的稷、五畜中的牛、五果中的枣，在经脉为足太阴，五藏为脾、五色为黄、五味为甘，在时为季夏。凡是属于金音中上商与右商之类的人，对应的是五谷中的黍、五畜中的鸡、五果中的桃，在经脉为手太

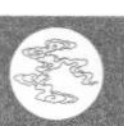

五音与人体

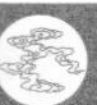

在阴阳五行理论中，五音、五味、五谷、五果、五畜、五色和五时等都是一一对应的。

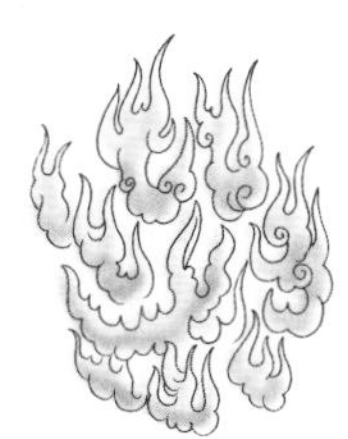

火音

凡是属于火音中上徵、右徵之类的人，相对应的是五谷中的麦、五畜中的羊、五果中的杏，在经脉为手少阴，五脏为心，五色为赤，五味为苦、在时为夏。

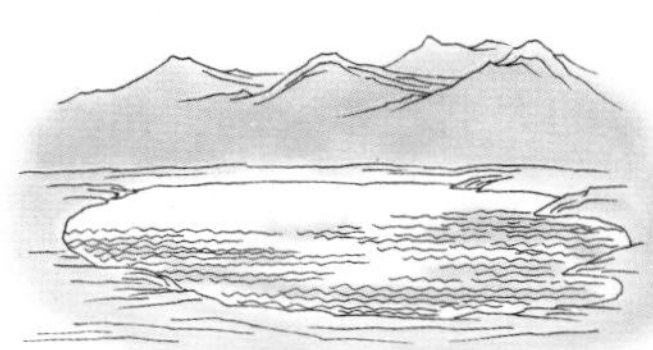

水音

凡是属于水音中上羽和大羽之类的人，对应的是五谷中的大豆、五畜中的猪、五果中的栗，在经脉中为足少阴，五脏为肾，五色为黑，五味为咸，在时为冬。

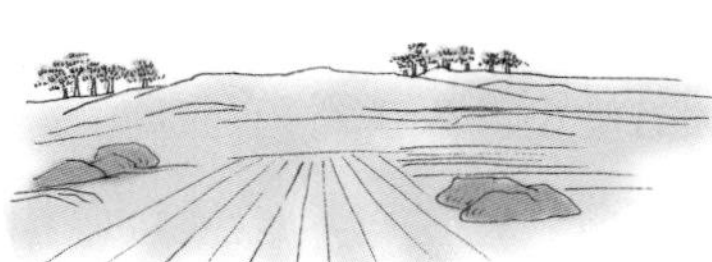

土音

凡是属于土音中上宫与大宫之类的人，对应的是五谷中的稷、五畜中的牛、五果中的枣，在经脉为足太阴，五脏为脾，五色为黄，五味为甘，在时为季夏。

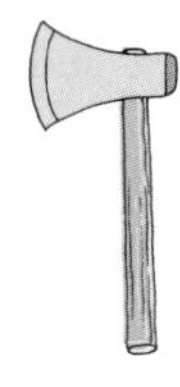

金音

凡是属于金音中上商与右商之类的人，对应的是五谷中的黍、五畜中的鸡、五果中的桃，在经脉为手太阴，五脏为肺，五色为白，五味为辛，在时为秋。

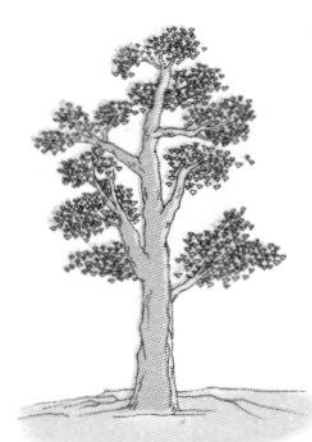

木音

凡是属于木音中上角和大角之类的人，对应的是五谷中的黍、五畜中的狗、五果中的李，在经脉为足厥阴，五脏为肝，五色为青，五味为酸，在时为春。

名词解释

五音的划分

右徵、少徵、质徵、上徵、判徵等五种都属于火音类型的人；右角、钛角、上角、大角、判角等五种都属于木音类型的人；右商、少商、钛商、上商、左商等五种都属于金音类型的人；少宫、上宫、大宫、加宫、左宫等五种都属于土音类型的人；众羽、桎羽、上羽、大羽、少羽等五种都属于水音类型的人。

阴，五脏为肺、五色为白、五味为辛、在时为秋。凡是属于木音中上角和大角之类的人，对应的是五谷中的黍、五畜中的狗、五果中的李，在经脉为足厥阴，五脏为肝、五色为青、五味为酸，在时为春。

凡是属于土音中的大宫，木音中的上角类型的人，遭遇疾病时，可调治右侧足阳明胃经上部。凡是属于木音中左角与大角类型的人，遭遇疾病时，可调治左侧足阳明胃经上部。凡是属于水音中的少羽与大羽类型的人，遭遇疾病时，可调治右侧足太阳膀胱经的下部。凡是属于金音中左商与右商类型的人，遭遇疾病时，可调治左侧手阳明大肠经的上部。凡是属于土音中加宫与大宫类型的人，遭遇疾病时，可调治左侧足少阳胆经上部。凡是属于火音的质判和土音的大宫类型的人，遭遇疾病时，可调治左侧足少阳小肠经下部。凡是属于木音中的判角与大角类型的人，遭遇疾病时，可调治左侧足少阳胆经下部。凡是属于水音的大羽和木音的大角类型的人，遭遇疾病时，可调治右侧足太阳膀胱经上部。凡是属于木音的大角和土音的大宫类型的人，遭遇疾病时，可调治右侧足少阳经上部。

血气与胡须

右徵、少徵、质徵、上徵、判徵等五种都属于火音类型的人；右角、钛角、上角、大角、判角等五种都属于木音类型的人；右商、少商、钛商、上商、左商等五种都属于金音类型的人；少宫、上宫、大宫、加宫、左宫等五种都属于土音类型的人；众羽、桎羽、上羽、大羽、少羽等五种都属于水音类型的人。

黄帝说：女性之所以没有胡须，是没有血气的缘故吗？

岐伯说：冲、任二脉，从胞中发端，又向上运行于脊背，是经脉和络脉汇聚的场所。运行在体表的，沿腹部右侧上行，在咽喉交会，其中的一条分支，从咽喉分出，环绕在口唇周围循行。如果血气俱旺，则肌肉丰满，皮肤润泽，且渗灌到皮肤而滋生毫毛。因女性每月都有月经排出体外，使得冲、任脉的血气，不足营养口唇，所以女性不生胡须。

外表推断气血

黄帝说：男性中有人损伤了生殖器，造成阳萎，丧失了性功能，可他仍有胡须，这是为什么呢？宦官因受阉割，便不再生长胡须，这又是什么原因呢？请您讲讲。

岐伯说：宦官受阉割，是将睾丸切除，使得冲脉受伤，导致血外泄而不能恢复正常的运行，伤口愈合后皮肤干结。口唇周围得不到冲脉和任脉的气血滋养，所以就不再长胡须。

黄帝说：有的人是天阉，既不像女性般排月经，也不生胡须，这又是什么原因呢？

岐伯说：这是先天具有的性生理缺陷，冲、任二脉不充盛，外生殖器不健全，虽有气但血不足，不能向口唇周围提供滋养，所以不生胡须。

黄帝说：讲得太好了！圣人能通晓万事万物，就像日月的光芒，又像擂鼓作响，听到声音，就能知道它的形状，除了先生您之外，谁还能明了这万事万物的道理呢？所以有才智的人，善于体察他人的颜色，如面色黄赤的，便知道其体内气血偏热；面色青白的，便知道其体内气血偏寒；色黑的人，便知其多血少气；眉清目秀的人，是太阳经脉多血；须髯很长的人，是少阳经脉多血；胡须美的人，是阳明经脉多血。这是一般的规律。

人体内各经脉中气血多少的常理是：太阳经通常多血少气；少阳经通常多气少血；阳明经通常多血多气；厥阴经通常多气少血；少阴经通常多血少气；太阴经通常也是多血少气。这是先天的常数。

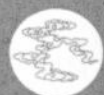

外表与气血

通过外表可以推断气血的情况。

外表	推断
面色黄赤	体内气血偏热
面色青白	体内气血偏寒
面色黑	多血少气
眉清目秀	太阳经脉多血
须髯很长	少阳经脉多血
胡须美	阳明经脉多血

经脉中气血的常理

太阳经通常多血少气；少阳经通常多气少血；阳明经通常多血多气；厥阴经通常多气少血；少阴经通常多血少气；太阴经通常也是多血少气。

女性为什么不长胡须

女性气有余而血不足，每月都有月经排出体外，使得冲、任脉的血气不足以营养口唇，所以女性不生胡须。

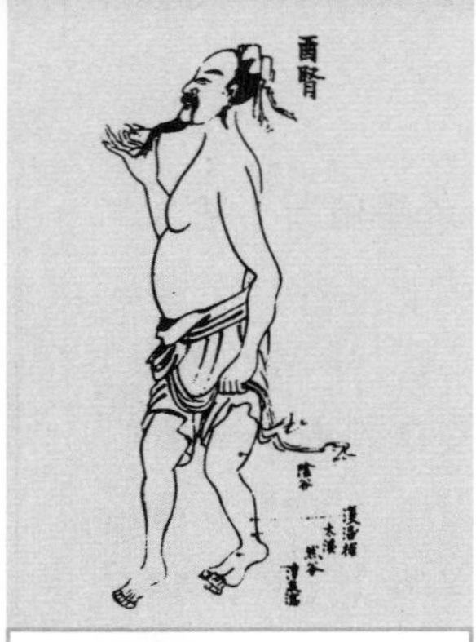

篇六十六

百病始生

疾病产生的原因

本篇把疾病产生的原因分为外来致病因素和精神致病因素，而人体正气的不足是主要原因，详细解释了外来致病因素的传变次序。

致病的因素

黄帝向岐伯问道：任何疾病的产生，都因风、雨、寒、暑、凉、湿的侵袭，以及喜怒等情志的内在因素所导致。若喜怒不加节制，就会使五脏受伤；遭遇风雨寒暑之邪，会使人体外部受伤。风雨的邪气，伤害人的上半身；寒湿的邪气，伤害人的下半身。人体上中下三个部位遭受的邪气各不相同，我想听闻其会通的道理。

岐伯说：三种邪气所伤害的部位是不同的，它们有的先发于阴分，有的先发于阳分，请让我说明它的道理。凡喜怒不加节制，就会伤害人体的五脏，五脏属阴，五脏受伤则疾病起于阴分；寒湿风邪侵袭人体下部，会导致病起于下；风雨的邪气侵袭人体上部，会导致病起于上，这就是邪气致病的三个方面，至于邪气侵袭人体后引起的变化，是不可胜数的。

黄帝说：我对这些千变万化的病变不能尽数，所以向您请教，希望听闻其大道。

岐伯说：风、雨、寒、热的邪气，如果不遇到身体虚弱的病人，一般不能单独伤人。如果突然遇到急风暴雨而没有生病的人，是因为其身体健壮，正气不虚，所以病邪是不能单独伤害人的身体的。凡是疾病，必定产生于人体虚弱，又遭受了邪气侵袭之时，只有两虚结合，才会产生疾病；如果身体强壮，肌肉坚实，四时之气也正常，即使遭受了邪风侵袭，也不一定会得病。凡是疾病的发生，既与四时之气的变化有关，又取决于身体素质的强壮与否。邪气大都根据其不同的性质而侵袭人体的不同部位，再根据发病部位的不同来决定病名。可从纵向划分为上、下、中三部，从横向又可分为表、里和半表里三部。

邪气侵犯的顺序

邪气侵犯人体，必然从最表层的皮肤开始，若皮肤松弛，则腠理开泄；腠理开泄，则邪气从毛孔进入。如邪气向深处侵犯，则会出现恶寒战栗，毫毛悚然直立，皮肤疼痛的症状。若邪气滞留在体中，就会逐渐传到络脉，导致肌肉疼痛。疼痛时作时止，是邪气将从络脉向经脉转移。若病邪仍滞留在经脉中，就会出现恶寒和惊悸的现象。邪气继续留滞不去，传入输脉，又停留于输脉时，就会导致足太阳经的六经腧穴受病，阻隔六经之气，并使其不能通达于四肢，以致四肢关节疼痛，腰脊也强痛不适。邪气如再滞留不去，则传入脊内的冲脉，冲脉被邪气所犯，就会感到身体沉重疼痛。若邪气依旧不散，则会传入肠胃，引起肠鸣腹胀。寒邪重的则肠鸣并排出不消化的食物，继而热邪盛，便会引起泻痢。若邪气仍留滞不去，传到肠胃膜原，留驻于血脉之中，病邪就会与血气凝结，日久成为积块。邪气侵犯人体后，或留于孙脉，或留于络脉，或留于经脉，或留于输脉，或留于伏冲之脉，或留于膂筋，或留于肠胃以外的膜原，上连于缓筋，邪气泛滥于人体的各个部位，是难以说完的。

积块的缘由

黄帝说：我想全面了解其中的缘由。

岐伯说：邪气停留在孙络形成积块，其疼痛点上下往来，因积块停留在孙络，而孙络处于浅表又松弛，所以无力拘束积块，便使痛块在肠胃中间游动。有水时，会发出濯濯的声音；有寒时，则出现腹胀、雷鸣、相互牵引的声音；寒邪盛则腹部胀满雷鸣，并常有刀割一样的疼痛。若邪气停留在阳明经而形成积滞，积滞位于脐的两旁，饱食后增大，饥饿时缩小。如果邪气滞留于缓筋而形成积块，其形状表现与阳明经的积块相似，饱食则痛，饥则痛止。邪气留滞于肠胃部的膜原而形成积块，会牵连到肠外的缓筋疼痛，特点是饱食后不痛，饥饿时疼痛。邪气停留在伏冲脉而形成积块，如用手切按腹部，会有动感，放手后患者自觉有热气下行到两股间，犹如用热汤浇灌般。邪气停留在膂筋而形成积块，饱食后肠胃充实，用手摸不到积块的形状，饥饿时肠胃空虚，则可以摸到积块形状。邪气停留在输脉而形成积块，会导致脉道闭塞不通，津液不能散布，孔窍干涸壅滞。这些就是邪气由内至外、从上到下的病证迹象。

积块的形成

黄帝说：积块的开始发生及形成情况是怎样的？

岐伯说：积块发生于寒邪的侵入，伴随寒邪厥逆上行而形成。

黄帝说：寒邪是怎样造成积病的？

岐伯说：寒邪造成厥逆之气，先使足部痛滞，继而产生胫部寒冷。胫部寒冷会使血脉凝涩。血脉不通，则寒气上逆而进入肠胃，从而导致气机不通，肠胃胀满；

肠胃胀满则使肠外的水液汁沫积聚不能消散，这样日复一日，便形成积病。又因突然地暴饮暴食，而使肠胃经脉过于充盛，或因生活起居失常，或因用力过度，都可以伤害络脉。若上部的络脉受伤，则血向外溢，出现流鼻血的症状；若下部的络脉受伤，则血向内溢，血内溢就表现为大便血的症状；如果肠胃的络脉受伤，则血溢于肠道外，若肠外有寒邪，肠外的水液汁沫与血液搏结，凝聚不散，就形成积块。此外，如果突然受到外来寒邪的侵袭，再加上忧愁思虑，或有郁结的愤懑，则使气机上逆；气机上逆会导致足六经气血运行不顺畅，从而导致阳气不通，使血液在内部凝结，不能布散，津液涩滞而形成积块。

五脏的病变

黄帝问道：五脏的疾病是怎样形成的呢？

岐伯说：愁思忧虑过度，则伤害心脏；形体受寒，再加饮食寒冷，就会使肺脏受到伤害；愤恨恼怒过度，则伤害肝脏；酒醉后行房事，汗出又吹风，则伤害脾脏；用力过度，或房事后汗出洗浴，则伤害肾脏。这就是内外上下三部的发病情况。

黄帝说：应怎样治疗这些疾病呢？

岐伯问答说：仔细审查病痛所在的部位，就可以得知病变的所在，然后根据其病证的虚实，当补则用补法，当泻则用泻法，不要违背四时气候和脏腑相应的原则，这就是至高的治疗法度。

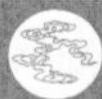

五脏的养生

在现代人的日常生活中，只要稍加留心，就可以避免很多对五脏的伤害。

五脏容易得病的情况

愁思忧虑过度，则伤害心脏；形体受寒，再加饮食寒冷，就会使肺脏受到伤害；愤恨恼怒过度，则伤害肝脏；酒醉后行房事或汗出当风，则伤害脾脏；用力过度，或房事后汗出洗浴，则伤害肾脏。

行针

针刺后的不同反应

本篇阐述了针刺后出现的六种不同反应及其原因，主要是各人体质不同，气血盛衰也有差异。

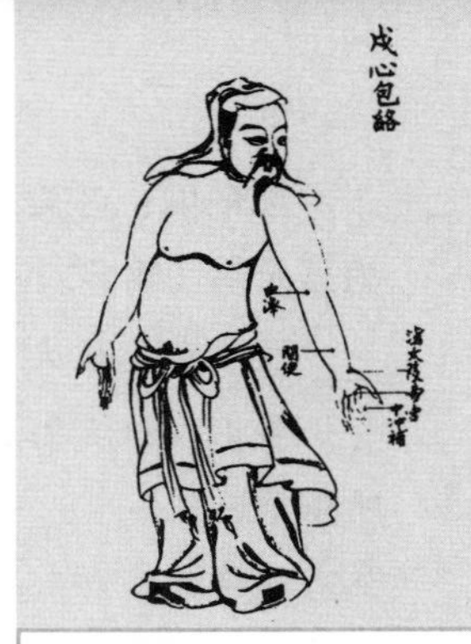

篇六十七

针刺后的反应

黄帝向岐伯问道：我从夫子这里学习了九针的相关理论，在对百姓进行施治的过程中，看到他们的气血盛衰不相同，对针刺的反应也不同。有的人在进针之前就有反应，有的进针后马上就有得气的反应，有的则在拔出针之后才有反应，还有人要经过数次针刺后，才有反应。有的在针刺后产生晕针，有的数次针刺后，病情反而加重。以上这六种针刺时的表现各不相同，我想听闻其中的道理。

岐伯说：重阳类型的人，易于激动，高度敏感，对针的反应很强烈。

黄帝说：怎样才能判断哪些人是重阳类型的呢？

岐伯说：重阳类型的人，感情丰富，性情如火一样炽热，说话爽朗流利，走路时趾高气扬，心肺的脏气有余，阳气旺盛而滑利，情绪激扬，易于激动，所以在出针后得气快。

黄帝说：有些重阳类型的人，其精神并不易于激动，针刺时得气不快，这又是为什么？

岐伯说：这种人虽然阳气炽盛，但阴气也盛。

黄帝说：怎么知道这种人阳中有阴呢？

岐伯说：多阳的人多心情愉悦，多阴的人多恼怒，但又很容易缓解，所以说这种类型的人阳中有阴。这种人阴阳离合困难，所以就不易激动，反应也不太强烈。

阴阳体质与针刺后的反应

黄帝说：有的患者对针刺很敏感，下针后很快得气，这是什么原因呢？

岐伯说：这是因为他们阴阳协调，气血润泽畅通，所以进针后很快出现得气的反应。

黄帝说：有的人在针拔出后，才出现反应，这是为什么？

岐伯说：这类人阴气多而阳气少，阴气的性质是下降，阳气的性质是上浮，因为其人阴气偏盛，主收敛，出针后，阳气随其针而上浮，才出现反应。

黄帝说：数次针刺才有反应，这又是为什么呢？

岐伯说：因为这种人多阴而少阳，神气沉潜很难被激动，所以数次针刺后才有所感觉。

黄帝说：针刺后为何会出现晕针呢？

岐伯说：凡是针刺后出现晕针以及针刺数次后病情加重的，与人体阴阳二气的偏于阴阳或经气沉浮无关，这都是由医生的拙劣医术所致，与患者的体质无关。

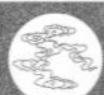

针刺后的反应

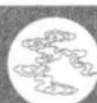

由于病人的体质和阴阳情况都不同，所以即使接受同样的针刺治疗也可能产生不一样的反应。

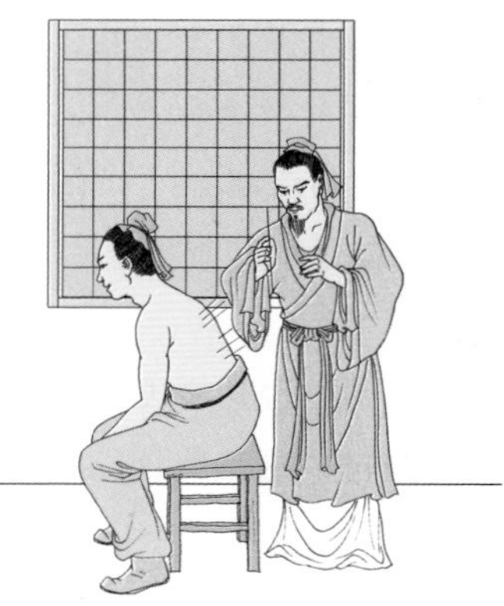

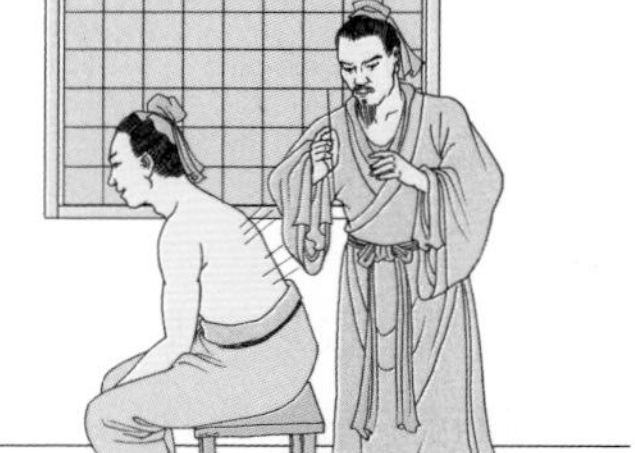

出针后得气快

重阳类型的人，心肺的气有余，阳气旺盛而滑利，情绪激扬，易于激动，所以在出针后得气快。

下针后很快得气

阴阳协调的人，气血润泽畅通，所以进针后很快出现得气的反应。

针拔出后才有反应

这类人阴气多而阳气少，阴气的性质是下降，阳气的性质是上浮，因为其人阴气偏盛，主收敛，出针后，阳气随其针而上浮，才出现反应。

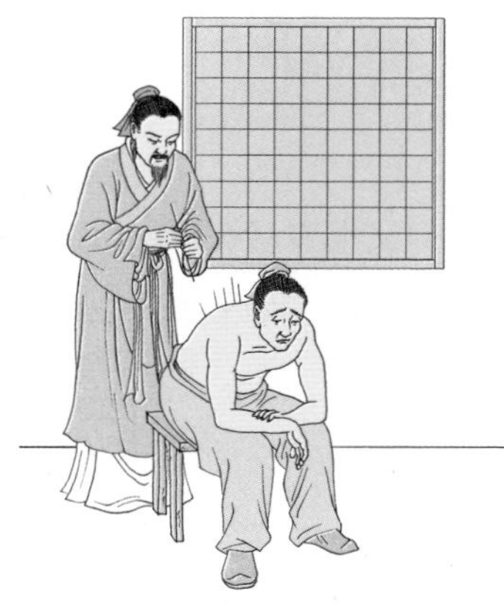

针刺时得气不快

阳中有阴的人，阴阳离合困难，所以就不易激动，反应也不太强烈。

数次针刺才有反应

这类人多阴而少阳，神气沉潜很难被激活，所以数次针刺后才有所感觉。

晕针

这都是由医生的拙劣医术所致，与患者的体质无关。

上膈

膈证的治疗

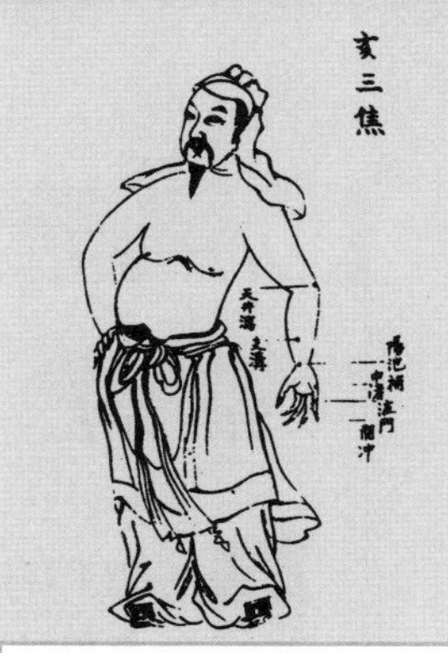

篇六十八

本篇阐述了“气为上膈”和“虫为下膈”的成因，同时也说明了治疗方法。针刺应该温针以祛其寒，再配合调理才能取得理想的疗效。

膈证的形成

黄帝说：气机郁结所形成的食物入胃后即吐的上膈证，我已经知道了。但因为虫积在下形成的下膈证，食后一天才吐出，我不解其意，请您详细地谈谈其中的道理。

岐伯说：由于喜怒无常、饮食不加节制、寒温不调合，而使寒汁流注于肠中，寒汁流于肠就会使寄生虫感到寒冷。虫受寒就会积聚不动，潜伏在下脘部，从而引起肠胃扩张，卫气不能营运，邪气独存于体内。人进食时，寄生虫也上行觅食，从而使下脘部空虚，邪气就乘虚侵袭，形成积聚，天长日久，就形成内痈；内痈会导致肠道狭窄，传化不利，所以经过一天的时间，仍会吐出。痈肿发生在下脘内的，痈的部位较深；痈肿发生在下脘外的，痈的部位较浮浅，会使在痈的部位上的皮肤发热。

膈证的治疗

黄帝说：怎样针刺治疗这一病证呢？

岐伯说：用手轻按痈肿部，注意痈肿的大小和发展的动向。先在痈肿周边浅刺，在进针后逐渐加深力度，如此反复而不能超过三次。再观察痈肿病位的沉浮，以确定针刺的深浅。行针刺后，必须进行热熨，促使热气进入痈肿深处，迫使邪气日益衰退，痈肿就会消散。在治疗的同时，还应加以适当的护理，做到清心寡欲，心平气和，再服用咸苦的药物，以软坚化积，使食物得以消化。

膈证的治疗

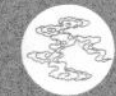

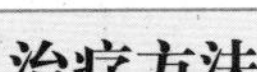

治疗方法

1	用手轻按痈肿部，注意痈肿的大小和发展的动向。
2	先在痈肿周边浅刺，进针后逐渐加大力度，如此反复而不能超过三次。
3	观察痈肿病位的沉浮，以确定针刺的深浅。
4	针刺后，必须进行热熨。
5	治疗的同时，还应加以适当的护理，服用咸苦的药物。

主要穴位与其主治疾病

穴位	主治疾病
神门	心神不宁、心绞痛、神经衰弱、健忘多梦、精神疾病、便秘、心脏病
阳池	糖尿病、神经痛、手部痛、手部关节炎
合谷	高血压、耳鸣、眼睛疲劳、发热头痛、盗汗自汗、感冒
梁丘	胃痉挛、痢疾、膝痛、坐骨神经痛
血海	妇女病、变形性膝关节炎症、贫血
陵泉	水肿、妇女病
足三里	能治百病，如胃酸过多、胃下垂、半身不遂、高血压、贫血、失眠等
解溪	便秘以及由此引起的头痛、膝痛、头面浮肿、下肢麻木，足踝关节酸痛
冲阳	过敏性体质、神经衰弱、食欲不振、脚痛
然谷	脚底痛、扁桃腺发炎、怕冷、生理不顺
委中	坐骨神经痛、腰痛、背痛、关节风湿痛、流鼻血、高血压
承山	小腿肌肉痉挛、坐骨神经痛、腰痛、痔疮、脱肛、便秘
三阴交	更年期综合征、泌尿系统疾病、生殖系统疾病、下肢内侧疾病
太溪	肾脏病、扁桃腺发炎、中耳炎、便秘、足部风湿疼痛
涌泉	生殖器官疾病、肾脏病、高血压、头痛头晕、咽痛失音、失眠、气喘、增强精力
太白	消化不良、脚部冰冷、消化系统疾病
足心	头晕目眩、五心烦热

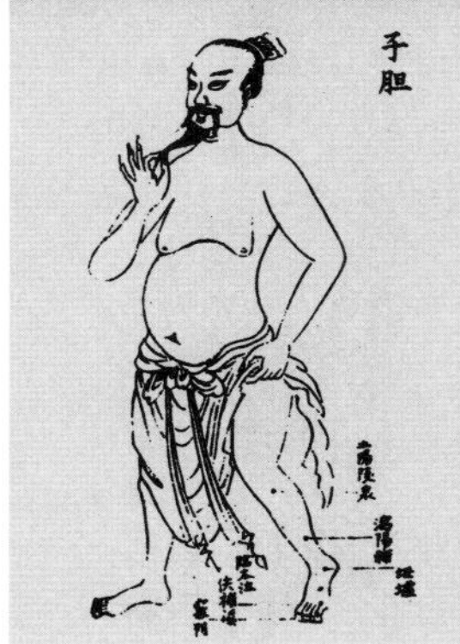

忧恚无言

失音证的治疗

篇六十九

本篇论述了失音证的病因和刺治的方法，说明了各发音器官的功能及其病理。因为以突然忧愤引起失音为论题，所以用忧恚无言作为篇名。

失音证

黄帝向少师问道：有的人突然忧愁或愤怒，以致发不出声音，是哪一气血通道被阻塞了？哪一种气机不行，才使其发不出声音呢？我希望听闻其中的原因。

少师回答说：咽喉，下通于胃，是受纳水谷的必然通道；喉咙向下与肺相通，是气息出入的通路；会厌，在咽部和喉咙之间，是发声的门户；口唇是开启声音的两扇门；舌是发出声音的器官；悬壅垂是发声的关键；颃颡，是口鼻气互通的孔窍；横骨受意识的控制，是舌头运动的枢机。所以鼻涕外流不止的人，是颃颡不开，分气功能失常的缘故。会厌小而薄的人，则呼吸畅快，开闭利落，出气容易，言语流畅。会厌大而厚的人，则开合困难，出气迟缓，所以会口吃。突然失音的人，是由于会厌受到寒邪的侵袭，活动不自如，所以就发不出声音。

黄帝说：怎样用针刺治疗呢？

岐伯说：足少阴肾经的经脉，沿着足部上行，连属于舌根部，并与横骨相连，在会厌部位终止。因此，针刺时，取足少阴肾经上连于会厌的血脉刺治，就会将浊气排出，因为会厌与任脉相连，所以再针刺任脉的天突穴，就会使会厌开合正常，恢复发声。

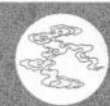

失音证

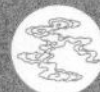

难字释义 “恚”是愤怒的意思。

失音的原因	怎样治疗失音
突然失音的人，是由于会厌受到寒邪的侵袭，活动不自如，所以就发不出声音。	针刺时，取足少阴肾经上连于会厌的血脉刺治，就会将浊气排出。因为会厌与任脉相连，所以再针刺任脉的天突穴，就会使会厌开合正常，恢复发声。

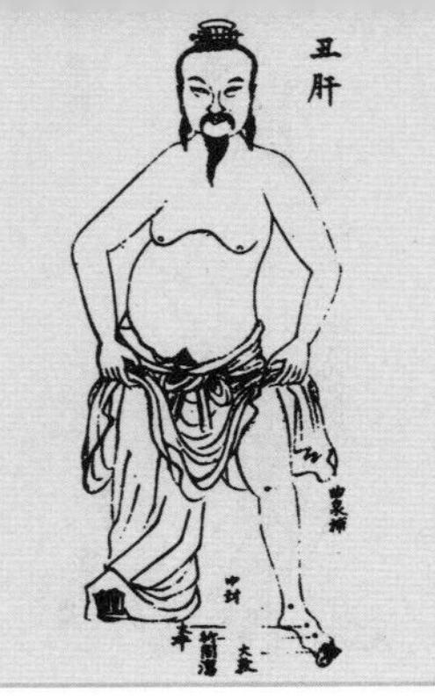

篇七十

寒热

淋巴结核的治疗

本篇简要介绍了瘰疬病的形成原因和治疗方法，还介绍了怎样判断患瘰疬者的病情。

瘰疬病

黄帝向岐伯问道：为什么时冷时热的瘰疬病，多发于颈项和腋下呢？

岐伯说：这是鼠瘘病，是由寒热的毒邪之气，聚集在经脉之中而不能排出所造成的。

黄帝说：怎样消除呢？

岐伯说：鼠瘘的病根在内脏，它所形成的症状，上出于颈腋之间，如果毒邪只浅浮在血脉中，而尚未附着于肌肉，只是在浅表部位化成脓血，就比较容易祛除了。

黄帝说：如何治疗呢？

岐伯说：首先要从根源消除体表的瘰疬，使毒气衰退，从而拔除寒热的根源。而后审察病邪所在的脏腑经脉，循经取穴，针刺时缓进缓出，使补泻得当，以祛除毒邪。如果瘰疬初起，其形小如麦粒者，一次就能见效，三次就能痊愈。

黄帝说：如何判断患瘰疬者的生死呢？

岐伯说：诊断时，翻看患者的眼皮进行观察，眼中会有红色的脉络，由上而下贯穿于瞳孔。若出现一条红色的脉络，则一年之内必死；若出现一条半的，一年半之内必死；出现两条的，两年内必死；出现两条半的，两年半内必死；出现三条的，三年内必死。如果出现的红色脉络尚未贯穿瞳子的，还可以进行救治。

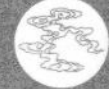

瘰疬病

时冷时热的瘰疬病	治疗方法
鼠瘘的病根在内脏，它所形成的症状，上出于颈腋之间。	1. 要从根源消除体表的瘰疬，使毒气衰退。 2. 针刺时缓进缓出，补泻得当，以祛除毒邪。 3. 如果瘰疬初起，其形如麦粒者，一次就能见效，三次就能痊愈。

卷八

运气

本卷以天文、气象、生物、物候、历法等多种学说来阐述自然气候变化规律对生物、对人体生命的影响，反映出“人与天地相应”的中医整体观，突出了自然变化和人体生命活动的各种节律，对各年的气候变化和疾病流行情况进行了推测，并提出预防疾病的措施。

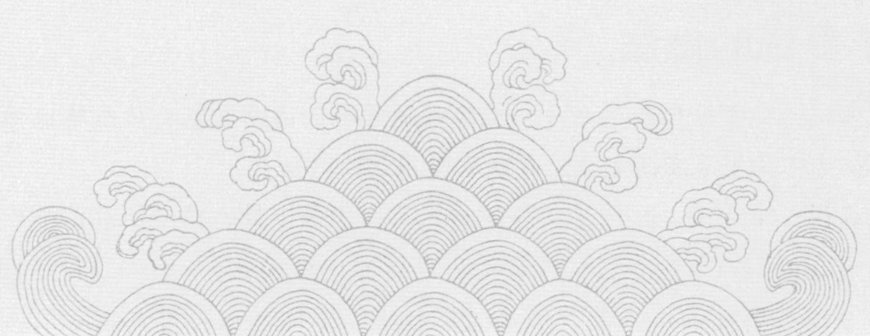

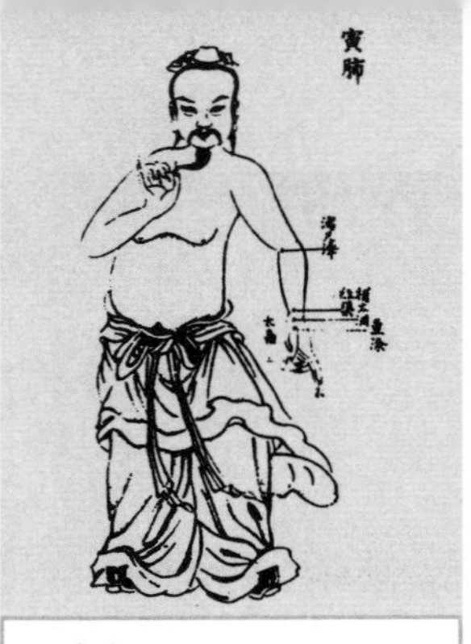

邪客

失眠的治疗

篇七十一

本篇论述了失眠的原因是内脏受邪气干扰，叙述了手太阴经和心厥阴经的本经腧穴位及其补正泻邪的刺法。指出心为五脏六腑的主宰，不能容邪，容邪则伤人。

失眠

黄帝向伯高问道：邪气侵犯人体之后，有时会令人不能安睡，这是什么原因造成的呢？

伯高说：食物进入胃中，被消化后，其糟粕、津液、宗气分为三条通道。宗气积聚在胸中，从喉咙中流出，通过心肺，变为呼吸之气。营气分泌津液，注入经脉中，化为血液，营养四肢，又向内灌注于五脏六腑，与昼夜百刻的计数相应。卫气滑利剽悍，流动迅猛，它首先在四肢、分肉、皮肤之中运行。白天从足太阳膀胱经出发，而后在人体的阳分运行；夜间由足少阴肾经开始，而后在阴分运行，在五脏六腑之间不停地运行。若邪气滞留于五脏六腑，就会限制卫气，从而使卫气仅能保护体表，只能行于阳分而不能入于阴分。由于卫气仅在阳分中运行，就导致在表的阳气偏盛，使阳跷脉气充盛，卫气不得入通于阴分，导致阴虚。所以人就不能闭目安睡。

黄帝说：说得好！应该怎样治疗这种病呢？

伯高说：对其治疗，应采用补其不足，泻其有余的方法，以求调和虚实，协调阴阳之气，畅通其通路，从而使厥逆的邪气被消除，令病人服半夏汤一剂，使阳通利，这样便能够安然入眠了。

半夏汤的做法

黄帝说：非常好！用这种方法就像疏通管道，清除淤塞，使经络通畅，阴阳调和！希望您能把半夏汤的成分、制法和服用方法告诉我。

伯高说：半夏汤，是用千里长流水八升，用勺搅拌，待其沉淀澄清后，取上面的清水五升，用芦苇作燃料，用大火煮沸；而后放入秫米一升，剖开的半夏五块，再用芦苇火慢慢地煎熬，使之浓缩成一升半，去掉药渣。每次服一小杯，每日三

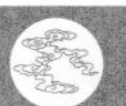

失眠的治疗

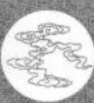

失眠的根本原因是内脏受邪气干扰，所以要用针法祛除邪气，再服用半夏汤就可以恢复睡眠了。

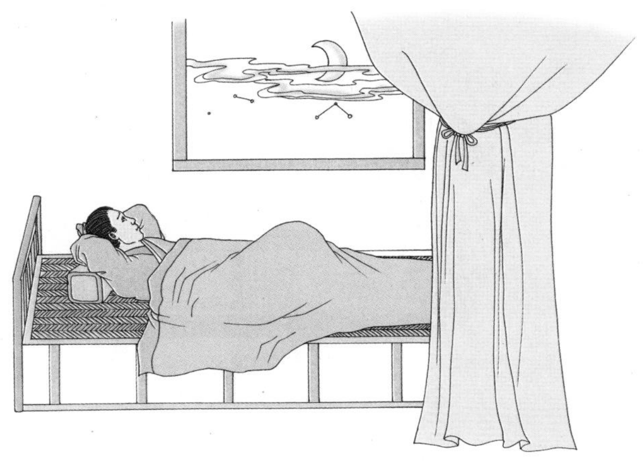

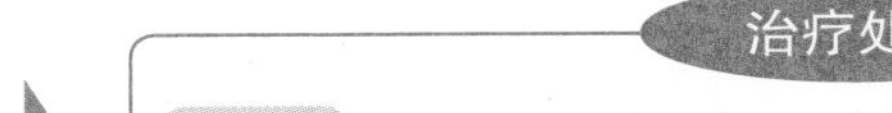

失眠的原因

若邪气滞留于五脏六腑，就会限制卫气，仅在阳分中运行，导致阳气偏盛，使阳跷脉气充盛，卫气不得入通于阴分，导致阴虚，所以人就不能闭目安睡。

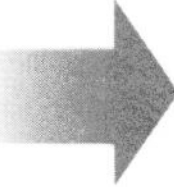

治疗原则

应采用补其不足，泻其有余的方法，以求调和虚实，协调阴阳之气，畅通其通路，从而使厥逆的邪气被消除。令病人服半夏汤一剂，这样便能够安然入睡了。

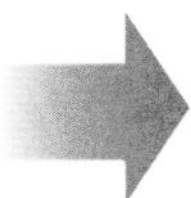

治疗处方

半夏汤 用千里长流水八升，用勺搅拌，待其沉淀澄清后，取上面的清水五升，用芦苇作燃料，用大火煮沸；而后放入秫米一升，剖开的半夏五块，再用芦苇火慢慢地煎熬，使之浓缩成一升半，去掉药渣。

次，然后逐次加量，以见效为度。如果刚产生疾病，服药后应立刻静卧。只要一出汗，病就会痊愈。即使得病时间较长，服三剂后也可痊愈。

人体与自然界的对应

黄帝问伯高说：我希望听闻人体的四肢百节与自然界相应的道理。

伯高回答说：天是圆的，地是方的，人头圆足方，与天地相应；天空中有日月，人有双眼；地上有九州，人有九窍；天有风雨阴晴，人有喜怒哀乐；天有雷电，人有声音；天有四季，人有四肢；天有五音，人有五脏；天有六律，人有六

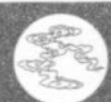

人体与自然界的对应

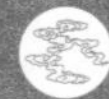

人体与自然界有着密切的对应关系。

山对应人体
的肩和膝。
树木对应人
体的筋膜。
河流对应人
体的经脉。

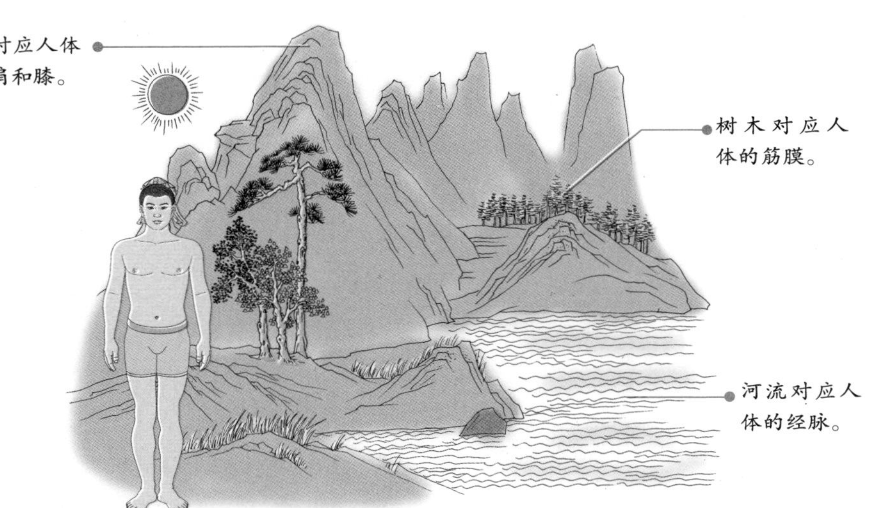

在古人看来，人体与自然的对应关系一方面是数目上的抽象对应，例如地上的九州对应人的九窍、四季对应人的四肢、十天干对应人的十个手指等。另一方面是形象化的对应。例如：地有高山，人有肩、膝；地有深谷，人有腋窝、膝窝；地面上有十二条大河流，人有十二条主要的经脉；地有泉水流动，人有卫气运行；地有丛生的百草，人有遍布的毫毛；天有昼夜，人有起卧；天有列星，人有牙齿；地有小山，人有小关节；地有山石，人有高骨；地有林木成林，人有筋膜密布；地有城镇等人群会集的地方，人有肌肉隆起的部位。

腑；天有冬夏，人有寒热；天有十干，人的手指有十；地有十二支，人的两足十趾和阴茎、睾丸相加，是十二；女子缺少两节，但能怀孕，也是十二；天有阴阳交感，人有夫妻相配；一年有三百六十五日，人有三百六十五节；地有高山，人有肩、膝；地有深谷，人有腋窝、膝窝；地面上有十二条大河流，人有十二条主要的经脉；地有泉水流动，人有卫气运行；地有丛生的百草，人有遍布的毫毛；天有昼夜，人有起卧；天有列星，人有牙齿；地有小山，人有小关节；地有山石，人有高骨；地有树木成林，人有筋膜密布；地有城镇等人群会集的地方，人有肌肉隆起的部位；一年有十二个月，人体四肢有十二个大关节；大地有四季内寸草不生的荒地，人也有终身不能生育的人。以上都是人体与自然界相感应的道理。

黄帝问岐伯说：我希望听闻用针的技术、进针的原理、纵舍的道理，以及用手指拉开皮肤，开泄腠理而不伤皮肉的手法。还有经脉的曲折，运行的部位，以及其在经气流注的过程中，从何而出，到何而止；在哪里运行缓慢，哪里运行迅疾；从哪里汇入，又从哪里进入六腑。所有这些经脉运行的情况，我都希望了解。另外，在经脉的别出之处，阳经是怎样从腧穴别出而入阴经，阴经又怎样别出而入阳经的？它们是通过哪条道路而畅通的？我希望全部明白其中的道理。

手太阴经脉

岐伯说：您所提的问题，已经将针法的要理全部囊括其中了。

黄帝说：请您向我具体地阐述吧。

岐伯说：手太阴经脉，从手大拇指的尖端出发，向内曲折沿赤白肉际，到达大拇指根节后部的太渊穴，经气流注于此而形成寸口部位的动脉，再向外曲折，向上行至本节下，又转而向内行走，和诸阴络在鱼际部会合，因为几条阴脉都于此输注，所以其脉气流动滑利，而后潜伏在壅骨之下，再向外曲折，在寸口部浮出并循经上行，到达肘内侧的大筋之下的尺泽穴，又向内曲折上行，通过上臂内侧进入腋下，向内屈行走入肺中。这就是手太阴肺经从胸至手的顺行路径。

心主手厥阴经，它从手的中指尖端流出，曲折而向内，沿中指内侧向上运行，又流注于掌中，而后伏行在尺管和横骨之间，再向外屈出于两筋的中间、腕关节骨肉交界处，其脉气流动滑利，在腕部上行二寸后，又曲折而向外而行于两筋之间，向上抵达肘内侧，再注入小筋之下，流注于两骨的会合处，再向上注于胸中，向内结络于心脉。

为什么手少阴心经无腧穴

黄帝说：为什么唯独手少阴心经没有腧穴？

岐伯说：手少阴心经是向内连通心脏的经脉。心是五脏六腑的主宰，又是精神的会合处，其脏坚固，外邪不得侵入。若邪气侵犯并损伤心脏，就会导致心脏受伤而神气散失；神气散失，就会致人死亡。因此，凡是各种病邪侵犯心脏的，其邪气均在心包络上。包络，是心主之脉，能够代替心脏经受邪气，若取其腧穴，就可以用针刺治疗心病。因而唯独手少阴心经没有腧穴。

黄帝说：手少阴心经没有腧穴，它不患病吗？

岐伯说：其在外的手少阴经脉有病，而在内的心脏没有病，所以当其患病时，只取其掌后锐骨之端的神门穴去治疗。其余经脉的出入曲折与否，运行的缓急与否，都与手太阴、心主二脉的运行情况相似。所以当手少阴心经有病时，可以取少阴本经的神门穴进行治疗；当病邪侵入心包时，当取心主本经的腧穴治疗，并应根据经气的虚实缓急，分别调治。邪气盛的用泻法，正气虚的用补法，这样使邪气得以消除，真气得以坚固，这是符合人的生理及自然变化规律的。

持针纵舍

黄帝说：持针纵舍是怎样的呢？

岐伯说：首先必须明确十二经的起止，皮肤的寒热，脉象的盛衰、滑涩。如果脉象滑利而盛大，表明病情日趋严重。如果脉象虚陷而细，表明病人患病已久。如果脉象大而涩，表明患有痛痹；如果表里俱伤，气血皆败，寸口脉和人迎脉表现大体一致，就说明病难治，不宜针刺。凡是胸腹和四肢还在发热的，是病邪没有消退所致，千万不可停止治疗；其热势已退的，表明邪气已去，病势已经痊愈。通过诊察病人的皮肤，可以察知肌肉的坚实和脆薄，脉象的大小、滑涩，皮肤的寒温、干燥及湿润。并观察眼目所显现出的五色，以分辨五脏病变，判断病患的生或死；观察血络在外部所反映出的色泽，可以诊知寒热痛痹等证。

针刺的操作

黄帝说：对于针刺治疗的操作和穴位的选取，我尚未得其精髓。

岐伯说：持针的原则，必须要端正态度，平和心情。首先应了解病情的虚实，再确定如何施行缓急补泻的方法，用左手把握确定骨骼的位置，右手循穴用针，不可用力过猛，以防肌肉突然收缩而裹针。用泻法时，必须垂直下针；用补法出针时，必须闭其针孔，并用辅助行针的手法，以导引其气，使邪气消散，真气得以坚守。

黄帝说：拉展皮肤，使腠理开泄的刺法，又是怎样操作的呢？

岐伯说：用手按住分肉的穴位，在穴位正下方的皮肉处施针，用力轻微缓慢地进针，并保持针尖与皮肤垂直，这样做会使神气不致散乱，而邪气得以祛除。

八虚

黄帝问：人体的肘窝、腋窝、髋窝、膝窝是八个气血经常流注的部位，叫作“八虚”，通过它们，可诊察哪些疾病呢？

岐伯回答说：八虚是五脏在体外的表现，能诊察五脏的病变。

黄帝说：具体应怎样诊察？

岐伯说：如果肺与心有邪气，则邪气会随其经脉流注至两肘窝；如果肝有邪气，则邪气会随其经脉流注于两腋窝；如果脾有邪气，则邪气随其经脉流注于髋窝；如果肾有邪气，则邪气随其经脉流注于膝窝。以上“八虚”，都是四肢关节屈伸的枢纽，是真气和血络游行的重要处所，因此邪气和恶血不能滞留在这里。一旦停留，就会损伤筋脉骨节，使关节不得屈伸，以致发生拘挛的病证。

通天

阴阳五种类型的人

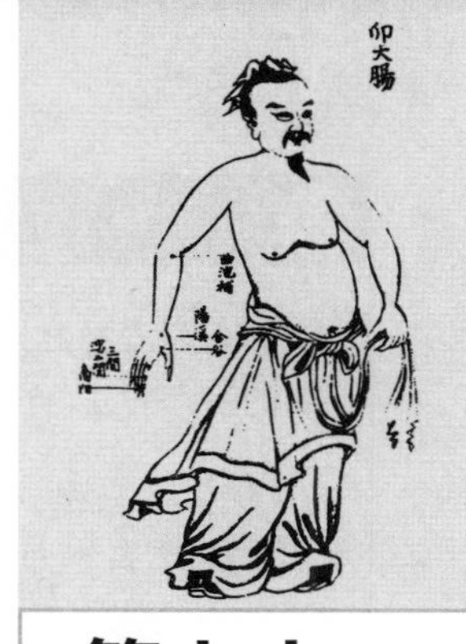

篇七十二

本篇将人分成太阴、少阴、太阳、少阳、阴阳平和五种类型，说明其体质、性格上的不同特点，提出了因人施治的法则。

阴阳五态之人

黄帝问少师说：我听说人有阴阳之分，什么叫“阴人”，什么叫“阳人”呢？

少师说：天地之间，上下四方六合之内，一切事物都离不开“五”，人也不例外。人并不仅仅分为阴和阳两类，言阴性阳性人，只能谈其大概，是很难用言语说清楚的。

黄帝说：我想听听其中的大意。人类的贤人和圣人，是否阴阳兼备，处事不偏不倚呢？

少师说：人大致可分为太阴、少阴、太阳、少阳、阴阳平和五种类型。这五种类型的人，其外在形态不同，内在筋骨的强弱、气血的盛衰也各有差异。

五种人的特点

黄帝说：可以讲讲他们的不同特点吗？

少师说：太阴型的人，性情贪婪而不仁义，表面谦虚而内心阴险，好索取而从不奉献，心机内藏而不显露于外，不识时务，惯于后发制人。这就是太阴型人的特征。

少阴型的人，贪小利而暗藏贼心，生性好忌妒，看到别人遭受损失，就幸灾乐祸，经常搞破坏伤害他人。见到别人有荣誉，便反感气愤。心怀忌妒，从不知恩图报。

太阳型的人，志大才疏，好说大话，喜欢表现自己，没有实际能力，喜好空谈，喜欢在公共场所表明雄心壮志，经常哗众取宠，做事不顾后果，自以为是，常意气用事，纵然屡遭失败，也不知悔改。

少阳型的人，做事精细，自尊心很强，甚至达到了自负的程度，稍做小官便骄傲自满。好张扬，善交际，公关能力强，喜欢抛头露面，不愿默默无闻。

阴阳五态之人（一）

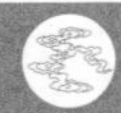

阴阳五态之人是根据阴阳禀赋和心理情性来划分的，治疗这五种人要采用不同的治疗方法。

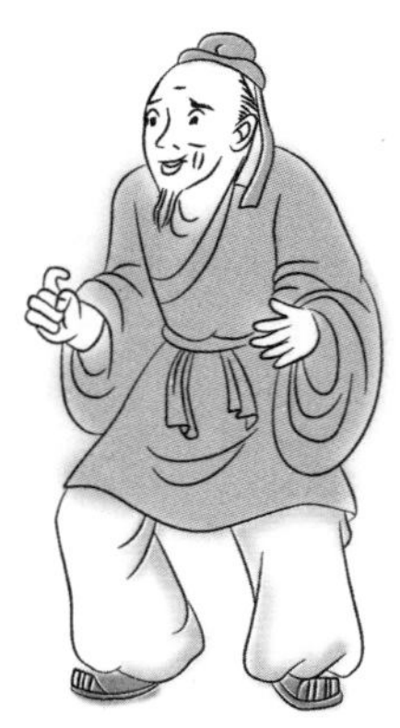

太阴型的人 肤色黑，佯装谦虚，身体本来高大，却卑躬屈膝，故做低下姿态，吝啬，城府比较深。

治疗方法 体质多阴而少阳，其血液浓浊混沌，卫气运行滞涩，阴阳不调，筋缓而皮厚，如果不采用迅速泻其阴分的方法，就不能使其病情好转。

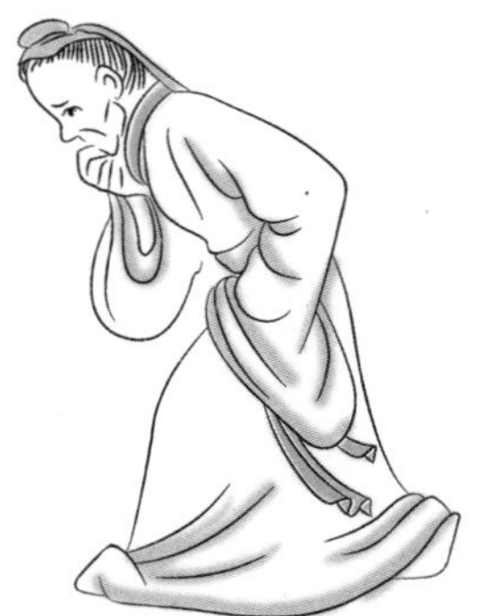

少阴型的人 外貌看似清高，实则鬼鬼祟祟，深藏害人之心，站立时躁动不安，走路时向前俯身。

治疗方法 必须审察后再调治，否则极易造成血液脱失和经气败坏的疾病。因而，需详察阴阳盛衰的情况以进行调治。

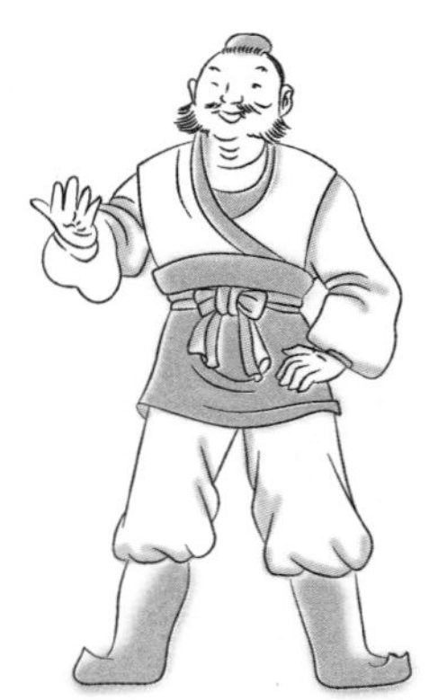

太阳型的人 外表扬扬自得，骄傲自满，经常挺胸腆腹，极度高傲自负，妄自尊大。

治疗方法 必须谨慎地调治，切勿再泻其阴，只可单泻其阳。如果阳气过度耗损，就容易导致阳气外脱而使人发狂；如果阴阳都过度消耗，就会出现暴死或不省人事的情况。

阴阳平和的人，起居喜爱安闲，无所谓恐惧，也无所谓欣喜，顺应事物发展变化的规律，遇事不与人争，善于适应变化，地位高却很谦逊，靠说服而不是用压制的手段治人，具有很好的教化人心和治理社会的能力。

古代善用针灸的人，就是根据人的这五种形态来施治的，阴阳偏盛的用泻法，阴阳偏虚的用补法。

治疗方法

黄帝说：应当怎样治疗这五种形态的人呢？

少师说：太阴型的人，体质多阴而少阳，其阴血浓浊混沌，卫气运行滞涩，阴阳不调，筋缓而皮厚，如果不采用迅速泻其阴分的方法，就不能使其病情好转。

少阴型的人，阴多阳少，胃小肠大，导致六腑功能不协调，足阳明胃经的脉气衰弱，手太阳小肠经的脉气盛大，所以必须审察后再调治，否则极易造成血液脱失和经气败坏的疾病。因而，须详察阴阳盛衰的情况以进行调治。

太阳型的人，阳太多而阴少，必须谨慎地调治，切勿再泻其阴，只可单泻其阳。如果阳气过度耗损，就容易导致阳气外脱而使人发狂；如果阴阳都过度消耗，就会出现暴死或不省人事的情况。

少阳型的人，阳多而阴少，经脉小而络脉大。由于血脉深藏在中而气潜伏在外，所以治疗时应充实其阴经，而泻其阳络。如果单独泻其阳络太过，就会促使其阳气快速衰竭而中气不足，病就很难治愈了。

阴阳平和的人，阴阳之气相协调，血脉和顺，在治疗时，应谨慎地诊察其阴阳的变化、邪正的虚实、病患的容貌和仪表，再推断其脏腑、经脉、气血的有余或不足。凡邪气亢盛的，就用泻法；正气不足的，就用补法；如果没有明显的病证，就从本经取治。以上就是调和阴阳时，必须根据五种不同类型的人的特征加以施治。

黄帝说：假如从来没有遇到过这五种形态的人，忽然相遇，又不知道其平日的举止行为，应怎样区别呢？

少师说：一般人是不具备这五种类型人的特征的，所以这五种类型的人之中不包括“阴阳二十五人”。因为五态之人和一般人是不相同的。

五类人的区分

黄帝说：该怎样辨别这五种类型的人呢？

少师说：太阴型的人，肤色极其阴沉黑暗，佯装谦虚，身体本来高大，可是却卑躬屈膝，故作低下姿态，而并非真有佝偻病；少阴型的人，外貌看似清高，实则鬼鬼祟祟，深藏害人之心，站立时躁动不安，走路时向前俯身；太阳型的人，外表

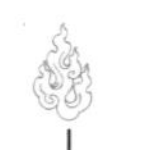

扬扬自得，骄傲自满，经常挺胸腆腹，极度高傲自负，妄自尊大；少阳型的人，站立时喜欢向后仰头，行走时身体摇摆不定，常常双手反挽在背后；阴阳和平的人，雍容稳重，从容不迫，态度谦逊公正，待人和颜悦色，目光慈祥和善，言行举止条理分明而不错乱，被称为“有德行的人”。

阴阳五态之人（二）

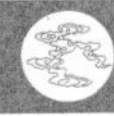

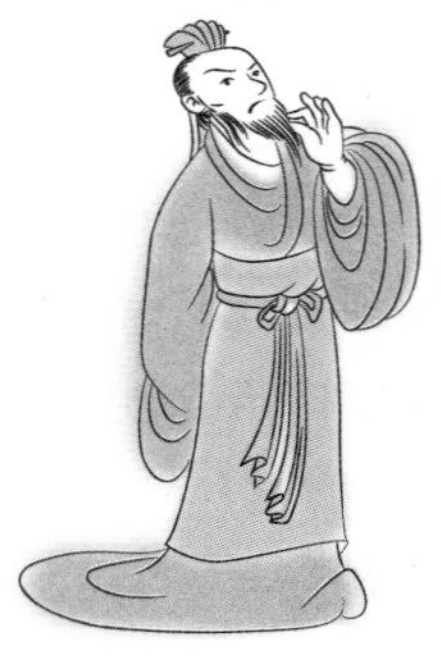

少阳型的人 站立时喜欢向后仰头，行走时身体摇摆不定，常常双手反挽在背后。

治疗方法 由于血脉深藏在中而气潜伏在外，所以治疗时应充实其阴经，而泻其阳络。如果单独泻其阳络太过，就会促使其阳气快速衰竭而中气不足，病就很难治愈了。

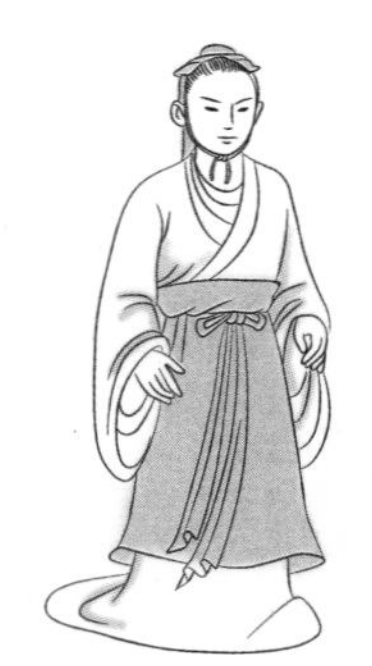

阴阳和平的人 雍容稳重，从容不迫，态度谦逊公正，待人和颜悦色，目光慈祥和善，言行举止条理分明而不错乱，被称为“有德行的人”。

治疗方法 凡邪气亢盛的，就用泻法；正气不足的，就用补法；如果没有明显的病证，就从本经取治。

官能

针刺之前的准备

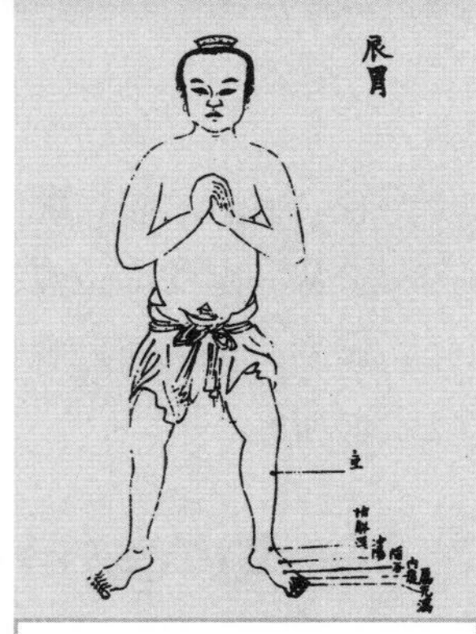

篇七十三

本篇说明针刺之前必须注意人体的阴阳、左右、上下、表里、顺逆等，了解疾病的寒热和虚实，以此来确定针灸补泻的治法。

针刺知识的总结

黄帝对岐伯说：我听您讲了很多关于九针的知识，多到不可胜数，我将其归纳整理，而成为一个系统的纲纪。我讲给您听，如果有错误的地方，就请指出，以便加以改正，使之长久流传，并使后人免受疾病的危害。要传授给能担当大道的人，而不能随便传给不可靠的人。

岐伯再拜稽首说：让我来恭听圣王之道吧。

黄帝说：针刺治病的道理在于，必须知道五脏六腑行气所在的部位，区别其阴阳表里，以知其血气的多少、脉气在周身运行的逆顺情况，以及血气出入交会的腧穴，而后才能根据病情做出适当的治疗。

还应懂得如何排解郁结，知道补虚泻实的手法，以及各经经气上下交通的腧穴，更要明确认识经脉在人体内相连接的通路，审察疾病所在的部位。诊察病人感受风雨侵犯的部位及原因，掌握输脉运行的路径，并要严谨地调理气机，明确经脉循行的线路以及左右支络相交会的部位。

病情的诊断

如果病人患有寒热相争的疾病，就应调和阴阳；如果患有虚实难辨的疾病，就应明确诊断，以使其通调平治；如果患左右不相协调的疾病，就应用缪刺法，左病刺右，右病刺左。只有明确了病情的顺逆特征，才能预知顺者可治，逆者不可治；如果脏腑阴阳不偏而能协和，就能判断其疾病起色之时。推究疾病产生的本末，观察其寒热的变化，懂得病邪侵入、转化的部位，针刺治疗时就不会发生危险。如果能了解九针的不同性能，那么就是全面掌握了针刺的技能。

明白手足十二经的井、荥、输、经、合五输穴的主治范围，就可以恰当地运用慢快的补泻针法，通晓经脉运行的屈伸出入了。人体的阴阳两个方面，与五行相

合。五脏六腑，配属于阴阳五行，也各有功能。四时八节的风，都有阴阳之分，各自从一定的部位侵犯人体，都会在面部的一定部位显现出不同的色泽。五脏六腑的病变，可以通过观察疼痛的部位，结合面部所显现的颜色，来判断其寒湿属性和病经所在。

取穴与针刺

审察皮肤的寒温滑涩，就能了解病邪所在的部位。横膈膜上为心肺属阳，下为肝脾肾属阴，所以审察膈的上下，就可以推知病气的所在。先掌握经脉循行的路径，再施针，并根据具体病情，正确地取穴治疗。治疗正气不足的虚证，用针宜少而进针要慢，刺到一定深度后，应作长时间留针，使正气徐徐入内。如果高热在上半身，就当推热下行，使下和于阴。如果高热在下，就应引热上行，以使邪气排出体外。治疗时要分先后，先痛的应当先治。寒邪在表的，应当留针以补阳，助阳以胜寒；寒邪入里的，应当取合穴以泻寒。凡病有不宜用针刺的，应改用灸法治疗。上部气不足的，应“推而扬之”，使其气充盛；下部气不足的，应“积而从之”，采用留针法，使正气充实其下。阴阳都虚的，当用灸法治疗；寒气厥而上逆，导致阳气大虚，或者骨侧的肌肉下陷，或者寒冷感已经超过两膝的，就应当取足阳明胃经的三里穴，并用灸法治疗；阴络所过之处，寒邪侵入而滞留在内的，或寒邪由络脉深入于内脏的，当用针推散其寒邪。对于经脉下陷的，应当用灸法治疗；对于脉络坚实凝结的，也应当用艾灸治疗。如果不知病痛所在的确切部位，就应当灸阳跷脉的申脉穴和阴跷脉的照海穴，男子取阳跷，女子取阴跷。如果男子取阴跷，女子取阳跷，就是犯了治疗上的错误，这是良医所禁忌的。掌握了上述道理，用针的道理

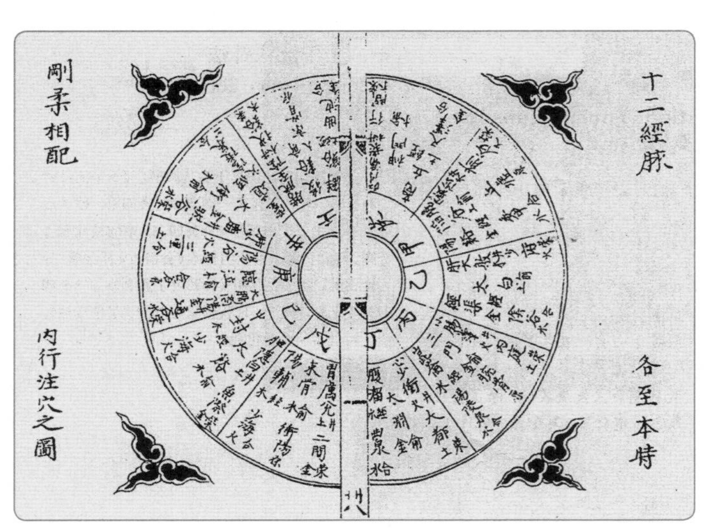

《子午流注针经》针法图

用针刺治疗疾病，有相应的章法和原则，必须上观日月星辰的运行规律，下察四时节气的正常与否，以避免邪气的侵袭。只有了解了天时的宜忌，才能谈论针治的意义。还要明白手足十二经的井、荥、输、经、合五输穴的主治范围，才可以恰当地运用补泻针法。

也就完备了。

用针刺治疗疾病，必然有相应的章法和原则。上观日月星辰的运行规律，下察四时节气的正常与否，以避免邪气的侵袭。注意观察百姓，审察其虚实之证，千万不要触犯病邪。遇到风雨灾害，遭受天灾或饥荒时，假如医生不能做到以上几点，就会使病情加重。所以只有了解了天时的宜忌，才能谈论针治的意义。要继承古人的成就，并在现在的实践中加以检验，只有仔细观察微妙广大的大道，才可以通晓明辨变化无穷的疾病。医术低劣的医生不注意这些道理，而医术精良的医生却很珍视它。如果不了解其中的道理，就会认为名医是借助于神力而治。

针刺的手法

邪气伤害人体，其发病时会战栗，身体振动。正邪伤害人体，发病时，仅面色有轻微的改变，身体并无异样。此时邪气似有似无，若存若亡，症状非常不明显，也不易把握病人的确切病情。

所以高明的医生在疾病的初期，就根据脉气的变化进行治疗；而低劣的医生，只有在疾病形成后，才知道如何治疗，这样就导致病人形体衰败。所以医生在用针时，必须知道脉气运行的部位，再守候其出入的门户，审时度势，掌握调理气机的方法，该补还是该泻，手法上应快还是应慢，以及如何取穴等，都有一定的法度。如用泻法，则须采用圆活流利的手法，逼近病处并捻转针身，如此，就能使正气得以流通。快进针，慢出针，从而引导邪气外出。进针时，针尖应迎着经气的运行方向；出针时，要摇大针孔，以使邪气快速外泄。如用补法，则手法必须沉稳，精神从容恬静。首先按摩皮肤，令病人舒缓；看准穴位，用左手按引，使周围平展，以

黃帝內經靈樞卷第五
經脉第十
雷公問於黃帝曰禁脉之言凡刺之理經脉爲始營
其所行制其度量內次五藏外別六府願盡聞其道
黃帝曰人始生先成精精成而腦髓生骨爲幹脉爲
營筋爲剛肉爲墻皮膚堅而毛髮長穀入于胃脉道
以通血氣乃行雷公曰願卒聞經脉之始生黃帝曰
經脉者所以能決死生處百病調虛實不可不通
肺手太陰之脉起于中焦下絡大腸還循胃口上膈
屬肺從肺系橫出腋下下循臑內行少陰心主之前
下肘中循臂內上骨下廉入寸口上魚循魚際出大
指之端其支者從腕後直出次指內廉出其端是動
則病肺脹滿膨膨而喘咳缺盆中痛甚則交兩手而
瞀此爲臂厥是主肺所生病者欬上氣喘渴煩心胷
滿臑臂內前廉痛厥掌中熱氣盛有餘則肩背痛風
寒汗出中風小便數而欠氣虛則肩背痛寒少氣不
足以息溺色變爲此諸病盛則寫之虛則補之熱則
疾之寒則留之陷下則灸之不盛不虛以經取之盛
者寸口大三倍于人迎虛者則寸口反小于人迎也
大腸手陽明之脉起于大指次指之端循指上廉

《灵枢》明刊宋本

日本内经学会藏

在本篇里，作者直抒胸臆，说明了《黄帝内经》全书的写作目的。由于关于针刺的知识纷繁复杂，其中也有不少谬误，作者将其归纳整理，使之成为一个系统的理论，长久流传，使后人免受疾病的危害。这些理论可以传授给能担当大道的人，但是不能随便传给不可靠的人。

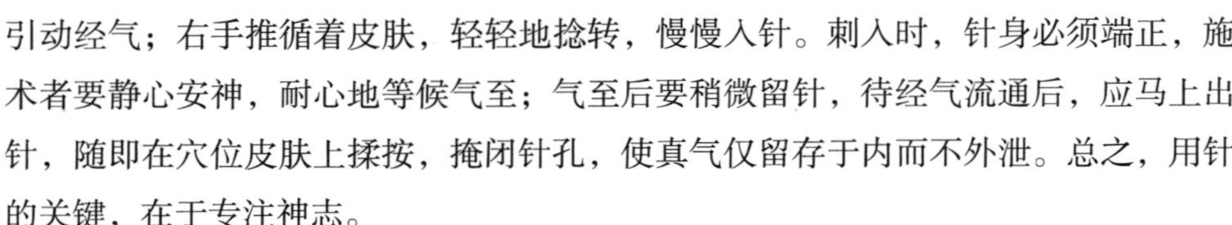
引动经气；右手推循着皮肤，轻轻地捻转，慢慢入针。刺入时，针身必须端正，施术者要静心安神，耐心地等候气至；气至后要稍微留针，待经气流通后，应马上出针，随即在穴位皮肤上揉按，掩闭针孔，使真气仅留存于内而不外泄。总之，用针的关键，在于专注神志。

医术的传授

雷公问黄帝：《针论》说，“针刺理论，遇到合适的人才可传授，不合适的人就不能传授。”那么，您怎样来判断合适与否呢？

黄帝说：根据每一个人的特点，在治疗实践中观察他的品德和能力，就可以判断他是否合适了。

雷公说：我想听闻各观其能而分别用之的道理呢？

黄帝说：眼睛明亮的人，可以让他辨别五色；听觉敏锐的人，可以让他分辨声音；口齿伶俐，思维敏捷的人，可以让他传达言论；言语徐缓，行动安静，心细手巧的人，可以让他使用针灸，以调理气血的顺逆，观察阴阳的盛衰，从事处方配药的细致工作；举止柔和，心平气和的人，可以让他做按摩导引，以运行气血的方法进行治疗；生性好忌妒、口舌恶毒而且轻视别人的人，可以让他唾痈肿、咒邪病；手足生硬狠毒，常常损坏器物的人，可以让他按摩积聚，解除痹痛。如此依据每个人的具体才能，发挥他们的特长，才能顺利施行各种治疗方法，并将其推行下去，名声才会流传开来。如果用人不当，不仅不能成功，还会埋没了夫子的名声。“遇到合适的人，才能传授他，不遇到合适的人就不能轻易传授”，就是这个道理。判断人是否手毒，可以用手按压乌龟的办法，把乌龟放在器皿下，人的手按在器皿上，每天按一次。手毒的人按五十天，乌龟就会死；而手柔顺的人，即使按五十天，乌龟还活着。

论疾诊尺

尺肤的利用

本篇阐述从尺肤部位的滑涩、大小、寒热等不同变化推知疾病的虚实、寒热、表里、上下。另外也论述了妇科病和小儿病的诊断方法。

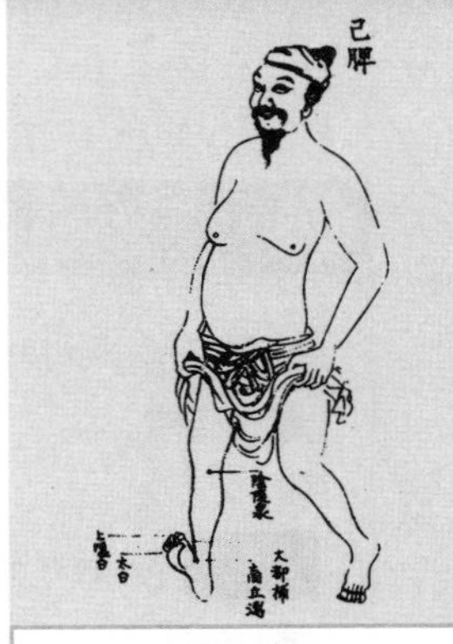

篇七十四

尺肤的诊察

黄帝向岐伯问道：我不想通过望色、切脉，而只想通过查看手肘、手腕，利用诊查尺肤的方法来诊断病情，从外在表现而得知内在病因，那么怎样诊查尺肤呢

岐伯说：仔细诊察尺肤的紧急或迟缓、高大或瘦削、滑利或晦涩，肌肉的坚实与脆弱，就能确定疾病了。

如果病人的眼泡微微浮肿，就像刚刚睡醒的样子，颈部人迎脉搏动有力，时常咳嗽，用手按压患者的手足背部，会凹陷不起，具备了以上条件的，就是风水肤胀的症候。

尺肤表面滑润而有光泽的，是风病；尺肤肌肉松弛软弱，而且身体倦怠、四肢懈惰的，是不易治愈的寒热虚劳证；尺肤润滑如膏脂的，是风病；尺肤滞涩而不润滑的，是风痹；尺肤粗糙不滋润，就像干枯的鱼鳞的，是脾土虚衰、水饮不化的溢饮病；尺肤灼热，且脉盛大而躁动不安的，是温病，若脉盛大而滑利的，是将祛除病邪，治愈疾病的征兆；尺肤冷，脉象细小而无力的，是泄泻或气虚病；尺肤热而灼手，且先热后寒的，是寒热病的症候；尺肤先寒冷，但久按之后又发热的，也是寒热病的征兆。

如果只是肘部皮肤发热，就表明腰以上的部位发热；如果只是手部皮肤发热，就表明腰以下的部位发热。这是肘部与腰上相应，手部与腰下相应的缘故。如果肘关节前皮肤发热，就表明胸前两侧发热；如果肘关节后部发热，就表明肩背部发热；如果手臂中部发热，就说明腰腹部发热；如果肘后缘以下三四寸的部位发热，说明肠中有虫；如果掌心发热，说明腹中发热；如果掌心发凉，说明腹中发冷；如果手鱼际部白肉有青色的血脉，就表明胃中有寒。如果尺肤灼热且人迎脉盛大，是热证，当主失血；如果尺肤坚大，人迎脉反而很小，就表明其气虚，假若再伴有烦

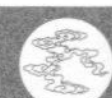

根据尺肤诊断疾病

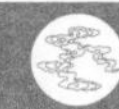

仔细诊察尺肤的急缓、大小、滑利或晦涩，肌肉的坚实与脆弱，就能确定是哪种疾病。

1	尺肤表面滑润而有光泽的，是风病。
2	尺肤肌肉松弛软弱，而且身体倦怠、四肢懈惰的，是不易治愈的寒热虚劳证。
3	尺肤润滑如膏脂的，是风病。
4	尺肤滞涩而不润滑的，是风痹。
5	尺肤粗糙不滋润，就像干枯的鱼鳞的，是脾土虚衰、水饮不化的溢饮病。
6	尺肤灼热，且脉盛大而躁动不安的，是温病；若脉盛大而滑利的，是将祛除病邪，治愈疾病的征兆。
7	尺肤冷，脉象细小而无力的，是腹泻或气虚病。

四时变化所引发的疾病

在冬季被寒所伤而未发病 → 到春天就会引发温热病

在春季被风所伤而未发病 → 到夏天就会引发痢疾病

如果在夏季被暑气所伤而未发病 → 到秋天就会引发疟疾

如果在秋季被湿邪所伤 → 到冬天就容易咳嗽

闷症状，并且日趋严重的，就会在短时间内致人死亡。

眼睛的诊察

眼睛发红，说明病在心；眼睛见白色，病在肺；眼睛见青色，病在肝；眼睛见黄色，病在脾；眼睛见黑色，病在肾；如果眼睛见黄色并杂有他色，以致不能分辨的，则病在胸中。

诊察眼睛时，眼中赤色络脉从上向下延伸的，说明病在足太阳膀胱经；从下向上延伸的，说明病在足阳明胃经；从目外眦向内延伸的，说明病在足少阳胆经。

诊察寒热往来的病证时，如果病人眼中有赤色络脉自上而下贯穿瞳孔，见一条赤脉的，一年就死；有一条半赤脉的，一年半就死；有两条赤脉的，两年内死；有两条半赤脉的，两年半死；有三条赤脉的，三年内死。

诊察龋齿疼痛时，按压交叉环绕于口周边的阳明脉，有病变的部位必定单独发热。病在左侧的左边热，在右侧的右边热；在上的上热，在下的下热。

诊察血脉时，如果皮肤上有很多红色血脉，是热证；多青色血脉的，是痛证；多黑色血脉的，是久痹；若有很多赤、青、黑色血脉，是寒热病。出现身体疼痛，肤色发黄，牙垢色黄，指甲也泛黄的，是患有黄疸病。如果出现嗜卧，小便黄赤，脉象弱小而晦涩，不思饮食的症状，就是危险的征兆。

如果有些病人，其腕部的寸口脉与颈部人迎脉的大小相等，浮沉表现又相一致，那么就说明其患有难以治愈的疾病。

如果掌后尺骨侧凹陷部位的神门穴，搏动明显增强的，是怀孕的征象。

婴儿患病时，如果其头发向上竖起，是不治之症；如果耳部络脉色青而隆起，是抽搐腹痛的病证。如果大便呈青绿色且有乳瓣，是患有脾胃虚寒完谷不化的飧泄病，加之脉细小无力，手足冰冷，则很难治愈；假如脉象细小，手足温热，就是容易治愈的飧泄病。

四季变化引发的疾病

春、夏、秋、冬四季变化的规律是，阴盛至极则转变为阳，阳盛至极则转变为阴。这是因为阴主寒，而阳主热，所以寒过盛就会转变为热，热过盛就会转变为寒。因而寒能生热，热也能生寒，这是阴阳变化的规律。所以，如果在冬季被寒所伤而未发病，到春天就会发生温热病；如果在春季被风所伤而未发病，到夏天就产生痢疾病；如果在夏季被暑气所伤而未发病，到秋天就会产生疟疾；如果在秋季被湿邪所伤，到冬天就容易咳嗽。这就是感受风邪后，依照春、夏、秋、冬的四时变化所引发的各种疾病。

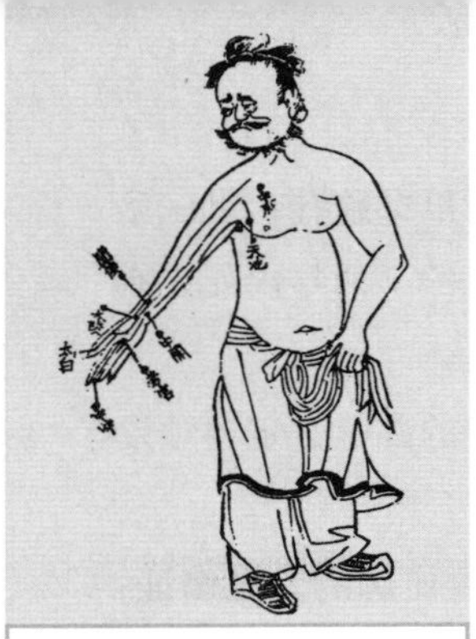

篇七十五

刺节真邪

五节刺法的介绍

本篇论述了五节刺法的取穴及其治疗的针法，也说明了刺五邪的作用、刺法及其病理，详述了正气、真气与邪气的关系。

五节刺法

黄帝问岐伯说：我听说刺法有五节，是怎样的呢？

岐伯说：刺法中的五节：一叫“振埃”，二叫“发蒙”，三叫“去爪”，四叫“彻衣”，五叫“解惑”。

黄帝说：您所说的五节刺法，我尚未明白其中的道理。

岐伯说：所谓振埃的刺法，就是针刺外经，用来治疗阳病；所谓发蒙的针法，就是针刺六腑的腧穴，是用来治疗六腑的疾病；去爪的针法，就是针刺关节支络；所谓彻衣的针法，就是遍刺六腑的别络；解惑的针法，就是明了阴阳变化，泻其有余，补其不足，使其相互变化，以求阴阳相对平和，从而达到治愈疾病的目的。

振埃

黄帝说：先生说五节刺法中的振埃，是用针刺外经，用来治疗阳病的，我不太懂得其中的意思，请您详细地解释一下。

岐伯说：振埃的针法，就是治疗阳气上逆，导致胸部胀满，以致气喘吁吁，要抬肩瞪眼睛才能呼吸等病证的，或者胸气上逆，导致病患气喘吁吁，只能坐而不能平卧，害怕尘土和烟熏，一遇烟尘就会加重病势，使得咽喉噎塞，呼吸不利而有窒息感。治疗这种疾病，疗效非常显著，其收效比振落尘埃还要快，因而称之为“振埃法”。

黄帝说：您讲得非常好！治疗时，应取什么穴位呢？

岐伯说：取手太阳小肠经的天容穴。

黄帝说：如果病人咳嗽气逆，气机不得伸展，言语困难且胸部疼痛，那么，在这种情况下，怎样取穴呢？

岐伯说：取任脉的廉泉穴。

黄帝说：针刺这两个穴位时，有什么规定吗？

岐伯说：针刺天容穴时，进针不要超过一寸；针刺廉泉穴时，血脉通了就要停止针刺。

黄帝说：很好！

发蒙

黄帝说：五节刺法中的发蒙，我尚未明白其中的含义。发蒙的针法，是治疗耳朵听不到声音、眼睛看不见物体的疾病的，先生说用这个针法刺六腑的腧穴，以治疗腑病，那么，针刺哪个腧穴能产生这样的作用呢？我想听闻其中的道理。

岐伯说：您问得妙极了。这正是针刺中的最高技术，要心领神会，很难用语言和文字表达清楚。发蒙的意思，就是说其疗效比启发蒙聩还要快。

黄帝说：您说得太好了！下面您详细地讲讲吧。

岐伯说：用这种刺法治疗疾病，时间必须选在中午，要对手太阳小肠经的听宫穴进行针刺，使针感传达到瞳子，并将针气的声响传到耳朵，这就是针刺腑腧的作用。

黄帝说：非常好！怎样才能使耳朵听到声音呢？

岐伯说：针刺听宫穴时，用手紧紧捏住两个鼻孔，并迅速闭口，同时怒腹鼓气，促使气上走入耳目，这样就会使耳朵听到针刺的响声。

黄帝说：很好！这真是于无形之中，控制针感的传布，不必用眼睛看，就能收到明显的疗效，真是得心应手，出神入化啊！

去爪

黄帝说：五节刺法中的去爪法，先生说是要用针刺关节支络，我希望详细地听听。

岐伯说：腰脊是人体较大的关节。下肢和足胫部，是人体行走和站立时的主要支撑。阴茎、睾丸是身体的枢机，是精液外泄的通道，也是津液输出的路径。如果饮食不节制，喜怒过度，就会引起津液内溢并积存在阴囊内，导致水道闭而不通，阴囊水肿日益增大，限制人的俯仰、行动，甚至不能行走。这是有水积存在内，而导致的上不能通畅气机，下不能排出小便。治疗这种病，要用铍针放水，治疗此种外形显露、不能藏匿、不能遮蔽的阴囊水肿病，就像剪去多余的指甲，所以叫“去爪”。

黄帝说：太好了！

彻衣

黄帝说：五节刺法中的彻衣法，先生说是刺诸阳经的奇穴，并没有固定的部位，我愿意听闻您更详细的讲解。

岐伯说：这是阳气有余而阴气不足所导致的病证。如果人体内阴气不足，就

会引起内热；如果阳气有余，就会产生外热。内热与外热相互搏结，就像怀抱炭火一样热，因此，害怕接近衣物等棉帛制品，更不愿让人靠近自己的身体，甚至因怕热而不敢坐席。这是腠理闭塞，汗不得出，热邪无法外散所导致的，通常会引发舌焦、唇枯、咽喉干燥，肌肉枯瘦，只想饮水，不计较饮食好坏的病证。

五节刺法

这五种刺法都有一个非常形象化的名字，疗效也都比较显著。

振埃

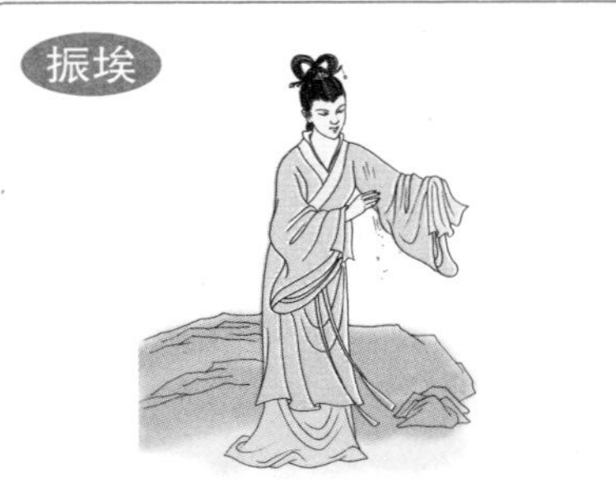

振埃的针法，用来治疗阳气上逆，导致胸部胀满，以致气喘吁吁，呼吸不顺，有窒息感。

发蒙

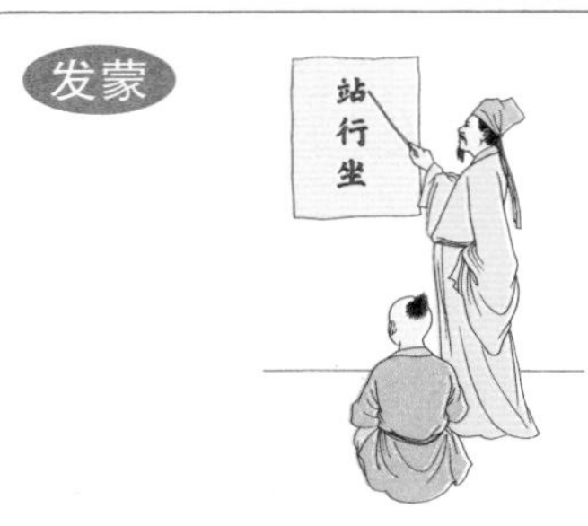

发蒙的针法，是治疗耳朵听不到声音，眼睛看不见物体这类疾病的。用这个针法刺六腑的腧穴，以治疗腑病。

去爪

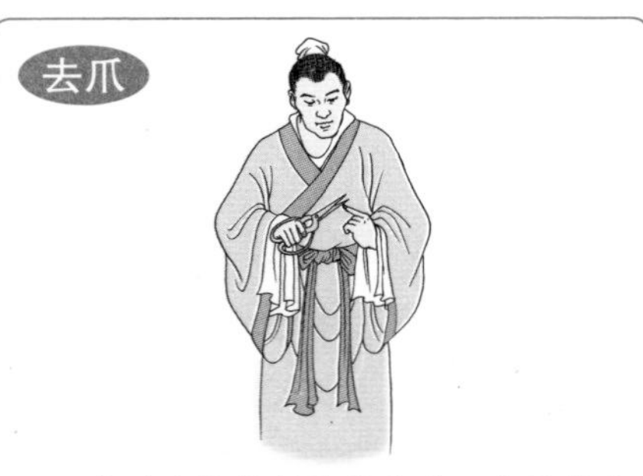

去爪法是针刺关节支络，并用铍针放水，治疗外形显露的阴囊水肿病。

彻衣

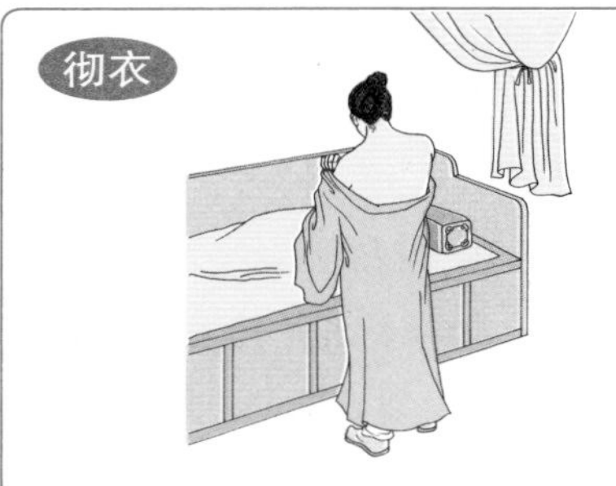

彻衣法治疗的是阳气有余而阴气不足所导致的内热与外热相互搏结病证。

解惑

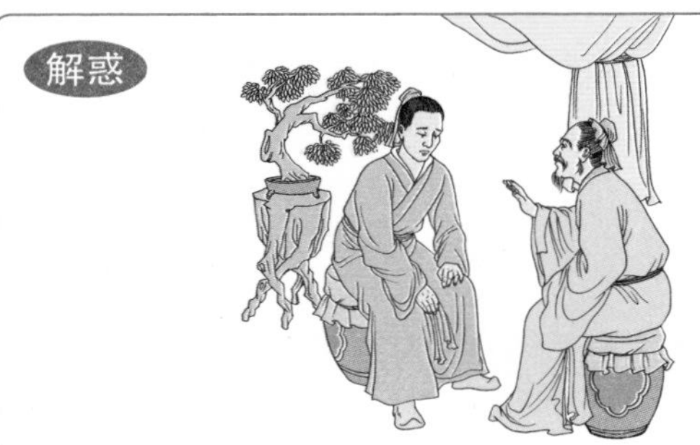

解惑法是要通晓调和阴阳的方法，补其不足，泻其有余，使虚实相互转移变化。

黄帝说：对于这种病，应怎样取穴治疗呢？

岐伯说：首先取手太阴肺经的天府穴和足太阳膀胱经的大杼穴，分别针刺三次，再刺膀胱经的中膂俞以泻热邪，然后补足太阴脾经和手太阴肺经，使病人出汗，待热退汗液减少，病就好了，其见效之速，比脱掉衣服还要快，因而叫作“彻衣”。

黄帝说：讲得太好了！

解惑

黄帝说：刺五节针法中的解惑法，先生说要通晓调和阴阳的方法，补其不足，泻其有余，使虚实相互转移变化。那么怎样才能解除迷惑呢？

岐伯说：人一旦得了中风偏枯之类的病，就会血脉偏虚。虚指正气不足，实指邪气有余，常感到身体左右轻重不对称，既不能倾斜反侧，又不能辗转俯卧，严重的会神志模糊，以致无法分辨东南西北；还会出现忽轻忽重，反复多变的现象，比一般神志迷惑的病更严重。

黄帝说：很对！如何治疗呢？

岐伯说：应当泻去有余的邪气，补充不足的正气，使阴阳协调。用这种方法治病，其效果比解除迷惑还要快捷。

黄帝说：非常好！我要把这些理论记录下来，藏在灵兰之室，很好地保存起来，绝不敢轻易将其泄露出去。

怎么治疗五邪

黄帝说：我听说有刺五邪法，何为五邪呢？

岐伯说：病有痈邪，有实邪，有虚邪，有热邪，有寒邪，合称为“五邪”。

黄帝说：那么，如何用针刺法治疗五邪呢？

岐伯说：针刺五邪的方法，一般有五条。瘅热病，应消去其瘅热；对肿聚不散的病，应使其消散；对寒痹，应当散其阳热以温行血气；对体虚的病人，应当补益阳气，使其强壮；对邪气盛大的病人，必须祛除其邪气。我下面给您具体讲解。

痈邪

凡是刺痈邪，不可在病势初期的时候，迎其锐势妄用铍针排脓，而应当耐心调治，这样在痈毒化脓前就可以治愈；如病患部位已化脓，就应改换不同的方法进行针刺，使邪毒不能固定聚集在一定的部位，从而达到消散邪毒的目的。所以无论阳经还是阴经发生痈肿，都要取本经的腧穴进行治疗。

实邪

凡是刺大邪，也就是实邪，要采用泻法，逐渐泻去有余的邪气。治疗时，为了开通正气运行的通路，就要针刺出邪气，这样肌肉就亲附致密；待邪气泻去后，肌肉腠理就会恢复功能。因为实邪多在三阳，所以应刺诸阳经分肉间的穴位。

虚邪

凡是小邪，也就是虚邪，多分布在分肉间。其针刺方法是，必须壮大其真气，补充不足的正气，从而使邪气不能为害。还要观察邪气的所在，在邪气未深入时，迎而夺之，这样就能聚拢远近的真气，从而使正气充足，邪气也就不得入侵了。治疗时，针刺不要太过，因为那样会损伤正气。所以刺小邪时，应针刺分肉间的穴位。

热邪

凡是刺热邪，就要使邪气散于人体外，让身体变凉；在热邪排出后，不再发热，疾病也就被治愈了。针刺时，应当用疏泄的手法，为邪气疏通道路，开辟门户，使邪气得出，病就可以痊愈。

寒邪

凡是刺寒邪，应逐日温养正气，采用徐进疾出法，得气后迅速出针。出针后，应当按揉针孔，使其快速闭合，以防真气外散。这样可使神气恢复正常，精气逐渐变得旺盛，从而调和虚实，真气也就被封存于体内了。

黄帝说：针刺五邪，选用什么针具比较合适呢？

岐伯说：刺痈邪用铍针，刺大邪用锋针，刺小邪用员利针，刺热邪用镵针，刺寒邪用毫针。

解结

人与天地相适应，与四季气候相符。水湿之处，才会生长芦苇、菖蒲等。根据这个道理，观察人体外形的强弱，就知道体内气血的多少。阴阳的变化，就是寒暑的变化。酷暑季节，地面的水分蒸发，转化为云雨，所以草木根茎的水分就减少了。

体温与针刺

人体受热气的熏蒸，会使阳气浮现在外，从而导致皮肤弛缓，腠理开泄，血气衰弱减少，汗液被大量地排出，致使皮肤柔滑湿润。在天气寒冷之时，大地冻结，水结成冰，人体的阳气也就潜伏在体内。此时人体皮肤紧密，腠理闭合，汗液不

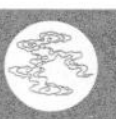

五邪的刺法

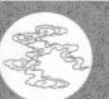

五邪包括痈邪、实邪、虚邪、热邪和寒邪，需要采用不同的针刺策略。

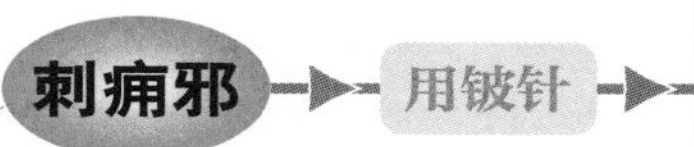

应当耐心调治，这样在痈毒化脓前就可以治愈；如病患部位已化脓，就应改换不同的方法进行针刺，使邪毒不能固定聚集在一定的部位，从而达到消散邪毒的目的。

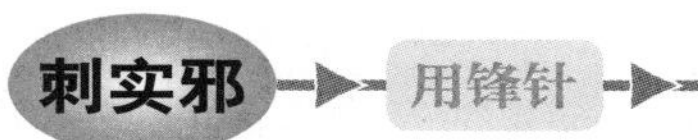

采用泻法，逐渐泻去有余的邪气，从而使邪势渐趋衰弱。治疗时，为了开通正气运行的通路，就要针刺出邪气，这样肌肉就亲附致密；待邪气泻去后，肌肉腠理就会恢复功能。

刺虚邪 → 用员利针 →

必须壮大其真气，补充不足的正气，从而使邪气不能为害。还要观察邪气的所在，在邪气未深入时，迎而夺之，这样就能聚拢附近的真气，从而使正气充足，邪气也就不能入侵了。

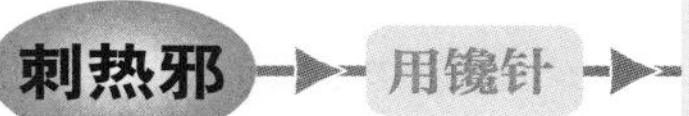

针刺时，应当用疏泄的手法，为邪气疏通道路，开辟门户，使邪气出来，病就可以痊愈。

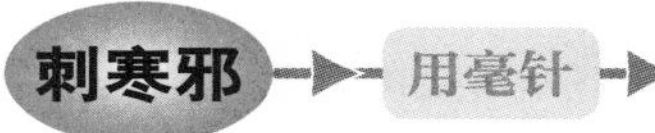

逐日温养正气，采用徐进疾出法，得气后迅速出针。出针后，应当按揉针孔，使其快速闭合，以防真气外散。

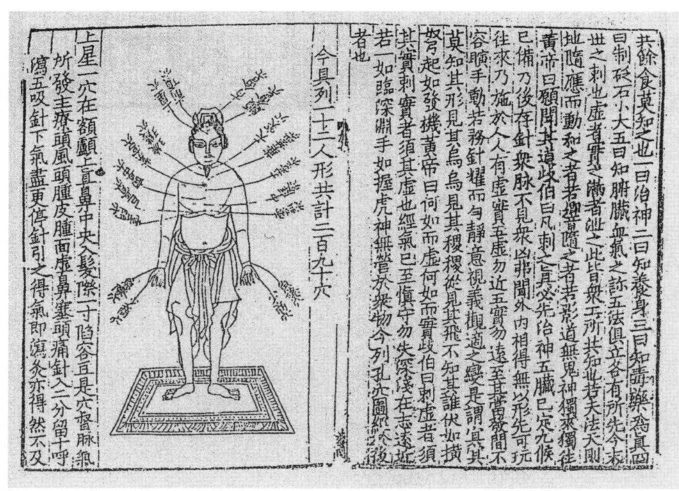

共餘食莫知之也一曰治神二曰知養身三曰知毒藥爲眞四曰制砭石小大五曰知腑臟血氣之診五法俱立各有所先今末世之刺也虛者實之滿者泄之此皆衆工所共知也若夫法天則地隨應而動和之者若響隨之者若影道無鬼神獨來獨往黃帝曰願聞其道岐伯曰凡刺之眞必先治神五臟已定九候已備乃後存針衆脉不見衆凶弗聞外內相得無以形先可玩往來乃施於人人有虛實五虛勿近五實勿遠至其當發間不容瞚手動若務針耀而勻靜意視義觀適之變是謂冥冥莫知其形見其烏烏見其稷稷從見其飛不知其誰伏如橫弩起如發機黃帝曰何如而虛何如而實岐伯曰刺虛者須其實刺實者須其虛也經氣已至愼守勿失深淺在志遠近若一如臨深淵手如握虎神無營於衆物今列孔穴圖經於後者也

今具列一十二人形共計三百九十六穴

上星一穴在額顱上直鼻中央入髮際一寸陷容豆是穴督脉氣所發主療頭風頭腫皮腫面虛鼻塞頭痛針入三分留十呼瀉五吸針下氣盡更停針引之得氣即瀉灸亦得然不及

《太平圣惠方》

宋 王怀隐等 日本静嘉堂文库藏

这部医学巨著广泛收集了宋代以前的针方、医药方书及民间验方，内容丰富。该书首先阐明了诊断脉法，其次叙述了治疗法则，然后按类分述各科病证的病因、病理、方药，是一部具有完整理论体系的医书。《太平圣惠方》不仅对中国医药的发展有深远的影响，而且传至国外。

出，血气强盛，肌肉坚紧而涩。在严寒之下，即使是善于游水行舟的人，也不能在冰封的冰面上往来；善于开垦土地的人，也不易凿开冰冻的土地。

同样，善于用针的人，也不能治愈四肢厥逆的病证。只是由于血脉因寒冷而凝结，坚聚如冰冻，往来不顺畅，不能使它立即柔软。所以行舟游水的人，等到天气转暖，冰冻融化后才能行舟或游水，大地也只有在解冻后才能挖凿。同样的道理，人体的血脉，只有在阳气运行，血脉疏通之后，才可以用针。所以在治疗厥逆的时候，必须先用温熨的方法，以调和经脉，在两掌、两腋、两肘、两脚、项、脊等关节交会处熨灸，使血脉恢复正常运行。再观察病情，如果脉气运行滑润流畅，是卫气浮于体表，可用针刺法使其恢复；如果脉象坚实紧密，可用破坚散结的办法，等待厥逆之气下行以后，才可停针。凡是用针刺治疗邪气凝聚的方法，就是“解结”。

解结的针刺方法

用针治病，关键在于调节气机。由于人气来源于水谷，水谷之气首先积聚在胃中。从胃中化生的营气和卫气运行在一定的通路中，留存于胸中的宗气为气海，向下运行的部分又流注于气冲穴，上行的部分进入呼吸道中，当足部厥逆时，宗气不能自气冲沿足阳明胃经下行，从而导致脉中的血液凝滞。若不先采用艾灸调和气血，就不能取穴针刺。用针治病，必须先查看其经络的虚实，再用手循行切按，弹动其经脉，寻找到应指而搏动的部位，就可以取穴针刺。如果六经经脉调和，身体就会健康，即使有病，也能治愈。如果某一经脉上实下虚，经气不通，必定是横络的壅盛之气侵犯正经。治疗时，应找出疾病所在部位，用泻法针刺，这就是解结的针刺方法。

腰以上寒冷而腰以下发热的，先针刺项部足太阳膀胱经的穴位，要长时间留针，针刺后还要温熨项部和肩胛部，使得热气上下相合，才能止针，这就是“推而上之”法。如果人体腰以上发热而腰以下寒冷的，当观察在下部经络上陷下的虚脉，再取穴针刺，使阳气下行而后止针，这是“引而下之”的针刺法。

遍体高热，热极发狂时出现妄见、妄闻、妄言等症状的，应察看足阳明胃经及其络脉的虚实情况，再取穴针刺治疗。虚的用补法，有瘀血而属实证的用泻法。令病人仰卧，医者在病人的头前，用双手拇指和食指挟按病人颈部的动脉，时间要长一些，还应用卷而按切的手法，向下推至缺盆。重复上述动作，直到热退。这就是“推而散之”的方法。

黄帝说：有一条经脉上发生几十种病证的，或成痈，或疼痛，或恶寒，或发热，或发痒，或成痹痛，或麻木不仁，证候表现很多，这是什么原因造成的呢？

岐伯说：这些都是病邪所致。

气的三种类型

黄帝说：我听说气有三种类型，有真气、有正气、有邪气。那么，什么叫“真气”？

岐伯说：所谓真气，就是禀受于先天的精气，与后天的谷气相结合，以充养全身。所谓正气，又叫“正风”，是指与季节相适应的正常气候，产生于符合季节的时令，不是实风，也不是虚风。所谓邪气，又称为“虚风”，是在不知不觉中伤害人体的贼风，其中伤人体容易深陷，且不能自行消散。而正风中伤人体，部位比较表浅，与人体的真气接触后，就能自行消散。这是因为正风来势较柔弱，不能战胜体内的真气，所以自行消散了。

虚邪贼风侵犯人体，就会使人出现寒战、畏冷、毫毛竖起、腠理开泄等症状。如果邪气深入，以致侵害骨骼，就会形成骨痹；搏结于筋，就会形成筋挛；搏结于脉中，就会促使血脉闭塞不通，而转变为痈；搏结于腠理，就与卫气相搏，阳盛时出现热象，阴盛时就会出现寒象。

邪气如何侵犯全身

由于寒邪偏盛，就会迫使真气离开，从而使身体虚弱；体虚则阳气不足，身体就会呈现出虚寒的症状。如果搏结于皮肤之间，与卫气相搏而发散于外，使得腠理开泄，从而导致毫毛动摇、脱落；如果邪气在肌腠间往来运行，就会使皮肤发痒；如果邪气留滞而不消散，就会形成痹证；如果卫气滞涩而不通畅，就会出现麻木不仁的症状。

若虚邪贼风侵犯身体一侧，且侵犯部位较深，积存于营卫二气之中，如果营卫稍衰，真气就会消散，而使邪气单独停留于内，引起半身不遂。若邪气留在浅表部位，就会导致血脉不和，从而引起半身疼痛的症状。

如果虚邪侵犯人体部位较深，使寒与热又相互搏结，并且长久停留在体内而不去，那么，寒胜于热时，就会出现骨节疼痛，肌肉枯痿的病证；而热胜于寒时，肌肉就会腐烂，进而化脓。更严重的会向内发展而伤及骨骼，从而导致骨骼被侵蚀，而成为“骨蚀”。如果疾病发生在筋上，就会使筋屈曲而不得伸展，邪气久留其中，从而形成筋瘤。如果邪气聚集并归于体内，卫气也留而不复出，致使津液久留，在肠胃中与邪气相合，就会形成肠瘤，如果发展较慢，要在几年后才能形成，用手触按，其肠瘤质地柔软；如果邪气聚集而归于体内，就会导致津液停留不运行，如果这时再被邪气伤害，就会逐渐加重气血凝结的程度，连续的积聚就会形成瘜瘤，用手按压，有坚硬感。如邪气聚集并停留在深层的骨部，邪气就会侵袭骨部而致病，其聚集的病位逐日增大，从而形成骨瘤；如果邪气聚集在肌肉而气归于内，邪气停留不去，受内热时，就会转化为脓，天热时就成为肉瘤的疾病。凡是由邪气导致的疾病，其发病部位不固定，但都有各自的名称。

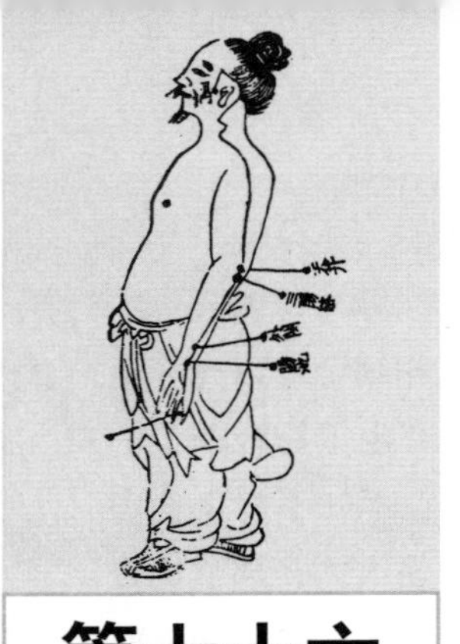

篇七十六

卫气行

卫气运行的周期

本篇说明了卫气在人体经脉日夜运行的五十周期，并与天时地理、时间空间及古代的漏刻相配合，还阐述了根据卫气在人体内运行的时刻来针灸的方法。

卫气的运行呼应着天象

黄帝问岐伯道：我想听闻卫气的运行、出入及会合的情况。

岐伯说：一年有十二个月，一日有十二个时辰。子居北方，午居南方，成直线为经；卯居东方，酉居西方，成横线为纬。周天共有二十八星宿，分别位于东、南、西、北的方向，而天空中每一个方向各有七个星宿。房宿在东方，昴宿在西方，两者相连为纬；虚宿在西方，张宿在南方，两者相连为经。因此，从东方的房宿，经过南方，再到西方的毕宿，属于阳；从西方的昴宿经过北方而到东方的心宿，属于阴。阳主白天，阴主夜间。所以卫气的运行，一日一夜当中，在全身运行五十个周次，白天行于阳分二十五周，夜晚行于阴分二十五周，并环绕运行于五脏之间。

卫气的循行线路

由于卫气昼行于阳，夜行于阴，因此在黎明，早上四五点钟的时候，卫气在阴分已运行了二十五个周次，出于目，当眼睛睁开之时，卫气就开始从目内眦上行至头部，并沿着项后足太阳的经路下行，再沿着背部向下，循行手太阳经，下行至手小指外侧的少泽穴。其中散行的一条，从目外眦别出，向下沿着手太阳小肠经运行，下行至手的小拇指的外侧末端。另一条散行的，从目外眦别出，沿着足少阳胆经下行，到足小趾和第四趾间，再向上沿手少阳三焦经之分，下行到手的小拇指和无名指间的关冲穴。其中另行的上行至耳前，合于颔部经脉，注入足阳明胃经而后下行，抵达足背，进入小趾的中间。还有另一条散行的分支，从耳下沿手阳明大肠经下行，进入手大拇指、食指之间的商阳穴，再进入手掌间。其运行到足部的卫气，注入足心，又从内踝行出，从足少阴肾经行至阴分，沿着足少阴经分出的阴脉向上行，再上行以合于目，交会于足太阳经的睛明穴，这是卫气运行的一周。

卫气运行的计算

当白天太阳运行一宿，即一星宿的时间时，卫气在人体运行一又十分之八周；当白日运行二宿时，卫气在人体运行三又十分之六周；白日运行三宿时，卫气在人体运行了五又十分之四周；白日运行四宿，卫气在人体运行七又十分之二周；白日运行五宿，卫气在人体运行九周；白日运行六宿，卫气在人体运行十又十分之八周；白日运行七宿，卫气在人体运行十二又十分之六周；白日运行十四宿，卫气在人体运行二十五又十分之二周。此时，卫气运行于阳已到达终点，由白天转入夜间，卫气也由阳分进入阴分。刚进入阴分时，卫气从足少阴肾经流注于肾脏，再由肾脏注入心脏，又由心脏进入肺脏，再从肺脏到达肝脏，又由肝脏注入脾脏，最后从脾脏再注入肾脏，正是一周的运转。所以，夜间太阳运行一宿的时间，卫气在人体的阴分也运行一又十分之八周，和在阳分运行二十五周相同。卫气出于目内眦而进入阳分。阴分阳分一天一夜，卫气本应运行五十周，可是按照每宿卫气运行一又十分之八周来计算，卫气共运行五十周又十分之四，行于阳分的多出十分之二周；同样，行于阴分的也多出十分之二周。因而，人们睡和醒的时间，存在早晚的差异，这是余数不尽的缘故。

根据卫气的运行来施针

黄帝说：卫气在人体当中，上下循行往来的时间不同，怎样才能等待恰当的时机施针呢？

伯高说：根据阴阳的时分多少的不同，昼夜有长短的差异，春夏秋冬四季，也有一定的分界。因而昼夜长短也存在一定的条理，可以将日出时间作为纲纪，以夜尽昼出为开始，作为卫气行于阳分的开始。以铜壶滴漏来计时，一昼夜的水漏下一百刻，二十五刻恰好是半个白昼的度数，是阳分五十阴分五十多一半的度数，而卫气就是按照这个时间而运行不止的。到了日落时分，白昼结束，根据日出日入时间的度数，来确定昼与夜的分野，再根据昼夜长短来判断卫气的出入情况，作为针刺候气的准绳，来给人治病。针刺时，要谨慎地等待其气的到来，然后再下针，只有这样，疾病才可以如期而愈。

若失去了时机，则任何疾病都难以治愈。所以对于实证，要迎其气之来而针刺，是泻法；对于虚证，是随其气之后而针刺，是补法。这就是邪气运行的盛衰去留，诊候疾病的虚实而针刺的道理。所以谨慎地等候并观察气的所在，然后进行针刺，就叫作“逢时”。病在三阳经的，必须诊候气在阳分时才可针刺；病在三阴经，必须诊候气在阴分时才可以针刺。

卫气的循行

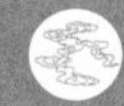

周天共有二十八星宿，分别位于东、南、西、北的方向。而天空中每一个方向各有七个星宿。从东方的房宿，经过南方，再到西方的毕宿，属于阳；从西方的昴宿经过北方而到东方的心宿，属于阴。

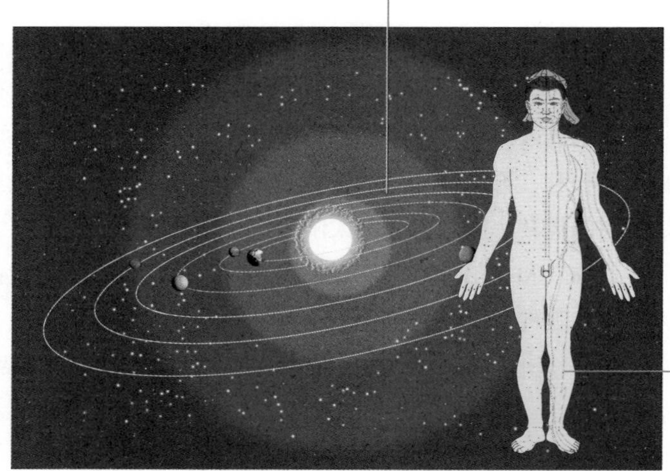

卫气一昼夜当中在全身运行五十个周次，白天行于阳分二十五周，夜晚行于阴分二十五周，并环绕运行于五脏之间。

卫气一周的循行路线

卫气开始从目内眦上行至头部，并沿着项后足太阳的经路下行，再沿着背部向下，循行手太阳经，下行至手小指外侧的少泽穴。

散行的一条，从目外眦别出，向下沿着手太阳小肠经运行，下行至手小拇指的外侧末端。

另一条散行的，从目外眦别出，沿着足少阳胆经下行，到足的小趾和第四趾间，再向上沿手少阳三焦经之分，下行到关冲穴。其中另行的上行至耳前，合于颔部经脉，注入足阳明胃经而后下行，抵达足背，进入小趾的中间。

另一条散行的分支，从耳下沿手阳明大肠经下行，进入商阳穴，再进入手掌间。其运行到足部的卫气，注入足心，又从内踝行出，从足少阴肾经行至阴分，沿着足少阴经分出的阴脉向上行，交会于睛明穴。

通过铜壶滴漏估算卫气的位置

从平旦开始，铜壶滴漏水下一刻的时间（约十四分二十四秒），卫气在手足太阳经中运行；水下二刻，卫气在手足少阳经中运行；水下三刻，卫气在手足阳明经中运行；水下四刻，卫气在足少阴肾经中运行；水下五刻，卫气在手足太阳经中运行；水下六刻，卫气在手足少阳经中运行；水下七刻，卫气在手足阳明经中运行；水下八刻，卫气在足少阴肾经中运行；水下九刻，卫气在手足太阳经中运行；水下十刻，卫气在手足少阳经中运行；水下十一刻，卫气在手足阳明经中运行；水下十二刻，卫气在足少阴肾经中运行；水下十三刻，卫气在手足太阳经中运行；水下十四刻，卫气在手足少阳经中运行；水下十五刻，卫气在手足阳明经中运行；水下十六刻，卫气在足少阴肾经中运行；水下十七刻，卫气在手足太阳经中运行；水下十八刻，卫气在手足少阳经中运行；水下十九刻，卫气在手足阳明经中运行；水下二十刻，卫气在足少阴肾经中运行；水下二十一刻，卫气在手足太阳经中运行；水下二十二刻，卫气在手足少阳经中运行；水下二十三刻，卫气在手足阳明经中运行；水下二十四刻，卫气在足少阴肾经中运行；水下二十五刻，卫气在手足太阳经中运行，这是半日中卫气运行于全身的度数。

卫气的运行规律

从房宿到毕宿，水下五十刻，日行半个周天，是白昼；从昴宿到心宿，水下五十刻，又运转半个周天，是黑夜。两者相合，就为一整周天，每运转一宿，水就会下三又七分之四刻的时间。《大要》说“通常日行每到上一宿刚过，下一宿刚开始时，卫气恰好运行在手足太阳经。”因而，在日行一宿的时间里，卫气遍行了三阳经和阴分的足少阴肾经，卫气总是这样永不停息地运行着，与自然规律相呼应。卫气的运行，虽然度量起来有些复杂，却是有条不紊的。当它周而复始，经过一昼一夜，铜壶滴漏水下百刻的时候，人的卫气也恰好在体内运行五十个周次。

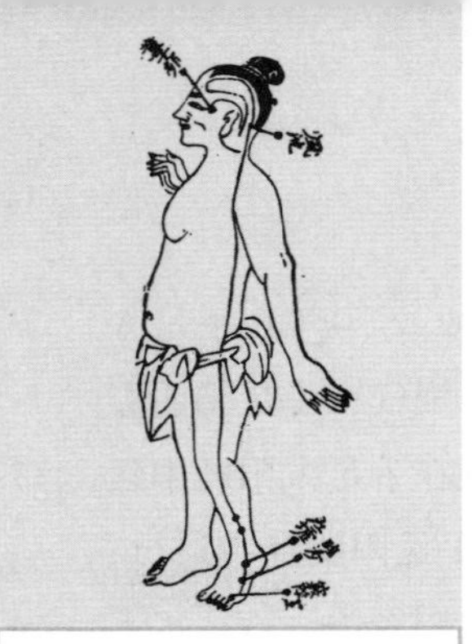

篇七十七

九宫八风

虚风对人体的影响

本篇以太一、北辰、玉帝之尊位为中心，论述了天文、气象、地理、方位、实风、虚风对人体的影响。

节气的交替

太一北极星、紫微星座、至尊玉皇大帝之位，是测定方位的中心；北斗七星围绕它旋转，是标定方向的指针，每年自东向西依次运行。从冬至开始，斗柄居于壬子癸正北方的叶蛰宫，主冬至、小寒、大寒三个节气，共四十六天；期满后的次日，时交立春，就移居丑艮寅东北方的天留宫，主立春、雨水、惊蛰三个节气，共四十六天；期满的次日，时交至春分，就移居至甲卯乙正东方的仓门宫，主春分、清明、谷雨三个节气，共计四十六天；期满的次日，时交立夏，就移居至辰巽巳东南方的阴洛宫，主立夏、小满、芒种三个节气，共四十五天；期满的次日，时交夏至，就移居丙午丁正南方的上天宫，主夏至、小暑、大暑三个节气，共计四十六天；期满的次日，时交立秋，就移居至西南方的玄委宫，主立秋、处暑、白露三个节气，共计四十六天；期满的次日，时交秋分，就移居庚酉辛正西方的仓果宫，主秋分、寒露、霜降三个节气，共四十六天；期满的次日，时交立冬，就移居戌乾亥西北方的新洛宫，主立冬、小雪、大雪三个节气，共四十五天；期满的次日，又重回叶蛰宫，就又到了冬至日。

征兆

太一从一宫转向下一宫的第一天，也就是每逢交节的日子，上天必有风雨出现。如果当天风调雨顺，就是吉祥的象征，这一年会风调雨顺，五谷丰登，人民安居乐业，很少患病。如果在交节之前出现风雨，是多涝的象征；若在交节之后出现风雨，则是多旱的征兆。

太一交至冬至那天，气候如有变动，预示着国君将有不测；太一交至春分那天，气候如有变动，预示着国相将有不测；太一交至中宫土旺主令那天，也就是寄居于四隅立春、立夏、立秋、立冬各自交节的那些天，气候如有变动，预示着大小官吏将有不测；太一交至秋分那天，气候如有变动，预示着将军将有不测；太一交至夏至那天，气候如有变动，预示着百姓将有不测。所谓气候有变动，是说太一在四正之节，也就是二分、二至，以及土旺用事的交节之日，如果气候突变，会出现大风折木、飞沙走石的现象。通过这些突变，就可以推测患病者的身份，以定吉凶。

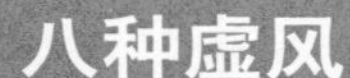

八种虚风

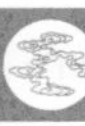

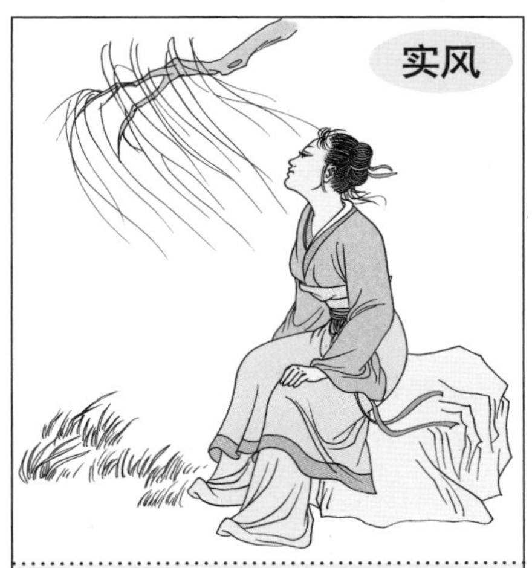

凡是风来自当令的方位，与季节气候相适应的，叫作“实风”，主生长，养育万物。

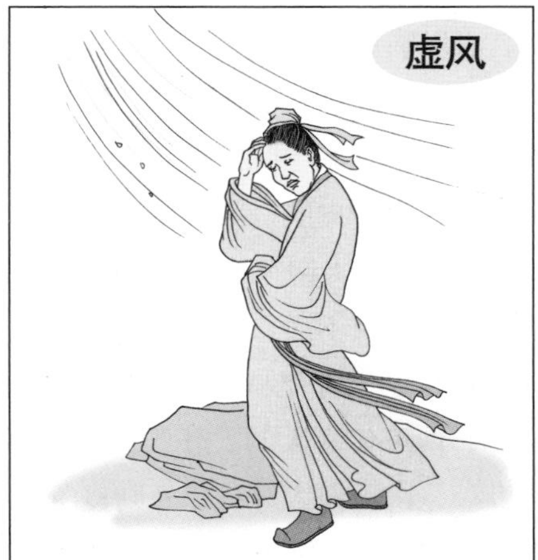

凡是风来自于和当令相对的方位，与时令季节相反的，就是虚风，可以伤害人体，主摧残，是伤害万物的邪风。

八风的方位

方位	风名	说明
北	大刚风	内可侵入肾，外则侵入骨骼与肩背的膂筋部位，其气主寒性病。
东北	凶风	内可侵入大肠，外则侵于两胁腋骨下和肢节等处。
东	婴儿风	内可侵入肝脏，外则侵于筋的相结处，其气主湿性病。
东南	弱风	内可侵入胃腑，外则侵于肌肉，其气主身体沉重的病。
南	大弱风	内可侵入心，外则侵于血脉，其气主热性病。
西南	谋风	内可侵入脾，外则侵于肌肉，其气主衰弱病。
西	刚风	内可侵入肺，外则侵于皮肤，其气主燥病。
西北	折风	内可侵入小肠，外则侵于手太阳经脉。

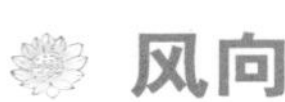

风向

还应观察风向，以此作为预测的依据。凡是风来自当令的方位，与季节气候相适应的，叫作“实风”，主生长，养育万物；凡是风来自于和当令相对的方位，与时令季节相反的，就是虚风，可以伤害人体，主摧残，是伤害万物的邪风。必须适时回避这种虚风。所以那些有较高修养的人，就深知回避虚邪贼风的道理，就像躲避箭矢一样，使外邪不能内侵。

太一北极星移步，居于天极中宫，成为定向的中心坐标。根据斗星七星旋转的指向，可以确定八风的方位，以推测气象的吉凶。从南方来的风，叫作“大弱风”，内可侵入心，外则侵于血脉，其气主热性病；从西南方来的风，叫作“谋风”，内可侵入脾，外则侵于肌肉，其气主衰弱病；从西方来的风，叫作“刚风”，内可侵入肺，外则侵于皮肤，其气主燥病；从西北方来的风，叫作“折风”，内可侵入小肠，外则侵于手太阳经脉。若手太阳经脉气竭绝，则为阴寒之气充盈流溢；若脉气闭塞，则为结聚不通，会使人突然死亡。从北方来的风，叫作“大刚风”，内可侵入肾，外则侵于骨骼与肩背的膂筋部位，其气主寒性病；从东北方来的风，叫作“凶风”，内可侵入大肠，外则侵于两胁腋骨下和肢节等处；从东方来的风，叫作“婴儿风”，内可侵入肝脏，外则侵于筋的相结处，其气主湿性病；从东南来的风，叫作“弱风”，内可侵入胃腑，外则侵于肌肉，其气主身体沉重的病。

以上所说的八风，凡是从与时令季节相反方位而来的都是虚邪风，能够使人生病，与人息息相通。如果人体虚衰，又逢天气三虚——乘年之衰、逢月之空和失时之和，内外相交，就容易得暴病而突然死亡。如果三虚之中只犯一虚，会引发疲劳困倦，寒热相间等证。若在雨湿的地方，感受了雨湿之气，就会患痿证。所以圣人，回避风邪侵袭，就好像躲避矢石一样。如若不然，既逢三虚，又中邪风，就会突然倒地，或患半身不遂之类的病证。

九针论

九针的功能

本篇叙述了九针的形状、性能以及和数字的对应关系。另外以五脏为中心，联系周身各组织器官，说明了生理功能和病理变化的详情。最后指出在针刺三阳、三阴经脉时要根据其特点加以治疗。

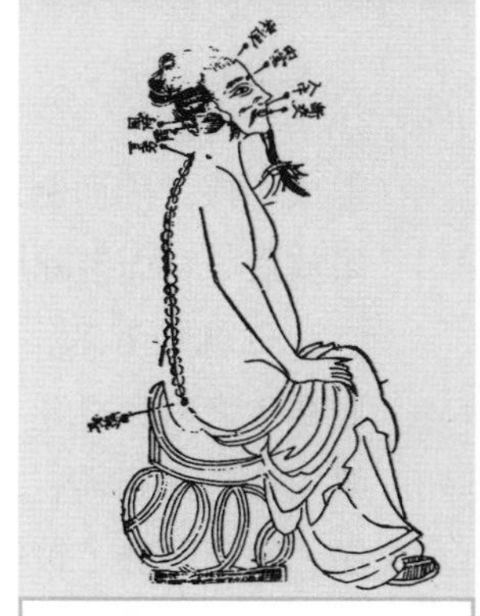

篇七十八

九针的取名

黄帝说：我听您讲解了关于九针的知识后，感觉其博大精深，但尚未能彻底领悟，请问九针原理是怎样产生的？其名称从何而来？

岐伯说：九针与天地的大数相合，它从一开始，到九终止。一取法于天，二取法于地，三取法于人，四取法于四时，五取法于五音，六取法于六律，七取法于七星，八取法于八风，九取法于九州。

黄帝说：为什么以九来对应九针呢？

岐伯说：这是圣人开天立地的数理，从一到九，九州分野的数字。九与九相乘，等于八十一，便创立了音律的黄钟之数，因而九针正与此数相应。

九针的对应关系

一就是天，天属阳。在人体五脏中是肺脏，因肺在脏腑中的位置最高，是五脏六腑的华盖。皮肤，是肺在外表的会合，属于阳分的浅表部。因此制造了镵针，其针头大而针尖锐利如箭头，利于浅刺而不能深刺，用于治疗病邪在浅表层的疾病，起到排泄阳气，解表退热的作用。

二就是地，地属土，在人体与肌肉相应。为治疗肌肉的病证，制造了圆针，其针身圆直如竹管状，针尖椭圆如卵，用以治疗邪在肌肉的病。针刺时不致损伤分肉，以防分肉受损，脾气竭绝。

三就是人，人的生命之所以形成，是因为从血脉中吸收了营养，因而制造了鍉针，其针身大，针尖圆而钝，可用来按压穴位，疏通血脉，引导正气，并使之得以充实，使邪气自然外出，不至过深而引邪内陷。

四就是四时，如果四时八方的风邪，侵入人体经脉，就会导致血脉瘀结，从而形成顽疾。因而制造了锋针，其针身长直似圆柱，针尖锋利，可用来泻除热邪，刺络放血，从而消除顽疾。

五就是五音，位于一和九两个数的中间，是冬天夏天的节气。一代表冬至一阳初生之时，月建在子。九代表夏至阳气极盛之时，月建在午，五在二者中间。如果人体阴阳相离，寒热相争，两气搏聚，就会导致气血凝滞而不消散，进而成为痈脓。因而制造了铍针，其针尖扁而锋锐如剑，可用来刺破痈疽，排出脓血。

六就是六律，六律与四季中的十二月及人体十二经脉相协调。当虚邪贼风侵袭人体的经络时，会使气血拥堵闭塞，而暴发痹证。因而制成了员利针，其针尖状似马尾，圆而且锐，针身略粗，适于治疗急性病证。

七就是北斗七星，人通身的七窍，犹如天空中密布的繁星，如果外邪从孔窍侵入经脉间，滞留不去，就会形成痛痹。因而制成了毫针，其针尖纤细如蚊虻的嘴。针刺时，要静候其气，慢慢地进针，轻微提插；要长时间留针，使正气得以充实，邪气得以消散，真气也会随之恢复。出针后，应继续调养身体。

八就是八方的风，与人体肱部和股部的肩、肘、髋、膝八大关节相应。如果四时八节的虚邪贼风侵入人体的骨缝、腰背、关节及腠理之间，就会成为深邪的痹证。因而制成了长针，其针身较长，针尖锋利，可以用来治疗邪深日久的痹证。

九就是九野，与人体周身关节骨缝和皮肤相应。如果邪气继续深入，充溢于人体，就会引发风水浮肿、水液留滞、关节肿大的疾病。因而制成了大针，其针形如杖，针身粗大，针锋微圆，可以通利关节、运转大气，排泄关节内积滞的水气。

九针的尺寸

黄帝说：针的长短有一定标准吗？

岐伯说：第一种是镵针，模仿巾针的式样，其针头较大，其末端为半寸左右，形状尖锐突出，像箭头一样，针长一寸六分，主治热在头、身的疾病，可以用来浅刺皮肤，以便泻去热邪；第二种是圆针，仿照絮针的式样，其针身圆直如竹管状，针尖椭圆如卵，长一寸六分，主治邪在分肉之间的疾病；第三种是鍉针，仿照黍米的形状，其针头圆而微尖，针长三寸半，用来按摩经脉，促使气血流通，排出邪气。

第四种是锋针，也是仿照絮针的式样，针身硬直，状如圆柱形，针尖锐利，长一寸六分，主要用来泻热除痈，刺络放血；第五种是铍针，其状似宝剑，宽二分半，长四寸，主治由于寒热相争而形成的较大的痈脓，起到排脓的作用；第六种是员利针，针形细长如马尾，针尖稍大，针身较小，用于深刺，长一寸六分，主治痈证和痹证；第七种是毫针，纤细如毫毛，长一寸六分，主治邪在络的寒热痛痹；第

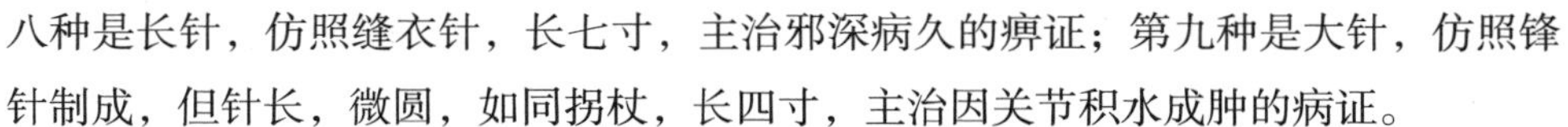

八种是长针，仿照缝衣针，长七寸，主治邪深病久的痹证；第九种是大针，仿照锋针制成，但针长，微圆，如同拐杖，长四寸，主治因关节积水成肿的病证。

以上所述，就是九针的大小及长短的法度。

九针的对应关系

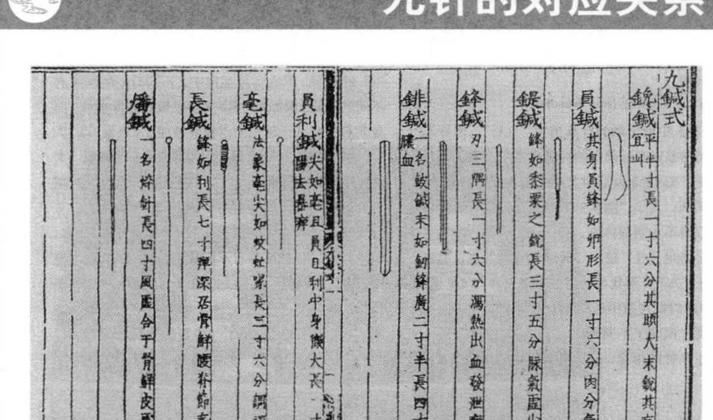

九鍼式

鑱鍼 平半寸長一寸六分其頭大末銳其病熱在頭身宜此

員鍼 其身員鋒如卵形長一寸六分肉分氣滿宜此

鍉鍼 鋒如黍粟之銳長三寸五分脉氣虛少宜此

鋒鍼 刃三隅長一寸六分瀉熱出血發泄痼病宜此

鈹鍼 一名鈹鍼末如劍鋒廣二寸半長四寸破癰腫出膿血

員利鍼 尖如氂且員且利中身微大長一寸六分調陰陽去暴痹

毫鍼 法象毫尖如蚊虻喙長三寸六分調經絡去疾病

長鍼 鋒如利長七寸痹深居骨解腰脊節腠之間者

燔鍼 一名焠針長四寸風虛合于骨解皮膚之間者

《针灸节要》九针图

明 高武

“九”是古人最重视的一个数字，圣人发明了天地的数理，从一到九为基本数，据此建立了九州的分野，所以九针对应着“九”这个数字。

名称	对应关系	用途
镵针	天	利于浅刺而不能深刺，用于治疗病邪在浅表层的疾病，起到排泄阳气，解表退热的作用
圆针	地	用以治疗邪在肌肉的病。针刺时不致损伤分肉，以防分肉受损，脾气竭绝
鍉针	人	用来按压穴位，疏通血脉，引导正气，并使之得以充实，使邪气自然排出，不至过深而引邪内陷
锋针	四时	可用来泻热除痈，刺络放血，从而消除顽疾
铍针	五音	用来刺破痈疽，排出脓血
员利针	六律	适于治疗急性病证
毫针	七星	如果外邪从孔窍侵入经脉间，滞留不去，形成痛痹，就要用毫针来治疗
长针	八风	可以用来治疗邪深日久的痹证
大针	九州	可以用来通利关节、运转大气，排泄关节内积滞的水气

人体与九野的对应

黄帝说：人体各部怎样与自然界的九野相对应？

岐伯说：请让我谈谈身形与九野相合的情况吧。春夏属阳，阳气从左升，所以左足与东北方的艮宫相应，在节气上，应于立春，所值日正当戊寅日、己丑日；左胁与正东方的震宫相应，在节气上，应于春分，所值日正当乙卯日；左手与东南方的巽宫相应，在节气上，应于立夏，所值日正当戊辰日、己巳日；前胸、咽喉、头面与正南方的离宫相应，在节气上，应于夏至，所值日正当丙午日；右手与西南方的坤宫相应，在节气上，应于立秋，所值日正当戊申日、己未日；右胁与正西方的兑宫相应，在节气上，应于秋分，所值日正当辛酉日；右足与西北方的乾宫相应，在节气上，应于立冬，所值日正当戊戌日、己亥日；腰、尻、下窍与正北方的坎宫相应，在节气上，应于冬至，所值日正当壬子日；六腑和肝、脾、肾三脏，都在膈下腹中的部位，与大禁的日期相应，为太一移居中宫所在之日，以及各戊己日。掌握了人体九个部位与九个方位相对应的关系，就可以推测八方当令节气，以及与人体相应的各个部位。凡是不宜针刺的日期，就叫作“天忌日”。

如何治疗五种形志的人

形体安逸、精神苦闷的人，其病在经脉，治疗时，宜用艾灸和针刺；形体劳累，但精神快乐的人，其病在筋，应当用温熨导引法；形体安逸、精神愉悦的人，其病在肌肉，治疗时，要用针刺和砭石；形体劳苦，精神抑郁的人，其病多在咽喉，宜用味甘的药物加以调治；虽然屡受惊恐，但筋脉气血通畅的，其病多为肌肉麻木不仁，治疗时用按摩法和药酒。这就是五种形志的人生病时的治法。

五脏之气失调的病证是心气不舒，嗳气；肺气不利，咳嗽；肝气郁结，多语；脾气不和，吞酸；肾气衰疲，哈欠频频。六腑之气失调的病证：胆气不舒，易怒；胃气上逆，呃逆呕吐；大肠、小肠功能失常，泄泻；膀胱气虚，遗尿；下焦不通，水肿。

五味入胃，各有其归属的脏腑，酸味入肝，辛味入肺，苦味入心，甘味入脾，咸味入肾，淡味入胃。这就是五味所入的脏腑。

五脏的疾病

五脏的精气相并所产生的疾病是精气侵于肝，则肝气抑郁，而生忧虑；精气侵于心，则嘻笑不止；精气侵于肺，则肺气郁结，而生悲哀；精气侵于肾，则时常恐惧；精气侵于脾，则易生畏惧。这是五脏精气相并而产生的病证。

五脏各有所恶，肝厌恶风，心厌恶热，肺厌恶寒冷，肾厌恶干燥，脾厌恶潮湿。这就是五脏所厌恶的五气。

五脏化生的五液分别是心脏主化生汗液，肝脏主化生泪液，肺脏主化生涕液，肾脏主化生唾液，脾脏主化生涎液。这是五脏所化生的五液。

五种疲劳过度而产生的损伤有久视伤心血，久卧伤肺气，久坐伤肌肉，久立伤骨骼，久行伤筋。这是五种为久劳所伤的病证。

五味的走向分别是酸味走筋，辛味走气，苦味走血，咸味走骨，甘味走肉。这就是五味的走向。

饮食的五种禁忌分别是病在筋的，不能多食酸味；病在气的，不能多食辛味；病在骨的，不能多食咸味；病在血的，不能多食苦味；病在肉的，不宜多食甘味。即使有嗜好，也不可吃得过多，必须加以节制。

五脏与邪气

五脏阴阳病位及发病季节各不相同，因为肾为阴脏，主骨，所以多发病于骨骼；因为心为阳脏，主血，所以多发病于血脉；因为饮食五味多伤害脾脏，所以多发为精气不足。阳虚而病，多发生在冬季；阴虚而病，多发生在夏季。

邪气侵扰五脏所产生的病变，邪气入阳分，能使人的神志受扰而产生狂证；邪气入阴分，能产生血脉凝涩，从而引发血痹；邪气入阳分，与阳相搏，就会引起癫疾。邪气入阴分，与阴相搏，会产生瘖哑；阳气入阴分，病人安静沉默；阳气上逆，由阴出阳，病人则易怒。

五脏各有所藏的精神活动，心藏神，肺藏魄，肝藏魂，脾藏意，肾藏志和精。

五脏所主的部位分别是心主血脉，肺主皮毛，肝主筋，脾主肌肉，肾主骨骼。

经脉的血气情况

阳明经多血多气，太阳经多血少气，少阳经多气少血，太阴经多血少气，厥阴经多血少气，少阴经多气少血。所以针刺阳明经时，宜出气出血；针刺太阳经时，只出血，不能出气；针刺少阳经时，只能出气，不能出血；针刺太阴经时，只能出血，不能出气；针刺厥阴经时，只可出血，不可出气；针刺少阴经时，只可出气，而不能出血。

足阳明胃经与足太阴脾经互为表里，足少阳胆经与足厥阴肝经互为表里，足太阳膀胱经与足少阴肾经互为表里，这就是足三阳经与足三阴经表里相配的情形。手阳明大肠经与手太阴肺经互为表里，手少阳三焦经与手厥阴心包经互为表里，手太阳小肠经与手少阴心经互为表里，这就是手三阴经与手三阳经表里相配的情形。

五脏与养生

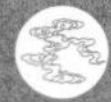

肝气郁结就会多语	肝	精气侵于肝，则肝气抑郁，而生忧虑
心气不舒就会嗳气	心	精气侵于心，则嘻笑不止
肺气不利就会咳嗽	肺	精气侵于肺，则肺气郁结，而生悲哀
肾气衰疲就会哈欠频频	肾	精气侵于肾，则时常恐惧
脾气不和就会吞酸	脾	精气侵于脾，则易生畏惧

五伤

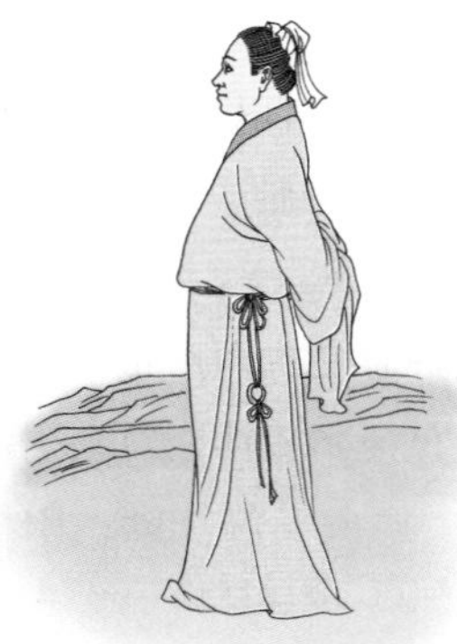

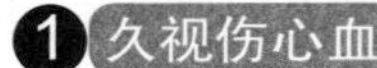

1 久视伤心血

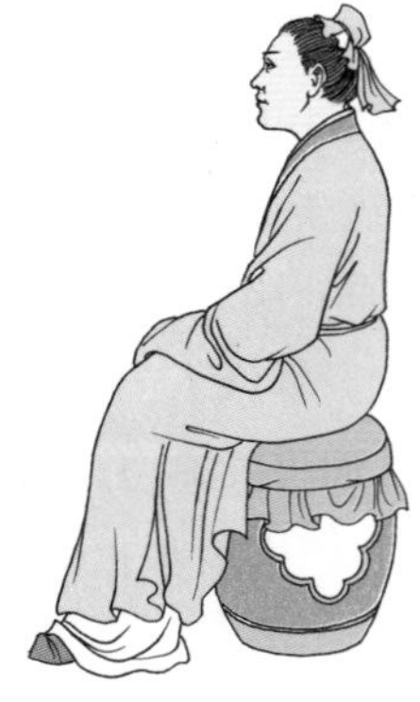

2 久坐伤肌肉

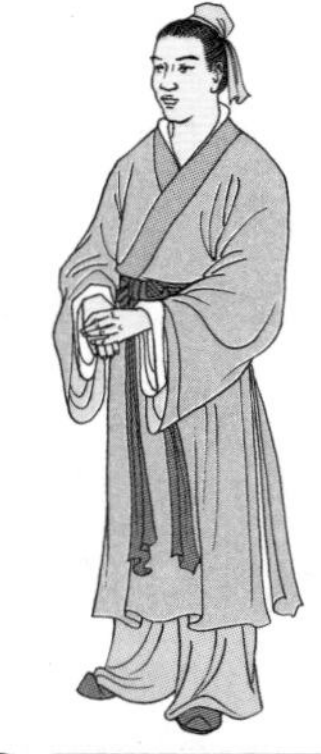

3 久立伤骨骼

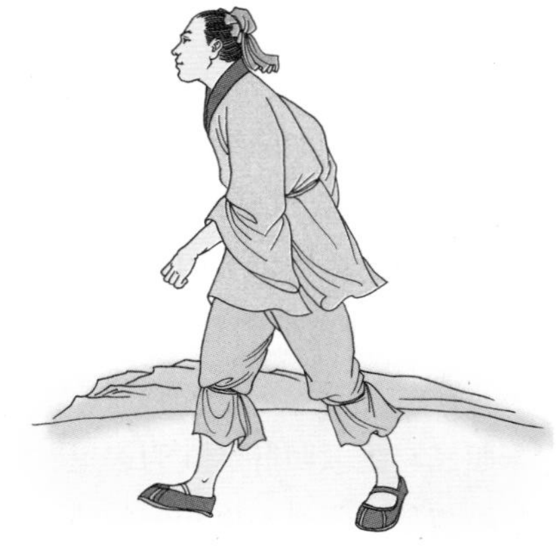

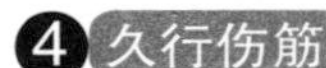

4 久行伤筋

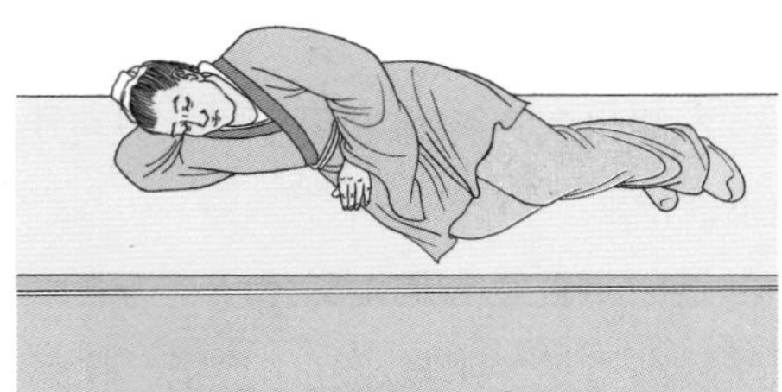

5 久卧伤肺气

岁露论

疟疾的治疗

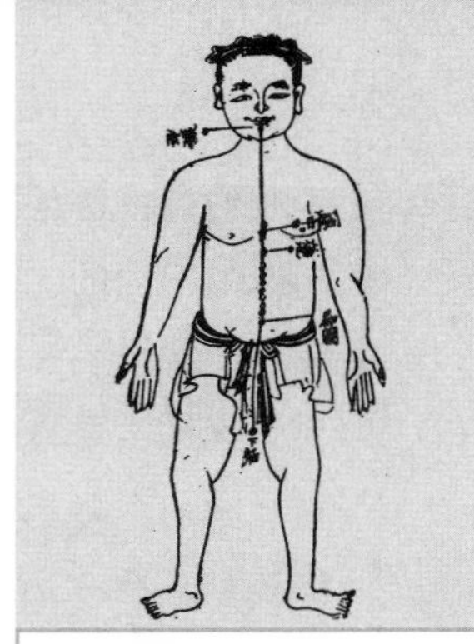

篇七十九

本篇指出疟疾的病机及其发作时间与外感风邪不同，阐释了三虚、三实的概念，说明了外邪在疾病发生中的作用。

疾病的发作时间

黄帝向岐伯问道:《医经》上曾说“如果夏天被暑气所伤，到秋天就会生疟疾。”疟疾会在特定的时间发作，这是什么原因呢?

岐伯说：引发疟疾的邪气从风府穴侵入人体，沿脊柱两旁的肌肉下行。而卫气运行在一日一夜后，合于风府穴，并沿着脊柱逐日下行一节，因而卫气与邪气相遇的时间，就会晚一天，所以，疟疾的发作时间也随之向后推移。每当卫气侵入脊背，运行于风府穴时，腠理就会开泄，从而导致邪气侵入，并与卫气相搏而产生疟疾，所以疟疾发作的时间，日益推迟。当卫气运行至风府穴后，每日都沿脊柱向下运行一节，二十一日后，就下行到尾骶骨；第二十二天，进入脊内，流注于伏冲脉。运行九天后，又转为上行，从左右两缺盆中间流出，因为其气上行并逐日升高，所以发病的时间也将至。此时，邪气入内，与五脏相搏结，并向内压迫五脏，与膜原相横连，因为邪气入内很深，运行的路径较远，运行周期较长，所以疟疾不能当天发作，而是要积至第二天才发病。

黄帝说：每当卫气运行到风府时，腠理就开泄，从而导致邪气乘虚而入。卫气运行是有一定规律的，它每日沿脊柱向下行一节，所以并不是时刻都停留在风府穴处，为什么疟疾还会发作呢?

岐伯说：这是因为风邪侵入人体，从来就没有固定的部位，所以一旦卫气运行到邪气所在之处，就必然会使腠理开泄，因而凡是邪气滞留的地方，就是病发的所在。

疟疾与风邪的区别

黄帝说：讲得太好了！感受风邪所致的病与疟疾，病证相似而属同类，但为什么感受风邪的病证，可以持续存在，疟疾的发作却有间歇呢?

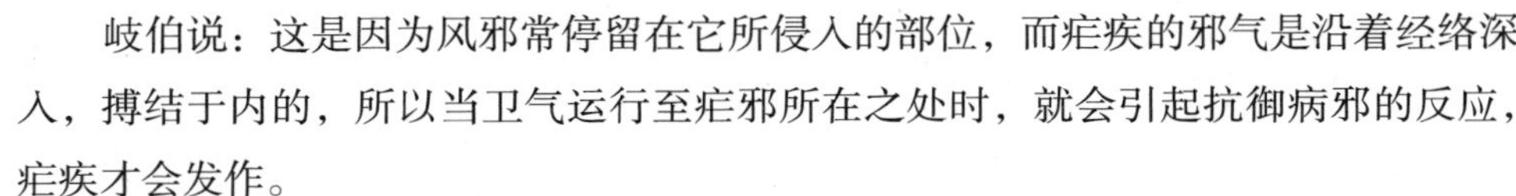

岐伯说：这是因为风邪常停留在它所侵入的部位，而疟疾的邪气是沿着经络深入，搏结于内的，所以当卫气运行至疟邪所在之处时，就会引起抗御病邪的反应，疟疾才会发作。

黄帝说：是的！

黄帝向少师问道：听说四时八风对于人的伤害，有寒暑的不同。气候寒冷时，皮肤致密，腠理闭塞；气候炎热时，皮肤就会松弛，腠理就会打开。在这种情况下，虚邪贼风就会侵入人体，还是遇到四时八节反常的气候，才会伤人呢？

少师回答说：不是这样。虚邪贼风伤人没有固定的时间，但必须在腠理开泄时，才能乘虚而入。邪气侵入深，病情就严重，发病也就越急暴。若在皮肤腠理闭合时，邪气侵入，只能在浅表部位停留，发病也相对迟缓。

月相与邪气入侵

黄帝说：有时气候寒温适宜，腠理也没有打开，也会突然发病，这是为什么呢？

少师说：您不知道邪气入侵的规律吗？即使在正常情况下，腠理的开闭缓急，也是有一定时间的。

黄帝说：您能讲讲吗？

少师说：人与自然界密切相关，与日月的运行相适应。所以当十五月满时，海水就会向西涌，形成大潮。而在此时，人体的气血也会充盛，肌肉充实，皮肤致密，毛发坚固，腠理闭合，皮脂多，污垢也多。在这种情况下，即使遇到虚邪贼风的侵袭，其侵入的部位也浅而不深。到了月缺之时，海水向东涌盛，形成大潮，人体的气血也渐趋衰落，卫气减退，外表虽存，但肌肉瘦削，皮肤松弛，腠理打开，毛发脱落，皮肤光滑滋润，皮脂灰尘随之剥落。这个时候，如果遇到虚邪贼风的侵袭，则侵入的部位就较深，发病也较剧烈而迅速。

黄帝说：突然死亡，或者突然生病，是什么原因造成的呢？

少师回答说：本来就虚弱的人，又遇到三虚的情况，就会内外相困，因而会猝死、暴病。如果遇到三实的环境，邪气就不能伤人了。

黄帝说：请您讲讲三虚的情况。

少师说：正值岁气不及，又遇到月缺无光，以及四时失和，就易感受虚邪贼风，这叫作“三虚”。所以不了解三虚致病的理论，即使有相当丰富的医学知识，也只能是劣等医生。

三实

黄帝说：三实又是怎样的呢？

少师说：正值岁气旺盛之年，又逢月满之时，再加上四时气候调和，那么即使有虚邪贼风，也不能伤害人体，这就是“三实”。

黄帝说：非常好！说理也很透彻！请允许我将其保存在金匮中，命名为“三”实。然而这只是您一个人的理论。

邪气的侵入规律

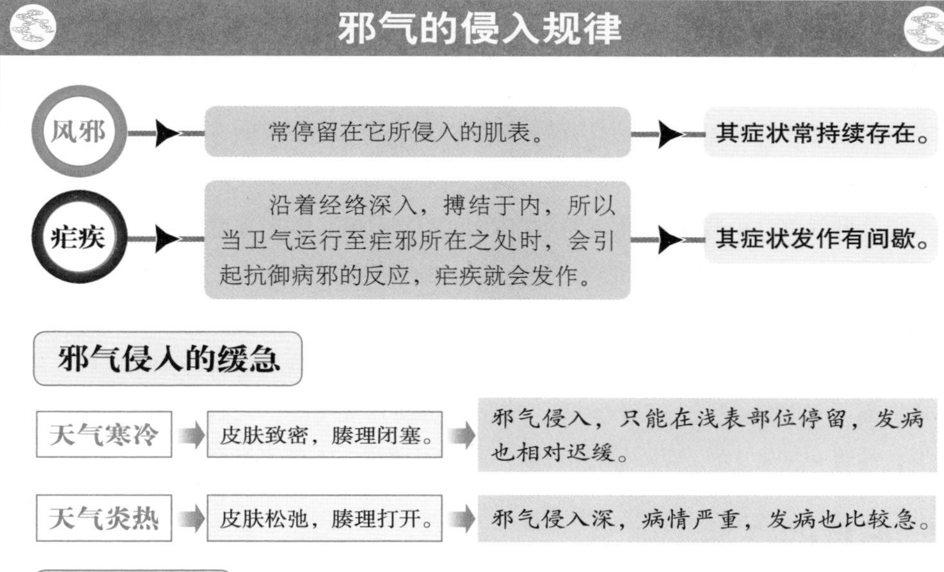

邪气侵入的缓急

天气寒冷 → 皮肤致密，腠理闭塞。 → 邪气侵入，只能在浅表部位停留，发病也相对迟缓。

天气炎热 → 皮肤松弛，腠理打开。 → 邪气侵入深，病情严重，发病也比较急。

月相与邪气

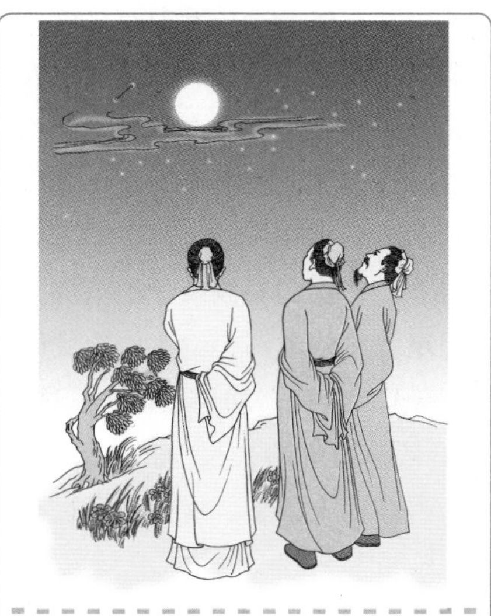

月满时，人体的气血也会充盛，皮肤致密，腠理闭合。在这种情况下，即使遇到虚邪贼风的侵袭，其侵入的部位也比较浅。

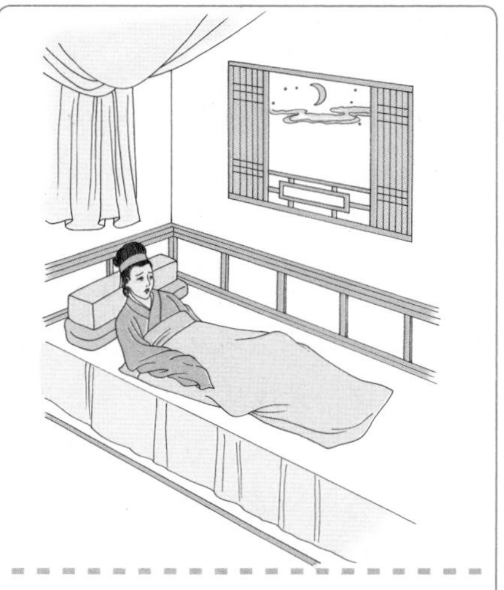

月缺之时，人体的气血也渐趋衰落，卫气减退，皮肤松弛，腠理打开。这个时候，如果遇到虚邪贼风的侵袭，则侵入的部位就较深，发病也较剧烈而迅速。

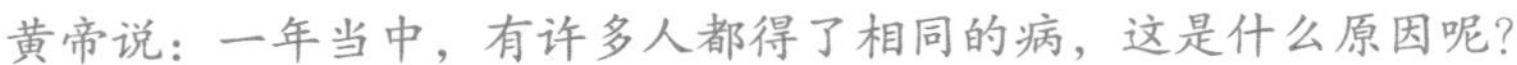
黄帝说：一年当中，有许多人都得了相同的病，这是什么原因呢？

少师说：这是四时八节气候造成的。

气候引发的疾病

黄帝说：应该怎样观察呢？

少师说：要在冬至，观察这种气象，观察太一位于叶蛰宫。那一天，必定有风雨。如果风雨从南方来，就称为“虚风”，伤害人体。如果风雨来时正值夜半，人们都在室内安睡，邪气无法侵入，因而就很少有人生病。如果风雨在白昼来临，由于人们多在室外活动，就容易被虚风伤害，因此生病的人也就较多。倘若在冬季感受了虚邪，那么邪气就会由肾深入骨，潜伏在体内而形成伏邪。到了立春，阳气升发，腠理打开，伏邪就会伺机发动。如果在立春日，又有西方刮来的风，那么万民都会被这种虚风所伤，这样就导致伏邪与新邪相互搏结，积存留滞在经脉之中，从而引发疾病。所以在风雨无常的季节，人们就易患病。一年之内出现的这种异常的气候，就叫作“岁露”。如果一年之中气候调和，或很少出现异常气候，人们就不易发病，死亡也少；倘若一年之中贼风邪气出现较多，寒温不调和，人就容易患病，死亡也多。

正月的征兆

黄帝说：虚邪贼风害人的轻重是怎样的？怎样来判断呢？

少师回答说：正月初一这一天，太一居天留宫，如果这一天刮西北风而不下雨，那么人们多有因病而亡的；如果黎明刮北风，到了春季，病患的死亡人数就多；如果黎明有北风刮过，患病的人就多达约十分之三；如果中午刮北风，到了夏天，会有很多人病死；如果傍晚刮北风，到了秋天，人多病死；如果这一整天都刮北风，就会流行大病，约有十分之六的人会死亡。正月初一这天，如果风从南方来，就叫作“旱乡”；风从西方来，就叫作“白骨”，疾病会波及全国范围，导致大面积死亡。这一天风从东方来，就会震撼房屋，飞沙走石，给人们造成严重的灾难。如果这一天风从东南方来，患病的人到春天就会死。如果正月初一这一天，气候温和，没有刮风，就是丰收的征兆，粮价低，得病的人很少；如果这一天，天气寒冷而有风，就是歉收的征兆，粮价高，得病的人很多。这就是通过正月初一的风向，预测当年虚邪伤人的情况。

二月的丑日，如果不刮风，人们就多得心腹不适的疾病；三月的戌日，如果天气不温暖，人们容易生寒热病；四月的巳日，如果天气不热，人们就多患痺病；十月的申日，如果天气不寒冷，暴死的人就多。以上所说的风，指的都是能摇撼房屋、折断树木、飞沙走石的狂风，能使人毫毛竖起，腠理打开，致使人患病的邪风。

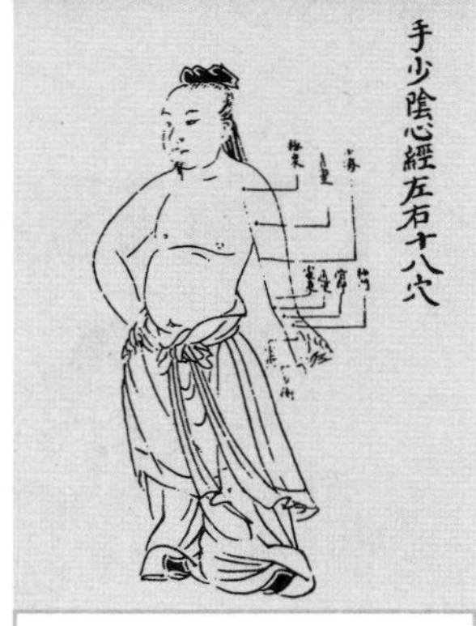

大惑论

眩惑证的治疗

篇八十

本篇阐述了登高眩惑证及健忘、易饥、嗜睡和不眠等证的异常表现，论述了其病理及治疗方法。说明了眼睛的功能源于五脏六腑之精。

登高眩惑证

黄帝问岐伯道：我曾经登上很高的清冷之台，当走到台的中间向四面观望时，就会害怕得俯下身前行，还会头昏眼花、精神迷乱。我私下里很诧异，同时也非常奇怪，尽管闭目宁神，独自思索，安心定气，想镇静下来，但久久不能解除，心总跳得厉害，头也晕得难受。即使我披散开头发，蹲在台阶上，但当我又向下俯视时，仍长时间眩晕不止。但是有时又毫不畏惧，能独自登上高台，这是什么原因所导致的呢？

岐伯回答说：人体五脏六腑的精气，向上会注于眼睛，这些精气注入眼睛，从而使人具有视觉能力。五脏六腑的精气汇集而形成眼睛，骨之精气汇集而成瞳子，筋之精气汇集而成黑眼珠，血之精气汇集而成血络，气之精气汇集而成白眼珠，肌肉之精气汇集而成眼泡。集合了筋、骨、血、气等精气，与脉络相连而成为目系，向上连属于脑，向后从项部中间流出。如果项部中邪，又正值人体虚弱之时，邪气就会深入体内，随眼睛进入人脑。邪气进入脑后，就会产生脑转，并牵引目系，因而出现头晕目眩的症状。这是由于邪气伤害了内脏的精气，使其精气不能灌注于全身，以致精气耗散，而产生“视歧”。所谓视歧，就是把一个东西看成两个。眼目，是五脏六腑精华的汇集处，也是营、卫、魂、魄经常运行的地方，也是反映神气的部位。所以过度疲劳时，就会使魂魄散乱，意志紊乱。眼的瞳仁、黑眼珠属于阴，白眼球、赤脉属于阳，只有阴脏和阳脏的精气相互协调，才能使眼睛清晰视物。目能视物，主要是受心的支配，这是因为心主藏神。所以人精神散乱时，阴阳精气便不能协调。因此，人在居高临下的时候，突然看到异物，就会心神散乱，魂魄不宁，因而产生眩晕感。

黄帝说：我对您所说的有些质疑。我每次去东苑登高游览，都会头晕目眩。但离开后就恢复正常了。难道我只有到东苑才会劳神吗？怎样会出现这种奇怪现象呢？

一些生活疾病的产生

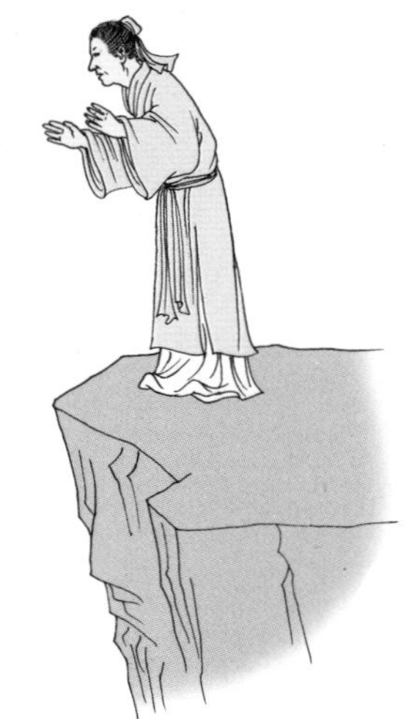

为什么登高会眩惑

目能视物，主要是受心的支配，这是因为心主藏神。所以人精神散乱时，阴阳精气便不能协调。人在居高临下的时候，突然看到异乎寻常的情景，就会心神散乱，魂魄不宁，因而产生眩晕感。

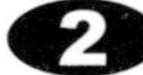

为什么会健忘

这是上气不足，下气有余，也就是肠胃气实，而心肺气虚所引起的。如果心肺气虚，那么营气和卫气就滞留在肠胃之间，如果长时间不能上行，就容易健忘。

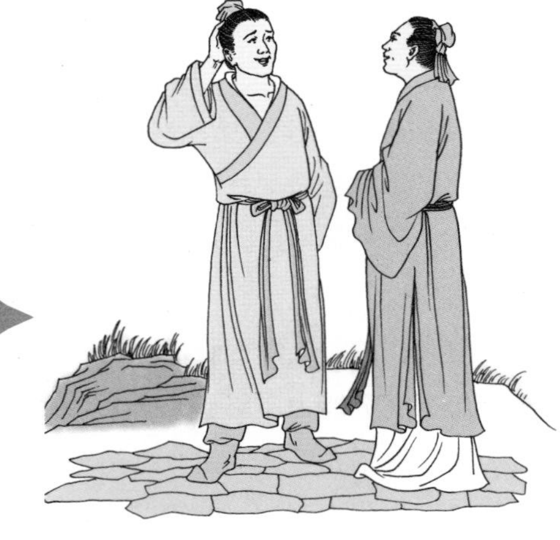

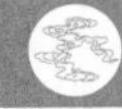

为什么容易饥饿又不想吃东西

精气由脾运送，热气留存在胃中，如果胃热过甚，就会增强消化水谷的能力，所以人就容易饥饿。由于胃气上逆，所以就不想吃东西了。

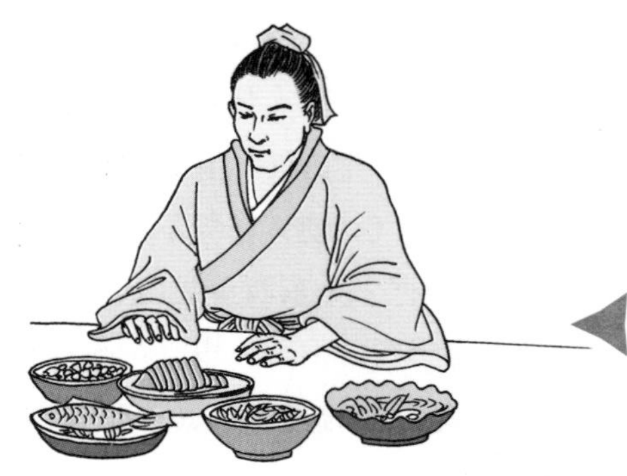

岐伯说：并非如此。人心里虽然喜爱，但精神上有所厌恶，如果突然之间不相适应，就会使精神紊乱，从而引起视觉失常而发生眩晕。而等到离开之后，精神意识就转移了，因而能恢复正常。对于这种情况，较轻的称为“迷”，较重的称为“惑”。

几种常见疾病

黄帝说：有些人健忘，这是什么原因呢？

岐伯说：这是上气不足，下气有余，也就是肠胃气实，而心肺气虚所引起的。如果心肺气虚，那么营气和卫气就滞留在肠胃之间，如果长时间不能上行，就容易健忘。

黄帝说：有些人易饥饿，又不想吃东西，这是为什么？

岐伯说：精气由脾运送，热气留存在胃中，如果胃热过甚，就会增强消化水谷的能力，所以人就容易饥饿。由于胃气上逆，导致胃脘堵塞，所以就不想吃东西了。

黄帝说：有些人有病而不能安卧，这又是为什么？

岐伯说：这是卫气不能进入阴分，而经常滞留在阳分的缘故。卫气滞留在阳分，则阳气充盛，阳跷脉的脉气偏盛，卫气不得进入阴分，导致阴气虚而不能收敛阳，所以不能闭目入睡。

黄帝说：有些人因病而将两目闭合，不想看东西，这是怎么形成的呢？

岐伯说：这是因为卫气滞留在阴分，不能在阳分运行，滞留在阴分，则阴气偏盛，阴气偏盛，就会使阴跷脉的脉气满溢。卫气不能进入阳分，就会导致阳虚，所以愿意闭目而不欲视物。

嗜睡的解析

黄帝说：有些人嗜睡，这是为什么？

岐伯说：这是这些人肠胃体积较大，皮肤涩滞，肌肉之间又不滑利的缘故。由于肠胃较大，卫气滞留的时间就较长；皮肤涩滞，分肉之间不滑利，卫气运行也就缓慢。白天，卫气在阳分运行，夜间，卫气在阴分运行。

当卫气在阳分行尽时，人就要睡觉；在阴分行尽时，人就会醒来。胃肠较大，卫气运行和停留的时间长，皮肤涩滞，肌肉不滑利，卫气运行也就迟缓，从而使卫气在阴分中长时间停留，导致阳气内敛，精神不振，因而人就嗜睡。如果肠胃体积小，皮肤光滑，肌肉滑利，卫气在阳分中停留的时间就长，人就少睡眠。

黄帝说：有些人不经常嗜睡，而是偶尔出现嗜睡现象，这是什么造成的呢？

岐伯说：这是因为邪气停留在上焦，使上焦闭塞，气行不通畅，如果吃饱后，又饮水，就会使卫气较长时间停留在阴分，而不能向外传达于阳分，人就会突然嗜睡。

黄帝说：说得太好了！该怎么治疗由邪气引起的疾病呢？

岐伯说：首先应当明确邪气所在的脏腑，再祛除轻微的疾病，然后调理气机，再采用补虚泻实的方法进行治疗。必须首先了解患者身心的劳累与安逸情况，才能使用适当的疗法。

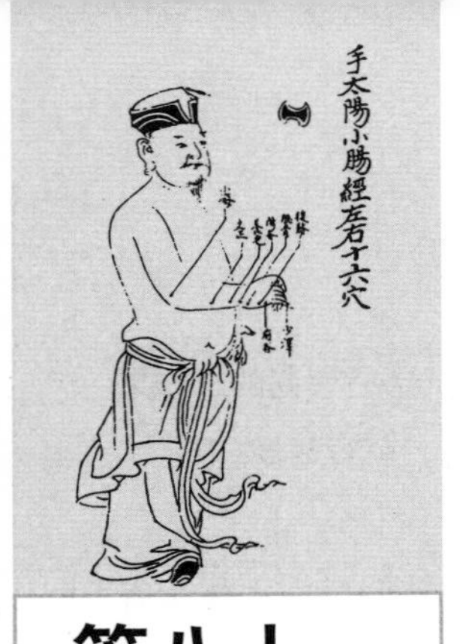

篇八十一

痈疽

疮证的病理

本篇说明了人体经脉气血的运行和痈疽的形成病因、病机，最后指出了痈与疽的区别，针对十八种痈疽的治疗，提出了外治、内服、砭石、熏蒸和开刀截除等方法。

痈疽的形成

黄帝说：我听说肠胃受纳谷气，向上传达到上焦，转化为卫气，用来滋润分肉，营养骨节，通利腠理。到中焦就化成营气，像雾露一样从上而下注入溪谷，并渗入孙络，与津液调和后，就变化成红色的血液。血行和顺，就先注满络脉；络脉被充满后，又注入经脉。这样，精气滋养了阴阳经脉，又随着呼吸运行于全身。营卫之气有规律地，周而复始地运行。发病后，要先按脉，再调治。用泻法去治疗实证，可以减退邪气，但不可泻之太过，否则会使正气不足。使用泻法时，宜快速出针，这样才能泻去邪气。如果使用留针法，就不能泻邪，病情也不会及时好转。用补法，也可以消除虚弱的现象，但如果补之太过，则会助长邪势。只有血气调和，才能使形神正常。对于血气平衡的原理，我已经了解了，但还不知道痈疽产生的原因，以及其痊愈或恶化的时间，如何去预测呢？我愿意听闻其中的道理。

岐伯说：经脉运行不止，与天地运动的规律相符合。如果天体运行失常，就会出现日食和月食；如果地上河流运行异常，就会产生旱涝灾害，以致草木不长，五谷不生，道路不通，人们不相往来，百姓们流离失所。人体气血的运行也是这样，请让我谈谈其中的道理吧。人体的血脉，营卫之气运行不息，上与天上的星宿相应，下与地上的河流相应。如果寒邪侵入经络之中，就会使血滞涩，致使经脉堵塞，卫气壅积，气血不能周流而是聚积在局部，便成为痈肿。如果寒邪化热、热毒壅盛，就会使肌肉腐烂化脓。而如果脓液不得外泄，就会腐烂筋膜而伤骨；骨受伤后，骨髓也随之消耗。如果痈肿不在骨节空隙，就无法排泄，会使营血虚耗。筋骨肌肉得不到荣养，则经脉受损，热毒深入，又伤害五脏，五脏受伤严重，人就会死亡。

痈疽的种类

黄帝说：我想全面地了解痈疽的形状、忌日和名称。

岐伯说：痈发在咽喉，叫作“猛疽”。患猛疽后如不及时治疗，就易化脓，脓液不外泄，堵塞咽喉，半天就会死亡。已化为脓的，刺破排脓，再配合猪油冷服，三天后可以治愈。

发在颈部的痈，叫作“夭疽”。夭疽外形肿大，颜色赤黑。不及时治疗，热毒就会下移，侵入腋窝，在前面可伤及任脉，在内可熏蒸肝肺。如果肝肺受熏蒸，十几天就会致人死亡。

由于阳热亢盛，滞留于颈部，消烁脑髓的，叫作“脑烁”。这种病人经常神色郁郁不乐，项部疼痛如针刺，再出现心中烦躁的症状，就是死证。

生在肩臂部的痈，叫作“疵痈”，其颜色赤黑，应尽快治疗。要使病人汗出至足，才不会伤害五脏，在痈发后的四五日，应迅速用艾灸治。

生在腋下，色赤而坚硬的疽，叫作“米疽”。应用细长的砭石稀疏地砭刺，再涂上油，六天后能治愈，无需包扎。如果痈肿坚硬而不溃烂，应尽快治疗。

生在胸部的疽，叫作“井疽”。其状如大豆，在刚开始的三四天里，如不及时治疗，邪毒就会下移入腹，七天内就会死亡。

生在胸前两侧的疽，叫作“甘疽”。皮色发青，状似谷粒或瓜蒌，常有恶寒发热的症状。应迅速治疗，以消除寒热，否则，十年之后，仍是死证，死后才溃脓。

生在胁部的疽，叫作“败疵”。所谓败疵，是女子所得的一种病。如果误用灸法，就会化为大痈。治疗时，应注意其内有生肉，如小豆般大小，当用菱草、连翘的草和根各一升，加入一斗六升水煮汁，熬取三升，乘热饮下，饮后多穿衣物，坐在热锅上熏蒸，使汗出至足后就可以痊愈。

生在股胫部的疽，叫作“股胫疽”。其形状没有明显的改变，化脓后向内腐蚀到骨，如不赶快治疗，三十天后便会死亡。

生在尾骶骨部的疽，名叫“锐疽”。其色赤，坚硬而大，应迅速治疗，否则，三十天后就会死亡。

生在大腿内侧的疽，叫作“赤施”。若不及时治疗，六十天内就会死亡。假如两大腿内侧同时发生，而未及时治疗，十天内就会死亡。

痈疽的症状和危害性

生在膝部的疽，叫作“疵疽”。其外形大，皮色不变，伴有寒热证状，坚硬如石，不能用砭石刺破它，若误用砭石则死。必须等到它柔软后，才能用砭石将其刺

痈疽的形成与类别

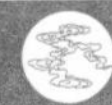

痈疽的产生类似于江河淤塞。

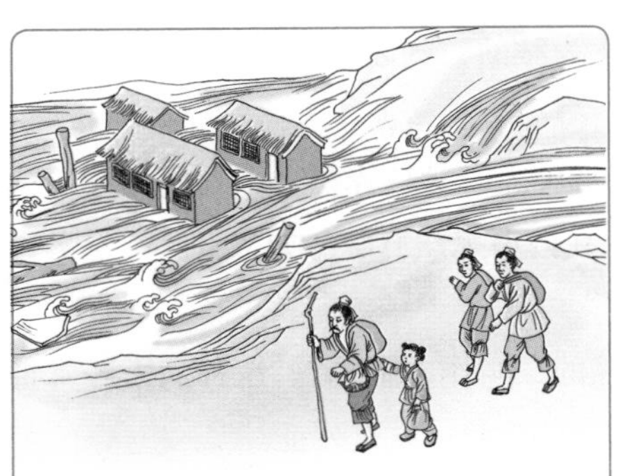

地上的河流如果淤塞或泛滥，就会水涝成灾，以致草木不长，五谷不生，道路不通，人们不相往来，百姓流离失所。

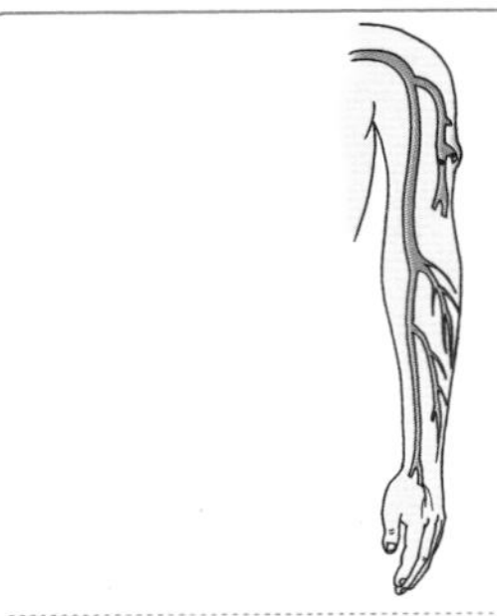

如果寒邪侵入经络之中，就会使血滞涩，致使经脉堵塞，卫气壅积，气血不能周流而是聚积在局部，便成为痈肿。如果寒邪化热、热毒壅盛，就会使肌肉腐烂化脓。

痈疽的类别表

名称	部位	症状
猛疽	咽喉	患猛疽后如不及时治疗，就易化脓；脓液不外泄，堵塞咽喉，半天就会死亡。
夭疽	颈部	夭疽外形肿大，颜色赤黑。
脑烁	脑髓	这种病人经常神色郁郁不乐，项部疼痛如针刺，也会出现心中烦躁的症状。
疵痈	肩臂部	其色赤黑。
米疽	腋下	其色赤，坚硬。
井疽	胸部	其状如大豆，在刚开始的三四天里，如不及时治疗，邪毒就下移入腹，七天内就会死亡。
甘疽	胸侧	皮色发青，状似谷粒或瓜蒌，常有恶寒发热的症状。
败疵	胁部	其内有生肉，如小豆般大小。
股胫疽	股胫部	其形状没有明显的改变，化脓后向内腐蚀到骨，如不赶快治疗，三十天后便会死亡。
锐疽	尾骶骨部	其色赤，坚硬，而且比较大。
赤施	大腿内侧	若不及时治疗，六十天内就会死亡。

破，并排脓，这样才能治愈。

凡是痈疽生在关节部位，且上下左右相对称的，都是难治之症。如生在阳分，一百天后就会死亡；生在阴分，三十天内便会死亡。

生在足胫部的疽，叫作“兔啮”。其色红，向内深入到骨，应及时治疗，否则会有生命危险。

生在内踝部位的疽，叫作“走缓”。形状像痈而皮色不变，治疗时，应经常用砭石刺其肿处，以消退寒热，才不会致人死亡。

生在足心、足背的疽，叫作“四淫”。外形如大痈，如不及时治疗，一百天内就会致人死亡。

生在足旁的疽，叫作“厉痈”。外形不大，刚生时如小拇指般大小，一旦出现，就应及时治疗。一定要去除其黑色部分，如不能消除，就会加重病情。若不及时治疗，一百天内就会死亡。

生在足趾的疽，叫作“脱痈”。如果出现赤黑色，就表明毒气极重，是不治的死证；如不呈现赤黑色，就表明毒气较轻，还能治愈。如治疗后病势仍不减轻，应迅速截掉足趾，否则毒气内攻于脏腑，必死无疑。

痈和疽的区别

黄帝说：痈和疽有什么区别？

岐伯说：营卫之气，积留在经脉之中，迫使血液凝滞而不能循环运行，导致卫气受阻不能通畅，而郁结发热。邪热过热不止，就使肌肉腐烂、化脓。但其热毒不能内陷，因而不会使骨髓焦枯，也不会损伤五脏，这是痈。

黄帝说：那么，什么叫作“疽”呢？

岐伯说：热毒亢盛过甚，向下陷入肌肤，使筋髓枯竭，又向内侵害五脏，耗竭血气，以致痈肿部分的筋骨和肌肉全都腐坏，这是疽。疽证的患部皮色枯暗，坚硬如牛颈上的皮；痈的患部，皮薄而光亮。这就是痈和疽的区别。

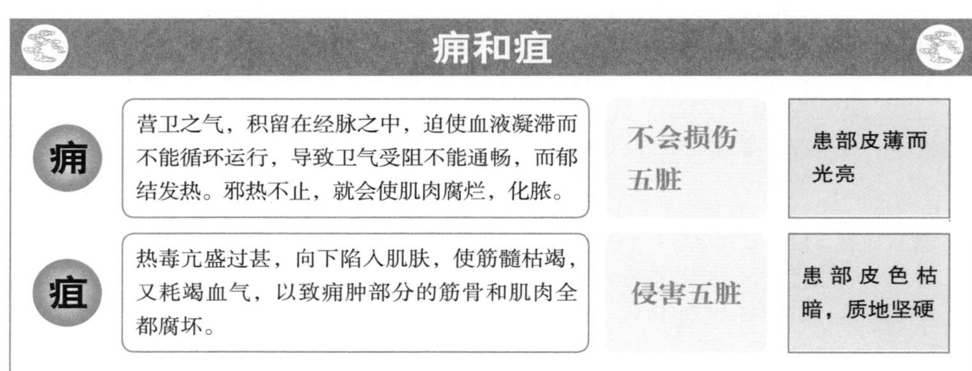

图书在版编目（CIP）数据

黄帝内经全集：全译图解版 / 肖建喜主编 . -- 长春：吉林科学技术出版社，2018.10

ISBN 978-7-5578-5164-4

Ⅰ . ①黄… Ⅱ . ①肖… Ⅲ . ①《内经》－注释②《内经》－译文 Ⅳ . ① R221

中国版本图书馆 CIP 数据核字 (2018) 第 239445 号

黄帝内经全集：全译图解版

HUANGDI NEIJING QUANJI QUANYI TUJIEBAN

主　　编　肖建喜
出 版 人　宛　霞
责任编辑　王聪慧　解春谊
策　　划　紫图图书ZITO®
监　　制　黄　利　万　夏
特约编辑　曹莉丽
营销支持　曹莉丽
幅面尺寸　170 毫米 ×240 毫米
字　　数　530 千字
印　　张　43.5
印　　数　123 001—223 000 册
版　　次　2019 年 12 月第 1 版
印　　次　2024 年 2 月第 7 次印刷

出　　版　吉林科学技术出版社
地　　址　长春市净月区福祉大路 5788 号出版大厦 A 座
邮　　编　130018
网　　址　www.jlstp.net
印　　刷　艺堂印刷（天津）有限公司

书　　号　ISBN 978-7-5578-5164-4
定　　价　99.90 元

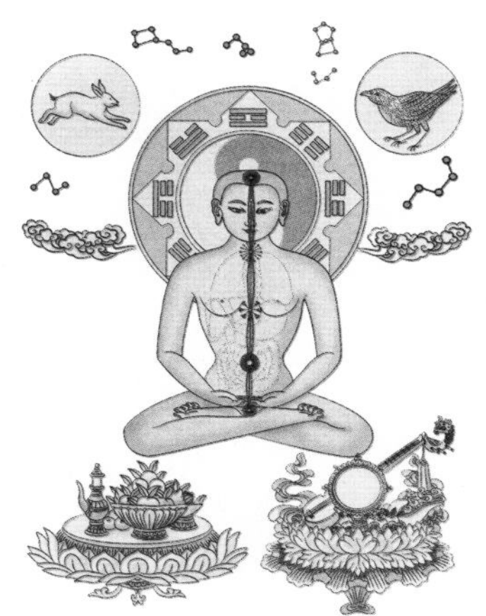